Krankenhaus-Report 2020

Jürgen Klauber
Max Geraedts
Jörg Friedrich
Jürgen Wasem
Andreas Beivers
(Hrsg.)

Krankenhaus-Report 2020

Finanzierung und Vergütung am Scheideweg

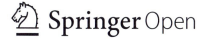

Hrsg.
Jürgen Klauber
Wissenschaftliches Institut der AOK
Berlin, Deutschland

Prof. Dr. Jürgen Wasem
Universität Duisburg-Essen
Essen, Deutschland

Prof. Dr. med. Max Geraedts, M. san.
Philipps-Universität
Marburg, Deutschland

Prof. Dr. Andreas Beivers
Hochschule Fresenius
München, Deutschland

Jörg Friedrich
AOK-Bundesverband
Berlin, Deutschland

ISBN 978-3-662-60486-1   ISBN 978-3-662-60487-8 (eBook)
https://doi.org/10.1007/978-3-662-60487-8

Die Deutsche Nationalbibliothek verzeichnet diese Publikation in der Deutschen Nationalbibliografie; detaillierte bibliografische Daten sind im Internet über http://dnb.d-nb.de abrufbar.

© Der/die Herausgeber bzw. der/die Autor(en) 2020. Dieses Buch ist eine Open-Access-Publikation.
Open Access Dieses Buch wird unter der Creative Commons Namensnennung 4.0 International Lizenz
(▶ http://creativecommons.org/licenses/by/4.0/deed.de) veröffentlicht, welche die Nutzung, Vervielfältigung, Bearbeitung, Verbreitung und Wiedergabe in jeglichem Medium und Format erlaubt, sofern Sie den/die ursprünglichen Autor(en) und die Quelle ordnungsgemäß nennen, einen Link zur Creative Commons Lizenz beifügen und angeben, ob Änderungen vorgenommen wurden.
Die in diesem Buch enthaltenen Bilder und sonstiges Drittmaterial unterliegen ebenfalls der genannten Creative Commons Lizenz, sofern sich aus der Abbildungslegende nichts anderes ergibt. Sofern das betreffende Material nicht unter der genannten Creative Commons Lizenz steht und die betreffende Handlung nicht nach gesetzlichen Vorschriften erlaubt ist, ist für die oben aufgeführten Weiterverwendungen des Materials die Einwilligung des jeweiligen Rechteinhabers einzuholen.
Die Wiedergabe von allgemein beschreibenden Bezeichnungen, Marken, Unternehmensnamen etc. in diesem Werk bedeutet nicht, dass diese frei durch jedermann benutzt werden dürfen. Die Berechtigung zur Benutzung unterliegt, auch ohne gesonderten Hinweis hierzu, den Regeln des Markenrechts. Die Rechte des jeweiligen Zeicheninhabers sind zu beachten.
Der Verlag, die Autoren und die Herausgeber gehen davon aus, dass die Angaben und Informationen in diesem Werk zum Zeitpunkt der Veröffentlichung vollständig und korrekt sind. Weder der Verlag noch die Autoren oder die Herausgeber übernehmen, ausdrücklich oder implizit, Gewähr für den Inhalt des Werkes, etwaige Fehler oder Äußerungen. Der Verlag bleibt im Hinblick auf geografische Zuordnungen und Gebietsbezeichnungen in veröffentlichten Karten und Institutionsadressen neutral.

Fotonachweis Umschlag: © izusek, istockphoto.com
Planung: Fritz Kraemer

Springer ist ein Imprint der eingetragenen Gesellschaft Springer-Verlag GmbH, DE und ist ein Teil von Springer Nature.
Die Anschrift der Gesellschaft ist: Heidelberger Platz 3, 14197 Berlin, Germany

Vorwort und Einführung

Das mit der Jahrtausendwende in Deutschland etablierte fallpauschalierte Vergütungssystem ist spürbarer Kritik ausgesetzt. So wurden verschiedentlich Fehlentwicklungen im Markt bzw. in der Patientenversorgung mit dem DRG-System in Verbindung gebracht. Diskutiert wurde etwa über „Fehlanreize" zur Mengenausdehnung oder zur Mittelverwendung auf Kosten des Personals bzw. der Qualität der Patientenversorgung, sei es infolge des Anreizes zur Gewinnorientierung oder infolge der Freiheiten bei der Investitionsentscheidung. Die mit dem Koalitionsvertrag auf den Weg gebrachte Ausgliederung der Pflegepersonalkosten aus den DRGs geht einen partiellen Schritt zurück zur Selbstkostendeckung. Sprechen manche politischen Stimmen sogar von einem ersten Schritt einer notwendigen Entökonomisierung der stationären Versorgung, so ruft die Situation aus wissenschaftlicher Sicht nach einer rationalen Situationsanalyse.

Es gilt die Auswirkungen des DRG-Systems in den Blick zu nehmen, wobei man aber auch schnell an den Punkt kommt, dass man das gesamte Finanzierungssystem mit seinen Rahmenbedingungen betrachten muss. Fehlentwicklungen im Markt und in der Patientenversorgung vollziehen sich vor dem Hintergrund diverser Anreizsetzungen, die beispielsweise aus der Situation der Investitionsfinanzierung, der zersplitterten Marktstruktur mit vielen kleinen Einheiten, der sektoralen Trennung der Versorgung und generell der mangelnden Verfügbarkeit von Fachpersonal resultieren. Der Krankenhaus-Report 2020 mit dem Schwerpunkt „Finanzierung und Vergütung am Scheideweg" beleuchtet in diesem Sinne zum einen das DRG-System im engeren Sinne, vor allem aber auch die vielfältigen Aspekte und Herausforderungen des gesamten Finanzierungssystems und seiner Rahmenbedingungen.

Mit einem *einführenden Blick auf die Ziele des DRG-Systems, die Umsetzung und auf bestehende ordnungspolitische Herausforderungen* befasst sich der Beitrag von *Beivers und Emde*. Zwar sei die mit der DRG-Einführung avisierte Leistungstransparenz deutlich verbessert worden, die Qualitätsmessung jedoch nicht substanziell und die Bilanz hinsichtlich der Erhöhung der Wirtschaftlichkeit falle gemischt aus. So stehen der faktischen Verweildauerverkürzung Mengensteigerungen gegenüber. Ursächliche Fehlanreize werden in der Mengensteuerung im DRG-System, in einer mangelnden Qualitätssteuerung und intersektoralen Zusammenarbeit sowie in einem ungeordneten Strukturwandel gesehen. Als Handlungsbedarfe werden benannt: Regelung der Investitionskostenfinanzierung, Ordnung der ambulant-stationären Zusammenarbeit, systematische Regelung der Finanzierung von Vorhalteleistungen und eine verstärkte Qualitätssteuerung. Die Analyse von *Milstein und Schreyögg* vertieft fokussiert die einführende Perspektive mit einem systematischen Blick auf die *empirische Evidenz zu den Wirkungen der Einführung des G-DRG-Systems*. Der feststellbare Fallzahlanstieg ist danach primär bedingt durch die Angebotsseite, etwa durch preisinduzierte Mengenausweitung und Upcoding, die Nachfrageseite spiele nur eine untergeordnete Rolle. Die Effekte der DRG-Einführung auf Krankenhauseffizienz und Qualität der Leistungserbringung lassen sich dagegen nicht klar ermitteln. Der Wissensstand bleibt in weiten Teilen uneindeutig, da aus methodischer Sicht eine Kontrollgruppe fehlt. Direkte Ableitungen von Reformvorschlägen sind vor diesem Hintergrund letztlich schwierig.

Im Anschluss an das einführende Kapitel und den Wissensstand aus der Evaluation werden theoretisch und empirisch systemvergleichende Perspektiven gegenüber dem Vergütungssystem eingenommenen. *Wasem* vergleicht unterschiedliche *Systeme der Krankenhausfinanzierung*. Krankenhaus-Vergütungssysteme verfolgen danach in der Regel mehrere Ziele – Bedarfsgerechtigkeit, Qualität der Versorgung, Effizienz der Leistungserbringung sowie Gerechtigkeit gegenüber Leistungserbringern und Fairness gegenüber Kostenträgern. Mögliche Modelle der Krankenhausfinanzierung sind insbesondere Budgets, die Vergütung von unterschiedlich abgrenzbaren Leistungen – wie Pflegetage, medizinische Interventionen und Fälle – und die Vergütung für Behandlungserfolg. Alle Modelle setzen in unterschiedlichem Ausmaß Anreize zur Erreichung der jeweils avisierten Ziele, die im Beitrag diskutiert werden. Ein „optimales" System der Krankenhausfinanzierung existiere nicht, das Spannungsverhältnis, das sich im Geflecht von Zielen und gesetzten Anreizen ergebe, müsse austariert werden. Entsprechend präferiere die Gesundheitsökonomie seit vielen Jahren „gemischte Systeme", um die Stärken und Schwächen unterschiedlicher Vergütungsmodelle auszubalancieren.

Ein *international vergleichender Blick* von *Stephani, Geissler und Quentin* fokussiert *die Vergütung von spezialisierten, seltenen und kostenvariablen Fällen außerhalb des DRG-Systems* in Deutschland, Dänemark, England, Estland, Frankreich und den USA. Da hochspezialisierte und sehr teure Leistungen im DRG-System häufig unterfinanziert seien – auch weil die Berechnung von Durchschnittskosten bei komplexen Erkrankungen schwierig ist –, greifen in den betrachteten Ländern verschiedene Mechanismen, um diesem Effekt gegenzusteuern: Patientengruppen, Leistungen/Produkte oder ganze Abteilungen/Krankenhäuser werden gesondert vergütet. Deutschland zeigt hier im Vergleich eine besonders hohe Komplexität der zusätzlichen Mechanismen, was im Kontext des hohen Anteils DRG-basierter Vergütung einzuordnen sei. Beispielsweise macht Dänemark keine Ausnahmen vom DRG-System, sieht aber eine zusätzliche Vergütung hochkomplexer Patienten vor, wenn diese in speziell dafür vorgesehenen Einrichtungen behandelt werden. Die Autoren vertreten die Auffassung, dass dies im Sinne einer stärker qualitätsorientiert ausgerichteten, zentralisierten Krankenhauslandschaft auch eine Perspektive für Deutschland sein könne.

Zwei weitere Beiträge betrachten Weiterentwicklungsoptionen des DRG- bzw. des Finanzierungssystems. *Roeder, Fiori und Bunzemeier* stellen zunächst diagnostisch fest, dass das G-DRG-System einen hohen Differenzierungsgrad und eine hohe Komplexität erreicht hat, da versucht wurde, vielfältigste Herausforderungen anzugehen. Das Image des DRG-Systems wurde unter anderem durch den Zwang, Investitionsmittel über die Fallpauschalen systemfremd zu erwirtschaften, schwer belastet. Das DRG-System konnte zu keinem Zeitpunkt alle Probleme in der stationären Versorgung lösen. Der Beitrag diskutiert zum einem systemimmanent in der Mikrobetrachtung die diversen konstituierenden Elemente der technischen Ausgestaltung des DRG-Systems in ihrer Umsetzung und damit verbundene Probleme und Modifikationsmöglichkeiten. Zum anderen empfehlen die Autoren bezogen auf das Finanzierungssystem insgesamt, die grundsätzlichen Fragen der Strukturgestaltung und Investitionsfinanzierung zu lösen, den Umfang und die Komplexität des DRG-Systems zu reduzieren und eine geordnete Vorhaltefinanzierung daneben zu stellen.

Eine grundsätzlich andere Herangehensweise an die zukünftige Finanzierung des Krankenhauses stellen prospektive regionale Gesundheitsbudgets dar, ein Vorgehen, das *Benstetter, Lauerer, Negele und Schmid am Beispiel spanischer und amerikanischer Erfahrungen* darlegen. Die Verantwortung für die Gesundheitsversorgung der Bevölkerung einer Region wird an einen oder mehrere Leistungserbringer übertragen; die pauschale Vergütung erfolgt über ein prospektiv festgelegtes Budget. Das spanische Valencia-Modell steht für die staatliche Vergabe einer Konzession für die regionale Versorgung an private Anbieter. Der amerikanische Ansatz am Beispiel einer Accountable Care Organisation zeigt einen langsamen Transformationsprozess, der schrittweise zu einer stärkeren Pauschalierung führen soll: zunächst parallel zur Vergütung virtuelle Budgets, erst retrospektiv, dann prospektiv. Zentrale Herausforderungen der Einführung von Regionalbudgets bestehen demnach in der Qualitätssicherung, der sektorenübergreifenden Ausgestaltung zur Vermeidung von Fehlanreizen, der Abgrenzung und Verrechnung zwischen Regionalbudgets, der Ab- und Zuwanderung von Patienten, der Abbildung des Zusatznutzens für die Beteiligten sowie generell der Erzeugung allseitiger Akzeptanz.

Eine Reihe weiterer Beiträge fokussiert spezifische Handlungsbedarfe. Aus der Finanzierungs- und Vergütungsperspektive werden die ausreichende Ausstattung der Krankenhäuser mit qualifiziertem Pflegepersonal, die Frage der Mengenentwicklung und -steuerung sowie die Frage der Qualitätssteuerung aufgegriffen. Zentrale Voraussetzung ist dabei, dass ausreichende Investitionsmittel verfügbar sind.

Die unzureichende Pflegesituation in deutschen Krankenhäusern hat den Gesetzgeber bewegt, *Pflegepersonaluntergrenzen (PpUG)* einzuführen und *die Pflegepersonalkosten aus den DRGs auszugliedern*. Den *Reformschwerpunkt Pflege*, die *bisherige Umsetzung und die bestehenden Herausforderungen* bereiten *Leber und Vogt* auf. Hinsichtlich der PpUG, die der Qualitätssicherung dienen sollen, sehen die Autoren die Notwendigkeit, diese auf alle Krankenhausbereiche auszuweiten, wenn man Strategieanfälligkeit durch Personalverschiebung vermeiden wolle. Außerdem müsse der unterschiedliche Pflegebedarf der Patienten besser abgebildet werden als bisher, um die PpUG adäquat weiterzuentwickeln. Die Ausgliederung der Pflegepersonalkosten aus den DRGs impliziere Fehlanreize, da das Selbstkostendeckungsprinzip zu Ineffizienz führe: Krankenhäuser mit den höchsten nachweisbaren Kosten seien die Gewinner und die Komplexität des geschaffenen Parallelsystems erhöhe die Manipulationsmöglichkeiten. Hier bestehe die Herausforderung darin, Instrumente zur Bestimmung des Pflegebudgets zu entwickeln, da Selbstkostendeckung mittelfristig keinen Bestand haben könne.

Einen *betriebswirtschaftlichen Blick auf die Personalkostenvergütung und -steuerung* werfen *Oswald und Bunzemeier*. Die Personalkosten sind mit 60 % der Gesamtkosten zentral. Mit dem DRG-System wurde eine erlösbezogene Personalsteuerung ausgebaut, es habe sich eine Verschiebung vom erlösfernen Pflegebereich hin zum erlösnahen Arztbereich eingestellt. Beim Personalbedarf in der Pflege gebe es zwar grundsätzlich einen positiven Zusammenhang zwischen Personalausstattung und Behandlungsqualität, jedoch stelle dieser aufgrund vielfältiger Einflussfaktoren keine konstante Relation dar. Es existiere bisher keine allgemein anerkannte Methode zur Ermittlung des Personalbedarfs. Der nun erfolgte Übergang zur Selbstkostendeckung in der Pflege führe zu einer kostenorientierten Personalsteuerung. Dies belaste die wünschenswerte Annäherung der Berufsgruppen im Hinblick auf eine effiziente und effektive Versorgung. Auch würden die Gestaltungsspielräume der Krankenhausbetriebsführung eingeschränkt, da Betriebskostenfinanzierung via Überschüsse auf die nichtpflegerischen Berufe und die Sachkosten begrenzt werde. Generell bewerten die Autoren die Chancen der Beschaffung von ausreichendem Pflegepersonal vor dem Hintergrund von generellem Arbeitskräftemangel und strukturell bedingter Übernachfrage kritisch.

Mit dem Problemfeld nicht indizierter Mengen, positiv formuliert mit einer *an den Bedürfnissen der Patienten ausgerichteten Mengensteuerung*, befasst sich *Bäuml*. Die Informationsasymmetrie zwischen Arzt und Patient in Verbindung mit den Anreizen des bestehenden Vergütungssystems führe tendenziell zu einer Mengenausweitung. Sind die aktuellen Instrumente zur Mengensteuerung vornehmlich der Fixkostendegressionsabschlag (FDA) und die Absenkung von Bewertungsrelationen, formuliert der Autor Ansätze für eine „effektivere Mengensteuerung": Ausbau der ärztlichen Zweitmeinung, Modifikation des G-DRG-Systems im Sinne einer Reduktion des Einflusses von Prozedurenkodes zugunsten diagnosebasierter Kodes und schließlich die Weiterentwicklung der Berechnung der Relativgewichte: Hier könne der Zwei-Jahres-Verzug bei den berücksichtigten Behandlungskosten durch Implementierung einer statistischen Prognosekomponente behoben werden.

Von entscheidender Bedeutung für jede zukünftige Ausgestaltung des Finanzierungs- und Vergütungssystems ist die Qualität der Patientenversorgung. *Busse, Eckhardt und Geraedts* widmen sich dem Zusammenhang von *Vergütung und Qualität*, erörtern *Ziele, Anreizwirkungen und internationale Erfahrungen* qualitätsorientierter Vergütung und machen *Vorschläge für Deutschland*. Jedes Vergütungssystem habe Steuerungswirkungen auf die Qualität der Patientenversorgung, keines jedoch setze nur positive Anreize. Der Beitrag betrachtet die Möglichkeiten der Qualitätsbeeinflussung durch Vergütungsmodifikationen (Boni, Vergütungsabschläge bis hin zur Nicht-Vergütung, Einbehalte und „shared savings"), wertet P4Q-Programme in Europa und vorliegende Erkenntnisse zu Effekten aus. In Deutschland gelten heute unter anderem Abschläge für unvollständige Qualitätsdokumentationen, MDK-Prüfungen auf nicht indizierte stationäre Aufenthalte, Nicht-Vergütung von Leistungen unterhalb der Mindestmenge und die Steuerung durch strukturelle Vorgaben und Qualitätsverträge. Die Autoren empfehlen, die Krankenhausvergütung grundlegend an der Sicherung und Verbesserung der Qualität zu orientieren. Es gelte die Krankenhausplanung und -vergütung auf das Prinzip umzustellen, dass jede Leistung nur von personell und technisch adäquat ausgestatteten Krankenhäusern erbracht werden darf und nur dann vergütet wird.

Ein Beitrag unter dem Block „Zur Diskussion" führt aus, wie eine solche Krankenhausplanung aufgestellt werden kann. *Vogel, Letzgus und Geissler* beschreiben einen *Paradigmenwechsel in der Krankenhausplanung – hin zu Leistungs-, Bedarfs- und Qualitätsorientierung* für einen höheren Patientennutzen. Sie benennen das Ziel, die Krankenhausplanung im Sinne einer qualitativ hochwertigen, patienten- und bedarfsgerechten Versorgung der Bevölkerung mit leistungsfähigen Krankenhäusern auszurichten. Die bisherige Krankenhausplanung leiste dies nicht mehr. Sie stellen die Methodik dar, die auch in das für das Land NRW erstellte Planungsgutachten eingeflossen ist. Vorgestellt wird ein Planungsansatz, der das Leistungsgeschehen in Leistungsgruppen unterteilt, wie z. B. Herz-, Thorax- und Ösophaguschirurgie. Der Versorgungsbedarf wird je Leistungsgruppe aktuell und in der Langfristperspektive erfasst. Es erfolgen Qualitätsvorgaben je

Leistungsgruppe zur Struktur- und Prozessqualität sowie zu Mindestmengen und Vorgaben, die bei einem Versorgungsauftrag erfüllt sein müssen.

Fehlanreize zur möglichen unangemessenen Erlösoptimierung beim Pflegepersonal oder zur nicht indizierten Mengenausdehnung sind in engem Zusammenhang mit der Situation der Krankenhäuser bei der Investitionsfinanzierung zu sehen. *Hermann und Mussa* greifen das Thema *Investitionsfinanzierung und ineffiziente Krankenhausstrukturen* auf. Die Investitionsfinanzierung sei infolge der Unterfinanzierung durch die Bundesländer defizitär. Angereizte Fehlentwicklungen zeigten sich beispielsweise in der Verschiebung der Personalausstattung hin zum ärztlichen Personal oder in der nicht primär durch Demographie und Morbidität erklärbaren Fallzahlentwicklung. Es brauche auf der Landesebene ein Zielbild für zukünftige Krankenhausstrukturen, das von allen Akteuren getragen werde und sich an einer wohnortnahen und hochstehenden medizinischen Versorgung orientiere. Hier sei eine zukunftsorientierte Bedarfsplanung vonnöten, die auch die Modernisierung und Digitalisierung der Krankenhauslandschaft im Blick hat. Qualitäts- und Strukturvorgaben auf der Bundesebene sollen die Maßstäbe für das planerische Handeln der Länder setzen. Die Investitionsfinanzierung sei neu zu ordnen mit Einzelförderung für Krankenhausneubauten, ausgerichtet am Zielbild der Landesebene und an einer Investitionsfinanzierung für Instandhaltung und Wiederbeschaffung kurzfristiger Anlagegüter mittels leistungsorientierter Investitionsbewertungsrelationen. Flankierend müsse der Krankenhausstrukturfonds konsequent fortgeführt werden mit dem Ziel, kapazitätsbedingte Überversorgung abzubauen.

Ein weiterer Beitrag liefert einen ergänzenden Blick auf den Strukturfonds. Dieser sei ein zentraler Faktor des Umbaus hin zu einer qualitätsorientierten, stärker zentralisierten und modernisierten Krankenhauslandschaft. *Augurzky, Heger, Mensen und Pilny* analysieren die *Nutzung der Fördermittel des Krankenhausstrukturfonds* und setzen sich mit der Frage auseinander, inwieweit damit ein *Anstoß zur dauerhaften Strukturveränderung* einhergeht. Der im Jahr 2016 eingeführte Krankenhausstrukturfonds soll den Umbau der Krankenhauslandschaft – auch durch Abbau von Überkapazitäten – erleichtern. Die bisherige Verteilung der Förderung nach Projekten zeigt: 16 % Schließung, 17 % Umwandlung und 67 % Konzentrationsmaßnahmen. Der Krankenhausstrukturfonds verdränge nicht, wie befürchtet worden war, Investitionsmittel der Länder, denn diese verblieben zumindest bisher ungefähr auf demselben Niveau. Der Fonds reiche jedoch für die zu fordernde Strukturanpassung der deutschen Krankenhauslandschaft nicht aus. Es bestehe beispielsweise ein Investitionsbedarf von 11 Mrd. Euro, um bundesweit die Krankenhausstruktur von Sachsen zu erreichen (ein Bundesland mit vergleichsweise geringer Krankenhausdichte und wenigen kleinen Häusern). Um das Volumen aufzubringen, solle der Fonds über einen Zeitraum von zehn Jahren verstetigt werden. Damit verbunden wird erwartet, dass rund 280 Standorte geschlossen werden.

Neben der Betrachtung spezieller Fehlanreize und Herausforderungen befassen sich zwei weitere Beiträge mit der Finanzierung zweier spezieller Leistungsbereiche, der Psychiatrie und Psychosomatik und der Rehabilitation. *Kliemt und Häckl* greifen die *Vergütung von Psychiatrie und Psychosomatik unter der Berücksichtigung von Modellprojekten* auf. Die Regelungen und Anreizwirkungen der tagesbezogenen Vergütungspauschalen (PEPPs) in der (teil-)stationären Behandlung und die sektorenübergreifenden Modellvorhaben nach § 64b SGB V werden dargestellt. Ergebe sich durch die degressiven tagesbezogenen Fallpauschalen ein Anreiz, die Verweildauer an den maximalen Falldeckungsbeitrag anzupassen, so könne jedoch dafür kein empirischer Beleg seit der PEPP-Einführung festgestellt werden. Die Modellvorhaben nach § 64b SGB V, die im Rahmen sektorenübergreifender Budgets stationsnahe ambulante Leistungen einschließen, böten den Anreiz, Patienten in ambulante und weniger ressourcenintensive Versorgungsangebote umzusteuern, was nach bisherigen Erkenntnissen zur praktischen Wirkung der Modellvorhaben bestätigt werden könne.

Neubauer betrachtet die *Weiterentwicklungsperspektiven der Vergütung von Reha-Leistungen*. Durch die gesellschaftliche Alterung werde die Rehabilitation an Bedeutung gewinnen, die Rehabilitation von Pflegebedürftigen komme als neue Herausforderung hinzu. Zwar basiere die Vergütung auf Verhandlungen zwischen Leistungserbringern und Kostenträgern, die grundsätzlichen Gestaltungsmöglichkeiten der Krankenkassen mit Blick auf Patientensteuerung und tendenzielle Beeinflussung struktureller Gegebenheiten würden jedoch kaum genutzt. Die Abrechnung erfolge wenig differenziert über Behandlungstage, Fallpauschalen hätten sich nicht durchsetzen können. Eine bessere Abstimmung zwischen somatischem Bereich und Rehabilitation wäre wünschenswert. Komplexpauschalen zur Vergütung einer integrierten Leistungserbringung seien hier ein Ansatz, scheiterten aber nicht zuletzt daran, dass für somatische und rehabilitative Behandlung oftmals unterschiedliche Kostenträger zuständig seien.

Drei weitere Beiträge bieten ergänzende Blickwinkel auf das bestehende Finanzierungs- und Vergütungssystem. *Bandelow, Hornung und Iskandar* betrachten *Krankenhausfinanzierung und -vergütung als politisches Handlungsfeld*. Die Entscheidungsfindung in Deutschland sei geprägt durch kooperativen Föderalismus. Der Beitrag ordnet das für die Krankenhausfinanzierung relevante Akteursgefüge in einem Modell zentraler Konfliktlinien. Die bestehende Politikverflechtung in der Krankenhausfinanzierung wird anhand der zentralen Themen Investitionsfinanzierung und Entgeltsystem illustriert. Der kooperative Föderalismus impliziere: Es gibt stabile Ergebnisse, wenn eine politische Übereinkunft getroffen wurde, aber maßgeblich seien langwierige Entscheidungsprozesse im Vorfeld. Die Fähigkeit zur Weiterentwicklung eines Systems sei gebremst. Anpassungen erfolgten langsam, meist kleinteilig und von partikularen Interessen geleitet. Es komme auch zu systemisch nicht passenden Anpassungsschritten durch Themenvermischung. Diese Punkte träfen beispielsweise auf die Einführung und Weiterentwicklung des DRG-Systems zu.

In der jüngeren Vergangenheit wurden die Gewinne privater Anbieter in der öffentlichen Diskussion verstärkt hinterfragt. *Augurzky* beleuchtet aus *ökonomischer Perspektive* die *Funktion der Gewinnerzielung im Krankenhausmarkt*. Der Autor stellt Gewinnkennzahlen dar und arbeitet die Funktion von Gewinnen als Motor von Fortschritt und Effizienzverbesserung heraus, wobei ein funktionierender Wettbewerb vorausgesetzt wird. Die Besonderheiten des Krankenhausmarktes werden in den Blick genommen: Zu 100 % funktionierende Dualistik würde keine Kapitalkosten für Investitionen produzieren, es gibt keinen echten Preiswettbewerb, aber Vorgaben zur Versorgungssicherheit. Auf mögliche negative Effekte der Gewinnerzielung im Krankenhaus könne und müsse auf geeignete Weise reagiert werden: Um eine Verminderung der Qualität bei gleichbleibenden Preisen zu vermeiden, müsse marktwirksame Qualitätstransparenz geschaffen werden; der Fokussierung auf Leistungen mit hohem Deckungsbeitrag könne begegnet werden, indem die Preise gesenkt werden. Wolle man auf Gewinne im Krankenhausmarkt verzichten, impliziere dies den Verzicht auf privates Kapital und folglich noch geringere Investitionstätigkeit, wenn der Staat nicht mit öffentlichem Kapital einspringe.

Albrecht, Al-Abadi, Czihal und Mangiapane befassen sich mit der möglichen *Entwicklung sektorenübergreifender Vergütungssystematiken*. Bestehende Vergütungsunterschiede erschweren heute eine sektorenunabhängige Versorgung, der Anteil ambulant behandelbarer Krankenhausfälle wird auf 20 % geschätzt. In einem sektorenübergreifenden durchgängigen System der Vergütung für klar abgegrenzte Leistungen sollte die Vergütungshöhe nach dem Schweregrad von Erkrankungen und damit assoziierten Aufwandsunterschieden differenzieren. Ein Beispiel gibt es allerdings bisher nicht. Offen bleiben müssten zunächst Gestaltungsfragen nach dem Referenzsetting und dem gewünschten Grad der Pauschalierung bzw. Differenzierung der Vergütung, da die Antworten davon abhängen, welche konkreten Ziele für die Entwicklung der Versorgungsstrukturen verfolgt werden.

Wie in jedem Jahr enthält der Krankenhaus-Report die Krankenhauspolitische Chronik und einen Statistikteil mit Auswertungen auf Basis der Daten des Statistischen Bundesamtes und des Wissenschaftlichen Instituts der AOK (WIdO). Das Krankenhaus-Directory gibt eine Übersicht über zentrale Kennziffern für mehr als 1.300 Krankenhäuser bezogen auf Struktur, Leistungsspektrum, Wettbewerbssituation und Qualität.

Den Mitgliedern des Editorial Boards gilt wie immer unser besonderer Dank. Ihre Anregungen und ihr Engagement von der konzeptionellen Gestaltung bis zur praktischen Umsetzung haben den Krankenhaus-Report in seiner vorliegenden Form erst möglich gemacht. Wir danken dem Springer-Verlag für seine professionelle und erfahrene verlegerische Betreuung des Projekts. Schließlich gebührt auch den Mitarbeiterinnen und Mitarbeitern des WIdO Dank für die vielfältige Unterstützung, insbesondere Susanne Sollmann, Corinna Hentschker und Gregor Leclerque für die redaktionelle Betreuung.

Jürgen Klauber
Max Geraedts
Jörg Friedrich
Jürgen Wasem
Andreas Beivers
Berlin, Marburg, Essen und München
im Februar 2020

Inhaltsverzeichnis

I   Schwerpunktthema

1   DRG-Einführung in Deutschland: Anspruch, Wirklichkeit und Anpassungsbedarf aus gesundheitsökonomischer Sicht 3
Andreas Beivers und Annika Emde
1.1   Wie alles begann 5
1.2   Einführung des DRG-Systems: Ziele und Umsetzung 6
1.3   Herausforderungen für die Zukunft: Ordnungspolitisch sinnvolle Anpassungen des DRG-Systems 16
1.4   Ausblick 20
      Literatur 21

2   Empirische Evidenz zu den Wirkungen der Einführung des G-DRG-Systems 25
Ricarda Milstein und Jonas Schreyögg
2.1   Einleitung 26
2.2   Eine kurze Chronologie der Fallpauschaleneinführung 27
2.3   Studien zu Wirkungen der Einführung des G-DRG-Systems und anderer Determinanten auf die Fallzahlentwicklung 30
2.4   Untersuchung der Auswirkungen des Fallpauschalensystems auf die technische und Kosteneffizienz 33
2.5   Auswirkungen des Fallpauschalensystems auf die Behandlungsqualität 34
2.6   Diskussion: Die Auswirkungen der DRG-Einführung bleiben bei zahlreichen Indikatoren unklar 35
      Literatur 36

3   Systeme der Krankenhausfinanzierung 41
Jürgen Wasem
3.1   Einleitung 42
3.2   Ziele von Vergütungssystemen für Krankenhäuser 42
3.3   Überblick über Maßstäbe für die Vergütung von Krankenhäusern 43
3.4   Schlussfolgerungen 49
      Literatur 50

4   Vergütung von spezialisierten, seltenen und kostenvariablen Fällen außerhalb des DRG-Systems: Erfahrungen aus Deutschland, Dänemark, England, Estland, Frankreich und den USA 53
Victor Stephani, Alexander Geissler und Wilm Quentin
4.1   Einleitung 55
4.2   Methode 55
4.3   Ergebnisse 57
4.4   Diskussion und Ausblick 65
      Literatur 66

5	**Potenziale prospektiver regionaler Gesundheitsbudgets am Beispiel spanischer und amerikanischer Erfahrungen**	69
	Franz Benstetter, Michael Lauerer, Daniel Negele und Andreas Schmid	
5.1	Einleitung	71
5.2	Grundlagen zur Vergütung auf Basis prospektiver regionaler Gesundheitsbudgets	73
5.3	Beispiel Spanien: Das Valencia-Modell	75
5.4	Beispiel USA: Physician Organization of Michigan Accountable Care Organisation (POM ACO)	79
5.5	Implikationen für eine Implementierung in Deutschland	85
5.6	Fazit	87
	Literatur	87
6	**Weiterentwicklungsperspektiven des G-DRG-Systems**	91
	Norbert Roeder, Wolfgang Fiori und Holger Bunzemeier	
6.1	Einleitung	92
6.2	Aspekte der Weiterentwicklung	93
6.3	Weiterentwicklung	95
6.4	Jährliche DRG-Kalkulation	96
6.5	Struktur und DRG-Definitionen	100
6.6	Klassifikationssysteme und Kodierrichtlinien	102
6.7	Grenzverweildauern	104
6.8	Zusatzentgelte	105
6.9	Abrechnungsregeln	106
6.10	Methoden der Weiterentwicklung	106
6.11	Fazit	106
	Literatur	107
7	**Reformschwerpunkt Pflege: Pflegepersonaluntergrenzen und DRG-Pflege-Split**	111
	Wulf-Dietrich Leber und Charlotte Vogt	
7.1	Vergütung pflegerischer Leistungen im Finanzierungssystem für Krankenhäuser	113
7.2	Abbildung der Pflege im DRG-System	114
7.3	Flankierende Maßnahmen	116
7.4	Pflegepersonaluntergrenzen	121
7.5	DRG-Pflege-Split	130
7.6	Abbildung der Pflege in Krankenhausvergütungssystemen	136
7.7	Optionen zur Berücksichtigung der Pflege bei der Krankenhausvergütung	139
7.8	Fazit: Digitale Erfassung von Pflegebedarf und Pflegeleistungen vorantreiben	142
	Literatur	143
8	**Auswirkungen der Personalkostenvergütung auf die Prozesse im Krankenhaus**	145
	Julia Oswald und Holger Bunzemeier	
8.1	Zusammenhang zwischen G-DRG-System und Personalsteuerung im Krankenhaus	146
8.2	Politische Reaktionen auf eine erlösorientierte Personalsteuerung	155
8.3	Handlungsbedarf des Krankenhausmanagements	160

8.4	Fazit	163
	Literatur	164

9	**Vorschläge für eine auf die Bedürfnisse der Patienten ausgerichtete Mengensteuerung**	169
	Matthias Bäuml	
9.1	Motivation für die Notwendigkeit einer Mengensteuerung	170
9.2	Aktuelle Instrumente zur Mengensteuerung in Deutschland	171
9.3	Instrumente für eine effektivere Mengensteuerung	174
9.4	Fazit	181
	Literatur	182

10	**Gewinne im Krankenhaus**	185
	Boris Augurzky	
10.1	Einleitung: Was sind Gewinne?	186
10.2	Gewinnkennzahlen über die Zeit	188
10.3	Bedeutung von Gewinnen	190
10.4	Besonderheiten im Krankenhausmarkt	191
10.5	Arten der Gewinnerzielung	196
10.6	Gewinnausschüttungen im Gesundheitswesen	199
10.7	Grenzen für Gewinne	200
10.8	Fazit	202
	Literatur	203

11	**Vergütung und Qualität: Ziele, Anreizwirkungen, internationale Erfahrungen und Vorschläge für Deutschland**	205
	Reinhard Busse, Helene Eckhardt und Max Geraedts	
11.1	Einleitung	207
11.2	Ziele von Vergütungssystemen im stationären Sektor	208
11.3	Vergütungsformen medizinischer Leistungserbringung und deren potenzielle Qualitätseffekte	209
11.4	Formen der expliziten Qualitätsbeeinflussung durch Vergütungsmodifikationen (P4Q)	212
11.5	Ein Modell zur Einordnung von P4Q-Vergütungsmodifikationen und grundlegende Überlegungen zu deren Stellenwert	214
11.6	P4Q in der europäischen Krankenhausversorgung	216
11.7	Effekte der Qualitätsbeeinflussung durch P4Q-Vergütungsmodifikationen	219
11.8	Eine Einordnung von P4Q-Ansätzen in Deutschland – und deren bisherigen Nutzung	222
11.9	Fazit	226
	Literatur	227

12	**Investitionsfinanzierung und ineffiziente Krankenhausstrukturen**	231
	Christopher Hermann und Nadia Mussa	
12.1	Ausgangslage	232
12.2	Zielbild Krankenhausversorgung	236

12.3	Bundeseinheitliche Qualitäts- und Strukturvorgaben zielgerichtet aufeinander abstimmen	237
12.4	Investitionsfinanzierung	238
12.5	Fazit	241
	Literatur	241

13 Sektorenübergreifende Versorgung und Vergütung ... 243
Martin Albrecht, Tamir Al-Abadi, Thomas Czihal und Sandra Mangiapane

13.1	Vergütungsunterschiede erschweren eine sektorenunabhängige Versorgung	244
13.2	Ausmaß der Vergütungsunterschiede an der Sektorengrenze für ausgewählte Bereiche	246
13.3	Ansatzpunkte für sektorenunabhängige Vergütungsformen	254
13.4	Fazit	258
	Literatur	259

14 Anreize und Weiterentwicklungsperspektiven der Vergütung von Psychiatrie und Psychosomatik unter der Berücksichtigung von Modellvorhaben ... 263
Roman Kliemt und Dennis Häckl

14.1	Einleitung	264
14.2	Entwicklung und Status quo der Vergütungssysteme in der psychiatrischen Versorgung	265
14.3	Anreizwirkung der Vergütungssysteme im stationären Sektor	269
14.4	Fazit	276
	Literatur	277

15 Perspektiven der Finanzierung und Vergütung der medizinischen Rehabilitation in Deutschland ... 281
Günter Neubauer

15.1	Einleitung	283
15.2	Struktur der Versorgung, Finanzierung und Vergütung	283
15.3	Das Vergütungssystem in der medizinischen Rehabilitation	287
15.4	Aktuelle Reformdiskussion	290
15.5	Ausblick	294
	Literatur	294

II Zur Diskussion

16 Krankenhausfinanzierung und -vergütung als politisches Handlungsfeld ... 299
Nils C. Bandelow, Johanna Hornung und Lina Y. Iskandar

16.1	Ausgangslage	300
16.2	Krankenhausfinanzierung im kooperativen Föderalismus	302
16.3	Interessengruppen und Selbstverwaltung	304
16.4	Krankenhauspolitik in der Parteien-Arena	306
16.5	Ausblick	309
	Literatur	311

17	**Fördermittel aus dem Krankenhausstrukturfonds – Anstoß zur dauerhaften Strukturveränderung?**	315
	Boris Augurzky, Dörte Heger, Anne Mensen und Adam Pilny	
17.1	Einleitung	316
17.2	Bestandsaufnahme	317
17.3	Strukturfondsmittel als KHG-Substitut?	321
17.4	Fazit und Ausblick	324
	Literatur	325

18	**Paradigmenwechsel in der Krankenhausplanung – hin zu Leistungs-, Bedarfs- und Qualitätsorientierung für einen höheren Patientennutzen**	327
	Justus Vogel, Philipp Letzgus und Alexander Geissler	
18.1	Hintergrund	329
18.2	Leistungsorientierung	331
18.3	Bedarfsorientierung	335
18.4	Qualitätsorientierung	342
18.5	Planungsansatz in der Praxis	345
18.6	Fazit	349
18.7	Anhang	351
	Literatur	357

III Krankenhauspolitische Chronik

19	**Krankenhauspolitische Chronik**	361
	Martina Purwins und Dirk Bürger	

IV Daten und Analysen

20	**Die Krankenhausbudgets 2017 und 2018 im Vergleich**	387
	Corinna Hentschker, Gregor Leclerque und Carina Mostert	
20.1	Einführung	388
20.2	Allgemeine Budgetentwicklung	388
20.3	Vereinbarte Preisentwicklung	390
20.4	Vereinbarte Leistungsentwicklung	394
20.5	Umsetzung der Verhandlungsergebnisse	404
20.6	Zusammenfassung und Diskussion	405
	Literatur	410

21	**Fallpauschalenbezogene Krankenhausstatistik: Diagnosen und Prozeduren der Krankenhauspatienten auf Basis der Daten nach § 21 Krankenhausentgeltgesetz**	413
	Jutta Spindler	
21.1	Vorbemerkung	414
21.2	Erläuterungen zur Datenbasis	415
21.3	Eckdaten der vollstationär behandelten Krankenhauspatientinnen und -patienten	416

21.4	Ausgewählte Hauptdiagnosen mit den wichtigsten Nebendiagnosen der Behandelten	419
21.5	Operationen und medizinische Prozeduren	424
21.6	Behandlungsspektrum bei den Patientinnen und Patienten in den Fachabteilungen	433
21.7	Leistungsmengen und Leistungsstrukturen der Krankenhäuser	440

V Krankenhaus-Directory

22	**Krankenhaus-Directory 2018 – DRG-Krankenhäuser im Vergleich**	449
	Carina Mostert und Andreas Pritzkau	
	Literatur	462
	Serviceteil	465
	Die Autorinnen und Autoren	466
	Stichwortverzeichnis	486

Herausgeber, Editorial Board sowie Autorinnen und Autoren des Krankenhaus-Reports 2020

Herausgeber

Prof. Dr. Andreas Beivers
Hochschule Fresenius
München, Deutschland

Jörg Friedrich
AOK-Bundesverband
Berlin, Deutschland

Prof. Dr. med. Max Geraedts, M. san.
Institut für Versorgungsforschung und
Klinische Epidemiologie, Fachbereich Medizin
Philipps-Universität
Marburg, Deutschland

Jürgen Klauber
Wissenschaftliches Institut der AOK (WIdO)
Berlin, Deutschland

Prof. Dr. Jürgen Wasem
Lehrstuhl für Medizinmanagement
Universität Duisburg-Essen
Essen, Deutschland

Editorial Board

Prof. Dr. Boris Augurzky
RWI – Leibniz-Institut für Wirtschaftsforschung e. V.
Essen, Deutschland

Dr. Gerhard Brenner
Königswinter, Deutschland

Prof. Dr. med. Reinhard Busse, MPH, FFPH
Lehrstuhl Management im Gesundheitswesen,
WHO Collaborating Centre for Health Systems,
Research and Management
Technische Universität Berlin
Berlin, Deutschland

Prof. Dr. med. Saskia Drösler
Hochschule Niederrhein
Krefeld, Deutschland

Hans-Jürgen Firnkorn
Weil der Stadt, Deutschland

Dr. Christopher Hermann
Berlin, Deutschland

Dr. Wulf-Dietrich Leber
Abteilung Krankenhäuser
GKV-Spitzenverband
Berlin, Deutschland

Prof. Dr. Markus Lüngen
Fakultät Wirtschafts- und Sozialwissenschaften
Hochschule Osnabrück
Osnabrück, Deutschland

Prof. Dr. Günter Neubauer
IfG Institut für Gesundheitsökonomik
München, Deutschland

Prof. Dr. Julia Oswald
Fakultät Wirtschafts- und Sozialwissenschaften
Hochschule Osnabrück
Osnabrück, Deutschland

Prof. Dr. Holger Pfaff
Institut für Medizinsoziologie,
Versorgungsforschung und
Rehabilitationswissenschaft (IMVR)
Universität zu Köln
Köln, Deutschland

Prof. Dr. med. Bernt-Peter Robra, M.P.H.
Hannover, Deutschland

Prof. Dr. Eberhard Wille
Abteilung Volkswirtschaftslehre
Universität Mannheim
Mannheim, Deutschland

Autorinnen und Autoren

Tamir Al-Abadi
arcs Gesellschaft mbH
Königs Wusterhausen, Deutschland

Dr. Martin Albrecht
IGES Institut GmbH
Berlin, Deutschland

Prof. Dr. Boris Augurzky
RWI – Leibniz-Institut für Wirtschaftsforschung e. V.
Essen, Deutschland

Prof. Dr. Nils C. Bandelow
Lehrstuhl für vergleichende Regierungslehre
und Politikfeldanalyse
Technische Universität Braunschweig
Braunschweig, Deutschland

Dr. Matthias Bäuml, MPA/ID
Hamburg Center for Health Economics
Universität Hamburg
Hamburg, Deutschland

Prof. Dr. Andreas Beivers
Hochschule Fresenius
München, Deutschland

Prof. Dr. Franz Benstetter
Fakultät für Angewandte Gesundheits- und
Sozialwissenschaften
Technische Hochschule Rosenheim
Rosenheim, Deutschland

Dr. med. Holger Bunzemeier
Roeder & Partner, Ärzte, PartG
Senden, Deutschland

Dirk Bürger
AOK-Bundesverband
Berlin, Deutschland

**Prof. Dr. med. Reinhard Busse,
MPH, FFPH**
Lehrstuhl Management im Gesundheitswesen,
WHO Collaborating Centre for Health Systems,
Research and Management
Technische Universität Berlin
Berlin, Deutschland

Thomas Czihal
Zentralinstitut für die kassenärztliche
Versorgung in der Bundesrepublik
Deutschland (Zi)
Berlin, Deutschland

Helene Eckhardt, M. Sc.
Fachgebiet Management im Gesundheitswesen
Technische Universität Berlin
Berlin, Deutschland

Annika Emde
hcb – Institute for Health Care Business GmbH
Essen, Deutschland

Herausgeber, Editorial Board sowie Autorinnen und Autoren

Dr. med. Wolfgang Fiori
Roeder & Partner, Ärzte, PartG
Senden, Deutschland

Prof. Dr. Alexander Geissler
School of Medicine
Universität St. Gallen
St. Gallen, Schweiz

Prof. Dr. med. Max Geraedts, M. san.
Institut für Versorgungsforschung und
Klinische Epidemiologie, Fachbereich Medizin
Philipps-Universität
Marburg, Deutschland

Dr. Dennis Häckl
WIG2 – Wissenschaftliches Institut
für Gesundheitsökonomie und
Gesundheitssystemforschung
Leipzig, Deutschland

Dr. Dörte Heger
RWI – Leibniz-Institut für Wirtschaftsforschung
Essen, Deutschland

Dr. Corinna Hentschker
Wissenschaftliches Institut der AOK (WIdO)
Berlin, Deutschland

Dr. Christopher Hermann
Berlin, Deutschland

Johanna Hornung
Lehrstuhl für vergleichende Regierungslehre
und Politikfeldanalyse
Technische Universität Braunschweig
Braunschweig, Deutschland

Lina Y. Iskandar
Lehrstuhl für vergleichende Regierungslehre
und Politikfeldanalyse
Technische Universität Braunschweig
Braunschweig, Deutschland

Roman Kliemt, M. A.
WIG2 – Wissenschaftliches Institut
für Gesundheitsökonomie und
Gesundheitssystemforschung
Leipzig, Deutschland

Dr. Michael Lauerer
Institut für Medizinmanagement und
Gesundheitswissenschaften
Universität Bayreuth
Bayreuth, Deutschland

Dr. Wulf-Dietrich Leber
Abteilung Krankenhäuser
GKV-Spitzenverband
Berlin, Deutschland

Dr. Gregor Leclerque
Wissenschaftliches Institut der AOK (WIdO)
Berlin, Deutschland

Philipp Letzgus, BSC
Lohfert & Lohfert AG
Hamburg, Deutschland

Dr. Sandra Mangiapane
Zentralinstitut für die kassenärztliche
Versorgung in der Bundesrepublik
Deutschland (Zi)
Berlin, Deutschland

Anne Mensen
RWI – Leibniz-Institut für Wirtschaftsforschung
Essen, Deutschland

Ricarda Milstein
Hamburg Center for Health Economics
Universität Hamburg
Hamburg, Deutschland

Carina Mostert
Wissenschaftliches Institut der AOK
Berlin, Deutschland

Nadia Mussa
Fachbereich Krankenhausversorgung
AOK Baden-Württemberg
Stuttgart, Deutschland

Daniel Negele, M. Sc.
Lehrstuhl für Volkswirtschaftslehre III
Universität Bayreuth
Bayreuth, Deutschland

Prof. Dr. Günter Neubauer
IfG Institut für Gesundheitsökonomik
München, Deutschland

Prof. Dr. Julia Oswald
Fakultät Wirtschafts- und Sozialwissenschaften
Hochschule Osnabrück
Osnabrück, Deutschland

Dr. Adam Pilny
Rheinisch-Westfälisches Institut
für Wirtschaftsforschung e. V. (RWI)
Essen, Deutschland

Andreas Pritzkau
Wissenschaftliches Institut der AOK
Berlin, Deutschland

Martina Purwins
AOK-Bundesverband
Berlin, Deutschland

Dr. med. Wilm Quentin, MSc HPPF
Fachgebiet Management im Gesundheitswesen
Technische Universität Berlin
Berlin, Deutschland

Prof. Dr. med. Norbert Roeder
Roeder & Partner, Ärzte, PartG
Senden, Deutschland

PD Dr. Andreas Schmid
Oberender AG
Bayreuth, Deutschland

Prof. Dr. Jonas Schreyögg
Hamburg Center for Health Economics
Universität Hamburg
Hamburg, Deutschland

Jutta Spindler
Gruppe H1 Gesundheit
Statistisches Bundesamt
Bonn, Deutschland

Victor Stephani
Fachgebiet Management im Gesundheitswesen
Technische Universität Berlin
Berlin, Deutschland

Justus Vogel, MSC
Fachgebiet Management im Gesundheitswesen
Technische Universität Berlin
Berlin, Deutschland

Dr. Charlotte Vogt
Abteilung Krankenhäuser
GKV-Spitzenverband
Berlin, Deutschland

Prof. Dr. Jürgen Wasem
Lehrstuhl für Medizinmanagement
Universität Duisburg-Essen
Essen, Deutschland

Schwerpunktthema

Inhaltsverzeichnis

Kapitel 1 DRG-Einführung in Deutschland: Anspruch, Wirklichkeit und Anpassungsbedarf aus gesundheitsökonomischer Sicht – 3
Andreas Beivers und Annika Emde

Kapitel 2 Empirische Evidenz zu den Wirkungen der Einführung des G-DRG-Systems – 25
Ricarda Milstein und Jonas Schreyögg

Kapitel 3 Systeme der Krankenhausfinanzierung – 41
Jürgen Wasem

Kapitel 4 Vergütung von spezialisierten, seltenen und kostenvariablen Fällen außerhalb des DRG-Systems: Erfahrungen aus Deutschland, Dänemark, England, Estland, Frankreich und den USA – 53
Victor Stephani, Alexander Geissler und Wilm Quentin

Kapitel 5 Potenziale prospektiver regionaler Gesundheitsbudgets am Beispiel spanischer und amerikanischer Erfahrungen – 69
Franz Benstetter, Michael Lauerer, Daniel Negele und Andreas Schmid

Kapitel 6 Weiterentwicklungsperspektiven des G-DRG-Systems – 91
Norbert Roeder, Wolfgang Fiori und Holger Bunzemeier

Kapitel 7	Reformschwerpunkt Pflege: Pflegepersonaluntergrenzen und DRG-Pflege-Split – 111
	Wulf-Dietrich Leber und Charlotte Vogt

Kapitel 8	*Auswirkungen der Personalkostenvergütung auf die Prozesse im Krankenhaus – 145*
	Julia Oswald und Holger Bunzemeier

Kapitel 9	*Vorschläge für eine auf die Bedürfnisse der Patienten ausgerichtete Mengensteuerung – 169*
	Matthias Bäuml

Kapitel 10	*Gewinne im Krankenhaus – 185*
	Boris Augurzky

Kapitel 11	*Vergütung und Qualität: Ziele, Anreizwirkungen, internationale Erfahrungen und Vorschläge für Deutschland – 205*
	Reinhard Busse, Helene Eckhardt und Max Geraedts

Kapitel 12	*Investitionsfinanzierung und ineffiziente Krankenhausstrukturen – 231*
	Christopher Hermann und Nadia Mussa

Kapitel 13	*Sektorenübergreifende Versorgung und Vergütung – 243*
	Martin Albrecht, Tamir Al-Abadi, Thomas Czihal und Sandra Mangiapane

Kapitel 14	*Anreize und Weiterentwicklungsperspektiven der Vergütung von Psychiatrie und Psychosomatik unter der Berücksichtigung von Modellvorhaben – 263*
	Roman Kliemt und Dennis Häckl

Kapitel 15	*Perspektiven der Finanzierung und Vergütung der medizinischen Rehabilitation in Deutschland – 281*
	Günter Neubauer

DRG-Einführung in Deutschland: Anspruch, Wirklichkeit und Anpassungsbedarf aus gesundheitsökonomischer Sicht

Andreas Beivers und Annika Emde

1.1 Wie alles begann – 5

1.2 Einführung des DRG-Systems: Ziele und Umsetzung – 6
1.2.1 Das Ziel der wirtschaftlicheren Versorgung der Bevölkerung mit stationären Leistungen – 8
1.2.2 Das Ziel der Transparenz über Leistungen und Kosten der Krankenhäuser – 10
1.2.3 Das Ziel der Stabilisierung der GKV-Ausgaben durch Erschließung von Wirtschaftlichkeitsreserven – 11
1.2.4 Das Ziel der Verkürzung der Verweildauer der Patienten im Krankenhaus – 11
1.2.5 Das Ziel der Förderung des Wettbewerbs der Krankenhäuser untereinander – 13
1.2.6 Das Ziel der Förderung des Strukturwandels – 15

1.3 Herausforderungen für die Zukunft: Ordnungspolitisch sinnvolle Anpassungen des DRG-Systems – 16
1.3.1 Mangelnde Finanzierung der Investitionskosten – 17
1.3.2 Ambulant und stationär – 18

© Der/die Autor(en) 2020
J. Klauber et al. (Hrsg.), *Krankenhaus-Report 2020*, https://doi.org/10.1007/978-3-662-60487-8_1

1.3.3	Vorhaltung – 19
1.3.4	Indikationsqualität vs. Mengensteuerung – 20

1.4 Ausblick – 20

Literatur – 21

1.1 Wie alles begann

Zusammenfassung

17 Jahre nach der formalen DRG-Einführung in Deutschland steht das deutsche Fallpauschalensystem unter gesellschaftlichem wie politischem Druck. Die Akteure beurteilen die Bilanz der DRG-Einführung äußerst unterschiedlich. Dieser Beitrag wird die zu Beginn der DRG-Einführung gesteckten Ziele auf ihre Zielerfüllung hin untersuchen. Dabei werden aktuelle Schieflagen und Fehlanreize beispielsweise im Bereich der Mengensteuerung, der Qualitätsmessung wie auch der intersektoralen Zusammenarbeit sowie des ungeordneten Strukturwandels im Krankenhausmarkt angesprochen und dargestellt. Es lassen sich dabei ordnungspolitisch sinnvolle Anpassungen des DRG-Systems ableiten, wie beispielsweise Ansätze zur Finanzierung der Investitionskosten, neue Möglichkeiten der ambulant-stationären Zusammenarbeit, die Finanzierung von Vorhalteleistungen und eine verstärkte Steuerung der Versorgung durch Indikationsqualität. Capitation-Modelle stellen in diesem Zusammenhang eine zukunftsweisende Vergütungsoption dar, ebenso wie ein Appell für mehr preisliche Steuerung.

17 years after the formal introduction of DRGs in Germany, the German fee-per-case system is under social and political pressure. The stakeholders assess the results of the DRG introduction extremely differently. This paper examines the goals set at the start of the DRG introduction with regard to their fulfilment. The authors address current imbalances and misplaced incentives, for example in the areas of volume control, quality measurement, inter-sectoral cooperation and disordered structural change in the hospital market. Thus, appropriate regulatory adjustments to the DRG system can be derived, such as approaches to the financing of investment costs, new possibilities for a cooperation of outpatient and inpatient sector, the funding of reserve capacities and increased control of care through indication quality. In this context, capitation models represent a forward-looking payment option as well as an appeal for better price control.

Heute, d. h. im Jahr 2020 – und damit 17 Jahre nach der formalen DRG-Einführung in Deutschland – steht das deutsche Fallpauschalensystem unter gesellschaftlichem wie politischem Druck. Die Herausrechnung der Pflegekosten ist nicht das erste, aber ein sehr deutliches Zeichen einer gesundheitspolitischen Willensbekundung, das DRG-System neu zu justieren – oder gegebenenfalls abzuschaffen.

Aber zunächst ein Blick zurück: Ab 1967 begann die durch Robert Barclay Fetter und John Devereaux Thompson eingeleitete Entwicklung der Diagnosis Related Groups (DRGs) an der Yale-Universität. Bis zur verpflichtenden Einführung der DRGs durch das Fallpauschalengesetz und die Fallpauschalenverordnung regelte die Bundespflegesatzverordnung (BPflV) die Details der pflegesatzfähigen Kosten der Krankenhausvergütung[1]. Mit der BPflV 1995 wurde der zuvor angewandte Pflegetag als alleinige Abrechnungseinheit aufgegeben und durch Abteilungspflegesätze sowie Fallpauschalen und Sonderentgelte in Verbindung mit Basispflegesätzen abgelöst (Neubauer 1993, 2002a). Bereits im Herbst 1986 legte das damalige Bundesministerium für Arbeit und Soziales die Ergebnisse des von der Beratungsfirma Ernst & Whinney durchgeführten Gutachtens zur Einführung von DRGs in Deutschland vor (Ernst & Whinney 1986; Neubauer und Unterhuber 1987). Zur Anwendung eines DRG-Systems fehlte es jedoch damals an einer einheitlichen Codierung. So wurde ein fünfstelliger Diagnoseschlüssel und ein Prozedurencode für die DRG-Gruppierung vorausgesetzt (Neubauer 1993; Neubauer und Unterhuber 1987). Die

---

[1] Voll- und teilstationäre Krankenhausleistungen, insbesondere ärztliche Behandlung, Krankenpflege, Versorgung mit Arznei-, Heil- und Hilfsmitteln, die für die Versorgung im Krankenhaus notwendig sind, sowie Unterkunft und Verpflegung (Neubauer 1993; Neubauer 2002b).

Schätzung der Beraterfirma ging von einem Zeitbedarf von zehn Jahren aus, bis deutsche Krankenhäuser diese Voraussetzungen erfüllen könnten.

Neben den DRGs wurde 1988/89 zusätzlich das mit den DRGs konkurrierende System der Patient Management Categories (PMCs) auf seine Übertragbarkeit auf Deutschland untersucht. Das Ergebnis dieser Analyse führte zu der Aussage, dass die vorliegenden PMCs auf deutsche Krankenhäuser übertragbar, jedoch in der Breite nur nach Entwicklung bzw. Übernahme eines entsprechenden Prozedurencodes möglich sind (BMG 1990; Neubauer et al. 1992). Schließlich thematisierte der Sachverständigenrat für die Konzertierte Aktion im Gesundheitswesen 1992 in seinem Gutachten den Bedarf für ein leistungsorientiertes Krankenhausvergütungssystem (SVR 1992). Mit der Bundespflegesatzverordnung von 1995 wurden dann vornehmlich für den Bereich der Chirurgie rund 80 Fallpauschalen und etwa 160 Sonderentgelte eingeführt. Damit war zwar ein Paradigmenwechsel in der Krankenhausvergütung eingeleitet, aber noch lange nicht auf breiter Ebene verankert (Neubauer 2003b; Roeder et al. 2007).

Erst mit dem GKV-Gesundheitsreformgesetz im Jahr 2000 wurde die Einführung eines flächendeckenden Fallpauschalensystems in Deutschland, kurz G-DRGs, beschlossen. G-DRG (German DRG) ist dabei die Bezeichnung für die deutsche Adaptation des australischen DRG-Systems (AR-DRG). Dass ein DRG-System ins Auge gefasst wurde, war nur folgerichtig, da die DRG-Diskussion in fast allen westeuropäischen Ländern bereits zehn Jahre zuvor geführt worden war (Kimberly und de Pouvourville 1993; Neubauer 1993, 2003b).

So sollten die G-DRGs – auch ordnungspolitisch betrachtet – eine grundlegende Neuausrichtung der Krankenhausvergütung darstellen und das ehemals vorherrschende Selbstkostendeckungsprinzip, in dem Krankenhäuser individuelle Gründe für bestimmte Kostenstrukturen in die Budgetvereinbarungen mit einbringen konnten, endgültig ablösen (Neubauer 2003b; Beivers 2010). Schon damals – einige Jahre vor der offiziellen G-DRG-Einführung im Jahr 2003 – war bekannt, dass der deutsche Krankenhausmarkt vor einer nötigen Strukturanpassung stand (Neubauer 2003a; Beivers und Waehlert 2018). Die Einführung eines neuen Abrechnungssystems auf Bundesebene sollte diese in den Bundesländern vor Ort – u. a. durch die Entstehung von Konvergenzgewinnern und -verlierern – vorantreiben, wohlwissentlich, wie schwierig Strukturanpassungen der regionalen Politik vor Ort umzusetzen sind. Nicht zuletzt bedingt durch diese Entwicklungen befindet sich der deutsche Krankenhausmarkt seit einigen Jahren in einem Wandel (Beivers und Waehlert 2018).

1.2 Einführung des DRG-Systems: Ziele und Umsetzung

Offizielles Hauptziel der Einführung des G-DRG-Systems war es, durch die leistungsgerechte und transparente Vergütung eine (i) wirtschaftlichere Versorgung der Bevölkerung mit stationären Leistungen zu ermöglichen, (ii) mehr Transparenz über Leistungen und Kosten der Krankenhäuser zu erhalten sowie (iii) die Ausgaben der GKV durch Erschließung von Wirtschaftlichkeitsreserven zu stabilisieren. Daraus abgeleitet erwartete man sich (iv) eine Verkürzung der Verweildauer der Patienten im Krankenhaus, (v) mehr Wettbewerb der Krankenhäuser untereinander sowie (vi) eine Förderung des Strukturwandels. Über allem aber stand das Prinzip: „Geld folgt Leistung" (Friedrich et al. 2010; Tuschen 2007).

Wie die diagnoseorientierten Fallpauschalen das deutsche Gesundheitssystem verändert haben und ob es zu den gewünschten Effekten kam, ist Gegenstand einer breiten sowohl gesellschaftlichen als auch wissenschaftlichen Debatte. Die Bilanz fällt dabei – je nach Standpunkt – sehr unterschiedlich aus. Einzelne Akteure warnten schon bei Einführung des Systems vor dramatischen Fehlentwicklungen, hinsichtlich derer sich viele heute auch bestätigt sehen: So herrscht nach Aus-

1.2 · Einführung des DRG-Systems: Ziele und Umsetzung

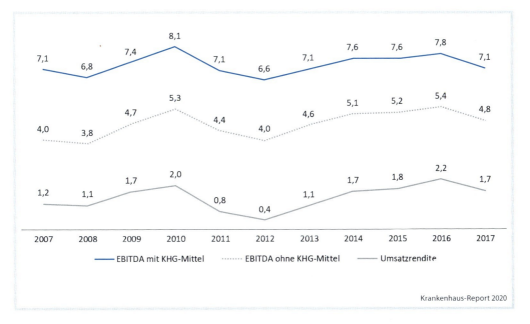

◻ **Abb. 1.1** EBITDA-Margen im Zeitverlauf 2007 bis 2017 in % (Quelle: Krankenhaus Rating Report 2019; Augurzky et al. 2019) (Anmerkung: Berechnung über das fusionierte Krankenhaus)

sagen des Bündnisses „Krankenhaus statt Fabrik"[2] in den Krankenhäusern Personalnot sowie Über-, Unter- und Fehlversorgung. Bei Entscheidungen über Behandlungen und die Dauer des Krankenhausaufenthaltes sind demnach nicht allein medizinische Kriterien entscheidend, sondern auch, was sich gewinnbringend abrechnen lässt. Immer mehr Krankenhäuser werden deswegen privatisiert, so das Bündnis Krankenhaus statt Fabrik (2018). Auch der deutsche Pflegerat hat u. a. 2009 in einer Art Zwischenbilanz eine dringliche Neujustierung erkannt, v. a. in puncto der Abbildung der Pflegelast und der Pflegequalität im Fallpauschalensystem (Müller 2009). Von Seiten der Ärzteschaft sowie des Deutschen Ethikrats gab und gibt es zum Teil heftige Widerstände gegen das Fallpauschalensystem (siehe u. a. Roeder et al. 2009; Kapitel III „Medizin"; Deutscher Ethikrat 2016 oder Dieterich et al. 2019).

Aus gesundheitsökonomischer Sicht gibt es aber auch andere Stimmen. So verdient demnach die DRG-Einführung Lob und Anerkennung und ist im Kern eine Erfolgsgeschichte (v. Stackelberg 2009; Baum 2009; Leber und Scheller-Kreinsen 2014; Beivers 2018, 2019b). Wesentliche Ziele der DRG-Einführung sind erreicht worden. Dies ist zum großen Teil der Arbeit des InEK zu verdanken, welches national wie auch international hohes Ansehen genießt. Es gibt wohl kein anderes Fallpauschalensystem, das in diesem Detaillierungsgrad und mit dieser Gründlichkeit kalkuliert ist (Augurzky et al. 2018a). In Hinblick auf Transparenz- und Wirtschaftlichkeitsziele hat das G-DRG-System daher eine weitgehend positive Bilanz aufzuweisen. So hat der Wettbewerb zwischen den Kliniken zugenommen (Waehlert et al. 2015; Beivers und Waehlert 2018), unter Beibehaltung einer respektablen Wirtschaftlichkeit (Leber und Scheller-Kreinsen 2014), wie u. a. die Darstellung der EBIT-

---
2 Das Bündnis „Krankenhaus statt Fabrik" ist ein Zusammenschluss von ver.di-Landesfachbereichen, dem Verein demokratischer Ärztinnen und Ärzte, attac, der Soltauer Initiative, der Gesellschaft für Psychotraumatologie, Traumatherapie und Gewaltforschung (GPTG) sowie Persönlichkeiten aus der Politik.

DA-Margen³ deutscher Kliniken im Zeitverlauf ab dem Jahr 2007 zeigt (◘ Abb. 1.1).

Die unterschiedlichen Wahrnehmungen geben einen ersten Eindruck der kontroversen und nicht immer sachlich geprägten Diskussion. Neben den unterschiedlichen, zum Teil auch politischen und interessengeleiteten heterogenen Ansichten und Einstellungen trägt sicherlich auch die zunehmende Komplexität des DRG-Systems – bedingt u. a. durch eine Vielzahl von Reformen – dazu bei, dass das System für Nicht-Experten immer schwieriger zu durchschauen ist (Dieterich et al. 2019). Diese wahrgenommene „Intransparenz" des DRG-Systems – als eine Art Nebenwirkung des deutschen „100-Prozent-Ansatzes" – erschwert eine sachliche Auseinandersetzung mit der Thematik. Aus diesem Grund untersucht dieser Beitrag die einzelnen, zu Beginn gesetzten Ziele analytisch und empirisch, um eine Bilanz zu ziehen. Daraus können dann bei fehlender Zielerreichung oder Fehlentwicklungen fundierte Verbesserungsvorschläge abgeleitet werden.

1.2.1 Das Ziel der wirtschaftlicheren Versorgung der Bevölkerung mit stationären Leistungen

In diesem Kontext gilt es zunächst zu klären, was unter einer „wirtschaftlichen Versorgung" zu verstehen ist. Man kann hier die Mikro- und die Makroebene der Betrachtung unterscheiden. Sicherlich ist es auf Mikroebene – sprich auf der Ebene des einzelnen Krankenhauses – durch die Fallpauschalen zu einem deutlichen Anreiz gekommen, Patienten schneller (d. h. mit einer geringeren Verweildauer) und kostensparender zu behandeln (Geissler et al. 2010; Neubauer 2003a), da die Vergütung nicht mehr pro Tag, sondern pro Fall erfolgt. Demzufolge werden medizinische und pflegerische Entscheidungen auch in einem betriebswirtschaftlichen Kontext getroffen (Dieterich et al. 2019). Da im gegenwärtigen DRG-System die Erlöse vor allem über ärztliche Leistungen erzielt werden, wurden über die Jahre hinweg viele Ärzte eingestellt. Andere Personalgruppen sind bzw. waren weniger erlösrelevant und wurden zumindest in den ersten Jahren nach der DRG-Einführung abgebaut (Augurzky et al. 2019). Zusammen mit notwendigen Prozessoptimierungen zur Verweildauerreduktion und Outsourcing krankenhausferner Dienste agierten viele Kliniken damit insgesamt wirtschaftlicher als zu Zeiten der Selbstkostendeckung.

Auf der Makroebene stellt sich hingegen die Frage, ob zum einen die Ausgaben für die Behandlung der stationären Patienten gesunken sind (was im Folgenden noch genauer dargestellt wird) und ob es zum anderen zu einer Steigerung der Produktivität der Krankenhäuser gekommen ist. Ein erster Blick auf die Makroebene zeigt, dass das Marktvolumen der Krankenhäuser insgesamt kontinuierlich angestiegen ist, und zwar seit der Finanzkrise 2009 stärker als das Bruttoinlandsprodukt (◘ Abb. 1.2).

Auch in Bezug auf die stationären Fallzahlen ist seit 2002 eine jährliche Steigerung der Krankenhauskosten je Fall von 3,2 % bei den Personalkosten und 2,9 % bei den Sachkosten zu beobachten, wie die Auswertungen des Krankenhaus Rating Reports 2019 zeigen. Das lässt nicht unbedingt mehr Wirtschaftlichkeit vermuten. Bei dem Versuch, die Entwicklung der Produktivität darzustellen, kann ein Vergleich der erlösrelevanten Vergütungspunkte (Casemix) mit den ärztlichen Vollkräften genutzt werden. Entgegen der Annahme einer Produktivitätssteigerung sank der Casemix je ärztliche Vollkraft im Zeitraum 2007 bis 2017 über alle Krankenhäuser um zwei Punkte auf 140, anstatt zu steigen. Lag der Wert im Jahr

---

3 Beim EBITDA handelt es sich um den Ertrag aus dem operativen Geschäft, d. h. die Erlöse nach Abzug von Personal- und Sachkosten. Die Abkürzung steht für „Earnings before interest, taxes, depreciation, and amortization". Es ist eine betriebswirtschaftliche Kennzahl, die relativ gut den Cash Flow eines Unternehmens approximiert. Die EBITDA-Marge ist das Verhältnis von EBITDA zu Gesamterlösen (Augurzky et al. 2018a).

1.2 · Einführung des DRG-Systems: Ziele und Umsetzung

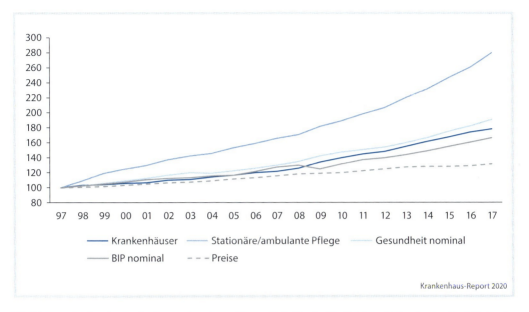

◘ **Abb. 1.2** Marktvolumen Änderung 1997–2017 (1997 = 100) (Quelle: Krankenhaus Rating Report 2019; Augurzky et al. 2019) (Anmerkung: Gesamtkosten ohne Kosten für das Ausland. Ab 2014 werden Leistungen für Dialysezentren den Arztpraxen zugerechnet)

2009 noch bei 150 Casemixpunkten je ärztliche Vollkraft, ging er im Jahr 2013 auf unter 146 zurück. Nach einem geringfügigen Anstieg im Jahr 2014 sank er 2017 weiter auf 140 Casemixpunkte je ärztlich Vollkraft (◘ Abb. 1.3)[4]. Unterschieden nach Trägerschaft konnten nur bei privaten Kliniken und Universitätskliniken die Casemixpunkte je ärztliche Vollkraft gesteigert werden. Universitätskliniken liegen aufgrund ihrer Besonderheit bei Forschung und Lehre im Schnitt unter 100 Casemixpunkten je ärztliche Vollkraft (Augurzky et al. 2019).

Betrachtet man hingegen die Pflege im Krankenhaus, ergibt sich ein etwas anderes Bild: Hier scheint es zu einer Produktivitätszunahme gekommen zu sein. So ist nach Auswertungen von Augurzky et al. (2016) im Zeitraum von 2006 bis 2014 die Anzahl der Casemixpunkte je Vollkräfte im Pflegedienst um 10 bis 20 % gestiegen. Auch die Analysen der Bertelsmann Stiftung weisen in eine ähnliche Richtung: Während eine Pflegevollkraft im Jahr 2003 in Allgemeinkrankenhäusern statistisch noch 57,3 Behandlungsfälle zu betreuen hatte, waren es 2015 schon 64, was 11,6 % mehr Patienten pro Pflegekraft bedeutet (Bertelsmann Stiftung 2017). Aktuelle Auswertungen weisen dabei auch auf trägerspezifische Unterschiede hin (Augurzky et al. 2018a).

Basierend auf diesen Daten kann folglich nicht pauschal davon ausgegangen werden, dass es zu einer wirtschaftlicheren Versorgung der Bevölkerung mit stationären Leistungen in toto gekommen ist. Vielmehr ist auf Mikroebene ein heterogenes Abschneiden im Bereich der Produktivität zwischen den einzelnen Berufsgruppen wie auch den Krankenhäusern zu vermuten. Darauf weisen auch die Ergebnisse des Krankenhaus Rating Reports 2019 hin, wonach beispielsweise große Krankenhäuser typischerweise ein besseres Rating als kleine aufweisen. Aber auch ein hoher Grad an Spezialisierung beeinflusst das Rating positiv. Kliniken in freigemeinnütziger und privater Träger-

---

[4] Für 2017 1.171 Krankenhäuser, davon 26 Unikliniken. Es werden hier nur die Vollkräfte aus allgemeinen Krankenhäusern betrachtet. Die Werte für die Träger „Öffentlich-rechtlich" und „Privat" sind um die Fallzahlen aus den Unikliniken bereinigt worden.

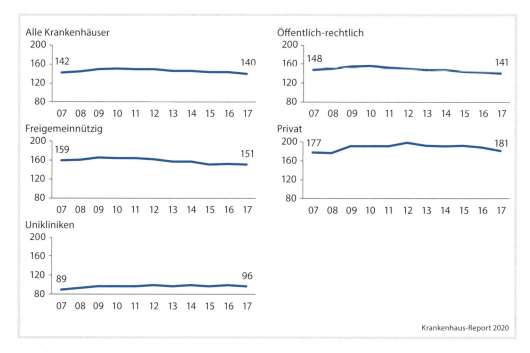

◘ Abb. 1.3 Casemixpunkte je ärztliche Vollkraft nach Trägerschaft (2007 bis 2017) (Quelle: Krankenhaus Rating Report 2019; Augurzky et al. 2019)

schaft schneiden demnach besser ab als öffentlich-rechtliche Kliniken (Augurzky et al. 2019). Grund dafür dürften auch Unterschiede in der Produktivität der Patientenbehandlung sein.

Ein weiterer Aspekt bzgl. der Wirtschaftlichkeit der Versorgung auf der Makroebene ist die Frage, ob Krankenhäuser – bedingt durch das DRG-System – einen Anreiz haben, Patienten auch stationsersetzend (d. h. ambulant oder teilstationär) zu behandeln. Betrachtet man das wachsende stationäre Behandlungsvolumen, scheint dieses Ziel kaum erreicht worden zu sein. Deswegen ist die ambulant-stationäre Schnittstelle auch oftmals Gegenstand von Prüfungen des Medizinischen Dienstes der Krankenkassen. Der ▶ Abschn. 1.3.2 weiter unten nimmt sich dieser Problematik detaillierter an und zeigt dabei auch Lösungsoptionen auf.

1.2.2 Das Ziel der Transparenz über Leistungen und Kosten der Krankenhäuser

Sicherlich hat das DRG-System zu einer Steigerung der Transparenz über die erbrachten Leistungen und die daraus resultierenden Kosten geführt. Standen zur DRG-Einführung knapp 660 DRGs zur Verfügung, sind es 2019 mit rund 1.320 doppelt so viele. Mit über 1.500 Diagnosecodes (Dreistellige ICD-Codes) und knapp 26.000 Prozedurencodes kann jeder stationäre Krankenhausfall beschrieben werden. Die regelmäßigen Auswertungen und bundesweiten Aufstellungen – z. B. im Rahmen der Begleitforschung durch das InEK oder durch das Statistische Bundesamt – schaffen Transparenz über die Leistungen der Krankenhäuser über die reinen Fallzahlen hinaus. Mit Einführung der Verpflichtung zur Veröffentlichung der strukturierten Qualitätsberichte wurde eine zusätzliche Quelle zur Transparenz über Fall-

1.2 · Einführung des DRG-Systems: Ziele und Umsetzung

und Eingriffszahlen und Qualitätsindikatoren geschaffen, die auch für Patienten über diverse Internet-Plattformen zugänglich ist und verständlich aufbereitet wird.

Fraglich ist hingegen, ob die Transparenz über die Qualität der Leistungserbringung wesentlich gestiegen ist. So handelt es sich – ökonomisch betrachtet – bei den derzeitigen DRG-Entgelten um staatlich regulierte Einheitspreise, bei der viele Leistungserbringer kaum einen direkten Anreiz haben, die bestmögliche Qualität sicherzustellen, da sich die Ergebnisqualität der erbrachten Leistung nicht auf ihre Vergütung auswirkt. So haben die DRGs den Nachteil, dass für die Krankenhäuser lediglich die Prozessqualität im Mittelpunkt steht, um mit den kalkulierten Fallpauschalen den Behandlungsprozess finanzieren zu können (vgl. Braun et al. 2008; Geissler et al. 2012; Neubauer und Beivers 2010).

Deshalb ist es angebracht, die Herstellung von Qualität auch über Vergütungsanreize zu steuern, um für die Krankenhäuser einen direkten, monetären Anreiz zu schaffen. Eine direkte Steuerung der Qualität über Vergütungsanreize impliziert jedoch, dass sich die Ergebnisqualität erfassen, messen und bewerten lässt, um dann von den Kostenträgern über entsprechende Entgelte entweder belohnt oder sanktioniert zu werden. Betriebswirtschaftlich betrachtet ist es hingegen die ureigene Aufgabe eines Unternehmens, eine unter Qualitätsaspekten optimale Ressourcenallokation – unter der Restriktion beschränkter Finanzmittel – zu erreichen. In einem aufgrund mangelnder Marktfunktionalität notwendigerweise regulierten und dazu äußerst komplexen Vergütungssystem wie dem DRG-System kann es jedoch passieren, dass die vorherrschenden Preissignale unter dem Aspekt der Versorgungsqualität nicht immer die richtigen Anreize für Krankenhäuser setzen. Das im Status quo regulierte Vergütungs- bzw. Preissystem sollte daher sinnvoll ausgebaut werden und nach Augurzky et al. (2018a) auch um weitere Qualitätsaspekte ergänzt werden. Dabei sollte neben der medizinischen Ergebnisqualität beispielsweise auch die Pflegequalität als weitere Zielgröße in Betracht gezogen werden (Augurzky et al. 2018a).

1.2.3 Das Ziel der Stabilisierung der GKV-Ausgaben durch Erschließung von Wirtschaftlichkeitsreserven

Dieser Punkt kann relativ kurz und deutlich erörtert werden: Betrachtet man die Ausgabendynamik der gesetzlichen Krankenversicherung (GKV) im stationären Bereich pro Versicherten, so ist eindeutig festzustellen, dass das damalige Ziel der Ausgabenreduktion deutlich verfehlt wurde (◘ Abb. 1.4).

Zwar ist es retrospektiv schwierig abzuschätzen, wie sich die Ausgaben ohne die DRGs entwickelt hätten. Doch kann dieser Befund für sich genommen nicht befriedigen. Aus gesundheitsökonomischer Sicht sollte ein wichtiges Ziel sein, diese Ausgabenentwicklung zu dämpfen. Denn die geburtenstarken Jahrgänge werden schon bald aus dem Erwerbsleben ausscheiden. Der große „Rentenansturm" ist im Laufe der 2020er-Jahre zu erwarten und mithin auch eine wachsende Nachfrage nach Gesundheitsleistungen, bei einer gleichzeitig relativ sinkenden Grundlohnsumme – und somit relativ schrumpfenden Finanzierungsbasis der gesetzlichen Krankenversicherung (Augurzky und Beivers 2019). Umso wichtiger ist es, die Ausgabenentwicklung bereits heute durch das Vergütungssystem effektiv zu lenken.

1.2.4 Das Ziel der Verkürzung der Verweildauer der Patienten im Krankenhaus

Seit 1999 hat sich die durchschnittliche Verweildauer um 26,5 % reduziert (◘ Abb. 1.5). Dieser Rückgang begann schon vor Einführung des DRG-Systems mit der Einführung der ersten Fallpauschalen. Seit 2004 lässt sich entgegen den Erwartungen sogar eine leichte Verlangsa-

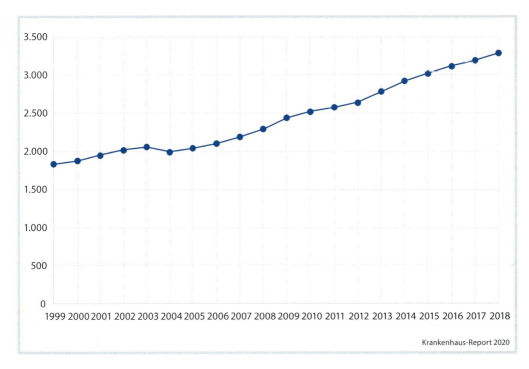

Abb. 1.4 GKV-Ausgaben Krankenhausbehandlung je Versicherten in Euro (Quelle: BMG 2019, KJ 1-Statistik)

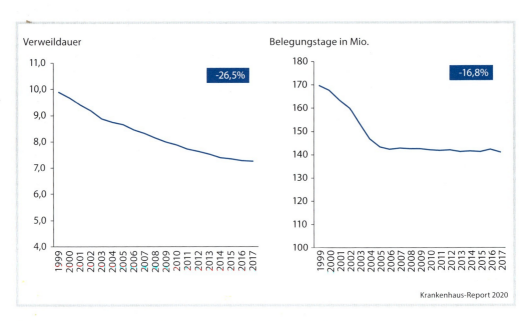

Abb. 1.5 Verweildauer und Belegungstage in Krankenhäusern (1999 bis 2017) (Quelle: Augurzky et al. 2019; Statistisches Bundesamt 2018)

mung des Rückgangs erkennen. Gründe hierfür könnten sein, dass erstens stationäre Fälle mit kurzer Verweildauer verstärkt ambulant erbracht werden und zweitens der Anteil älterer Patienten mit durchschnittlich längerer Verweildauer zunimmt. Der starke Rückgang der Verweildauer führte zwischen 1999 und 2006 trotz steigender Zahl der Fälle zu einem beachtlichen Rückgang der Belegungstage. Seit 2007 bewegt sich die Zahl der Belegungstage jedoch relativ unverändert bei 142 Mio. Offenbar wurde die rückläufige Verweildauer exakt durch eine steigende Zahl an Fällen kompensiert (Augurzky et al. 2019).

Die gewünschte Verweildauerreduktion ist also zumindest teilweise eingetreten; es ist jedoch – gerade hinsichtlich der Fallzahlsteigerung (zumindest vor dem Krankenhausstrukturgesetz (KHSG)) – zu neuen Anreizen gekommen. Den Anreiz zur Mengenausweitung haben die verschiedensten wissenschaftlichen Studien untersucht (u. a. RWI 2012; Schreyögg 2014; Reifferscheid et al. 2012; Mostert et al. 2012; Lüngen und Büscher 2012). Es ist daher nach Reifferscheid et al. (2012) anzunehmen, dass sich die monetären Anreize der DRG-Vergütungssystematik maßgeblich auf die Entscheidungen des Krankenhausmanagements auswirken. Hinzu kommt, dass es im DRG-System für ein Krankenhaus den Anreiz gibt, mehrere erforderliche Eingriffe nicht im Zuge nur eines Krankenhausaufenthalts, sondern nach medizinischer Möglichkeit auf verschiedene Aufenthalte bzw. Krankenhausfälle zu verteilen.

Zu einem ganz ähnlichen Ergebnis kommt auch die Studie „Mengenentwicklung und Mengensteuerung stationärer Leistungen" des RWI – Leibniz-Institut für Wirtschaftsforschung, die auf Grundlage der Daten nach § 21 KHEntgG den Anstieg des Casemix im Zeitraum von 2006 bis 2010 detailliert beleuchtet (RWI 2012). Daher hat sich nicht zuletzt die Gesundheitspolitik via KHSG dieses Themas angenommen und u. a. durch eine gezielte Absenkung von Bewertungsrelationen in einzelnen Indikationsgebieten wie v. a. auch durch den sogenannten Fixkostendegressionsabschlag (FDA) versucht, die Leistungsentwicklung zu steuern. Dies scheint Steuerungseffekte zu zeigen: So ist nun erstmals im Jahr 2018 ein Rückgang des Casemix-Volumens im deutschen Krankenhausmarkt zu verzeichnen.

1.2.5 Das Ziel der Förderung des Wettbewerbs der Krankenhäuser untereinander

Der v. a. bis zum Jahr 2009 zu beobachtende Abbau von Krankenhausbetten kann als Folge einer gestiegenen Wettbewerbsintensität interpretiert werden. Auch die Zahl der Krankenhäuser (Institutionskennziffern) verringerte sich seit 1999 um 13,8 % und seit 2003 um 11,6 % (◘ Abb. 1.6). Parallel zu dieser Entwicklung war gerade zu Beginn der Fallpauschalen-Einführung ein vermehrter Trägerwechsel von Krankenhäusern hin zu privaten, gewinnorientierten Unternehmen zu beobachten (◘ Abb. 1.7).

Die Privatisierung von Krankenhäusern wird seit Anfang der 1990iger Jahre kontrovers diskutiert. Zur Versachlichung der Debatte wurden in den Jahren 2009, 2012 und 2015 Faktenbücher zur Bedeutung der Krankenhäuser in privater Trägerschaft erstellt (Augurzky et al. 2018a). Sie zeigen u. a. den gestiegenen Wettbewerb der Krankenhausträger auf. Dies dürfte ein Effekt der Fallpauschalen-Einführung sein. Die Analysen verdeutlichen aber auch, dass bei gleichem Ressourceneinsatz private Träger – gemessen in Casemixpunkten – eine höhere Leistungsmenge als andere Träger erreichen. Sicherlich lassen sich daraus keine pauschalen Rückschüsse auf die Versorgungsqualität ableiten. Es zeigt sich darüber hinaus, dass private Krankenhäuser die geringsten Kosten und höchsten Investitionen je Casemixpunkt aufweisen. Seit 2012 stagnieren jedoch die Marktanteile der verschiedenen Trägerschaften weitgehend auf ihrem Niveau von 2011.

Parallel zur Kapazitätsreduktion und zu den Trägerwechseln ging die Bettenauslastung von

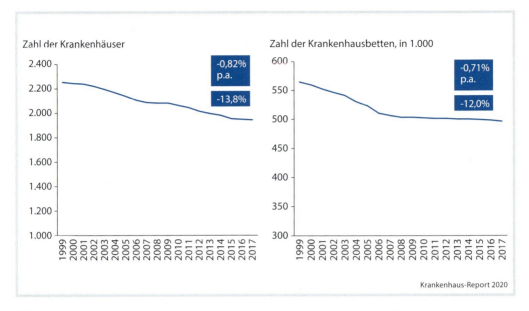

Abb. 1.6 Zahl der Krankenhäuser (nach Institutionskennzeichen) und Krankenhausbetten (1999 bis 2017) (Quelle: Augurzky et al. 2019; Statistisches Bundesamt 2018)

1999 bis 2005 von 81,1 auf 74,9 % zurück. Im Jahr 2017 lag sie bei 77,8 %. Bezogen auf eine maximale Auslastung von 85 % schätzt das RWI daher die Bettenüberkapazität für 2017 auf 8,5 % (Augurzky et al. 2019). Gemäß dieser Annahme könnten in Bezug auf Krankenhausstandorte rund 16 % geschlossen werden, wenn man die Krankenhausdichte Sachsens zugrunde legte. Das Bundesland Sachsen eignet sich in diesem Zusammenhang deswegen so gut als Benchmark, weil nicht nur die wirtschaftliche Lage der sächsischen Krankenhäuser bundesweit die Beste ist, sondern auch, weil die Kapitalausstattung sowie die Krankenhausstrukturen im innerdeutschen Vergleich als gut zu bezeichnen sind, wenngleich es im internationalen Vergleich trotzdem Verbesserungspotenziale gäbe (Augurzky et al. 2017). Andere Studien verweisen hier u. a. auch auf die Niederlande, die hinsichtlich der Bevölkerungszahl und Fläche mit Nordrhein-Westfalen vergleichbar sind, aber rund zwei Drittel weniger Krankenhäuser vorhalten, sowie auf Dänemark, das derzeit eine umfangreiche Zentralisierung seiner Krankenhausversorgung umsetzt (Hacker 2016; Geissler et al. 2010; Bertelsmann Stiftung

2019). Würde eines dieser Länder als Benchmark gewählt, könnte die Krankenhausdichte in Deutschland noch deutlich niedriger angesetzt werden. Jedoch ist der regulatorische Rahmen zwischen den OECD-Ländern sehr unterschiedlich, was die Vergleichbarkeit und Übertragbarkeit auf Deutschland einschränkt.

Der im Status quo in Deutschland vorzufindende Kapazitätsüberhang und die ökonomische Notwendigkeit der Fallzahlsteigerung in Kombination mit dem gestiegenen Qualitätsbewusstsein und Anspruchsverhalten der Patienten führen zu einem zunehmenden Konkurrenzdruck zwischen den Krankenhäusern (Hacker 2016; Bertelsmann Stiftung 2019; Dieterich et al. 2019). Neben der Zentralisierung und Verbundbildung versuchen die Krankenhäuser auch durch einen so genannten Innovationswettbewerb, d. h. die Vorhaltung von attraktiven Spezialzentren oder besonders minimalinvasiver Operationsverfahren, eine Steigerung der Patientenzahl zu generieren (Reifferscheid et al. 2012; Lüngen und Büscher 2012; Beivers 2010). So konkurrieren Krankenhäuser nicht nur auf der jeweiligen Versorgungsstufe miteinander, was Neubauer als horizontalen Wett-

1.2 · Einführung des DRG-Systems: Ziele und Umsetzung

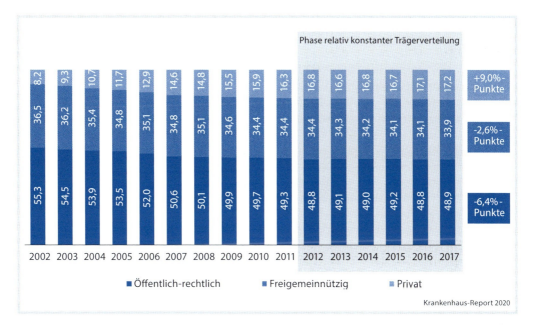

Abb. 1.7 Marktanteil nach Trägerschaft gemessen in Zahl der Fälle (2002 bis 2017; in %) (Quelle: RWI/hcb; Statistisches Bundesamt 2018) (Anmerkung: Alle Krankenhäuser)

bewerb bezeichnet, sondern auch auf unterschiedlicher Versorgungsstufe, dem so genannten vertikalen Wettbewerb (Neubauer 2002b; Neubauer und Beivers 2010; Neubauer et al. 2011). Somit unterwandern die Patienten die staatlich vorgesehene Krankenhaushierarchieplanung, was diese – zumindest zum Teil – obsolet erscheinen lässt. Durch den vertikalen Wettbewerb kommt es darüber hinaus zu einer Vorhaltung von Doppelkapazitäten.

Zusammenfassend lässt sich feststellen, dass das Ziel einer höheren Wettbewerbsintensität zwischen den Krankenhäusern zwar erreicht wurde, aber gleichzeitig nur zu einem unterproportionalen Abbau redundanter Strukturen geführt hat.

1.2.6 Das Ziel der Förderung des Strukturwandels

Die DRG-Einführung war so angelegt, dass es zu Gewinnern und Verlieren kommt (Dieterich et al. 2019), was indirekt zu einem Strukturwandel der Krankenauslandschaft führen sollte. Inwiefern dieser Strukturwandel tatsächlich eingetreten ist und ob er zu gewünschten, neuen und bedarfsgerechten Versorgungsstrukturen geführt hat, ist kritisch zu hinterfragen.

Dies wirft die Frage nach einer Neujustierung bzw. einem ordnungspolitischen Anpassungsbedarf der G-DRG-Vergütungssystematik mit neuen Anreizen auf. (Roeder et al. 2007; Geissler et al. 2012; Braun et al. 2008). So tragen die Krankenhäuser unter DRG-Bedingungen die Kostenverantwortung für die Leistungserstellung und dürfen daher die wirtschaftlichen Aspekte nicht aus den Augen verlieren. Viele der sich potenziell durch den deutschen Weg der DRG-Einführung ergebenden Fehlanreize wurden schon in den 1990er-Jahren diskutiert. Sicherlich war und ist es ein hehres und vielleicht zu hoch gestecktes Ziel, primär mit der Einführung eines neuen Vergütungssystems die von der Gesundheitspolitik erkannten Strukturprobleme lösen zu wollen. Dies kann ein Fallpauschalensystem allein nicht erbringen. Nicht zuletzt deswegen hat der Gesetzgeber u. a. durch das KHSG und der Einführung des Strukturfonds[5] versucht, den angesprochen Wandel in die politisch gewünschte Richtung zu lenken.

Beispielsweise wurden die Mittel des Strukturfonds bis dato stark nachgefragt. Gemessen an den Anträgen, die bei den Bundesländern eingingen, waren sie mehr als zweifach „überzeichnet". Bis Ende Mai 2018 wurden rund 80 % der zur Verfügung stehenden Mittel vom Bundesversicherungsamt bewilligt. Dabei entfielen 5 % auf die „Schließung", 6 % auf „Umwandlung" und 89 % auf „Konzentration". Insgesamt beinhalten die bewilligten Projekte einen Abbau von 5.290 Betten. Davon werden 2.460 Betten an anderer Stelle wiederaufgebaut, sodass sich ein Netto-Abbau von 2.830 Betten ergibt. Die Mittel des Strukturfonds reichen aber nicht aus, um in Deutschland eine optimale Struktur der Krankenhäuser zu erreichen. Will man etwa die bereits erwähnte günstigere Struktur Sachsens erreichen, wären dafür ca. 11 Mrd. € nötig. Bundesweit müssten dann rund 280 Standorte geschlossen werden. Tatsächlich erreicht der Strukturfonds davon bereits etwa ein Zehntel, was näherungsweise der Relation der derzeit eingesetzten Mittel zu den dafür insgesamt benötigten Mitteln entspricht. Die beschlossene Fortführung des Strukturfonds ist daher sinnvoll. Doch es gibt Verbesserungspotenzial. Ordnungspolitisch richtig wäre es, dafür Steuermittel einzusetzen statt Mittel aus dem Gesundheitsfonds. Zudem ließe sich durch wettbewerbliche Elemente eine effizientere Allokation der Fondsmittel erreichen: Krankenhausträger sollten selbst in einem Wettbewerbsverfahren Anträge auf Mittel des Strukturfonds stellen können und diejenigen mit den besten Kosten-Nutzen-Relationen den Zuschlag erhalten (Augurzky et al. 2019).

1.3 Herausforderungen für die Zukunft: Ordnungspolitisch sinnvolle Anpassungen des DRG-Systems

Trotz der dargestellten Fehlentwicklungen hat es etwas mehr als zehn Jahre nach formaler DRG-Einführung gedauert, bis der Gesetzgeber zunächst mit Hilfe des KHSG versucht hat, bestehende Fehlanreize abzubauen und das System in einigen Bereichen neu zu justieren. So boten – wie bereits beschrieben – anscheinend einzelne DRGs vor dem KHSG einen Anreiz zur Mengenausweitung, trotz Mehrerlösausgleich und Mehrleistungsabschlägen (Mostert et al. 2012; Lüngen und Büscher 2012; Reifferscheid et al. 2012). Auch die längst überfällige Diskussion der Qualitätsmessung und -steuerung via Qualitätsindikatoren in Ergänzung zur DRG-Vergütung war und ist berechtigt (Beivers 2019b).

Diesen Themen hat sich in der letzten Legislaturperiode das KHSG angenommen und es wurde versucht, neben der Einführung des Fixkostendegressionsabschlags (FDA) auch mit einer Absenkung von Bewertungsrelationen für „mengenanfällige DRGs", unabhängig von der Kalkulation, Steuerungseffekte zu erzielen. Allerdings handelt es sich bei Letzterem um einen Eingriff in die DRG-Kalkulation des InEK.

Die derzeitigen Reformbemühungen zur Anpassung des Fallpauschalensystems stellen hingegen einen schwerwiegenden und bedenklichen Eingriff dar und lassen die berechtigte Frage aufwerfen, ob hier der Einstieg in den Ausstieg aus dem Fallpauschalensystem geplant ist. Als großer ordnungspolitischer Irrweg muss das Vorhaben des sogenannten „Pflexit" beurteilt werden, wonach Pflegepersonalkosten künftig unabhängig von Fallpauschalen zu vergüten sind. Dies führt zu einer neuartigen Vergütungskombination, die auf DRG-Pauschalen (die um die Pflegepersonalkosten bereinigt werden) einerseits und auf einer Pflegepersonalkostenvergütung andererseits basiert (Leber 2019; Beivers 2019b). Bezogen auf die Pflegepersonalkosten ist dies ein Rückfall in das

---

5   Strukturfonds (§ 12a Krankenhausfinanzierungsgesetz (KHG) und §§ 11–18 Krankenhausstrukturfonds-Verordnung (KHSFV)): Einmalförderung zum Abbau von stationären Kapazitäten, z. B. durch Schließung oder Zentralisierung.

Selbstkostendeckungsprinzip der 1990er Jahre. Durch die Selbstkostendeckung im Krankenhaus schafft man starke Fehlanreize dafür, möglichst viele Aufgaben der Pflege zuzuordnen und Pflegekräfte aus anderen Segmenten ohne Selbstkostendeckung, wie z. B. aus der Reha und Altenpflege, abzuziehen. Eine langfristige und erforderliche Stärkung der Pflege in Deutschland bleibt dadurch aus und der bereits heute bestehende Fachkräftemangel dürfte sich unnötig weiter zuspitzen. Um die steigende Zahl an pflegebedürftigen Menschen in Zukunft nicht unversorgt zu lassen, muss der Beruf stattdessen attraktiver werden. Dies kann zum Beispiel durch die Übertragung von Verantwortung und neue Karrieremöglichkeiten geschehen, wie es im Ausland bereits stattfindet (Lehmann et al. 2019). Die Ausgliederung der Pflegekosten löst dieses Problem hingegen nicht und scheint vielmehr ein Versuch zu sein, einzelne – in der Tat existierende – Probleme durch ein immer komplexer werdendes Vergütungssystem lösen zu wollen. De facto wird das Vergütungssystem dadurch aber handlungsunfähig und dient keinesfalls mehr zur Steuerung und zur Setzung von struktur- und wegweisenden Anreizen. Vielmehr fehlt der ordnungspolitische Kompass. Findet keine Anpassung statt, besteht die Gefahr, das zugegebenermaßen anpassungsbedürftige deutsche Fallpauschalensystem am Ende zu zerstören. Auch seitens der Ärzteschaft gibt es die Forderung nach der Ausgliederung ihrer Personalkosten aus dem DRG-System. Wenn diese Entwicklung stattfindet, sind ca. 40 bis 50 % der Kosten eines Krankenhauses der Selbstkostendeckung zugeordnet. Eine Pauschale für die übrigen Kosten scheint dann wenig zielführend. Daher sollte besser über sinnvolle Anpassungen nachgedacht werden.

1.3.1 Mangelnde Finanzierung der Investitionskosten

Das Thema der Neuregelung einer auskömmlichen Investitionsfinanzierung durch die Bundesländer hat leider, wie schon zu oft, abermals keinen Einzug in die aktuellen Reformgesetze gefunden, obgleich verschiedene Lösungsoptionen bekannt und publiziert sind. Will man jedoch das derzeitige Vergütungssystem und dessen Fehlanareize anpassen, ist dies ohne Lösung der Investitionskostenproblematik schlichtweg nicht möglich. Viele Krankenhäuser sind im Status quo dazu gezwungen, durch Fallpauschalenerlöse ihre nicht geförderten Investitionskosten zu finanzieren, die dort jedoch in der Kalkulation nicht abgebildet sind. Will man daher die sich ergebenden Schieflagen und Fehlanreize durch das Fallpauschalensystem korrigieren (wie beispielsweise eine Fehlallokation der Ressourcen zu Lasten der Pflege oder den Anreiz zum Fallzahlwachstum), muss zunächst das Thema der Investitionskostenfinanzierung gelöst werden.

Wie erwähnt mangelt es an Vorschlägen nicht (Malzahn und Wehner 2010). Im Jahr 2017 wurden u. a. im Gutachten „Stand und Weiterentwicklung der Investitionsförderung im Krankenhausbereich" im Auftrag des Bundesministeriums für Gesundheit verschiedene Möglichkeiten (wie zinslose Investitionskredite, Vorsteuerabzugsvoucher oder Digital Boost) erarbeitet und auf ihre Umsetzbarkeit dahingehend geprüft, ob auch der Bund durch eine gezielte Förderung zur Schließung oder Reduktion der Förderlücke beitragen kann (Augurzky et al. 2017).

Die anstehenden gewaltigen Herausforderungen im Gesundheitswesen werden nicht allein dadurch gemeistert werden können, dass die Ablauf- und Aufbauorganisation der einzelnen Leistungserbringer immer weiter optimiert werden. Vielmehr werden dazu auch völlig neue effizienzsteigernde Innovationen nötig sein, wie Digitalisierung der Medizin, Telemedizin, künstliche Intelligenz oder auch Robotik. Da sie Zeit bis zur Marktreife brauchen, gilt es, die Digitalisierung im Gesundheitswesen energisch voranzutreiben. Länder wie Dänemark können hierbei als Vorbild dienen. Die Digitalisierung hat in der dortigen Krankenhausreform einen besonderen Stellenwert. Auch in Deutschland braucht es eine breit angelegte Digitalisierungsstrategie.

Dafür ist jedoch ausreichend Investitionskapital vonnöten, das aufgrund der bestehenden Förderlücke nicht zur Verfügung steht. Der aktuelle Krankenhaus Rating Report 2019 schätzt die Förderlücke auf etwa 2,6 Mrd. € jährlich (Augurzky et al. 2019). Zum Teil schließen die Krankenhäuser diese jährliche Investitionslücke aus eigener Kraft und versuchen auch, Investitionen im Bereich der Digitalisierung selbst zu finanzieren. Jedoch gelingt es den Kliniken nicht, die Förderlücke gänzlich zu schließen, sodass es zu einem schleichenden Substanzabbau und zu einem zu geringen Ausbau der Digitalisierung kommt (Augurzky et al. 2017; Augurzky und Beivers 2019). Beispielsweise sieht der vom RWI vorgeschlagene „Digital Boost" vor, Investitionen in die Digitalisierung durch ein befristetes Investitionsprogramm von acht Jahren zu fördern. Ziel ist, eine zeitgemäße IT-Infrastruktur und die elektronische Vernetzung der Krankenhäuser zu ermöglichen, wie sie in anderen Ländern bereits existiert.

1.3.2 Ambulant und stationär

Um integrierte, sektorenübergreifende Versorgungsprozesse sicherzustellen, muss ein Vergütungssystem die richtigen Anreize setzen (Güssow 2007). Die heutigen Fallpauschalen weisen kaum Anreize für eine intersektorale Versorgung auf – vielmehr stellen sie eine sektorenspezifische Vergütung dar. Infolgedessen wird lediglich die Leistungserstellung innerhalb des jeweiligen Sektors optimiert. Wünscht man hingegen eine sektorenübergreifende Optimierung, benötigt man auch integrierte Vergütungsmodelle (Güssow 2007). Dem Koalitionsvertrag der 19. Legislaturperiode folgend soll sich dieser Problematik die Bund-Länder-Arbeitsgruppe annehmen, die bis zum Jahr 2020 unter anderem Vorschläge für die Einführung einer sektorenübergreifenden Vergütung machen soll. Bei der Diskussion um das Zusammenwachsen der Sektoren – sprich der Suche nach sektorenübergreifenden, hybriden Vergütungsmodellen – kommt man aber so lange nicht voran, bis der Gesetzgeber nicht klare Definitionen vorgibt. Die Hybrid-DRG-Idee der Techniker Krankenkasse weist in die richtige Richtung. In zentralen Punkten bleiben die Hybrid-DRGs derzeit jedoch noch wichtige Antworten schuldig (Beivers 2018; Beivers und Neubauer 2017). Wichtig wäre eine juristisch und medizinisch klare und pragmatische Abgrenzung der einzelnen Leistungen zwischen ambulant, teil- und vollstationär, um nicht „Äpfel" und „Birnen" miteinander zu vergleichen. Wenn dies nämlich geschieht, kommt es zu einer nicht zielführenden „Mischfinanzierung", die das System und die Versorgung nicht verbessern wird.

Ein internationaler Vergleich, wie ihn u. a. Tan et al. 2014 oder auch Geissler et al. 2012 durchführen, zeigt, dass bereits positive Beispiele vorhanden sind. So sind in Schweden von rund 980 DRG nur rund zwei Drittel für den stationären Krankenhaussektor vorgesehen, das andere Drittel kommt im ambulanten Bereich und bei Behandlungen in der Tagesklinik zur Anwendung. Der aktuelle Kabinettsentwurf zum MDK-Reformgesetz sieht eine Erweiterung des Katalogs für ambulante Operationen und stationsersetzende Eingriffe für Krankenhäuser vor – löst aber das strukturelle Problem fehlender intersektoraler Vergütungssysteme leider nicht. Solange für die Krankenhäuser kein relevanter Anreiz besteht, wo immer möglich ambulant bzw. teilstationär zu arbeiten und sich dies für sie auch lohnt, wird hier wenig passieren (Beivers 2019a).

Eine Lösungsoption kann die Einführung von Capitation-Modellen sein, die eine sektorenübergreifende Vergütung darstellen. Mittelfristig sollten solche Modelle regional erprobt werden können, um Erfahrungen damit zu sammeln. Für definierte Regionen – mit etwa 200.000 bis 400.000 Einwohnern – sollten morbiditätsorientierte Regionalbudgets festgelegt werden, die möglichst viele Gesundheitsleistungen (mindestens aber die ambulante und stationäre Akutversorgung), klar definierte Qualitätsstandards (Indikations-, Struktur- und Prozessqualität) und messbare Ergebnisparameter umfassen. Die Leistungserbringer der Region entscheiden eigenständig darüber, wie sie die Mittel des Regionalbudgets einsetzen und wie sie die Behandlungen durchführen – ambulant oder stationär – oder ob sie verstärkt auf Prävention setzen, um Behandlungen zu vermeiden. Dabei muss stets gewährleistet sein, dass die Bevölkerung die freie Arzt- und Krankenhauswahl hat, sodass sie jederzeit auch Leistungserbringer anderer Regionen aufsuchen kann, falls sie mit der lokalen Versorgung unzufrieden ist. Leistungen, die ein Patient in anderen Regionen in Anspruch nimmt, mindern dann das Regionalbudget der Region, in der der Patient lebt. Umgekehrt wirkt es budgeterhöhend, wenn Patienten aus anderen Regionen zuwandern. Eine vertiefende Ausarbeitung dazu findet sich in Augurzky et al. (2018b).

Langfristig könnten solche Capitation-Modelle mindestens in ländlichen Regionen die heutigen Vergütungssysteme ablösen. In städtischen Regionen mit einer hohen Wettbewerbsdichte wird es dagegen zunächst schwierig sein, für einen ausreichend großen Stadtteil ein Regionalbudget zu definieren, weil unklar ist, mit welchem Leistungserbringer bzw. Konsortium aus Leistungserbringern ein Vertrag geschlossen werden kann. Wenn die Konzentration der Krankenhauskapazitäten jedoch weiter anhält und eine effektive Einbindung der Vertragsärzte gelingt, dürfte dies im Laufe der Zeit auch in Städten einfacher funktionieren. In Madrid existiert beispielsweise für die Stadtteile um das Hospital Universitario Rey Juan Carlos bereits ein solches Modell, das von der Bevölkerung gut angenommen wird (Augurzky et al. 2019). Auch der Beitrag von Benstetter et al. in ▶ Kap. 5 dieses Krankenhaus-Reports untersucht die sich durch unterschiedlichen Capitation-Modelle ergebenden (Qualitäts-)Aspekte sowie die Resonanz der jeweiligen Bevölkerung.

1.3.3 Vorhaltung

DRGs bilden in Deutschland die zentrale Grundlage für einen Großteil der stationären Leistungsvergütung. Die spezifisch deutsche, hohe Qualität der Kalkulation lässt es sogar zu, aufgrund der Kostenhöhe zu über 80 % auf die medizinische Fallschwere rückschließen zu können (Beivers 2019b). Dies ist bemerkenswert. Zu den Implikationen und Auswirkungen von Fallpauschalen gibt es viele Untersuchungen und Thesen. Die Entwicklung der Fallzahlen gehört dabei zu den sehr kontrovers diskutierten Themen (Reifferscheid et al. 2012; Mostert et al. 2012; Lüngen und Büscher 2012; Geissler et al. 2012; Augurzky et al. 2012). Wie bereits dargestellt ist hingegen jüngst ein Rückgang des Casemix-Volumens zu verzeichnen, was als „Ende des Wachstums" tituliert wurde. Vor dem Hintergrund, dass Krankenhäuser fixkostenintensive Gesundheitsdienstleistungen anbieten, die sich u. a. aus einer hohen Vorhalteleistung ergeben, scheint es wichtig, im Rahmen der Zukunft des DRG-Systems darüber nachzudenken, welche Leistungen zukünftig pauschal im Sinne einer Vorhaltungsleistung und welche Leistungen „per case" zu finanzieren sind und damit partiell gänzlich neue Anreize zu setzen.

Im Bereich der Notfallversorgung oder im Rahmen der Sicherstellungszuschläge nach § 17 KHG wurde und wird dies bereits diskutiert. Bei Letzteren soll ein krankenhausbezogener Pauschalzuschlag gewährt werden, der über alle Fälle hinweg abgerechnet wird. Die Finanzierung der Sicherstellungszuschläge verbleibt aber auch nach dem KHSG bei den Krankenversicherungen. Es ist jedoch fraglich, inwiefern die Sicherstellung, die ja primär – bedingt durch die Vorhalteleistung – ein Fixkostenproblem ist, nicht eigentlich auch von den Ländern zumindest teilweise zu finanzieren ist, da dies eine originäre Aufgabe der Daseinsvorsorge ist. Die Sicherstellung und Finanzierung der Notfallversorgung, die der Idee des Bundesministeriums für Gesundheit (BMG) folgend zukünftig intersektoral durch sogenannte INZs (Integrierte Notfallzentren) sichergestellt werden soll, wirft hier ähnliche Fragen auf. Um bei der Finanzierung der INZs neue Fehlanreize zu vermeiden, sollte das INZ von einem sektorenunabhängigen Budget finanziert werden. Krankenhäuser könnten beispielsweise für die Fälle, die sie vom INZ zugewiesen bekommen, Abschläge auf die jeweiligen DRGs in das INZ-Budget abführen, da die Erstarbeit (Triagierung, Diagnosestellung etc.) für diese Fälle ja entfällt. Wichtig ist sicherzustellen, dass das INZ für seine jeweilige Leistung aufwandsgerecht, aber unabhängig von der jeweiligen Nachbehandlung der Patienten vergütet wird. Denkbar wären auch sogenannte Hybrid-DRGs für diesen Bereich oder pauschale, fallzahlunabhängige Vergütungsmodelle.

Dies belegt die Notwendigkeit der Klärung, was im Krankenhaus- und Gesundheitssektor eine Vorhalteleistung darstellt und nicht „per case" zu finanzieren ist. Folgerichtig muss dann auch beantwortet werden, wer diese Vorhalteleistungen zahlt: Die Daseinsvorsorge – und damit der Staat – oder die Solidargemeinschaft der Versicherten. Daher ist diese Debatte von der Investitionskostenthematik untrennbar (Beivers 2019b).

1.3.4 Indikationsqualität vs. Mengensteuerung

Mit den derzeitigen gesundheitspolitischen Instrumenten der Mengensteuerung wird zwar versucht, bestehende Fehlanreize zu mindern, jedoch führt beispielsweise der FDA abermals zu neuen Fehlanreizen, beispielsweise hinsichtlich des Qualitätswettbewerbs und der Optimierung von Krankenhausstrukturen. Daher sollten alternative Mengensteuerungsinstrumente in Erwägung gezogen werden, wie sie auch Bäuml in ▶ Kap. 9 dieses Krankenhaus-Reports beschreibt. Beispielsweise sind nicht nur die Leistungserbringer, sondern auch die Patienten stärker in ein Lösungskonzept einzubeziehen. Dies kann theoretisch durch die finanzielle Beteiligung in Form von Selbstbehalten bei elektiven Leistungen geschehen. Helfen kann aber auch eine bessere bzw. effektivere Ausgestaltung der Patientensteuerung. Zentral ist dabei ein stärkerer Fokus auf die Indikationsqualität. Zwar misst der Gesetzgeber dem Thema Qualität u. a. im KHSG eine zentrale Bedeutung bei, bleibt aber beim Thema der Indikationsqualität hinter den Erwartungen zurück. So scheint es äußerst fragwürdig, warum Leistungen, die bereits erbracht wurden, auf ihre Sinnhaftigkeit bzw. Notwendigkeit bspw. durch den Medizinischen Dienst der Krankenkassen ex post überprüft werden, anstatt zu Beginn der „Wertschöpfungskette" zu hinterfragen, ob der Eingriff eigentlich medizinisch nötig bzw. sinnvoll ist (Beivers 2019b). Daher sollte sich die generelle Qualitätsdebatte im Krankenhauswesen wesentlich stärker auf das Thema der Indikationsqualität fokussieren, um somit auch Lösungen für eine sinnvolle Mengensteuerung zu finden. Vorschläge durch das IQTIG (Institut für Qualitätssicherung und Transparenz im Gesundheitswesen) wären hier sehr wünschenswert.

1.4 Ausblick

Die DRG-Einführung ist in vielerlei Hinsicht eine Erfolgsgeschichte, jedoch offenbaren sich auch immer mehr Probleme. Manche Ziele wurden erreicht, andere verfehlt und neue Fehlanreize geschaffen. Daher ist es an der Zeit, das System – und zwar stärker als bisher geschehen – so anzupassen, dass es seine gewünschten Wirkungen entfalten kann. Zentrale Punkte sind dabei die Lösung der Investitionskostenproblematik, die Etablierung sektorenübergreifender, hybrider Vergütungsmodelle wie auch die Klarstellung, welche Bereiche der Vorhaltung pauschal und welche Bereiche der Versorgung „per case" zu finanzieren sind. Hinzu kommt die generelle Frage, ob man bei der Diskussion um „Qualität und Menge" im DRG-System der Indikationsqualität nicht einen größeren Stellenwert einräumen sollte. Capitation-Modelle können eine weitreichende und interessante neue Vergütungsoption für gewisse Regionen darstellen.

Im Zuge dieser Diskussion darf jedoch nicht vergessen werden, dass die jetzigen DRG-Fallpauschalen ein Vergütungssystem darstellen. Eine Überfrachtung der Anforderungen an dieses System, etwa politische Vorstellungen wie den Strukturwandel durchzusetzen, kann damit alleine nicht gelingen. Hinzu kommt, dass mit der DRG-Einführung bewusst auf mögliche Steuerungswirkungen eines Preissystems verzichtet wurde. Auch wenn der Beitrag des Öfteren die Begriffe „Preise" und „Vergütungen" verwendet, unterscheiden sich beide Begriffe durchaus deutlich voneinander. Im deutschen DRG-System existieren genau betrachtet keine Preise, sondern nur Vergütungen. Krankenhäuser verzehren bei der Leistungserstellung Ressourcen, die ihnen wieder zugeführt werden müssen, sofern eine dauerhafte Leistungserstellung gewünscht wird (Neubauer und Beivers 2010). Diese Ressourcenzuführung wird allgemein auch als Vergütung oder Entgeltung bezeichnet und ist nicht Teil eines wettbewerblichen Marktes, auf dem Preise herrschen. Jedoch war und ist es eins der zentralen Ziele der DRG-Einführung in Deutschland, den Wettbewerb der Krankenhäuser untereinander zu fördern. Wettbewerb ohne Preise ist jedoch – der mikroökonomischen Theorie folgend – kaum möglich. Die DRG-Fallpauschalen könnten, in Kombination mit krankenhausindividuellen Basisfallwerten, eine gute Basis für einen geregelten, preislichen Wettbewerb bilden, ohne dabei in das System der Selbstkostendeckung zurückzufallen. In Deutschland dienen DRGs derzeit jedoch vorwiegend als Abrechnungseinheiten. Das Schlagwort lautet „gleiche Leistung, gleicher Preis", wie im Rahmen der Bundesbasisfallwert-Diskussion formuliert. Dabei wird unter gleicher Leistung die gleiche DRG-Eingruppierung verstanden und daraus der Anspruch auf eine bundesweit einheitliche Vergütung abgeleitet. Die DRG-Eingruppierung ist tatsächlich jedoch zunächst allenfalls eine Gleichstellung der Patienten aus medizinisch-technischer Sicht.

Weitgehend unberücksichtigt bleiben, ob das Behandlungsziel erreicht wurde, sowie die zeitliche und örtliche Verfügbarkeit der Leistung. Aber auch Unterschiede in der lokalen Versorgungslage schlagen sich üblicherweise in Preisen nieder. Alle letztgenannten Faktoren werden im DRG-System ausgeblendet. Dies führt daher zu einer Unter-, Über- und Fehlversorgung im Krankenhausbereich, die sich mehr und mehr bemerkbar macht. Will man jedoch mit DRGs die Versorgung steuern, kommt man um eine gewisse geregelte Preissteuerung nicht herum. Es wäre daher sinnvoll, das DRG-Vergütungssystem möglichst nah einem Preissystem anzunähern, um die Vorteile eines Preissystems zu nutzen. Aus gesundheitsökonomischer wie auch aus ordnungspolitischer Sicht erscheint dieser Weg sinnvoller als vereinzelte dirigistische Eingriffe (Beivers 2019b), die zum Teil auch zu nicht nachhaltigen Investitionen und damit zur Verschwendung der ohnehin knappen investiven Mittel führen (z. B. Aufbau redundanter bzw. nicht sinnvoller Strukturen, um weiterhin Notfälle behandeln zu können). Vielleicht wäre es sinnvoller, die Kraft und Mühe, die man gerade für den „Pflexit" aufbringt, in eine zukunftsweisende Neujustierung des DRG-Systems zu investieren. Das könnte eine große Anzahl an Problemen lösen.

Danksagung Wir danken Herrn Prof. Dr. Augurzky und Frau Dr. Michaela Lemm für ihre wertvollen Anmerkungen.

Literatur

Augurzky B, Beivers A (2019) Digitalisierung und Investitionsfinanzierung. In: Klauber J, Geraedts M, Friedrich J, Wasem J (Hrsg) Krankenhaus-Report 2019, Schwerpunkt: Das digitale Krankenhaus. Springer, Berlin, S 67–80

Augurzky B, Felder S, Wasem J (2012) Mengensteuerung über das G-DRG-Preissystem. In: Klauber J, Geraedts M, Friedrich J, Wasem J (Hrsg) Krankenhaus-Report 2013, Schwerpunkt: Mengendynamik: mehr Menge, mehr Nutzen? Schattauer, Stuttgart, S 175–187

Augurzky B, Bünnings C, Dördelmann S, Greiner W, Hein L, Scholz S, Wübker A (2016) Die Zukunft der Pflege im Krankenhaus. RWI Leibniz-Institut für Wirtschaftsforschung, Essen. http://www.rwi-essen.de/media/

content/pages/publikationen/rwi-materialien/rwi-materialien_104.pdf. Zugegriffen: 4. Okt. 2019

Augurzky B, Beivers A, Emde A, Halbe B, Pilny A, Straub N (2017) Stand und Weiterentwicklung der Investitionsförderung im Krankenhausbereich. Gutachten im Auftrag des Bundesministeriums für Gesundheit. RWI Leibniz-Institut für Wirtschaftsforschung, Essen. https://www.bundesgesundheitsministerium.de/fileadmin/Dateien/5_Publikationen/Ministerium/Berichte/Gutachten_Investitionsfoerderung_Krankenhausbereich.pdf. Zugegriffen: 4. Okt. 2019

Augurzky B, Beivers A, Pilny A (2018a) Krankenhäuser in privater Trägerschaft 2018. Gutachten im Auftrag des Bundesverbandes Deutscher Privatkliniken, RWI Leibniz-Institut für Wirtschaftsforschung, Essen. http://www.rwi-essen.de/media/content/pages/publikationen/rwi-materialien/rwi-materialien_122.pdf. Zugegriffen: 4. Okt. 2019

Augurzky B, Graf C, Griewing B, Walter D (2018b) Versorgung und Vergütung regional gedacht: "Von der Volumen- zur Wertorientierung". GuS 72(4–5):64–71

Augurzky B, Krolop S, Mensen A, Pilny A, Schmidt CM, Wuckel C (2019) Krankenhaus Rating Report 2019 – Das Ende des Wachstums? medhochzwei, Heidelberg

Baum G (2009) Zwischenbilanz aus Sicht der DKG. In: Roeder N, Hensen P, Rau F (Hrsg) Auswirkungen der DRG-Einführung in Deutschland – Standortbestimmung und Perspektiven. Kohlhammer, Stuttgart, S 25–28

Beivers A (2010) Ländliche Krankenhausversorgung in Deutschland: Eine gesundheitsökonomische Analyse. Europäische Hochschulschriften. Peter Lang, Frankfurt am Main

Beivers A (2018) Hybrid-DRGs: Äpfel und Birnen. Gesundheit und Pflege. Rechtszeitschrift Für Das Gesamte Gesundheitswes 5:161–164

Beivers A (2019a) Kommentar zum Orientierungswert: Auf ein Neues: Die Prüfung der Prüfungsreform. Bibliomed, Melsungen. https://www.bibliomedmanager.de/news-des-tages/detailansicht/38609-auf-ein-neues-die-pruefung-der-pruefungsreform/. Zugegriffen: 4. Okt. 2019

Beivers A (2019b) Entgeltsystem-Reform: Mehr Ordnung bitte!". F&w Führen Wirtschaften Im Krankenh 4:308–311

Beivers A, Neubauer G (2017) Hybrid-DRGS: Die Richtung stimmt. Führen Wirtschaften 2:154–158

Beivers A, Waehlert L (2018) Steuerung der Mengendynamik nach dem KHSG: Implikationen für die Krankenhäuser. In: Da-Cruz P, Rasche C, Pfannstiel M (Hrsg) Entrepreneurship im Gesundheitswesen – Geschäftsmodelle, Prozesse, Funktionen, Bd. 2. Springer, Berlin

Bertelsmann Stiftung (Hrsg) (2017) Pflegepersonal im Krankenhaus: Mehr Pflegepersonal erhöht die Versorgungsqualität – Konkrete Vorgaben zum Stellenplan sind erforderlich. Faktencheck Gesundheit, Daten, Analysen, Perspektiven, Nr. 6. Gütersloh. https://faktencheck-gesundheit.de/fileadmin/files/BSt/Publikationen/GrauePublikationen/VV_FC_Pflegepersonal_final.pdf. Zugegriffen: 4. Okt. 2019

Bertelsmann Stiftung (Hrsg) (2019) Zukunftsfähige Krankenhausversorgung: Simulation und Analyse einer Neustrukturierung der Krankenhausversorgung am Beispiel einer Versorgungsregion in Nordrhein-Westfalen. Gütersloh. https://www.bertelsmann-stiftung.de/fileadmin/files/BSt/Publikationen/GrauePublikationen/VV_Bericht_KH-Landschaft_final.pdf. Zugegriffen: 4. Okt. 2019

Braun T, Rau F, Tuschen KT (2008) Die DRG-Einführung aus gesundheitspolitischer Sicht: Eine Zwischenbilanz. In: Klauber J, Robra B-P, Schellschmidt H (Hrsg) Schwerpunkt: Krankenhausvergütung – Ende der Konvergenzphase. Krankenhaus-Report 2007. Schattauer, Stuttgart, S 3–22

Bundesministerium für Gesundheit (BMG) (1990) Erprobung der Fallklassifikation: Patient Management Categories. Schriftenreihe des BMG, Bd. 81. Nomos, Baden-Baden

Bundesministerium für Gesundheit (BMG) (2019) KJ 1-Statistik: Gesetzliche Krankenversicherung: endgültige Rechnungsergebnisse, Gesundheitsberichterstattung des Bundes. BMG, Bonn

Bündnis Krankenhaus statt Fabrik (2018) Fakten und Argumente zum DRG-System und gegen die Kommerzialisierung der Krankenhäuser, 3. Auflage. März 2018, Maintal. https://www.krankenhaus-statt-fabrik.de/196. Zugegriffen: 4. Okt. 2019

Deutscher Ethikrat (2016) Patientenwohl als ethischer Maßstab für das Krankenhaus. Stellungnahme, 5. April 21016, Berlin. https://www.ethikrat.org/fileadmin/Publikationen/Stellungnahmen/deutsch/stellungnahme-patientenwohl-als-ethischer-massstab-fuer-das-krankenhaus.pdf. Zugegriffen: 4. Okt. 2019

Dieterich A, Braun B, Gerlinger T, Simon M (Hrsg) (2019) Geld im Krankenhaus: Eine kritische Bestandsaufnahme des DRG-Systems. Springer VS, Wiesbaden

Ernst & Whinney (1986) Vorstudie zu diagnosebezogenen Fallpauschalen: Dokumentation, Analyse und Bewertung ausländischer Vorerfahrungen. Gesundheitsforschung, Bd. 143. Bundesministerium für Arbeit und Sozialordnung, Bonn

Friedrich J, Leber W-D, Wolff J (2010) Basisfallwerte – zur Preis- und Produktivitätsentwicklung stationärer Leistungen. In: Klauber J, Geraedts M, Friedrich J (Hrsg) Krankenhaus-Report 2010, Schwerpunkt: Krankenhausversorgung in der Krise? Schattauer, Stuttgart, S 127–147

Geissler A, Wörz M, Busse R (2010) Deutsche Krankenhauskapazitäten im internationalen Vergleich. In: Klauber J, Geraedts M, Friedrich J (Hrsg) Krankenhaus-Report 2010, Schwerpunkt: Kran-

Literatur

kenhausversorgung in der Krise? Hrsg), Bd. 2010. Schattauer, Stuttgart, S 25–40

Geissler A, Scheller-Kreinsen D, Quentin W, Busse R (2012) DRG-Systeme in Europa – Anreize, Ziele und Unterschiede in zwölf Länder. Bundesgesundheitsblatt 55(5):633–642

Güssow J (2007) Vergütung Integrierter Versorgungsstrukturen im Gesundheitswesen: Weiterentwicklung pauschaler Vergütungsansätze zur Förderung prozessorientierter Strukturen unter besonderer Berücksichtigung der Krankenhausperspektive. Springer, Berlin

Hacker J (Hrsg) (2016) Zum Verhältnis von Medizin und Ökonomie im deutschen Gesundheitssystem: 8 Thesen zur Weiterentwicklung zum Wohle der Patienten und der Gesellschaft. Leopoldina, Nationale Akademie der Wissenschaften, Oktober 2016, Diskussion Nr. 7, Halle. https://www.leopoldina.org/uploads/tx_leopublication/Leo_Diskussion_Medizin_und_Oekonomie_2016.pdf

Kimberly JR, de Pouvourville G (Hrsg) (1993) The Migration of Managerial Innovation: Diagnosis-Related Groups and Health Care Administration in Western Europe. Jossey-Bass, San Francisco

Leber W-D (2019) Integrale Vergütung. F&w Führen Wirtschaften Im Krankenh 3:208–210

Leber W-D, Scheller-Kreinsen D (2014) Teure Erfolgsgeschichte – 10 Jahre G-DRG-System. F&w Führen Wirtschaften Im Krankenh 1:28–31

Lehmann Y, Schaepe C, Wulff I, Ewers M (2019) Pflege in anderen Ländern – Vom Ausland lernen? Stiftung Münch, medhochzwei, Heidelberg

Lüngen M, Büscher G (2012) Mengensteigerungen in der stationären Versorgung: Wo liegt die Urache? In: Klauber J, Geraedts M, Friedrich J, Wasem J (Hrsg) Krankenhaus-Report 2013, Schwerpunkt: Mengendynamik: mehr Menge, mehr Nutzen? Schattauer, Stuttgart, S 83–93

Malzahn J, Wehner C (2010) Zur Lage der Investitionsfinanzierung der Krankenhäuser – Bestandsaufnahme und Reformbedarf. In: Klauber J, Geraedts M, Friedrich J (Hrsg) Krankenhaus-Report 2010, Schwerpunkt: Krankenversorgung in der Krise? Schattauer, Stuttgart, S 107–125

Mostert C, Leclerque G, Friedrich J (2012) Eckdaten der Leistungsentwicklung im Krankenhausmarkt 2011. In: Klauber J, Geraedts M, Friedrich J, Wasem J (Hrsg) Krankenhaus-Report 2013, Schwerpunkt: Mengendynamik: mehr Menge, mehr Nutzen? Schattauer, Stuttgart, S 21–43

Müller M-L (2009) Zwischenbilanz aus Sicht des Deutschen Pflegerates. In: Roeder N, Hensen P, Rau F (Hrsg) Auswirkungen der DRG-Einführung in Deutschland – Standortbestimmung und Perspektiven. Kohlhammer, Stuttgart, S 32–36

Neubauer G (1993) Auf dem Weg vom Pflegesatz zur Fallpauschale. Führen Wirtsch Krankenh 10(1):38–40

Neubauer G (2002a) Auswirkungen eines DRG-basierten Vergütungssystems auf den Wettbewerb der Krankenhäuser. In: Wille E (Hrsg) Anreizkompatible Vergütungssysteme im Gesundheitswesen, Bd. 38. Nomos, Baden-Baden, S 159–176

Neubauer G (2002b) Auswirkungen der DRGs aus der Perspektive der Gesundheitsökonomie. In: Balzer K, Walter M (Hrsg) Zukunftsperspektiven in der Gefäßchirurgie. Steinkopff, Darmstadt, S 105–117

Neubauer G (2003a) Zur ökonomischen Steuerung der Krankenhausversorgung unter DRG-Fallpauschalen. In: Klauber J, Robra B-P, Schellschmidt H (Hrsg) Krankenhaus-Report 2003, Schwerpunkt: G-DRGs im Jahre 1. Schattauer, Stuttgart, S 101–119

Neubauer G (2003b) Ordnungspolitische Neuorientierung der Krankenhausversorgung auf der Basis von diagnosebezogenen Fallpauschalen. In: Klusen N, Straub C (Hrsg) Baden-Baden. Bausteine für ein neues Gesundheitswesen, Bd. 6. Nomos, In, S 91–107

Neubauer G, Beivers A (2010) Die Leistungen müssen die Vergütung bestimmen: Ein Plädoyer für das ordnungspolitische Resetting des DRG-Systems. F&w Führen Wirtschaften Im Krankenh 01:38–42

Neubauer G, Unterhuber H (1987) Ökonomische Beurteilung der Preisfindung im DRG-Konzept. Krankenhaus 79(4):155–159

Neubauer G, Demmler G, Rehrmann P (1992) Erprobung der Fallklassifikation "patient management categories" für Krankenhauspatienten; Ergebnisbericht. Gutachten im Auftrag des Bundesministeriums für Gesundheit. Nomos, Baden-Baden

Neubauer G, Beivers A, Paffrath D (2011) Die Zukunft der Vergütung von Krankenhausleistungen. In: Klauber J, Geraedts M, Friedrich J, Wasem J (Hrsg) Schwerpunkt: Qualität durch Wettbewerb. Krankenhaus-Report 2011. Schattauer, Stuttgart, S 149–160

Reifferscheid A, Thomas D, Wasem J (2012) Zehn Jahre DRG-System in Deutschland – Theoretische Anreizwirkungen und empirische Evidenz. In: Klauber J, Geraedts M, Friedrich J, Wasem J (Hrsg) Krankenhaus-Report 2013, Schwerpunkt: Mengendynamik: mehr Menge, mehr Nutzen? Schattauer, Stuttgart, S 3–17

Rheinisch-Westfälisches Institut für Wirtschaftsforschung (RWI) (2012) Mengenentwicklung und Mengensteuerung stationärer Leistungen. Endbericht. RWI Projektbericht Forschungsprojekt im Auftrag des GKV-Spitzenverbandes (Hrsg), Essen

Roeder N, Bunzemeier H, Fiori W (2007) Ein lernendes Vergütungssystem Vom Budgetierungsinstrument zum deutschen Preissystem. In: Klauber J, Robra B-P, Schellschmidt H (Hrsg) Krankenhaus-Report 2007, Schwerpunkt: Krankenhausvergütung – Ende der Konvergenzphase. Schattauer, Stuttgart, S 23–47

Roeder N, Hensen P, Rau F (Hrsg) (2009) Auswirkungen der DRG-Einführung in Deutschland – Standortbestimmung und Perspektiven. Kohlhammer, Stuttgart

Sachverständigenrat für die Konzertierte Aktion im Gesundheitswesen (SVR) (1992) Ausbau in Deutschland und Aufbruch nach Europa. Jahresgutachten. Nomos, Baden-Baden

Schreyögg J, Bäuml T, Krämer J, Dette T, Busse R, Geissler A (2014) Endbericht, Forschungsauftrag zur Mengenentwicklung nach § 17b Abs. 9 KHG, Juli 2014, Hamburg Center for Health Economics, Hamburg. https://www.gkv-spitzenverband.de/media/dokumente/krankenversicherung_1/krankenhaeuser/budgetverhandlungen/mengensteuerung/Gutachten_zur_Mengenentwicklung.pdf. Zugegriffen: 12. Jan. 2017

v. Stackelberg J-M (2009) Zwischenbilanz aus Sicht gesetzlichen Krankenversicherung. In: Roeder N, Hensen P, Rau F (Hrsg) Auswirkungen der DRG-Einführung in Deutschland, Standortbestimmung und Perspektiven. Kohlhammer, Stuttgart, S 29–31

Statistisches Bundesamt (Hrsg) (2018) Grunddaten der Krankenhäuser 2017. Fachserie 12: Gesundheitswesen, Reihe 6.1.1. Statistisches Bundesamt, Wiesbaden

Tan S, Geissler A, Serdén L, Heurgren M, van Inevel M, Redekop W, Hakkaart-van Roijen L (2014) DRG systems in Europe: variations in cost accounting systems among 12 countries. Eur J Public Health 24(6):1023–1028

Tuschen K-H (2007) Das DRG-System 2007. In: Roeder N, Bunzemeier H (Hrsg) Kompendium zum DRG System 2007, Band IV. Deutsche Krankenhausverlagsgesellschaft, Düsseldorf

Waehlert L, Beivers A, Auhuber TC (2015) Ordnungspolitische Herausforderungen und Handlungsbedarfe für die Versorgungsstruktur und Vergütung von Krankenhäusern: Ansatzpunkte zur Verknüpfung von Qualität und Wirtschaftlichkeit. In: Mülheims L et al (Hrsg) Handbuch Sozialversicherungswissenschaft. Springer, Wiesbaden, S 455–469

Open Access Dieses Kapitel wird unter der Creative Commons Namensnennung 4.0 International Lizenz (http://creativecommons.org/licenses/by/4.0/deed.de) veröffentlicht, welche die Nutzung, Vervielfältigung, Bearbeitung, Verbreitung und Wiedergabe in jeglichem Medium und Format erlaubt, sofern Sie den/die ursprünglichen Autor(en) und die Quelle ordnungsgemäß nennen, einen Link zur Creative Commons Lizenz beifügen und angeben, ob Änderungen vorgenommen wurden.

Die in diesem Kapitel enthaltenen Bilder und sonstiges Drittmaterial unterliegen ebenfalls der genannten Creative Commons Lizenz, sofern sich aus der Abbildungslegende nichts anderes ergibt. Sofern das betreffende Material nicht unter der genannten Creative Commons Lizenz steht und die betreffende Handlung nicht nach gesetzlichen Vorschriften erlaubt ist, ist für die oben aufgeführten Weiterverwendungen des Materials die Einwilligung des jeweiligen Rechteinhabers einzuholen.

Empirische Evidenz zu den Wirkungen der Einführung des G-DRG-Systems

Ricarda Milstein und Jonas Schreyögg

2.1 Einleitung – 26

2.2 Eine kurze Chronologie der Fallpauschaleneinführung – 27

2.3 Studien zu Wirkungen der Einführung des G-DRG-Systems und anderer Determinanten auf die Fallzahlentwicklung – 30

2.4 Untersuchung der Auswirkungen des Fallpauschalensystems auf die technische und Kosteneffizienz – 33

2.5 Auswirkungen des Fallpauschalensystems auf die Behandlungsqualität – 34

2.6 Diskussion: Die Auswirkungen der DRG-Einführung bleiben bei zahlreichen Indikatoren unklar – 35

Literatur – 36

© Der/die Autor(en) 2020
J. Klauber et al. (Hrsg.), *Krankenhaus-Report 2020*, https://doi.org/10.1007/978-3-662-60487-8_2

■■ Zusammenfassung

Das deutsche Fallpauschalensystem wurde 2000 beschlossen und ist seit 2004 das verpflichtende Vergütungssystem für alle Akutkrankenhäuser. Seit dem Ende der Budgetneutralität 2005 setzt es Anreize an die Leistungserbringung. Es sollte die Wirtschaftlichkeit, Transparenz und Effizienz des deutschen Krankenhaussystems verbessern und gleichzeitig zu einer Reduktion der Verweildauer und einem Abbau der Bettenkapazitäten führen. In den Folgejahren sank die durchschnittliche Verweildauer, aber weniger stark als zuvor. Zeitgleich verzeichnete Deutschland eine Zunahme der Fallzahlen und der Krankenhausausgaben. Derzeit sind die Auswirkungen der Fallpauschaleneinführung auf die Leistungserbringung wenig bekannt. Forschungsergebnisse konnten zeigen, dass Veränderungen auf der Nachfrageseite eine geringe Rolle spielten. Stattdessen kommt den Veränderungen in der Angebotsstruktur als Reaktion auf Preisänderungen eine größere Rolle zu, wenngleich dieser Effekt je nach Diagnosegruppe unterschiedlich ist. Studien fanden zudem Hinweise auf Upcoding von Patienten. Der Effekt des Fallpauschalensystems auf die Krankenhauseffizienz und Qualität der Leistungserbringung ist hingegen kaum bekannt. Das Fehlen einer Kontrollgruppe erschwert die Ermittlung kausaler Effekte. Zudem wurden die meisten Studien auf Basis von aggregierten Daten erstellt und konnten nicht mit Daten außerhalb des stationären Sektors verknüpft werden. Dies schmälert ihre Aussagekraft. Das Fehlen belastbarer Untersuchungen erschwert Empfehlungen zielgerichteter, notwendiger Reformen des Fallpauschalensystems.

The German DRG system was introduced in 2000 and has been the obligatory reimbursement system for all acute care hospitals since 2004. It was intended to improve the transparency and efficiency of Germany's hospitals, reduce the average length of stay and the number of beds. In the years following its introduction, the average length of stay decreased, but less so than before. At the same time, Germany recorded an increase in the number of cases and in hospital expenditures. To date, the effect of the DRG introduction on the provision of services in Germany's hospital sector remains largely unknown. Research findings showed that changes on the demand side yield little explanatory power. Instead, changes in the hospital supply structure following price changes play a greater role, albeit to a varying degree. Studies also found some evidence of upcoding. The effect of the DRG system on hospital efficiency and quality of care has not been properly investigated yet. Evaluations suffer from the lack of a control group hampering the investigation of causal effects. Furthermore, most evaluations used aggregate data which could not be merged with non-inpatient data. The lack of reliable studies makes it difficult to recommend targeted, necessary reforms of the DRG introduction.

2.1 Einleitung

Mit der 2000 beschlossenen, 2003 begonnenen und 2004 bundesweit verpflichtend eingeführten Umstellung der Krankenhausvergütung auf ein Fallpauschalensystem folgte Deutschland einem internationalen Trend. Es vollendete damit den Weg, die Vergütung nicht mehr an die Verweildauer, sondern nunmehr an die Fallzahl zu knüpfen, den es 1993 durch die Einführung der Budgetierung beschritten und 1995 durch die Einführung pauschalisierter, leistungsbezogener Entgelte ausgebaut hatte. Das neue Fallpauschalensystem, beziehungsweise German Diagnosis-Related-Groups-System (G-DRG-System), sollte nach der Maxime des „gleichen Preises für gleiche Leistung" die Transparenz, Effizienz und Wirtschaftlichkeit der deutschen Krankenhäuser steigern, die Bettenzahl reduzieren und eine Reduzierung der Verweildauern erwirken (Deutscher Bundestag 1999, 2001). Das vorausgegangene Mischsystem aus Fallpauschalen, Sonderentgelten und Pflegesätzen galt hierfür als gescheitert (Deutscher Bundestag 2001).

Diese Vergütungsart setzt klare Anreize an die Leistungserbringung von Krankenhäusern

(Schreyögg 2019; Ellis und McGuire 1996). Erstens wird die Fallzahl zum wichtigsten Parameter der Vergütung. Dadurch, dass Krankenhäuser nun auf Basis der Fallzahl und nicht mehr auf Per-Diem-Basis nach Tagessätzen vergütet werden, setzen sich mehr Fälle in höhere Erlöse um. Zweitens darf angenommen werden, dass ein Fallpauschalensystem zu einer Effizienzsteigerung führt. Da die Preise, beziehungsweise Relativgewichte, pro DRG unter den Krankenhäusern, die ihre Kostendaten zur Preisberechnung zur Verfügung stellen, gemittelt werden, treten Krankenhäuser in einen Effizienzwettbewerb untereinander (Yardstick-Wettbewerb) (Shleifer 1985). Krankenhäuser, deren Kosten für eine Fallpauschale oberhalb der Vergütung liegen, werden angereizt, ihre Kosten zu senken – beispielsweise durch die Vermeidung von unnötigen Untersuchungen, Reduzierung der Verweildauer, des Personaleinsatzes und durch technische Innovationen. Krankenhäuser mit Ausgaben unterhalb der Vergütung werden für ihre effiziente Leistungserbringung belohnt. Drittens setzt das DRG-System einen Anreiz zur Reduktion der Verweildauer, da sich kürzere Verweildauern in geringe Kosten – wenn möglich unterhalb der DRG-Vergütung – übersetzen und somit höhere Erlöse für das Krankenhaus ermöglichen. Zudem müssen sie Patienten entlassen, um neue Patienten aufnehmen und somit neue Fallpauschalen abrechnen zu können. Darüber hinaus sind die Kurzliegerabschläge beziehungsweise Langliegerzuschläge so ausgestaltet, dass eine Abweichung von der vorgesehenen Verweildauer finanziell in vielen Fällen unattraktiv ist.

Die erste vorsichtige Zwischenbilanz der Vorreiter des Fallpauschalensystems, beispielsweise der Vereinigten Staaten, wirkte vielversprechend (Davis und Rhodes 1988; Coulam und Gaumer 1992). In den ersten Jahren nach Einführung des Fallpauschalensystems für Medicare im Jahr 1983 schien das DRG-System die Ausgaben- und Kostensteigerungen des vorhergehenden Fee-for-Service-Systems eingedämmt zu haben (Russell und Manning 1989; Feder et al. 1987). Erste Untersuchungen stellten eine Senkung der Verweildauer bei gleichbleibender Behandlungsqualität fest (Sager et al. 1989), wenngleich sich der Verdacht auf unerwünschte Nebeneffekte abzeichnete und die Evaluationsperiode sehr kurz war (Coulam und Gaumer 1992).

Ziel des vorliegenden Kapitels ist es, einen Überblick zu den bisherigen empirischen Evaluationen der Wirkungen des G-DRG-Systems zu geben. Dabei wird auch auf die ursprünglichen Ziele des G-DRG-Systems eingegangen. Nach einem kurzen historischen Abriss der Entwicklung des G-DRG-Systems und dessen ursprünglich formulierten Zielen folgt ein kurzer Überblick über die Entwicklung der Kernindikatoren. Im zweiten Teil des Kapitels geben wir einen Überblick über die empirischen Ergebnisse bisheriger Evaluationsstudien des G-DRG-Systems. Anschließend werden diese Ergebnisse eingeordnet und diskutiert.

2.2 Eine kurze Chronologie der Fallpauschaleneinführung

Aufbauend auf der theoretischen Struktur und den positiven ersten Erfahrungen anderer Industrienationen mit Fallpauschalensystemen sollte das als ineffizient geltende deutsche Krankenhaussystem grundlegend überholt werden. Der Start in Deutschland war allerdings ein wenig holprig und von einer Reihe von Ersatzvornahmen geprägt. Den Ausgangspunkt nahm die DRG-Einführung mit dem Gesetz zur Reform der gesetzlichen Krankenversicherung vom 22. Dezember 1999 (GKV-Gesundheitsreform 2000, Deutscher Bundestag 1999), mit dem der Deutsche Bundestag die Einführung eines „durchgängigen, leistungsorientierten und pauschalisierten Vergütungssystems mit vereinbarten Mengen" für voll- und teilstationäre Leistungen ab dem 1. Januar 2003 beschied (Deutscher Bundestag 1999). Die zudem im Gesetzesentwurf vorgesehene Umstellung von einer dualistischen auf eine monistische Krankenhausfinanzierung (Deutscher Bundestag 1999) scheiterte hingegen an der Zustimmung des Bundesrates.

Bis Mitte 2000 sollten sich die damaligen Spitzenverbände der Krankenkassen und der Verband der Privaten Krankenversicherung mit der Deutschen Krankenhausgesellschaft auf einen Grundrahmen des Fallpauschalensystems verständigen und bis Ende 2001 Bewertungsrelationen sowie Zu- und Abschläge festlegen. Zum 27. Juni 2000 einigte sich die Selbstverwaltung auf eine Übernahme des Australian Refined DRG-Systems (AR-DRG-System), das als sehr transparent, medizinisch weiter entwickelt, leistungsgerechter und weniger manipulationsanfällig als alternative Systeme galt (Leber et al. 2001; Roeder et al. 2008). Die Verhandlungen der weiteren Ausgestaltung endeten jedoch mit der Aufkündigung der Verhandlungen von Seiten der Deutschen Krankengesellschaft am 24. Juni 2002 (Deutscher Bundestag 2002). Das Bundesministerium intervenierte infolgedessen mit dem 2002 verabschiedeten Fallpauschalengesetz (FPG) (Deutscher Bundestag 2001), gab der Selbstverwaltung eine Karenzzeit bis zum 01.01.2004 zur Einführung und legte den Fallpauschalenkatalog mittels Fallpauschalenverordnung (Verordnung zum Fallpauschalensystem für Krankenhäuser (KFPV)) vor. Damit konnten Krankenhäuser auf freiwilliger Basis auf das budgetneutrale „Optionsmodell 2003" umstellen, dem gut 1.000 Krankenhäuser folgten (Deutscher Bundestag 2004). Nach einem erneuten Scheitern der Verhandlungen und deren Aufkündigung durch die DKG vom 2. Juli 2003 wiederholte das Ministerium dieses Procedere für das folgende Jahr mit der erneuten Vorlage der Fallpauschalenverordnung (KFPV 2004). Damit folgten die restlichen Krankenhäuser mit der Umstellung der Vergütung auf das weiterhin budgetneutral ausgestaltete Fallpauschalensystem (Deutscher Bundestag 2004).

2004 einigten sich die Partner der Selbstverwaltung erstmals auf eine Fallpauschalenvereinbarung (AOK-Bundesverband et al. 2004). Gleichzeitig läutete dieses Jahr das Ende der Budgetneutralität und den Beginn der Konvergenzphase ein. Verhandlungen um Landesbasisfallwerte scheiterten jedoch und wurden per Verordnung vom Bundesministerium für Gesundheit und Soziale Sicherung vorgegeben (KFPV 2005). Dem folgte mit dem 2004 verabschiedeten Zweiten Fallpauschalenänderungsgesetz (2. FPÄndG) (Deutscher Bundestag 2004) eine sukzessive Verlängerung der Konvergenzphase von 2007 auf schlussendlich 2010. Das Krankenhausfinanzierungsreformgesetz (KHRG) sah eine Anpassung der Landesbasisfallwerte der Ende 2009 noch sehr heterogenen Landesbasisfallwerte an einen einheitlichen Basisfallwertkorridor vor (Deutscher Bundestag 2008). Das 2016 in Kraft getretene Krankenhausstrukturgesetz (KHSG) sieht eine weitere Annäherung an einen Bundesbasisfallwert mit einer Verengung des Korridors bis zum Jahr 2021 vor (Deutscher Bundestag 2015).

■■ Moderate Reduzierung der Verweildauer bei gleichzeitigem Fallzahlanstieg

Das Ziel, die Verweildauer zu reduzieren, scheint auf den ersten Blick überwiegend eingetreten zu sein (◘ Abb. 2.1): Seit Einführung des Fallpauschalensystems sank die Verweildauer um fast 15 % von 8,7 Tagen zum Zeitpunkt der verpflichtenden Einführung und dem Beginn der Konvergenzphase 2005 auf 7,3 Tage im Jahr 2017 (Statistisches Bundesamt 2018). Hiermit reiht sich Deutschland in die Erfahrungen anderer Länder wie beispielsweise England, Österreich und den Vereinigten Staaten ein, die einen ähnlichen Effekt verzeichnen konnten (Theurl und Winner 2007; Kahn et al. 1990; Farrar et al. 2009). Allerdings ist zu konstatieren, dass der Rückgang der Verweildauer vor der Einführung des Fallpauschalensystems deutlich prononcierter war als nach der Einführung: Zwischen 1991 und 2005 sank die Verweildauer um fast 40 %, von durchschnittlich 14,0 Tagen auf 8,7 Tage. Dies deckt sich mit Erfahrungen in beispielsweise der Schweiz. Dort war der Rückgang nach Einführung der Fallpauschalen nicht stärker als vorher (Kutz et al. 2019). Es ist demnach unklar, ob die Einführung des G-DRG-Systems den Rückgang der Verweildauer befördert hat.

Zeitgleich markiert die Einführung des Fallpauschalensystems eine Rückkehr zum An-

2.2 · Eine kurze Chronologie der Fallpauschaleneinführung

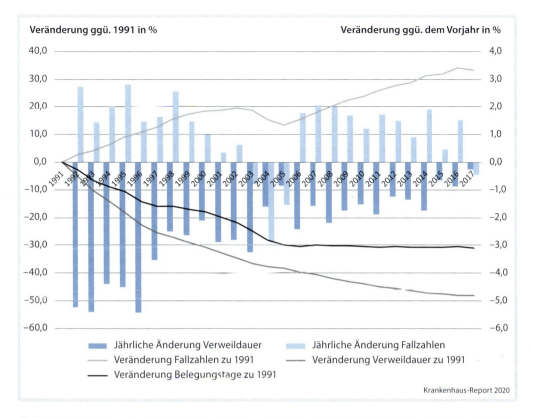

Abb. 2.1 Veränderung von Kernindikatoren in % zum Vorjahr/zu 1991 (Quelle: Statistisches Bundesamt 2018)

stieg der stationären Fallzahlen (siehe die Säulen in ◘ Abb. 2.1). Zwischen 1991 und 2002 stieg die Fallzahl um 20 % mit einer durchschnittlichen jährlichen Steigerung von 1,6 %. Verlagerungen von Operationen in den ambulanten Sektor führten zwischen 2002 und 2005 kurzzeitig zu einer Fallzahlreduktion auf das Niveau von 1997 mit einem Rückgang von 5 % gegenüber 2002. Mit der verpflichtenden Einführung der Fallpauschalen und dem Einleiten der Konvergenzphase kehrte der jährliche Fallzahlanstieg zu seiner vorherigen Dynamik zurück. Über den Zeitraum von 2005 bis 2017 stieg die Fallzahl wieder um insgesamt rund 18 % an, mit einer durchschnittlichen jährlichen Wachstumsrate von 1,4 %. Der Anstieg ist jedoch je nach Verweildauer heterogen. Zwischen 2007 und 2016 nahm die Zahl der Fälle mit Verweildauern zwischen einem und drei Tagen um rund 43 % zu, gefolgt von „Stundenfällen" mit einem Anstieg von 18 %. Die Zahl der Fälle mit Verweildauern zwischen vier und sechs Tagen nahm moderat um rund 9 % zu. Demgegenüber sank die Zahl der Fälle mit Verweildauern von über sechs Tagen um 8 % (Sachverständigenrat zur Begutachtung der Entwicklung des Gesundheitswesens 2018).

Die Fallzahlsteigerung der letzten Jahre hat zu einer grundlegenden Kritik am deutschen Fallpauschalensystem geführt. Strittig ist, inwieweit die Fallzahlsteigerung kausal auf das Fallpauschalensystem und seine Ausgestaltung attribuiert werden kann. Einerseits kann der Zuwachs der Fälle auf eine gestiegene Nachfrage zurückzuführen sein, beispielsweise durch eine zunehmende Alterung der Gesellschaft und den damit einhergehenden Zuwachs an (Multi-)Morbidität. Zudem können sich darin der medizinische Fortschritt und mithin die Erweiterung des medizinischen Leistungsspektrums niederschlagen. Gleichzeitig ist es denkbar, dass Krankenhäuser die Menge in finanziell lukrativen Diagnosegruppen ausweiten und die Nachfrage somit aktiv induzieren (Coulam und Gaumer 1992; Dafny 2005). Ebenso könnten Krankenhäuser den Kodierspielraum ausnutzen und Patienten in finanziell attraktivere Fallpauschalen einordnen als medizinisch naheliegend. Zudem ist umstritten, inwieweit sich die Einführung des DRG-Systems in Effizienzgewinnen – beispielsweise einem konstanten Ressourceneinsatz bei steigender Fallzahl – niedergeschlagen hat. Ebenso strittig ist, ob das Fallpauschalensystem zu Veränderungen der Versorgungsqualität geführt hat, beispielsweise indem Patienten zu früh entlassen werden.

Im Folgenden werden wissenschaftliche Untersuchungen zum G-DRG-System zusammengefasst, die diesen in der internationalen Literatur zu DRG-Systemen formulierten Punkten nachgehen. Dabei wird die deutsche Erfahrung mit jener in ausgewählten Industrienationen kontrastiert.

2.3 Studien zu Wirkungen der Einführung des G-DRG-Systems und anderer Determinanten auf die Fallzahlentwicklung

Der Verdacht der ungerechtfertigten Mengenausweitung infolge der G-DRG-Einführung und die Diskussion möglicher Gegenmaßnahmen rückte Anfang dieses Jahrzehnts in den politischen Fokus. Dementsprechend haben sich verschiedene Untersuchungen der Frage gewidmet, ob die Steigerung der Fallzahlen auf eine gestiegene Nachfrage der Bevölkerung zurückzuführen sei, ob medizinisch-technische Innovationen ein größeres Leistungsangebot ermöglicht haben oder ob die Nachfrage durch die Leistungserbringer selbst als Reaktion auf Anreize des G-DRG-Systems induziert wurde (Augurzky et al. 2012; Kumar und Schoenstein 2013; Blum und Offermanns 2012).

Veränderungen in der Nachfragestruktur können durch verschiedene Entwicklungen verursacht werden. Diese umfassen grundsätzliche Bevölkerungszu- und abnahmen, eine zunehmende (Multi-)Morbidität der Bevölkerung, beispielsweise durch die Alterung der Gesellschaft und eine Änderung des Lebenswandels, sowie eine Zunahme der Anzahl von Patienten im letzten Lebensjahr. Letztere Gruppe wirkt besonders kostensteigernd für die Gesamtausgaben des Gesundheitssystems, weswegen ein hoher Beitrag dieser Gruppe zur Mengenentwicklung naheliegend wäre.

■ ■ Die Nachfrageseite hat einen begrenzten Einfluss auf die Fallzahlsteigerung

Die DRG-Begleitforschung, die verpflichtend zur Einführung des Fallpauschalensystems in Auftrag gegeben wurde, ist zu diesem Zweck wenig aussagekräftig. Die Autoren zeigen, dass die Fallzahlentwicklung in etwa parallel zur Entwicklung der Altersstruktur verläuft. Da den Autoren lediglich aggregierte stationäre Daten zur Verfügung gestellt wurden, ist eine informative Aussage schwer möglich (Fürstenberg et al. 2013). Aussagen über den Einfluss von Morbiditätsveränderungen auf die Fallzahlsteigerung und eine feinere Untersuchung der Fallzahlsteigerung in einzelnen DRGs bzw. MDCs ist damit nicht möglich. Ein Gutachten des Deutschen Krankenhausinstituts (DKI) kommt zu dem Schluss, dass die Mengenentwicklung des Fallpauschalensystems stark von Veränderungen der Nachfrageseite getrieben wird (Blum und Offermanns 2012). Sie verwenden die Bevölkerungsstatistik sowie die aggregierten Diagnosedaten des Statistischen Bundesamtes von 2004 bis 2010 und simulieren für neun Altersgruppen und sechs virtuelle Basis-DRGs, wie sich die Fallzahl bei einer Krankenhaushäufigkeit des Ausgangsjahrs 2004, aber fortschreitender Bevölkerungszunahme entwickelt hätte, und umgekehrt. Für fünf von sechs virtuelle Basis-DRGs kommen die Autoren zu dem Schluss, dass die Bevölkerung der Haupttreiber der Fallzahlen ist, weil die simulierten Werte etwa deckungsgleich mit der tatsächlichen Fallsteigerung sind. Zudem führen

2.3 · Studien zu Wirkungen der Einführung des G-DRG-Systems

sie die Zunahme der Fallschwere auf die sich kontinuierlich verbessernde Indikationsqualität und den technischen Fortschritt zurück. Letzteren stellen sie beispielhaft anhand der kathetergestützen Aortenklappenimplantation dar. Es bleibt jedoch unklar, inwieweit sich dies verallgemeinern lässt.

Dem widerspricht ein Gutachten von Augurzky et al. (2012), das der Nachfrageseite einen untergeordneten Beitrag zur Mengenausweitung zuweist. Mittels einer Alters- und Geschlechtsstandardisierung neutralisieren Augurzky et al. demografische Einflussfaktoren und vergleichen die Fallzahlentwicklung in verschiedenen Diagnosekategorien (Major Diagnostic Categories) der Jahre 2006 bis 2010 miteinander. Die Autoren kommen zu dem Schluss, dass demografische Faktoren rund 40 % des Fallzahlwachstums erklären, wobei dieser Anteil je nach Kategorie zwischen 20 und 70 % schwankt (Augurzky et al. 2012). Insgesamt schlussfolgern die Autoren, dass der Anstieg der Fallzahlen und des Casemix Index überwiegend auf einen Preisanstieg und somit auf angebotsseitige Faktoren zurückzuführen sei.

Im Rahmen des Gutachtens zur Untersuchung der Mengenentwicklung beziehen Schreyögg et al. (2014) zusätzlich zur Bevölkerungsentwicklung die Veränderungen der Mortalität und Morbidität als nachfragerelevante Indikatoren mit ein. Hierfür ziehen sie neben den Daten aus § 21 KHEntgG auch die Bevölkerungsstatistik sowie die Sterbefallstatistik der statistischen Landesämter und die ambulanten Diagnosedaten aus § 295 SGB V heran. Die Wirkungen werden auch nach verschiedenen MDCs analysiert. Es zeigte sich, dass die Nachfrageseite in den betrachteten Jahren 2007 bis 2011 einen Einfluss auf die Fallzahlentwicklung aufweist. Der Einfluss variierte deutlich zwischen den MDCs. Bei MDCs mit besonders starkem absoluten und relativen Wachstum (MDC 5 und 8) zeigte sich ein schwächerer Einfluss der Nachfrage als im Durchschnitt über alle MDCs (Schreyögg et al. 2014).

■ ■ **Unter den Teilkomponenten der Nachfrageseite spielen Morbiditätsveränderungen die größte Rolle**

In einer aktuellen Studie erweitern Krämer und Schreyögg (2019) den methodischen Ansatz zur Analyse des Beitrags der Nachfrageseite auf die Fallzahlentwicklung. Auch hier werden die Bevölkerungsentwicklung, Veränderungen der Morbidität und Mortalität als nachfrageseitige Determinanten der Fallzahlsteigerung einbezogen (2007 bis 2011). Es zeigt sich, dass die nachfrageseitigen Determinanten über alle MDCs hinweg insgesamt ca. 20 % des Fallzahlanstiegs erklären. Die Studie kann außerdem zeigen, dass innerhalb der Indikatoren auf der Nachfrageseite die Veränderung der Morbidität insgesamt den größten Effekt auf die Mengenentwicklung hat. Die Bevölkerungsentwicklung spielt hingegen eine untergeordnete Rolle. Die Studie ermöglicht auch eine Differenzierung des Effekts nach verschiedenen Altersgruppen. Die Bevölkerungsentwicklung nimmt in Altersgruppen unter 80 Jahren den zweitwichtigsten Stellenwert ein, während der Todeszeitpunkt, hier erfasst durch das letzte Jahr vor dem Tod, die zweitgrößte Rolle in Altersgruppen über 80 Jahren spielt (Krämer und Schreyögg 2019).

Insgesamt deutet die vorhandene Evidenz darauf hin, dass die Fallzahlentwicklung nicht allein durch Veränderungen der Nachfrageseite erklärt werden kann. Dennoch hat die Nachfrageseite einen gewissen Einfluss auf die Fallzahlsteigerungen und dabei insbesondere die Morbiditätsentwicklung. Der Anteil, den die Nachfrageseite an der Mengenentwicklung nimmt, ist dabei offensichtlich stark von der jeweiligen Major Diagnostic Group abhängig (Augurzky et al. 2012; Schreyögg et al. 2014; Krämer und Schreyögg 2019).

Als zweiten Erklärungsstrang für die Fallzahländerung bieten sich von der Angebotsseite gesteuerte Veränderungen in der Leistungserbringung an, die nicht durch externe Veränderungen der Nachfrageseite erklärt werden können. Dies kann sich auf verschiedene Weisen äußern. Zum einen können die Länder die Angebotsstruktur durch Änderungen in der Landeskrankenhausplanung nach § 108 SGB V verändern. Zum anderen kann die Krankenhausvergütung, insbesondere das DRG-System und dessen Änderungen, die Fallzahlentwicklung beeinflussen.

Effekte der Krankenhausstrukturentwicklung und Landeskrankenhausplanung auf die Fallzahlentwicklung sind ungeklärt

Bislang liegen kaum Untersuchungen darüber vor, inwieweit sich Veränderungen in der Krankenhausstruktur, der Landeskrankenhausplanung und bei der Investitionskostenförderung auf die Mengenentwicklung auswirken. Die DRG-Begleitforschung listet diverse Änderungen in der Struktur der Krankenhausversorgung auf, darunter eine Abnahme der Zahl der Krankenhäuser bei gleichbleibender Bettenzahl und Verschiebungen in den Fachabteilungen (Fürstenberg et al. 2013). Es ist jedoch nicht klar, ob diese Veränderungen mit dem Fallpauschalensystem zusammenhängen beziehungsweise ob und wie sich dies in den erbrachten Krankenhausleistungen niederschlägt. Da die Zahl der Krankenhäuser auch vor Einführung des DRG-Systems abgenommen hat (Statistisches Bundesamt 2018), ist hier kein kausaler Einfluss des Fallpauschalensystems zu erwarten. Schreyögg et al. (2014) zeigen außerdem einen starken Zusammenhang zwischen der Fallzahl und der Verweildauer auf. Daher ist denkbar, dass Krankenhäuser auf eine Bettenreduktion mit einer Absenkung der Verweildauer reagieren, um die Fallzahl ausweiten zu können.

Veränderung der Relativgewichte bewirkt Fallzahländerung, die Wirkung der Veränderungen von Basisfallwerten ist unklar

Veränderungen des Landesbasisfallwertes haben vermutlich einen geringen Einfluss auf die Mengenentwicklung. Augurzky et al. (2012) finden in ihrem Gutachten zur Mengenentwicklung keinen Zusammenhang und führen an anderer Stelle aus, dass Basisfallwerte die heterogenen Kostenstrukturen von Krankenhäusern nicht abbilden (Augurzky und Schmitz 2013). Schreyögg et al. (2014) finden einen positiven Zusammenhang zwischen einer Basisfallwertsteigerung und einer Fallzahlerhöhung. Dieser Zusammenhang wird allerdings von den Autoren als nicht belastbar eingeschätzt, unterem anderen da die Datenjahre 2005 und 2006, die eine besonders hohe Varianz aufweisen, nicht einbezogen werden konnten.

Demgegenüber kann mit robusten Ergebnissen gezeigt werden, dass sich Veränderungen der Relativgewichte auf die Fallzahlentwicklung auswirken. Schreyögg et al. (2014) können unter Verwendung der Abrechnungsdaten nach § 21 KHEntgG nachweisen, dass ein Anstieg des Relativgewichts einer DRG in einen Fallzahlanstieg mündet. Durchschnittlich führte ein einprozentiger Anstieg des Relativgewichts einer DRG zu einer Fallzahlerhöhung um 0,2 %. Letztere Erkenntnis fügt sich in die internationale Literatur ein, die nachweisen konnte, dass Preissteigerungen zu vermehrter Inanspruchnahme führen (Dafny 2005). Martinussen und Hagen (2009) und Schreyögg et al. (2014) finden außerdem einen Zusammenhang zwischen der Veränderung der Kalkulationsstichprobe des InEK und Veränderungen in der Leistungserbringung von Krankenhäusern. Das heißt, dass eine Änderung der Leistungserbringung nicht nur durch sich verändernde Kostenstrukturen, sondern auch durch den Zu- und Abgang von Krankenhäusern, die ihre Kostendaten beim InEK einreichen, determiniert wird.

Erste Hinweise auf Upcoding

Erste Untersuchungen zeigen Tendenzen zu Upcoding von Fällen in finanziell attraktiveren Fallpauschalen für Teile des Leistungsspektrums in Deutschland. Für die Neonatologie zeigen Jürges und Köberlein (2015), dass Krankenhäuser einen Spielraum bei der Absenkung des Geburtsgewichts nutzen, um Neugeborene in die nächsthöhere Fallpauschale einzugruppieren. Sie nutzen Daten der deutschen Geburtsstatistik der Jahre 1996 bis 2010 und der strukturierten Qualitätsberichte von 2006 bis 2011. Den Autoren zufolge wurden 12.000 Frühgeborene in eine lukrativere DRG hochkodiert, was Zusatzausgaben von 100 Mio. € entspricht. Reif et al. (2018) bestätigen dies für die Jahre 2005 bis 2011 unter Verwendung von Abrechnungsdaten der Krankenhäuser und zeigen zudem, dass höhere Erlöse keine Auswirkungen auf die Intensität der Pflege haben. Die Autoren bestätigen damit eine von Abler et al. (2011) aufgeworfene Vermutung, die ein Upcoding durch den starken Anstieg von Neugeborenen mit geringen Geburtsgewichten nach Einführung des DRG-Systems bemerkt hatten.

Augurzky et al. (2012) finden ebenso einen Verdacht auf ein Upcoding von Patientinnen und Patienten, indem sie davon ausgehen, dass Krankenhäuser die Fallzahl in der höher vergüteten DRG derselben DRG-Gruppe ausweiten. Einen überproportionalen Zuwachs in ausgewählten DRGs sehen sie als Hinweis auf Upcoding. Dies erfolgt jedoch unter Verwendung von aggregierten Daten und es bleibt unklar, ob es sich um veränderte Kodieranforderungen oder Lerneffekte handelt. Schönfelder et al. (2009) rechneten die durch Upcoding entstandenen Kosten für den Zeitraum von 2004 bis 2009 auf 1,9 bis 3,24 Mrd. € hoch. Hierfür verwendeten sie in den 1980ern ermittelte Anteile des Upcodings am Gesamtfallwachstum aus den USA und übertrugen sie auf zum Teil hochgerechnete, aggregierte Kostendaten der statistischen Bundesämter. Die Begleitforschung lässt die Frage nach einem möglichen Upcoding weitestgehend unbeantwortet (Fürstenberg et al. 2011, 2013).

Diese ersten Untersuchungen zu Upcoding in Deutschland bestätigen internationale Erfahrungen. In den Vereinigten Staaten ist die Upcoding-Praxis von Krankenhäusern als Ergebnis der Anreize des DRG-Systems bereits umfassend nachgewiesen worden (Silverman und Skinner 2004; Dafny 2005). Für Portugal und Italien konnte sie ebenso bestätigt werden, wobei die Autoren die finanziellen Verluste als gering einstufen (Barros und Braun 2017; Berta et al. 2010).

2.4 Untersuchung der Auswirkungen des Fallpauschalensystems auf die technische und Kosteneffizienz

Die Struktur des Fallpauschalensystems setzt bewusst Anreize zur Verbesserung der Effizienz, indem es die Krankenhäuser honoriert, die dieselbe Leistung ressourcenärmer erbringen als ihre Mitstreiter. Ob sich diese Effekte in Deutschland entfaltet haben, ist unklar. Angesichts gestiegener Fallzahlen und gesunkener Verweildauern legen die aggregierten Daten diese Vermutung sehr nahe. Es ist unwahrscheinlich, dass die Zunahme personeller Ressourcen, vornehmlich des ärztlichen Personals, den Effizienzgewinn neutralisiert. Gleichzeitig ist denkbar, dass die Umstellung der Normierung[1] im Jahr 2006 die Effizienzanreize des Fallpauschalensystems gemindert hat (Schreyögg 2017b). Die einzige bisher vorhandene empirische Studie deutet zunächst auf das Gegenteil hin. Herwartz und Strumann (2014) stellten eine signifikante Verschlechterung der technischen Effizienz fest. In ihrer Analyse wählten die Autoren allerdings einen Beobachtungszeitraum von 1995 bis 2006, der bereits kurz nach der verpflichtenden Einführung des Fallpauschalensystems endet. Es ist unwahrscheinlich, dass sich die zu erwartenden Effekte des neuen Vergütungssystems in dieser Zeit schon vollständig entfalten konnten. Die Fallzahlentwicklung ist im Jahr 2005 beispielsweise negativ und verzeichnet erst im Jahr 2006 wieder eine positive Wachstumsrate. Zudem werden die Ergebnisse der Autoren durch das parallel modifizierte ambulante Operieren verzerrt.

International ist die Evidenz zur Verbesserung der Effizienz uneindeutig und vom Länderkontext abhängig. In Norwegen, Portugal

---

[1] In der seit 2005/2006 geltenden Normierung wird die absolute Summe des nationalen Casemix-Volumens konstant gehalten. Dies zieht so genannte Katalogeffekte – die unterschiedliche Bewertung identischer Fälle in unterschiedlichen G-DRG-Versionen – mit sich.

und Schweden konnten Forscher positive Auswirkungen von Fallpauschalen auf die technische Effizienz der Leistungserbringung feststellen (Gerdtham et al. 1999a, 1999b; Gonçalves und Barros 2013; Dismuke und Sena 1999; Biørn et al. 2003). In der Schweiz lassen sich leichte Zuwächse in der Kosteneffizienz ausmachen (Widmer 2015). Die Effizienzgewinne ließen sich entweder durch einen geringeren Ressourceneinsatz – beispielsweise kürzere Verweildauern und weniger Personaleinsatz –, eine Steigerung der Fallzahlen oder beides zurückführen. In anderen Industrienationen hingegen lässt sich kein Effekt finden. In Österreich und den Vereinigten Staaten ist die erhoffte Steigerung der technischen Effizienz bisher ausgeblieben (Sommersguter-Reichmann 2000; Borden 1988; Chern und Wan 2000).

2.5 Auswirkungen des Fallpauschalensystems auf die Behandlungsqualität

Grundsätzlich wurde das Fallpauschalensystem eingeführt, um die Wirtschaftlichkeit, Transparenz und Effizienz des Krankenhauswesens zu verbessern (Deutscher Bundestag 2001, O'Reilly et al. 2012). Diese positiven Anreize können negative Auswirkung auf die Behandlungsqualität nehmen. Dazu zählen die bevorzugte Aufnahme von bestimmten Patientengruppen (cream-skimming), das Unterlassen notwendiger, aber kostenintensiver Prozesse sowie die medizinisch verfrühte Entlassung von Patienten (bloody discharges), um einem Abschlag bei Kurzliegern zu entgehen beziehungsweise um neue Patienten aufzunehmen. Dies kann sich in höheren Mortalitätsraten während oder nach dem stationären Aufenthalt äußern sowie zu höheren Wiedereinweisungsraten führen.

Die Auswirkungen der Einführung des Fallpauschalensystems auf die Behandlungsqualität ist in Deutschland weitestgehend unerforscht. Daher können derzeit kaum belastbaren Aussagen dazu getroffen werden, ob das Fallpauschalensystem einen positiven, negativen oder keinen Effekt auf die Qualität der Leistungserbringung genommen hat. Die wenigen Untersuchungen, die sich dieser Frage angenommen haben, basieren auf den strukturierten Qualitätsberichten. Die Begleitforschung des Fallpauschalensystems stellt einen generellen Rückgang der poststationären Mortalität zwischen 2004 und 2010 fest, jedoch ist nicht klar, ob dies durch das Fallpauschalensystem beeinflusst wurde, da keine Kontrollgruppe existiert. Zugleich verbleibt unklar, ob sich die Mortalität je nach Diagnosegruppe unterschiedlich entwickelt hat (Fürstenberg et al. 2013, 2011).

Der internationale Forschungsstand ergibt kein eindeutiges Bild (O'Reilly et al. 2012). Unklar ist zunächst, ob es zu einer bevorzugten Aufnahme lukrativer Patienten kommt. Für Norwegen konnte dieser Verdacht bei leichteren orthopädischen Diagnosen nachgewiesen werden, indem diesen Patientengruppen ein Behandlungsvorzug gegeben wurde (Martinussen und Hagen 2009). Dies wird durch Ergebnisse aus England unterstützt. Papanicolas und McGuire (2015) stellten fest, dass die Einführung des Fallpauschalensystems zu einer Ausweitung einer finanziell attraktiven Hüft-TEP-Prozedur gegenüber der weniger hoch vergüteten, aber von den Leitlinien empfohlenen Prozedur geführt hat. In England und Norwegen weisen Untersuchungen außerdem auf Verlagerungen der Leistungserbringung von stationären Behandlungen zu Tagesfällen (Martinussen und Hagen 2009; O'Reilly et al. 2012) sowie in den USA auf Verlegungen aus dem Krankenhaus zu kostenärmeren Leistungserbringern hin (Sager et al. 1989). Es bleibt aber unklar, ob dies zu Qualitätseinbußen führt. US-basierte Studien legen die Vermutung einer verfrühten Entlassung nahe (Rogers et al. 1990; Kosecoff et al. 1990). Kosecoff et al. (1990) zeigen beispielsweise auf, dass die Rate an instabil entlassenen Patienten in den ersten drei Jahren nach Einführung des Fallpauschalensystems von 10 % auf 15 % gestiegen ist.

Bezüglich der Ergebnisindikatoren ergibt sich international erneut ein gemischtes Bild.

Grundsätzlich zeigt sich nach der Einführung des Fallpauschalensystems weder eine Qualitätsverbesserung noch eine -verschlechterung. Die Untersuchungen aus England und den USA wenige Jahre nach Einführung des Fallpauschalensystems kommen grundsätzlich zu dem Schluss, dass die Qualität konstant geblieben ist (Davis und Rhodes 1988; Rich und Freedland 1988; Farrar et al. 2009). In Frankreich konnte kein Einfluss des Fallpauschalensystems auf Wiedereinweisungen nach chirurgischen Eingriffen gefunden werden. Letztere Rate hat über die vergangenen Jahre zwar zugenommen, dies ist jedoch nicht durch das Fallpauschalensystem hervorgerufen worden (Vuagnat et al. 2018). Ein unklares Bild zeigen währenddessen die Schweiz und Japan auf. Hier wird die Einführung des Fallpauschalensystems mit geringeren Mortalitätsraten im Krankenhaus, aber gestiegenen Wiedereinweisungsraten im Krankenhaus in Verbindung gebracht (Kutz et al. 2019; Hamada et al. 2012).

2.6 Diskussion: Die Auswirkungen der DRG-Einführung bleiben bei zahlreichen Indikatoren unklar

Der bisherige Wissensstand bezüglich der Wirkungen des G-DRG-Systems ist in weiten Teilen uneindeutig. Als weitestgehend gesichert darf der mäßige Einfluss der Nachfrageseite auf die Mengenentwicklung gelten. Die genaue Effektstärke variiert dabei stark zwischen den Diagnosegruppen (Major Diagnostic Groups) (Schreyögg et al. 2014; Augurzky et al. 2012). Ebenso darf als gesichert gelten, dass Veränderungen der Angebotsseite einen stärkeren Einfluss auf die Fallzahlentwicklung nehmen. Hierbei kommt es sowohl zu einer durch Preisänderungen induzierten Mengenausweitung als auch zu Upcoding (Jürges und Köberlein 2015; Reif et al. 2018). Beides bestätigt die internationale Literatur (Silverman und Skinner 2004; Dafny 2005; Barros und Braun 2017).

Im Gegensatz hierzu bleibt es relativ unklar, ob die Einführung des Fallpauschalensystems zu einer Verbesserung der technischen Effizienz oder Kosteneffizienz geführt hat. Ebenso ist nicht bekannt, ob die Einführung des Fallpauschalensystems einen Einfluss auf die Behandlungsqualität genommen hat. Auch die Evidenz in der internationalen Literatur ist in den letzteren Bereichen heterogen (O'Reilly et al. 2012). International zeigen sich Hinweise auf *cream-skimming* und vorzeitige Entlassungen, beziehungsweise *bloody discharges* sowie höhere Wiedereinweisungsraten, aber geringe Effekte auf die Mortalität. Die mangelnde Evidenz, insbesondere hinsichtlich der Auswirkungen auf die Versorgungsqualität, macht eine ganzheitliche Bewertung des Fallpauschalensystems rund 15 Jahre nach seiner Einführung schwierig.

■■ **Hürden beim Datenzugang sowie fehlende Kontrollgruppe als Ursache für Mangel an Evidenz**

Die unbefriedigende Studienlage ist auf zahlreiche Gründe zurückzuführen. Erstens wurde das neue Vergütungssystem zunächst auf freiwilliger Basis und anschließend bundesweit verpflichtend eingeführt. Eine randomisierte Kontrollgruppe von Krankenhäusern, die das DRG-System zunächst nicht einführten, existiert nicht. Zweitens beginnt die diagnosebezogene Fallpauschalenstatistik erst mit Einführung des Fallpauschalensystems. Dies erschwert Vergleiche vor und nach Einführung des Fallpauschalensystems bezüglich zu betrachtender Indikatoren. Beispielsweise kann somit nur eine unzureichende Risikoadjustierung für Qualitätsvergleiche vor und nach Einführung vorgenommen werden. Drittens ist der Zugang zu den Daten nach § 21 KHEntgG über das Forschungsdatenzentrum des Statistischen Bundesamtes für komplexere Analysen kaum oder nur sehr schwer nutzbar (siehe hierzu im Detail z. B. Schreyögg 2017a). Gleichzeitig beinhaltet dieser Datensatz nur die stationäre Perspektive und z. B. keine post-stationäre Mortalität. Der Datensatz nach § 303 SGB V beim DIMDI enthält bisher keine Krankenhausinstitutionskennzeichen (IK) und ist somit für solche Analysen nicht nutzbar. Dieses Problem wird mit dem Digitale-Versorgungs-Gesetz angegangen. Die künftige Nutzbarkeit dieses Datensatzes zur Adressierung der hier skizzierten Fragestellungen wird maßgeblich davon abhängen, ob das Gesetz so umgesetzt wird, dass Forscher – etwa über eine VPN-Verbindung einen Zugriff auf den Volldatensatz erhalten. Nur mit einem solchen Zugang können komplexere Modelle geschätzt werden, die in diesem Kontext erforderlich sind. Viertens sind die Daten der Kalkulationsstichprobe nicht für Forschungszwecke geöffnet. Auch die Begleitforschung konnte diesen Datensatz nicht nutzen, der für zahlreiche Fragestellungen relevant ist.

Die dargestellten Hürden für die Analyse der Wirkungen des DRG-Systems unterstreichen die Notwendigkeit, einen Zugang zu Individualdaten auf internationalem Niveau zu schaffen. Das Ziel sollte die kassenübergreifende Zusammenführung der Abrechnungsdaten aus den unterschiedlichen Sektoren des Gesundheitssystems sein. Dies ermöglicht es der Forschung, politischen Entscheidungen mit wissenschaftlicher Evidenz zur Seite zu stehen, durchgeführte Reformen zu überprüfen und eventuelle Nachadjustierungen vorzunehmen. Das Digitale-Versorgungs-Gesetz hat hierfür die gesetzlichen Voraussetzungen geschaffen.

Darüber hinaus sollte künftig bei ähnlichen Politikinterventionen eine gezielte und behutsame Pilotierung mit einer randomisierten Kontrollgruppe erfolgen. Die stufenweise Einführung der Fallpauschalenvergütung in den Schweizer Kantonen (Widmer 2015; Kutz et al. 2019) und das Experimentieren mit verschiedenen Fallpauschalensystemen in Norwegen (Kjerstad 2003) erlauben heute einen Vergleich der Wirkung von DRG-Systemen mit anderen Vergütungsmodalitäten und ermöglichen eine sauberere Trennung von kausalen Effekten des Vergütungssystems und anderen Entwicklungen.

Literatur

Abler S, Verde P, Stannigel H, Mayatepek E, Hoehn T (2011) Effect of the introduction of diagnosis related group systems on the distribution of admission weights in very low birthweight infants. Arch Dis Child 96(3):F186. https://doi.org/10.1136/adc.2010.192500

AOK-Bundesverband, BKK Bundesverband, IKK-Bundesverband, See-Krankenkasse, Bundesverband der landwirtschaftlichen Krankenkassen, Bundesknappschaft, Verband der Angestellten-Krankenkassen e. V., AEV-Arbeiter-Ersatzkassenverband, Verband der Privaten Krankenversicherung, Deutsche Krankenhausgesellschaft (2004) Vereinbarung zum Fallpauschalensystem für Krankenhäuser für das Jahr 2005 (Fallpauschalenvereinbarung 2005 – FPV 2005). AOK-Bundesverband, BKK Bundesverband, IKK-Bundesverband, See-Krankenkasse, Bundesverband der landwirtschaftlichen Krankenkassen, Bundesknappschaft, Verband der Angestellten-Krankenkassen e. V., AEV-Arbeiter-Ersatzkassenverband, Verband der Privaten Krankenversicherung, Deutsche Krankenhausgesellschaft, Berlin, Bonn, Essen, Bergisch Gladbach, Hamburg, Kassel, Bochum, Siegburg, Köln

Augurzky B, Gülker R, Mennicken R, Felder S, Meyer S, Wasem J et al (2012) Mengenentwicklung und Mengensteuerung stationärer Leistungen. Endbericht. Forschungsprojekt im Auftrag des GKV-Spitzenverbandes

Augurzky B, Schmitz H (2013) Wissenschaftliche Untersuchung zu den Ursachen unterschiedlicher Basisfallwerte der Länder als Grundlage der Krankenhausfinanzierung. Forschungsprojekt im Auftrag des Bundesministeriums für Gesundheit. Rheinisch-Westfälisches Institut für Wirtschaftsforschung, Essen

Barros P, Braun G (2017) Upcoding in a National Health Service: the evidence from Portugal. Health Econ 26(5):600–618. https://doi.org/10.1002/hec.3335

Berta P, Callea G, Martini G, Vittadini G (2010) The effects of upcoding, cream skimming and readmissions on the Italian hospitals efficiency: a population-based investigation. Econ Model 27(4):812–821. https://doi.org/10.1016/j.econmod.2009.11.001

Biørn E, Hagen TP, Iversen T, Magnussen J (2003) The effect of activity-based financing on hospital efficiency: a panel data analysis of DEA efficiency scores 1992–2000. Health Care Manag Sci 6(4):271–283. https://doi.org/10.1023/A:1026212820367

Blum K, Offermanns M (2012) Einflussfaktoren des Fallzahl- und Case Mix-Anstieges in deutschen Krankenhäusern. Gutachten. Deutsches Krankenhausinstitut (DKI), Deutsche Krankenhausgesellschaft

(DKG). Deutsches Krankenhausinstitut e. V., Düsseldorf

Borden JP (1988) An assessment of the impact of diagnosis-related group (DRG)-based reimbursement on the technical efficiency of New Jersey hospitals using data envelopment analysis. J Account Public Policy 7(2):77–96. https://doi.org/10.1016/0278-4254(88)90012-9

Chern J-Y, Wan TTH (2000) The impact of the prospective payment system on the technical efficiency of hospitals. J Med Syst 24(3):159–172. https://doi.org/10.1023/A:1005542324990

Coulam RF, Gaumer GL (1992) Medicare's prospective payment system: a critical appraisal. Health Care Financ Rev 1991(Suppl):45–77 (https://www.ncbi.nlm.nih.gov/pubmed/25372306. Zugegriffen: 14. November 2019)

Dafny LS (2005) How do hospitals respond to price changes? Am Econ Rev 95(5):1525–1547. https://doi.org/10.1257/000282805775014236

Davis CK, Rhodes DJ (1988) The impact of DRGs on the cost and quality of health care in the United States. Health Policy 9(2):117–131. https://doi.org/10.1016/0168-8510(88)90029-2

Deutscher Bundestag (1999) Gesetzentwurf der Fraktionen SPD und BÜNDNIS90/DIE GRÜNEN. Entwurf eines Gesetzes zur Reform der gesetzlichen Krankenversicherung ab dem Jahr 2000 (GKV-Gesundheitsreform 2000). Drucksache 14/1245

Deutscher Bundestag (2001) Gesetzentwurf der Fraktionen SPD und BÜNDNIS 90/DIE GRÜNEN. Entwurf eines Gesetzes zur Einführung des diagnoseorientierten Fallpauschalensystems für Krankenhäuser (Fallpauschalengesetz – FPG). Drucksache 14/6893

Deutscher Bundestag (2002) Antwort der Bundesregierung auf die Kleine Anfrage der Abgeordneten Dr. Hans Georg Faust, Wolfgang Lohmann (Lüdenscheid), Dr. Wolf Bauer, weiterer Abgeordneter und der Fraktion der CDU/CSU. Drucksache 14/9810 2002

Deutscher Bundestag (2004) Gesetzesentwurf der Fraktionen SPD und BÜNDNIS 90/DIE GRÜNEN. Entwurf eines Zweiten Gesetzes zur Änderung der Vorschriften zum diagnose-orientierten Fallpauschalensystem für Krankenhäuser und zur Änderung anderer Vorschriften (Zweites Fallpauschalenänderungsgesetz – 2. FPÄndG). Drucksache 15/3672.

Deutscher Bundestag (2008) Gesetzentwurf der Bundesregierung. Entwurf eines Gesetzes zum ordnungspolitischen Rahmen der Krankenhausfinanzierung ab dem Jahr 2009 (Krankenhausfinanzierungsreformgesetz – KHRG). Drucksache 16/10807

Deutscher Bundestag (2015) Gesetzentwurf der Fraktionen CDU/CSU und SPD. Entwurf eines Gesetzes zur Reform der Strukturen der Krankenhausversorgung (Krankenhausstrukturgesetz – KHSG). Drucksache 18/5372

Dismuke CE, Sena V (1999) Has DRG payment influenced the technical efficiency and productivity of diagnostic technologies in Portuguese public hospitals? An empirical analysis using parametric and non-parametric methods. Health Care Manag Sci 2(2):107–116. https://doi.org/10.1023/A:1019027509833

Ellis RP, McGuire TG (1996) Hospital response to prospective payment: Moral hazard, selection, and practice-style effects. J Health Econ 15(3):257–277. https://doi.org/10.1016/0167-6296(96)00002-1

Farrar S, Yi D, Sutton M, Chalkley M, Sussex J, Scott A (2009) Has payment by results affected the way that English hospitals provide care? Difference-in-differences analysis. BMJ 339:b3047. https://doi.org/10.1136/bmj.b3047

Feder J, Hadley J, Zuckerman S (1987) How did medicare's prospective payment system affect hospitals? N Engl J Med 317(14):867–873. https://doi.org/10.1056/NEJM198710013171405

Fürstenberg T, Laschat M, Zich K, Klein S, Gierling P, Nolting H-D, Schmidt T (2011) G-DRG-Begleitforschung gemäß § 17b Abs. 8 KHG. Endbericht des zweiten Forschungszyklus (2006 bis 2008). IGES Institut, Berlin (Untersuchung im Auftrag des deutschen DRG-Instituts (InEK))

Fürstenberg T, Laschat M, Zich K, Klein S, Gierling P, Nolting H-D, Schmidt T (2013) G-DRG-Begleitforschung gemäß § 17b Abs. 8 KHG. Endbericht des dritten Forschungszyklus (2008 bis 2010). IGES Institut, Berlin (Untersuchung im Auftrag des deutschen DRG-Instituts (InEK).)

Gerdtham U-G, Löthgren M, Tambour M, Rehnberg C (1999a) Internal markets and health care efficiency: a multiple-output stochastic frontier analysis. Health Econ 8(2):151–164. https://doi.org/10.1002/(SICI)1099-1050(199903)8:2%3C151::AID-HEC411%3E3.0.CO;2-Q

Gerdtham U-G, Rehnberg C, Tambour M (1999b) The impact of internal markets on health care efficiency: evidence from health care reforms in Sweden. Appl Econ 31(8):935–945. https://doi.org/10.1080/000368499323652

Gonçalves R, Barros PP (2013) Economies of scale and scope in the provision of diagnostic techniques and therapeutic services in Portuguese hospitals. Appl Econ 45(4):415–433. https://doi.org/10.1080/00036846.2011.605758

Hamada H, Sekimoto M, Imanaka Y (2012) Effects of the per diem prospective payment system with DRG-like grouping system (DPC/PDPS) on resource usage and healthcare quality in Japan. Health Policy 107(2):194–201. https://doi.org/10.1016/j.healthpol.2012.01.002

Herwartz H, Strumann C (2014) Hospital efficiency under prospective reimbursement schemes: an empirical assessment for the case of Germany. Eur J Health

Econ 1(2):175–186. https://doi.org/10.1007/s10198-013-0464-5

Jürges H, Köberlein J (2015) What explains DRG upcoding in neonatology? The roles of financial incentives and infant health. J Health Econ 43:13–26. https://doi.org/10.1016/j.jhealeco.2015.06.001

Kahn KL, Keeler EB, Sherwood MJ, Rogers WH, Draper D, Bentow SS et al (1990) Comparing outcomes of care before and after implementation of the DRG-based prospective payment system. JAMA 264(15):1984–1988. https://doi.org/10.1001/jama.1990.03450150084036

KFPV Verordnung zum Fallpauschalensystem für Krankenhäuser (KFPV) vom 19. September 2002 (BGBl I Nr 68 S 3674)

KFPV 2004 Verordnung zum Fallpauschalensystem für Krankenhäuser für das Jahr 2004 (Fallpauschalenverordnung 2004) vom 13. Oktober 2003 (BGBl I Nr 51 S 1995)

KFPV 2005 Verordnung zur Bestimmung vorläufiger Landes-Basisfallwerte im Fallpauschalensystem für Krankenhäuser für das Jahr 2005 (Fallpauschalenverordnung 2005) vom 12. Mai 2005 (BGBl I Nr 28 S 1335)

Kjerstad E (2003) Prospective funding of general hospitals in Norway—incentives for higher production? Int J Health Care Finance Econ 3(4):231–251. https://doi.org/10.1023/A:1026084304382

Kosecoff J, Kahn KL, Rogers WH, Reinisch EJ, Sherwood MJ, Rubenstein LV et al (1990) Prospective payment system and impairment at discharge: the "quicker-and-sicker" story revisited. JAMA 264(15):1980–1983. https://doi.org/10.1001/jama.1990.03450150080035

Krämer J, Schreyögg J (2019) Demand-side determinants of rising hospital admissions in Germany: the role of ageing. Eur J Health Econ 20(5):715–728. https://doi.org/10.1007/s10198-019-01033-6

Kumar A, Schoenstein M (2013) Managing Hospital Volumes: Germany and Experiences from OECD Countries. OECD Health Working Papers No 64. https://doi.org/10.1787/5k3xwtg2szzr-en

Kutz A, Gut L, Ebrahimi F, Wagner U, Schuetz P, Mueller B (2019) Association of the Swiss diagnosis-related group reimbursement system with length of stay, mortality, and readmission rates in hospitalized adult patients. JAMA 2(2):e188332–e188332. https://doi.org/10.1001/jamanetworkopen.2018.8332

Leber W-D, Schlottmann N, von Stackelberg J-M (2001) Die Einführung von DRGs in Deutschland – Erste Vereinbarungen der gemeinsamen Selbstverwaltung. In: Arnold M, Litsch M, Schnellschmidt H (Hrsg) Krankenhaus-Report 2000. Schwerpunkt: Vergütungsreform mit DRGs. Schattauer, Stuttgart, S 75–86

Martinussen PE, Hagen TP (2009) Reimbursement systems, organisational forms and patient selection: evidence from day. Health Econ Policy Law 4(2):139–158. https://doi.org/10.1017/S1744133109004812

O'Reilly J, Busse R, Häkkinen U, Or Z, Street A, Wiley M (2012) Paying for hospital care: the experience with implementing activity-based funding in five European countries. Health Econ Policy Law 7(1):73–101. https://doi.org/10.1017/S1744133111000314

Papanicolas I, McGuire A (2015) Do financial incentives trump clinical guidance? Hip Replacement in England and Scotland. J Health Econ 44:25–36. https://doi.org/10.1016/j.jhealeco.2015.08.001

Reif S, Wichert S, Wuppermann A (2018) Is it good to be too light? Birth weight thresholds in hospital reimbursement systems. J Health Econ 59:1–25. https://doi.org/10.1016/j.jhealeco.2018.01.007

Rich MW, Freedland KE (1988) Effect of DRGs on three-month readmission rate of geriatric patients with congestive heart failure. Am J Public Health 78(6):680–682. https://doi.org/10.2105/AJPH.78.6.680

Roeder N, Bunzemeier H, Fiori W (2008) Ein lernendes Vergütungssystem. Vom Budgetierungsinstrument zum deutschen Preissystem. In: Klauber J, Robra B-P, Schellschmidt H (Hrsg) Krankenhaus-Report 2007. Schwerpunkt: Krankenhausvergütung – Ende der Konvergenzphase? Schattauer, Stuttgart, S 23–47

Rogers WH, Draper D, Kahn KL, Keeler EB, Rubenstein LV, Kosecoff J, Brook RH (1990) Quality of care before and after implementation of the DRG-based prospective payment system: a summary of effects. JAMA 264(15):1989–1994. https://doi.org/10.1001/jama.1990.03450150089037

Russell LB, Manning CL (1989) The effect of prospective payment on medicare expenditures. N Engl J Med 320(7):439–444. https://doi.org/10.1056/NEJM198902163200706

Sachverständigenrat zur Begutachtung der Entwicklung des Gesundheitswesens (2018) Bedarfsgerechte Steuerung des Gesundheitswesens. Gutachten 2018, 1. Aufl. Medizinisch Wissenschaftliche Verlagsgesellschaft, Berlin

Sager MA, Easterling DV, Kindig DA, Anderson OW (1989) Changes in the location of death after passage of medicare's prospective payment system. N Engl J Med 320(7):433–439. https://doi.org/10.1056/NEJM198902163200705

Schönfelder T, Balázs S, Klewer J (2009) Kosten aufgrund von DRG-Upcoding durch die Einführung der Diagnosis Related Groups in Deutschland. Heilberufe 61(3):77–81. https://doi.org/10.1007/s00058-009-1516-1

Schreyögg J (2017a) Big Data: Datenbestände für Wissenschaft und Patienteninformation effektiver nutzen. Hg. v. Bertelsmann Stiftung (Der digiatle Patient). https://blog.der-digitale-patient.de/big-data-datenbestaende-effektiver-nutzen/. Zugegriffen: 14. Nov. 2019

Literatur

Schreyögg J (2017b) Vorschläge für eine anreizbasierte Reform der Krankenhausvergütung. In: Klauber J, Geraedts M, Friedrich J, Wasem J (Hrsg) Krankenhaus-Report 2017. Schwerpunkt: Zukunft gestalten. Schattauer, Stuttgart, S 13–26

Schreyögg J (2019) Changes in hospital financing and organization and their impact on hospital performance: oxford university press pages. https://oxfordre.com/economics/view/10.1093/acrefore/9780190625979.001.0001/acrefore-9780190625979-e-380. Zugegriffen: 14. Nov. 2019

Schreyögg J, Bäuml M, Krämer J, Dette T, Busse R, Geissler A (2014) Forschungsauftrag zur Mengenentwicklung nach § 17b Abs. 9 KHG. Endbericht. Hamburg Center for Health Economics (hche), Hamburg

Shleifer A (1985) A theory of yardstick competition. Rand J Econ 16(3):319–327. https://doi.org/10.2307/2555560

Silverman E, Skinner J (2004) Medicare upcoding and hospital ownership. J Health Econ 23(2):369–389. https://doi.org/10.1016/j.jhealeco.2003.09.007

Sommersguter-Reichmann M (2000) The impact of the Austrian hospital financing reform on hospital productivity: empirical evidence on efficiency and technology changes using a non-parametric input-based Malmquist approach. Health Care Manag Sci 3(4):309–321. https://doi.org/10.1023/A:1019022230731

Statistisches Bundesamt (2018) Gesundheit. Grunddaten der Krankenhäuser. DeStatis, Wiesbaden

Theurl E, Winner H (2007) The impact of hospital financing on the length of stay: evidence from Austria. Health Policy 82(3):375–389. https://doi.org/10.1016/j.healthpol.2006.11.001

Vuagnat A, Yilmaz E, Roussot A, Rodwin V, Gadreau M, Bernard A et al (2018) Did case-based payment influence surgical readmission rates in France? A retrospective study. BMJ Open 8(2):e18164. https://doi.org/10.1136/bmjopen-2017-018164

Widmer PK (2015) Does prospective payment increase hospital (in)efficiency? Evidence from the Swiss hospital sector. Eur J Health Econ 16(4):407–419. https://doi.org/10.1007/s10198-014-0581-9

Open Access Dieses Kapitel wird unter der Creative Commons Namensnennung 4.0 International Lizenz (http://creativecommons.org/licenses/by/4.0/deed.de) veröffentlicht, welche die Nutzung, Vervielfältigung, Bearbeitung, Verbreitung und Wiedergabe in jeglichem Medium und Format erlaubt, sofern Sie den/die ursprünglichen Autor(en) und die Quelle ordnungsgemäß nennen, einen Link zur Creative Commons Lizenz beifügen und angeben, ob Änderungen vorgenommen wurden.

Die in diesem Kapitel enthaltenen Bilder und sonstiges Drittmaterial unterliegen ebenfalls der genannten Creative Commons Lizenz, sofern sich aus der Abbildungslegende nichts anderes ergibt. Sofern das betreffende Material nicht unter der genannten Creative Commons Lizenz steht und die betreffende Handlung nicht nach gesetzlichen Vorschriften erlaubt ist, ist für die oben aufgeführten Weiterverwendungen des Materials die Einwilligung des jeweiligen Rechteinhabers einzuholen.

Systeme der Krankenhausfinanzierung

Jürgen Wasem

3.1 Einleitung – 42

3.2 Ziele von Vergütungssystemen für Krankenhäuser – 42

3.3 Überblick über Maßstäbe für die Vergütung von Krankenhäusern – 43
3.3.1 Finanzierung der Krankenhäuser durch ein Budget – 44
3.3.2 Vergütung nach Anzahl potenzieller Patienten – 45
3.3.3 Vergütung nach Anzahl und Art der erbrachten Leistungen – 45
3.3.4 Pay-for-Performance – 48

3.4 Schlussfolgerungen – 49

Literatur – 50

© Der/die Autor(en) 2020
J. Klauber et al. (Hrsg.), *Krankenhaus-Report 2020*, https://doi.org/10.1007/978-3-662-60487-8_3

● ● Zusammenfassung

Krankenhäuser können auf unterschiedliche Weise finanziert werden. Es bestehen verschiedene Ziele, die mit der Finanzierung von Krankenhäusern verbunden werden können. Der Beitrag gibt einen knappen Überblick über die möglichen Modelle der Krankenhausfinanzierung – insbesondere Budgets, Vergütung von unterschiedlich abgrenzbaren Leistungen (Pflegetage, medizinische Interventionen, Fälle), Vergütung für Behandlungserfolg – und stellt die diskutierten Anreizwirkungen mit Blick auf die Ziele dar. Ein „optimales" System der Krankenhausfinanzierung existiert nicht, Spannungsverhältnisse müssen ausbalanciert werden, wobei Wertentscheidungen eine zentrale Rolle zukommt.

Hospitals can be financed in different ways. Different goals exist which can be achieved through mechanisms of hospital financing. The paper gives a brief overview over possible models of hospital financing – in particular budgets, paying for hospital days, medical interventions, cases, pay for performance are described with regard to the objectives of the incentives discussed and their effects. An "optimal" system of hospital finance does not exist. Trade-offs have to be balanced, with value-based decisions playing an important role.

3.1 Einleitung

Teilnehmer am Wirtschaftsleben reagieren auf ökonomische Anreize (Prendergast 1999). Dies gilt auch für Leistungserbringer im Gesundheitswesen, insbesondere Ärzte und Krankenhäuser (Christianson und Conrad 2011). Da Krankenhäuser weit überwiegend nicht auf Märkten direkt durch die Patienten, sondern durch staatliche Stellen oder Krankenversicherer bezahlt werden, besteht einerseits die Notwendigkeit, die Spielregeln dafür zu bestimmen, andererseits bietet diese Zahlungsbeziehung die Gelegenheit, durch die Ausgestaltung des Finanzierungsmechanismus erwünschte Verhaltensweisen hervorzurufen bzw. unerwünschte Verhaltensweisen negativ zu sanktionieren. Dies gilt insbesondere, als in den meisten Ländern die Krankenhausversorgung der größte „Ausgabenblock" ist, auf den zwischen 20 und 40 % der Gesundheitsausgaben entfallen.[1]

So überrascht es nicht, dass die Krankenhausfinanzierung in vielen Ländern regelmäßig Gegenstand von Auseinandersetzungen der Akteure und gesundheitspolitischen Reformen ist. Anreizbasierte Reformen der Krankenhausvergütung werden auch für Deutschland gefordert (Schreyögg 2017). In diesem Beitrag werden zunächst mögliche gesundheitspolitische Ziele thematisiert, die mit Vergütungssystemen für Krankenhäuser vor dem Hintergrund der Anreizwirkungen adressiert werden können, anschließend wird ein Überblick über mögliche Ausgestaltungen von Systemen der Krankenhausfinanzierung und ihre Wirkungen gegeben. Einige Schlussfolgerungen beschließen den Beitrag.

3.2 Ziele von Vergütungssystemen für Krankenhäuser

Vergütungssysteme für medizinische Leistungserbringer sind in der Regel auf mehrere Zielfelder hin ausgerichtet:

- *Bedarfsgerechte Versorgung*: Das Vergütungssystem soll für die Krankenhäuser Anreize setzen, den – gesellschaftlich akzeptierten (dazu: Herr et al. 2018; Robra und Spura 2018) – Bedarf von Patienten in Art und Umfang zu decken. Würden die Krankenhäuser kein ausreichendes Interesse an der Teilnahme an der Versorgung und Erbringung der notwendigen Leistungen

---

[1] Aufgrund der Unterschiedlichkeit der Systeme führt die Abgrenzung der „Krankenhausausgaben" etwa in der OECD-Statistik (stats.oecd.org) zu dieser sehr weiten Spannweite. 2017 weist die OECD für Schweden das Minimum mit 22 % der dortigen Gesundheitsausgaben für den Krankenhausbereich dar, am anderen Ende des Spektrums steht Griechenland mit 42 % (OECD 2019).

haben, würde dieses Ziel ebenso verfehlt wie wenn – umgekehrt – eine deutlich über dem Bedarf liegende Versorgung erbracht würde. Dies schließt ein, dass Krankenhäuser kein Interesse haben sollten, bestimmte Patienten nicht, andere hingegen bevorzugt zu behandeln, also nicht zur Risikoselektion von Patienten(kollektiven) angereizt werden.

- *Qualität der Versorgung*: Die Versorgung soll nicht nur „irgendwie" erbracht werden, sondern sie soll qualitativen Anforderungen genügen. Dies zielt zunächst auf den Prozess der Leistungserbringung, letztlich aber auf die Outcomes, also die Ergebnisqualität. Das Ziel schließt die Umsetzung des medizinisch-wissenschaftlichen und medizinisch technischen Fortschritts bei der Leistungserbringung ein. Würde das Vergütungssystem auf die Erbringung qualitativ minderwertiger Leistungen hinzielen oder medizinischer Fortschritt unbeachtet bleiben, würde dieses Ziel verfehlt.

- *Effizienz bei der Leistungserbringung*: Angesprochen ist zum einen die technische Effizienz, also sowohl die Verwendung der optimalen Kombination der Produktionsfaktoren für eine gegebene Leistung (Koopmans 1951) als auch die ökonomische Effizienz, nach der keine aufwändigere Leistung als erforderlich erbracht wird. Dies bezieht sich in einem weiteren Verständnis auch auf die Effizienz des einrichtungsübergreifenden Behandlungspfades – mithin auf die Frage, ob das Krankenhaus Anreize hat, die Übernahme der Patienten aus anderen Einrichtungen und die Weitergabe an andere Einrichtungen wirtschaftlich angemessen zu organisieren.

- *Gerechtigkeit gegenüber den Leistungserbringern*: Mit dem Einsatz von Vergütungssystemen wird zudem Fairness gegenüber den Leistungserbringern angestrebt (Ellis und McGuire 1993): Dies bezieht sich auf den Vergleich mit anderen Wirtschaftszweigen oder anderen Sektoren des Gesundheitswesens, aber auch auf den Vergleich der Krankenhäuser untereinander. Als eine Minimalbedingung ließe sich formulieren, dass Leistungserbringer innerhalb des Vergütungssystems unter sonst gleichen Kosten- und Effektivitätsbedingungen gleichbehandelt werden (Sell 2000).

- *Fairness gegenüber den Kostenträgern*: In einem System pluraler Finanzierungsträger ist zudem eine sachgerechte Zuordnung von Finanzierungsbeiträgen gegenüber den einzelnen Kostenträgern anzustreben. In einem wettbewerblichen Krankenversicherungssystem mit kollektiver Vergütungsordnung bedeutet dies zum Beispiel, dass vom Vergütungssystem keine verzerrenden Effekte auf den Kassenwettbewerb ausgehen sollten. Umgekehrt aber soll der Kassenwettbewerb über das Vergütungssystem effizienzsteigernd auf die Versorgung wirken (Ebsen et al. 2003). Daher sind z. B. unterschiedliche Preise, die etwa mit unterschiedlicher Marktmacht einhergehen, nicht ausgeschlossen (Barros und Olivella 2011).

In der mikroökonomischen Theoriebildung lassen sich meist unter zu spezifizierenden Voraussetzungen vergleichsweise klare Regeln formulieren, wie ein spezifisches Ziel durch die Ausgestaltung des Vergütungssystems angenähert werden kann. Die Operationalisierung in der institutionellen Realität ist demgegenüber deutlich komplexer. Zudem bestehen mannigfache Zielkonflikte.

3.3 Überblick über Maßstäbe für die Vergütung von Krankenhäusern

Grundsätzlich stehen zahlreiche Möglichkeiten zur Verfügung, wie Krankenhäuser vergütet werden können. Sie werden im Folgenden aufgelistet, bevor einzelne von ihnen ausführlicher besprochen werden (Breyer et al. 2013):

- Vergütung der vom Krankenhaus eingesetzten Faktoreinsatzmengen (z. B. Arbeitszeit der Ärzte, verabreichte Medikamente, Abnutzung der Geräte)

- Vergütung nach der Anzahl der vorgehaltenen Betten
- Vergütung nach der Zahl aller behandelten Patienten, ggf. nach Diagnosen differenziert
- Vergütung nach Anzahl und Art der erbrachten Leistungen (z. B. Operationen, Pflegetage etc.)
- Vergütung nach der Zahl der potenziellen Patienten
- Erreichen bestimmter Qualitäts- und Behandlungsziele (festgemacht an Strukturen, Prozessen oder Ergebnissen)
- Ein von allen diesen Größen unabhängiges Budget

Die meisten dieser konzeptionell denkbaren Möglichkeiten sind international in einzelnen Gesundheitssystemen oder in Bereichen der Krankenhausversorgung auch bereits zum Einsatz gekommen.

3.3.1 Finanzierung der Krankenhäuser durch ein Budget

Das „einfachste" Modell der Finanzierung von Krankenhäusern ist ihre Finanzierung durch ein Budget. Dies ist eine naheliegende Finanzierungsform zum Beispiel staatlicher Krankenhäuser in nationalen Gesundheitsdiensten, in denen das Gesundheitsministerium „seine" Krankenhäuser finanziert. Aber auch in Krankenversicherungssystemen findet sich der Mechanismus, wobei bei Systemen mit mehreren Kostenträgern ein Mechanismus zur Verteilung des Budgets auf die einzelnen Finanzierer zu definieren ist. Budgets können sich auf die Gesamtheit der Ausgaben eines Krankenhauses oder nur auf einzelne Bereiche beziehen. So sind oftmals die Investitionskosten ausgenommen (für die dann eigene Spielregeln gelten), sodass sich das Budget dann nur auf die laufenden „Benutzerkosten" bezieht. In Belgien bestand für während des Krankenhausaufenthaltes eingesetzte Arzneimittel ein Budget (Gerkens und Merkur 2010), in Deutschland wird ab 2020 ein eigenständiges Budget für die Kosten des Pflegepersonals eingerichtet.

Zumeist werden Budgets prospektiv – für einen künftigen Zeitraum – festgesetzt (Cylus und Irwin 2010). Dies gilt etwa auch für das seit 1984 in Deutschland praktizierte Budget für die Benutzerkosten (Tuschen 1984), das im Vorhinein zwischen den Krankenhäusern und den Krankenkassen vereinbart wird. Beim prospektiven Budget bestehen ceteris paribus für das Krankenhäuser Anreize, die Leistungen möglichst kostengünstig zu erbringen, denn überschreiten seine Kosten das Budget, muss es die Differenz tragen, umgekehrt kann es c. p. positive Deckungsbeiträge erzielen. Zu den Instrumenten des Krankenhauses, unter Budget Leistungen einzelwirtschaftlich kostengünstig zu erbringen, gehören allerdings auch Selektion von Patienten und Qualitätsminderung (Simon und Kühn 1999) – es bedarf daher entsprechender Qualitätssicherungsinstrumente.

Auch die Budgets der psychiatrischen Krankenhäuser sind prospektiv ausgerichtet. Dagegen ist das ab 2020 in Deutschland geltende Budget für die Pflegekosten retrospektiv und wird auf Basis der Ist-Ausgaben der Krankenhäuser für diesen Bereich bestimmt (vgl. den Beitrag von Leber und Vogt, ▶ Kap. 7 in diesem Band). Bei einem derart an den Selbstkosten orientierten retrospektiven Budget bestehen nur geringe Anreize zur Wirtschaftlichkeit; umgekehrt sind allerdings die Anreize, Ressourcen zu knapp einzusetzen, ebenfalls gering ausgeprägt und in Bezug auf die Pflegeintensität bestehen keine Anreize zur Risikoselektion.

Zu den Vorzügen des Budgets gehört seine gute Planbarkeit für Krankenhäuser und Finanzierer. Es drohen kurzfristig weder Einnahmeneinbrüche des Krankenhauses noch Ausgabenanstiege der Finanzierer. Zu den Nachteilen gehört, dass von ihm zumindest kurzfristig keine Anreize zu intensiver Leistungserbringung ausgehen. Daher wird das Budget teilweise nur zur Grundfinanzierung eingesetzt und durch andere Mechanismen ergänzt. So erhalten etwa die norwegischen Krankenhäuser ein Budget in Höhe von ca. 60 % der Ausgaben, 40 % werden nach erbrachten Leistungen vergütet (Cylus und Irwin 2010; Ringard et al. 2013).

Ceteris paribus hat ein Krankenhaus unter prospektivem Budget auch keine Anreize zu „guter Medizin". Allerdings ist die damit verbundene Annahme, dass auch eine deutlich rückläufige Leistungsmenge in dynamischer Perspektive keine Effekte auf die Budgethöhe hat, weil einweisende Ärzte und Patienten das „schlechte" Krankenhaus meiden, nicht besonders realistisch. Daher hängt die Wirkung auch von den realen Wettbewerbsverhältnissen ab (Herder-Dorneich und Wasem 1986).

Der Link zwischen Leistungsmenge und Budgethöhe kann auch direkt in den Findungsprozess des Budgets einbezogen werden, etwa indem dieses auch für die kurze Periode nicht starr, sondern flexibel ausgestaltet wird und mit der Leistungsmenge variiert. So ist das Budget in Deutschland seit 1984 (mit der Ausnahme von 1993 bis 1996, wo die Krankenhausbudgets jeweils fix waren) flexibel – seine Höhe verändert sich retrospektiv, wenn die realisierte Leistungsmenge von der bei der Festsetzung zugrunde gelegten Leistungsmenge abweicht. Auch das Budget für die psychiatrischen Einrichtungen wird prospektiv vereinbart, dann aber retrospektiv an die erbrachte Leistungsmenge angepasst (Klever-Deichert et al. 2017).

Soweit historische Budgets fortgeschrieben werden, stellt sich die Frage der Leistungsgerechtigkeit im Vergleich der Krankenhäuser. Die Beurteilbarkeit hängt von der Transparenz über die Leistungen ab, die von den einzelnen Krankenhäusern unter dem Budgetdeckel erbracht werden. Erst mit Einführung des DRG-Systems hatte sich vor 15 Jahren in Deutschland gezeigt, dass Krankenhäuser mit in etwa gleich großen Budgets sehr unterschiedliche Leistungsintensitäten aufwiesen. In Systemen mit mehreren Kostenträgern ist die Ermittlung der von diesen jeweils zu leistenden Budgetanteilen zu regeln – so wurde das Budget in Deutschland bis 2003/2004 im Kern nach Anteilen an den Pflegetagen des Krankenhauses aufgeteilt, seitdem wird es nach Anteilen der Krankenversicherer an seinem Case Mix auf die Kostenträger verteilt.

3.3.2 Vergütung nach Anzahl potenzieller Patienten

Einwohner einer Region oder Versicherte einer Krankenversicherung sind die Grundgesamtheit potenzieller Patienten eines Krankenhauses. In Verbindung mit historischen oder epidemiologischen Daten zur Krankenhaushäufigkeit (in den betreffenden Fachgebieten) können daraus Erwartungen zu der Zahl tatsächlicher Patienten abgeleitet werden. Die Vereinbarung einer Vergütung nach Zahl potenzieller Patienten kommt einem prospektiven Budget für ein Krankenhaus nahe und geht mit ähnlichen Anreizwirkungen einher.

Ein Beispiel ist ein Modellvorhaben in Itzehoe: Dort haben die Krankenkassen basierend auf der Zahl potenzieller Patienten mit dem Klinikum ein regionales Budget für die psychiatrische Versorgung vereinbart (König et al. 2010). Hierbei ändert sich das Budget ceteris paribus nicht, wenn das Krankenhaus verstärkt stationäre Aufenthalt durch ambulante Behandlungen substituiert, sodass ein Anreiz in Richtung effizienter Allokation der Produktionsfaktoren gesetzt ist. Ein solches Modell bedarf der regelmäßigen Anpassung etwa an epidemiologische Entwicklungen.

3.3.3 Vergütung nach Anzahl und Art der erbrachten Leistungen

In der Krankenhausbetriebslehre gibt es eine lange und intensive Diskussion, welche Leistungen ein Krankenhaus eigentlich erbringt – mögliche Definitionen reichen von kleinteiligen einzelnen Handgriffen über Aggregate mittlerer Größenordnung (häufig werden diese Aggregate „Zwischenprodukte" genannt, z. B. Pflegetage, Operationen, Fälle) bis zur Heilung des Patienten als letztlich erstrebtem Ziel der Krankenhausbehandlung (Eichhorn 1987). Die Vergütung erbrachter Leistungen der Krankenhäuser findet in weitem Umfang in Gesundheitssystemen statt, – teilweise als alleiniges Instrument, teilweise in Verbindung mit anderen Mechanismen. Im Folgenden werden drei Varianten unterschieden.

Pflegetage als Anknüpfungspunkt für die Vergütung erbrachter Leistungen

Besonders prominent war lange Zeit die Definition von *Pflegetagen* als Zwischenprodukte der Krankenhäuser, an denen sich die Vergütung orientieren kann. Die Vergütung nach Pflegetagen kann über mehrere Krankenhäuser (z. B. einer Region) einheitlich, für jedes Krankenhaus individuell oder z. B. auch nach Fachabteilungen differenziert erfolgen. Die Anreize zur Wirtschaftlichkeit je Pflegetag variieren zwischen diesen Optionen: Am einen Ende stehen prospektive Pflegesätze, die für eine größere Zahl von Krankenhäusern einheitlich sind – hier bestehen starke Anreize, je Pflegetag möglichst wenig Ressourcen einzusetzen. Inwieweit dies auf ein qualitätsminderndes Cost Cutting hinausläuft, dürfte – ähnlich wie für das Budget oben beschrieben – insbesondere auch davon abhängen, ob und wie intensiv das Krankenhaus einem Wettbewerb ausgesetzt ist.

Werden hingegen die Pflegesätze krankenhausindividuell auf der Basis von Selbstkosten festgesetzt – so etwa „in Reinkultur" im Rahmen der Bundespflegesatzverordnung von 1973 bis zum Krankenhaus-Kostendämpfungsgesetz von 1981 (Bundesministerium für Arbeit und Sozialordnung 1983) – ist der Anreiz zur wirtschaftlichen Erbringung eines Pflegetages deutlich abgeschwächt.

Von der Vergütung für Krankenhäuser über Pflegetage gehen Anreize aus, möglichst viele Pflegetage zu erbringen – was sowohl über eine Ausdehnung der Verweildauer der Patienten als auch über die Generierung von Krankenhausfällen erreicht werden kann. Anreize zur Verweildauerausdehnung werden insbesondere deswegen diskutiert, weil die Pflegesätze meist unabhängig von der Verweildauer sind, die täglichen Kosten eines Krankenhausaufenthaltes jedoch sinken, nachdem die Hauptleistung (z. B. Operation) erbracht worden ist (Neubauer 1984). In der Literatur wurden deswegen schon lange „degressive" Pflegesätze diskutiert, die mit der Verweildauer sinken und so die Anreize zur Verlängerung der Aufenthalte abschwächen (GEBERA und Deutsches Krankenhausinstitut 1984). Mit dem PEPP-System ist ein solcher Ansatz seit wenigen Jahren nunmehr für den Bereich der psychiatrischen Krankenhausversorgung auch implementiert (Wasem et al. 2012).

Unterscheidet sich die Höhe der Pflegesätze zwischen den an der Versorgung teilnehmenden Krankenhäusern, entspricht dies dann dem Grundsatz der Leistungsgerechtigkeit, wenn die unterschiedlichen Ressourcenaufwände notwendig sind, insbesondere weil der durchschnittliche Schweregrad der Patientenkollektive sich entsprechend unterscheidet. Unter dieser Voraussetzung würden einheitliche Pflegesätze dem Grundsatz der Leistungsgerechtigkeit widersprechen. Inwieweit sich die Patientenkollektive zwischen den Krankenhäusern unterscheiden, kann allerdings nur dann festgestellt werden, wenn über Betriebsvergleiche Transparenz hergestellt wird, indem entsprechende Messinstrument zum Einsatz kommen – wie dies etwa mit den Krankenhausvergleichen für die psychiatrischen Einrichtungen nach dem PsychVVG intendiert ist (Cuntz et al. 2017).

Prospektiv vereinbarte Pflegesätze lösen Anreize aus, überdurchschnittlich kostenintensive Patienten nicht zu behandeln – was dem Ziel einer bedarfsgerechten Versorgung widerspricht. Dies ist umso stärker ausgeprägt, je weniger sich – auch in dynamischer Perspektive – krankenhausindividuelle Charakteristika der Patientenstruktur in den Pflegesätzen niederschlagen können.

In einigen Gesundheitssystemen (z. B. den USA) verhandeln die Kostenträger mit den Krankenhäusern individuelle Pflegesätze. Diese spiegeln dann auch die Marktmacht der verschiedenen Krankenversicherer wider (Barros und Olivella 2011). Daraus entstehen Anreize für die Krankenhäuser, Unterdeckungen bei Patienten marktstarker Kostenträger bei den Pflegesätzen kleinerer Versicherer wieder einzuspielen.

Nicht selten wird die Vergütung nach Pflegetagen auch in Verbindung mit Budgets eingesetzt. So können tagesbezogene Pflegesätze auch zur Ablastung eines Budgets auf unterschiedliche Kostenträger eingesetzt werden – so etwa in Deutschland zwischen dem Krankenhausneuordnungsgesetz von 1984 und dem Übergang zum DRG-System ab 2003/2004. In dieser Konstellation ist das Krankenhaus einer komplexen Anreizstruktur ausgesetzt, die nicht zuletzt von den Details der Kombination beider Instrumente geprägt ist.

■■ **Therapeutische Interventionen als Anknüpfungspunkt für die Vergütung erbrachter Leistungen**

Grundsätzlich können Krankenhäuser auch für die einzelnen therapeutischen Verrichtungen (z. B. diagnostische Tests, Operationen, Medikamentengabe) vergütet werden. Als alleiniges Merkmal der Krankenhausvergütung ist dies im Allgemeinen nicht der Fall, aber in Verknüpfung mit anderen Vergütungselementen durchaus verbreitet.

So sind etwa Belegarztsysteme, wie sie z. B. in den USA verbreitet sind, aber auch in anderen Ländern einschließlich Deutschland existieren (Walendzik et al. 2019), dadurch gekennzeichnet, dass die (beleg)ärztliche Leistung aus der allgemeinen Krankenhausvergütung herausgelöst und über Einzelleistungen vergütet wird. Dies bezieht sich primär auf Operationen, aber auch konservative Leistungen können belegärztlich erbracht werden. Für die Belegärzte bestehen Anreize, ihre Leistungsmenge auszudehnen. Die Anreize für die Krankenhäuser hängen hingegen von der organisatorischen und finanziellen Ausgestaltung der Schnittstelle zwischen belegärztlichen Leistungen und den an den Belegpatienten erbrachten übrigen Krankenhausleistungen ab. So stellt sich für das Krankenhaus die Frage, ob es ökonomisch attraktiver ist, anstelle belegärztlich erbrachter Operationen medizinische Interventionen durch eigenes Personal zu erbringen.

Auch die Vergütung privatärztlicher Leistungen durch die Chefärzte bzw. Krankenhäuser in Deutschland stellt eine gesonderte Finanzierung therapeutischer Interventionen dar. Hier handelt es sich um eine ungedeckte Einzelleistungsvergütung mit entsprechenden Anreizen zur Leistungsausweitung, die auch in Überversorgung münden kann (Jörg 2015).

Ein in verschiedenen Ländern praktizierter anderer Ansatz ist, den Krankenhäusern besonders aufwändige Patientengruppen oder Indikationen oder Leistungen außerhalb des im Übrigen praktizierten Finanzierungssystems gesondert zu vergüten (vgl. den Beitrag von Stephani et al., ▶ Kap. 4 in diesem Band). Dies ist im Kontext der Vergütung der Krankenhausleistungen, die durch Fallpauschalen und Elemente von prospektiven Budgets gekennzeichnet ist, zu sehen. Sie sollen insbesondere verhindern, dass den diesen Finanzierungsmechanismen immanenten Anreizen zu Risikoselektion und Unterversorgung bei diesen Patientengruppen oder Indikationen gefolgt wird. In Deutschland geschieht dies etwa durch das Konstrukt der Zusatzentgelte.

Ähnlich ist die Motivation für die gesonderte Vergütung neuer Untersuchungs- und Behandlungsmethoden. Hierdurch soll insbesondere verhindert werden, dass die vom Fallpauschalen- und Budget-System ausgehenden Anreize zu einem unerwünscht geringen Einsatz medizinisch-technischer Innovationen führen.

■■ **Fälle als Anknüpfungspunkt für die Vergütung erbrachter Leistungen, insbesondere DRGs**

In den letzten drei Jahrzehnten hat sich die Leistungsdefinition „Behandlung eines Patienten/Falles" als Anknüpfungsmerkmal für die Vergütung von Krankenhäusern besonders verbreitet. Der Grundgedanke ist, eine Pauschale für einen Fall zu vergüten. Dabei werden die vergüteten Fälle in der Regel nach Schweregraden differenziert, etwa bei dem diagnosebezogenen Fallpauschalen-System DRGs. Die DRGs haben nach anfänglichem Einsatz in der Rentnerkrankenversicherung Medicare in den USA (ab 1984) zwischenzeitlich ihren „Siegeszug" durch zahlreiche weitere Gesundheitssysteme angetreten (Cylus und Irwin 2010; Fischer 2008).

Bei einer Vergütung nach Fallpauschalen entsteht – ähnlich der Vergütung nach Pflegetagen – ein Anreiz, die Leistungsmenge auszudehnen: Während der Anreiz dort auf die Vermehrung der Zahl der Pflegetage gerichtet war, ist es hier rational, die Zahl der Fälle auszudehnen. Der Anreiz auf die Verweildauer ist umgekehrt zu der bei den Pflegetagen. Denn es ist nicht nur deswegen rational, Patienten unter Fallpauschalenvergütung möglichst rasch zu entlassen, weil einer längeren Verweildauer zwar mehr (verweildauerbedingte) Kosten, aber keine zusätzlichen Erlöse entgegenstehen, sondern auch, weil durch rasche Entlassung freie Kapazitäten für zusätzliche Fälle geschaffen werden. Die dadurch entstehenden Risiken mit Blick auf eine verfrühte Entlassung (Mihailovic et al. 2016) können durch vergütungssystemimmanente Feinsteuerung abgeschwächt und müssen im Übrigen durch Instrumente der Qualitätssicherung kontrolliert werden.

Eine Fallpauschale zieht – ähnlich der Anknüpfung der Vergütung an Pflegetage – grundsätzlich Anreize zur Patientenselektion und zur Unterversorgung nach sich. Wie stark der Anreiz wirksam wird, hängt insbesondere davon ab, wie detailliert der Differenzierungsgrad des Klassifikationssystems zur Schweregradmessung besteht. Hierbei besteht ein Spannungsverhältnis zur ökonomischen Effizienz. So kann der Anreiz zur Unterversorgung gesenkt werden, wenn das Klassifikationssystem nicht nur nach Art der Diagnose, sondern auch nach den Prozeduren differenziert. Unter Umständen ist es dann jedoch für ein Krankenhaus rational, zwar eine gegebene Maßnahme möglichst effizient zu erbringen (technische Effizienz), jedoch eine aufwändigere Prozedur als erforderlich zu wählen, wenn damit höhere Deckungsbeiträge erzielt werden können. Dieser Anreiz, die Fallschwere zu erhöhen, gilt umso stärker, je mehr damit zusätzliche Einnahmen und weniger zusätzliche Ressourcenverbräuche verbunden sind. Daher ist „Upcoding", also die Kodierung in einer höheren als sachgerechten Fallpauschalengruppe, bei möglichst unverändertem Ressourceneinsatz für Krankenhäuser attraktiv und ein Dauerthema für Schweregrad-differenzierende Finanzierungssysteme (Wasem et al. 2007).

Die Anreize, Fallzahl und Fallschwere auszuweiten, werden teilweise dadurch abgeschwächt, dass das Fallpauschalensystem nicht für sich allein steht, sondern in eine komplexere Finanzarchitektur eingebunden wird. So kann es mit retrospektiven Elementen (z. B. in Österreich; Bachner et al. 2019) verbunden werden. In Deutschland ist das Fallpauschalensystem in das bereits genannte System flexibler Budgets eingebunden: Ex ante geplante Mengenausweitungen werden nur mit einem Abschlag vergütet, ex post realisierte Abweichungen der realisierten von der vereinbarten Menge werden teilweise ausgeglichen.

3.3.4 Pay-for-Performance

Die Orientierung der Bezahlung der Krankenhäuser an ihrer „Performance" kann konzeptionell für unterschiedliche Ziele eingesetzt werden – je nachdem, was unter guter Performanz verstanden werden soll. Einerseits können Voraussetzungen für gute Behandlungsprozesse definiert werden, andererseits kann an guten Behandlungsergebnissen angeknüpft werden. Unter Pay-for-Performance (P4P) werden dann Erfolgsprämien an die Erreichung der definierten Ziele geknüpft. Die Idee ist, dass die Bezahlung in Verbindung mit der Publikation der Ergebnisse Anreize in Richtung besserer Qualität setzt und infolgedessen die Qualität steigt. In Deutschland wird P4P bislang bei Krankenhäusern kaum praktiziert, allerdings wurden Vorschläge einer Integration von Qualitätsanreizen in das Vergütungssystem unterbreitet (Schreyögg 2017).

Wo P4P für Krankenhäuser praktiziert wird, stellt es in aller Regel nur eine – relativ kleine – Komponente der Krankenhausvergütung dar. Es ist zumeist „aufgesattelt" auf das Krankenhausfinanzierungssystem im Übrigen, also z. B. auf eine Mischung aus Budgets, fallbezogenen Zahlungen und Vergütung aufwändiger einzelner Leistungen. Die isolierten Effekte sind daher jeweils nur schwer zu erfassen. Die bisherige Evidenz bei Krankenhäusern ist ambivalent, erwartbare Effekte treten nur teilweise ein und es werden Spannungsverhältnisse zu anderen Zielen, etwa der Vermeidung einer Selektion von Patienten berichtet (Schmacke 2019).

3.4 Schlussfolgerungen

Ökonomische Anreizsysteme rufen Wirkungen hervor. Deswegen werden sie eingesetzt. Mit ihnen sollen Versorgungs- und Wirtschaftlichkeitsziele erzielt werden. Oft allerdings rufen sie auch Nebenwirkungen hervor und die Ziele stehen untereinander in einem Spannungsverhältnis. So bestanden bei dem in Deutschland ab 1973 praktizierten System, bei dem die Bundesländer auf Basis der vom Krankenhaus aufgeschriebenen Selbstkosten die Pflegesätze festsetzten, die Kostenträger völlig bei der Preisgestaltung außen vor waren und eine Mengensteuerung nicht existierte, wenig Risiken einer Unterversorgung oder Patientenselektion durch die Krankenhäuser. Zugleich aber gab es auch keinerlei Anreize für technische oder ökonomische Effizienz für die Einrichtungen. Aus diesen Gründen hat der Gesetzgeber dieses aus der Zeit vor der Ölkrise und nach der Überwindung der ersten Rezession in Deutschland eingeführte System im Zuge sich verändernder gesamtwirtschaftlicher Rahmenbedingungen und einer stärkeren Gewichtung von Wirtschaftlichkeitsaspekten Mitte der achtziger Jahre abgeschafft und eine prospektive Budgetierung und Mitwirkung der Krankenkassen bei Preisfindung und Mengensteuerung eingeführt.

Umgekehrt ist der gesundheitspolitische Gesetzgeber nach knapp zehn Jahren des vollständigen Rollout des prospektiven Budgets mit diagnosebezogenen Fallpauschalen zu der Einschätzung gelangt, dass zumindest in Bezug auf den Einsatz von Pflegekräften die Anreize der DRGs für die Krankenhäuser zur Unterversorgung zu stark geworden sind, sodass er für diesen zentralen Ausgabenbereich im Krankenhaus zumindest temporär zur Selbstkostendeckung zurückgekehrt ist.

Dies macht anschaulich, dass es das „optimale" Vergütungssystem nicht gibt. Dies begründet auch, warum in der Gesundheitsökonomie seit vielen Jahren „gemischte Systeme" präferiert werden (Newhouse 1996). Damit sollen die Stärken und Schwächen unterschiedlicher Vergütungsmodelle ausbalanciert werden. Gemessen daran war das deutsche Vergütungssystem seit der DRG-Einführung – auch im internationalen Vergleich – bis vor kurzem sehr stark einseitig orientiert (Schreyögg et al. 2006; Srivastava et al. 2016).

Allerdings führen auch „gemischte Systeme" nicht dazu, dass unter realistischen Annahmen technisch eindeutig beste Lösungen identifizierbar sind; noch befinden wir uns in einem wertungsfreien Raum. Krankenhäuser sind – auch im eigenen Interesse – aufgefordert, die Spannungsverhältnisse intern durch „Wertemanagement" auszutarieren (Marckmann und Maschmann 2014). Aber auch die Gesellschaft muss sich zwischen Bedarfsgerechtigkeit, Qualität, Effizienz und Leistungsgerechtigkeit stetig neu positionieren. Dass hier kein einmal gefundenes Gleichgewicht lange Zeit fortgeschrieben werden kann, versteht sich angesichts der Dynamik des Umfeldes von selber: Medizinisch-wissenschaftlicher und medizinisch-technischer Fortschritt, Veränderungen in den Gesundheitsberufen und auf den Arbeitsmärkten, gesamtwirtschaftliche Rahmenbedingungen und die absehbare demografische Entwicklungen werden uns stets neu dazu zwingen, Güterabwägungen zu treffen – und diese dann in Modifikationen der Arrangements der Finanzierungsmechanismen zu übersetzen.

Literatur

Bachner F, Bobek J, Habimana K, Ladurner J, Lepuschütz L, Ostermann H, Quentin W et al (2019) Das österreichische Gesundheitssystem. Akteure, Daten, Analysen. Gesundheitssysteme Im Wandel 20(3):1

Barros PP, Olivella P (2011) Hospitals: teaming up. In: Glied S, Smith PC (Hrsg) The oxford handbook of health economics. Oxford University Press, Oxford, S 432–462

Breyer F, Zweifel P, Kifmann M (2013) Gesundheitsökonomik, 6. Aufl. Springer, Berlin

Bundesministerium für Arbeit und Sozialordnung (1983) Gutachten zur Neuordnung der Krankenhausfinanzierung, erstattet von der beim Bundesminister für Arbeit und Sozialordnung gebildeten Beratergruppe. Bundesministerium für Arbeit und Sozialordnung, Bonn

Christianson JB, Conrad D (2011) Provider payment and incentives. In: Glied S, Smith PC (Hrsg) The oxford handbook of health economics. Oxford University Press, Oxford, S 624–648

Cuntz U, Kruse J, Hildenbrand G, Heuft G (2017) Paradigmenwechsel beim Entgeltsystem für psychosomatische und psychiatrische Krankenhäuser. Z Psychosom Med Psychother 63:118–121

Cylus J, Irwin R (2010) The challenges of hospital payment systems. Euro Obs 12(3):1–4

Ebsen I, Greß S, Jacobs K, Szecsenyi J, Wasem J (2003) Vertragswettbewerb in der gesetzlichen Krankenversicherung zur Verbesserung von Qualität und Wettbewerb der Gesundheitsversorgung. In: AOK-Bundesverband (Hrsg) Vertragswettbewerb in der gesetzlichen Krankenversicherung zur Verbesserung von Qualität und Wettbewerb der Gesundheitsversorgung. Gutachten im Auftrag des AOK-Bundesverbandes. AOK-Bundesverband, Bonn, S 145–307

Eichhorn S (1987) Krankenhausbetriebslehre: Theorie und Praxis des Krankenhausbetriebs, 3. Aufl. Kohlhammer, Köln

Ellis R, McGuire T (1993) Supply-side and demand-side cost sharing in health care. J Econ Perspect 7(4):135–151

Fischer W (2008) Die DRG-Familie. Stand: 2007. https://fischer-zim.ch/textk-pcs-pdf/DRG-Familie-0801.pdf. Zugegriffen: 19. Nov. 2019

GEBERA, Deutsches Krankenhausinstitut (1984) Modellversuch „Alternative Pflegesatzmodelle"– Theoretische Vorstudie. Bundesminister für Arbeit und Sozialordnung, Bonn

Gerkens S, Merkur S (2010) Belgium. Health system review. Health Syst Transit 12(5):1

Herder-Dorneich P, Wasem J (1986) Krankenhausökonomik zwischen Humanität und Wirtschaftlichkeit. Nomos, Baden-Baden

Herr D, Hohmann A, Varabyova Y, Schreyögg J (2018) Bedarf und Bedarfsgerechtigkeit in der stationären Versorgung. In: Klauber J, Geraedts M, Friedrich J, Wasem J (Hrsg) Krankenhaus-Report 2018, Schwerpunkt: Bedarf und Bedarfsgerechtigkeit. Schattauer, Stuttgart, S 23–38

Jörg J (2015) Liquidationsrecht und Abrechnungen nach GOÄ und EBM. In: Johannes J (Hrsg) Berufsethos contra Ökonomie. Haben wir in der Medizin zuviel Ökonomie und zu wenig Ethik? Springer, Berlin, S 93–102

Klever-Deichert G, Rau F, Tilgen M (2017) Das PsychVVG in der Gesamtschau. Krankenhaus 109(2):98–108

König H-H, Heinrich S, Heider D, Deister A, Birker T, Hierholzer C, Roick C et al (2010) Das Regionale Psychiatriebudget (RPB): Ein Modell für das neue pauschalierende Entgeltsystem psychiatrischer Krankenhausleistungen. Psychiat Prax 37:37–42

Koopmans TC (1951) An analysis of production as an efficient combination of activities. In: Koopmans TC (Hrsg) Activity analysis of production and allocation. Cowles Commission for Research in Economics, Monograph No. 13. Wiley & Sons, New York, S 33–97

Marckmann G, Maschmann J (2014) Zahlt sich Ethik aus? Notwendigkeit und Perspektiven des Wertemanagements im Krankenhaus. Z Evid Fortbild Qual Gesundhwes 108(2–3):157–165

Mihailovic N, Kosic S, Jakovlievic M (2016) Review of diagnoses-related groups-based financing of hospital care. Health Serv Res Manag Epidemiol. https://doi.org/10.1177/2333392816647892

Neubauer G (1984) Reform der Krankenhausfinanzierung – ein dringliches Problem. Wirtschaftsdienst 64(2):83–86

Newhouse J (1996) Reimbursing Health Plans and Health Providers: efficiency in production versus selection. J Econ Lit 34:1236–1263

OECD (2019) Health at a glance 2019. OECD Indicators. OECD Publishing, Paris

Prendergast C (1999) The provision of incentives in firms. J Econ Lit 37(1):7–63

Ringard A, Sagan A, Sperre Saunes I, Lindahl KA (2013) Norway. Health systems review. Health Syst Transit 15(8):1

Robra B-P, Spura A (2018) Versorgungsbedarf im Gesundheitswesen – ein Konstrukt. In: Klauber J, Geraedts M, Friedrich J, Wasem J (Hrsg) Krankenhaus-Report 2018, Schwerpunkt: Bedarf und Bedarfsgerechtigkeit. Schattauer, Stuttgart, S 3–22

Schmacke N (2019) Pay for Performance (P4). Bilanz einer gesundheitsökonomischen Ideologie. Ein narrativer Review. IPP-Schriften 15. Institut für Public Health und Pflegeforschung (IPP), Bremen

Schreyögg J (2017) Vorschläge für eine anreizbasierte Reform der Krankenhausvergütung. In: Klauber J, Geraedts M, Friedrich J, Wasem J (Hrsg) Krankenhaus-Report 2017. Schwerpunkt: Zukunft gestalten. Schattauer, Stuttgart, S 13–24

Literatur

Schreyögg J, Stargardt T, Tiemann O, Busse R (2006) Methods to determine reimbursement rates for diagnosis related groups (DRG): a comparison of nine Europan countries. Health Care Manage Sci 9(3):215–224

Sell S (2000) Einführung eines durchgängig (fall)pauschalierenden Vergütungssystems für Krankenhausleistungen auf DRG-Basis: Eine Literaturübersicht. Sozialer Fortschr 49(5):103–115

Simon M, Kühn H (1999) Auswirkungen von Budgetdeckelung und neuem Entgeltsystem im Krankenhausbereich (Paper presented at the Public Health Forum)

Srivastava D, Müller M, Hewlett E (2016) Better ways to pay for health care. OCED health policy studies. OECD Publishing, Paris

Tuschen K-H (1984) Budgetierung der Benutzerkosten. Krankenh Umsch 53:373–381

Walendzik A, Noweski M, Pomorin N, Wasem J (2019) Belegärztliche Versorgung: Historie, Entwicklungsdeterminanten und Weiterentwicklungsoptionen. IBES-Diskussionsbeitrag Nr 227. Institut für Betriebswirtschaft und Volkswirtschaft (IBES), Universität Duisburg-Essen, Essen

Wasem J, Rotter I, Focke A, Igl G (2007) Verändertes Kodierverhalten als eine der ungeklärten Herausforderungen der DRG-Einführung. In: Klauber J, Robra B-P, Schellschmidt H (Hrsg) Krankenhaus-Report 2007. Schwerpunkt: Krankenhausvergütung – Ende der Konvergenzphase? Schattauer, Stuttgart, S 49–59

Wasem J, Reifferscheid A, Südmersen C, Faßbender R, Thomas D (2012) Das pauschalierende Entgeltsystem für psychiatrische und psychosomatische Einrichtungen. Prüfung der Eignung alternativer Abrechnungseinheiten gemäß dem gesetzlichen Prüfauftrag nach § 17d Abs 1 S. 2 KHG. IBES-Diskussionsbeitrag Nr 195. Institut für Betriebswirtschaft und Volkswirtschaft (IBES), Universität Duisburg-Essen, Essen

Open Access Dieses Kapitel wird unter der Creative Commons Namensnennung 4.0 International Lizenz (http://creativecommons.org/licenses/by/4.0/deed.de) veröffentlicht, welche die Nutzung, Vervielfältigung, Bearbeitung, Verbreitung und Wiedergabe in jeglichem Medium und Format erlaubt, sofern Sie den/die ursprünglichen Autor(en) und die Quelle ordnungsgemäß nennen, einen Link zur Creative Commons Lizenz beifügen und angeben, ob Änderungen vorgenommen wurden.

Die in diesem Kapitel enthaltenen Bilder und sonstiges Drittmaterial unterliegen ebenfalls der genannten Creative Commons Lizenz, sofern sich aus der Abbildungslegende nichts anderes ergibt. Sofern das betreffende Material nicht unter der genannten Creative Commons Lizenz steht und die betreffende Handlung nicht nach gesetzlichen Vorschriften erlaubt ist, ist für die oben aufgeführten Weiterverwendungen des Materials die Einwilligung des jeweiligen Rechteinhabers einzuholen.

Vergütung von spezialisierten, seltenen und kostenvariablen Fällen außerhalb des DRG-Systems: Erfahrungen aus Deutschland, Dänemark, England, Estland, Frankreich und den USA

Victor Stephani, Alexander Geissler und Wilm Quentin

4.1 Einleitung – 55

4.2 Methode – 55
4.2.1 Länderauswahl – 55
4.2.2 Das Modell – 56
4.2.3 Datenerhebung – 56

4.3 Ergebnisse – 57
4.3.1 Hintergrund zu den nationalen Vergütungssystemen – 57
4.3.2 Zusätzliche Vergütungsmechanismen – 58
4.3.3 Vergütungsmechanismen für bestimmte Versorgungsbereiche – 61

4.4 Diskussion und Ausblick – 65

Literatur – 66

© Der/die Autor(en) 2020
J. Klauber et al. (Hrsg.), *Krankenhaus-Report 2020*, https://doi.org/10.1007/978-3-662-60487-8_4

▪▪ Zusammenfassung

Ziel dieses Beitrags ist es, international zu vergleichen, für welche Elemente Krankenhäuser neben DRG-basierten Vergütungen weitere (Zusatz-)Zahlungen erhalten und wie diese ausgestaltet sind. Der Schwerpunkt liegt dabei auf Vergütungsmechanismen, deren Ziel es ist Variabilität abzubilden. In die Analyse wurden folgende Länder eingeschlossen: Deutschland, Dänemark, England, Estland, Frankreich, USA (Medicare Part A). Es wurde ein Fragebogen entwickelt, um standardisiert zu erheben, welche Elemente warum von der DRG-basierten Vergütung ausgenommen sind und wie diese erstattet werden. Die Ergebnisse wurden in einem Modell zusammengefasst, das dazu dient, diese Zahlungsmechanismen aus der Systemperspektive systematisch zu beschreiben, zu visualisieren und länderübergreifend zu vergleichen.

Die Ergebnisse zeigen, dass alle Länder neben der DRG-basierten Vergütung zusätzliche Mechanismen zur Finanzierung implementiert haben. Meist wird eine Vielzahl von zusätzlichen Vergütungsmechanismen angewendet, die eine angemessene Vergütung für komplexe, seltene oder variable Fälle ermöglichen sollen. Die Komplexität dieser Mechanismen variiert jedoch. Während Länder wie England und Deutschland auf viele verschiedene zusätzliche Mechanismen zurückgreifen, gibt es in anderen Systemen, wie z. B. dem Medicare Programm in den USA, deutlich weniger Ausnahmen von der DRG-basierten Vergütung. Auch unterscheiden sich die Versorgungsgebiete, die von der DRG-basierten Vergütung ausgenommen sind, in Teilen deutlich. In Dänemark und England werden zudem hochspezialisierte Leistungen, die in speziell dafür ausgewiesenen Krankenhäusern erbracht werden, aus der DRG-basierten Vergütung ausgenommen bzw. es werden für diese Zuschlagszahlungen (top-up payments) gewährt. Angesichts der notwendigen und viel diskutierten Konzentration von (hoch-)spezialisierten Leistungen in Deutschland könnte eine gezielte Weiterentwicklung der Krankenhausvergütung, inspiriert durch das das dänische (oder englische) System, Anreize schaffen, um eine qualitativ hochwertige Versorgung zu gewährleisten und eine qualitätsorientierte Krankenhausplanung zu flankieren.

The aim of this chapter is to compare hospital payment systems across countries, and to identify what payment mechanisms are used beyond DRG-based payments. The focus is on payment mechanisms that aim to account for highly specialized, variable, or low volume care. The following countries were included in the analysis: Germany, Denmark, England, Estonia, France, USA (Medicare Part A). A questionnaire was developed to collect information about elements excluded from DRG-based payment, why this is the case, and what payments are available. The results were summarised in a model which serves to systematically describe, visualise and compare these payment mechanisms.

The results show that all countries have implemented financing mechanisms in addition to DRG-based payment. In most cases, a large number of additional payment mechanisms are applied in order to allow adequate reimbursement for complex, rare or variable cases. However, their complexity varies. While countries such as England and Germany use many different additional mechanisms, there are significantly fewer exceptions to DRG-based payment in other systems, such as the Medicare program in the US. Apart from that, care areas excluded from DRG-based payment differ significantly. In Denmark, highly specialised services provided in designated hospitals are excluded from DRG-based payment. In England, designated hospitals receive top-up payments when treating highly specialized patients. In view of the necessary and much discussed concentration of (highly) specialised services in Germany, future reforms of the hospital payment system could be inspired by the Danish (or English) examples and create incentives to support the concentration of highly specialized care.

4.1 Einleitung

Diagnosis-Related Groups (DRGs) haben sich innerhalb der letzten Jahrzehnte international zur wichtigsten Grundlage für die Vergütung von Leistungen der akuten stationären Versorgung entwickelt (Busse et al. 2013). In Deutschland wurde im Jahr 2003 ein auf DRGs basierendes Fallpauschalensystem eingeführt. Ziel war es, die Transparenz über tatsächlich erbrachte Krankenhausleistungen zu erhöhen und die Vergütung stärker an die Aktivität eines Krankenhauses zu koppeln (Geissler et al. 2012). Im Ergebnis sollte dies zu einer höheren Effizienz bei zumindest gleichbleibendem Qualitätsniveau führen (Geissler et al. 2014).

DRG-Systeme klassifizieren Krankenhausfälle auf der Grundlage der Diagnosen und Prozeduren eines Patienten in eine überschaubare Anzahl von klinisch sinnvollen und ökonomisch homogenen Gruppen[1] (Fetter et al. 1980). Jede DRG sollte damit idealerweise Krankenhausfälle mit vergleichbaren Kosten enthalten, damit die berechneten durchschnittlichen Kosten einer DRG den tatsächlich entstehenden Behandlungskosten möglichst entsprechen.

In der Praxis wurden in Deutschland in den letzten Jahren zwei Probleme an den beiden Enden des Vergütungsspektrums intensiv diskutiert: Einerseits ist die Grundversorgung (unteres Ende des Spektrums) für Krankenhäuser mit zu niedrigen Fallzahlen nicht immer auskömmlich finanziert (Stichwort Sicherstellungszuschläge). Andererseits kann am oberen Ende des Vergütungsspektrums – bei den komplexen Fällen – eine Unterfinanzierung beobachtet werden, wenn bestimmte Patienten- oder Leistungsmerkmale (noch) nicht angemessen in der DRG-Systematik berücksichtigt werden. Dies liegt unter anderem daran, dass sich Durchschnittskosten bei hochvariablen Behandlungskosten nicht valide bestimmen lassen oder die Berechnung von Durchschnittskosten bei DRGs mit relativ speziellen und komplexen Erkrankungen schwierig ist. Hinzu kommt, dass in diesen Gruppen meist nur relativ wenige Patienten gruppiert sind und daher einzelne Patienten einen relativ großen Einfluss auf die Durchschnittskosten haben.

Um den Ressourcenverbrauch der Krankenhäuser am oberen Ende des Vergütungsspektrums besser abzubilden, sind DRG-basierte Vergütungssysteme in vielen Ländern um weitere Mechanismen (z. B. Zusatzentgelte) ergänzt worden. Dabei werden bestimmte Elemente der stationären Versorgung von der DRG-basierten Vergütung ausgenommen und gesondert erstattet.

Ziel dieses Beitrags ist es, diese zusätzlichen Mechanismen international zu vergleichen. Genauer soll betrachtet werden, für welche Elemente Krankenhäuser neben DRG-basierten Vergütungen weitere (Zusatz-)Zahlungen erhalten und wie diese ausgestaltet sind. Daraus können auch für die Diskussion um die Weiterentwicklung des deutschen Vergütungssystems interessante Vorschläge abgeleitet werden. Der Schwerpunkt liegt hier allerdings auf Vergütungsmechanismen, deren Ziel es ist, Variabilität abzubilden. Vergütungsmechanismen, deren primäres Ziel es ist, die Kosten neuer Untersuchungs- und Behandlungsmethoden zu erstatten, werden nicht weiter berücksichtigt.

4.2 Methode

4.2.1 Länderauswahl

Zunächst wurden 13 Länder ausgewählt, in denen DRG-basierte Vergütungen für Krankenhäuser durch andere Vergütungsmechanismen für bestimmte Patientengruppen, Krankenhausaufenthalte oder Dienstleistungen/Produkte ergänzt werden. Unter Berücksichtigung von bestehender Literatur wurden für diese 13 Länder Informationen über die Struktur des DRG-Systems, den Einsatz von zusätzlichen Vergütungsmechanis-

---

[1] In Deutschland werden neben Diagnosen und Prozeduren auch weitere Klassifikationskriterien verwendet, wie z. B. das Geschlecht und das Alter.

men, die Verfügbarkeit von Kontakten/DRG-Experten und andere Aspekte wie aktuelle Entwicklungen/Reformen gesammelt (Grant und Booth 2009). Anhand dieser Kriterien haben die Autoren eine Auswahl von sechs Ländern getroffen, die in die weitere Analyse mit einbezogen wurden. Eingeschlossen wurden: Dänemark, England, Estland, Frankreich, Deutschland, USA (Medicare Part A[2]). Die Auswahl zielte darauf ab, ein Spektrum unterschiedlicher Vergütungsmechanismen abzubilden. Dabei bestand ein besonderes Interesse an Vergütungsmechanismen, die auf der Basis einer validen Datengrundlage entwickelt werden und/oder solchen, die Spezialisierung und Zusammenarbeit von Krankenhäusern fördern.

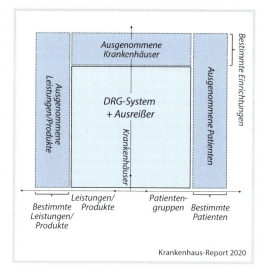

Abb. 4.1 Das Modell zur Darstellung unterschiedlicher Mechanismen, die die DRG-basierte Vergütung in verschiedenen Ländern ergänzen

4.2.2 Das Modell

Zunächst wurden drei Hauptmechanismen identifiziert, welche die DRG-basierte Krankenhausvergütung ergänzen können bzw. über diese hinausgehen: die separate Vergütung von (1) bestimmten Patientengruppen (z. B. Schwerbrandverletzte, Palliativpatienten), (2) bestimmten Leistungen/Produkten (z. B. Hochkostenmedikamente, intensivmedizinische Leistungen) und (3) bestimmten Krankenhäusern/Krankenhausabteilungen (z. B. Epilepsieabteilungen, Onkologische Fachkliniken).

Diese verschiedenen Mechanismen wurden in einem Modell (Abb. 4.1) zusammengefasst, das dazu dient, die über die DRG-basierte Krankenhausvergütungen hinausgehenden Zahlungsmechanismen aus der Systemperspektive systematisch zu beschreiben, zu visualisieren und länderübergreifend zu vergleichen. Bestimmte Patientengruppen, die von der DRG-basierten Vergütung ausgenommen sind, können auf der rechten Seite, neben dem DRG-System dargestellt werden (z. B. solche DRGs ohne Relativgewicht). Auf der linken Seite können Zuzahlungen für bestimmte Leistungen/Produkte dargestellt werden (z. B. Zusatzentgelte), während Vergütungen für ausgenommene Krankenhäuser/Abteilungen (z. B. besondere Einrichtungen) oben angezeigt werden können.

4.2.3 Datenerhebung

Da Informationen über DRG-basierte Vergütungssysteme in der öffentlich zugänglichen Literatur oft nicht ausreichend detailliert vorliegen, wurde ein Fragebogen entwickelt, um standardisiert zu erheben, welche Elemente warum von der DRG-basierten Vergütung ausgenommen sind und wie diese erstattet werden. Dieser Fragebogen wurde pro Land von jeweils einem ausgewählten nationalen Experten beantwortet (bis Mitte 2017). Die beantworteten Fragebögen wurden anschließend auf Konsistenz überprüft. Darüber hinaus wurden die von den Experten erwähnten Berichte und Studien überprüft und durch Informationen aus weiteren Literaturrecherchen ergänzt. Punkte, die in der ursprünglichen Antwort der Experten noch

---
[2] „Part A" umfasst die Medicare-Vergütungen für Krankenhausbehandlung

4.3 Ergebnisse

Das erste Land, in dem ein DRG-basiertes Vergütungssystem für die stationäre Versorgung eingeführt wurde, waren die USA. Europäische Länder folgten später, die meisten im Laufe der 2000er Jahre (Geissler et al. 2011). Durch Weiterentwicklungen und nationale Anpassungen gibt es heute eine Vielzahl an verschiedenen DRG-basierten Vergütungssystemen, die sich insb. hinsichtlich ihres Einsatzzwecks, d. h. von der Erhöhung der Transparenz des Leistungsgeschehens bis hin zu DRG-basierter Vergütung auf Einzelfallebene unterscheiden (Geissler et al. 2012). Im Folgenden wird ein kurzer Überblick über die wichtigsten Merkmale der verschiedenen Systeme der analysierten Länder gegeben.

4.3.1 Hintergrund zu den nationalen Vergütungssystemen

Die Fähigkeit von nationalen DRG-Systemen, die Variabilität von Behandlungskosten abzubilden, sowie die Bedeutung einer präzisen Abbildung hängen mit einer Vielzahl von Faktoren zusammen (◘ Tab. 4.1).

Erstens ist eine präzise Abbildung der Behandlungskosten wichtiger, wenn ein großer Teil der Ausgaben durch DRGs vergütet wird. So bestimmt die DRG-basierte Vergütung in England, ähnlich wie in Deutschland, den Großteil der Krankenhausfinanzierung (Busse et al. 2013; Boyle 2011). In Frankreich sind ca. ein Drittel der Leistungen von der DRG-basierten Vergütung ausgenommen (Van de Voorde et al. 2013). In Estland, den USA und Dänemark werden die Krankenhäuser zu einem gewissen Prozentsatz mit Hilfe von Einzelleistungsvergütungen (ELV) (in Estland zu 30 %) und mit Hilfe von verhandelten Budgets (in Dänemark zu 40 %) (Olejaz et al. 2012) bzw. auch über andere staatliche und insbesondere private Versicherungssysteme mit teilweise anderen Vergütungsmechanismen (USA) finanziert. In diesem Zusammenhang muss auch der Umfang der über DRGs erstatteten Kosten betrachtet werden.

Zudem ist Deutschland neben Dänemark das einzige Land, in dem (zumindest theoretisch) die Investitionskosten zusätzlich zur DRG-basierten Vergütung erstattet werden. Die potenziell hohen Investitionskosten für hochspezialisierte Fälle müssen daher nicht in der DRG-basierten Vergütung berücksichtigt werden. Gleichzeitig ermöglicht eine solche separate Finanzierung der Investitionskosten theoretisch eine gezielte Weiterentwicklung der Krankenhauslandschaft. In den vier anderen Ländern müssen die Investitionskosten aus der DRG-basierten Vergütung finanziert werden. In den USA sind außerdem die Arzthonorare nicht in den DRGs enthalten.

Zweitens sollten DRG-Systeme mit einer größeren Anzahl an Gruppen aufgrund höherer Granularität prinzipiell besser in der Lage sein, die tatsächlichen Behandlungskosten abzubilden. Wiederum ähnlich wie in Deutschland gibt es auch in England und Frankreich eine relativ hohe Zahl an Basis-DRGs sowie eine größere Möglichkeit der Schweregradeinteilung (in Deutschland ist diese beinahe unbegrenzt). In Dänemark, Estland und den USA gibt es weniger Gruppen und auch eine geringere Möglichkeit der Schweregradunterteilungen. Anzumerken ist allerdings, dass neben der Zahl und der höheren Granularität der Einteilung auch die exakte Zusammensetzung der Gruppen von großer Bedeutung ist (Busse et al. 2013).

Drittens spielt das System der Vergütung von Ausreißern (Fällen, die eine bestimmte Grenze hinsichtlich der Kosten und/oder der Verweildauer über- oder unterschreiten) eine wichtige Rolle, da eine präzisere kostenbasierte Abbildung von Ausreißern die Notwendigkeit, die Kosten durch die Definition der DRGs präzise abzubilden, abschwächt. Bezüglich der Vergütung von Ausreißern wird eine präzisere

Tabelle 4.1 Charakteristika der DRG-basierten Vergütungssysteme

	DRG-System in Kombination mit	Anzahl der DRGs	Umfang der erstatteten Kosten	Ausreißer auf Basis von
Deutschland	Budget	1.255	Alle Kosten mit Ausnahme der Investitionen in die/zur Erhaltung der Infrastruktur sowie Bildung & Forschung	VD*
Dänemark	Budget	743	Alle Krankenhauskosten mit Ausnahme von Bildung & Forschung, Abschreibungen und Investitionskosten	VD*
England	Budget	2.300	Alle Betriebs-, Personal- und Investitionskosten mit Ausnahme von Bildung & Forschung	VD*
Estland	ELV**	800	Alle Krankenhauskosten mit Ausnahme von Bildung & Forschung und ELV-basierte Kosten	Kosten
Frankreich	Budget	2.300	Alle Krankenhauskosten außer Bildung & Forschung und Arzthonorare in privaten, gewinnorientierten Krankenhäusern	VD*
USA (Medicare Part A)	ELV**	756	Alle Kosten außer Arzthonorare und Kosten für Bildung & Forschung	Kosten

* VD: Verweildauer; ** ELV: Einzelleistungsvergütung
Krankenhaus-Report 2020

kostenbasierte Abbildung lediglich in Estland und den USA angewandt, während die anderen Länder Ausreißer über die Verweildauer definieren.

4.3.2 Zusätzliche Vergütungsmechanismen

Übersicht

Abb. 4.2 gibt anhand des oben vorgestellten Modells einen Überblick über alle Vergütungsmechanismen, die in den sechs Ländern identifiziert wurden.

Zunächst ist festzustellen, dass alle Länder neben der DRG-basierten Vergütung zusätzliche Mechanismen zur Finanzierung implementiert haben. In **England** und **Estland** werden ähnlich wie in **Deutschland** neben der DRG-basierten Vergütung alle drei Mechanismen angewandt: bestimmte Patientengruppen, Leistungen/Produkte und Krankenhäuser/Abteilungen werden von der DRG-basierten Vergütung ausgenommen und zusätzlich vergütet.

In den anderen Ländern werden nur einzelne Mechanismen zur zusätzlichen Vergütung angewandt: In **Frankreich** sind mehrere Leistungen/kostenintensive Medikamente und bestimmte Krankenhäuser von der DRG-basierten Vergütung ausgenommen, aber keine Patientengruppen. In den **USA (Medicare Part A)** werden einige Krankenhäuser und die Organentnahme zusätzlich zu dem DRG-basierten Vergütungssystem vergütet. In **Dänemark** werden keine Patientengruppen, Leistungen/Produkte oder Abteilungen/Krankenhäuser per se ausgenommen – stattdessen wird ein Ansatz verfolgt, der zwei Kriterien kombiniert: Hochkomplexe Patienten werden zusätzlich vergütet – allerdings nur, wenn diese Patienten in speziell dafür vorgesehenen Krankenhäusern/Abteilungen behandelt werden. Ein ähnlicher Ansatz

4.3 · Ergebnisse

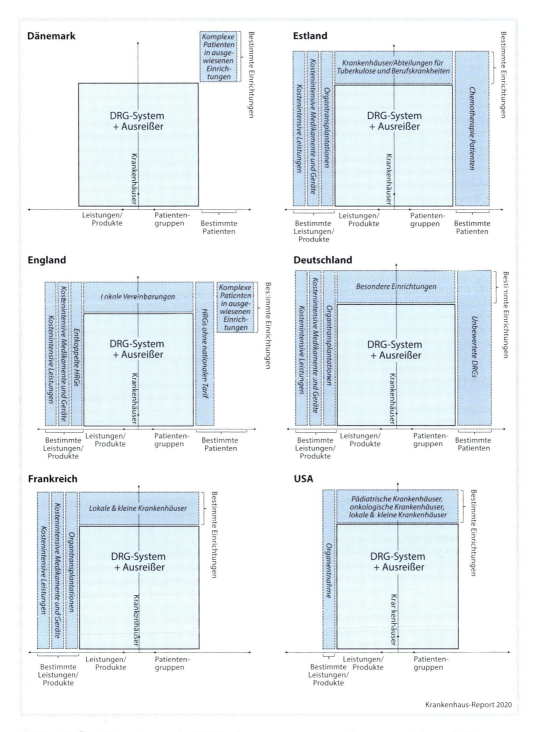

Abb. 4.2 Übersicht zu den von der DRG-Vergütung ausgenommenen Elementen und den zusätzlichen Vergütungsmechanismen

besteht auch in **England**, wo Zuschlagszahlungen (sogenannte top-up payments) für spezialisierte Leistungen geleistet werden, wenn sie in bestimmten Abteilungen erbracht werden.

Details

In **Deutschland** gibt es eine Liste von Patientengruppen (DRGs), die kein Kostengewicht haben. Im Jahr 2017 umfasste diese Liste 45 *unbewertete DRGs* (z. B. Knochenmarktransplantationspatienten oder Tuberkulosepatienten). Darüber hinaus sind 192 Produkte/Dienstleistungen (z. B. Hämodialyse oder Hämoperfusion) und 96 Arzneimittel (oder 1.538 mit verschiedenen Darreichungsformen) sowie das Management (und der Transport und die Entnahme) von Organtransplantationen von der DRG-basierten Vergütung ausgenommen. Zudem ist es auch möglich, ein breites Spektrum von Krankenhäusern oder Krankenhausabteilungen separat vom DRG-System zu vergüten und als *besondere Einrichtungen* einzustufen. Als *besondere Einrichtungen* gelten Abteilungen/Krankenhäuser mit den Schwerpunkten: Palliativmedizin (ab 5 Betten), Kinder- und Jugendrheumatologie, Tropenkrankheiten, Multiple Sklerose, Morbus Parkinson und Epilepsie. Darüber hinaus können bestimmte pädiatrische Krankenhäuser, (aus gesellschaftlicher Sicht) notwendige Abteilungen mit geringer Fallzahl (z. B. Isolierstationen) sowie ganze Krankenhäuser ausgenommen werden, wenn drei Viertel aller Fälle eine Verweildauer über dem DRG-Durchschnitt haben (und dies nicht auf Ineffizienz zurückzuführen ist). Diese Abteilungen/Krankenhäuser erhalten für ihre Leistungen entweder eine fallpauschalbasierte oder eine tagessatzbasierte Vergütung. DRG-Gewichte für unbewertete DRGs werden auf Krankenhausebene verhandelt, während ausgenommene Leistungen/Produkte mit einem (bundesweit einheitlichen oder auf Krankenhausebene verhandelten) Entgelt für die einzelne Leistung bezahlt werden.

In **Dänemark** werden etwa 10 % aller akutstationären Fälle in Form der spezialisierten bzw. hochspezialisierten Leistungen zusätzlich zum DRG-System vergütet (Sundhetsstyrelsen 2015). Spezialisierte oder hochspezialisierte Leistungen können nur von ausgewiesenen Krankenhäusern bzw. Krankenhausabteilungen angeboten werden. Derzeit gibt es rund 1.100 spezialisierte/hochspezialisierte Leistungen in 36 medizinischen Fachbereichen. Diese Leistungen werden durch ihren Grad an Komplexität, Seltenheit oder Ressourcenverbrauch definiert. Krankenhäuser können sich um die Erbringung dieser Leistungen bewerben und die dänische Gesundheitsbehörde entscheidet, welche Einrichtungen zur Durchführung der Behandlung berechtigt sind und entsprechend ausgewiesen werden. Jede dieser ausgewiesenen Einrichtungen erhält von der Region eine Vorauszahlung, die 25 % des Budgets für spezialisierte/hochspezialisierte Leistungen des letzten Jahres ausmacht. Die Gesamtzahlung für diese Leistungen wird später – meistens am Ende des Jahres – auf Grundlage der eigenen Kostendaten des Krankenhauses abgerechnet.

In **England** gibt es derzeit 130 Healthcare Resource Groups (HRGs), die keinen nationalen Tarif haben (z. B. Patienten, die Hörimplantate erhalten oder schwere Verbrennungen haben). Zusätzlich gibt es 33 HRGs mit *nicht verbindlichen Tarifen*, die als Orientierungshilfe für lokale Verhandlungen zwischen dem Krankenhaus und seiner Clinical Commissioning Group (CCG)[3] dienen. Neben diesen HRGs werden mehrere kostenintensive Medikamente, Geräte und Leistungen/Produkte zusätzlich vergütet. Außerdem werden kostenintensive Behandlungselemente von den HRGs entkoppelt und erzeugen neue HRGs (sogenannte „unbundled" HRGs). Krankenhäuser können vom HRG-basierten Vergütungssystem ausgenommen werden, wenn sie eine spezielle Vereinbarung mit ihrer lokalen CCG haben. Die Anzahl der lokalen Vereinbarungen hat in den letzten Jahren deutlich zugenommen, aber es ist nicht bekannt, wie viele Krankenhäuser derzeit

---

[3] CCGs sind wichtige Organe innerhalb des englischen Gesundheitssystems, die für die lokale Umsetzung von gesundheitspolitischen Zielen des Gesundheits- und Finanzministeriums zuständig sind und u. a. stationäre Leistungen für Patienten in ihrem Zuständigkeitsbereich einkaufen.

im Rahmen solcher lokalen Vertragsvereinbarungen finanziert werden. Für alle ausgenommenen Elemente werden lokal vereinbarte Tarife zwischen CCGs und Leistungserbringern ausgehandelt. Die CCGs können die Art der Erstattung festlegen, daher gibt es große Unterschiede bei der Festsetzung der Tarife. Darüber hinaus besteht die Möglichkeit, dass die Höhe der Erstattung von HRGs mit nationalen Tarifen lokal angepasst werden kann. Außerdem gibt es, wie bereits erwähnt, Zuschlagszahlungen (top-up payments) für bestimmte Patienten (HRGs), die in ausgewiesenen Abteilungen behandelt werden. Diese Zusatzzahlungen gelten für bestimmte Leistungen in den Fachbereichen Pädiatrie, Neurologie, Wirbelsäulenchirurgie und Orthopädie (NHS England 2013).

In **Estland** sind Patienten, die sich in einer chemotherapeutischen Behandlung befinden, vom DRG-basierten Vergütungssystem ausgenommen. Daneben sind mehrere kostenintensive Medikamente, Geräte und Leistungen als Zusatzentgelte in der estnischen Liste der erstattungsfähigen Gesundheitsleistungen definiert (z. B. Therapie mit Biologika bei Multipler Sklerose oder Hörimplantate). Außerdem werden Abteilungen für Tuberkulose und Berufskrankheiten zusätzlich vergütet. Alle ausgenommenen Elemente in Estland werden mit einer Kombination aus Tagessätzen und ELV erstattet, die für alle Krankenhäuser identisch sind.

In **Frankreich** sind keine Patientengruppen vom DRG-basierten Vergütungssystem ausgenommen. Krankenhäuser können zusätzliche Zahlungen für Dialysepatienten ohne chronische Niereninsuffizienz erhalten; diese Zahlungen werden als Dialysepakete bezeichnet. Darüber hinaus haben die Krankenhäuser Anspruch auf Zuschüsse (Budgets) für die Koordination und das Management von Organtransplantationen. Von der DRG-basierten Vergütung ausgenommen sind eine Vielzahl kostenintensiver Medikamente und Geräte sowie bestimmte Leistungen, die bei Vorliegen bestimmter Bedingungen (z. B. Organfehlfunktionen oder Intensivpatient) zu einer DRG hinzugefügt werden können. Außerdem sind eine Reihe von Krankenhäusern komplett von der DRG-basierten Vergütung ausgenommen. Diese hauptsächlich lokalen, kleinen Krankenhäuser (*Hôpitaux de proximité*) werden durch eine Mischung aus Budgets (basierend auf historischen Kosten) und der jeweiligen Aktivität bezahlt. Im Jahr 2015 wurden so 166 Krankenhäuser vergütet, was einer Quote von 8,4 % aller Krankenhäuser entspricht (Legifrance 2016).

In den **USA (Medicare Part A)** werden keine Patientengruppen vom DRG-basierten Vergütungssystem ausgenommen. Die einzige Leistung, die zusätzlich vergütet wird, ist die für die Organentnahme für Transplantationen (Centers for Medicare & Medicaid Services 2016). Darüber hinaus werden lokale Krankenhäuser (d. h. Krankenhäuser in ländlichen Gebieten), Krebskliniken und Kinderkrankenhäuser separat vergütet. Letzteres liegt insbesondere darin begründet, dass das Medicare-Programm in erster Linie für Menschen über 65 Jahre (oder Menschen mit Behinderungen) entwickelt wurde. Medicare bezahlt diese Krankenhäuser auf der Grundlage der entstandenen Kosten. Die Organentnahme zur Transplantation wird ebenfalls auf der Grundlage der anfallenden Kosten der einzelnen (zugelassenen) Zentren erstattet.

◘ Tab. 4.2 fasst die wesentlichen Eckpunkte zu den von der DRG-basierten Vergütung in verschiedenen Ländern ausgenommenen Patientengruppen, Leistungen und Krankenhäuser zusammen.

4.3.3 Vergütungsmechanismen für bestimmte Versorgungsbereiche

◘ Tab. 4.3 zeigt einige Beispiele dafür, welche Möglichkeiten in den verschiedenen Ländern genutzt werden, um variable, spezialisierte und seltene Fälle in ausgewählten medizinischen Fachbereichen zu vergüten. Einige Versorgungsbereiche werden in *allen* DRG-Systemen zusätzlich vergütet (z. B. Organtransplantationen und bestimmte onkologische Leistun-

◘ **Tabelle 4.2** Überblick über die in den eingeschlossenen Ländern verwendeten zusätzlichen Vergütungsmechanismen mit Angaben zur Anzahl der ausgenommenen Patientengruppen/Leistungen und Abteilungen/Krankenhäuser und anderen Mechanismen (sofern verfügbar)

Land	Vergütung über ausgenommene …			
	Patientengruppen	Leistungen/ Produkte	Krankenhäuser/ Abteilungen	Andere
Deutschland	45 von 1.255 DRGs sind unbewertet	Kostenintensive Medikamente und Leistungen (n = 191), Organ Transplantationen	Besondere Einrichtungen (n = 153)	–
Dänemark	–	–	–	„Komplexe Patientengruppen", die spezielle/ hochspezielle Leistungen (n = 1.100) in ausgewiesenen Krankenhäusern/ Abteilungen erhalten
England	130 von 2.782 Healthcare Resource Groups (HRGs) ohne nationalen Tarif, 33 HRGs haben einen nicht verbindlichen Tarif	Kostenintensive Medikamente (n = 359), Geräte (n = 28), Leistungen (n = 5), „unbundled" HRGs (n = 214)	Krankenhäuser können von der jeweiligen lokalen Clinical Commissioning Group bestimmt werden	Ausgewiesene Abteilungen, die „hoch spezialisierte Leistungen" ausführen
Estland	Chemotherapie-Patienten	Kostenintensive Medikamente, Geräte, Leistungen, Organtransplantationen	Krankenhäuser/ Abteilungen für Tuberkulose und Berufskrankheiten	–
Frankreich	–	Kostenintensive Medikamente (n = 3.649*), Geräte (n = 68), Leistungen (n = 16), Organtransplantationen	Lokale, kleine Krankenhäuser (n = 166, 8,4 % aller Akutkrankenhäuser)	–
USA (Medicare Part A)	–	Organentnahme	Kinderkrankenhäuser (n = 11), Krebskrankenhäuser (n = 60), Krankenhäuser in Maryland, lokale & kleine Krankenhäuser mit wichtigem Versorgungsauftrag (n = 1.300)	–

* einschließlich unterschiedlicher Darreichungsformen und Dosierungen
Krankenhaus-Report 2020

4.3 · Ergebnisse

Tabelle 4.3 Vergleich der Vergütungsmechanismen für bestimmte Versorgungsbereiche

Versorgungs-bereich	Vergütung über ausgenommene …			
	Patientengruppen	Leistungen/Produkte	Krankenhäuser/Abteilungen	Andere
Onkologie	**Deutschland** (Knochenmarktransplantation) **England** (Knochenmarktransplantation) **Estland** (Chemotherapie)	**Deutschland, England, Frankreich** (kostenintensive Krebsmedikamente)	**USA** (bestimmte Krebs-Kliniken)	**Dänemark** (z. B. Bauchspeicheldrüsenkrebs)
Pädiatrie	**Deutschland** (Neuropädiatrie) **England** (Pädiatrische Intensivmedizin)	**Frankreich** (z. B. Pädiatrische Intensivmedizin) **Deutschland** (Neuropädiatrische Diagnosen)	**Deutschland** (z. B. Kinder-Rheumatologie) **USA** (60 Kinderkrankenhäuser)	**Dänemark** (z. B. Pädiatrische Intensivmedizin) **England** (verschiedene spezialisierte Leistungen)
Schwere Verbrennungen	**England, Deutschland** (schwere Verbrennungen)	–	**Deutschland** (schwere Verbrennungen)	**Dänemark** (schwere Verbrennungen)
Neurologie	**Deutschland** (z. B. multimodale, komplexe Behandlung gegen Parkinson)	**Deutschland, Estland** (Biologika gegen Multiple Sklerose)	**Deutschland** (z. B. Multiple Sklerose)	**England** (verschiedene spezialisierte Leistungen)
Intensivmedizin	–	**England** (z. B. neonatale Intensivmedizin) **Frankreich** (z. B. Intensivmedizin)	–	**Dänemark** (z. B. pädiatrische Intensivmedizin)
Dialyse	**England** (z. B. Krankenhaus-Hämodialyse oder Filtration)	**Deutschland, Frankreich** (Dialyse)	–	**Dänemark** (z. B. Peritonealdialyse) **England** (Einführung und Entfernung des Peritonealdialysekatheters bei Kindern)

Krankenhaus-Report 2020

gen), während viele andere Bereiche nur in *einigen* DRG-Systemen zusätzlich vergütet werden (z. B. spezialisierte Kinder- oder Dialyseleistungen oder Behandlungen von schweren Verbrennungen).

Onkologie

In allen untersuchten Ländern werden bestimmte Elemente im Bereich der Onkologie vom DRG-System ausgenommen. In Estland und England sind das, ähnlich wie in Deutschland, bestimmte Patientengruppen (d. h. Chemotherapie-Patienten in Estland und Patienten mit Knochenmarktransplantation in England und Deutschland). Die zusätzliche Vergütung von kostenintensiven Krebsmedikamenten gibt es, ebenfalls ähnlich wie in Deutschland, auch in England und Frankreich. In den USA (Medicare Part A) sind ausgewählte Krebskliniken ausgenommen und in Dänemark werden hochspezialisierte onkologische Leistungen (z. B. für Bauchspeicheldrüsen- oder Nierenkrebs) separat erstattet.

Pädiatrie

In allen Ländern mit Ausnahme von Estland gibt es gesonderte Vergütungsmechanismen für die Behandlung von pädiatrischen Fällen: In England sind, ähnlich wie in Deutschland, mehrere DRGs unbewertet und haben daher keine feste Vergütungshöhe. In Frankreich gibt es ELV-basierte Zahlungen für Leistungen wie zum Beispiel pädiatrische Reanimation auf der Intensivstation. Diese Art der Zusatzentgelte gibt es auch in Deutschland für neuropädiatrisch diagnostische Leistungen. Zudem werden bestimmte Kinderkliniken und besondere Einrichtungen (z. B. für Kinder- und Jugendrheumatologie) zusätzlich vergütet. In den USA sind 60 Kinderkrankenhäuser von der DRG-basierten Vergütung ausgenommen. In Dänemark können mehrere hochspezialisierte pädiatrische Versorgungsbereiche nur in ausgewiesenen Abteilungen/Krankenhäuser angeboten werden. Ebenso in England, wo ausgewiesene Abteilungen/Krankenhäuser Zuschlagszahlungen (top-up payments) für die Behandlung komplexer pädiatrischer Patienten erhalten: zusätzliche 44 % für Fälle mit geringer Komplexität und zusätzliche 64 % für Fälle mit hoher Komplexität (NHS England/Monitor 2013).

Schwere Verbrennungen

In Dänemark und England gibt es ähnlich wie in Deutschland zusätzliche Vergütungsmechanismen für schwere Verbrennungen. In England sind Patientengruppen mit schweren Verbrennungen wie in Deutschland auch von der DRG-basierten Erstattung ausgenommen und werden über lokal ausgehandelte Tarife vergütet. Die CCGs definieren dabei die Art und Weise der Erstattung und können damit experimentieren. Deutschland ist das einzige Land, in dem zusätzlich ganze Abteilungen für Schwerbrandverletzte von der DRG-basierten Erstattung ausgenommen sind. In Dänemark haben nur zwei Krankenhäuser die Genehmigung zur Behandlung schwerer Verbrennungen. Diese werden auf der Grundlage ihrer eigenen lokalen Kostendaten bezahlt. In England werden Patienten mit schweren Verbrennungen mit lokal ausgehandelten Tarifen bezahlt.

Neurologische Erkrankungen

In Deutschland sind Krankenhäuser zur Behandlung von neurologischen Erkrankungen wie Multiple Sklerose oder Epilepsie von der DRG-basierten Vergütung ausgenommen. Die Verhandlungspartner vereinbaren entweder fallbezogene Entgelte oder Tagessätze. In Estland wird die Therapie der Multiplen Sklerose mit Biologika durch eine Kombination aus Tagessätzen und ELV vergütet. Die Gabe von bestimmten Biologika wird auch in Deutschland zusätzlich vergütet. In England werden Zuschlagszahlungen (top-up payments) für Interventionen für komplexe Patienten in ausgewiesenen (hoch-)spezialisierten Dienstleistungen im Bereich der Neurologie gewährt. Die Krankenhäuser erhalten für diese Leistungen zusätzliche 28 %.

Intensivmedizin

Frankreich ist das einzige Land, in dem es ein Zusatzentgelt für die intensivmedizinische Behandlung von Erwachsenen gibt. In Dänemark wird die Intensivmedizin für Kinder in spezialisierten Krankenhäusern/Abteilungen separat vergütet. Auch in England ist die neonatale Intensivstation und die pädiatrische Intensivstation als einzelne Leistung von den HRGs entkoppelt (unbundled HRGs) und die Vergütungshöhe wird lokal mit der CCG ausgehandelt. Darüber hinaus werden Zuschläge gezahlt, wenn bestimmte Patientengruppen in ausgewiesenen Zentren betreut werden (z. B. Patienten mit schweren Traumata in Traumazentren).

Dialyse

In Deutschland wird die Dialyse, soweit sie nicht Teil einzelner DRGs ist, über Zusatzentgelte vergütet. Auch in Frankreich erhalten Krankenhäuser ein zusätzliches Entgelt pro

Sitzung – anders in Dänemark und England, wo für die Dialyse keine festen Zusatzentgelte definiert sind. In Dänemark werden Dialysebehandlungen auf der Grundlage der Selbstkosten der für die Behandlung ausgewiesenen Krankenhausabteilungen vergütet. In England haben HRGs für die „Krankenhaus-Hämodialyse oder Filtration", die „Heim-Hämodialyse" und die „Ambulante Peritonealdialyse" keinen festgelegten Tarif. Hämodialyse und Peritonealdialyse bei akuten Nierenschäden sind als unbewertete Zusatzentgelte (unbundled HRGs) definiert, Erstattungssätze werden vor Ort ausgehandelt. Darüber hinaus erhalten zertifizierte Krankenhäuser eine Zuschlagszahlung (top-up payment) von 44 % für die Einbringung und Entfernung eines Peritonealdialysekatheters für Kinder.

4.4 Diskussion und Ausblick

Die Ergebnisse zeigen, dass in unterschiedlichen Ländern eine Vielzahl von zusätzlichen Vergütungsmechanismen angewendet werden, die eine angemessene Vergütung für komplexe, seltene oder variable Fälle ermöglichen sollen. Die Komplexität dieser zusätzlichen Mechanismen variiert jedoch. Während Länder wie England und Deutschland auf viele verschiedene zusätzliche Mechanismen zurückgreifen, gibt es in anderen Systemen, wie z. B. dem Medicare-Programm in den USA, deutlich weniger Ausnahmen von der DRG-basierten Vergütung. Auch unterscheiden sich die Versorgungsgebiete, die von der DRG-basierten Vergütung ausgenommen sind, in Teilen erheblich.

Die Art und Weise der zusätzlichen Vergütungsmechanismen ist dabei im Zusammenhang mit der Ausgestaltung des jeweiligen DRG-basierten Vergütungssystems zu betrachten. In Estland und dem Medicare-Programm der USA wird beispielsweise eine kostenbasierte Definition von Ausreißern angewandt, während in allen anderen Ländern die Ausreißer auf Basis der Verweildauer definiert werden. Außerdem finanzieren sich Krankenhäuser in den USA nicht ausschließlich über das Medicare-Programm, sondern auch über andere staatliche und insbesondere private Versicherungssysteme.

Es wird zudem deutlich, dass die DRG-basierte Krankenhausvergütung in Deutschland bereits seit Jahren mit einer Vielzahl unterschiedlicher Vergütungsmechanismen kombiniert wird. So sind sowohl eine ganze Reihe bestimmter Patientengruppen (45 DRGs) als auch viele bestimmte Leistungen/Produkte (191 Zusatzentgelte) und bestimmte Abteilungen/Krankenhäuser (153 besondere Einrichtungen) von der DRG-basierten Vergütung ausgenommen. Nur in England wird die DRG-basierte Vergütung zusätzlich zu allen auch in Deutschland bestehenden Vergütungsmechanismen auch noch über Zuschlagszahlungen (top up payments) für die Erbringung von spezialisierten Leistungen in speziell dafür ausgewiesenen Krankenhäusern ergänzt. Einen ähnlichen Mechanismus gibt es sonst nur in Dänemark, wo es allerdings keine anderen Ausnahmen vom DRG-System gibt. Auch für Deutschland könnte ein solcher Ansatz gesundheitspolitisch interessant sein, da er eine zusätzliche Vergütung an eine Behandlung in dafür spezialisierten Einrichtungen koppelt.

Eine Konzentration der Versorgung von (hoch-)spezialisierten Leistungen ist insbesondere unter Qualitätsgesichtspunkten wünschenswert. In Dänemark werden für eine Liste von 1.100 (hoch-)spezialisierten Leistungen aus 36 medizinischen Fachbereichen Qualitätsanforderungen von den Fachgesellschaften in Zusammenarbeit mit der Dänischen Gesundheitsbehörde festgelegt (Sundhetsstyrelsen 2015). Krankenhäuser können sich anschließend für die Erbringung dieser Leistungen bewerben und müssen die notwendigen Strukturvoraussetzungen (Personal, klinische Erfahrung, Ausstattung) nachweisen. Anschließend werden – je nach Grad der Spezialisierung – nur eine beschränkte Zahl an regionalen, landesweiten oder internationalen Krankenhäusern für die Behandlung ausgewiesen. Andere Krankenhäuser dürfen die genau definierten Patientengruppen mit (hoch-)spezialisiertem Behandlungsbedarf zwar weiterhin behandeln, erhalten aber nur die DRG-basierte Regelvergütung.

Angesichts der notwendigen und viel diskutierten Konzentration von (hoch-)spezialisierten Leistungen in Deutschland könnte eine gezielte Weiterentwicklung der Krankenhausvergütung – inspiriert durch das dänische (oder englische) System – die notwendigen Anreize schaffen, um eine qualitativ hochwertige Versorgung zu gewährleisten und eine qualitätsorientierte Krankenhausplanung zu flankieren. Durch die zukünftig verhandelbaren Zentrumszuschläge in voraussichtlich zwölf Leistungsbereichen öffnet der G-BA einen Weg in diese Richtung (voraussichtlich G-BA-Beschluss gemäß § 136c Abs. 5 SGB V); jedoch gibt es bisher keine Anzeichen, dass diese Zuschläge auf einer einheitlichen Kalkulationsgrundlage basieren sollen und somit einer gewissen Intransparenz unterliegen werden.

Zwar liegt der Schwerpunkt der Analyse auf dem eingangs erwähnten oberen Ende des Vergütungsspektrums (d. h. der Vergütung von komplexen Fällen), doch können einige hier beschriebene von der DRG-Vergütung ausgenommene Elemente der Grundversorgung (d. h. dem unteren Ende des Spektrums) zugeordnet werden. Dies umfasst z. B. die lokalen und kleinen Krankenhäuser in den USA oder Frankreich, die nach Kriterien wie Patiententage pro Jahr oder auch Dichte, Alter oder Einkommensstruktur der umgebenden Bevölkerung definiert werden. Durch die Finanzierung außerhalb des DRG-Systems soll so eine angemessenere Vergütung ungeachtet von schwer erzielbaren Skalenerträgen ermöglicht werden. In Deutschland wurden zur Sicherung der Grundversorgung u. a. Sicherstellungszuschläge für Krankenhäuser eingeführt, die sich – im Gegensatz zu Frankreich – auch nach medizinischen Kriterien (z. B. Vorhandensein bestimmter Fachabteilungen) richten. Dieser Ansatz kann als transparenter bewertet werden, da er sich innerhalb der Logik der DRG-basierten Vergütung bewegt.

Literatur

Busse R, Geissler A, Aaviksoo A, Cots F, Häkkinen U, Kobel C, Mateus C, Or Z, O'Reilly J, Serdén L (2013) Diagnosis related groups in Europe: moving towards transparency, efficiency, and quality in hospitals? BMJ 346:f3197

Geissler A, Scheller-Kreinsen D, Quentin W, Busse R (2012) DRG-Systeme in Europa. Bundesgesundheitsblatt Gesundheitsforschung Gesundheitsschutz 55(5):633–642

Geissler A, Quentin W, Busse R (2014) Können deutsche DRGs den Ressourcenverbrauch eines Krankenhauses sachgerecht abbilden? Eine empirische Analyse auf Grundlage von patientenbezogenen Kosten- und Leistungsdaten für 10 Krankheitsbilder. Gesundheitswesen 76(05):284–296

Fetter RB, Shin Y, Freeman JL, Averill RF, Thompson JD (1980) Case mix definition by diagnosis-related groups. Med Care 18(2):i–53

Grant MJ, Booth A (2009) A typology of reviews: an analysis of 14 review types and associated methodologies. Health Inf Libr J 26(2):91–108

Geissler A, Quentin W, Scheller-Kreinsen D, Busse R (2011) Introduction to DRGs in Europe: common objectives across different hospital systems. In: Busse R, Geissler A, Quentin W, Wiley M (Hrsg) Diagnosis related groups in Europe: moving towards transparency, efficiency and quality in hospitals. McGraw-Hill, Maidenhead, S 9–21

Boyle S (2011) United Kingdom (england). Health systems review. Health Syst Transit 13(1)

Van de Voorde C, Gerkens S, Van den Heede K, Swartenbroekx N (2013) A comparative analysis of hospital care payments in five countries. Health Services Research (HSR), KCE Report 207, D/2013/10.273/61. Belgian Health Care Knowledge Centre (KCE), Brussels

Olejaz M, Juul AN, Rudkjøbing A, Okkels HB, Krasnik A, Hernández-Quevedo C (2012) Denmark health system review. Health systems in transition, Bd. 14 No. 2. WHO Regional Office for Europe, Copenhagen

Sundhedsstyrelsen (2015) Specialised hospital services – principles of national planning in Denmark. Danish Health and Medicines Authority, Copenhagen

NHS England/Monitor (2013) 2014/15 national tariff payment system

Legifrance (2016) Arrêté du 23 juin 2016 fixant la liste des hôpitaux de proximité mentionnée à l'article R. 6111-25 du code de la santé publique

Centers for Medicare & Medicaid Services (2016) Provider reimbursement manual part 1 – chapter 31, organ acquisition payment policy. Department of Health & Human Services, Washington, D. C

Open Access Dieses Kapitel wird unter der Creative Commons Namensnennung 4.0 International Lizenz (http://creativecommons.org/licenses/by/4.0/deed.de) veröffentlicht, welche die Nutzung, Vervielfältigung, Bearbeitung, Verbreitung und Wiedergabe in jeglichem Medium und Format erlaubt, sofern Sie den/die ursprünglichen Autor(en) und die Quelle ordnungsgemäß nennen, einen Link zur Creative Commons Lizenz beifügen und angeben, ob Änderungen vorgenommen wurden.

Die in diesem Kapitel enthaltenen Bilder und sonstiges Drittmaterial unterliegen ebenfalls der genannten Creative Commons Lizenz, sofern sich aus der Abbildungslegende nichts anderes ergibt. Sofern das betreffende Material nicht unter der genannten Creative Commons Lizenz steht und die betreffende Handlung nicht nach gesetzlichen Vorschriften erlaubt ist, ist für die oben aufgeführten Weiterverwendungen des Materials die Einwilligung des jeweiligen Rechteinhabers einzuholen.

Potenziale prospektiver regionaler Gesundheitsbudgets am Beispiel spanischer und amerikanischer Erfahrungen

Franz Benstetter, Michael Lauerer, Daniel Negele und Andreas Schmid

5.1 Einleitung – 71

5.2 Grundlagen zur Vergütung auf Basis prospektiver regionaler Gesundheitsbudgets – 73

5.3 Beispiel Spanien: Das Valencia-Modell – 75
5.3.1 Kontextfaktoren – 75
5.3.2 Implementiertes Modell – 76
5.3.3 Erkenntnisse – 77

5.4 Beispiel USA: Physician Organization of Michigan Accountable Care Organisation (POM ACO) – 79
5.4.1 Kontextfaktoren – 79
5.4.2 Implementiertes Konzept – 80
5.4.3 Erkenntnisse – 84

5.5 Implikationen für eine Implementierung in Deutschland – 85

© Der/die Autor(en) 2020
J. Klauber et al. (Hrsg.), *Krankenhaus-Report 2020*, https://doi.org/10.1007/978-3-662-60487-8_5

5.6　　Fazit – 87

　　　　Literatur – 87

■■ Zusammenfassung

Die im deutschen Gesundheitssystem implementierten Vergütungssysteme sind dringend reformbedürftig. Dies gilt insbesondere für den Krankenhaussektor, in dem die Auswirkungen diverser Fehlanreize zu einer Kaskade korrigierender Eingriffe geführt haben, ohne jedoch die tiefwurzelnden Probleme grundlegend zu adressieren. Eine alternative Vergütungsform stellen prospektive regionale Gesundheitsbudgets dar. Diese basieren auf Konzepten, die dem Prinzip der Capitation folgen und nicht für einzelne Fälle oder auch einzelne Patienten, sondern für ganze Gruppen von Versicherten eine sektorenübergreifende Vergütung beinhalten. Im Idealfall wird damit die gesamte Bevölkerung einer Region abgedeckt. Die Umsetzung derartiger pauschalierter Vergütungssysteme ist herausfordernd. Deshalb stellt dieser Beitrag Erfahrungen aus Spanien und den USA dar und diskutiert Implikationen für eine mögliche Implementierung in Deutschland. Das spanische Valencia-Modell steht dabei für einen unmittelbaren und weitreichenden Systemwechsel durch die Implementierung von Modellen, bei denen der Staat eine Konzession für die regionale Versorgung an private Akteure vergibt. Der am Beispiel einer Accountable Care Organisation dargestellte Ansatz der USA verfolgt hingegen die Strategie eines Transformationspfades, der schrittweise zu einer stärkeren Pauschalierung führt und kontinuierlich auf Basis aktueller Erkenntnisse angepasst wird. Es zeigt sich, dass die Modelle zwingend für alle Beteiligten einen Zusatznutzen gegenüber dem Status quo stiften müssen, um angenommen zu werden. Auf der wirtschaftlichen Ebene müssen die Risiken adäquat abgesichert werden, ohne dabei die gewünschten Anreize auszuhebeln. Gleichzeitig müssen wirksame Vorkehrungen getroffen werden, die Unterversorgung verhindern und positive Qualitätsanreize schaffen.

The current remuneration systems in the German healthcare system are in urgent need of reform. This is particularly true for the inpatient sector where the effects of various disincentives have led to a cascade of corrective measures without fundamentally addressing the underlying problems. In this context, prospective regional health budgets represent an alternative form of remuneration. These rest on concepts that refer to the principle of capitation and include a cross-sectoral remuneration for entire groups of insured persons rather than individual patients or cases. Ideally, the capitation covers the whole population of a certain region. The implementation of such lump-sum payment systems is challenging. For this reason, this paper outlines experiences from Spain and the USA and discusses implications for a possible implementation in Germany. The Spanish Valencia model represents an immediate and far-reaching system change due to the implementation of regional healthcare concessions granted by the state to private actors. On the other hand, the US approach, illustrated by the example of an Accountable Care Organization, pursues the strategy of a transformation path. This gradually increases the consolidation into a lump sum and is continuously adapted on the basis of current findings. It turns out that in order to be adopted, the models must provide added value over the status quo for all parties involved. From an economic perspective, risks must be adequately hedged without undermining the desired incentives. At the same time, effective precautions must be taken to prevent undersupply and create positive quality incentives.

5.1 Einleitung

Nicht erst die Auslagerung der Pflegepersonalkosten aus dem DRG-System zeigt, dass das bisherige Grundmodell der Vergütung von Krankenhausleistungen keine langfristig tragbare Struktur aufweist: Die dem DRG-System immanenten Qualitätsanreize sind im Vergleich zu den Anreizen, Kosten zu minimieren, zu schwach. Auch Anreize zur Mengenausweitung sind überproportional stark ausgeprägt, da nur mit einem behandelten Patienten Geld verdient werden kann. Eine Verlagerung von Leistungen aus dem stationären in den ambulanten Sektor oder in innovative Versorgungshybride wird folglich ausgebremst, die Verhinderung von Erkrankungen oder die Vermeidung unnötiger Eingriffe wird nicht belohnt. Maßnahmen, die den skizzierten Problemen entgegenwirken sollen, setzen bislang in der Regel an Symptomen an, ohne die dem DRG-System inhärenten Schwächen anzugehen. Diese Fehlentwicklungen höhlten die Logik des DRG-Systems aus und verstärken die Dysfunktionalität, ohne nachhaltig zu einer Verbesserung der Situation beizutragen. So führt beispielsweise die Auslagerung der Pflegepersonalkosten weder zu einer höheren Wertschätzung der Pflegetätigkeit noch wird es für ein Krankenhaus finanziell attraktiv, gute Pflege zu leisten. Zugleich verliert die DRG ihren pauschalierenden Charakter und die aus Systemen der Kostenerstattung bekannten negativen Aspekte kommen verstärkt zum Tragen (Schmid 2018; Wehner et al. 2018).

Auf der Suche nach alternativen Vergütungssystemen liegt es nahe, auch die Erfahrungen anderer Länder zu reflektieren. Dabei ist zunächst festzustellen, dass manche spezifischen Probleme – insbesondere die strikte sektorale Trennung – in anderen Ländern nicht bestehen. Viele grundlegende Herausforderungen hingegen – etwa die Schaffung adäquater Qualitätsanreize und die Vermeidung von Fehlanreizen der Einzelleistungsvergütung sowie die Fokussierung auf den patientenbezogenen Wert erbrachter Leistungen – sind sehr ähnlich. Zu den weiterreichenden Lösungsansätzen gehören Konzepte, die sich am Gedanken der Capitation, also einem prospektiv pauschalierten Entgelt, orientieren und größere Populationen statt den einzelnen Behandlungsfall als Basis heranziehen. Solche Konzepte versuchen, die Anreize zur Verbesserung der Versorgungsqualität und zur Steigerung der Wirtschaftlichkeit adäquat auszutarieren. Sofern dies gelingt, kommen Capitation-Modelle der Vision einer Belohnung für die Gesunderhaltung von Patienten bzw. Versicherten deutlich näher als das existierende System. Aufgrund der mit diesen Modellen einhergehenden Annäherung der Interessen von Leistungserbringern und Versicherern scheint eine Reduktion der Regulierungsdichte möglich, da weniger die Details der Leistungserbringung als das Ergebnis in den Fokus genommen wird. Viele dieser innovativen Vergütungsmodelle beziehen sich auf Konzepte wie den Value-Ansatz von Porter (2010) oder den Triple-Aim-Ansatz (Berwick et al. 2008). Während Porter betont, dass die Ergebnisse (Outcomes) der Gesundheitsversorgung in Relation zu den Kosten als Bewertungsmaßstab herangezogen werden müssen, hebt der Triple-Aim-Ansatz die Gleichwertigkeit von drei Zielen hervor: Die Verbesserung der individuellen „Erfahrung" der Gesundheitsversorgung (individual experience of care), die Verbesserung der Gesundheit ganzer Populationen (health of populations) und die Reduktion der Kosten pro Kopf der Versorgung einer Population (per capita costs of care for populations). Die Umsetzung ist jedoch nicht trivial, wie aus gescheiterten Versuchen insbesondere in den USA deutlich wird (Schmid 2017). Diese negativen Erfahrungen führen auch dazu, dass die deutlich differenzierteren und mit den Vorläufern kaum noch vergleichbaren neuen Modelle den Begriff der Capitation in der Regel vermeiden und beispielsweise Bezeichnungen wie „prospektive regionale Gesundheitsbudgets" verwenden. Da diese Bezeichnung auch den Populationsbezug und damit den Anspruch, ganzheitlich den Versorgungbedarf einer Region zu adressieren, besser zum Ausdruck bringt, soll auch in der vorliegenden Studie auf diesen Begriff abgestellt werden.

Der vorliegende Beitrag[1] soll eruieren, inwiefern prospektive regionale Gesundheitsbudgets auch für die Situation in Deutschland geeignete Instrumente sein können. Hierzu werden zunächst die konzeptionellen Grundlagen dieser Ansätze dargestellt, um darauf aufbauend zwei Beispiele aus Spanien und den USA vorzustellen und schließlich Implikationen für eine mögliche Anwendung in Deutschland abzuleiten.

---

1 Die Recherchen zum vorliegenden Beitrag erfolgten im Zuge einer Studie, mit der die Autoren von der Stiftung Münch betraut wurden (vgl. Benstetter et al. 2020).

5.2 Grundlagen zur Vergütung auf Basis prospektiver regionaler Gesundheitsbudgets

Ärzte, Krankenhäuser und alle anderen an der Versorgung von Patienten Beteiligten müssen für ihre Leistungen entlohnt werden. Die entscheidende Frage ist, wie diese Entlohnung erfolgen soll, da jede Form der Entlohnung mit spezifischen Anreizen einhergeht. Die Literatur zeigt, dass Leistungserbringer in ihrem Verhalten neben ihrem Berufsethos und anderen Faktoren nicht unerheblich durch diese finanziellen Anreize beeinflusst werden (vgl. Breyer et al. 2013, S. 397 ff.; McGuire 2008, S. 263 ff.). Ökonomische Anreize sind also auch in regulierten Gesundheitssystemen immer vorhanden und wirken sich auf das Verhalten der Beteiligten aus. Gerade um Fehlanreize zu vermeiden, müssen ökonomische Anreizwirkungen bei der Gestaltung von Vergütungsmodellen zwingend berücksichtigt werden.

Grundsätzlich kann das Vergütungssystem entweder die Menge oder den Preis oder beides fixieren. Dies kann ex ante oder ex post geschehen. Erfolgt die monetäre Bewertung ex post, orientiert sie sich in der Regel an den angefallenen Kosten. Wird in diesem Fall die Menge nicht vorab festgelegt, handelt es sich um ein System der Kostenerstattung, andernfalls um ein Kostenbudget. Die monetäre Bewertung kann jedoch auch ex ante erfolgen. Wird die Menge nicht vorab festgelegt und kommt die Bewertung über einen Verhandlungsprozess zwischen Angebots- und Nachfrageseite zustande, handelt es sich um einen klassischen Preis, andernfalls um ein Erlösbudget (vgl. Schlüchtermann 2016; Neubauer 1999). Je nach Aggregationsniveau bezieht sich die Menge auf erbrachte Einzelleistungen, Behandlungsfälle, Behandlungskomplexe, Leistungserbringer, Patienten, Versicherte oder ganze Populationen. Hinzu kommen diverse weitere Varianten der Vergütung. So können beispielsweise Preise ex post auch vom erreichten Qualitätsniveau abhängig gemacht werden und Leistungserbringer eine pauschale Grundvergütung erhalten. Auch Kombinationen verschiedener Modelle sind möglich (siehe auch Neubauer 2011). Im Grundsatz fehlt bei Modellen der Kostenerstattung ein Anreiz zur Wirtschaftlichkeit. Jede Vergütung, die sich an einzelnen Leistungen oder Behandlungsfällen bemisst, setzt ohne entsprechende Gegenmaßnahmen Anreize zu einer Ausdehnung der Leistungsmenge. Neben den damit einhergehenden negativen Anreizen – insbesondere hinsichtlich der Gefahr der Überversorgung und der Verschwendung solidarisch bereitgestellter Mittel – bestehen auch positive Anreize: Wenn der Leistungserbringer von höheren Fallzahlen profitiert, kann für ihn – um im Wettbewerb um Patienten erfolgreich zu sein – die Steigerung der Qualität eine sinnvolle Strategie darstellen. Anreize zur Prävention oder Verlagerung zu anderen – evtl. besser geeigneten oder effizienter versorgenden – Leistungserbringern fehlen jedoch, da jede nicht selbst erbrachte Leistung zu Umsatzeinbußen führt. Diese Probleme vermeiden Ansätze, die an der Person und nicht am Behandlungsfall ansetzen. Jedoch sind auch hier adäquate Rahmenbedingungen zu schaffen, da sonst Anreize zu Kosteneinsparungen dominieren, die mit der Gefahr einer Unterversorgung oder Qualitätseinbußen durch erhöhte Zugangshürden und übermäßige Leistungsbeschränkungen einhergehen.

Die Basis prospektiver regionaler Gesundheitsbudgets sind pauschalierte Entgelte, die unabhängig vom Kontakt mit Leistungserbringern bzw. von erbrachten Leistungen je Bewohner einer Region (bzw. teilnehmendem Versicherten) ausgezahlt werden. Sowohl die Menge (Zahl der Teilnehmer) als auch die Höhe der Vergütung (Pauschale pro Teilnehmer) sind ex ante und damit prospektiv festgelegt. Damit geht teilweise ein finanzielles Risiko von der Kostenträgerseite (z. B. Versicherungen) auf die teilnehmenden Leistungserbringer über, da diese nicht nur für eine mögliche eigene Ineffizienz haften, sondern auch die Kostenrisiken komplexer, teurer Behandlungen tragen. In der Risikoaufteilung zwischen Kostenträgern und Leistungserbringern in Gesundheitsmärkten lassen sich die Risiken aus der Perspektive der Leistungserbringer grundsätzlich in ein aggregiertes Risiko (das sogenannte Morbiditätsrisiko, das die Anzahl der Krankheitsfälle der Gesamtbevölkerung in einem Land zum Gegenstand hat) und in ein individuelles (idiosynkratisches), nur einen bestimmten Leistungserbringer betreffendes Risiko einteilen. Dieses individuelle Risiko kann wiederum in ein „Komplexitätsrisiko" (teure Einzelfälle) und in ein „individuelles Mengenrisiko" (hier: Anzahl der Behandlungsfälle der Leistungserbringer mit Capitation-basierter Budgetverantwortung in einer Region) aufgeteilt werden (vgl. Benstetter 2002).

Wenn die Zahl der Erkrankungen in der Gesamtbevölkerung und/oder der Region z. B. in der Grippesaison besonders niedrig ist, garantiert eine Capitation-Vergütung stabile Einnahmen. Bei einer Einzelleistungsvergütung hingegen würden die Einnahmen sinken, da die Leistungserbringer bei leeren Wartezimmern auch nur wenig abrechnen können. Das Capitation-System bietet den teilnehmenden Leistungserbringern also eine Versicherung gegen sinkende Einkommen durch geringere Nachfrage und somit Planungssicherheit. Andererseits sind die Kostenrisiken unerwartet erhöhter Fallzahlen oder sehr teurer Einzelfälle zu berücksichtigen und ggf. ab einer adäquaten Grenze – beispielsweise in Form einer Rückversicherung – abzusichern. Zusätzliche Vorteile eines Capitation-Systems für die teilnehmenden Leistungserbringer ergeben sich durch die Abfederung ihres Morbiditätsrisikos bei einem relativ geringeren Gewicht der variablen Kosten, wenn beispielsweise Personalkosten, Miete, Abschreibungen und Schuldentilgung den Hauptteil des Kostenblocks bilden (vgl. Benstetter 2002).

Bereits vorab ist bei der Kalkulation der Pauschale bzw. des prospektiven regionalen Gesundheitsbudgets eine möglichst weitgehende Risikoadjustierung vorzunehmen, die dafür sorgt, dass gegebene Unterschiede in der Morbiditätsstruktur ggf. nicht einseitig von den Leistungserbringern verantwortet werden müssen. Die Anreize für eine kostensparende Leistungserbringung sind bei pauschalierten Entgelten entsprechend hoch. So wird heute bei teuren technologieintensiven Eingriffen häufig ein hoher Deckungsbeitrag erzielt, während präventive Maßnahmen im Vergleich nur minimal honoriert werden. Diese Gewichtung stellt sich in Capitation-Systemen völlig anders dar: Da der Erlös pro Versicherten gleichbleibt, kann ein vermiedener kostenintensiver Eingriff einen sehr positiven wirtschaftlichen Effekt haben. Im Hinblick auf diesen Zusammenhang muss sichergestellt werden, dass notwendige Leistungen nicht vorenthalten und keine Zugangshürden zur Versorgung aufgebaut werden. Entsprechend sind üblicherweise umfangreiche begleitende Maßnahmen der Qualitätsmessung und -sicherung erforderlich. Zudem kann den Versicherten eine Versorgung außerhalb des Capitation-Modells durch ein Opt-out ermöglicht werden. Bei Capitation-Modellen verschiebt sich im Idealfall das Monitoring weg von detaillierten Struktur- und Prozessvorgaben hin zu einer konsequenten Überwachung der Outcomes – was in der Summe eine Reduktion der regulatorischen Eingriffe erlaubt.

Der SVR (2009) macht deutlich, dass unter dem Begriff Capitation häufig eine Vielzahl von Ausprägungen zusammengefasst wird. Dieser Beitrag fokussiert im Sinne von prospektiven regionalen Gesundheitsbudgets klar auf Varianten, die weitgehend dem Idealtypus entsprechen, das heißt, sich auf alle anfallenden Leistungen und nicht nur einzelne Leistungsgruppen oder Indikationsbereiche beziehen, wodurch zumindest alle Einwohner, die bei einem bestimmten Kostenträger versichert sind, im Optimum aber alle Versicherten einer Region, abgedeckt werden.

Entsprechend stellt dieser Ansatz das im deutschen Gesundheitssystem extrem sektoral ausgeprägte Vergütungssystem sowie damit einhergehend die auch organisational stark arbeitsteilige Leistungserbringung vor Herausforderungen. Soll das komplette Leistungsspektrum mit einer Pauschale abgedeckt werden, erfordert dies auch auf Seiten der Leistungserbringer eine formalisierte Kooperation, die im

Extrem bis zur Integration in eine Unternehmung führen kann.

Die folgenden Beispiele aus dem spanischen und dem amerikanischen Gesundheitssystem machen deutlich, wie unterschiedlich dieses konzeptionelle Grundraster in der Praxis ausgestaltet werden kann. Die beiden Gesundheitssysteme unterscheiden sich dabei fundamental – was bereits als erstes Indiz dafür dienen kann, dass Capitation-Ansätze weitgehend unabhängig von der Ausgestaltung des Gesundheitssystems umsetzbar sind. Das spanische Modell repräsentiert dabei einen Ansatz, bei dem in einem Schritt ein kompletter Systemwechsel vollzogen wurde, während in den USA eine Strategie der sukzessiven Einführung verfolgt wird.

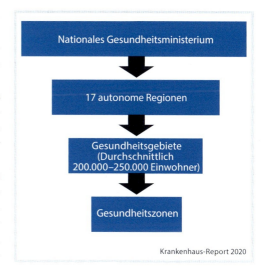

Abb. 5.1 Dezentrale Organisationsstrukturen im spanischen Gesundheitssystem

5.3 Beispiel Spanien: Das Valencia-Modell

5.3.1 Kontextfaktoren

Seit Mitte der 1980er-Jahre verfügt Spanien über ein Gesundheitssystem, das öffentlich organisiert ist und überwiegend über Steuern finanziert wird. In der Region Valencia wurden im Laufe der letzten beiden Dekaden im Rahmen dieses steuerfinanzierten Gesundheitssystems innovative Konzessionsmodelle mit einer Capitation-Vergütung etabliert. Konzession steht hierbei für die auf einer Ausschreibung basierenden Übergabe der Verantwortung für die Gesundheitsversorgung einer Region an einen privaten Träger – in Form einer öffentlich privaten Partnerschaft. Damit sollte die Gesundheitsversorgung im „Valencia-Modell" nach den Prinzipien der Dezentralität, einer integrierten und sektorenübergreifenden Versorgung sowie über Wettbewerbselemente neugestaltet werden mit dem übergeordneten Ziel, sowohl die Qualität als auch die Effizienz der Versorgung zu verbessern.

Die Kontextfaktoren, welche die Implementierung der dabei entstandenen Konzessionsmodelle zwischen Staat und privaten Anbietern bzw. Managementgesellschaften positiv beeinflussten, lassen sich zwei unterschiedlichen Kategorien zuordnen. Erstens können ökonomische Faktoren angeführt werden: Das spanische Gesundheitswesen war seit Beginn der 2000erJahre von starken Finanzierungsproblemen geprägt. Dies befeuerte alternative Finanzierungs- und Versorgungsmodelle, denen das Potenzial zugesprochen wurde, die medizinische Versorgung effizienter und damit nachhaltiger zu gestalten. Zweitens sind politische Faktoren zu nennen: Seit 2002 ist das spanische Gesundheitssystem durch 17 Regionalregierungen dezentral und regional autonom organisiert (◘ Abb. 5.1) – sowohl in der Finanzierung als auch in der Versorgung (Schölkopf und Pressel 2017). Die Einrichtung von Konzessionsmodellen fand auf der Ebene der Gesundheitsgebiete statt, die im Durchschnitt jeweils ca. 250.000 Einwohner umfassen. Die dadurch installierte Mitverantwortung der Gesundheitsgebiete stellte eine wichtige Voraussetzung für Capitation-Modelle auf regionaler Ebene dar. Aber erst Gesetzesänderungen, insbesondere in den Jahren 1994 bis 2003, befähigten private Anbieter und Investoren, die öffentliche Gesundheitsversorgung zu managen und finanziell sicherzustellen (Europäische

◻ **Tabelle 5.1** Gesundheitskosten der Valencia-Region und jährlich gezahltes Pro-Kopf-Budget in der Region La Ribera (Quelle: NHS Confederation 2011, S. 8)

	2006	2007	2008	2009	2010
Pro-Kopf-Ausgaben Valencia-Region	660 €	731 €	781 €	812 €	825 €
Pro-Kopf-Budget La Ribera	495 €	535 €	572 €	598 €	607 €
Differenz	−25 %	−27 %	−27 %	−26 %	−26 %

Krankenhaus-Report 2020

Union 2013). Diese Gesetzesänderungen waren auch durch Qualitäts- und Wartezeitenprobleme motiviert (NHS 2014).

5.3.2 Implementiertes Modell

Das Valencia-Modell entspricht einer öffentlich-privaten Partnerschaft, in welcher die Regierung Valencias vertraglich Konzessionen an private Managementunternehmen vergibt. Diese bestehen meist aus einer privaten Krankenversicherung als Gesundheitsspezialist und einem Zusammenschluss mehrerer öffentlicher Kreditinstitute, die die Gesundheitsversorgung und die finanzielle Stabilität der regionalen Versorgung gewährleisten. Realisiert wurde dieses Versorgungsmodell in den Gesundheitsgebieten „La Ribera", „Dénia", „Torrevieja", „Manises" und „Elche-Crevillent", die jeweils an ein Managementunternehmen vergeben wurden. Insgesamt umfassten diese Modelle im Jahr 2015 rund 20 % der Einwohner der Region Valencia (Rechel et al. 2009; Sosa Delgado-Pastor et al. 2016).

Das Ziel der Regionalregierung von Valencia war es, das Know-how in den Bereichen privatwirtschaftliches Versorgungsmanagement, Finanzierung und Risikotragung zu nutzen, um so die Qualität und Effizienz der Gesundheitsversorgung nachhaltig zu verbessern (Sosa Delgado-Pastor et al. 2016). Im Rahmen eines langfristigen Vertrages überträgt dabei die öffentliche Hand das Aufgabenportfolio der Konzession „design – finance – develop – build – operate – deliver" mitsamt den entsprechenden Risiken an den privaten Partner. Die Managementgruppe ist damit für den Aufbau, die Instandhaltung, die Finanzierung und das Management eines Gesundheitsnetzwerks im Zuständigkeitsgebiet verantwortlich. Diese Verantwortlichkeit umfasst sowohl die ambulante Grundversorgung als auch die stationäre Versorgung und wird vom privaten Partner i. d. R. für 15 Jahre – ggf. mit einer Verlängerungsoption – übernommen. Um das Aufgabenspektrum der Regierung, in dessen Kern die umfangreiche integrierte Versorgung der Einwohner steht, erfüllen zu können, erhält die Managementgruppe jährlich eine Capitation, d. h. ein prospektives Budget, das aus dem Gesundheitsbudget der Regierung anhand der Einwohnerzahl und der Altersstruktur der Einwohner bestimmt wird (Acerete et al. 2011).

Um dem Konzessionsnehmer einen Anreiz zu einer effizienteren Versorgung zu geben, lag der durchschnittliche Capitation-Betrag pro Einwohner unter den durchschnittlichen Gesundheitsausgaben pro Einwohner Valencias und daher auch gleichzeitig unter dem durchschnittlichen Budget pro Einwohner der öffentlich gemanagten Gesundheitsgebiete (Sosa Delgado-Pastor et al. 2016). Im Jahr 2006 lag z. B. das in der Region La Ribera („Alzira-Modell") ausbezahlte Pro-Kopf-Budget umgerechnet ca. 25 % unter den durchschnittlichen Pro-Kopf-Ausgaben der gesamten Valencia-Region (◻ Tab. 5.1). Der private Betreiber hatte damit erheblich weniger Mittel zur Verfügung als ein vergleichbares benachbartes Gesundheitsgebiet ohne Konzessionsmodell (Sosa Del-

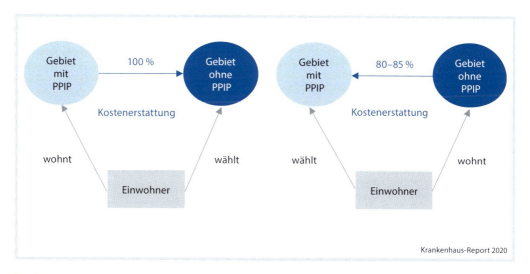

Abb. 5.2 Schematische Anreizsystematik „Money follows the patient" (PPIP = public-private integrated partnership)

gado-Pastor et al. 2016). Die Einsparungen der Gebiete mit Konzessionen im Vergleich zu öffentlich-gemanagten waren dabei in den ersten Jahren der Umstellung hin zu Konzessionsmodellen meist noch geringfügig bzw. nicht vorhanden, gestalteten sich im späteren zeitlichen Verlauf allerdings recht konstant.

Ein entscheidender Aspekt, über den im Valencia-Modell ein Anreiz für eine Qualitätsorientierung und einen Qualitätswettbewerb geschaffen wurde, stellt das Prinzip „Money follows the patient" dar: Lässt sich ein Patient aus einer Region mit bestehendem Konzessionsmodell in einem öffentlich organisierten Gesundheitsgebiet behandeln, ist der private Versorgungspartner für die daraus resultierenden Kosten verantwortlich, d. h. zu einer vollständigen Übernahme verpflichtet (Abb. 5.2). Lässt sich dagegen ein Patient, der in einem Gesundheitsgebiet ohne Konzessionsmodell lebt, z. B. in der Region La Ribera, behandeln, werden dem privaten Partner die Kosten nur zu 80 bis 85 % der Referenzkosten erstattet. Die Gewichtung erfolgt mit sogenannten Transfer-Koeffizienten (Sosa Delgado-Pastor et al. 2016).

Aus der Verpflichtung, die Behandlung von abwandernden Patienten mit Kosten oberhalb der eigenen Referenzkosten zu vergüten, ergab sich ein starker Anreiz, die Einwohner im eigenen Gesundheitsgebiet zu halten (Acerete et al. 2011). Nahe liegt auch das Bestreben, eine gleiche oder gar bessere Qualität in der Gesundheitsversorgung zu geringeren Kosten anzubieten (Sosa Delgado-Pastor et al. 2016).

Um im Rahmen einer Capitation-Vergütung eine qualitativ hochwertige medizinische Versorgung sicherzustellen, existieren zusätzlich vorab definierte Indikatorensets zur Qualitätsmessung. Diese beziehen sich v. a. auf die Prozess- und Ergebnisqualität (Tab. 5.2).

5.3.3 Erkenntnisse

Es gibt kaum belastbare Evidenz aus Evaluationen, die Aussagen bzgl. der Steuerungswirkungen der Konzessionsmodelle der Valencia-Region oder zu deren potenzieller Überlegenheit gegenüber öffentlich organisierten Regionen zulassen. Die vorhandenen Studien zu Kosten- und Wettbewerbseffekten kommen zum Ergebnis, dass die durchschnittlichen Gesundheitsausgaben in Konzessionsmodellen mehr als 30 % niedriger waren als in den öffentlich organisierten Regionen (Sosa Delgado-Pastor et al. 2016)

Tabelle 5.2 Leistungsindikatoren der Valencia-Modelle (Auswahl) (Quelle: Sosa Delgado-Pastor et al. 2016)

Indikator	Zielwert (Beispiele)
Impfrate	– 95 % Diphtherie, Tetanus und Masern sowie Mumps und Röteln für Kleinkinder – 60 % Grippeimpfung für Senioren
Wartezeit zwischen positivem Brustkrebs-Screening und Behandlungsbeginn 75 %-Perzentil als Messgröße bzgl. der Erreichung des definierten Zielwerts	8 Wochen
Durchschnittliche Verweildauer (Casemix-adjustiert)	In jedem Konzessionsmodell individuell definiert
Krankenhaus-Wiedereinweisungsrate innerhalb von 30 Tagen (Notfalleinweisungen innerhalb 30 Tagen nach Entlassung)	In jedem Konzessionsmodell individuell definiert

Krankenhaus-Report 2020

Am Beispiel der Region La Ribera zeigte sich zudem, dass sowohl die durchschnittliche stationäre Verweildauer als auch die Wartezeiten in ausgewählten Leistungsbereichen im Krankenhaus im Vergleich zu Kliniken in öffentlicher Trägerschaft gesenkt werden konnten (NHS Confederation 2011, S. 13). Die durchschnittlichen Wartezeiten innerhalb der über Konzessionsmodelle organisierten Krankenhäuser konnten sowohl gegenüber der Valencia-Region als auch im gesamtspanischen Vergleich optimiert werden (Ribera Salud 2016).

Weitere Analysen zu Qualitätseffekten, die explizit auf definierte Leistungsindikatoren fokussieren, zeigen heterogene Ergebnisse. Dabei weist die stationäre Versorgung im als Konzessionsmodell organisierten Gesundheitsgebiet La Ribera im Vergleich zu öffentlichen Krankenhäusern, die keinem Konzessionsmodell angehören, oftmals schlechtere Werte auf (Comendeiro-Maaløe et al. 2019a). Bis auf wenige Indikationen, bei denen La Ribera als vorbildliche Benchmark gelten kann (z. B. Asthma), gilt dies beispielsweise für vermeidbare Krankenhausaufenthalte. Allerdings weist die Untersuchung von Comendeiro-Maaløe et al. methodische Unfeinheiten auf (z. B. in der Wahl der öffentlichen Vergleichskrankenhäuser), sodass die beschriebenen Ergebnisse zum Modell in der Region La Ribera hinsichtlich Qualitätseffekten nicht zu verallgemeinern sind.

Innerhalb weniger Jahre konnten im Valencia-Modell signifikante Einsparungen von medizinischen und operativen Kosten realisiert werden. Treibende Faktoren waren dabei eine verstärkte Integration der Versorgung inkl. digitaler Kommunikation zwischen den Gesundheitseinheiten der Konzessionen, Prozessoptimierungen sowie Skalenerträge und Fixkostendegression durch Zentralisierung im stationären Bereich sowie die Zusammenlegung von ausgewählter ambulanter und stationärer Versorgung in einem neu gebauten Haus. Allerdings lassen sich derzeit noch keine finalen Aussagen zu erfolgversprechenden Effizienz- und Qualitätsstrategien ableiten. Zunächst sind zusätzliche, umfassendere und detailliertere wissenschaftliche Kosten- und Qualitätsuntersuchungen durchzuführen: Insbesondere fehlen detaillierte Analysen auf der Ebene der einzelnen Konzessionen. Dazu gehört die Analyse der integrierten Finanzierungs-, Versorgungs- und Managementverträge sowie die Analyse der Absicherung von Komplexitätsrisiken, die z. B. durch einzelne schwere Krankheitsfälle entstehen und nicht in der Capitation-Vergütung abgebildet sind.

Trotz dieser Evidenz-Defizite in der bisher erfolgten Evaluation ist es sinnvoll, die „Valencia-Modelle" sukzessive weiterzuentwickeln. So scheinen die ökonomischen Anreize positiv zu wirken – wie anhand der Kosteneinsparungseffekte sichtbar wird. Die Kombination eines Regionalbudgets mit einem Qualitätswettbewerb zwischen den Regionen erscheint vielversprechend.

Für eine sinnvolle Weiterentwicklung ist eine transparente Analyse der bisherigen Ergebnisse jedoch zwingend erforderlich. Dies gilt umso mehr, als derzeit das Konzessionsmodell in der Region La Ribera wieder in die öffentliche Hand überführt wird. Für diese Entwicklung sind v. a. politische Kräfte sowie daran anknüpfende Gesetzesänderungen anzuführen (Zafra 2018 und Comendeiro-Maaløe et al. 2019b). Von oppositionellen regionalen Akteuren wie z. B. links-gerichteten Parteien wird argumentiert, dass die Qualität und die Effizienz der Leistungserbringung im Vergleich zu öffentlich organisierten Regionen nicht günstiger sei. Auch wenn die Evidenzlage wie beschrieben hierzu keine endgültige Beurteilung zulässt, ist es weitgehend unstrittig, dass weder Probleme bezüglich der Qualität noch der Wirtschaftlichkeit ausschlaggebend waren.

5.4 Beispiel USA: Physician Organization of Michigan Accountable Care Organisation (POM ACO)

5.4.1 Kontextfaktoren

Verglichen mit anderen westlichen Industrienationen hat das amerikanische Gesundheitssystem den zweifelhaften Ruf, nicht nur das teuerste, sondern – gemessen an Indikatoren wie Lebenserwartung und Säuglingssterblichkeit – auch eines der schlechtesten Gesundheitssysteme zu sein (Papanicolas et al. 2018). Daraus erwächst ein hoher Handlungsdruck, der – in Kombination mit der in den USA vorhandenen Exzellenz in Medizin, Public Health sowie Gesundheitsökonomie und -management – innovative Versorgungs- und Vergütungsmodelle hervorbringt. Als ein zentrales Problem werden seit Längerem die vergleichsweise hohen und weiterhin eher überdurchschnittlich steigenden Preise thematisiert (Anderson et al. 2003). Dabei waren die öffentlichen Kostenträger im Vergleich mit privaten Versicherern etwas erfolgreicher, diesen Anstieg in Grenzen zu halten (Anderson et al. 2019).

Der größte öffentliche Kostenträger in den USA ist das Medicare-System, das insbesondere für die über 65-Jährigen den Krankenversicherungsschutz darstellt. Hinzu kommen Medicaid und das Children's Health Insurance Program (CHIP), die vorrangig ärmere Bevölkerungsgruppen bzw. Kinder adressieren. Während Medicare ein reines Bundesprogramm ist, haben die Bundesstaaten in den beiden anderen Programmen eine größere Autonomie. Alle Programme unterstehen den Centers for Medicare and Medicaid Services (CMS), die wiederum dem Gesundheitsministerium untergeordnet sind. Dies erlaubt es der amerikanischen Gesundheitspolitik, direkt auf das Medicare-Programm sowie in beschränktem Umfang auch auf die Medicaid/CHIP-Programme Einfluss zu nehmen. Zusammen decken die Programme 35 % der amerikanischen Bevölkerung ab (KFF 2019) und sind für knapp 40 % der nationalen Gesundheitsausgaben verantwortlich (CMS 2018). Entscheidungen der CMS sind folglich für Leistungserbringer von größter Bedeutung – zumal der Anteil am jeweiligen Umsatz je nach Zusammensetzung des Patientenkollektivs auch deutlich höher liegen kann: So lag 2014 allein der Medicare-Anteil bezogen auf die Umsätze eines durchschnittlichen Krankenhauses bei rund 43 % (Aspen Publishers 2015).

Der Druck auf die Leistungserbringer, sich an Medicare-Modellen zu beteiligen oder Vorgaben umzusetzen, ist entsprechend hoch. Dies gilt umso mehr für die Erprobung neuer Vergütungssysteme, da eine eindeutige politische

Festlegung erfolgte, die besagt, dass die klassische Einzelleistungsvergütung keine Zukunft hat (Burwell 2015). Zentral für die Erprobung und Implementierung neuer Versorgungs- und Vergütungssysteme ist das CMS Innovation Center, das für diesen Zweck für einen Zeitraum von zehn Jahren mit insg. 10 Mrd. Dollar ausgestattet wurde. Das Ergebnis ist eine ganze Reihe an Programmen, die sich zum Teil wieder in verschiedene Tracks untergliedern und regelmäßig basierend auf neuen Erkenntnissen aktualisiert, verändert, zusammengelegt oder aufgespalten werden. Falls Erwartungen nicht erfüllt werden, können sie auch ganz auslaufen und ggf. durch neue Konzepte ersetzt werden. Selbst wenn man nur auf die in diesem Beitrag im Vordergrund stehende Accountable-Care-Organisationen (ACO) blickt, die dem Capitation-Gedanken am nächsten kommen, stellen Kaufman et al. (2019, S. 285) fest: „Despite the common goals, ACO contracts are inherently heterogeneous in the degree of risk, quality metrics reported, and level of support for population health." [Trotz der gemeinsamen Ziele sind ACO-Verträge äußerst heterogen, was das übernommene Risiko, die publizierten Qualitätsindikatoren und die Ausrichtung an der Gesundheit einer ganzen Population betrifft.][2] Entsprechend soll im Folgenden neben der Darlegung der allgemeinen Vorgaben für entsprechende ACOs das Beispiel der Physician Organization of Michigan ACO (POM ACO) zur besseren Illustration einer möglichen Ausgestaltung dienen. Sie gehört zu einer der ersten Einrichtungen, die sich aktiv in ACO-Modelle sowie deren Vorläufer-Programme eingebracht haben, besitzt einen entsprechend umfangreichen Erfahrungsschatz und steht exemplarisch für einen Ansatz, der – in deutlichem Gegensatz zum spanischen Beispiel – die Beteiligten Schritt für Schritt zu vermehrter Budget- und Qualitätsverantwortung hinführt. Ziel des laufenden Transformationsprozesses sind in diesem Beispiel prospektive regionale Gesundheitsbudgets.

5.4.2 Implementiertes Konzept

Eine ACO verknüpft die Elemente einer optimierten Struktur der Leistungserbringung mit neuen Vergütungsansätzen. Auf struktureller Ebene definieren die CMS eine ACO als eine Gruppe von Ärzten, Krankenhäusern oder anderen Leistungserbringern, die sich freiwillig zusammenschließen, um koordinierte und qualitativ hochwertige Leistungen für Medicare-Patienten zu erbringen (CMS 2019a). Ob die Organisation in Form eines Netzwerks erfolgt oder im anderen Extrem in Form eines Zusammenschlusses zu einem vollständig integrierten Unternehmen geschieht, bleibt dabei zunächst offen. Zentral ist die an die CMS gemeldete Liste aller teilnehmenden Leistungserbringer. Sie ist die Grundlage für alle weiteren Berechnungen (Benchmark, reale Kosten, Einsparungen etc.) (CMS 2019c).

Im Fall der POM ACO handelt es sich um ein Netzwerkformat, das mit Hilfe einer eher kleinen zentralen administrativen Einheit koordiniert und gesteuert wird. 2015 waren mehr als 6.300 Ärzte und andere Leistungserbringer Teil der ACO und deckten rund 133.000 Medicare-Patienten in Michigan ab. Seit 2014 ist das University of Michigan Health System durch seine Ärzte nahezu vollständig (zuvor schon in Teilen) Mitglied der ACO und damit der mit weitem Abstand größte Teilnehmer des Netzwerks (University of Michigan 2015).

Die Zuordnung eines Patienten zu einer ACO erfolgt auf Basis abgerechneter Leistungen aus einer Liste allgemein- bzw. hausärztlicher Leistungen in einem definierten Zeitraum. So soll der primäre Versorger eines Patienten ermittelt werden. Ist dieser Teil einer ACO, wird die ACO verantwortlich für diesen Patienten im Sinne der ACO Abrechnungslogik (Norris et al. 2018). Dem Patienten steht es aber frei, einen alternativen Leistungserbrin-

---

[2] Auch im privaten Sektor existieren zahlreiche ACO Modelle, die im Zuge dieses Beitrags jedoch nicht weiter berücksichtigt werden können, da diese noch heterogener ausgestaltet sind, was eine kompakte Darstellung und stringente Bewertung erschwert (Kaufman et al. 2019).

5.4 · Beispiel USA

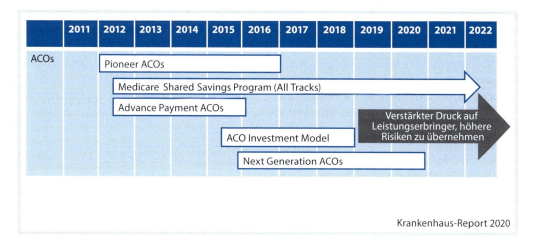

Abb. 5.3 Zeitliche Abfolge der verschiedenen CMS-ACO-Programme (Quelle: Eigene Darstellung in Anlehnung an KFF 2017)

ger auch außerhalb der ihm zugeordneten ACO zu wählen. Die Patienten haben weiterhin ein uneingeschränktes Recht der freien Arztwahl (CMS 2016).

Der Kern der in der POM ACO zusammengeschlossenen Leistungserbringer war bereits 2005 Teil der CMS Physician Group Practice Demonstration, einem Vorläufer der heutigen ACOs, und kann auf entsprechend lange Erfahrung zurückblicken. 2013 wurde das Engagement in der Pioneer ACO, dem ersten CMS-ACO-Programm, intensiviert. Kurz darauf erfolgte der Wechsel ins Medicare Shared Savings Program (MSSP) (University of Michigan 2015).

Abb. 5.3 illustriert die Abfolge der verschiedenen CMS-ACO-Programme. Während die meisten nach einer begrenzten Laufzeit eingestellt wurden, ist das Medicare-Shared-Savings Programm (MSSP) unbefristet angelegt, wird jedoch regelmäßig aktualisiert und umgestaltet. So existieren innerhalb des MSSP-Programms verschiedene Tracks, die den ACO-Gedanken unterschiedlich ambitioniert abbilden und zuletzt Anfang 2019 neu zugeschnitten wurden.

Die unterschiedlichen Varianten differenzieren sich weniger über die Art der Vernetzung oder die Struktur der Leistungserbringung als anhand der zweiten Dimension, d. h. der Art der Vergütung und damit einhergehend des Grades an Risiko, den die Leistungserbringer übernehmen. Gemäß der Definition der CMS charakterisieren sich ACOs neben dem Zusammenwirken der verschiedenen Akteure dadurch, dass die Beteiligten Verantwortung (Accountability) für Qualität und Kosten der Versorgung übernehmen (CMS 2019a). Die frühen Varianten waren fast ausschließlich „one sided risk"-Verträge zwischen Kostenträger (Medicare) und der ACO, bei denen die ACO zwar im Falle von realisierten Einsparungen von selbigen profitieren konnten, aber kein finanzielles Risiko eingingen. Dies kann letztlich nur als Zwischenschritt auf dem Weg zu echter Capitation verstanden werden, den die ambitionierteren Modelle mit einer vollständigeren Budgetverantwortung konsequenter gehen.

Die Neugestaltung des MSSP-Programms 2019 (DHHS 2018) sieht vor, dass ACOs über einen fünfjährigen Zeitraum im Basic Track Jahr für Jahr zunehmend Risiken übernehmen und die fünf Stufen (Level A bis E) durchlaufen, bis sie in die weitreichendste Variante (Enhanced) übertreten. Während Level A und B nur einseitig ausgestaltet sind und entsprechend kein finanzielles Risiko für die ACO enthalten, beginnt ab Level C der Bereich der „two sided risk"-Modelle. Diese beginnen mit eher restriktiven Verlustlimits, die in Level C (D/E) verhindern, dass der Verlust im Verhältnis zum Umsatz 2 % (4 %/8 %) übersteigt.[3] Auf der anderen Seite können bis zu 50 % der im Vergleich zur Benchmark erreichten Einsparungen an die ACO ausgeschüttet werden, sofern der Quality Score entsprechend hoch ist (Champagne et al. 2019).

Zum Verständnis der Benchmark ist zunächst festzuhalten, dass eine ACO eine fünfjährige Verpflichtung eingeht (Agreement Period), die entsprechend fünf Performance Years umfasst. Die drei Jahre vor Beginn der Agreement Period sind die Vergleichsperiode. An Letzteren wird die ACO in jedem der fünf Performance Years gemessen, bis die Benchmark am Ende der Agreement Period wieder aktualisiert werden kann. Da zwischen erstem Benchmark Year und letztem Performance Year sieben Jahre liegen, werden zur Adjustierung nationale und regionale Ausgabentrends herangezogen und Veränderungen im ermittelten Risk Score berücksichtigt. Somit wird die ACO sowohl an ihrer historischen Benchmark als auch anhand der Performance ihrer Wettbewerber in der Region sowie der nationalen Kostenentwicklung gemessen. Dies mildert etwas den möglichen Fehlanreiz, durch höhere Ausgaben in den für die Benchmark relevanten Jahren in der Folge überproportional höhere Einsparungen zu erreichen. Für eine Risikoadjustierung wird die Population in Risikogruppen eingeteilt, die je nach Zweck zum Teil auf CMS-HCC[4] und zum Teil auf sozio-demografischen Merkmalen beruhen. Um die Risiken teurer Einzelfälle zu minimieren, werden die Ausgaben der Patienten ggf. beim 99. Perzentil der Ausgaben der grundsätzlich einer ACO zuordenbaren Medicare-Population gekappt (Herbold et al. 2019; DHHS 2018). Die von den CMS implementierte Berechnung der Benchmark sowie deren Risikoadjustierung wird von vielen beteiligten Organisationen kritisch gesehen, da das Vorgehen eine derart hohe Komplexität aufweist, dass es für einzelne ACOs selbst ex post kaum rekonstruierbar ist (DHHS 2018).[5]

Zur Ermittlung möglicher Einsparungen oder Verluste werden die Kosten, die die ACO im jeweiligen Performance Year für die zugeordnete Population verursacht hat, indem sie die Leistungen weiterhin nach den üblichen Abrechnungsregeln (weitgehend Einzelleistungsvergütung und DRGs) abgerechnet hat, den adjustierten Werten der Benchmark gegenübergestellt. Die Differenz entspricht den aufzuteilenden Einsparungen bzw. Verlusten. Auch hier wird deutlich, dass es sich bei diesem Modell um einen Weg hin zu „echten" Capitation-Formaten handelt, da die traditionelle Vergütung im Hintergrund weiter mitläuft. Es wird lediglich ein virtuelles Budget für die Population ermittelt, das auch nur bei der Wahl einer prospektiven Zuordnung der Patienten einen prospektiven Charakter hat. Da die Trends i. d. R. erst ex post bestimmt werden, kann sich die Festlegung der finalen Höhe deutlich verzögern.[6]

Die letztendliche Ausschüttung ergibt sich aus dem Produkt der maximal erreichbaren Einsparungs-Rate (Savings Rate) mit dem Quality Score und dem Betrag der Einsparungen, die sich aus der Differenz der Benchmark und der real angefallenen Medicare Umsätze auf Basis der üblichen Einzelleistungsvergütung im jeweiligen Performance Year erge-

---

[3] Es existieren weitere Restriktionen, wie ein Limit des Verlusts relativ zu den Kosten der zugeordneten Benchmark-Population, die jedoch eher kleinere ACOs betreffen und die grundlegende Aussage nicht verändern.

[4] Stetig weiterentwickeltes Risikoadjustierungsmodell der CMS, das auf einer hierarchisch angelegten Kategorisierung anhand von Erkrankungen basiert. HCC steht dabei für Hierarchical Condition Category.

[5] Für eine detaillierte Darstellung siehe Abschnitt D, Benchmarking Methodology Refinements in DHHS (2018). Dies enthält sowohl detaillierte Hinweise zum Vorgehen als auch weitere Referenzen sowie Einwände und Antworten aus dem Stellungnahmeverfahren.

[6] Im Portfolio der diversen ACO-Varianten finden sich durchaus auch Programme, die z. B. durch Advance Payments näher am klassischen Capitation-Ansatz sind. Siehe exemplarisch Green (2016). Sie haben derzeit jedoch eher eine kleinere Rolle und scheinen primär dem Sammeln von Erfahrungen zu dienen.

Tabelle 5.3 Qualitätsmatrix (Quelle: CMS 2019b)

Bereich	Indikatoren
Erfahrungen der Patienten/ Betreuer	a. Zeitnahe Behandlung, Termine und Informationen b. Qualität der Kommunikation der Leistungserbringer c. Patientenbewertung des Leistungserbringers d. Zugang zu Fachärzten e. Gesundheitsförderung und -beratung f. Partizipative Entscheidungsfindung g. Gesundheitszustand & Funktionsstatus h. Verantwortlicher Umgang mit Patientenressourcen i. Freundliches und hilfsbereites Praxispersonal j. Behandlungskoordination
Behandlungs-koordination/ Patientensi-cherheit	a. Risikostandardisierte Wiederaufnahmen b. Ungeplante Aufnahmen von Patienten mit multiplen chronischen Erkrankungen c. Ambulant-sensitive Krankenhausfälle (Dehydrierung, bakterielle Pneumonie und Harnwegsinfektionen) (zusammengesetzter AHRQ-Qualitätsindikator Prävention (PQI) #91) d. Screening auf zukünftiges Sturzrisiko
Prävention und Früherkennung	a. Grippeschutzimpfung b. Raucherentwöhnung c. Screening Klinische Depression und Follow-up-Planung d. Darmkrebs-Screening e. Brustkrebs-Screening f. Statin-Therapie zur Prophylaxe und Behandlung von Herz-Kreislauf-Erkrankungen
Risikopopula-tionen	a. Depression: Remission nach zwölf Monaten b. Schlecht eingestellter Diabetes (Hämoglobin-A1c-Wert) c. Bluthochdruck

Krankenhaus-Report 2020

ben. Die Leistungserbringer werden also weiterhin primär über die traditionelle Vergütungslogik bezahlt, ex post erfolgt jedoch ein Ausgleich der Differenz. Unzureichende Qualität wird über den Quality Score direkt finanziell sanktioniert. Um überhaupt einen Anspruch auf Ausschüttungen zu haben, müssen alle Indikatoren gemeldet werden und für mindestens einen der Indikatoren je Bereich muss das Ergebnis über dem 30. Perzentil liegen. Der Quality Score kann Werte zwischen 0 und 1 annehmen und wird für das Performance-Jahr 2019 aus Indikatoren in vier Bereichen berechnet (Tab. 5.3). Die Datenerhebung erfolgt durch kommerzielle Anbieter nach den Vorgaben und im Auftrag unabhängiger bzw. den CMS unterstehender Einrichtungen.

Bei den zehn Indikatoren für „Erfahrungen der Patienten/Betreuer" handelt es sich um einen Auszug aus umfangreicheren Patientenbefragungen (CAHPS, vgl. AHRQ 2016), an denen amerikanische Leistungserbringer routinemäßig teilnehmen müssen, um sich für bestimmte CMS-Programme zu qualifizieren. Andere Indikatoren speisen sich aus Abrechnungsdaten oder – in geringerem Umfang – zusätzlich erhobenen Daten. Die einzelnen Indikatoren werden zunächst in einheitliche Skalen (0–100) transformiert und u. a. Casemix-adjustiert. Für jeden Indikator werden die ACOs dann nach dem erreichten Ergebnis sortiert und können entsprechend ihrem Perzentil bis zu maximal 2 Punkte je Indikator erreichen (z. B. 0 Punkte bei < 30. Perzentil, 1,4 Punkte bei 50. Perzentil und 2 Punkte bei 90. Perzentil). Für jeden der vier Bereiche wird anschließend der Anteil der erreichten an den maximal erreichbaren Punkten ermittelt (Bonuspunkte für Qualitätsverbesserungen sind möglich). Der Mittelwert über die vier Bereiche ergibt den finalen Quality Score (CMS 2019b). Die Ergebnisse der einzelnen Indikatoren der POM ACO 2017 können auf der Website eingesehen werden, wobei kein direkter Rückschluss auf den erreichten Score möglich ist (POM ACO 2019). Zwischen 2014 und 2017 lag der Score im Korridor zwischen 0,91 und 0,98.

Zum ersten Juli 2019 wechselte die POM ACO in den Basic Track Level E des MSSP. Damit kann die ACO maximal 50 % der erreichten Einsparungen multipliziert mit dem Quality Score vereinnahmen bzw. muss 30 % der angefallenen Verluste übernehmen, wobei Letztere auf 8 % des relevanten Umsatzes begrenzt sind. Mögliche Verluste würden aus einem primär vom Universitätsklinikum befüllten Risikopool bestritten. Ist dieser erschöpft, tritt eine von der POM ACO abgeschlossene Rückversicherung ein. Allerdings konnte die POM ACO in allen ihren bisherigen Performance Years Einsparungen generieren. Da deren Ausschüttung aber an eine Mindesteinsparung gekoppelt ist, unterhalb derer keine Ausschüttung erfolgt, resultierte nicht in allen Jahren eine Zahlung (Ausschüttungen in Höhe von 20 Mio. Dollar und 12 Mio. Dollar in den Jahren 2017 bzw. 2014, keine Ausschüttungen in den Jahren 2013, 2015 und 2016; die größten Einsparungen in Höhe von 54,5 Mio. Dollar bzw. 3,8 % wurden 2017 erreicht). Berücksichtigt man jedoch, dass ein erheblicher Teil dieser Ausschüttungen für Investitionen in die Infrastruktur bzw. zur Prozessoptimierung verwendet werden, bleibt bei mehr als 6.000 teilnehmenden Ärzten und anderen Leistungserbringern pro Person nur ein Dollarbetrag im niedrigen vierstelligen Bereich. Dementsprechend kann der beschriebene Mechanismus derzeit auf Ebene eines einzelnen Arztes kaum einen Verhaltensanreiz entfalten.

Dies wird sich auch in den kommenden Jahren nicht ändern, auch wenn sich die POM ACO zum Wechsel in den Basic Track Level E deutlich verkleinert hat. Unter dem neuen Mission Statement „We collaborate with patients, providers, and communities to improve population health through coordinated high quality care at a lower cost." arbeiten nun 4.100 Leistungserbringer von vier Physician Groups zusammen und decken damit rund 48.000 Medicare-Patienten ab. Hintergrund dieser Maßnahme sind Erfahrungen aus der bisherigen Zusammenarbeit und der Erkenntnis, dass manche Physician Groups (noch) nicht bereit sind, den eingeschlagenen Weg im selben Tempo weiterzugehen. Ein erneutes Wachstum wird dabei durchaus positiv gesehen, kurz- und mittelfristig wurde einer höheren Agilität eine höhere Priorität eingeräumt.[7]

5.4.3 Erkenntnisse

Insgesamt zeichnen die wissenschaftlichen Ergebnisse zu den Resultaten der bisher etablierten ACOs noch ein sehr unscharfes Bild. Grundproblem sind kurze Laufzeiten mit jetzt fünf, davor sogar nur drei Jahren sowie die vielen Veränderungen im Regelwerk, die eine Identifikation kausaler Effekte deutlich erschweren. Aktuelle Reviews wie von Kaufman et al. (2019) zeigen, dass unabhängig von der konkreten Ausgestaltung der ACO am häufigsten eine Reduktion der Krankenhausnutzung und der Besuche in Notaufnahmen festzustellen war, bei zugleich verbesserten Angeboten im Bereich Prävention und Management chronischer Erkrankungen. Hinsichtlich des Patientennutzens bzw. klinischer Outcomes konnten die Autoren zumindest keine Verschlechterung feststellen, mahnen aber aufgrund der schwierigen Datenlage ein weiteres Monitoring an. Zahlreiche Studien (z. B. Colla et al. 2016; Green 2016; Ho et al. 2016; Nyweide et al. 2015; Song et al. 2014) adressieren die erhofften Effekte in der Kostenreduktion, stehen dabei jedoch vor ähnlichen Problemen: Die meisten Studien können insgesamt oder für Teilpo-

---

[7] Einige Physician Groups schieden aus eigener Motivation aus, mit anderen wurde die Zusammenarbeit beendet.

pulationen Kostenreduktionen feststellen, haben jedoch Schwierigkeiten, die Netto-Einsparungen zu beziffern, da ein Teil der Einsparungen an die ACOs ausgeschüttet wird und von den ACOs zum Teil erhebliche Investitionen getätigt wurden. Die nicht ausgeschütteten Einsparungen verbleiben beim Kostenträger, d. h. beim Medicare-Programm. McWilliams et al. (2018) weisen jedoch darauf hin, dass die von den CMS ausgewiesenen Einsparungen den tatsächlichen Effekt eher unterschätzen. Den stärksten Effekt finden die Autoren bei ACOs, die von niedergelassenen Ärzten betrieben werden, da diese die höchsten Einsparungen in der stationären Versorgung auslösen.[8]

Für eine erfahrene ACO wie die POM ACO erscheinen Einsparungen durchaus realisierbar. Betrachtet man allerdings die Ausschüttungen in Relation zur Anzahl der Beteiligten, dürfte die Rolle der finanziellen Anreize derzeit eher noch begrenzt sein. In den ersten Stufen ergeben sich die größeren Veränderungen im Verhalten der Leistungserbringer durch gewisse Aufnahmekriterien, die Teilnehmer einer ACO erfüllen müssen. Diese beziehen sich beispielsweise auf das Angebot jährlicher Check ups oder selbst auferlegte Vorgaben der ACO, die damit die Einhaltung bestimmter Leitlinien erreichen kann. Hierzu gehört auch die Bereitstellung von Analysen auf Basis von Abrechnungsdaten. Auch bei der POM ACO ist die Anwendung fortgeschrittener Management- und Analysetools, z. B. auf Basis von klinischen Daten in EHRs, noch im Planungsstadium.[9]

Blickt man auf die historischen Erfahrungen mit Capitation-basierten Ansätzen zurück, bleibt festzuhalten, dass die damals ausschlaggebenden Gründe für den Managed-Care-Backlash bisher komplett ausgeblieben sind. Die großen Freiheitsgrade der Patienten sowie die neutralen bis positiven Entwicklungen der Qualitätsindikatoren haben bisher zu keinen Akzeptanzproblemen geführt. Auch bei den teilnehmenden Ärzten scheint eine recht große Akzeptanz vorzuherrschen, wobei – wie beschrieben – die finanziellen Effekte in Relation zum Jahreseinkommen noch einen recht geringen Anteil ausmachen und nur ein kleinerer Teil in Modellen mit echten Verlustrisiken engagiert ist. Hier bleibt die weitere Entwicklung abzuwarten.

5.5 Implikationen für eine Implementierung in Deutschland

Die Erfahrungen in Spanien und den USA – mit sehr unterschiedlich ausgestalteten Systemen – ermöglichen durchaus relevante Schlüsse für eine mögliche Implementierung prospektiver regionaler Gesundheitsbudgets in Deutschland. Das Valencia-Modell repräsentiert dabei einen Ansatz mit echten prospektiven regionalen Gesundheitsbudgets, die ACOs im Rahmen des MSSP stellen eher ein Modell zur langsamen Transformation in diese Richtung dar.

Zunächst müssen derartige innovative Modelle für alle Beteiligten – Patienten, Leistungserbringer und Kostenträger – im Vergleich zum Status quo hinreichend attraktiv sein, um die Sicherheit des Bekannten aufzugeben. In Spanien wurden die wirtschaftlichen Aspekte bereits im Rahmen der Ausschreibung geprüft und können ex post als weitgehend erfüllt angesehen werden. Auch von den Patienten wird das Modell gut angenommen. In den USA zeigt sich, dass aktuell unter Umständen schon die Perspektive auf eine deutliche Verschlechterung der Rahmenbedingungen ausreicht, um eine hinreichend große Teilnahmebereitschaft für Modelle zu erreichen, für die es zumindest

---

[8] Für weitere Aspekte wie zu den Herausforderungen des Benchmarkings siehe einführend Distler (2017).
[9] Allein die Teilnahme an einer ACO löst ferner für den Leistungserbringer eine Bonuszahlung in Form einer Erhöhung der Medicare-Vergütung um bis zu 5 % auf Basis des Merit-Based Incentive Payment System (MIPS) der CMS aus und stellt einen weiteren Anreiz zur Teilnahme dar. In der Zukunft werden diese Boni in Abschläge überführt, die alle diejenigen hinnehmen müssen, die entsprechende Kriterien nicht erfüllen. Dies stellt einen weiteren Anreiz dar, sich dem Regelwerk einer ACO zu unterwerfen.

Hinweise auf eine neutrale bis positive Entwicklung der Qualität und Effizienz gibt.

Darüber hinaus müssen Aspekte, die dem zugrunde liegenden Konzept des Qualitätswettbewerbs zwischen Versorgungsregionen (wie im Valencia-Modell beschrieben) immanent sind, berücksichtigt werden. Beispielhaft sei hier der Fall genannt, wenn benötigte spezifische ärztliche Kompetenz nicht in der eigenen Versorgungsregion, sondern nur in der benachbarten Region vorhanden ist und die Anreizgestaltung eine Inanspruchnahme in der eigenen Region befördert.

Langfristig muss aber für alle drei Parteien (Patienten, Leistungserbringer und Kostenträger) eine Win-Win-Win-Situation erreicht werden. Die Situation der Krankenhäuser ist dabei von besonderer Brisanz. So sind im Bereich der stationären Versorgung kurzfristig die größten Einsparungen (z. B. durch vermiedene Krankenhausaufenthalte) zu erreichen. Da in der Regel nur ein Teil der Einsparungen an die beteiligten Leistungserbringer ausgeschüttet wird, würden sich Krankenhausbetreiber ceteris paribus schlechter stellen. Sie müssen durch Effizienzgewinne, auch in vorgelagerten Stufen der Versorgung, die von den Kostenträgern einbehaltenen Einsparungen überkompensieren. Entsprechend erscheint es sinnvoll, dass das Ziel möglicher Kosteneinsparungen auf der Seite der Kostenträger insbesondere in der Startphase, die mit notwendigen Investitionen einhergeht, nicht zu ambitioniert formuliert wird. Um eine konstruktive Mitwirkung zu erreichen, muss es Krankenhäusern ermöglicht werden, sich auf ein neues, nicht mehr am Volumen orientiertes Geschäftsmodell umzustellen, mit dem sie auch wirtschaftlich erfolgreich sein können. Dies erfordert einen erheblichen Wandel im Selbstverständnis, der nicht unmittelbar zu erreichen ist.

Ein weiterer zentraler Faktor für den langfristigen Erfolg ist der angemessene Umgang mit wirtschaftlichen Risiken. Dies tangiert das Thema der Risikoaversion von Ärzten (Rischatsch 2015), aber auch grundsätzliche versicherungsökonomische Zusammenhänge. In den USA setzt man derzeit auf eine Limitierung der Risiken durch die Begrenzung möglicher Verluste. Bei ACOs mit großen Kliniken im Verbund haben diese häufig hinreichend große Kapitalreserven, um kleine Schocks absichern zu können. Bei kleineren Kollektiven sind andere Arten des Risikomanagements notwendig. Die Diskussion um die Frage der Risikoadjustierung in den USA zeigt dabei, dass der Zielkonflikt zwischen möglichst korrekter Anpassung und transparenten und nachvollziehbaren Mechanismen nur schwer aufzulösen ist. Dies erscheint insbesondere dann kritisch, wenn sich die realisierbaren Einsparungen in kleineren Größenordnungen als im spanischen Beispiel bewegen.

Auch die vertragliche Umsetzung prospektiver regionaler Gesundheitsbudgets in Deutschland bedarf – z. B. im Gegensatz zum spanischen Gesundheitssystem – weiterer Detailüberlegungen. Während in Spanien in den beschriebenen Gesundheitsregionen um Valencia jeweils ein singulärer Krankenversicherer für die Versorgung der gesamten Population der Region verantwortlich ist, herrschen in Deutschland durch die Vielzahl an unterschiedlichen Krankenkassen jeweils zersplitterte und heterogene Verhältnisse vor. Auch wenn es in einzelnen Regionen sicherlich Krankenkassen gibt, die über einen hohen Marktanteil an Versicherten verfügen, wird es unter Einbeziehung ökonomischer Überlegungen trotzdem nur schwer möglich sein, ohne Kooperationen mit weiteren regional relevanten Kostenträgern ein wirtschaftlich tragfähiges Vertrags- und Versorgungsmodell zu etablieren. Insofern gehen von der Konstruktion prospektiver regionaler Gesundheitsbudgets im deutschen Kontext Kooperationsanreize aus, die der umfassenden medizinischen Versorgung nutzen können.

Die Strategie einer schrittweisen „Gewöhnung" der Teilnehmer an höhere Risiken in den USA adressiert einen weiteren wichtigen strategischen Aspekt: Der langsame Übergang erlaubt es allen Beteiligten, hinreichend Erfahrung zu sammeln. Zugleich erschwert dieser weiche Einstieg jedoch eine Bewertung der aktuellen kausalen Auswirkungen des Vergütungsmodells, ebenso wie eine Prognose der Effekte eines „scharfen" Modells mit weiterreichender Risikoübernahme. In Spanien wurde ein komplett anderer Ansatz verfolgt: Gebiete, die bereit waren, diesen Weg einzuschlagen, stellten vollständig auf den neuen Vergütungsansatz um. Dies bringt Vorteile hinsichtlich Transparenz und der Klarheit der Effekte, erfordert aber in der Umsetzung mehr Mut von allen Beteiligten. Sind die potenziellen Teilnehmer eher zurückhaltend, zeigt der in den USA verfolgte Ansatz ein Modell auf, bei dem die Capitation zunächst in Form virtueller – erst retrospektiver dann prospektiver – Budgets eingeführt und das etablierte Vergütungssystem zur Zahlungsabwicklung parallel fortgeführt wird.

Das Thema Transparenz ist dabei eng mit dem letzten Punkt verknüpft, der besonders relevant erscheint: Nur durch eine transparente Erfassung und unabhängige Auswertung der Ergebnisse kann zum einen die Akzeptanz bei allen Beteiligten gesichert werden und zum anderen auf Erkenntnisse reagiert werden. Zwangsläufig haben derartig grundlegende Vergütungsinnovationen einen experimentellen Charakter und müssen entsprechend evaluiert werden. Die Erfahrungen aus Spanien zeigen, dass es zu erheblichen Schwierigkeiten führt, wenn zentrale Finanz- und Qualitätsindikatoren als interne Informationen verstanden werden, die einer wissenschaftlichen Bewertung kaum zugänglich sind. Dies ist in den USA besser gelöst, allerdings fehlen auch hier zum Teil Daten, was eine abschließende Bewertung der Wirtschaftlichkeit behindert. Auch ist darauf zu achten, dass eine gewisse Stabilität im Regelwerk gewahrt wird, um überhaupt Effekte verlässlich identifizieren zu können.

5.6 Fazit

Prospektive regionale Gesundheitsbudgets gehören zu den ambitionierten Optionen, die Struktur der Leistungserbringung und -vergütung zu reformieren. Zugleich werden diesen und ähnlichen an Capitation-Modellen orientierten Ansätzen ein großes Potenzial zugesprochen, zielführende Anreizstrukturen zu erzeugen. Auch wenn skeptische Stimmen nicht ausbleiben (z. B. Marmor und Oberlander 2012), stimmen die bisherigen Erkenntnisse doch optimistisch, dass Konzepte prospektiver regionaler Gesundheitsbudgets eine Option darstellen, die hinreichend erfolgversprechend ist, dass sie auch in Deutschland in unterschiedlichen Kontexten erprobt werden sollten.

Dabei muss unbedingt sichergestellt werden, dass die alternative Vergütungsform in ihren Anreizen klar auf die Sicherstellung der Qualität der Versorgung ausgerichtet ist. Gute Qualität darf nicht vom guten Willen abhängen, sondern muss sich auch finanziell lohnen. Damit geht einher, dass die Vergütung gegenüber dem Status quo – bei entsprechend guter Performance im Vergleich zum Referenzmodell – attraktiver sein muss. Hierzu gehört auch ein adäquater Umgang mit den Risiken. Unabdingbar für eine breite Akzeptanz sowie für eine sachliche Auseinandersetzung mit den damit einhergehenden Veränderungen ist eine transparente und wissenschaftlichen Standards genügende Evaluation. Sind diese Grundvoraussetzungen erfüllt, erscheint es realistisch, ein neues, in sich konsistentes Vergütungssystem zu schaffen, das die Krankenhausfinanzierung nachhaltig reformiert und zudem hilft, die Sektorengrenze zu überwinden.

Literatur

Acerete B, Stafford A, Stapleton P (2011) Spanish healthcare public private partnerships: the "Alzira model". Crit Perspect Account 22(6):533–549. https://doi.org/10.1016/j.cpa.2011.06.004

AHRQ (2016) Consumer assessment of healthcare providers and systems (CAHPS). Agency for Healthcare research & quality. https://www.ahrq.gov/cahps/index.html. Zugegriffen: 16. Juli 2019

Anderson GF, Hussey P, Petrosyan V (2019) It's still the prices, stupid: why the US spends so much on health care, and a tribute to Uwe Reinhardt. Health Aff 38(1):87–95. https://doi.org/10.1377/hlthaff.2018.05144

Anderson GF, Reinhardt UE, Hussey P, Petrosyan V (2003) It's the prices, stupid: why the United States is so different from other countries. Health Aff 22(3):89–105. https://doi.org/10.1377/hlthaff.22.3.89

Aspen Publishers (2015) Medicare, managed care, & other sources of revenue. Hosp Accounts Receiv Analysis 29(1):20–21

Benstetter F (2002) Health care economics. The market for physician services. Peter Lang, Frankfurt am Main

Benstetter F, Lauerer M, Negele D, Schmid A (2020) Prospektive regionale Gesundheitsbudgets. Internationale Erfahrungen und Implikationen für Deutschland. medhochzwei, Heidelberg (Studie im Auftrag der Stiftung Münch)

Berwick DM, Nolan TW, Whittington J (2008) The triple aim: care, health, and cost. Health Aff 27(3):759–769. https://doi.org/10.1377/hlthaff.27.3.759

Breyer F, Zweifel P, Kifmann M (2013) Gesundheitsökonomik, 6. Aufl. Springer, Berlin, Heidelberg

Burwell SM (2015) Setting value-based payment goals–HHS efforts to improve U.S. health care. N Engl J Med 372(10):897–899. https://doi.org/10.1056/NEJMp1500445

Champagne N, Mills C, Karcher J (2019) „Pathways to Success" MSSP final rule: key revisions to the proposed rule. Milliman Issue Brief

CMS (2016) Summary of the June 2015 final rule provisions for accountable care organizations (ACOs) under the medicare shared savings program. Washington, DC

CMS (2018) National health expenditure data. https://www.cms.gov/research-statistics-data-and-systems/statistics-trends-and-reports/nationalhealthexpenddata/nationalhealthaccountshistorical.html. Zugegriffen: 8. Juli 2019

CMS (2019a) Accountable care organizations. https://www.cms.gov/medicare/medicare-fee-for-service-payment/aco/. Zugegriffen: 9. Juli 2019

CMS (2019b) Medicare shared savings program: quality measurement methodology and resources (Specifications, May 2019, Version 2019, Applicable for Performance Year 2019)

CMS (2019c) Shared savings program, participant list and participant agreement. Version #7

Colla CH, Lewis VA, Kao L-S, O'Malley AJ, Chang C-H, Fisher ES (2016) Association between medicare accountable care organization implementation and spending among clinically vulnerable beneficiaries. JAMA 176(8):1167–1175. https://doi.org/10.1001/jamainternmed.2016.2827

Comendeiro-Maaløe M, Ridao-López M, Gorgemans S, Bernal-Delgado E (2019a) A comparative performance analysis of a renowned public private partnership for health care provision in Spain between 2003 and 2015. Health Policy 123(4):412–418. https://doi.org/10.1016/j.healthpol.2018.11.009

Comendeiro-Maaløe M, Ridao-López M, Gorgemans S, Bernal-Delgado E (2019b) Public-private partnerships in the Spanish National Health System: The reversion of the Alzira model. Health policy 123(4):408–411. https://doi.org/10.1016/j.healthpol.2019.01.012

DHHS (2018) Accountable care organizations—pathways to success and extreme and uncontrollable circumstances policies for performance year 2017 – final rule. Federal Register 83(249):67816–68082

Distler F (2017) Accountable care organizations. In: Schmid A, Singh S (Hrsg) Crossing borders – innovation in the U.S. health care system. Schriften zur Gesundheitsökonomie, Bd. 84. Verlag P.C.O, Bayreuth, S 69–84

Europäische Union (Hrsg) (2013) Health and economics analysis for an evaluation of the public private partnerships in health care delivery across EU. Annexes. https://ec.europa.eu/health/expert_panel/sites/expertpanel/files/ppp_finalreport_annexes_en.pdf. Zugegriffen: 5. Mai 2019

Green L (2016) Advance payment ACO final report. Evaluation of CMMI accountable care organizations initiative. L&M Policy Research, Washington, DC

Herbold JS, Gusland C, Mills C, Kramer MJ (2019) "Pathways to success" MSSP final rule: financial benchmark. Milliman White Paper

Ho V, Allen TK, Kim U, Keenan WP, Ku-Goto M-H, Sanderson M (2016) Measuring the cost implications of the collaborative accountable care initiative in texas. Am J Manag Care 22:e304–e310

Kaufman BG, Spivack BS, Stearns SC, Song PH, O'Brien EC (2019) Impact of accountable care organizations on utilization, care, and outcomes: a systematic review. Med Care Res Rev 76(3):255–290. https://doi.org/10.1177/1077558717745916

KFF (2017) 8 FAQs: medicare accountable care organizations (ACO). https://www.kff.org/faqs-medicare-accountable-care-organization-aco-models/. Zugegriffen: 10. Juli 2019

KFF (2019) Health insurance coverage of the total population 2017. https://www.kff.org/other/state-indicator/total-population/?currentTimeframe=0&selectedRows=%7B%22wrapups%22:%7B%22united-states%22:%7B%7D%7D%7D&sortModel=%7B%22colId%22:%22Location%22,%22sort%22:%22asc%22%7D. Zugegriffen: 8. Juli 2019

Marmor T, Oberlander J (2012) From HMOs to ACOs: the quest for the Holy Grail in U.S. health policy. J GEN INTERN MED 27(9):1215–1218. https://doi.org/10.1007/s11606-012-2024-6

McGuire TG (2008) Physician Fees and Behavior. In: Sloan FA, Kasper H (Hrsg) Incentives and choice in health care. MIT Press, Cambridge, S 263–288

McWilliams JM, Hatfield LA, Landon BW, Hamed P, Chernew ME (2018) Medicare spending after 3 years of the medicare shared savings program. N Engl

J Med 379(12):1139–1149. https://doi.org/10.1056/NEJMsa1803388

Neubauer G (1999) Formen der Vergütung von Krankenhäusern und deren Weiterentwicklung. In: Braun GE (Hrsg) Handbuch Krankenhausmanagement. Bausteine für eine moderne Krankenhausführung. Schäffer-Poeschel, Stuttgart, S 19–43

Neubauer G, Beivers A, Paffrath D (2011) Die Zukunft der Vergütung von Krankenhausleistungen. In: Klauber J, Mx Geraedts M, Friedrich J, Wasem J (Hrsg) Krankenhaus-Report 2011; Schwerpunkt: Qualität durch Wettbewerb. Schattauer, Stuttgart, S 149–160

NHS (Hrsg) (2014) Capitation payment – international examples. https://assets.publishing.service.gov.uk/government/uploads/system/uploads/attachment_data/file/445741/Capitation_payment_-_international_examples.pdf. Zugegriffen: 5. Mai 2019

NHS Confederation (2011) The search for low-cost integrated healthcare. The Alzira model – from the region of Valencia. https://www.nhsconfed.org/media/Confederation/Files/Publications/Documents/Integrated_healthcare_141211.pdf. Zugegriffen: 18. Mai 2019

Norris C, McEwen J, Broulette J (2018) "pathways to success" MSSP proposed rule: beneficiary assignment. Milliman White Paper

Nyweide DJ, Lee W, Cuerdon TT, Pham HH, Cox M, Rajkumar R, Conway PH (2015) Association of Pioneer Accountable Care Organizations vs traditional Medicare fee for service with spending, utilization, and patient experience. JAMA 313(21):2152–2161. https://doi.org/10.1001/jama.2015.4930

Papanicolas I, Woskie LR, Jha AK (2018) Health care spending in the United States and other high-income countries. JAMA 319(10):1024–1039. https://doi.org/10.1001/jama.2018.1150

POM ACO (2019) Physician Organization of Michigan ACO. http://pom-aco.com/. Zugegriffen: 16. Juli 2019

Porter ME (2010) What is value in health care? N Engl J Med 363(26):2477–2481. https://doi.org/10.1056/NEJMp1011024

Rechel B, Erskine J, Dowdeswell B, Wright S, McKee M (Hrsg) (2009) Capital Investment for Health. Case studies from Europe. Observatory Studies Series N° 18. European Observatory on Health Systems and Policies (EOHSP)

Ribera Salud (Hrsg) (2016) La aportación de valor de Ribera Salud al sistema sanitario público en Espana. http://riberasalud.com/wp-content/uploads/2016/05/Memoria_webES.pdf. Zugegriffen: 23. Juni 2019

Rischatsch M (2015) Who joins the network? Physicians' resistance to take budgetary co-responsibility. J Health Econ 40:109–121. https://doi.org/10.1016/j.jhealeco.2014.12.002

Schlüchtermann J (2016) Betriebswirtschaft und Management im Krankenhaus. Grundlagen und Praxis, 2. Aufl. Medizinisch Wissenschaftliche Verlagsgesellschaft, Berlin

Schmid A (2017) USA: innovative payment and care delivery models—accountable care organizations. In: Amelung V, Balicer R, Goodwin N, Nolte E, Stein V, Suter E (Hrsg) Handbook integrated care. Springer, Cham, S 541–549

Schmid A (2018) Vergütungssysteme für eine vernetzte und populationsbezogene Medizin der Zukunft. In: Rebscher H, Kaufmann S (Hrsg) Zukunftsmanagement in Gesundheitssystemen. Gesundheitsmarkt in der Praxis, Bd. 10. medhochzwei, Heidelberg, S 175–189

Schölkopf M, Pressel H (2017) Das Gesundheitswesen im internationalen Vergleich: Gesundheitssystemvergleich, Länderberichte und europäische Gesundheitspolitik, 3. Aufl. Medizinisch Wissenschaftliche Verlagsgesellschaft, Berlin

Song Z, Rose S, Safran DG, Landon BE, Day MP, Chernew ME (2014) Changes in health care spending and quality 4 years into global payment. N Engl J Med 371(18):1704–1714. https://doi.org/10.1056/NEJMsa1404026

Sosa Delgado-Pastor S, Brasher E, Foong S, Montagu D, Feachem R (2016) Innovation roll out. Valencia's experience with public-private integrated partnerships. Healthcare public-private partnerships series, No. 3. https://globalhealthsciences.ucsf.edu/sites/globalhealthsciences.ucsf.edu/files/pub/pwc-innovation-rollout-af8_0.pdf. Zugegriffen: 3. März 2019

SVR (2009) Gutachten 2009 des Sachverständigenrates zur Begutachtung der Entwicklung im Gesundheitswesen. Koordination und Integration – Gesundheitsversorgung in einer Gesellschaft des längeren Lebens. Deutscher Bundestag, Drucksache 16/13770

University of Michigan (2015) Saving millions for Medicare across Michigan: POM ACO reports second-year results – Michigan Medicine Headlines. https://mmheadlines.org/2015/09/saving-millions-for-medicare-across-michigan-pom-aco-reports-second-year-results/. Zugegriffen: 9. Juli 2019

Wehner R, Werblow A, Spika S, Pauer F, Schmid A (2018) Weiterentwicklung DRG-System: Pflegepersonaluntergrenzen. Diskussionsbeitrag des Ausschusses Stationäre Versorgung. 10. dggö Jahrestagung, Hamburg

Zafra I (2018) Así se revierte una privatización sanitaria. https://elpais.com/politica/2018/03/12/actualidad/1520873923_638479.html. Zugegriffen: 30. Juli 2019

Open Access Dieses Kapitel wird unter der Creative Commons Namensnennung 4.0 International Lizenz (http://creativecommons.org/licenses/by/4.0/deed.de) veröffentlicht, welche die Nutzung, Vervielfältigung, Bearbeitung, Verbreitung und Wiedergabe in jeglichem Medium und Format erlaubt, sofern Sie den/die ursprünglichen Autor(en) und die Quelle ordnungsgemäß nennen, einen Link zur Creative Commons Lizenz beifügen und angeben, ob Änderungen vorgenommen wurden.

Die in diesem Kapitel enthaltenen Bilder und sonstiges Drittmaterial unterliegen ebenfalls der genannten Creative Commons Lizenz, sofern sich aus der Abbildungslegende nichts anderes ergibt. Sofern das betreffende Material nicht unter der genannten Creative Commons Lizenz steht und die betreffende Handlung nicht nach gesetzlichen Vorschriften erlaubt ist, ist für die oben aufgeführten Weiterverwendungen des Materials die Einwilligung des jeweiligen Rechteinhabers einzuholen.

Weiterentwicklungsperspektiven des G-DRG-Systems

Norbert Roeder, Wolfgang Fiori und Holger Bunzemeier

6.1 Einleitung – 92

6.2 Aspekte der Weiterentwicklung – 93

6.3 Weiterentwicklung – 95

6.4 Jährliche DRG-Kalkulation – 96
6.4.1 Repräsentativität der Kalkulationsstichprobe – 96
6.4.2 Einhaus-Kalkulationsansatz – 96
6.4.3 Sachkostenkorrektur – 99
6.4.4 Gesamtkostenhomogenität – 99

6.5 Struktur und DRG-Definitionen – 100

6.6 Klassifikationssysteme und Kodierrichtlinien – 102

6.7 Grenzverweildauern – 104

6.8 Zusatzentgelte – 105

6.9 Abrechnungsregeln – 106

6.10 Methoden der Weiterentwicklung – 106

6.11 Fazit – 106

Literatur – 107

Zusammenfassung

Das deutsche G-DRG-System hat durch konsequente Weiterentwicklung einen weltweit einmaligen Differenzierungsgrad erreicht. Der Preis dafür ist eine ausgeprägte Komplexität des Fallgruppensystems selbst und der begleitenden Regelungen zum Einsatz des Systems in der Krankenhausfinanzierung. Die Erreichung der mit einer leistungsgerechten Krankenhausfinanzierung verfolgten Ziele sollte kritisch reflektiert und evaluiert werden. Die Weiterentwicklung sollte die Komplexität des Systems reduzieren und sicherstellen, dass versorgungsrelevante Krankenhäuser auch zukünftig ihre Leistungen auf qualitativ hohem Niveau wirtschaftlich erbringen können. Dabei ist insbesondere die Finanzierung von versorgungsnotwendigen Vorhaltungen sicherzustellen, die nicht über eine hohe Auslastung refinanziert werden können. Mit diesem Beitrag sollen Probleme der bestehenden DRG-Konzeption beschrieben und Vorschläge für ihre Weiterentwicklung skizziert werden.

The German G-DRG system has reached a worldwide unique degree of differentiation through consistent further development. The price for this is a pronounced complexity of the G-DRG system itself and the accompanying regulations for the use of the system in hospital funding. The achievement of the goals pursued with the introduction of a performance-based hospital funding system should be critically reflected upon and evaluated. Further development of the G-DRG system should reduce its complexity and ensure that hospitals which are needed to safeguard patient care can continue to provide their services economically at a high level of quality of care. In particular, the funding of provision costs of hospitals which are indispensable for patient care need to be ensured if those costs are not covered due to a lower utilisation of their services. This article describes problems of the existing DRG concept and outlines proposals for its further development.

6.1 Einleitung

Das G-DRG-System steht für einen Paradigmenwechsel in der deutschen Krankenhausfinanzierung, der mit Einführung der durchgängigen Fallpauschalierung Anfang des Jahrtausends vollzogen wurde. Das auf der Basis des australischen AR-DRG-System entwickelte G-DRG-System hat seit 2003 eine Reife erlangt, die auch internationale Anerkennung findet. Die im Vergleich zu anderen internationalen DRG-Systemen ausgesprochen differenzierte Abbildung hat jedoch auch die Komplexität des Systems deutlich erhöht. Seit seiner Einführung wird das G-DRG-System mit vielen Veränderungen assoziiert, die nicht zwangsweise Folge des Einsatzes eines Fallpauschalensystems sein müssen (s. beispielsweise Bündnis Krankenhaus statt Fabrik 2018; Albrecht 2019). Es stellt nur einen einzelnen Baustein im Gesamtkonzept der Krankenhausfinanzierung dar und kann im besten Fall über seine Struktur und die Methodik der Kalkulation die politisch gesetzten Ziele unterstützen.

Im engeren Sinne ist das G-DRG-System kein Finanzierungssystem, sondern ein Patientenklassifikationssystem. Allerdings sind die verschiedenen, an medizinische Klassifikationen angelehnten Klassen (DRGs) nach dem Primat der Gesamtkostenhomogenität gebildet. Dabei drücken die verschiedenen DRG-Bewertungen den relativen Aufwandsunterschied zur Erbringung der innerhalb einer DRG zusammengefassten Leistungen in Form von Relativgewichten (Bewertungsrelationen) aus. In welcher Form die DRGs zur Krankenhausfinanzierung eingesetzt werden, ist damit jedoch nicht festgelegt. Sie können zur Ermittlung von Budgets oder auch im Rahmen der Einzelabrechnung zwischen Krankenhaus und Kostenträger zur Anwendung kommen. In Deutschland werden sie nach § 17b Krankenhausfinanzierungsgesetz (KHG) in einer Mischung sowohl zur Festlegung eines flexiblen Krankenhausbudgets als auch zur Echtabrechnung genutzt. Ergänzt wird die fallpauschalierte Leistungsfinanzierung durch Zusatzentgelte für besonders aufwändige Leistungen, die keinen direkten Bezug zur Fallpauschale haben. Das Finanzierungssystem ist eingebettet in Regelungen zur Kodierung der erbrachten Leistungen gemäß jährlich anzupassender Diagnose- und Prozedurenklassifikationen, Kodierrichtlinien sowie Abrechnungsbestimmungen. Die Anzahl der jeweiligen DRGs, die ein Krankenhaus für ein Budgetjahr vereinbart, ergibt – unter Berücksichtigung verweildauerabhängiger Zu- oder Abschläge – die Summe der Bewertungsrelationen (Casemix) für die geplanten Behandlungsfälle; multipliziert mit dem Landesbasisfallwert resultiert das Erlösbudget. Ergänzt wird das Erlösbudget um spezielle, in der Vergütungshöhe krankenhausindividuell zu vereinbarende Entgelte (sogenannte Erlössumme) und zukünftig um das Pflegebudget. Für die Bemessung des Gesamtbudgets existieren jedoch auch weitere Regeln wie z. B. Mehr- und Mindererlösausgleiche oder der Fixkostendegressionsabschlag für vereinbarte Mehrleistungen. ◘ Abb. 6.1 fasst die Rahmenbedingungen in einer Übersicht zusammen. Zwar bedingen und beeinflussen sich die Regelungen auf den unterschiedlichen Ebenen, zur Problemlösung und Bewertung der Weiterentwicklungsebenen bietet es sich aber an zu differenzieren. Für die Weiterentwicklung auf den unterschiedlichen Ebenen sind unterschiedliche Akteure verantwortlich. Das G-DRG-System wird damit nicht als reines Preissystem angewendet, in dem allein Preis mal Menge den Gesamterlös eines Krankenhauses bestimmen. Dies muss bei der Einordnung des Systems, aber auch bei der Diskussion von Weiterentwicklungsperspektiven berücksichtigt werden.

6.2 Aspekte der Weiterentwicklung

Das Patientenklassifikationssystem wurde als „lernendes System" angelegt. Federführend für die Weiterentwicklung ist das von den Selbstverwaltungspartnern gegründete Institut für das Entgeltsystem im Krankenhaus (InEK). Es existiert ein jährliches Vorschlagsverfahren zur Einbindung des medizinischen, wissenschaftlichen und weiteren Sachverstandes in die Systementwicklung. Die Methodik der Anpassung wurde sukzessive weiterentwickelt (InEK GmbH 2003–2019: Vorschlagsverfahren). Mit den Anpassungen, beispielsweise durch Etablierung eines sehr differenzierten Abfragealgorithmus, hat sich das G-DRG-Fallgruppensystem von seinem Ursprungssystem mittlerweile deutlich entfernt.

Die Ausgestaltung der Rahmenbedingungen wie die Methodik der DRG-Kalkulation sowie der Kodier- und Abrechnungsregeln liegt bzgl. der detaillierten Festlegung im Rahmen der gesetzlichen Vorgaben überwiegend in der Hand der Selbstverwaltungspartner. Seit ihrer Einführung über Ersatzvornahmen durch das Bundesministerium in den Jahren 2003 und 2004 (BGBl. I 2002: KFPV; BGBl. I 2003: KFPV 2004) erfolgten hieran jedoch nur geringfügige Anpassungen wie z. B. die Sachkostenkorrektur, s. ▶ Abschn. 6.4.3 (FPV 2019; InEK GmbH: Deutsche Kodierrichtlinien 2019; InEK GmbH 2003–2018c: Abschlussberichte). Auch die Rechtsprechung hat durch eigene Interpretationen Einfluss auf Festlegungen genommen.

Fallpauschalierende Finanzierungssysteme setzen Anreize zur Reduktion von Leistungsbestandteilen innerhalb der DRG-Definition bei gleichzeitiger Erhöhung der Fallzahl und Fallschwere. Aufgrund des hohen Anteils an Fixkosten im Krankenhaus ist die ökonomische Effizienz in Bezug auf die einzelne erbrachte Leistung seit Einführung der Fallpauschalierung deutlich gestiegen (IGES Institut 2014; Bremer 2015). Wegen der Anreize sollte ein DRG-System nur mit flankierenden Maßnahmen zur Qualitätssicherung und Mengensteuerung eingesetzt werden. Der Preis (Basisfallwert) und damit mittelbar auch das Finanzvolumen der DRG-basierten Krankenhausfinanzierung wird nicht aus dem Patientenklassifikationssystem selbst abgeleitet, sondern unterliegt einer politisch gewichteten Zielsetzung unter Berücksichtigung der verfügbaren Mittel.

G-DRG-Patienten-klassifikationssystem	Kalkulations- und Abrechnungsregeln	Ordnungspolitische Rahmenbedingungen
• G-DRG-Definitionen • Abfragealgorithmus • Funktionen (z.B. PCCL/CCL-Matrix) • Zusatzentgeltdefinitionen	• Umfang abgebildeter Leistungen • Falldefinition • Grenzverweildauern und Outlierfinanzierung (Zu-/Abschläge) • Fallzusammenführungen und FPV • Attribute (ICD-10-GM/OPS, u.a.) • Kodierrichtlinien • Kalkulationsstichprobe • Einhaus-Kalkulationsansatz • Kostenmatrix und Zuordnung • Verteilungsschlüssel und weitere Kalkulationsregeln • Normierung, Bezugsgröße, Sachkostenkorrektur, abgewertete und abgestufte Bewertungsrelationen • Kalkulation belegärztlicher/teilstationärer Leistungen • Kalkulation Zusatzentgelte • Definition unbewerteter Leistungen	• Basisfallwerte • Budgetierung und Mengensteuerung (Erlösausgleiche, Fixkostendegressionsabschlag) • Pflegekostenfinanzierung • Ausnahmen (z.B. NUB, Besondere Einrichtungen, Sicherstellungszuschläge, Zentrumszuschläge, Begleitpersonen, …) • Förderprogramme • Ausbildungsfinanzierung • Duale Finanzierung • Ambulante, vor-, nach-und teilstationäre Krankenhausleistungen • Struktur-und Personalvorgaben • Qualitätssicherung und -initiativen • Innovationsfonds • Strukturfonds • MDK und Fallprüfungen • …

Krankenhaus-Report 2020

Abb. 6.1 Unterschiedliche Betrachtungsebenen des G-DRG-Systems

Bisweilen wird das G-DRG-System bzgl. seiner Nutzung überfordert. Es ist z. B. nicht geeignet, unterschiedliche Vorstellungen der Akteure zur Krankenhausplanung und zu einem Strukturwandel befriedigend umzusetzen. Nicht jedes Krankenhaus, das bei einer Orientierung der Finanzierung an den Durchschnittskosten in wirtschaftliche Probleme gerät, ist verzichtbar und nicht jedes mit Gewinn operierende Krankenhaus wird zwingend benötigt.

Die Weiterentwicklungsperspektiven des G-DRG-Patientenklassifikationssystems sind nicht von den politischen Zielen und ordnungspolitischen Rahmenbedingungen zu trennen. Es bedarf der kontinuierlichen Überprüfung, ob das G-DRG-System und insbesondere sein Einsatz weiterhin die verfolgten politischen Ziele unterstützt oder ob Änderungen in der politischen Zielsetzung eine Anpassung des G-DRG-Systems und seiner Anreize erfordern.

Eine Weiterentwicklung kann einerseits überwiegend technischer Natur sein, wie z. B. die Weiterentwicklung der Fallgruppen (DRGs), der DRG-Kalkulation, die zur jährlichen Überprüfung und Restrukturierung des Gesamtsystems führt. Sie kann aber auch die Anwendung des Systems zur Krankenhausfinanzierung unter Berücksichtigung der Rahmenbedingungen betreffen. Das reine Patientenklassifikationssystem ist bezüglich seiner Anwendung nicht von den Finanzierungsrahmenbedingungen trennbar. Da es letztendlich bei der Abrechnung einer DRG immer um Vergütung aus unterschiedlichen Perspektiven (Leistungserbringer, Kostenträger) geht, ist oft die Zuordnung eines Patienten zu einer DRG ebenso streitbefangen wie die Verweildauer innerhalb einer DRG, sofern sie einen Einfluss auf den DRG-bezogenen Erlös hat. Daher wird bei der Diskussion über das DRG-System häufig auch die reine Systemebene zu Gunsten einer wirtschaftlichen Diskussion verlassen. Es geht dann nicht mehr um die Frage, ob ein Patient systembezogen der richtigen DRG zugeordnet ist, sondern ob der resultierende Erlös aus der Perspektive des Leistungserbringers oder Kostenträgers für die erbrachte Leistung angemessen ist. Dies kann auch zu strategischen Anpassungen der Kodierung führen, um unabhängig von einer sachgerechten Abbildung im System zu einer für sachgerecht gehaltenen Vergütung zu kommen.

6.3 Weiterentwicklung

Die deutliche Zunahme der Systemkomplexität in den letzten Jahren dürfte zumindest zum Teil der Tatsache geschuldet sein, dass versucht wurde, zur Lösung von Problemen – auch struktureller Probleme der Krankenhausfinanzierung – auf das etablierte und viel gelobte „lernende System" auszuweichen. Als Beispiel hierfür sind die inflationäre Entwicklung der OPS-Komplexkodes und der Versuch, über Strukturprüfungen Einfluss auf Versorgungsstrukturen zu nehmen, zu nennen. Wenn hier auf kurzfristigen Erfolg gehofft wurde, können zielführendere Weiterentwicklungen der grundlegenden Methodik oder Änderungen der ordnungspolitischen Rahmenbedingungen nicht immer nachdrücklich genug verfolgt worden sein. Nicht alle Probleme in der Anwendung der G-DRGs lassen sich befriedigend über eine alleinige Anpassung von G-DRG-Definitionen oder der Kalkulationsmethodik lösen. Als Folge der Komplexität muss eine Bewertung der Weiterentwicklungsperspektiven des G-DRG-Systems die Nachjustierungen auf mehreren Ebenen (Patientenklassifikationssystem, Kalkulation, Kodierung, Abrechnung, Mengensteuerung, Budgetierungsregelungen, Qualitätssicherung) betrachten. Dabei erscheint es notwendig, das inzwischen hoch komplexe System auch durch gezielte Anpassungen in den ordnungspolitischen Rahmenbedingungen zu entschlacken. Es sollte akzeptiert werden, dass das G-DRG-System keine „eierlegende Wollmilchsau" ist und seine Praktikabilität sowie Akzeptanz unter der Überfrachtung mit Erwartungen gelitten haben. Würden beispielsweise Finanzierungsbestandteile, bei denen sich die Anreize einer Fallpauschalierung nicht bewähren, „vor die Klammer" gezogen und unabhängig vom G-DRG-System finanziert, kann eine Weiterentwicklung des G-DRG-Systems die Komplexität auch reduzieren. Der Sachverständigenrat zur Begutachtung der Entwicklung im Gesundheitswesen hat in seinem Gutachten 2018 den hohen Anteil des DRG-Erlösbudgets an der Betriebskostenfinanzierung kritisiert (SVR 2018). Je höher dieser Anteil ist, umso differenzierter und damit komplexer wird das G-DRG-System sein. Ohne eine konkretere ordnungspolitische Zukunftsperspektive sind Weiterentwicklungspotenziale und -bedarf des G-DRG-System daher schwer zu definieren. Allerdings bieten die bestehenden Strukturen und bisherigen Erfahrungen eine gute Basis, die Herausforderungen zur Weiterentwicklung des G-DRG-Systems zu meistern.

In Reflektion des Pflegepersonal-Stärkungs-Gesetzes (PpSG) können die Weiterentwicklungsperspektiven des G-DRG-Systems nicht unabhängig von der Zukunft der Finanzierung der Pflegepersonalkosten betrachtet werden. Auch wenn eine dauerhafte, über den Zeitraum des Fachkräftemangels hinausgehende krankenhausindividuelle Finanzierung der Pflegebudgets der Krankernhäuser nach dem Selbstkostendeckungsprinzip nur schwer vorstellbar ist, gilt diese Finanzierung zunächst ab 2020. Die Bedeutung variabler Kosten innerhalb der DRG-Pauschale steigt, während der Anteil insbesondere verweildauerabhängiger Fixkosten durch die Ausgliederung der Pflegepersonalkosten sinkt. Sollen die Pflegepersonalkosten dauerhaft unabhängig von der Fallpauschalierung finanziert werden, bedürfte es einer mehrjährigen umfassenden Revision des G-DRG-Systems zur durchgängigen Wiederherstellung kostenhomogener Fallgruppen. Radikale Veränderungen sollten jedoch nur dann vorgenommen werden, wenn keine kurzfristige Reintegration der Pflegepersonalkosten in das G-DRG-System erfolgen soll. Wird den Forderungen anderer Berufsgruppen, die ebenfalls eine Ausgliederung ihrer Kosten aus dem G-DRG-System fordern, gefolgt, stellt sich grundsätzlich die Systemfrage.

6.4 Jährliche DRG-Kalkulation

Datengetrieben heißt nicht zwangsläufig sachgerecht. Bei hohem Fixkostenanteil stellen Fallkosten in der DRG-Kalkulation immer nur die Realität einer historischen Momentaufnahme unter Berücksichtigung der Auslastung und des Fallmix in einem Krankenhaus dar. Darüber hinaus nehmen die Regeln der Kostenzuordnung und -verteilung einen erheblichen Einfluss auf die Ergebnisse der Kalkulation. Aufwendigere Fallkollektive können nur dann von weniger aufwendigen Fallkollektiven innerhalb des DRG-Systems getrennt werden, wenn sich dies auch an den Kostendaten nachweisen lässt und die medizinischen Daten eine Trennung auf der Ebene der Beschreibung von Fallkollektiven ermöglichen. Die Einflüsse der Methodik und Qualität der DRG-Fallkostenkalkulation auf die Ergebnisse sind nicht zu unterschätzen.

6.4.1 Repräsentativität der Kalkulationsstichprobe

Lange Zeit war die Teilnahme an der DRG-Fallkostenkalkulation freiwillig. Für spezialisierte Krankenhäuser mit hohen Fallzahlen und vergleichsweise niedrigen Kosten konnte sich eine Teilnahme jedoch negativ auf die eigenen Erlöse auswirken, sodass die Motivation zur Teilnahme solcher Krankenhäuser an der Kalkulation gering war. Der Gesetzgeber hat darauf reagiert und die Selbstverwaltungspartner ermächtigt, ausgewählte, vorwiegend in bestimmten Leistungssegmenten fallzahlstarke Krankenhäuser („Hauptleistungserbringer") zur Teilnahme an der Kalkulation zu verpflichten (KHSG 2015). Als Folge werden Krankenhäuser mit niedrigen Fallzahlen und schlechterer Kostenstruktur in der Kalkulationsstichprobe unterrepräsentiert bleiben. Es ist daher kritisch zu hinterfragen, ob die einseitige Verpflichtung der Hauptleistungserbringer die Repräsentativität der Stichprobe, bezogen auf die aktuelle bundesdeutsche Krankenhauslandschaft, tatsächlich verbessert. Sie kann dazu beitragen, dass für spezialisierte Leistungen durch die überproportionale Beteiligung großer Leistungseinheiten vergleichsweise niedrigere Bewertungsrelationen resultieren und es in Bezug auf den Bundesdurchschnitt zu Verzerrungen kommt.

Diese Selektion der Kalkulationsteilnehmer unterstützt die Anreize zur Zentralisierung und Konzentration von Leistungen in großen Einheiten. Meist dürfte dies versorgungspolitisch auch erwünscht sein. Dort jedoch, wo Leistungen der Grundversorgung von einer Dominanz großer Leistungserbringer betroffen sind, kann die veränderte Stichprobe den ökonomischen Druck auf kleinere Leistungseinheiten erhöhen, wie dies beispielsweise in der Geburtshilfe zu beobachten ist. Ob diese Problematik über die fallpauschalierte Vergütung oder z. B. durch Sicherstellungszuschläge wie etwa in Bayern für die Geburtshilfe gelöst wird, ist im Rahmen der gesundheitspolitischen Zielausrichtung zu diskutieren.

6.4.2 Einhaus-Kalkulationsansatz

Mit dem Einhaus-Kalkulationsansatz werden alle Fälle der Kalkulationskrankenhäuser für die G-DRG-Systementwicklung und Ableitung der Bewertungsrelationen zusammengefasst, als kämen sie aus einem einzigen großen „Krankenhaus Deutschland". Krankenhäuser weisen jedoch in Abhängigkeit vom Versorgungsauftrag sowie von der Größe, den Personalkosten, der Infrastruktur und der Auslastung unterschiedliche fallbezogene Kostenstrukturen auf.

Ergebnisse der G-DRG-Fallkostenkalkulation sind – mit Ausnahme der bewerteten Zusatzentgelte – nicht mittlere Preise, sondern aus den Durchschnittskosten abgeleitete relative Leistungsbewertungen (Bewertungsrelationen). Die Landesbasisfallwerte, mit denen die dimensionslosen Bewertungsrelationen zur Ermittlung der Vergütung multipliziert werden müssen, werden jährlich nach komplexen Vorgaben durch die Selbstverwaltungspartner verhandelt. Sie sollen gewährleisten, dass in der Mehrzahl der Krankenhäuser die erbrachten Leistungen refinanziert werden. Die Landesbasisfallwerte liegen über der zur Normierung des G-DRG-System genutzten Bezugsgröße. Im Mittel sind daher die Erlöse für einen Normallieger ca. 15 % höher als die mittleren Kosten in der DRG-Fallkostenkalkulation. Der so genannte „Landesbasisfallwerthebel" wirkt krankenhausunabhängig auf alle DRG-Leistungen und Kostenarten, wenn auch inzwischen auf Sachkosten in geringerem Umfang. Er berücksichtigt nicht, dass sich Kosten krankenhaus- und DRG-spezifisch unterschiedlich entwickeln. Im Jahr der Anwendung können daher für bestimmte Leistungserbringer und DRGs Über- und Unterfinanzierungen resultieren, die Einfluss auf die Leistungsausrichtungen nehmen können. Wird das Vergütungsniveau bei einer Einhaus-Kalkulation so festgelegt, dass die Mehrzahl der Krankenhäuser nicht in wirtschaftliche Schwierigkeiten gerät, werden effizientere Strukturen tendenziell übervergütet. Dieses Prinzip ist der Fallpauschalierung nicht fremd. Durch die Möglichkeit, Margen zu erwirtschaften, wird der gewünschte Anreiz zur Effizienzsteigerung gesetzt.

Krankenhäuser, die als versorgungsrelevant anerkannt werden, müssen auch eine adäquate Betriebskostenfinanzierung unter Berücksichtigung der Vorhaltekosten und der erbrachten Leistungsmenge erhalten. Eine reine Finanzierung über erbrachte Leistungen berücksichtigt bei kleinen Leistungsmengen nicht ausreichend notwendige Mindestvorhaltungen, die sich nicht beliebig, bezogen auf die Leistungsmenge, skalieren lassen. Es ist wahrscheinlich, dass bei vielen DRGs die Leistungsmenge mit den Kosten umgekehrt proportional assoziiert ist. Ein gutes Beispiel hierfür ist die Geburtshilfe, deren individuelle Fallkosten bei einer Rund-um-die-Uhr-Vorhaltung an 365 Tagen im Jahr in erheblichem Ausmaß von der Zahl der Geburten abhängen. Die Kalkulation und Vergütung eines einheitlichen Durchschnittspreises bzw. einer durchschnittlichen Bewertungsrelation, die als Grundlage für alle Krankenhäuser unabhängig von deren Größe und Leistungszahlen gleichermaßen zur Anwendung kommt, ist problematisch. Krankenhäuser mit großen Leistungsmengen werden tendenziell mit dieser Durchschnittsvergütung übervergütet, während Krankenhäuser mit kleiner Leistungsmenge untervergütet werden. Diese Form von Über- und Untervergütung ist nicht Ausdruck wirtschaftlichen oder unwirtschaftlichen Handelns oder entsprechender Prozessorganisation, sondern allein durch die Größe, die Lage und den Versorgungsauftrag des jeweiligen Krankenhauses bestimmt. Ansatzpunkte für das Krankenhausmanagement sind im Wesentlichen Fallwachstum, Selektion und Spezialisierung. Die auf der Ebene des einzelnen Krankenhauses rationalen Steuerungsansätze müssen nicht zwangsläufig eine rationale Struktur- und Krankenhausplanung unterstützen. Um hierauf zu reagieren, hat der Gesetzgeber die Selbstverwaltungspartner ermächtigt, Bewertungsrelationen auch in Abhängigkeit von der Fallzahl abgestuft vorzugeben. Diesen Auftrag hat er jedoch begrenzt auf „Leistungen, bei denen in erhöhtem Maße wirtschaftlich begründete Fallzahlsteigerungen eingetreten oder zu erwarten sind" (§ 17b KHG). Die derzeitige Auswahl und Gestaltung (G-DRGs I68D und I68E) ist jedoch weder inhaltlich noch unter dem Aspekt des Umsetzungsaufwands nachvollziehbar.

Die qualitätsorientierte Zentralisierung/Leistungskonzentration führt dazu, dass Fallmengen in spezialisierten Zentren steigen, bei gleichzeitiger Fallreduktion in der Basisversorgung. Im Sinne der Weiterentwicklung einer adäquaten Leistungsfinanzierung wäre die Nutzung mengenabhängig abgestufter Bewertungsrelationen zu prüfen, um unterschiedliche Kostenstrukturen in Abhängigkeit von der Leistungsmenge abzubilden. Würde die Krankenhausplanung entscheiden, welche Strukturen versorgungsrelevant sind oder nicht, könnten abgestufte Bewertungsrelationen zu einem faireren Wettbewerb innerhalb der Peergroup beitragen und die Akzeptanz des Vergütungssystems erhöhen. Bei Krankenhäusern, die derzeit allein aufgrund von Mengeneffekten Gewinne erwirtschaften, könnten Wirtschaftlichkeitsreserven gehoben werden. Der mit Fehlanreizen assoziierte „Landesbasisfallwerthebel" könnte möglicherweise reduziert werden. Nicht als versorgungsrelevant eingestufte Krankenhäuser oder Bereiche derselben könnten dem Wettbewerb mit den effizientesten Strukturen ausgesetzt werden.

Die bereits etablierten mengenabhängig abgestuften Bewertungsrelationen werden von der jährlichen Fallzahl pro DRG abhängig gemacht. Dies erfordert eine prospektive Mengenschätzung und ggf. nachträgliche Ausgleiche. An den Fallzahlschwellen kann es jedoch zu paradoxen Effekten kommen, wenn beispielsweise ein Fall mehr zu einer erheblichen Casemix-Reduktion führen kann, weil die niedrigere Bewertungsrelation auf alle Fälle angewandt werden muss. Sollten mengenabhängig abgestufte Bewertungsrelationen zukünftig vermehrt genutzt werden, ist daher alternativ auch denkbar, dass mit steigender Anzahl der abgerechneten Fälle pro Jahr sukzessive niedrigere Bewertungsrelationen im Sinne einer gleitenden Erlösdegression zum Ansatz kommen.

Sich aus der Fixkostendegression ableitende Instrumente sind auch aus der Mengensteuerung bekannt (Fixkostendegressionsabschlag/Erlösausgleiche). Diese haben jedoch eine gänzlich eine andere Funktion und Zielsetzung. Der Fixkostendegressionsabschlag für vereinbarte Mehrleistungen stellt einen zeitlich für drei Jahre befristeten Abschlag auf eine Mengensteigerung dar. Er ist unabhängig von der Ausgangsmenge und bezieht sich nur auf den zusätzlich verhandelten Casemix. Krankenhäuser erkaufen sich so Wachstum über eine dreijährige Rabattierung. Der Fixkostendegressionsabschlag hat daher keinen Bezug zu einer sachgerechten Finanzierung, sondern soll Mengensteigerungen unattraktiver machen. Im Gegensatz dazu wirken abgestufte Bewertungsrelationen für alle Leistungen dauerhaft wie die Fixkostendegression selbst und DRG-spezifisch. Innerhalb des G-DRG-Systems würden diese nur zu einer Umverteilung über eine Reduktion der Unter- und Übervergütungen aufgrund von Skaleneffekten führen. Eine Rabattierung des Casemix erfolgt bei abgestuften Bewertungsrelationen nicht.

Auch der Sachverständigenrat zur Begutachtung der Entwicklung im Gesundheitswesen empfiehlt in seinem Gutachten 2018 im Prinzip eine Abkehr vom Einhaus-Vergütungsansatz (SVR 2018). Der vorgeschlagene Weg über eine vorherige Definition von Versorgungsstufen (ggf. auf Fachabteilungsebene) und die Nutzung von Multiplikatoren auf die Bewertungsrelationen hat eine stark strukturverändernde Zielrichtung und wäre in seiner Wirkung von der konkreten politischen Ausgestaltung abhängig. Technisch ist fraglich, ob ein solcher Ansatz strukturbezogene Unter- und Übervergütungen reduziert. Auch hier stellt sich die Frage, ob das G-DRG-System nur benutzt werden soll, um notwendige strukturpolitische Entscheidungen im Rahmen der Krankenhausplanung zu ersetzen.

Alternative Vergütungsmodelle, insbesondere zur Herstellung einer sachgerechteren Vergütung der Krankenhäuser unter Berücksichtigung der Größe und der Leistungsmenge sowie der Vorhaltekosten, könnten vom InEK simuliert werden. Das InEK verfügt über die § 21-Daten aller Krankenhäuser sowie über differenzierte Kostendaten aus der Kalkulationsstichprobe.[1] Mit diesen Daten ließe sich simulieren, wie zum Beispiel Finanzierungsmodelle mit der Kombination einer Grundvergütung der Vorhaltekosten sowie einer DRG-basierten Vergütung von fallbezogenen Kosten auf die unterschiedlichen Größenklassen der Krankenhäuser wirken würden. Unter Berücksichtigung der Menge der erbrachten Leistungen einzelner Leistungsbereiche beziehungsweise der Gesamtmenge der Krankenhäuser könnten die Vergütungen abgestaffelt werden. Derzeit werden, um den höheren, nicht über die Budgets gedeckten Kosten Rechnung zu tragen, ab 2020 120 kleine Krankenhäuser pauschal mit jährlich 400.000 € unterstützt (Liste der Krankenhäuser gemäß § 9 Abs. 1a Nr 6

---

[1] Anlage zur Vereinbarung über die Übermittlung von Daten nach § 21 Abs. 4 und Abs. 5 KHEntgG Daten nach § 21 KHEntgG. Version 2019.

KHEntgG für das Jahr 2020, die sich auch potenziell für einen Sicherstellungszuschlag qualifizieren). Diese Unterstützung ist jedoch unabhängig von der individuellen Fallmenge, der DRG-Mischung und der tatsächlichen wirtschaftlichen Situation des Krankenhauses.

6.4.3 Sachkostenkorrektur

Die Sachkostenkorrektur stellt einen politisch intendierten Eingriff in die Kalkulation der Bewertungsrelationen dar. Grund für die gesetzliche Vorgabe waren vermutete Einflüsse des hohen Landesbasisfallwerthebels auf die Mengenentwicklung bei sachkostenlastigen DRG-Leistungen (Bundesregierung 2015: Gesetzesbegründung zum KHSG 2015). Die resultierende Sachkostenabwertung wirkt nach dem InEK-Konzept derzeit pauschal auf alle in den Spalten 4a/b (Medikamente), 5 (Implantate), 6a/b (medizinischer Sachbedarf) und 6c (extern bezogene Leistungen) gebuchten Kosten (Sachkostenvereinbarung 2016). Zudem muss beachtet werden, dass die Sachkostenabwertung ausschließlich bei der Überführung der Kosten der InEK-Matrix in Bewertungsrelationsanteile ansetzt und damit für krankenhausinterne Steuerungsmechanismen nicht offensichtlich ist. Nutzen Krankenhäuser ohne weitere Anpassungen die unveränderte InEK-Kostenmatrix für krankenhausinterne Verteilungsprozesse, so kann die gewollte Anreizwirkung der Sachkostenabwertung verloren gehen. Allenfalls für spezielle G-DRGs mit sehr hohem Sachkostenanteil und entsprechender Abwertung käme es zu einem wahrnehmbaren Erlösrückgang – allerdings bei trotz Reduktion weiterbestehendem Hebel auf die Sachkosten von ca. 7 % (2019). Bei der bestehenden Ausrichtung der DRG-Definitionen an der Gesamtkostenhomogenität werden regelhaft sachkostenlastige mit weniger sachkostenlastigen Leistungen in einer DRG zusammengefasst. Als Beispiel können die DRGs in der Herz-Kreislauf-Medizin genannt werden. Die Sachkostenkorrektur wirkt damit in sehr unterschiedlichem Maß auf die Kostendeckung der unterschiedlichen Fallkollektive in einer DRG. Bei der Ausgliederung der Pflegepersonalkosten gehen zudem aus den Sachkosten umverteilte Erlösanteile entgegen der ursprünglichen politischen Zielsetzung verloren. Es zeigt sich, dass die Zunahme der Komplexität durch politisch intendierte Eingriffe schwer kontrollierbare Auswirkungen bei Reformen haben kann. Könnten durch Weiterentwicklung des G-DRG-Systems wie beispielsweise abgestufte Bewertungsrelationen, Strukturfinanzierung und Förderprogramme außerhalb der DRG-Logik der Landesbasisfallwerthebel reduziert und parallel vermehrt Zusatzentgelte für sachkostenlastige Leistungen genutzt werden, sollte das Konzept der Sachkostenkorrektur überprüft werden.

6.4.4 Gesamtkostenhomogenität

DRGs sind kostenhomogene Fallgruppen, die mehr oder weniger homogene medizinische Fallkollektive umfassen. Gerade im G-DRG-System wurden in den vergangenen Jahren medizinisch sehr inhomogene DRGs auf Grundlage der Fallkostenhomogenität gebildet, wobei die Zusammensetzung der Gesamtkosten nach Kostenarten keine bedeutende Rolle für die DRG-Definition einnahm. Dies konnte bereits in der Vergangenheit aufgrund von Verweildauerunterschieden, der Outlier-Finanzierung und der Sachkostenkorrektur zu nicht sachgerechten Ergebnissen in Bezug auf spezielle Leistungen führen. Nach Ausgliederung der Pflegepersonalkosten können stark kosteninhomogene DRGs resultieren. Entstehende Fehlanreize nach Ausgliederung der Pflegekosten sind nur über eine umfangreiche Neustrukturierung des G-DRG-Systems zu verhindern. Die Bewältigung einer solchen Mammutaufgabe ergäbe nur dann einen Sinn, wenn die Trennung der Pflegepersonalkosten und der restlichen Kosten dauerhaft bestehen bleiben soll. Sollen hingegen mittelfristig die Pflegepersonalkosten wieder in das G-DRG-System integriert werden, wäre es nicht sinnvoll, 15 Jahre Systementwicklung über Bord zu werfen.

Dies betrifft auch die Entwicklung der zur Definition von DRGs entwickelten Attribute (OPS-Kodes, ICD-Kodedifferenzierungen und Funktionen) und insbesondere auch der Matrix für den Nebendiagnosenschweregrad (PCCL). Viele dieser Attribute sind mit langen Verweildauern und hohen Pflegekosten assoziiert. Werden die Pflegekosten dauerhaft unabhängig von den G-DRGs finanziert, bedürfte es neuer Attribute oder einer Revision vieler bestehender Attribute und Funktionen.

Normative Eingriffe, die zu einer politisch gewollten Ressourcenverschiebung bei der DRG-Fallkostenkalkulation erfolgten, wie beispielsweise die Nutzung des Pflegekomplexmaßnahmen-Scores (PKMS) zur Kostenverteilung, sollten im Kontext der Ausgliederung der Pflegepersonalkosten auch noch einmal hinsichtlich der Wirkung evaluiert werden.

6.5 Struktur und DRG-Definitionen

Ursprünglich sollte das G-DRG-System nur 600 bis 800 G-DRG-Fallpauschalen umfassen (Vereinbarung über die Einführung eines pauschalierenden Entgeltsystems nach § 17b KHG, 2000). In der Version 2019 liegt die Zahl der G-DRGs bei 1.318, nachdem zwischen 2009 und 2015 noch eine Art Plateau bei ca. 1.200 G-DRG-Fallpauschalen erreicht war (InEK GmbH: Abschlussberichte 2009–2015). Die Zahl der unbewerteten G-DRGs ist seit 2007 relativ konstant. Welchen Einfluss die Ausgrenzung der Pflegepersonalkosten ab 2020 auf die Anzahl und Definitionen der G-DRGs haben wird, bleibt abzuwarten.

Mit der Anzahl der G-DRGs hat sich auch die Komplexität der DRG-Definitionen deutlich erhöht und lässt sich vielfach kaum noch nachvollziehen – von den DRG-Bezeichnungen ganz zu schweigen. Allein die Definitionsgrafik der G-DRG I08A (And. Eingr. Hüftgel. mit kompl. Proz. od. Eingr. in Komb. Hüftg. und ob. Extr. od. WS od. best. kompl. Fakt. mit best. Eingriffen mit best. Diag. od. best. Beckenrepos. od. kompl. Fakt. od. kompl. Proz. od. Diag. od. äuß. schw. CC bei BNB WS und Becken) erstreckt sich im DRG-Definitionshandbuch inzwischen bereits über 17 Seiten (InEK GmbH: G-DRG-Definitionshandbuch 2019 Band 2). Kalkuliert wurde diese G-DRG für 2019 auf Grundlage von nur 183 Fällen (InEK GmbH: G-DRG-Report-Browser 2017/19).

Trotz Zunahme der Komplexität der Leistungsabbildung in den G-DRG-Fallpauschalen ist der Pauschalierungsgrad seit vielen Jahren gleichbleibend hoch. Bereits 70 G-DRG-Fallpauschalen (ca. 5 %) reichen aus, um die Hälfte aller Krankenhausfälle in Deutschland abzubilden, 200 G-DRG-Fallpauschalen (ca. 15 %) reichen für drei Viertel der Krankenhausfälle aus (InEK GmbH: Abschlussbericht für 2019). Die 250 G-DRGs mit der geringsten Anzahl an Normalliegern weisen einen mit dem G-DRG-Browser nicht quantifizierbaren – da zu geringen Anteil – an der Kalkulationsstichprobe auf. Ein nicht unerheblicher Teil der G-DRGs und der Komplexität ist damit praktisch nicht wirklich direkt relevant. Von den 1.480 Krankenhäusern, die Daten nach § 21 KHEntgG liefern, rechnen weniger als die Hälfte mehr als 400 unterschiedliche G-DRGs ab, weniger als 200 Krankenhäuser benötigen mehr als 700 der verfügbaren 1.318 G-DRGs (InEK GmbH: Abschlussbericht für 2019). DRGs mit kleinen Fallzahlen dokumentieren einerseits den Versuch, Extremkostenfälle sachgerecht abzubilden, sowie andererseits bestehende hochkondensierte G-DRGs von Ausreißerfällen rein zu halten und so den hohen Pauschalierungsgrad zu erhalten. Von den 1.271 bundesweit bewerteten G-DRGs wurden 149 auf Grundlage von weniger als 100 Fällen, 60 auf Grundlage von weniger als 50 Fällen und 21 auf Grundlage von weniger als 25 Fällen kalkuliert (InEK GmbH: G-DRG-Report-Browser 2017/19). Die Reliabilität und Validität der auf dieser Basis kalkulierten Bewertungsrelationen dürfte gering sein. Interessant wäre, ob sich die G-DRG-Klassifikation in den Bereichen mit geringen Fallzahlen nicht nur an den historischen Daten, sondern auch im Jahr der Anwendung als sachgerecht erweist. Die jährlich erheblich schwankenden Bewertungsrelationen und Verweildauerwerte dieser G-DRGs lassen dies nicht vermuten[2]. Auswertungen hierzu wurden allerdings bislang nicht veröffentlicht. Wenn jedoch die aus historischen Daten ermittelten DRGs für Extremkostenfälle und ihre Bewertungsrelationen wenig Vorhersagewert für zukünftige Extremkostenfälle besitzen, ist eine sachgerechte Finanzierung hiermit fraglich.

Die Weiterentwicklungsperspektive des G-DRG-Systems ist daher eher in einer Konsolidierung und Vereinfachung der Klassifikation zu sehen. Dies kann nur dann gelingen, wenn zur Finanzierung von Extremkostenfällen, seltenen Konstellationen und bestimmten Vorhaltungen andere Wege als die reine Fallpauschalierung gesucht werden. Dies bietet sich insbesondere in den Leistungsbereichen an, wo die Anreize der Fallpauschalierung ohnehin kritisch zu hinterfragen sind: Neonatologie, Polytraumata, Verbrennungsopfer, die Transplantationsmedizin, die Palliativmedizin, aber auch spezialisierte frührehabilitative Leistungen, die häufig Kombinationsleistungen oder Add-on-Leistungen darstellen. All diesen Leistungen ist gemeinsam, dass der ökonomische Anreiz zur Ressourcen- und insbesondere Verweildauerreduktion verbunden mit dem Anreiz zur Fallzahlsteigerung bestenfalls als wenig zielführend bezeichnet werden kann. Auch handelt es sich um Leistungen, die nicht an allen Krankenhäusern erbracht werden. Damit würde eine Ausgliederung aus dem G-DRG-System nur die betroffenen Krankenhäuser tangieren, während derzeit viele Krankenhäuser unter der Komplexitätszunahme der G-DRG-Klassifikation mit dem Ziel der Abbildung aller Spezialitäten leiden.

Zu diskutieren ist auch eine Ausgliederung der Intensivmedizin aus der DRG-Finanzierung. In der Intensivmedizin sind die Anreize der Fallpauschalierung kritisch zu hinterfragen. Viele Extremkostenfälle verursachen aufgrund der intensivmedizinischen Anteile Kostenausreißer und das G-DRG-System hat gerade in diesem Bereich (prä-MDC, Langzeitbeatmungs-DRGs, DRGs für Intensivmedizinische Komplexbehandlung, Funktionen komplizierender Konstellationen) eine wahrhafte Aufblähung erfahren. Im G-DRG-System 2019 existieren bereits 26 unterschiedliche Funktionen „komplizierender Konstellationen", die vorrangig zur Abbildung der Intensivmedizin dienen. Die Anzahl der G-DRGs, die in ihren Definitionen Attribute der Intensivmedizin nutzen, ist kaum noch zu ermitteln. Ohne Einbezug der Intensivmedizin könnte das G-DRG-System erheblich vereinfacht werden. Herausfordernd an einer Ausgliederung sind die fehlende Definition der Intensivmedizin und schwer zu operationalisierende Ein- und Austrittskriterien, da kurzzeitige z. B. postoperative Intensivüberwachungen selbstverständlich weiterhin der Fallpauschalierung unterliegen könnten. Wird eine DRG-bezogen durchschnittliche Intensivverweildauer jedoch überschritten, könnte eine additive Finanzierung über Tagespauschalen erfolgen, die die Mehrkosten ausgleichen. Aus der durch die Pflegepersonaluntergrenzen nochmals verschärften Diskussion über die Definition von Intensivtherapie werden sich klarere Beschreibungen ergeben, die sich dann auch tagespauschalieren lassen.

DRG-Systeme versuchen, medizinische und ökonomische Homogenität zu vereinen. Das G-DRG-System hat in seiner Entwicklung aus Gründen der Vergütungsgerechtigkeit die Kostenhomogenität zu Lasten der medizinischen Homogenität der Fallgruppen

---

[2] Beispielsweise wurde die G-DRG A05A (Herztransplantation mit Beatmung > 179 h oder intensivmedizinischer Komplexbehandlung > 2.646/2.484/– Aufwandspunkte) für das System 2018 auf Basis von neun Normalliegerfällen kalkuliert. Die mittlere Verweildauer betrug 75,6 Belegungstage und die Bewertungsrelation 35,798. Für 2019 wurde die identisch definierte DRG auf Basis von elf Normalliegerfällen kalkuliert. Die mittlere Verweildauer betrug 137,8 Belegungstage (+82 %) und die Bewertungsrelation 46,960 (+31 %). In beiden Kalkulationsjahren lag der Langliegeranteil bei ca. 50 %. In den gesamtdeutschen Daten nach § 21 KHEntgG aus 2017 (gruppiert nach 2018) lag die mittlere Verweildauer der Normallieger bei 55,8 Belegungstagen und die Quote an Langliegern bei 71 %.

deutlich priorisiert. Ein Einsatz des G-DRG-Systems außer zu Zwecken der Krankenhausfinanzierung ist daher kaum vorstellbar. Wenn die medizinische Homogenität noch weiter in den Hintergrund tritt, kann die Anzahl der Fallgruppen und die Komplexität noch einmal deutlich reduziert werden. Gerade bei Fällen mit geringer Verweildauer und geringen variablen Kosten bedarf es keiner subtilen Differenzierung nach Kosten, die die Streuungsmaße (z. B. Standardabweichung der Kosten) erheblich unterschreiten. G-DRGs mit geringen Fallzahlen, die keine hohen Kosten und auch im Hinblick auf die Verweildauer/Outlier keine Auffälligkeiten aufweisen, könnten aufgelöst und die Fallkollektive vergleichbaren G-DRGs zugeordnet werden (beispielsweise I33Z, F41A, K03A, L63A, S65A, ...). Nicht selten werden vergleichbar aufwendige Fälle in Abhängigkeit der Wahl der Hauptdiagnose unterschiedlichen G-DRGs zugeordnet. Grund dafür ist die Strukturierung des G-DRG-Systems in so genannte Hauptdiagnosekategorien (MDCs). Dabei wird häufig über die Wahl der Hauptdiagnose bei der Abrechnung von Einzelfällen zwischen Krankenhaus, Medizinischem Dienst und Kostenträger gestritten. Sowohl eine Reduktion der Komplexität des G-DRG-Systems als auch der Abrechnungsstreitigkeiten könnte durch eine Auflösung und Zusammenfassung von MDCs, die medizinisch verwandte Fallkollektive oder Leistungen enthalten (z. B. MDC 18A/MDC 18B, MDC 06/MDC 07 oder MDC 11/MDC 12/MDC 13), erreicht werden.

6.6 Klassifikationssysteme und Kodierrichtlinien

Die DRG-Definitionen basieren vielfach auf Attributen, die den Klassifikationssystemen (ICD-10-GM und OPS) entnommen werden. Das auf Kostendaten basierende G-DRG-System kann sich dabei nur in dem Umfang weiterentwickeln, in dem Attribute zur Erklärung der Kostenunterschiede zur Verfügung stehen und eine inhaltliche Konsistenz der Attribute über die Zeit erhalten bleibt. Im Fall der Komplexbehandlungen können dabei ganze Versorgungsstrukturen gefährdet werden (Deutsche Schlaganfall-Gesellschaft 2018[3]). Es wäre daher sinnvoll, bei der inhaltlichen Interpretation von Attributen im Rahmen der Anwendung des G-DRG-Systems primär die Funktionalität des G-DRG-Systems zu beachten und Systemaspekten mehr Bedeutung beizumessen. Dazu gehören auch verbindliche Methoden der kurzfristigen Klarstellung in Streitfragen, um eine systemschädliche und widersprüchliche Rechtsprechung zu vermeiden.

Um den reibungslosen Einsatz des G-DRG-Systems zu gewährleisten, sollte es vermieden werden, für die Erklärung von Kostenunterschieden irrelevante Kriterien in den OPS-Katalog aufzunehmen. Sollen zusätzliche Kodes für andere Zwecke wie beispielsweise eine routinedatengestützte Versorgungsforschung oder die Qualitätssicherung aufgenommen werden, sollten diese nicht mit den OPS-Aufwandsattributen für das G-DRG-System vermischt werden. Seit Beginn der G-DRG-Abrechnung haben es eine Vielzahl von Struktur- und Prozessqualitätskriterien in die OPS-Kodes geschafft (insbesondere Kodegruppe 8-97...8-98 Komplexbehandlung). Hinzu kommen zum Teil komplexe Dokumentationsvorgaben, die erst durch die Auslegung der Rechtsprechung entstanden sind (beispielsweise Bundessozialge-

---

[3] In zwei Urteilen vom 19.06.2018 (BSG Az. B 1 KR 38/17 R und BSG Az. B 1 KR 39/17 R) hat das Bundessozialgericht das Mindestkriterium der Transportentfernung als Zeit zwischen Rettungstransportbeginn und Rettungstransportende der OPS-Klasse 8-981 überraschend in einer Form neu interpretiert, die für viele Schlaganfall-Spezialstationen das wirtschaftliche Aus bedeutet hätten. Das Mindestkriterium der Transportentfernung hat keinen erkennbaren Zusammenhang mit den Kosten der Schlaganfallbehandlung. Der Gesetzgeber hat mit dem Pflegepersonal-Stärkungs-Gesetz (PpSG) kurzfristig auf die Rechtsprechung reagiert, um eine weitgehende Umsetzung der Rechtsprechung zu verhindern (Bundessozialgericht 2018a, 2018b).

richt 2017[4]). Ebenso finden sich Versuche wieder, unterschiedliche Fachdisziplinen und Spezialisierungen in den Kriterien von OPS-Kodes abzugrenzen. Eine Bereinigung der OPS-Kodes ist dringend geboten, zumal zukünftig anhand der Kriterien Strukturprüfungen mit nachfolgendem Leistungsausschluss gesetzlich vorgeschrieben werden sollen (Kabinettsentwurf zum MDK-Reformgesetz: § 275d SGB V und § 8 Abs. 4 KHEntgG). Für ein System, das sich auf Grundlage reiner Kostendaten weiterentwickelt, stellen Facharztprovenienz oder Entfernungen zu Kooperationspartnern Attribute dar, die nur in den seltensten Fällen Kostenunterschiede erklären können. Die Aufnahme von Qualitätsmerkmalen in Prozedurenkodes schwächt die Sachgerechtigkeit und Akzeptanz der G-DRG-Finanzierung (siehe auch Bundesrat 2019). Für eine evidenzbasierte Qualitätssicherung von erbrachten Krankenhausleistungen sind der G-BA und das IQTIG zuständig. Auch die „Lizenz zur Leistungserbringung" für ein Krankenhaus ist transparent und nicht „durch die Hintertür des G-DRG-Systems" zu regeln. Kriterien für die Zulässigkeit von Mindestkriterien könnten in der geplanten Verfahrensordnung des DIMDI (§ 295 Abs. 1 Satz 7 SGB V, Kabinettsentwurf zum MDK-Reformgesetz) festgelegt werden. Eine klare Definition der Anforderung an OPS-Kodes sowie eine strukturierte Beratung der Antragsteller neuer Anpassungsvorschläge zum OPS durch das DIMDI und InEK wäre sinnvoll.

Die ICD-10 wurde von der WHO nicht gezielt zur Anwendung in fallpauschalierenden Vergütungssystemen entwickelt. Die nationalen Anpassungsmöglichkeiten im Rahmen der ICD 10 GM (GM. German Modification) sind limitiert. Selbst in Deutschland wird die ICD-10-GM für viele unterschiedliche Zwecke eingesetzt und dient nicht ausschließlich der Weiterentwicklung des G-DRG-Systems. In der nach Krankheitsursachen ausgerichteten ICD-10 fehlt häufig eine passende Schweregraddifferenzierung, um eine Assoziation mit Kosten herzustellen. So kann eine Anämie im Kontext eines stationären Aufenthalts schwerwiegend sein oder unerheblich. In einigen Fällen kann und sollte jedoch eine Schweregraddifferenzierung über eine durch die WHO noch nicht besetzte 4. oder 5. Stelle ergänzt werden, um darüber aus Schweregradunterschieden resultierende Kostenunterschiede besser erklären zu können.

Insbesondere für die Wahl der Hauptdiagnose haben sich seit Einführung des G-DRG-Systems die Struktur und die Möglichkeiten der Mehrfachklassifizierung als problematisch erwiesen. So existieren in der ICD-10-GM Kapitel, die organbezogen definiert sind („Erkrankungen des/der …"), Kapitel, die lebensphasenbezogen sind (z. B. Geburtshilfe, Neonatologie), sowie weitere besondere Kapitel und Kodebereiche, die unterschiedliche medizinische Zustände aufgrund ihrer Verursachung subsummieren (Infektionen, Tumore, medizinische Komplikationen). Erschwerend kommt hinzu, dass gewisse medizinische Zustände verpflichtend oder optional einer Kodierung über eine Primär-Sekundärkode-Kombination unterliegen, ohne dass diesen Alternativen klare und nachvollziehbare Prinzipien zugrunde lägen. Da Hauptdiagnosen aus unterschiedlichen Kapiteln der ICD-10-GM nicht selten auch in unterschiedliche Hauptdiagnosekategorien und damit G-DRGs führen oder eine Mehrfachklassifizierung zu einem höheren Nebendiagnoseschweregrad führen kann, stellen die Fragen der korrekten Anwendung der ICD-10-GM im G-DRG-System einen bedeutenden Anteil an den Abrechnungsstreitigkeiten dar. Für diese ICD-immanente Problematik kann eine Lösung häufig nur auf der Ebene der Deutschen Kodierrichtlinien (DKR) erfolgen, die eine einheitliche Kodierung der Behandlungsfälle für das G-DRG-Systems sicherstellen sollen. Dass vergleichbare Fälle gleich kodiert werden, hat nicht nur eine Bedeutung für die unmit-

---

[4] Als Beispiel für mehrere Urteile des BSG zu neuen Dokumentationsverpflichtungen legt das BSG im angegebenen Urteil vom 19.12.2017 (BSG Az. B 1 KR 19/17 R) das Mindestmerkmal einer „wochenbezogene Dokumentation bisheriger Behandlungsergebnisse und weiterer Behandlungsziele" für die Geriatrische frührehabilitative Komplexbehandlung (OPS-Klasse 8-550) sehr detailliert und extensiv aus.

telbare Vergütungsgerechtigkeit, sondern auch für die Kalkulation und Weiterentwicklung des G-DRG-Systems. Weder Krankenhaus noch Kostenträger dürfen sich einem im Einzelfall passend erscheinenden Rechnungsbetrag „herbeikodieren". Da das DRG-System ein lernendes System sein soll, dürfen selbst systematische Fehlabbildungen nicht über eine Alternativkodierung korrigiert werden. Zur Beseitigung von Fehlabbildungen im G-DRG-System bedarf es Daten, die diese auch offenbaren. Eine „Vermeidungskodierung" verhindert die Fehlerbehebung im G-DRG-System.

Viele Kodierfragen sind seit Jahren strittig. Die Partner der Selbstverwaltung haben es in der Vergangenheit nicht vermocht, strittige Fragen zu klären und auch der vom Gesetzgeber zur Klärung erdachte Schlichtungsausschuss hat seine Funktion bislang nicht adäquat erfüllt (Bundesregierung 2019: Gesetzesbegründung zum MDK-Reformgesetz 2019). Die Rechtsprechung musste diese Lücke füllen, hat aber wenig zur Reduktion des Streitpotenzials beigetragen. Aspekte der Funktionalität des G-DRG-Systems spielen bei Einzelfallentscheidungen der Gerichte eine untergeordnete Rolle (beispielsweise zuletzt Urteile des Bundessozialgerichts 2019a und 2019b vom 30.07.2019; Fiori et al. 2016). Gelingt die vom Gesetzgeber initiierte (Wieder-)Belebung des Schlichtungsausschuss Bund (§ 19 KHG, Kabinettsentwurf zum MDK-Reformgesetz), können wertvolle Impulse für die Weiterentwicklung des G-DRG-Systems und eine Befriedung in Abrechnungsstreitigkeiten zur Kodierung resultieren.

Als hemmend für die Weiterentwicklung der Klassifikationssysteme und der DKR hat sich in der Vergangenheit häufig die so genannte zweijährige Kalkulationslücke erwiesen. Werden Entscheidungen getroffen, die zu einer veränderten Kodierung führen, kann sich dies nur auf die Zukunft auswirken. Die Kalkulation und damit die Vergütungshöhe basieren jedoch stets auf historischen Daten, die unter den zum Kodierzeitpunkt herrschenden Anforderungen entstanden sind. Da bei strittigen Konstellationen auf nationaler Ebene meist von einer uneinheitlichen Mischkodierung auszugehen ist, führen Klärungen stets zu einer Veränderung der Krankenhausfinanzierung. Notwendig wäre, die Klärung von Kodierfragen von den Auswirkungen auf die Krankenhausfinanzierung zu trennen, beispielsweise durch eine vorherige Abschätzung der Folgen und spätere Ausgleiche bei datenbasierter Evaluation nach Analyse der Veränderungen in den Daten nach § 21 KHEntgG auf Bundesebene. So könnten – vermutlich völlig streitfrei – die für die Funktionalität des G-DRG-Systems sinnvollsten Lösungen gefunden werden. Wird der Schlichtungsausschuss Bund jedoch bemüht sein, Kompromisslinien entlang der bisherigen Abrechnungspraxis zu finden, um die Auswirkungen auf die Krankenhausfinanzierung zu begrenzen, werden vermutlich nicht immer die für die Weiterentwicklung des G-DRG-Systems sinnvollsten Entscheidungen getroffen.

6.7 Grenzverweildauern

Die Methode der Ermittlung der mittleren Verweildauer und der Grenzverweildauern, außerhalb derer tagesbezogene Ab- und Zuschläge vorzunehmen sind, ist seit 2004 unverändert (InEK GmbH: Abschlussberichte 2004–2019). Es ist sehr unwahrscheinlich, dass die ursprünglich aus Gründen des Patientenschutzes eingeführten Grenzverweildauern diesen Zweck erfüllt haben (s. auch Bundessozialgericht 2009, RdNr. 17). Aufgrund der Anreize zu Einzelfallprüfungen durch Kostenträger und fragwürdige Steuerungsstrategien einzelner Krankenhäuser haben die Grenzverweildauern die praktische Anwendung des G-DRG-Systems belastet (Fiori et al. 2011; Fiori et al. 2012). Prüfungen der Überschreitung der unteren Grenzverweildauer stellen die häufigste und vermutlich auch erfolgreichste Prüfung der Kostenträger dar. Sekundäre Fehlbelegungsprüfungen stellen beim MDK Nordrhein mit 43,4 % den mit Abstand häufigsten Prüfgrund dar, gefolgt von Prüfungen der Kodierung mit 30,6 % (MDK Nordrhein 2019). Insbesondere im Kontext der Ausgliederung der stark verweildauerabhängigen Pflegepersonalkosten aus der Finanzierung über die G-DRGs sollte über die Notwendigkeit der Grenzverweildauern und die Methodik der Ermittlung nochmals diskutiert werden. Inzwischen weisen nämlich nicht wenige fallzahlstarke DRGs höhere Fallzahlen außerhalb der Grenzverweildauern als so genannte „Normallieger" auf. In einigen DRGs liegt die tatsächliche mittlere Verweildauer aller Fälle unterhalb der unteren Grenzverweildauer (z. B. G-DRG E78Z), weshalb hier die sogenannten Kurzlieger eigentlich den Normalfall darstellen. Über die Kurzlieger und die so genannten „impliziten Einbelegungstag-DRGs" mit einer Grenzverweildauer von zwei Belegungstagen konnten in der Vergangenheit DRGs gespart werden (InEK GmbH: Abschlussbericht für 2005). Diese stetig zunehmende Anzahl an „DRGs in der DRG" mit hohen Fallzahlen werden bislang nicht in den Daten-Browsern des InEK berücksichtigt, sodass für wachsende Fallkollektive eine sehr eingeschränkte Transparenz besteht. Auch die Kostenzusammensetzung von Langliegern und Langliegerzuschlägen ist wenig transparent (beispielsweise InEK GmbH: Anhang Abschlussbericht für 2019, Tabelle A-1). Durch Veröffentlichung der Kostenmatrizen der Kurz- und Langlieger mit dem G-DRG-Report-Browser könnte mehr Transparenz geschaffen werden.

Werden Kurzlieger- und Verlegungsabschläge bzw. Langliegerzuschläge nach dem ursprünglichen Standard normativ berechnet, kommt das Konzept der Hauptleistung zum Tragen (InEK GmbH: Abschlussbericht für 2006). Dieses leitet sich aus dem Verständnis einer DRG ab, die über einen operativen oder interventionellen Eingriff definiert wird. Bei DRGs mit anderer medizinischer Hauptleistung gehen die Kosten der DRG-definierenden Leistung in die Ab- und Zuschlagsberechnung ein, was zu nicht sachgerechten Ab- und Zuschlägen mit daraus resultierenden Fehlanreizen führen kann. Hiervon dürften z. B. DRGs betroffen sein, die durch die Radiologie erbrachte interventionelle Leistungen abbilden. Auch für spezielle DRGs mit hohen intensivmedizinischen Kostenanteilen resultieren Zuschläge ab Überschreiten der oberen Grenzverweildauer, die bei einer Weiterbehandlung auf einer Normalstation deutliche Überdeckungen produzieren können. Eine Revision der Methodik der Ab- und Zuschlagsberechnung für spezielle DRG-Gruppen könnte zu sinnvolleren Anreizen beitragen.

6.8 Zusatzentgelte

Die Nutzung von Zusatzentgelten als ergänzende Vergütungsbestandteile für die Finanzierung fallvariabler hoher Sachkosten hat sich bewährt (Roeder et al. 2004). Auch die etablierten Mechanismen zur kurzfristigen Reaktion auf Preisänderungen, beispielsweise beim Auslaufen von Patentschutz, haben die sachgerechte Finanzierung unterstützt. Entsprechend könnten Zusatzentgelte noch häufiger zur Finanzierung variabler Kostenanteile genutzt werden, um die Komplexität in den DRG-Fallgruppen zu reduzieren und auch die Sachgerechtigkeit der Finanzierung erbrachter Leistungen zu verbessern. Im Gegensatz zu einer Finanzierung über DRGs und damit über Bewertungsrelationen und Landesbasisfallwerte entsteht bei einer Finanzierung über Zusatzentgelte kein methodisch bedingter Aufschlag auf die historischen Kosten durch die im Vergleich zur Bezugsgröße höheren Landesbasisfallwerte. Anreize zum Einsatz teurer Medizinprodukte oder Medikamente wären geringer und die Auswirkung problematischer Eingriffe in die DRG-Kalkulation über die pauschal wirkende Sachkostenabwertung könnten vermieden werden. Bei stark fallenden Kosten insbesondere im Bereich der Medizinprodukte könnten Korrekturmechanismen eingeführt werden, die sich an aktuellen Kosten orientieren. Für Medikamente, die den Patentschutz verlieren, sind diese bereits etabliert (Ausgrenzung der historischen Kosten und Etablierung eines unbewerteten Zusatzentgeltes).

6.9 Abrechnungsregeln

Die Abrechnungsregeln, die überwiegend in der Fallpauschalenvereinbarung und den Erläuterungen hierzu festgelegt sind, dienen unter anderem dazu, die Anreize der fallpauschalierten Vergütung zu unterstützen und Fehlanreize zu unterbinden (Vereinbarung zum Fallpauschalensystem für Krankenhäuser 2005–2019). Der Großteil der Regelungen entstammt noch der Ersatzvornahme aus dem Jahr 2003. Die Bedeutung einiger Regelungen ist inzwischen aufgrund widersprüchlicher Rechtsprechung unklar (beispielsweise die Berücksichtigung vor-/nachstationär erbrachter Leistungen bei der DRG-Zuordnung: Bundessozialgericht 2013). Insbesondere die Regelungen zu Fallzusammenführungen waren immer wieder Gegenstand der Rechtsprechung. Klarstellungen der Selbstverwaltung oder notfalls ein Einschreiten des Gesetzgebers sind gelegentlich notwendig, um die Funktion des Vergütungssystems aufrechtzuerhalten oder wiederherzustellen. Aufgrund der abnehmenden inhaltlichen Bedeutung der Systemkonstrukte „Partition" und „Basis-DRG" sind die Regelungen zur Wiederaufnahme von Patienten heute jedoch nur noch bedingt sinnvoll. Hier könnte eine Weiterentwicklung zu einer festen Zeitgrenze erfolgen, innerhalb derer es grundsätzlich zu Fallzusammenführungen kommt. Auch wenn eine solche Regelung im Einzelfall nicht sachgerecht erscheint, könnte diese nicht nur bei der Abrechnung einfach und wenig streitbefangen umgesetzt werden, sondern auch bei der Kalkulation einer neuen DRG-Systemversion berücksichtigt werden.

6.10 Methoden der Weiterentwicklung

Auch wenn datengetrieben nicht zwangsläufig sachgerecht bedeuten muss und über die gewählte Methodik das Ergebnis entscheidend beeinflusst werden kann, ist Transparenz bei der Methodik und den Gründen für Entscheidungen wichtig, wenn die Akzeptanz des G-DRG-Systems erhalten bleiben soll. Wünschenswert wären klar operationalisierte und nachvollziehbare Kriterien für die Weiterentwicklung.

Seit Einführung des G-DRG-Systems wird dieses von qualifizierten Verbesserungsvorschlägen im Rahmen des G-DRG-Vorschlagsverfahrens unterstützt (InEK GmbH: Abschlussberichte 2004–2019). Wesentlich hierzu beigetragen haben Fachgesellschaften und andere Akteure im Gesundheitswesen. Durch die Zunahme der Komplexität und Entfernung der G-DRG-Definitionen von klinischen Fallkollektiven ist jedoch eine konstruktive Zuarbeit zunehmend erschwert. Fachgesellschaften können das erforderliche Know-how kaum noch vorhalten oder müssen dieses hinzukaufen. Die zunehmende Komplexität vermindert daher das Weiterentwicklungspotenzial insbesondere aus klinischer Perspektive.

Der jährlich veröffentlichte Abschlussbericht des InEK beschreibt Schwerpunkte der Weiterentwicklung des G-DRG-Systems. Unveränderte Methodik, wie z. B. die Frage der Festlegung der Verweildauergrenzen, Zu- und Abschlagsberechnung, Normierung, Ausgliederung von Kosten bei bestimmten Zusatzentgelten wird nicht mehr dargestellt. Zur Erhöhung der Transparenz und Akzeptanz sollte ein Methodenpapier veröffentlicht werden, das jeweils jährlich angepasst wird und das aktuelle methodische Vorgehen nachvollziehbar beschreibt.

6.11 Fazit

Das deutsche G-DRG-System hat einen weltweit einmaligen Differenzierungsgrad zum Preis einer hohen Komplexität erreicht. Während es zunächst vornehmlich dazu gedacht war, finanzielle Ressourcen der Versichertengemeinschaft sachgerechter zur Finanzierung von Krankenhausleistungen einzusetzen, wurden die aus der Fallkostenkalkulation stammenden Kennzahlen zunehmend auch für krankenhausinterne Steuerungszwecke und Verteilungsalgorithmen genutzt. Die von klinischem Personal wahrgenommene und negativ besetzte Ökonomisierung (Wehkamp und Naegler 2017; Schumm-Draeger et al. 2017; Deutscher Ärztetag 2019; Albrecht 2019) muss damit nicht ausschließlich Ausdruck des Einsatzes des G-DRG-Systems zur Krankenhausfinanzierung sein. Auch der nicht sachgerechte Umgang mit DRG-Kennzahlen innerhalb von Krankenhäusern sowie die länderseitige Unterfinanzierung der Investitionskosten mit dem daraus folgenden Zwang, Investitionsmittel über die Fallpauschalen systemfremd zu erwirtschaften, haben wahrscheinlich erheblich zum ramponierten Image des G-DRG-Systems beigetragen. Abhilfe können hier schwerlich Veränderungen am G-DRG-System selbst schaffen. Lediglich ein anderer Einsatz des G-DRG-Systems – beispielsweise wie gelegentlich vorgeschlagen als Budgetbemessungsinstrument – würde vermutlich wenig Einfluss auf die krankenhausinternen Steuerungsmethoden haben, die auf den verfügbaren DRG-Kennzahlen aufbauen.

Der mit der Einführung des G-DRG-Systems steigende administrative Aufwand – insbesondere für die überbordenden Einzelfallprüfungen – hat die Akzeptanz des G-DRG-Systems schwer beeinträchtigt. Es bleibt abzuwarten, ob die mit dem MDK-Reformgesetz 2019 geplanten Maßnahmen die Praxistauglichkeit des G-DRG-Abrechnungssystems erhöhen werden. Werden Fallprüfungen statt zur Sicherstellung eines fairen Wettbewerbs unter den Krankenhäusern als Wettbewerbselement der Krankenkassen untereinander eingesetzt, kann allerdings kaum mit einem Rückgang des administrativen Aufwands gerechnet werden.

Es sollte vermieden werden, dass in der Systementwicklung Entscheidungen getroffen werden, deren Grundlagen weder methodisch festgelegt noch transparent sind. Auch wenn Entscheidungen im Sinne eines funktionsfähigen Vergütungssystems getroffen werden, können nur transparente Entscheidungsalgorithmen vertrauensbildend wirken und die Akzeptanz des G-DRG-Systems stärken.

Vorhaltungen, die nicht über eine hohe Auslastung refinanzierbar, aber dennoch versorgungsnotwendig sind, lassen sich nicht sinnvoll über eine mengenorientierte einheitliche Fallpauschalierung finanzieren. Diese Form der Einheitspauschalierung wird in der Regel Strukturen begünstigen, die ihre Fixkosten über viele Fälle bzw. einen hohen Casemix refinanzieren können. Der Anreiz zum Wachstum im Sinne von Mehrleistungen ist bei hohem Fixkostenanteil der Fallpauschalierung inhärent. Durch Senkung der Fixkostenanteile pro Fall entwickelt sich mehr Effizienz bei der Leistungserbringung, was bei einem endlichen Bedarf von Krankenhausbehandlungen einen Verdrängungswettbewerb initiiert. Dass dieser nicht zwingend nur zum Marktaustritt versorgungsirrelevanter Krankenhäuser führt, ist naheliegend. Das G-DRG-System kann weder eine Krankenhausplanung noch eine regionale Leistungsplanung ersetzen.

Wird erkannt, dass das G-DRG-System zu keinem Zeitpunkt die Lösung für alle Probleme der Krankenhausfinanzierung bieten konnte und kann, wird ein Großteil der Kritik am G-DRG-System zusammenfallen. Krankenhausplanung, Qualitätssicherung, Notfallversorgung, Aus- und Weiterbildung und zunehmend auch der Leistungsumfang der GKV sind wichtige Themen, die außerhalb der Fallpauschalierung bearbeitet und gelöst werden müssen. Das G-DRG-System bietet neben einer Leistungstransparenz sowie einer sachgerechten Verteilung der zur Leistungsfinanzierung bereitgestellten Mittel im Wesentlichen Anreize zu einer wirtschaftlichen Leistungserbringung. In einem dynamischen Umfeld ist das Weiterentwicklungspotenzial des G-DRG-Systems niemals vollends ausgeschöpft.

Literatur

Albrecht B (2019) KRANK. Die Logik der Ökonomie verdrängt die Heilkunst. Sie macht unsere Kliniken kaputt und gefährdet Patienten. Ärzte wehren sich – und fordern eine Wende. Stern 05.09.2019:24–35

Anlage zur Vereinbarung über die Übermittlung von Daten nach § 21 Abs. 4 und Abs. 5 KHEntgG Daten nach § 21 KHEntgG. Version 2019 für das Datenjahr 2018. Fortschreibung vom 30. November 2018. https://www.g-drg.de/Datenlieferung_gem._21_KHEntgG/Dokumente_zur_Datenlieferung/Datensatzbeschreibung. Zugegriffen: 15. Juli 2019

BGBl I (2002) Verordnung zum Fallpauschalensystem für Krankenhäuser (KFPV) vom 19. September 2002, S 3.674

BGBl I (2003) Verordnung zum Fallpauschalensystem für Krankenhäuser für das Jahr 2004 (KFPV 2004) 13. Oktober 2003, S 1.995

Bremer P (2015) 10 Jahre „Diagnosis Related Groups" (DRGs) in deutschen Krankenhäusern. Eine Zwischenbilanz aus ökonomischer Perspektive, Statistisches Monatsheft Baden-Württemberg 11/2015, S 41–47. www.statistik-bw.de/Service/Veroeff/Monatshefte/PDF/Beitrag15_11_08.pdf. Zugegriffen: 15. Juli 2019

Bundesrat (2019) Empfehlungen des Gesundheitsausschusses und des Rechtsausschusses des Bundesrats zum Entwurf eines Gesetzes für bessere und unabhängigere Prüfungen (MDK-Reformgesetz) zu Artikel 1 Nummer 29 Buchstabe a (§ 301 Absatz 2 Satz 3a – neu – SGB V). Bundesratsdrucksache 359/1/19 vom 06.09.2019

Bundesregierung (2015) Begründung zum Entwurf eines Gesetzes zur Reform der Strukturen der Krankenhausversorgung (Krankenhausstrukturgesetz – KHSG). Bundestags Drs 18/5.372

Bundesregierung (2019) Entwurf der Bundesregierung für ein Gesetz für bessere und unabhängigere Prüfungen – MDK-Reformgesetz vom 17.07.2019. www.bundesgesundheitsministerium.de/mdk-reformgesetz.html. Zugegriffen: 17. Juli 2019

Bundessozialgericht (2009) Urteil, Az. B 1 KR 24/08 R
Bundessozialgericht (2013) Urteil, Az. B 1 KR 51/12 R
Bundessozialgericht (2017) Urteil, Az. B 1 KR 19/17 R
Bundessozialgericht (2018a) Urteil, Az. B 1 KR 38/17 R
Bundessozialgericht (2018b) Urteil, Az. B 1 KR 39/17 R
Bundessozialgericht (2019a) Urteil, Az. B 1 KR 13/18 R
Bundessozialgericht (2019b) Urteil, Az. B 1 KR 11/19 R

Bündnis Krankenhaus statt Fabrik (2018) Krankenhaus statt Fabrik. Fakten und Argumente zum DRG-System und gegen die Kommerzialisierung der Krankenhäuser, 3. Aufl. www.krankenhaus-statt-fabrik.de/196. Zugegriffen: 15. Juli 2019

Deutsche Schlaganfall-Gesellschaft (2018) Urteil des Bundessozialgerichts gefährdet die Versorgung von Schlaganfallpatienten. Schlaganfall-Experten nehmen Stellung zum aktuellen BSG-Urteil. www.dsg-info.de/presse/pressemeldungen/492-urteil-des-bundessozialgerichts-gefaehrdet-die-versorgung-von-schlaganfallpatienten.html. Zugegriffen: 15. Juli 2019

Deutscher Ärztetag (2019) DRG-System gefährdet die Gesundheit von Beschäftigten sowie Patientinnen und Patienten, Beschlussprotokoll des 122. Deutschen Ärztetags, S 234. https://www.bundesaerztekammer.de/fileadmin/user_upload/downloads/pdf-Ordner/122.DAET/122DAETBeschlussprotokoll.pdf. Zugegriffen: 15. Juli 2019

Fiori W, Siam K, Helling J, Bunzemeier H, Roeder N (2011) Belohnung statt Strafe für kurze Verweildauern. Anreize der Vergütung von Kurzliegern im G-DRG-System. f&w 3:310

Fiori W, Bunzemeier H, Roeder N (2012) Diskussionsbeitrag zur Kalkulation von Kurzliegern im G-DRG-System. Gezielte Auflösung impliziter Einbelegungstag-DRGs mit hohem Anteil von Kurzliegern. Krankenhaus 4:320–328

Fiori W, Siam K, Roeder N (2016) Beatmungsstunden beim Einsatz von CPAP/HFNC-Systemen bei Neugeborenen und Säuglingen. Betrachtung eines Konfliktes aus Systemperspektive. Krankenhaus 5:381–386

FPV (2019) Vereinbarung zum Fallpauschalensystem für Krankenhäuser für das Jahr. www.g-drg.de. Zugegriffen: 15. Juli 2019

Gesetz zur Reform der Strukturen der Krankenhausversorgung (Krankenhausstrukturgesetz – KHSG), 10.12.2015 BGBl Teil I, Nr 51, S 2229

InEK GmbH (2002–2018) Deutsche Kodierrichtlinien (DKR). Allgemeine und Spezielle Kodierrichtlinien für die Verschlüsselung von Krankheiten und Prozeduren. www.g-drg.de. Zugegriffen: 15. Juli 2019

InEK GmbH (2003–2018a) G-DRG-Report-Browser der Kalkulationsdaten. www.g-drg.de. Zugegriffen: 15. Juli 2019

InEK GmbH (2003–2018b) G-DRG-Definitionshandbücher. www.g-drg.de. Zugegriffen: 15. Juli 2019

InEK GmbH (2003–2018c) Abschlussbericht. Weiterentwicklung des G-DRG-Systems für das Jahr [2004–2019]. Klassifikation, Katalog und Bewertungsrelationen. Band I: Projektbericht. www.g-drg.de. Zugegriffen: 15. Juli 2019

InEK GmbH (2004–2018) G-DRG-Report-Browser der Datenlieferung gem. § 21 KHEntgG. www.g-drg.de. Zugegriffen: 15. Juli 2019

InEK GmbH (2003–2019) Vorschlagsverfahren zur Einbindung des medizinischen, wissenschaftlichen und weiteren Sachverstandes bei der Weiterentwicklung des G-DRG-Systems (Vorschlagsverfahren). www.g-drg.de/G-DRG-Vorschlagsverfahren2. Zugegriffen: 15. Juli 2019

Institut IGES (2014) Krankenhäuser auf wirtschaftlichem Verlustkurs trotz Steigerung der Effizienz. Deutsche Krankenhäuser machen gemischte Erfahrungen mit dem DRG-System, Pressemitteilung. www.iges.com/

presse/2014/drg/index_ger.html. Zugegriffen: 15. Juli 2019

Liste der Krankenhäuser gemäß § 9 Absatz 1a Nummer 6 KHEntgG für das Jahr 2020. www.dkgev.de/fileadmin/default/Mediapool/1_DKG/1.7_Presse/1.7.1_Pressemitteilungen/2019/Liste_der_laendlichen_Krankenhaeuser.pdf. Zugegriffen: 15. Juli 2019

MDK Nordrhein (2019) Zahlen und Fakten zur Abrechnungsprüfung im Krankenhaus. www.mdk-nordrhein.de/fileadmin/redaktion/Presse/Presseinfo/Presseinfo_2019/Fakten_Zahlen_KHF.pdf. Zugegriffen: 15. Juli 2019

Roeder N, Hensen P, Fiori W, Bunzemeier H, Franz D, Rochell B (2004) Zusatzentgelte im DRG-System 2005. Aufwändige Teilbereiche werden ausgegliedert und stärken das Fallpauschalensystem. f&w 6:566–574

Sachverständigenrat zur Begutachtung der Entwicklung im Gesundheitswesen (2018) Bedarfsgerechte Steuerung der Gesundheitsversorgung. Gutachten 2018. www.svr-gesundheit.de/fileadmin/user_upload/Gutachten/2018/SVR-Gutachten_2018_WEBSEITE.pdf. Zugegriffen: 28. Aug. 2019

Schumm-Draeger P-M, Kapitza T, Mann K, Fölsch U, Müller-Wieland D (2017) Ökonomisierung in der Medizin. Rückhalt für ärztliches Handeln. Dtsch Arztebl 114(49):A2338–A2339

Vereinbarung gemäß § 17b Absatz 1 Satz 6 KHG zur Korrektur der Anteile der Sachkosten in den Bewertungsrelationen (Sachkostenvereinbarung) (2016), www.gkv-spitzenverband.de/media/dokumente/krankenversicherung_1/krankenhaeuser/drg/drg_2017/KH_Sachkostenvereinbarung_24082016.pdf. Zugegriffen: 15. Juli 2019

Vereinbarung über die Einführung eines pauschalierenden Entgeltsystems nach § 17b KHG (2000). www.g-drg.de/Das_Institut/Grundsatzvereinbarungen_der_Selbstverwaltung/Einfuehrung_eines_pauschalierenden_Entgeltsystems_nach_17b_KHG. Zugegriffen: 15. Juli 2019

Wehkamp K-H, Naegler H (2017) Ökonomisierung patientenbezogener Entscheidungen im Krankenhaus. Eine qualitative Studie zu den Wahrnehmungen von Ärzten und Geschäftsführern. Dtsch Arztebl Int 114(47):797–804

Weiterführende Literatur

Bundesministerium für Gesundheit (2008) Auswertung des BMG-Fragenkatalogs zu den Erfahrungen mit der DRG-Einführung (Online nicht mehr verfügbar, Literatur beim Autor)

Deutscher Ethikrat (2016) Patientenwohl als ethischer Maßstab für das Krankenhaus. Stellungnahme. www.ethikrat.org/fileadmin/Publikationen/Stellungnahmen/deutsch/stellungnahme-patientenwohl-als-ethischer-massstab-fuer-das-krankenhaus.pdf. Zugegriffen: 15. Juli 2019

Fürstenberg T, Laschat M, Zich K, Klein S, Gierling P, Nolting H-D, Schmidt T (2013) G-DRG-Begleitforschung gem. § 17b Abs. 8 KHG. Endbericht des dritten Forschungszyklus (2008–2010). Untersuchung im Auftrag des deutschen DRG-Instituts (InEK). www.g-drg.de/Datenbrowser_und_Begleitforschung/Begleitforschung_DRG. Zugegriffen: 15. Juli 2019

InEK GmbH (2015–2019) Extremkostenbericht gem. § 17b Abs. 10 KHG für [2015–2019]. Systematische Prüfung statistisch ermittelter Kostenausreißer des Datenjahres [2013–2017]. www.g-drg.de. Zugegriffen: 15. Juli 2019

Schreyögg J, Bäuml M, Krämer J, Dette T, Busse R, Geissler K (2014) Forschungsauftrag zur Mengenentwicklung nach § 17b Abs. 9 KHG. Endbericht. Hamburg Center of Health Economics/TU Berlin. www.gkv-spitzenverband.de/media/dokumente/krankenversicherung_1/krankenhaeuser/budgetverhandlungen/mengensteuerung/Gutachten_zur_Mengenentwicklung.pdf. Zugegriffen: 15. Juli 2019

Open Access Dieses Kapitel wird unter der Creative Commons Namensnennung 4.0 International Lizenz (http://creativecommons.org/licenses/by/4.0/deed.de) veröffentlicht, welche die Nutzung, Vervielfältigung, Bearbeitung, Verbreitung und Wiedergabe in jeglichem Medium und Format erlaubt, sofern Sie den/die ursprünglichen Autor(en) und die Quelle ordnungsgemäß nennen, einen Link zur Creative Commons Lizenz beifügen und angeben, ob Änderungen vorgenommen wurden.

Die in diesem Kapitel enthaltenen Bilder und sonstiges Drittmaterial unterliegen ebenfalls der genannten Creative Commons Lizenz, sofern sich aus der Abbildungslegende nichts anderes ergibt. Sofern das betreffende Material nicht unter der genannten Creative Commons Lizenz steht und die betreffende Handlung nicht nach gesetzlichen Vorschriften erlaubt ist, ist für die oben aufgeführten Weiterverwendungen des Materials die Einwilligung des jeweiligen Rechteinhabers einzuholen.

Reformschwerpunkt Pflege: Pflegepersonaluntergrenzen und DRG-Pflege-Split

Wulf-Dietrich Leber und Charlotte Vogt

7.1 Vergütung pflegerischer Leistungen im Finanzierungssystem für Krankenhäuser – 113

7.2 Abbildung der Pflege im DRG-System – 114
7.2.1 DRG: Gruppenbildung nach Maßgabe ärztlicher Kategorien – 114
7.2.2 PKMS: Zusatzentgelt für aufwendige Pflegefälle – 115
7.2.3 Zusatzentgelte für Pflegegrade – 116

7.3 Flankierende Maßnahmen – 116
7.3.1 Externe stationäre Qualitätssicherung – Pflege: Dekubitusprophylaxe – 116
7.3.2 Pflegestellen-Förderprogramme – 117
7.3.3 Personalvorgaben im Bereich Pflege im Krankenhaus – 117

7.4 Pflegepersonaluntergrenzen – 121
7.4.1 Gesetzgebung infolge der Pflegeexpertenkommission – 121
7.4.2 Methodische Fragen der Festlegung von Pflegepersonaluntergrenzen – 122
7.4.3 Pflegepersonaluntergrenzen für 2019 und 2020 – 124
7.4.4 Pflegepersonaluntergrenzen als Digitalisierungsproblem – 127
7.4.5 Weiterentwicklung der Pflegepersonaluntergrenzen: Risikoadjustierung und Komplettierung – 128
7.4.6 Pflegepersonaluntergrenzen versus Personalanhaltszahlen – 129

© Der/die Autor(en) 2020
J. Klauber et al. (Hrsg.), *Krankenhaus-Report 2020*, https://doi.org/10.1007/978-3-662-60487-8_7

7.5	**DRG-Pflege-Split** – 130	
7.5.1	Koalitionsbeschluss zur Ausgliederung der Pflege aus dem DRG-System – 130	
7.5.2	Umsetzung des Pflegepersonal-Stärkungsgesetzes – 132	
7.5.3	DRG-Pflege-Split als mehrjähriger Prozess – 135	
7.6	**Abbildung der Pflege in Krankenhausvergütungssystemen** – 136	
7.6.1	Erfassung von Pflegebedarf und Pflegeleistungen – 136	
7.6.2	Nursing Related Groups – 138	
7.6.3	Conclusio: Von der Pflegedokumentation über Pflegescores zur Vergütung von Pflege – 139	
7.7	**Optionen zur Berücksichtigung der Pflege bei der Krankenhausvergütung** – 139	
7.7.1	Wiedereingliederung der Pflegeleistung in ein neues DRG-System – 139	
7.7.2	Weiterentwicklung des Pflegebudgets jenseits der Selbstkostendeckung – 140	
7.7.3	Zusammenhänge mit anderen DRG-Entwicklungen – 140	
7.8	**Fazit: Digitale Erfassung von Pflegebedarf und Pflegeleistungen vorantreiben** – 142	
	Literatur – 143	

Zusammenfassung

Im Bereich der Krankenhausversorgung ist der Bereich Pflege gleich zweifach Gegenstand zentraler Reformvorhaben des Gesetzgebers: Zum ersten gelten seit 2019 für ausgewählte Krankenhausbereiche verbindliche Pflegepersonaluntergrenzen, zum zweiten werden ab dem Budgetjahr 2020 die Pflegepersonalkosten aus den DRG-Fallpauschalen ausgegliedert und in Form eines Pflegebudgets nach dem Selbstkostendeckungsprinzip refinanziert. Die beiden Reformen ändern die Rahmenbedingungen für die Krankenhäuser erheblich und sind mit einer Vielzahl von Umsetzungsvereinbarungen zwischen der Deutscher Krankenhausgesellschaft und dem GKV-Spitzenverband verbunden. Der Artikel stellt dar, dass Pflegepersonaluntergrenzen ein sinnvoller Beitrag zum Patientenschutz sind, und plädiert dafür, Untergrenzen mittelfristig für alle Stationen festzulegen. Kritisch hingegen wird der sogenannte DRG-Pflege-Split (auch „Pflexit") gesehen. Diese Maßnahme dürfte dazu beitragen, dass Pflegekräfte wegen der vollen Refinanzierung der Kosten wieder vermehrt pflegeferne Tätigkeiten ausüben. Zur Ablösung des Selbstkostendeckungsprinzips werden Alternativen zur Bestimmung des Pflegebudgets diskutiert. Diese bedürfen einer Erfassungssystematik für Pflegebedarf und Pflegeleistungen. Gleiches gilt für die Pflegepersonaluntergrenzen, die bislang ohne Berücksichtigung des individuellen Pflegebedarfes der Patienten festgesetzt werden. Damit die Abbildung der Pflege im Rahmen der Qualitätssicherung und der Krankenhausvergütung nicht zu zusätzlichem bürokratischem Aufwand führt, bedarf es dringend einer digitalen Pflegedokumentation, aus der aufwandsarm die notwendigen Informationen abgeleitet werden können.

In the area of hospital care, the nursing sector is the subject of two central reform projects of the legislator: firstly, minimum staffing levels for nursing staff which have been in force for selected hospital areas since 2019; secondly, from the budget year 2020, nursing staff costs will be separated from the DRGs and refinanced via a nursing budget according to the principle of cost coverage. The two reforms are changing the framework conditions for hospitals considerably and associated with several implementation agreements between the German Hospital Association and the National Association of Statutory Health Insurance Funds. The article shows that minimum levels for nursing staff are a sensible contribution to patient safety and argues in favour of setting minimum staffing levels for all wards in the medium term. Instead, the so-called nursing DRG split (also known as "Pflexit") is viewed critically. Due to the full refinancing of costs, nursing staff might again increasingly become engaged in activities away from nursing care. In order to replace the principle of cost coverage, the authors discuss alternative ways for determining the nursing budget. These require a system for recording care needs and nursing services. The same applies to the minimum staffing levels for nursing staff, which have so far been set without taking the individual care needs of patients into account. In order to ensure that the mapping of nursing care in the context of quality assurance and hospital reimbursement does not lead to additional bureaucratic burdens, there is an urgent need for digital nursing care documentation from which the necessary information can be derived with little effort.

7.1 Vergütung pflegerischer Leistungen im Finanzierungssystem für Krankenhäuser

Die Finanzierung pflegerischer Leistungen ist das dominierende gesundheitspolitische Thema der letzten und der laufenden Legislaturperiode – vorrangig allerdings in der Altenpflege. Drei Reformen (PSG I[1], PSG II[2],

---

[1] Erstes Gesetz zur Stärkung der pflegerischen Versorgung und zur Änderung weiterer Vorschriften (Erstes Pflegestärkungsgesetz – PSG I) vom 17.10.2014 (BGBl. I S. 2222–2230).

[2] Zweites Gesetz zur Stärkung der pflegerischen Versorgung und zur Änderung weiterer Vorschriften (Zweites Pflegestärkungsgesetz – PSG II) vom 21.12.2015 (BGBl. I S. 2424–2463).

PSG III[3]) unter Gesundheitsminister Hermann Gröhe ordneten die gesetzliche Pflegeversicherung neu, so z. B. durch die Einführung von Pflegegraden statt der vorher geltenden Pflegestufen. Daneben wurde im Rahmen des sogenannten zweiten Pflegegipfels – nach dem ersten Pflegegipfel unter Gesundheitsministerin Ulla Schmidt – die Pflegesituation im Krankenhaus zum Handlungsfeld gesundheitspolitischer Maßnahmen. Sie schlugen sich nieder im Koalitionsvertrag der Großen Koalition am Anfang dieser Legislaturperiode: Zum einen wurden Pflegepersonaluntergrenzen festgelegt, zum anderen wurden – völlig überraschend – die Pflegeleistungen als Pflegebudget aus den DRG-Fallpauschalen ausgegliedert. Die Umsetzung dieser Maßnahmen führte zu einer Vielzahl an Aufgaben für die gemeinsame Selbstverwaltung. Diese sind das zentrale Thema der folgenden Ausführungen.

Das DRG-Fallpauschalensystem ist in seinen Ursprüngen ein ärztlich dominiertes System, in dem aber sukzessive pflegerische Aspekte integriert wurden, so z. B. durch die Einführung eines Scores für aufwendige Pflegefälle und Zusatzentgelte für Pflegegrade (siehe ▶ Abschn. 7.2). Bedeutsamer aber waren die flankierenden Maßnahmen zur Sicherung der Pflegequalität, so z. B. die externe Qualitätssicherung zum Dekubitus, das Pflegestellen-Förderprogramm und die Personalvorgaben (siehe ▶ Abschn. 7.3). Personalvorgaben existieren inzwischen teils als Anhaltszahlen, teils als Untergrenzen an mehreren Stellen in der gesetzlichen Pflege- und in der gesetzlichen Krankenversicherung.

Die Pflegepersonaluntergrenzen für die Krankenhauspflege im Gefolge des zweiten Pflegegipfels sind der zurzeit bedeutsamste Ansatz zur Sicherung der Pflegequalität. Ihre Umsetzung ist hoch konfliktär und musste nach anhaltendem Widerstand der Deutschen Krankenhausgesellschaft (DKG) auf dem Wege einer Ersatzvornahme des Bundesministeriums für Gesundheit (BMG) in Kraft gesetzt werden (siehe ▶ Abschn. 7.4). Die erstmalige Festlegung von Pflegepersonaluntergrenzen ist der Beginn eines längeren Prozesses, bei dem in den initialen Jahren 2019 und 2020 lediglich ein Viertel der Krankenhausstationen geregelt wurde und zudem eine Berücksichtigung des individuellen Pflegebedarfs fehlt.

Parallel erfolgte der sogenannte „Pflexit", also die Ausgliederung der Pflege am Bett in ein Pflegebudget, dessen Volumen sich krankenhausspezifisch nach den Selbstkosten bemisst. Dieser Vorgang kann als eine Art Kollateralschaden der Diskussion in der gesetzlichen Pflegeversicherung und als gesundheitspolitischer Fehler gewertet werden. Die Umsetzung auf Selbstverwaltungsebene ist komplex (siehe ▶ Abschn. 7.5) und schlägt sich in einer Vielzahl von Vereinbarungen zur Kostenabgrenzung sowie in neuen Regeln zur Abrechnung und Budgetbestimmung nieder.

Sowohl die Pflegepersonaluntergrenzen als auch die künftigen Bestimmungsgrößen für das Pflegebudget werfen tiefgreifende Fragen der Abbildung pflegerischer Leistungen auf (siehe ▶ Abschn. 7.6). Es zeigt sich ein erheblicher Nachholbedarf bei der elektronischen Erfassung von Pflegebedarf und Pflegeleistungen, ohne die eine sinnvolle Weiterentwicklung der Qualitätssicherung und des Vergütungssystems nicht möglich sein wird (siehe ▶ Abschn. 7.7). Die künftige Systematik wird auf einer besseren digitalen Erfassung pflegerischer Leistungen aufbauen müssen (siehe ▶ Abschn. 7.8).

7.2 Abbildung der Pflege im DRG-System

7.2.1 DRG: Gruppenbildung nach Maßgabe ärztlicher Kategorien

Das DRG-System ist ein medizinisch-ökonomisches Klassifikationssystem, das von

---

[3] Drittes Gesetz zur Stärkung der pflegerischen Versorgung und zur Änderung weiterer Vorschriften (Drittes Pflegestärkungsgesetz – PSG III) vom 23.12.2016 (BGBl. I S. 3191–3220).

Ärzten entwickelt wurde. Folglich bilden die Kategorien primär ärztliche Leistungen ab. Das pflegerische Leistungsgeschehen in Krankenhäusern hingegen bleibt weitgehend unbeachtet. So berücksichtigt das DRG-System den medizinischen Schweregrad eines Krankenhausfalles, nicht aber den Pflegebedarf eines Patienten und den daraus resultierenden Pflegeaufwand eines Falles. Dies ist insofern relevant, als der Pflegeaufwand für Patienten bei gleicher medizinischer Diagnose und Behandlung aufgrund pflegerischer Kriterien erheblich variieren kann (Thomas et al. 2014; Simon 2008; Eberl et al. 2005; Fischer 1999, 2002). Pflege war lange überhaupt nicht erlösrelevant im DRG-System und ist es nach wie vor wenig. Die Folgen sind massive Einsparungen in der Krankenhauspflege seit Beginn des DRG-Systems, die in dem derzeit angeprangerten „Pflegenotstand" gipfeln (obwohl es den schon vor der DRG-Einführung gab). Neben der unzureichenden Berücksichtigung von Pflege im DRG-System fehlt es darüber hinaus an der Transparenz über Pflegeleistungen im Krankenhaus.

7.2.2 PKMS: Zusatzentgelt für aufwendige Pflegefälle

Die Abbildung schwerer Pflegefälle war eines der wesentlichen Ergebnisse des ersten Pflegegipfels und erfolgte als „Pflegekomplexmaßnahmen-Score (PKMS)".

Der PKMS ist eine Art Einzelleistungserfassung pflegerischer Leistungen, wobei die Leistungen mit Punkten bewertet sind. Hohe Punktzahlen führen im DRG-System zu einer zusätzlichen Vergütung bei Fällen mit hohem Pflegeaufwand, beispielsweise bei Patienten mit Querschnittslähmung. Da ein solch hoher Pflegeaufwand in allen Fallgruppen auftreten kann, erfolgt die Vergütung in Form eines Zusatzentgelts. Ziel des PKMS ist die Identifizierung und adäquate Vergütung von hohem Pflegeaufwand bei bestimmten Patientengruppen, um zu vermeiden, dass diese Patienten von den Krankenhäusern abgewiesen werden.

Der PKMS ist nach wie vor Gegenstand heftiger Auseinandersetzungen innerhalb des Deutschen Pflegerates (DPR) sowie zwischen Krankenhäusern und Krankenkassen. Der PKMS war eine Lösung der mangelnden Berücksichtigung besonders schwerer Krankenhausfälle. Dies aber wurde von großen Teilen der pflegerischen Interessenvertretung als unzureichende Antwort auf die insgesamt problematische Pflegesituation angesehen. Schließlich erfasst der PKMS nicht einmal 5 % der Krankenhausfälle – bei erheblichem Erfassungsaufwand. In der Tat war das Ziel der PKMS-Einführung die Berücksichtigung besonders schwerer Fälle im DRG-System, um für die betroffenen Patientengruppen eine negative Risikoselektion auszuschließen. Man hilft diesen Gruppen nicht mit einem Kode, der quasi bei allen Krankenhausfällen kodierbar ist, da dann gerade die differenzierende Wirkung verloren geht.

Von Krankenhausseite wird der PKMS wegen seines bürokratischen Aufwands kritisch gesehen. Die Lobbyaktivitäten der DKG zur Abschaffung des PKMS haben ihren Grund jedoch vor allem durch die Auseinandersetzungen im Rahmen der Rechnungsprüfung. Da eine PKMS-Kodierung über 1.000 € zusätzlich erbringt (bei Kleinkindern, Kindern und Jugendlichen bis über 6.000 €, siehe ▶ Abschn. 7.5.3), wurde auf Kassenseite der Nachweis der einzelnen Aktivitäten in großem Umfang überprüft (z. B.: „Waren wirklich zwei Personen bei der Umbettung anwesend?"). Die Kampagnen der DKG gegen den PKMS führten schließlich zu einer Regelung im Pflegepersonal-Stärkungsgesetz (PpSG)[4], die von den Spitzenverbandspartnern einvernehmliche Vorschläge für zu streichende Prozeduren einforderte.[5] Da der PKMS nach Einführung des Pflegebudgets vermeintlich nicht mehr erlösrelevant sei, könne künftig verzichtba-

---

[4] Gesetz zur Stärkung des Pflegepersonals (Pflegepersonal-Stärkungsgesetz – PpSG) vom 11.12.2018 (BGBl. I S. 2394–2422).
[5] Vgl. § 9 Abs. 1 Nr. 9 KHEntgG.

rer Dokumentationsaufwand vermieden werden.

Absehbar scheiterten die diesbezüglichen Verhandlungen zwischen DKG und GKV und es kam kein gemeinsamer Vorschlag bis zum 28.02.2019 zustande. Der Weg, die Schiedsstelle nach § 18a Abs. 6 KHG anzurufen, wurde von keinem der Spitzenverbandspartner beschritten. Es sei bei dieser Gelegenheit auf diese skurrile neue Gesetzeskonstruktion der „zuarbeitenden Selbstverwaltung" hingewiesen: Die Selbstverwaltungspartner sollen verhandeln, können auch die Schiedsstelle bemühen; das Verhandlungsergebnis war dann aber nichts anderes als ein Vorschlag für das obrigkeitsstaatlich entscheidende Deutsche Institut für Medizinische Dokumentation und Information (DIMDI).

Der GKV-Spitzenverband vertrat die Meinung, dass der PKMS keinesfalls ersatzlos gestrichen werden solle, und zwar aus mehreren Gründen:
1. Das Institut für das Entgeltsystem im Krankenhaus (InEK) konnte zeigen, dass der PKMS auch nach Ausgliederung der Pflegekosten maßgebliche DRG-Erlösbestandteile triggert (Erklärung: Pflegeaufwendige Fälle haben auch einen höheren Sachkostenanteil bei Verbandskosten.).
2. Eine Identifizierung pflegeaufwendiger Fälle ist notwendiger Bestandteil bei der Risikoadjustierung im Zusammenhang mit Pflegepersonaluntergrenzen und beim Pflegepersonalquotienten.
3. Da absehbar ist, dass das Selbstkostenprinzip beim Pflegebudget nicht auf Dauer Bestand haben wird, ergibt sich die Notwendigkeit, weiterhin unterschiedlichen Pflegeaufwand „sichtbar" zu machen.

Allerdings führt das diesbezügliche Zusatzentgelt nur noch zu Erlösen, die rund ein Viertel des Volumens vor der Pflegeausgliederung betragen (siehe ▶ Abschn. 7.5.3, ◘ Tab. 7.6).

Noch ist keine Lösung gefunden. Das BMG hat den Selbstverhandlungspartnern im Juni 2019 mitgeteilt, dass der PKMS für das Jahr 2020 beibehalten wird – für 2021 jedoch nicht mehr. Ein Vorschlag für eine Nachfolgeregelung für den PKMS findet sich in ▶ Abschn. 7.6.3.

7.2.3 Zusatzentgelte für Pflegegrade

Ergebnis des zweiten Pflegegipfels war die Nutzung der Pflegegrade aus der Pflegeversicherung als Zusatzentgelt im DRG-System. Die Pflegegrade (in Verbindung mit der Verweildauer) waren in Form der Zusatzentgelte ZE162 und ZE162 im DRG-System 2018 erstmals erlösrelevant. Da fast 90 % der zusätzlichen Kosten im Bereich der Pflegemodule anfallen, stellte sich die Frage, ob die Weiterführung dieser Zusatzentgelte bei Ausgliederung der Pflegepersonalkosten noch sinnvoll ist. Im Sinne einer zunächst konservativen Weiterentwicklung des DRG-Systems (siehe ▶ Abschn. 7.5.3) wurden die Zusatzentgelte auch im DRG-System 2020 erhalten, obwohl die Höhe von 18 € bzw. 34 € eigentlich kein Zusatzentgelt mehr rechtfertigt. Prinzipiell bleibt es ein kluger Weg, vorhandene Daten zum Pflegebedarf in der Krankenhausvergütung zu nutzen – sei es im DRG-System oder aber auch bei einer künftigen Bemessung des Pflegebudgets.

7.3 Flankierende Maßnahmen

7.3.1 Externe stationäre Qualitätssicherung – Pflege: Dekubitusprophylaxe

Das DRG-System wurde im Laufe der Jahre um ein differenziertes System externer Qualitätssicherung ergänzt, das derzeit 271 Indikatoren zu rund 30 Leistungsbereichen erfasst (mit starkem Schwerpunkt auf chirurgischen Leistungen). Pflegerische Aspekte wurden lediglich im Qualitätssicherungsverfahren „Pflege: Dekubitusprophylaxe" abgebildet, das im Jahr

2004 eingeführt wurde; 2007 wurde eine Risikoadjustierung implementiert und 2013 wurde das Dokumentationsverfahren erheblich vereinfacht. So erfolgt die Datenerfassung seitdem weitgehend automatisiert über die im Krankenhaus vorhandenen Abrechnungsdaten nach § 21 KHEntgG.[6]

7.3.2 Pflegestellen-Förderprogramme

Jenseits der Qualitätssicherung reagierte die Politik im Rahmen des ersten Pflegegipfels auf den Stellenabbau in der Krankenhauspflege in den Jahren 1997 bis 2007 und legte ein Programm zur Förderung von Neueinstellungen oder Aufstockungen vorhandener Teilzeitstellen in der Pflege auf. Dieses sogenannte erste Pflegesonderprogramm wurde mit Inkrafttreten des Krankenhausfinanzierungsreformgesetzes (KHRG)[7] zum 01.01.2009 eingeführt (Laufzeit bis 2011). In diesem Zeitraum wurden die durch Neueinstellung oder Aufstockung zusätzlich entstehenden Personalkosten zu 90 % durch die Krankenkassen gefördert. Für die Förderung neuer bzw. aufgestockter Pflegestellen war es möglich, jährlich bis zu 0,48 % des Krankenhausbudgets (Gesamtbetrag nach § 4 Abs. 3 Satz 1 KHEntgG) zusätzlich zu vereinbaren. Im Rahmen des ersten Pflegesonderprogramms sind für ca. 15.300 zusätzliche Vollkräfte im Pflegedienst insgesamt ca. 1,1 Mrd. € von den Krankenkassen an die Krankenhäuser geflossen. Die Nachweise über die tatsächlich geschaffenen zusätzlichen Stellen bestätigten ein Volumen von 13.600 Pflegevollzeitkräften im Förderzeitraum.[8]

Mit dem Krankenhausstrukturgesetz (KHSG)[9] wurde ein zweites Pflegestellen-Förderprogramm eingerichtet. Im Zeitraum von 2016 bis 2018 wurden rund 660 Mio. € für die Stärkung der unmittelbaren Patientenversorgung auf bettenführenden Stationen zur Verfügung gestellt. Das vorläufige Ergebnis des zweiten Förderprogramms war eher ernüchternd, da in den Förderjahren 2016 bis 2018 lediglich 339 Mio. € verausgabt wurden und damit nur die Hälfte der insgesamt zur Verfügung stehenden Mittel. Das endgültige Ergebnis des zweiten Förderprogramms steht erst im Juni 2020 fest.

Mit dem PpSG ist die Weiterentwicklung und der Ausbau des Pflegestellen-Förderprogramms gesetzlich verankert worden. Bereits ab dem Jahr 2019 wird jede zusätzliche und jede aufgestockte Pflegekraft am Bett unabhängig von einer Obergrenze vollständig durch die Kostenträger finanziert. Der bisherige Eigenanteil der Krankenhäuser von 10 % sowie die bisherige Begrenzung auf 0,15 % des Krankenhausbudgets entfallen. Dies kann als Einstieg in die ebenfalls mit dem PpSG beschlossene und ab dem Jahr 2020 geltende Selbstkostendeckung im Bereich der Pflegepersonalkosten bewertet werden.

7.3.3 Personalvorgaben im Bereich Pflege im Krankenhaus

Eine weitere, das DRG-Vergütungssystem flankierende Maßnahme zur Qualitätssicherung in der Pflege im Krankenhaus ist die Festsetzung von Personalvorgaben (siehe ◘ Tab. 7.1). Es gibt derzeit acht gesetzliche Aufträge in der gesetzli-

---

6 Vgl. Abschlussbericht des Instituts für angewandte Qualitätsförderung und Forschung im Gesundheitswesen GmbH (AQUA) (2016): Weiterentwicklung der Risikoadjustierung für den Leistungsbereich Pflege: Dekubitusprophylaxe, abrufbar auf www.aqua-institut.de.
7 Gesetz zum ordnungspolitischen Rahmen der Krankenhausfinanzierung ab dem Jahr 2009 (Krankenhausfinanzierungsreformgesetz – KHRG) vom 17.03.2009 (BGBl. I S. 534–549).
8 Vgl. Abschlussbericht des GKV-Spitzenverbandes an das Bundesministerium für Gesundheit (2013) zum Pflegesonderprogramm für die Förderjahre 2009 bis 2011, abrufbar auf www.gkv-spitzenverband.de.
9 Gesetz zur Reform der Strukturen der Krankenhausversorgung (Krankenhausstrukturgesetz – KHSG) vom 10.12.2015 (BGBl. I S. 2229–2253).

Tabelle 7.1 Personalvorgaben in der gesetzlichen Kranken- und Pflegeversicherung

Nr.	Regelung, Rechtsgrundlage und Regelungszeitraum	Festsetzung	Methodik	Transparenz über Einhaltung	Konsequenzen bei Nichteinhaltung
1	**Stationäre Altenpflege** §§ 75 Abs. 3 und 84 Abs. 5 Nr. 2 SGB XI ab 2002	*Landesebene:* Vereinbarung von Personalschlüsseln und Fachkraftquoten	Tradierte Erfahrungswerte aus früheren Verhandlungen		
		Einrichtungsebene: Vereinbarung von einrichtungsbezogenen Personalschlüsseln	Auf Basis der Landesvorgaben	Überprüfung durch Landesverbände der Pflegekassen; keine Veröffentlichung	Kürzung der Pflegesätze
	§ 113c SGB XI zusätzlich seit 2016	*Weiterentwicklung:* wissenschaftliches Personalbemessungsverfahren	REFA-Methode		
2	**Pflege-Personalregelung (PPR)** BPflV (1993) ab 1993 (Aussetzung 1996, Aufhebung 1997)	Gesetzliche Regelung im KHG (1990); Festlegung der PPR durch Expertengremium	Testläufe, Experteneinschätzungen	Nachweis der PPR-Minuten in den Budgetverhandlungen	Budgetrückerstattung bei Nichtbesetzung vorab vereinbarter Pflegestellen
3	**Pflegepersonaluntergrenzen (PpUG)** § 137i SGB V erstmals ab 01.01.2019; Weiterentwicklung für 2020; ab 2021 jährlich Erweiterung um neue pflegesensitive Bereiche	Vereinbarung der PpUG; Nachweis- und Sanktionsregelungen durch DKG und GKV-Spitzenverband; ggf. BMG-Ersatzvornahme	Perzentilansatz auf Basis von Ist-Daten	Nachweise gegenüber InEK und Kostenträgern: Monatsdurchschnittswerte, Anzahl gerissener Schichten; ab 2020: jährlicher Erfüllungsgrad; Darstellung in Qualitätsberichten	Sanktionen für Nichteinhaltung: Vergütungsabschläge oder Fallzahlverringerung; Vergütungsabschläge bei Nichtmeldung
4	**Pflegepersonalquotient (PpQ)** § 137j SGB V ab 2020	Festsetzung der Untergrenze durch BMG-Rechtsverordnung; Vereinbarung von Sanktionen durch DKG und GKV-Spitzenverband	Perzentilansatz	Jährliche Ermittlung und Veröffentlichung der PpQ aller Krankenhausstandorte durch InEK	Sanktionen bei Unterschreitung der PpQ-Untergrenze: Vergütungsabschläge oder Fallzahlverringerung

7.3 · Flankierende Maßnahmen

Tabelle 7.1 (Fortsetzung)

Nr.	Regelung, Rechtsgrundlage und Regelungszeitraum	Festsetzung	Methodik	Transparenz über Einhaltung	Konsequenzen bei Nichteinhaltung
5	**Qualitätssicherungs-Richtlinie Früh- und Reifgeborene (QFR-RL)** § 136 Abs. 1 SGB V ab 2006	Richtlinie des G-BA	Studien zu Personalvorgaben (Leitlinien usw.); Expertenempfehlung durch Fachgruppe	Klärender Dialog: Berichte an G-BA; Strukturabfrage: Ergebnisse öffentlich und einrichtungsbezogen auf www.perinatalzentren.org	Erfüllungsgrad der schichtbezogenen Personalschlüssel: 2020 bis 2022 90 %, in 2023 95 % und ab 2024 100 %; ggf. keine Vergütung
6	**Hygieneförderprogramm** § 4 Abs. 9 KHEntgG 2013 bis 2019; Verlängerung bis 2022 (MDK-Reformgesetz)	Gesetzliche Regelung im § 23 Infektionsschutzgesetz (IfSG); Festsetzung durch KRINKO	Expertenempfehlungen (KRINKO-Empfehlung)	Nachweis in Budgetverhandlungen, jährlicher Bericht durch GKV-Spitzenverband	Rückzahlungspflicht bei Nichteinstellung des vereinbarten Personals
7	**Personalbedarf stationärer psychiatrischer Krankenhäuser (Psych-PV)** (Nachweis §§ 9, 18 BPflV) 01.01.1991	BMG-Rechtsverordnung; Nachweisvereinbarung durch DKG und GKV-Spitzenverband	Gesetzliche Regelung auf Basis von Expertenempfehlungen	Ab 2016 Nachweise über die tatsächliche Stellenbesetzung und die zweckentsprechende Mittelverwendung	Keine Sanktionen (ab 2016 mit Nachweisen sehr eingeschränkte Konsequenzen bei zweckfremder Mittelverwendung)
8	**Personalausstattung in Psychiatrie und Psychosomatik (PPP)** § 136a Abs. 2 SGB V ab 01.01.2020	Richtlinie des G-BA	Fortschreibung der Psych-PV	Darstellung in Qualitätsberichten; Nachweise über zweckentsprechende Mittelverwendung	Ggf. keine Vergütung

Krankenhaus-Report 2020

chen Kranken- und Pflegeversicherung. Dabei folgen diese Aufträge unterschiedlichen methodischen Ansätzen und bergen verschiedene konzeptionelle, methodische und empirische Herausforderungen. ◘ Tab. 7.1 gibt einen Überblick über diese Regelungen, ihren Regelungszeitraum, die Art der Festsetzung der Personalvorgaben und die gewählte Methodik sowie die Regelungen zu Transparenz und Konsequenzen bei Nichteinhaltung der Vorgaben. Es sei darauf hingewiesen, dass neben diesen Vorgaben auch in diversen Richtlinien des Gemeinsamen Bundesausschusses (G-BA) und in mehreren Komplexkodes Personalvorgaben enthalten sind. Diese sind aber in der Regel Mindestanforderungen an die beteiligten Berufsgruppen (z. B. Teamzusammensetzung in der ambulanten spezialfachärztlichen Versorgung) und enthalten keine quantitativen Vorgaben. Sie bleiben im Folgenden außer Betracht.

Die Übersicht zeigt, dass es neben Personalvorgaben, bei denen die Personalbemessung und eine daraus abgeleitete Budgetfindung im Vordergrund stehen (z. B. PPR und Psych-PV) auch Personalvorgaben mit einem Fokus auf Patientensicherheit (z. B. Pflegepersonaluntergrenzen und Qualitätssicherungs-Richtlinie Früh- und Reifgeborene (QFR-RL)) gibt. Diese schreiben stations- und schichtgenaue Mindestvorgaben für die Qualifikation und die Anzahl des einzusetzenden Personals im Verhältnis zur Patientenanzahl vor. So sieht die QFR-RL für die Versorgung von intensivtherapiepflichtigen Frühgeborenen unter 1.500 g Geburtsgewicht in Perinatalzentren Level I oder Level II zu jeder Zeit einen Pflegepersonalschlüssel von „1 : 1" und für intensivüberwachungspflichtige Frühgeborene unter 1.500 g Geburtsgewicht von „1 : 2" vor.[10] In den Jahren 2020 bis 2022 ist ein Erfüllungsgrad von mindestens 90 %, im Jahr 2023 von mindestens 95 % und ab dem Jahr 2024 von 100 % einzuhalten. Anderenfalls droht der Wegfall der Vergütung.

Personalvorgaben, die hingegen primär der Personalbemessung und Budgetfindung dienen, leiten aus normativ festgelegten Zeitwerten für differenzierte Patienten- oder Behandlungsgruppen eine erforderliche Personalausstattung ab, die anschließend die Grundlage für die Vereinbarung einer entsprechenden Vergütung ist. Der organisatorische Bezug solcher Personalvorgaben ist dabei meist das gesamte Krankenhaus und nicht die einzelne Station. So ergab sich bei der Psych-PV aus der Eingruppierung von stationären Patienten der Psychiatrie ein erforderlicher Minutenwert je Berufsgruppe. Aus der Summe der Minutenwerte wurde dann die erforderliche Personalbemessung für die gesamte Einrichtung abgeleitet, die die Grundlage für die Verhandlung des Krankenhausbudgets war.

Eine wesentliche Überarbeitung der Regelungen zur Personalausstattung in der Psychiatrie erfolgte erst kürzlich mit der Personalausstattung Psychiatrie und Psychosomatik-Richtlinie (PPP-RL)[11] des G-BA. Die größte Neuerung (und Konfliktpunkt zwischen DKG und GKV) ist, dass mit der PPP-RL aus den Werten eines Budgetbemessungsinstruments (Psych-PV) eine Mindestvorgabe abgeleitet wurde, die nun verbindlich einzuhalten ist. Künftig ist die Behandlung von Patienten nur dann zulässig und vergütungsfähig, wenn die Mindestvorgaben für die Berufsgruppen erfüllt sind. Bei Nichteinhaltung der Mindestvorgaben entfällt der Vergütungsanspruch.

Einem anderen Ansatz folgt der Pflegepersonalquotient (§ 137j SGB V), der mit dem PpSG gesetzlich verankert wurde. Der Pflegepersonalquotient setzt im Sinne eines Ganz-

---

10 Qualitätssicherungs-Richtlinie Früh- und Reifgeborene (QFR-RL) in der Fassung vom 20.09.2005, letzte Änderung vom 18.07.2019, in Kraft getreten am 05.10.2019, abrufbar auf www.g-ba.de.

11 Richtlinie über die Ausstattung der stationären Einrichtungen der Psychiatrie und Psychosomatik mit dem für die Behandlung erforderlichen therapeutischen Personal gemäß § 136a Abs. 2 Satz 1 SGB V (Personalausstattung Psychiatrie und Psychosomatik-Richtlinie – PPP-RL): Erstfassung, G-BA-Beschluss vom 19.09.2019. Der Beschluss tritt nach Veröffentlichung im Bundesanzeiger zum 01.01.2020 in Kraft; abrufbar auf www.g-ba.de.

hausansatzes die Anzahl der Pflegevollkräfte ins Verhältnis zu dem am Krankenhausstandort erbrachten Pflegeaufwand und wird jährlich, erstmals im Jahr 2020, vom InEK ermittelt. Die Personalvorgabe erfolgt über die Festlegung einer Untergrenze durch eine Rechtsverordnung des BMG.[12] Krankenhausstandorte, an denen im Verhältnis zum Pflegeaufwand zu wenig Pflegepersonal beschäftigt wurde, werden sanktioniert.[13] Darüber hinaus erfolgt eine Veröffentlichung der Pflegepersonalquotienten aller Krankenhausstandorte. Auch wenn bei diesem Ansatz nicht die schicht- und stationsbezogene Sicherstellung der Patientensicherheit im Vordergrund steht, bietet der Pflegepersonalquotient doch einen niedrigschwelligen und bürokratiearmen Überblick über das Verhältnis aus Pflegepersonal und dem Pflegeaufwand der betreuten Patienten. Allerdings kann auch bezweifelt werden, dass der Pflegepersonalquotient zu einem wirkmächtigen Instrument wird, da die Rechtsverordnung mit Zustimmung des Bundesrates erfolgen muss.

7.4 Pflegepersonaluntergrenzen

7.4.1 Gesetzgebung infolge der Pflegeexpertenkommission

Eine der aktuellsten Maßnahmen, die flankierend zum G-DRG-System implementiert wurden, um die pflegerische Versorgung in Krankenhäusern zu verbessern, sind Pflegepersonaluntergrenzen für sogenannte pflegesensitive Bereiche. Ihre Einführung geht auf die Arbeit der Expertenkommission „Pflegepersonal im Krankenhaus" zurück, die 2015 vom damaligen Bundesminister für Gesundheit, Hermann Gröhe, einberufen wurde. Gesetzlich verankert wurden die Pflegepersonaluntergrenzen mit Inkrafttreten des Gesetzes zur Modernisierung der epidemiologischen Überwachung übertragbarer Krankheiten[14] im Juli 2017 (§ 137i SGB V). Der gesetzliche Auftrag an die Selbstverwaltungspartner GKV-Spitzenverband und DKG lautete, innerhalb eines Jahres pflegesensitive Bereiche in Krankenhäusern festzulegen und Pflegepersonaluntergrenzen zu vereinbaren, die ab dem 01.01.2019 verbindlich gelten. An der Ausarbeitung und Festlegung waren der DPR, Vertreter der Gewerkschaften und Arbeitgeberverbände, Patientenvertreter sowie wissenschaftliche Fachgesellschaften (AWMF) qualifiziert zu beteiligen. Über die Festlegung von Pflegepersonaluntergrenzen hinaus sollten zahlreiche weitere Vereinbarungen getroffen werden, u. a. zur Nachweisführung und Vergütung bzw. Sanktionierung bei Nichteinhaltung der Pflegepersonaluntergrenzen.

Mit dem PpSG wurden die Pflegepersonaluntergrenzen als Qualitätssicherungsmaßnahme bestätigt. Die für 2019 festgelegten Pflegepersonaluntergrenzen sollen mit Wirkung ab 2020 auf Basis einer umfassenden, repräsentativen Datenerhebung evaluiert und angepasst werden. Dabei soll der heterogene Pflegeaufwand von Patienten bei der Festlegung der Pflegepersonaluntergrenzen berücksichtigt werden, indem nach der Pflegelast differenzierte Schweregradgruppen unterschieden werden (Risikoadjustierung). Weiter sieht das PpSG vor, dass erstmals ab 2021 jährlich weitere pflegesensitive Bereiche in Krankenhäusern festgelegt und für diese Pflegepersonaluntergrenzen vereinbart werden sollen. Weitere gesetzliche Initiativen sehen vor, dass die Nachweisvereinbarung jährlich angepasst und die Sanktionsvereinbarung um weitere Sanktionstatbestände erweitert werden sollen.[15] ■ Tab. 7.2 gibt einen

---

[12] Bei Redaktionsschluss stand die Rechtsverordnung des BMG zur Festlegung der Untergrenze für den Pflegepersonalquotienten und der näheren Ausgestaltung der Veröffentlichung der Pflegepersonalquotienten der Krankenhäuser (§ 137j Abs. 2 Satz 1 SGB V) noch aus.

[13] DKG und GKV-Spitzenverband haben hierzu am 31.07.2019 eine Vereinbarung nach § 137j Abs. 2 Satz 2 SGB V (Pflegepersonalquotient-Sanktions-Vereinbarung) geschlossen; abrufbar auf www.gkv-spitzenverband.de.

[14] Gesetz zur Modernisierung der epidemiologischen Überwachung übertragbarer Krankheiten vom 17.07.2017 (BGBl I S. 2615–2639).

[15] Der gesetzliche Auftrag zur jährlichen Fortschreibung der PpUG-Nachweis-Vereinbarung gemäß

Tabelle 7.2 Übersicht der gesetzlichen beauftragten Vereinbarungen bzw. Rechtsverordnungen gemäß § 137i SGB V (Stand: 12.11.2019)

Nr.	Datum	Vereinbarung/Verordnung	Festlegung durch
1	05.10.2018	Pflegepersonaluntergrenzen-Verordnung (PpUGV 2019)	BMG-Ersatzvornahme
2	28.11.2018	PpUG-Nachweis-Vereinbarung	Vereinbarung
3	30.11.2018	Fortschreibung der Vereinbarung über die Übermittlung von Daten nach § 21 Abs. 4 und Abs. 5 KHEntgG 2019 für das Datenjahr 2018	Vereinbarung
4	26.03.2019	PpUG-Sanktions-Vereinbarung	Schiedsstelle
5	28.10.2019	Pflegepersonaluntergrenzen-Verordnung (PpUGV 2020)	BMG-Ersatzvornahme
7	12.11.2019	Fortschreibung der PpUG-Nachweis-Vereinbarung für 2020	Vereinbarung
8	in Arbeit	Fortschreibung der PpUG-Sanktions-Vereinbarung	Vereinbarung
9	Frist: 01.01.2020	Festlegung weiterer pflegesensitiver Bereiche für 2021	BMG-Ersatzvornahme

Krankenhaus-Report 2020

Überblick über die bereits in Kraft getretenen Vereinbarungen und Verordnungen.

7.4.2 Methodische Fragen der Festlegung von Pflegepersonaluntergrenzen

Die Festlegung von Pflegepersonaluntergrenzen in pflegesensitiven Bereichen ist von einer Vielzahl definitorischer, konzeptioneller und methodischer Herausforderungen geprägt. Die erste Herausforderung liegt in der Festlegung der Bereiche. Für die erstmalige Vereinbarung von Pflegepersonaluntergrenzen für das Jahr 2019 konnten sich die Selbstverwaltungspartner auf sechs pflegesensitive Bereiche in Krankenhäusern verständigen: Geriatrie, Neurologie, Herzchirurgie, Kardiologie, Unfallchirurgie und Intensivmedizin. Die Auswahl dieser Bereiche basierte maßgeblich auf den Ergebnissen des vom BMG beauftragten Gutachtens des Hamburg Center for Health Economics (Schreyögg und Milstein 2016a, 2016b).[16] Ausgehend von den Abrechnungsdaten der Krankenhäuser und den Angaben der Krankenhäuser in den Qualitätsberichten wurde für insgesamt 15 medizinische Fachabteilungen der Zusammenhang zwischen den pflegesensitiven Ergebnisindikatoren (PSEI) und der Personalbelastungszahl der Pflegekräfte untersucht. Angesichts der verzerrten Datengrundlage kann das Ergebnis des Gutachtens kritisiert werden. Dennoch war es aufgrund mangelnder Alternativen handlungsleitend für die Selbstverwaltungspartner und das BMG.

---

§ 137i Abs. 4 Satz 2 SGB V wurde mit dem Gesetz für mehr Sicherheit in der Arzneimittelversorgung (GSAV) vom 09.08.2019 verankert. Der gesetzliche Auftrag zur Fortschreibung der PpUG-Sanktions-Vereinbarung gemäß § 137i Abs. 1 Satz 10 SGB V ist im Gesetzentwurf der Bundesregierung für das Gesetz für bessere und unabhängigere Prüfungen (MDK-Reformgesetz) vom 23.09.2019 (Drucksache 19/13397) vorgesehen.

[16] Weitere von den Selbstverwaltungspartnern verwendete Quellen für die Auswahl pflegesensitiver Bereiche waren Auswertungen des Beschwerdemanagements der Krankenkassen und der CIRS-Systeme (Critical Incident Reporting System) der Krankenhäuser sowie eine Studie des IGES-Instituts (Näher et al. 2018). Die vom IGES-Institut im Rahmen der Studie befragten Pflegeexperten stuften zudem noch die Bereiche „Innere Medizin" und „Chirurgie" als pflegesensitiv ein.

Eine weitere Herausforderung ist die Festlegung der Grenzwerte, da Studien zum Zusammenhang von Personalausstattung und Ergebnisqualität fehlten. Es wurde deshalb die rein statistische Methode des sogenannten Perzentilansatzes gewählt, bei dem der Grenzwert auf Basis der Verteilung von erhobenen Ist-Daten erfolgt – im Falle der Pflegepersonaluntergrenze auf Basis des 25 %-Perzentils. Krankenhäuser, deren Pflegepersonal-Patienten-Verhältnis im unteren Quartil der Verteilung liegt, müssen ihr Verhältnis von Pflegepersonal zu Patienten mindestens bis zum Erreichen des vorgegebenen Grenzwertes verbessern. Dies kann zum einen durch die Aufstockung des Pflegepersonals und zum anderen durch die Reduzierung von Patientenzahlen erreicht werden. Der Vor- und Nachteil zugleich beim Perzentilansatz ist die Nähe zum Status quo. Aus wissenschaftlichen Studien oder REFA-Erhebungen abgeleitete Personalvorgaben bergen die Gefahr, dass sie so weit von der tatsächlichen bzw. realistisch umsetzbaren Personalausstattung entfernt sind, dass lange Übergangsfristen (Beispiel: QFR-RL) oder sogar eine Außerkraftsetzung (Beispiel: PPR) die Folge sein können. Allerdings kann beim Perzentilansatz das Gesamtniveau der erhobenen Ist-Daten – verglichen mit der Einschätzung von Experten, Politikern oder Einzelpersonen – inadäquat sein und einen als kritisch eingeschätzten Status quo manifestieren.[17]

Für die erstmalige Vereinbarung von Pflegepersonaluntergrenzen wurde die Wirtschaftsprüfungsgesellschaft KPMG AG mit der Datenerhebung und Auswertung beauftragt.[18] Mit Inkrafttreten des PpSG wurde das InEK mit diesen Aufgaben betraut.

Weitere zentrale Herausforderungen bei der Festlegung von Pflegepersonaluntergrenzen betreffen den unterschiedlichen Pflegeaufwand von Patienten und die unterschiedlichen Qualifikationsniveaus von Pflegekräften, den zeitlichen und organisatorischen Bezug der Untergrenzen und die Regelungen dazu, wann Untergrenzen als eingehalten bzw. nicht eingehalten gelten. Diese Herausforderungen werden im Folgenden kurz erläutert.

▪▪ Heterogenität des Pflegeaufwands von Patienten

Nicht alle Patienten haben denselben Pflegeaufwand. Vielmehr variiert der Pflegeaufwand von Patienten zum Teil erheblich, sowohl zwischen unterschiedlichen Patientengruppen als auch über den Zeitverlauf des Krankenhausaufenthaltes. So ist z. B. der Pflegeaufwand eines frisch operierten Patienten in den ersten Tagen nach der Operation höher als in den Tagen kurz vor der Entlassung aus dem Krankenhaus. Für die Umsetzung einer geeigneten Risikoadjustierung des Pflegeaufwands von Patienten wurde das InEK beauftragt, den patientenindividuellen Pflegeaufwand aus den Pflegepersonalkostenanteilen der G-DRG-Fallpauschalen abzuleiten. Das Ergebnis war ein sogenannter Pflegelast-Katalog[19], der für jede DRG die Pflegelast pro Verweildauertag und additive Komponenten in Form eines Relativgewichts enthält, differenziert für Normal- und Intensivstationen sowie für die Versorgung von Erwachsenen und Kindern. Im Rahmen einer vom BMG moderierten Einigung sollten drei Schweregradgruppen mit jeweils vergleichbarer Pflegelast gebildet werden. Mangels signifikanter Daten konnten jedoch keine differenzierten Grenzwerte für die Jahre 2019 und 2020 festgelegt werden.

▪▪ Qualifikationsmix des Pflegepersonals

Eine ähnliche Herausforderung zeigt sich auch auf der Seite des Pflegepersonals: Nicht alle Pflegekräfte haben dasselbe Qualifikationsniveau. Die Verordnungen für die Jahre 2019 und

---

17 Vgl. hierzu auch die Diskussion „Personaluntergrenzen versus Personalanhaltszahlen" in ▶ Abschn. 7.3.3.
18 Vgl. KPMG-Abschlussbericht: Studie zur Pflegepersonalausstattung und „Pflegelast" in pflegesensitiven Bereichen in Krankenhäusern im Auftrag des GKV-Spitzenverbandes und der Deutschen Krankenhausgesellschaft vom 24.09.2018 (Friedrich et al. 2018), abrufbar auf www.gkv-spitzenverband.de.
19 Vgl. InEK: Katalog zur Risikoadjustierung für Pflegeaufwand (Pflegelast-Katalog) – Version 0.99 vom 29.03.2018, abrufbar auf www.g-drg.de.

2020 sehen vor, dass in erster Linie Pflegefachkräfte mit mindestens dreijähriger Berufsausbildung maßgeblich für die Einhaltung der Pflegepersonaluntergrenzen sind. Bis zu einem bestimmten Umfang können darüber hinaus auch anteilig weitere Pflegekräfte berücksichtigt werden.

Organisatorischer Bezug von Pflegepersonaluntergrenzen

Während das Gesetz Pflegepersonaluntergrenzen für pflegesensitive Bereiche vorschreibt, fehlt es an einer organisatorischen Verortung des Begriffs. Die ärztliche Patientenversorgung in deutschen Krankenhäuser ist traditionell in medizinischen Fachabteilungen organisiert, deren Bezeichnungen und Differenzierungsgrad sich an der Weiterbildungsordnung für Ärzte[20] orientieren. Die pflegerische Patientenversorgung hingegen ist in Stationen organisiert, die zunehmend interdisziplinär, d. h. mit Patienten von verschiedenen Fachabteilungen, belegt sind. Aus Gründen des Patientenschutzes müssen die Pflegepersonaluntergrenzen für Stationen festgelegt werden, zu denen es jedoch im deutschen Krankenhauswesen keinerlei Festlegungen und Statistiken gibt. Krankenkassen erhalten beispielsweise im Rahmen der Abrechnung lediglich Angaben zur Abteilung – nicht zu den Stationen, auf denen der Patient versorgt worden ist. In einem hier nicht näher beschriebenen Prozess erhält das InEK Informationen zu den „pflegesensitiven" Stationen, für die die Grenzwerte anzuwenden sind.

Zeitlicher Bezug von Pflegepersonaluntergrenzen

Eine weitere Entscheidung lag in dem zeitlichen Bezug von Pflegepersonaluntergrenzen: Werden Pflegepersonaluntergrenzen differenziert für jede Schicht eines üblichen Drei-Schicht-Modells (Früh-, Spät- und Nachtschicht) oder nur differenziert für eine Tages- und eine Nachtschicht festgelegt? Werden Vorgaben für Schichten an Werktagen von solchen für Wochenendtage unterschieden? Für die ersten beiden Jahre wurde im Rahmen der Rechtsverordnung ein Zweischichtenmodell ohne Wochentag- und Wochenend-Differenzierung festgelegt.

Einhaltung von Pflegepersonaluntergrenzen

Schließlich galt es eine Regelung zur Frage der Einhaltung bzw. Nichteinhaltung und Sanktionierung von Pflegepersonaluntergrenzen zu vereinbaren. Die adäquate Lösung aus Sicht des Patienten ist die hundertprozentige Einhaltung der Grenzwerte in allen Schichten. Als Einstiegslösung hat das BMG allerdings die Einhaltung der Grenzwerte im Monatsdurchschnitt vorgegeben, was die Saldierung von über- und unterbesetzten Schichten erlaubt. Die Anzahl der gerissenen Schichten muss allerdings ebenfalls mitgeteilt werden.

7.4.3 Pflegepersonaluntergrenzen für 2019 und 2020

Die Verhandlungen der Selbstverwaltungspartner über die Pflegepersonaluntergrenzen für das Jahr 2019 gestalteten sich schwierig und führten letztlich zur Ablehnung eines vom BMG moderierten Kompromisses durch den DKG-Vorstand. Damit waren die Verhandlungen der Selbstverwaltungspartner gescheitert und das BMG erließ die Pflegepersonaluntergrenzen per Rechtsverordnung (Pflegepersonaluntergrenzen-Verordnung (PpUGV)[21] für das Jahr 2019 vom 05.10.2018). Inhaltlich setzte diese PpUGV weitgehend die Vorarbeiten von GKV-Spitzenverband und DKG aus den Verhandlungen um, traf aber in den bis zuletzt strittigen Verhandlungspunkten die ausstehenden Entscheidungen. Die entscheidende Abweichung von den empirischen Ergebnis-

---

20 Vgl. BÄK: (Muster-)Weiterbildungsordnung 2018 vom 16.11.2018, abrufbar auf www.bundesaerztekammer.de.

21 Pflegepersonaluntergrenzen-Verordnung (PpUGV) vom 05.10.2018 (BGBl. I S. 1632–1645).

sen der KPMG-Datenerhebung waren weniger strenge Vorgaben für die Intensivstationen.

Um der Weiterentwicklung und Ausweitung der Pflegepersonaluntergrenzen eine sichere Basis zu bereiten, wurde die Erhebung und Auswertung der notwendigen Daten explizit durch das PpSG geregelt und dem InEK als Aufgabe übertragen. Ende Januar 2019 wurden für eine Stichprobe knapp 800 Krankenhäuser gezogen, die dann bis Ende Mai 2019 stations- und schichtgenaue Daten zur Pflegepersonalausstattung und Patientenbelegung zu liefern hatten. Insgesamt lagen über 23.000 verwertbare Daten vor.

Obwohl in den intensiven Verhandlungen der Selbstverwaltungspartner über Pflegepersonaluntergrenzen für das Jahr 2020 wieder eine weitgehend geeinte Kompromisslösung erarbeitet werden konnte, lehnte der DKG-Vorstand die Personalgrenzwerte erneut ab: Die vom InEK ermittelten Werte für die Untergrenzen in den zwei Schweregradklassen der Intensivmedizin und im Bereich Neurologie seien zu streng.[22] Insgesamt schienen die Verhandlungen jedoch vorrangig an der grundsätzlich ablehnenden Haltung der Krankenhausvertreter gegenüber dem Instrument der Pflegepersonaluntergrenzen gescheitert zu sein.[23] Auch für das Jahr 2020 war damit das BMG gefordert, die Pflegepersonaluntergrenzen per Rechtsverordnung festzulegen (Pflegepersonaluntergrenzen-Verordnung (PpUGV) für das Jahr 2020 vom 28.10.2019).[24] Sie enthält die folgenden Neuerungen im Vergleich zur Rechtsverordnung aus dem Jahr 2018:

- Die Qualifikationsgruppen von Pflegehilfskräften, die anteilig berücksichtigt werden können, werden um medizinische Fachangestellte, anästhesietechnische Assistentinnen und Assistenten und Notfallsanitäter erweitert.
- Es wird eine bundeseinheitliche Definition von Stationen normiert.
- Die Aufgreifkriterien zur Identifikation von pflegesensitiven Bereichen in Krankenhäusern werden geschärft.
- Es werden Regelungen dazu festgelegt, unter welchen Bedingungen Personalverlagerungen aus nicht-pflegesensitiven in pflegesensitive Bereiche als unzulässig gelten. Die Ermittlung unzulässiger Personalverlagerungen erfolgt jährlich durch das InEK.
- Auch für das Jahr 2020 gilt eine Übergangsregelung für das erste Quartal 2020 für die vier neu geregelten Bereiche (Herzchirurgie, Neurologie, Neurologische Schlaganfalleinheit, Neurologische Frührehabilitation).

◘ Tab. 7.3 gibt einen Überblick über die Pflegepersonaluntergrenzen in pflegesensitiven Bereichen gemäß den Rechtsverordnungen für die Jahre 2019 und 2020.

Neben der Überprüfung und Weiterentwicklung der bestehenden Pflegepersonaluntergrenzen sieht das PpSG auch die jährliche Festlegung weiterer pflegesensitiver Bereiche und Pflegepersonaluntergrenzen vor, erstmals mit Wirkung für das Jahr 2021. Während sich die Vertreter der Kostenträger für die Innere Medizin und die Chirurgie als neue pflegesensitive Bereiche sowie für eine explizte Berücksichtigung rein pädiatrischer Versorgungsbereiche einsetzten, schwieg dazu die DKG zunächst und lehnte schließlich Mitte Oktober 2019 die Vereinbarung neuer Bereiche gänzlich ab. In der Folge wird das BMG auch zu diesem Punkt eine Ersatzvornahme erlassen müssen.[25]

Anders als bei der Festlegung von Pflegepersonaluntergrenzen gelang den Selbstverwaltungspartnern eine Einigung über die Regelungen zur Nachweisführung sowie über deren Fortschreibung für das Jahr 2020. Bezüglich der

---

[22] Vgl. Pressemitteilung der DKG vom 02.09.2019 „GKV-Spitzenverband gefährdet Versorgung durch Maximalforderungen", abrufbar auf www.dkgev.de.

[23] Vgl. Gemeinsame Pressekonferenz von DPR, ver.di und DKG am 13.08.2019 zum Pflegepersonalbemessungsinstrument: Hochwertige Patientenversorgung und attraktive Arbeitsbedingungen sind die Zielsetzung, abrufbar auf www.dkgev.de.

[24] Pflegepersonaluntergrenzen-Verordnung (PpUGV) vom 28.10.2019 (BGBl. I S. 1492–1507).

[25] Bei Redaktionsschluss stand diese Rechtsverordnung des BMG noch aus.

Tabelle 7.3 Übersicht der Pflegepersonaluntergrenzen gemäß PpUGV für das Jahr 2019 und das Jahr 2020 (Datenquelle: PpUGV 2019, 2020)

	PpUGV 2019 vom 05.10.2018				PpUGV 2020 vom 28.10.2019			
	Maximale Anzahl von Patienten je Pflegekraft		Maximaler Anteil von Pflegehilfskräften (in %)		Maximale Anzahl von Patienten je Pflegekraft		Maximaler Anteil von Pflegehilfskräften (in %)	
	Tag	Nacht	Tag	Nacht	Tag	Nacht	Tag	Nacht
Intensivmedizin	2,5	3,5	8	8	2,5	3,5	8	0
Geriatrie	10	20	20	40	10	20	15	20
Unfallchirurgie	10	20	10	15	10	20	10	15
Kardiologie	12	24	10	15	10	20	10	10
Neurologie	–	–	–	–	10	20	10	8
Neurol. Schlaganfall	–	–	–	–	3	5	0	0
Neurol. Frühreha	–	–	–	–	5	12	10	8
Herzchirurgie	–	–	–	–	7	15	5	0

Krankenhaus-Report 2020

Details sei verwiesen auf die PpUG-Nachweis-Vereinbarung.[26]

Die ersten Nachweise der Krankenhäuser zeigen erstaunliche Entwicklungen: Während im ersten Quartal 2019 noch 12 % der gesamten schicht- und stationsbezogenen Meldungen eine Nichteinhaltung im Monatsdurchschnitt aufwiesen, verringerte sich diese Quote bis zum dritten Quartal 2019 auf 3 % – ein Rückgang um 75 % innerhalb von neun Monaten! Es ist schwer zu glauben, dass diese rasante Verbesserung der pflegerischen Versorgungssituation in den betroffenen Krankenhäusern allein auf eilig erfolgte Neueinstellungen von Pflegekräften zurückzuführen ist, auch wenn dies die wünschenswerte Ursache wäre. Solchen Verlagerungseffekten, die mutmaßlich Grund für die augenscheinlich rasante Verbesserung der Versorgungssituation in den betroffenen Krankenhäusern sind, kann man nur mit einer konsequenten Ausweitung von Pflegepersonaluntergrenzen auf alle Bereiche eines Krankenhauses begegnen (siehe ▶ Abschn. 7.4.5).

Keine Einigung konnte letztendlich über die Regelungen zu Sanktionen bei Nichteinhaltung von Pflegepersonaluntergrenzen erzielt werden. Nachdem der Gesetzgeber zunächst nur Vergütungsabschläge als Sanktionsform vorgesehen hatte, schaffte er – nicht zuletzt auf Anregung des GKV-Spitzenverbandes – mit Inkrafttreten des PpSG die Möglichkeit, alternativ zu Vergütungsabschlägen die Fallzahl anzupassen. Dieses Vorgehen ist nicht zuletzt vor dem Hintergrund der Diskussion über die stationäre Fallzahl und damit letztlich auch über die Anzahl der Krankenhäuser in Deutschland wünschenswert (Loos et al. 2019; Busse und Berger 2018; Leber und Scheller-Kreinsen 2018; SVR 2018). Die komplizierte Ausgestaltung von stations- und schichtbezogenen Fallzahlreduktionen wurde schließlich in einem Schiedsstellenverfahren entschieden.[27]

---

[26] PpUG-Nachweis-Vereinbarung vom 28.11.2018 sowie vom 12.11.2019, abrufbar auf www.gkv-spitzenverband.de.

[27] PpUG-Sanktions-Vereinbarung vom 26.03.2019, abrufbar auf www.gkv-spitzenverband.de.

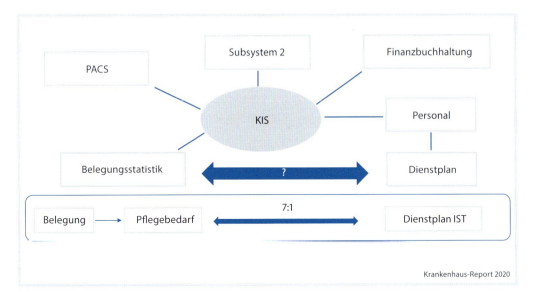

Abb. 7.1 Schematische Darstellung der Informationssysteme in Krankenhäusern und der fehlenden Integration der Pflegepersonal- und Patientendaten

7.4.4 Pflegepersonaluntergrenzen als Digitalisierungsproblem

Die Diskussionen um Pflegepersonaluntergrenzen haben über den Mangel an Pflegekräften hinaus auch ein massives Digitalisierungsdefizit in den deutschen Krankenhäusern aufgedeckt: In einem Großteil der Krankenhäuser findet keine systematische Integration der Daten über die Pflegepersonalausstattung und die Patientenbelegung auf den Stationen statt (Abb. 7.1).

So wird die Patientenbelegung, aus deren Datenpool sich grundsätzlich der individuelle Pflegebedarf bzw. Pflegeaufwand für eine bedarfsgerechtere Personalplanung ableiten ließe, meist völlig unabhängig von der Dienstplanung und Dokumentation der tatsächlichen Personalausstattung dokumentiert. Zudem sind die Dokumentationssysteme in den Krankenhäusern immer noch häufig vollständig oder zumindest vorrangig papierbasiert, was eine Migration und Integration von Daten erheblich erschwert bzw. unmöglich macht. Entsprechend hoch ist der seitens der Krankenhäuser und der Pflege bemängelte Dokumentationsaufwand und Bürokratisierungsgrad bei der Umsetzung der Pflegepersonaluntergrenzen. Internationale Studien zum Digitalisierungsgrad in Krankenhäusern bestätigen dies. So untersuchten Stephani et al. (2019) anhand des sogenannten Electronic Medical Record Adoption Model (EMRAM)[28] den Digitalisierungsgrad in den deutschen Krankenhäusern im internationalen Vergleich.

Allerdings scheint in diesen Bereich nun Bewegung zu kommen, nicht zuletzt getrieben

---

[28] Das EMRAM-Modell wurde 2005 von HIMSS Analytics in den USA entwickelt und ist mittlerweile in vielen Ländern ein etabliertes Modell zur Bewertung des Digitalisierungsgrades von Krankenhäusern sowie zur politischen Steuerung der digitalen Transformation (Stephani et al. 2019). Das Modell stuft Krankenhäuser in sieben Digitalisierungsstufen ein. Dabei gilt: Je höher die Stufe eines Krankenhauses und damit auch der Punktwert eines Landes, desto digitaler ist das Krankenhaus bzw. die Krankenhauslandschaft eines Landes. Die Ergebnisse von Stephani und Kollegen zeichnen ein düsteres Bild von der deutschen Krankenhauslandschaft: Mit einem Punktwert von 2,3 liegen die deutschen Krankenhäuser weit unter dem EU-Durchschnitt von 3,6 und den Krankenhäusern in den USA (5,0) und Singapur (5,7).

durch die aktuellen gesetzlichen Maßnahmen für Personalanforderungen in der Pflege. So haben u. a. die Anforderung von stations- und schichtgenauen Daten des Personaleinsatzes von Pflegekräften und der Patientenbelegung für die Nachweise der Einhaltung der Pflegepersonaluntergrenzen zu großen Veränderungen im Krankenhauscontrolling geführt: Anbieter von Krankenhausinformationssystemen erweitern ihre Systeme um die entsprechenden Informationen und schaffen Exportschnittstellen zu Personalmanagementsystemen. Auch stellte das Thema Personalcontrolling in der Pflege im Jahr 2019 erstmals einen eigenständigen Themenblock des Deutschen Krankenhaus-Controller-Tages des Deutschen Vereins für Krankenhaus-Controlling (DVKC) dar.[29] Die aktuellen Entwicklungen deuten auf eine zunehmende Integration der Krankenhausbereiche Controlling, Medizin und Pflege hin. Dies zeigt, dass die gesetzlichen Vorgaben einen wichtigen Trigger für die digitale Transformation in der Pflege und in den Krankenhäusern als ganzheitliche Organisationssysteme aus Medizin, Pflege und Management darstellen. Das Ziel dieses nun beginnenden Digitalisierungsprozesses muss eine digitale Integration der Personal- und Patientendaten sein, die eine aufwands- und bürokratiearme Umsetzung von Personalmindestanforderungen ermöglicht.

7.4.5 Weiterentwicklung der Pflegepersonaluntergrenzen: Risikoadjustierung und Komplettierung

Mit dem PpSG hat der Gesetzgeber bereits zentrale Forderungen der Krankenkassen aufgegriffen: die Weiterentwicklung und die Risikoadjustierung der Pflegepersonaluntergrenzen sowie die Ausweitung auf weitere Bereiche. Allerdings ist die Umsetzung beider Ziele weiterhin bedroht. So erfolgt die Risikoadjustierung anhand von nach der Pflegelast differenzierten Schweregradgruppen im Jahr 2020 nun lediglich für den Bereich der Neurologie und die Ausweitung der Pflegepersonaluntergrenzen auf weitere Bereiche ab dem Jahr 2021 liegt nach dem Scheitern der Verhandlungen in den Händen des BMG (siehe ▶ Abschn. 7.4.3).

Um Pflegepersonaluntergrenzen als ein effektives Instrument zur Sicherstellung der Patientensicherheit in Krankenhäusern zu nutzen, bedarf es zweier zentraler Weiterentwicklungen:

▪▪ **Risikoadjustierung anhand des Pflegebedarfs bzw. des Pflegeaufwands von Patienten**

Nur durch eine Risikoadjustierung der Pflegepersonaluntergrenzen anhand des schichtbezogenen, individuellen Pflegebedarfs bzw. Pflegeaufwands der Patienten kann erreicht werden, dass der heterogene Pflegebedarf bzw. Pflegeaufwand von Patienten angemessen Berücksichtigung findet. Die implizite Annahme der ersten beiden Verordnungen, dass alle Patienten einer Station in jeder Schicht den gleichen Pflegebedarf haben, ist aus Patientenschutzgründen völlig inakzeptabel. Pflegepersonaluntergrenzen sollten als Verhältnis von Pflegekräften zu sogenannten Pflegebedarfs- bzw. Pflegeaufwandsäquivalenten normiert werden. Die konkrete mindestens zu erfüllende Personalbesetzung auf einer Station in einer Schicht würde sich dann schichtgenau aus dem Umfang und der Art der Patientenbelegung ergeben. Digitale integrierte Informationssysteme, die Personal- und Patientendaten automatisiert zusammenspielen und auswerten, sind eine zwingende Voraussetzung hierfür.

▪▪ **Ausweitung auf alle Krankenhausbereiche**

Nicht bedarfsinduzierte Personal- und Patientenverschiebungen, die die Patientensicherheit in den Krankenhäusern gefährden und zulasten der Pflegekräfte gehen, lassen sich nur durch eine konsequente Ausweitung der Pflegepersonaluntergrenzen auf alle Krankenhaus-

---

[29] Vgl. 26. Deutscher Krankenhaus-Controller-Tag am 27./28.06.2019 in Köln: Agiles Controlling, abrufbar auf www.dvkc.org.

bereiche verhindern. Die mit dem PpSG gesetzlich verankerte sukzessive Ausweitung der Pflegepersonaluntergrenzen ist bereits ein erster Schritt in die richtige Richtung. Die Erfahrungen aus der praktischen Umsetzung der Pflegepersonaluntergrenzen im ersten Jahr zeigen jedoch den dringenden Bedarf für eine konsequente und schnelle Ausweitung auf alle Krankenhausbereiche.

7.4.6 Pflegepersonaluntergrenzen versus Personalanhaltszahlen

Die DKG lehnt inzwischen jede Ausweitung der Pflegepersonaluntergrenzen ab. Sie gab im März 2019 überraschend bekannt, gemeinsam mit ver.di und dem DPR an der Entwicklung eines Instruments für eine bedarfsgerechte Pflegepersonalausstattung in Krankenhäusern zu arbeiten.[30] Das Ziel sei, auf Basis wissenschaftlich fundierter Erkenntnisse ein Instrument zu entwickeln, das die Pflegepersonalausstattung eines gesamten Krankenhauses aus dem Pflegebedarf der Patienten ableitet. Es solle verschiedene Korridore geben: einen grünen Bereich, wenn die vorgegebene Pflegepersonalausstattung eingehalten wird, einen gelben Bereich, wenn die vorgegebene Pflegepersonalausstattung nicht eingehalten wird, aber sich noch in einem akzeptablen Bereich befindet, und einen roten Bereich, wenn eine gewisse Mindestpersonalausstattung unterschritten wird. Letzteres lässt sich als eine Art Pflegepersonaluntergrenze auf Ganzhausebene verstehen.

Der Konflikt zwischen DKG und GKV führt zum schwierigen Vergleich von Personaluntergrenzen versus Personalanhaltszahlen. Personaluntergrenzen definieren die Grenze zur Patientengefährdung. Damit stellen sie per se keinen Indikator für eine gute Versorgung dar, allenfalls für eine gerade noch ausreichende Versorgung, um eine Patientengefährdung durch Personalmangel zu vermeiden. Personalanhaltszahlen hingegen geben Aufschluss über ein Versorgungsoptimum, das es zu erreichen gilt. Damit reflektieren Personalanhaltszahlen aber auch immer die finanziellen Möglichkeiten und Ansprüche einer bestimmten historischen Situation.

Fraglich ist, welche Konsequenzen folgen können, wenn Personalanhaltszahlen nicht erreicht werden. Unter der Annahme, dass diese ein Versorgungsoptimum definieren, sind harte Konsequenzen wie hohe Vergütungsabschläge, Vergütungsausschluss oder Schließung nicht vertretbar. Öffentliche Transparenz hingegen eignet sich, um über die Einhaltung bzw. Nichteinhaltung von Personalanhaltszahlen zu informieren. Die Transparenz bleibt allerdings oft folgenlos.

Bei Personaluntergrenzen hingegen steht die Patientensicherheit im Vordergrund, nicht die Budgetsicherung. Anders als bei Personalanhaltszahlen rechtfertigt die Unterschreitung einer Personaluntergrenze eine konsequente Sanktionierung. Denn wer eine Gefährdung von Patienten durch eine zu niedrige Personalausstattung in Kauf nimmt, muss mit harten Konsequenzen rechnen. So sind bei einer Unterschreitung der Pflegepersonaluntergrenzen und der Untergrenze des Pflegepersonalquotienten als Sanktionen Vergütungsabschläge oder Fallzahlverringerungen vorgesehen. Bei einer Nichterfüllung der Personalvorgaben der QFR-RL und der PPP-RL droht sogar der Vergütungsausschluss.

In der Zusammenschau beider Grundformen von Personalvorgaben – Personaluntergrenzen und Personalanhaltszahlen – lässt sich festhalten, dass im Falle einer anhaltend schlechten Versorgungssituation die Festlegung von Personaluntergrenzen eine sinnvolle Qualitätssicherungsmaßnahme darstellt, um Patientengefährdung zu vermeiden. Auch die Entwicklung eines bedarfsorientierten Personalbemessungsinstruments kann eine effektive Maßnahme sein, um die bedarfsgerechte Steuerung knapper Ressourcen – wie Pflegekräfte – zu verbessern. Sie ersetzt aber keine verbind-

---

30 Vgl. Pressemitteilung der DKG vom 20.03.2019: DKG legt Eckpunkte für Strukturveränderungen und Personalbemessung fest. Ende einer destruktiven Krankenhauspolitik, abrufbar auf www.dkgev.de.

liche Mindestpersonalvorgabe, die die Patientensicherheit stations- und schichtbezogen sicherstellt.

7.5 DRG-Pflege-Split

7.5.1 Koalitionsbeschluss zur Ausgliederung der Pflege aus dem DRG-System

Die Regierungskoalition hat die Wirkung der kurz vor der Wahl beschlossenen Pflegepersonaluntergrenzen nicht abgewartet, sondern – überraschend – einen zweiten Beschluss zur Regulierung des Pflegebereichs gefällt: Die Ausgliederung der Pflegekosten aus den DRG-Fallpauschalen. Dies ist der bislang schwerste Eingriff in das Krankenhausvergütungssystem seit Einführung der DRG-Fallpauschalen Anfang des Jahrhunderts. Ohne jede konzeptionelle Vorarbeit entstand die Idee eines gesonderten Pflegebudgets und fand in folgender Formulierung Eingang in den Koalitionsvertrag:

» Künftig sollen Pflegepersonalkosten besser und unabhängig von Fallpauschalen vergütet werden. Die Krankenhausvergütung wird auf eine Kombination von Fallpauschalen und einer Pflegepersonalkostenvergütung umgestellt. Die Pflegepersonalkostenvergütung berücksichtigt die Aufwendungen für den krankenhausindividuellen Pflegepersonalbedarf. Die DRG-Berechnungen werden um die Pflegepersonalkosten bereinigt.[31]

Bemerkenswert ist die Tatsache, dass dieser ganz grundlegende Einschnitt in das Vergütungssystem gänzlich ohne konzeptionelle Vorarbeiten erfolgte. In keinem der zahlreichen Vorschläge zur Weiterentwicklung des DRG-Systems findet sich dieser Vorschlag. Bemerkenswert ist auch, dass dieser Beschluss quasi ohne jede Modifikation im Rahmen des PpSG umgesetzt worden ist.

Hintergrund für den weitreichenden Beschluss dürfte der Eindruck der politischen Entscheidungsträger gewesen sein, man müsse etwas für die Pflege(nden) tun. De facto gab es seit Jahrzehnten eine Diskussion über unzureichende Pflege. Anfang der neunziger Jahre hatte dies zur Einführung der Pflege-Personalregelung (PPR)[32] geführt, die allerdings aufgrund ihrer Wirkung auf die Ausgaben gleich wieder außer Kraft gesetzt wurde. Eine längere Wirkung hatte die Psychiatrie-Personalverordnung (Psych-PV)[33] (siehe ▶ Abschn. 7.3.3). Es folgten im ersten Jahrzehnt dieses Jahrhunderts die bereits erwähnten Pflegegipfel (siehe ▶ Abschn. 7.1, 7.2.2, 7.2.3 und 7.3.2). Die Ursache dafür, dass die Pflegeproblematik nunmehr auf einmal systemsprengende Energie hat, liegt nicht in der Verschlechterung der Situation im Krankenhaus, sondern im besonderen Handlungsbedarf in der Altenpflege. Bezüglich der Pflegekräfte-Patienten-Quote im Krankenhaus gab es in den letzten Jahren eher eine „Entspannung".

Überspitzt formuliert: Je älter die Bevölkerung wird, desto weniger(!) liegt sie im Krankenhaus – sie liegt im Altenheim (◘ Abb. 7.2). Dort besteht das eigentliche Pflegeproblem und dort sollten auch vermehrt Pflegestellen geschaffen werden. Der DRG-Pflege-Split war letztlich eine Art Kollateralschaden der ungelösten Probleme in der Altenpflege.

---

31 Vgl. Ein neuer Aufbruch für Europa. Eine neue Dynamik für Deutschland. Ein neuer Zusammenhalt für unser Land. – Koalitionsvertrag zwischen CDU, CSU und SPD, 19. Legislaturperiode, 12.03.2018, S. 99, abrufbar auf www.bundesregierung.de.

32 Regelung über Maßstäbe und Grundsätze für den Personalbedarf in der stationären Krankenpflege (Pflege-Personalregelung – PPR), Artikel 13 aus: Gesetz zur Sicherung und Strukturverbesserung der gesetzlichen Krankenversicherung (Gesundheitsstrukturgesetz) vom 29.12.1992, abrufbar auf www.bgbl.de.

33 Verordnung über Maßstäbe und Grundsätze für den Personalbedarf in der stationären Psychiatrie (Psychiatrie-Personalverordnung – Psych-PV), vom 18.12.1990 (BGBl. I S. 2930–2939), zuletzt durch Artikel 54 des Gesetzes vom 29.03.2017 geändert, abrufbar auf www.gesetze-im-internet.de.

7.5 · DRG-Pflege-Split

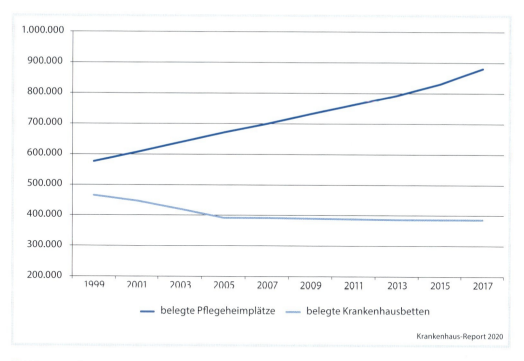

■ **Abb. 7.2** Belegte Krankenhausbetten vs. belegte Pflegeheimplätze (Datenquelle: Statistisches Bundesamt – Pflegestatistik und Grunddaten der Krankenhäuser)

Ordnungspolitisch ist die Ausgliederung der Pflege aus den DRGs ein Fehler – und zwar aus zwei Gründen:
1. Die Aufspaltung der Krankenhausrechnung in zwei Komponenten erhöht nicht nur die Komplexität, sie führt auch zu zahlreichen Manipulationsmöglichkeiten und zu entsprechenden Abrechnungsstreitigkeiten.
2. Die Finanzierung der Pflegekosten gemäß Selbstkosten ist ein Rückfall in die finsteren Zeiten vor Einführung einer leistungsorientierten Vergütung – in Zeiten also, in denen das Krankenhaus gewinnt, das die meisten Kosten verursacht und glaubhaft nachweisen kann.

Die Folgen sind absehbar: So werden die Krankenhäuser in das Pflegebudget umbuchen, weil in diesem Bereich eine volle Refinanzierung erfolgt. Zudem werden sinnvolle pflegeentlastende Maßnahmen der Vergangenheit wieder rückgängig gemacht werden. Krankenpfleger dürften wieder zur Raumpflege auf Station eingesetzt werden. Entgegen der politischen Zielrichtung, die Situation in der Altenpflege zu verbessern, dürfte das Pflegepersonal aus der Altenpflege von den besser zahlenden Krankenhäusern abgeworben werden.

Bei Verabschiedung des PpSG wurde insbesondere die Verbesserung der Situation in der Altenpflege in den Mittelpunkt der politischen Debatte gestellt: 13.000 neue Stellen sollten dort geschaffen werden. Genau dies wird aber nicht gelingen, wenn die Krankenhäuser mit ihrer hundertprozentigen Refinanzierung der Pflegekosten die wenigen Pflegekräfte auf dem knappen Arbeitsmarkt rekrutieren werden.

Tabelle 7.4 Vereinbarungen zur Pflegeausgliederung

Nr.	Datum	Vereinbarung	Inhalt
1	18.02.2019	Pflegepersonalkostenabgrenzungsvereinbarung	– Bundeseinheitliche Definition der auszugliedernden Pflegepersonalkosten – Zuordnung von Kosten von Pflegepersonal, das überwiegend in der unmittelbaren Patientenversorgung auf bettenführenden Stationen tätig ist – Kongruenz zwischen der Ausgliederung der Pflegepersonalkosten auf Bundes- und Ortsebene
2	17.06.2019	Änderungsvereinbarung zur Konkretisierung der Anlage 3 der Pflegepersonalkostenabgrenzungsvereinbarung	– Detaillierte Festlegung der Vorgaben für die Zuordnung der Pflegepersonalkosten
3	06.05.2019	DRG-Grundlagenvereinbarung	– Grundsätze für die Systementwicklung (aG-DRG-System und Pflegefinanzierung) – Spaltenlösung im Katalog – Lernendes System/mehrjähriger Prozess/Normierung – Vorgabe erster Abrechnungsgrundsätze ab dem Jahr 2020
4	23.09.2019	Pflegebudgetverhandlungsvereinbarung	– Einzelheiten zur Verhandlung des Pflegebudgets – Vorzulegende Unterlagen – Verfahren der Rückzahlung nicht zweckentsprechend verwendeter Mittel
5	18.10.2019	Fallpauschalenvereinbarung 2020	– Abrechnungsregeln – aG-DRG-Katalog 2020 (inklusive Zusatzentgelte) – Pflegeerlöskatalog 2020
6	25.11.2019	Änderungsvereinbarung zur Pflegebudgetverhandlungsvereinbarung	– Berechnung des krankenhausindividuellen Pflegeentgeltwertes – Erlöszuordnung und Ausgleiche für Jahresüberlieger

Krankenhaus-Report 2020

7.5.2 Umsetzung des Pflegepersonal-Stärkungsgesetzes

Das PpSG sieht eine Vielzahl von Selbstverwaltungsvereinbarungen vor, die zur Umsetzung des DRG-Pflege-Splits notwendig sind (Tab. 7.4).

Die Abgrenzung der Pflegepersonalkosten aller bettenführenden Abteilungen ist extrem konfliktträchtig, da eine Kongruenz zwischen kalkulatorischer Ausgliederung auf Bundesebene einerseits und der Budgetverhandlung vor Ort andererseits erreicht werden muss. Da die Abgrenzung in allen Krankenhäusern unterschiedlich gehandhabt wird und durch keine Kalkulationsvorschrift vorgegeben ist, sind Unschärfen unvermeidlich. Das Kalkulationshandbuch erforderte bislang keine Differenzierung nach Pflegepersonalkosten und jenen Kosten, die im DRG-System verbleiben. Ziel der Kalkulation war bislang lediglich, die Kosten dem einzelnen Fall zuzuordnen.

Schwierigkeiten ergeben sich beispielsweise bei der Frage, ob Aufnahmestationen „bettenführend" oder nur „pritschenführend" sind. Da dem InEK die Verhältnisse vor Ort (und das Ergebnis der Verhandlungen vor Ort) nicht bekannt sind, kann lediglich mit groben Approximationen gearbeitet werden. Gegenstand gesundheitspolitischer Auseinandersetzungen ist auch die Frage, inwieweit Leiharbeit in vollem Umfang Bestandteil des Pflegebudgets sein soll. Die grundlegende Vorschrift laut Krankenhausbuchführungsverordnung, Leiharbeit als Sachkosten zu verbuchen, erfordert nunmehr eine Vorgabe, diese in das Pflegebudget umzubuchen. Würde man allerdings sämtliche Kosten in beliebigem Umfang umbuchen können, würde dies die Leiharbeit in erheblichem Ausmaß fördern. Es würde sich lohnen, komplette Belegschaften in Tochterfirmen auszugliedern und mit Gewinn wieder einzukaufen. Die Politik hat auf diese Gefahr reagiert und im MDK-Reformgesetz vorgesehen, dass bei Leiharbeitnehmern der Teil der Vergütungen, der über das tarifvertraglich vereinbarte Arbeitsentgelt für das Pflegepersonal mit direktem Arbeitsverhältnis mit dem Krankenhaus und damit auch über die Zahlung von Vermittlungsentgelten hinausgeht, nicht im Pflegebudget berücksichtigt werden kann.

▪▪ Pflegepersonalkostenabgrenzungsvereinbarung

Die bundeseinheitliche Definition der auszugliedernden Personalkosten wurde in der Pflegepersonalkostenabgrenzungsvereinbarung[34] Mitte Februar 2019 kurz nach Ablauf der gesetzlichen Frist zwischen GKV und DKG geeint – ohne Sonderregelungen zur Leiharbeit. Inhaltlich haben sich die Vertragsparteien eng an die gesetzlichen Vorgaben und die Gesetzesbegründung gehalten. So erfolgte bei der Abgrenzung grundsätzlich eine Orientierung an den Vorgaben der Krankenhausbuchführungsverordnung. Daneben sind notwendige Vorgaben des Kalkulationshandbuchs des InEK handlungsleitend für alle Krankenhäuser, um eine hohe Kongruenz von Bundes- und Ortsebene zu gewährleisten. In einer Anlage 3 zu diesem Vertrag[35], die im Juni 2019 konsentiert werden konnte, wurden weiterführende Kostenabgrenzungen vereinbart – etwas für Kostenrechnungsspezialisten.

▪▪ DRG-Grundlagenvereinbarung

Um dem InEK frühzeitig klare Richtlinien für die Kalkulation zu geben und um den Programmierern von Krankenhaussoftware und von Rechnungsprüfungssoftware bei den Krankenkassen ausreichend Vorlauf zu geben, haben die Vertragsparteien auf Bundesebene im Mai 2019 eine DRG-Grundlagenvereinbarung[36] geschlossen, deren zentraler Inhalt die sogenannte Spaltenlösung ist. Es geht um die Frage, wie das Pflegebudget des einzelnen Krankenhauses via Einzelrechnung zu transferieren ist. Gesetzlich vorgegeben war eine tagesbezogene Abzahlung. Um pflegeaufwendige Fälle in adäquater Weise zu belasten, haben sich die Vertragspartner darauf verständigt, relative Gewichte zu verwenden: Je Krankenhaus gibt es einen spezifischen Pflegeentgeltwert, der sich aus den jeweilgen Selbstkosten ergibt, und je DRG weist der Katalog einen Pflegeerlös als Berechnungsrelation je Tag aus (vgl. rechte Spalte im Fallpauschalen- und Pflegeerlöskatalog 2020, ◘ Tab. 7.5). Dieser Katalog wurde vom InEK aus den fallspezifischen Pflegekosten ermittelt. Die Spaltenlösung ist eine Art integrale Vergütungslösung, die den Zusammenhang zwischen den aG-DRG-Kosten und den fallgruppenspezifischen Pflegekosten aufrechterhält. Der Katalog firmiert als aG-DRGs, den DRGs mit ausgegliederten Pflegekosten. Durch die Spaltenlösung werden hohe Pflegekosten wie bisher der jeweiligen Fallgruppe zugeordnet. Dies vermeidet u. a. neue Belastungsunterschiede zwischen den Kassen, die ansonsten zu schwierigen Folgeproblemen im Risikostrukturausgleich geführt hätten.

Unklar ist zum Zeitpunkt der Schlussredaktion noch die Regelung zur Abzahlung des Pflegebudgets in jenem Zeitraum, in dem noch kein Pflegebudget vereinbart ist. Das PpSG sah ursprünglich einen einheitlichen Tageswert

---

[34] Pflegepersonalkostenabgrenzungsvereinbarung vom 18.02.2019, abrufbar auf www.gkv-spitzenverband.de.

[35] Änderungsvereinbarung zur Konkretisierung der Anlage 3 der Pflegepersonalkostenabgrenzungsvereinbarung vom 17.06.2019, abrufbar auf www.gkv-spitzenverband.de.

[36] DRG-Grundlagenvereinbarung vom 06.05.2019, abrufbar auf www.gkv-spitzenverband.de.

Tabelle 7.5 Spaltenlösung in aG-DRG-Version 2020 und Pflegeerlöskatalog 2020 (Auszug aus Teil a) Bewertungsrelationen bei Versorgung durch Hauptabteilung) (Datenquelle: InEK (Stand: 21.10.2019))

DRG	Partition	Bezeichnung	Bewertungsrelation bei Hauptabteilung	[...]	Pflegeerlös Bewertungsrelation/Tag
1	2	3	4	5–13	14
Prä-MDC					
A01A	O	Lebertransplantation mit Beatmung > 179 h oder kombinierter Dünndarmtransplantation	21,483	[...]	3,5493
A01B	O	Lebertransplantation ohne kombinierte Dünndarmtransplantation mit Beatmung > 59 und < 180 h oder mit Transplantatabstoßung oder mit kombinierter Nierentransplantation oder mit kombinierter Pankreastransplantation oder Alter < 6 Jahre	12,506	[...]	2,5709
A01C	O	Lebertransplantation ohne kombinierte Dünndarmtransplantation, ohne Beatmung > 59 h, ohne Transplantatabstoßung, ohne kombinierte Nierentransplantation, ohne kombinierte Pankreastransplantation, Alter > 5 Jahre	8,835	[...]	2,2879
A02Z	O	Transplantation von Niere und Pankreas	8,606	[...]	1,8611
A03A	O	Lungentransplantation mit Beatmung > 179 h	22,919	[...]	3,2952
[...]	[...]	[...]	[...]	[...]	[...]

Krankenhaus-Report 2020

in Höhe von 130 € vor (§ 15 Abs. 2a Satz 1 KHEntgG), was explizit nicht der Spaltenlösung entspricht. Da im Jahr 2020 wahrscheinlich nur die Minderheit der Häuser verhandelt sein wird (überwiegend wird inzwischen retrospektiv verhandelt), liefe die Spaltenlösung im ersten Jahr völlig ins Leere. DKG und GKV-Spitzenverband sind deshalb gemeinsam an das BMG herangetreten, um statt des vorläufigen Tageswertes einen vorläufigen Pflegeentgeltwert gesetzlich vorzugeben. Die Spaltenlösung funktioniert dann auch im Jahr 2020, in dem kaum Pflegebudgets vereinbart sein werden.

Eine besondere Herausforderung stellen die Nachweispflichten und die Abtrennung des Pflegebudgets dar. Tendenziell haben die Krankenhäuser ein starkes Interesse, Kosten umfänglich in das Pflegebudget zu buchen, da sie hier gemäß Selbstkostendeckungsprinzip zu 100 % refinanziert werden. In der Pflegebudgetverhandlungsvereinbarung[37] (September 2019) hatten die Vertragspartner auf Bundesebene deshalb einheitlich Vorgaben zu for-

---

[37] Pflegebudgetverhandlungsvereinbarung vom 23.09.2019, abrufbar auf www.gkv-spitzenverband.de.

mulieren, so z. B. über die vorzulegenden Unterlagen bei der Ermittlung des Pflegebudgets.

Fallpauschalenvereinbarung (FPV 2020)[38]
Traditionell wird der DRG-Katalog als Anlage einer Fallpauschalenvereinbarung (FPV) veröffentlicht. Die Fallpauschalenvereinbarung enthält im Wesentlichen die Abrechnungsregeln. Diese mussten wegen der gesonderten Abrechnung der Pflege modifiziert werden. Neben den Fallpauschalen und Zusatzentgelten sind jetzt auch tagesbezogene Pflegeentgelte abzurechnen. Der tagesbezogene Pflegeentgeltwert wird ermittelt, indem die maßgebliche Bewertungsrelation jeweils mit dem krankenhausindividuellen Pflegeentgeltwert multipliziert wird (Spaltenlösung). Neue Jahresüberliegerprobleme ergeben sich nicht: Alle im Jahr 2019 aufgenommenen Fälle werden nach altem System abgerechnet.

7.5.3 DRG-Pflege-Split als mehrjähriger Prozess

Der Umbau des DRG-Systems ist hoch komplex und nur beherrschbar, wenn er in mehreren Schritten erfolgt. Der erste aG-DRG-Katalog ist deshalb weitgehend strukturkonservativ: Die Fallgruppen entsprechen überwiegend der bisherigen Systematik und nur die Relativgewichte sind um die Pflegekosten bereinigt. Sollte sich die Ausgliederung der Pflege als historisch stabil erweisen, so wäre eine grundsätzliche Überarbeitung der Fallgruppenzusammensetzung folgerichtig. Die neuen homogenen Gruppen müssten auf Basis der Fallkosten bei Ausgliederung der Pflegekosten optimiert werden. Solange die Pflegekosten jedoch nur schwer approximiert werden können, ist es sinnvoll, nur die wirklich notwendigen Korrekturen vorzunehmen, z. B. die Umsortierung der Gruppen, um Mindervergütung bei Mehrleistung zu vermeiden. Der aDRG-Katalog 2020 sieht also zunächst weitestgehend die Beibehaltung der bestehenden Gruppen vor und erst in den Folgejahren wäre eine neue Gruppenbildung erforderlich.

Ähnlich problematisch sind die Entscheidungen über Zusatzentgelte. Beispielhaft sei der PKMS erwähnt (siehe ▶ Abschn. 7.2.2). Spontan würde man vermuten, dass sich der Kode erübrigt, weil Pflege nun außerhalb des DRG-Systems vergütet wird. Analysen des InEK haben jedoch gezeigt, dass der PKMS auch im verbleibenden DRG-System über 100 Mio. € triggert. Offenbar ist aufwendige Pflege auch ein Indikator für insgesamt aufwendige Fälle, was sich in zusätzlichen Materialkosten und verlängerter Verweildauer niederschlägt. Gegen scharfe Proteste der DKG enthält der Katalog 2020 deshalb weiterhin die auf dem PKMS aufbauenden Zusatzentgelte ZE130 und ZE131 (Hochaufwendige Pflege von Erwachsenen bzw. von Kleinkindern oder von Kindern und Jugendlichen). Ihr Volumen ist allerdings erheblich reduziert, weil rund drei Viertel der Kosten im Pflegebereich anfallen und nicht mehr DRG-relevant sind (◘ Tab. 7.6).

Wesentlich für die Weiterentwicklung ist eine integrale Sichtweise: Bei der Fallkalkulation und bei der anschließenden Vergütung sollte der Blick auf die Gesamtkosten eines Falles erhalten bleiben. Dieses muss umso mehr betont werden, als es in der Krankenhausszene starke Tendenzen gibt, die Pflegekosten völlig aus der Kalkulation herauszuhalten und so dem InEK und den Selbstverhandlungspartnern auf Bundesebene möglichst wenig Einblick in die Kostenausgliederung zu gewähren. Das würde einer Doppelfinanzierung von Pflegekosten Tür und Tor öffnen.

Insgesamt stellt sich die Frage, wie die Pflege im künftigen Vergütungssystem abgebildet wird. Man darf davon ausgehen, dass die „Schönwetterregelung" Selbstkostendeckung keine dauerhafte Lösung darstellt, zumal diese nur sicherstellt, dass das Geld bei der Pflege ankommt, nicht jedoch garantiert, dass die Pflege auch beim Patienten ankommt. Auf die wesentlichen Optionen zur Abbildung der Pflege sei kurz eingegangen.

---
[38] Fallpauschalenvereinbarung 2020 (FPV 2020) vom 18.10.2019, abrufbar auf www.gkv-spitzenverband.de.

■ Tabelle 7.6 PKMS-bezogene Zusatzentgelte im aG-DRG-System 2020 (Datenquelle: InEK (Stand: 06.09.2019))

Zusatzentgelt		Betrag in Euro							Anteil Pflegekosten (in %)
		2014	2015	2016	2017	2018	2019	2020	
ZE130.01	Hochaufwendige Pflege von Erwachsenen: 43 bis 129 Aufwandspunkte	1.117	1.092	1.058	1.004	1.004	994	263	72,4
ZE130.02	Hochaufwendige Pflege von Erwachsenen: mehr als 129 Aufwandspunkte	2.278	2.236	2.342	2.347	2.457	2.534	688	72,9
ZE131.01	Hochaufwendige Pflege von Kleinkindern oder von Kindern und Jugendlichen: 37 bis 100 Anhaltspunkte	2.607	2.680	2.791	2.712	3.336	2.921	796	74,0
ZE131.02	Hochaufwendige Pflege von Kleinkindern oder von Kindern und Jugendlichen: mehr als 100 Anhaltspunkte	4.949	5.033	4.724	5.382	6.590	6.482	1.877	72,0

Krankenhaus-Report 2020

7.6 Abbildung der Pflege in Krankenhausvergütungssystemen

7.6.1 Erfassung von Pflegebedarf und Pflegeleistungen

Das in Deutschland am weitesten verbreitete Instrument zur Erfassung von Pflegebedarf ist die PPR. Sie wurde 1993 als leistungsorientiertes Berechnungssystem für den Personalbedarf eingeführt mit dem Ziel, „eine ausreichende, zweckmäßige und wirtschaftliche sowie an einem ganzheitlichen Pflegekonzept orientierte Pflege der stationär und teilstationär zu behandelnden Patienten zu gewährleisten".[39] Damit mussten alle Krankenhäuser die PPR als verbindliches Instrument zur Pflegepersonalbedarfsplanung anwenden. Dies führte innerhalb kurzer Zeit zu einem Aufbau von 20.000 Pflegekräftestellen mit entsprechender Wirkung auf die Ausgabenlast der Krankenkassen. In der Konsequenz wurde die PPR bereits 1996 eingestellt und 1997 schließlich ersatzlos abgeschafft. Seitdem dient die PPR vielen Krankenhäusern aber weiterhin als internes Steuerungsinstrument. Zudem nutzt das InEK die PPR, um die Pflegepersonalkosten der DRG-Fallpauschalen zu kalkulieren.

Die PPR umfasst verschiedene Pflegeaufwandsgruppen, in die voll- und teilstationäre Patienten täglich eingestuft werden. Für Erwachsene gibt es neun verschiedene Pflegeaufwandsgruppen und für Kinder 27. Die Einstufung in die Pflegeaufwandsgruppen erfolgt anhand einer Kombination aus zwei Kategorien (Pflegebereiche und Pflegestufen) und deren Ausprägung. Die Pflegebereiche werden differenziert in die Ausprägungen „Allgemeine Pflege" und „Spezielle Pflege", wie z. B. Wund- und Hautbehandlung. Die Pflegestufen werden differenziert in Grundleistungen, erweiterte Leistungen und besondere Leistungen. Mit der Einführung des PKMS wurde die PPR um eine zusätzliche Pflegestufe (A4) erweitert, um

---

[39] Art. 13 § 1 Abs. 3 Gesundheitsstrukturgesetz (GSG) von 1993.

pflegerisch hochaufwendige Fälle abbilden zu können (siehe ▶ Abschn. 7.2.2). Jede Pflegeaufwandsgruppe ist mit sogenannten PPR-Minuten hinterlegt. Die Einstufung in eine Pflegeaufwandsgruppe kann dabei von 52 PPR-Minuten für wenig aufwendige Pflegefälle (A1/S1) bis zu 325 PPR-Minuten für hochaufwendige Pflegefälle (A4/S3) reichen. Aus den PPR-Minuten je Pflegeaufwandsgruppe und der patientenindividuellen Einstufung in eine Pflegeaufwandsgruppe lässt sich der Personalbedarf berechnen, der zur Deckung des (normativ ermittelten) Pflegebedarfs notwendig ist. Damit stellt die PPR ein Pflegepersonalplanungsinstrument und damit vorrangig ein Instrument zur Budgetbemessung dar. Als solches war es Anfang der 1990er Jahre auch politisch eingeführt worden.

Auch wenn die PPR in ihren Grundzügen den patientenindividuellen Pflegebedarf bemisst, gilt es folgende Kritikpunkte zu beachten, die seit Einführung des Instruments in der Diskussion sind (AGKAMED 2014; Thomas et al. 2014):

1. Die PPR-Minuten je Pflegeaufwandsgruppe sind das Ergebnis eines Kompromisses aus Experteneinschätzungen, Testläufen in Krankenhäusern nach der sogenannten REFA-Methode und den politischen Finanzierungsmöglichkeiten der historischen Epoche. In der Konsequenz kann davon ausgegangen werden, dass die PPR-Minuten nicht den tatsächlichen Zeitbedarf für die Erbringung der für eine Pflegeaufwandsgruppe erforderlichen Leistungen abbilden.
2. Die PPR wurde seit ihrer Einführung Anfang der 1990er Jahre nicht mehr weiterentwickelt. Das medizinisch-pflegerische Leistungsgeschehen in den Krankenhäusern hingegen hat sich in den letzten 30 Jahren wesentlich weiterentwickelt. Daraus bedingt sich ein dringend notwendiger Anpassungs- und Weiterentwicklungsbedarf für die PPR.
3. Den Kriterien und ihren Ausprägungen zur Einstufung von Patienten in eine Pflegeaufwandsgruppe mangelt es an Operationalisierbarkeit. So beinhalten die Zuordnungsregeln der PPR nicht näher definierte Begriffe, wie „Hilfe bei überwiegend selbstständiger Körperpflege". Die Folge sind große Varianzen in der Zuordnung von Patienten zu Pflegeaufwandsgruppen.
4. Zum Teil wird auch die Manipulationsanfälligkeit der PPR angeprangert, da das Instrument den Anreiz zum gezielten Upcoding beinhaltet.

Ein Instrument, das explizit Pflegeleistungen erfasst und daraus den Pflegepersonalbedarf ableitet, ist das schweizerische System zur Leistungserfassung in der Pflege (LEP). Die LEP-Methode stellt in ihren Grundzügen eine Adaption der Prozesskostenrechnung bzw. des Activity based Costing von Robert S. Kaplan (Kaplan und Cooper 1999) auf den Bereich Pflege im Krankenhaus dar: (Pflegepersonal-)Kosten werden (pflegerischen) Leistungsprozessen zugeordnet bzw. aus diesen abgeleitet. Seit 1997 wird LEP nahezu flächendeckend in der Schweiz sowie von 70 Krankenhäusern in Deutschland angewendet.[40] LEP wird von der schweizerischen LEP AG entwickelt und vertrieben und stellt damit ein kostenpflichtiges Softwareprodukt für Leistungserbringer dar.

Im Gegensatz zur PPR baut LEP auf tatsächlich erbrachten Pflegeleistungen auf. Die aktuellste Version LEP Nursing 3 besteht aus einem Klassifikationssystem mit 15 Leistungsgruppen, die 150 Pflegevariablen mit verschiedenen Ausprägungen (einfach bis sehr aufwendig bzw. kurz bis sehr lang) umfassen. Dabei unterscheidet LEP zwischen Pflegetätigkeiten, die einzelnen Patienten zugerechnet werden können (direkte Pflegetätigkeiten), und Pflegetätigkeiten, die nicht einzelnen Patienten zugeordnet werden können (indirekte Pflegetätigkeiten), wie z. B. Managementtätigkeiten auf Stationen, Ausbildung von Studierenden und Tätigkeiten der Qualitätssicherung. Jede Aus-

---

[40] Stand von 2017, abrufbar auf https://www.epa-cc.de/partner.html. Zugegriffen: 29. Okt. 2019.

prägung einer Pflegevariable ist mit einem Zeitwert hinterlegt. Dieser ist so kalkuliert, dass eine examinierte Pflegekraft die Tätigkeit qualitativ gut und patientengerecht ausführen kann. Für andere Qualifizierungsgruppen von Pflegekräften werden die Zeitwerte angepasst. Die Zeitwerte der LEP basieren auf Experteneinschätzungen und Erfahrungswerten und können von den Krankenhäusern auch individuell angepasst werden. Die Pflegeleistungen werden täglich und meist retrospektiv dokumentiert. Im Gegensatz zur PPR erfolgt die Dokumentation aber vollständig digital. So können die Pflegeleistungen über elektronische Formulare, Online-Dokumentation, Barcodierung sowie mit Hilfe mobiler Endgeräte wie Tablets erfasst werden. Diese digitalen Dokumentationsmöglichkeiten ermöglichen die Leistungsdokumentation in Echtzeit sowie prinzipiell eine prospektive Einschätzung der für einen Patienten erforderlichen Pflegeleistungen. Zudem erlaubt die digitale Leistungsdokumentation der LEP umfassende Datenauswertungen zu Pflegeleistungen, Patientenbelegung und Personaleinsatz.

Kritisch bleibt der Fakt, dass das LEP-System ein kostenpflichtiges Softwareprodukt ist, das mit hohen Lizenzgebühren sowie Beratungs- und Schulungskosten verbunden ist und Investitionen in eine digitale Infrastruktur erfordert. Insgesamt gilt das LEP-System jedoch trotz berechtigter Kritikpunkte als eines der am weitesten entwickelten und verbreiteten Systeme der Pflegeaufwandserfassung, das eine hohe Validität und Effektivität aufweist und Leistungstransparenz ermöglicht (Thomas et al. 2014).

7.6.2 Nursing Related Groups

Einen anderen Ansatz verfolgt das Konzept der sogenannten Nursing Related Groups (NRGs). Analog den medizinisch angelegten DRGs werden nach diesem Konzept Pflegefallgruppen gebildet, die anschließend entweder über eigenständige NRG-Fallpauschalen parallel zu den DRG-Fallpauschalen vergütet werden oder erlösrelevant in den DRG-Fallpauschalen Berücksichtigung finden. Befürworter dieses Konzepts versprechen sich davon dieselben Anreizwirkungen wie bei den DRGs:

- Eine leistungsorientierte Vergütung führt zur Mengenausweitung. Durch NRGs würde also wieder mehr gepflegt werden in deutschen Krankenhäusern. Sowohl der Umfang der tatsächlich erbrachten Pflegeleistungen als auch deren Qualität würden steigen und die teilweise erschreckend schlechte Pflegepersonalausstattung im Verhältnis zur Art und Anzahl der Patienten würde sich verbessern.
- Eine leistungsorientierte Pflegevergütung würde aufwendigere Pflegefälle besser vergüten.
- Eine pauschale Vergütung führt zu einer effizienten Ressourcenverteilung, was nicht zuletzt in Zeiten des Pflegekräftemangels relevant ist.
- Zudem reizt eine pauschale Pflegevergütung Verweildauerverkürzungen an.

Analog zu den DRG-Fallpauschalen ist für die Entwicklung von NRGs eine eigenständige Diagnose- und Prozedurenklassifikation erforderlich, die der Bestimmung der Pflegefallgruppen zugrunde liegt. Das G-DRG-Fallpauschalensystem basiert auf der medizinischen Diagnoseklassifikation (ICD) der Weltgesundheitsorganisation (WHO) und dem Operationen- und Prozedurenschlüssel (OPS). Die Äquivalente für die Pflege existieren bislang nicht. Zudem erfordert eine pflegerische Diagnoseklassifikation den Einsatz eines systematischen Pflegeassessments. Somit stellen NRGs in erster Linie ein Konzept für eine alternative Abbildung von Pflege im deutschen Krankenhausvergütungssystem dar, dem es aber an einer Konkretisierung und Ausgestaltung der notwendigen Voraussetzungen fehlt. Auch wenn das Konzept zweifelsfrei grundsätzlich eine interessante Alternative darstellt, ist es zum jetzigen Zeitpunkt kaum mehr als eine Idee.

7.6.3 Conclusio: Von der Pflegedokumentation über Pflegescores zur Vergütung von Pflege

Wie die Diskussion um den PKMS gezeigt hat (siehe ▶ Abschn. 7.2.2 und 7.5.3), ist das zentrale Argument gegen eine dezidierte Erfassung pflegerischer Leistungen der zusätzliche bürokratische Aufwand. Eine verbindliche Wiedereinführung der PPR würde dazu führen, dass täglich rund 400.000 Patienten eingestuft werden müssten. Im digitalen Zeitalter ist das nicht mehr akzeptabel, zumal viele Informationen aus bereits vorliegenden Daten abgeleitet werden könnten (Diagnosen, OP-Tag). Der Erfassungsaufwand reduziere angeblich die Zeit, die für die Patienten zur Verfügung steht. Das Argument verfängt allerdings nur, wenn die Erfassung von Pflegeleistungen zusätzlich zur normalen Dokumentation erfolgen muss. Würden die Pflegeleistungen digital in einer elektronischen Patientenakte erfasst, so wären diese (und damit die Einhaltung von Personalmindestvorgaben, wie Pflegepersonaluntergrenzen) ohne zusätzlichen Erfassungsaufwand aus dieser ableitbar. Bei der Berücksichtigung pflegerischer Leistungen in der Vergütungssystematik sollte deshalb folgendermaßen vorgegangen werden:

1. Eine verbindliche Dokumentation pflegerischer Leistungen erfolgt in einer elektronischen Akte in einer Art einheitlichem Minimaldatensatz.
2. Aus der elektronischen Akte wird ein Pflegescore abgeleitet, der Pflegebedarf und Pflegeleistungen abbildet.
3. Ergebnisse des Pflegescores dienen als Trigger im DRG-System und zur Risikoadjustierung bei Pflegepersonaluntergrenzen, ggf. auch für Personalanhaltszahlen.

Angesichts der Tatsache, dass eine elektronische Pflegedokumentation in Deutschland noch nicht Standard ist, handelt es sich um ein mehrjähriges, aber überfälliges Projekt. Anders wird die Abbildung der Pflege in Vergütung und Qualitätssicherung nicht zu erreichen sein. Bei der Klassifikation pflegerischer Leistungen kann auf Vorarbeiten der European Nursing care Pathways (ENP)[41] zurückgegriffen werden. Eine Ablösung des PKMS ist erst dann sinnvoll, wenn eine solche digital unterstützte Pflegedokumentation etabliert worden ist.

7.7 Optionen zur Berücksichtigung der Pflege bei der Krankenhausvergütung

7.7.1 Wiedereingliederung der Pflegeleistung in ein neues DRG-System

Die Ausgliederung der Pflege und deren Finanzierung über das Selbstkostendeckungsprinzip ist keine dauerhafte Lösung, sodass sich die Frage nach Weiterentwicklungsoptionen stellt. Die Wiedereingliederung der Pflegepersonalkosten wäre die konsequenteste Korrektur der Pflexit-Fehlentscheidung. In der Anfangsphase ist sie technisch einfach, aber insgesamt ist sie gesundheitspolitisch eher unwahrscheinlich. Zum einen dürfte es eine erneute Gewinner-Verlierer-Diskussion geben, bei der jene, die besonders viel für Pflegepersonal ausgeben (oder denen es gelungen ist, besonders viel auf die Pflegebudgetkonten zu buchen), sich lautstark zu Wort melden werden. Zum anderen ist mittelfristig damit zu rechnen, dass das DRG-System weiterhin für die Mängel in der Pflege verantwortlich gemacht wird. Der Beweis, dass man der Pflegeproblematik auch mit Pflegepersonaluntergrenzen begegnen kann, konnte leider nicht mehr erbracht werden.

Absehbar sind allerdings die budgettechnischen Schwierigkeiten im Gefolge der Pflexit-Entscheidung. Sie könnten dazu führen,

---

[41] Vgl. https://www.recom.eu/klassifikationen/european-nursing-care-pathways.html. Zugegriffen: 7. Nov. 2019.

dass sich, ähnlich wie beim Brexit, allenthalben Ernüchterung breitmacht. Diese wiederum könnte all jenen, die eine Demontage des leistungsorientierten DRG-Systems durch Ausgliederung weiterer Kostenblöcke das Wort reden, Einhalt gebieten. Dies gilt insbesondere für Forderungen aus der Ärzteschaft, auch die Kosten des ärztlichen Dienstes aus dem DRG-System auszukoppeln.[42] Es könnte sich zeigen, dass die Idee einer leistungsorientierten Vergütung nach wie vor sinnvoll ist – so wie der europäische Gedanke durch den Brexit nicht hinfällig geworden ist. Man registriere, dass nirgends im Gesetz steht: „Schafft die DRGs ab!" Es steht dort lediglich: „Finanziert die Pflege ordentlich!" Da die Gesundheitspolitik jedoch mehrheitlich davon ausgeht, dass die Pflege im gegenwärtigen System nicht ordentlich finanziert worden ist, gilt es nach anderen Optionen zur Weiterentwicklung des Vergütungssystems Ausschau zu halten.

7.7.2 Weiterentwicklung des Pflegebudgets jenseits der Selbstkostendeckung

Selbstkostendeckung wird wegen der unerwünschten Kostenexplosion nicht lange funktionieren. Sie ist eine „Schönwetterregelung", die bei steigenden Beitragseinnahmen funktioniert, die aber in der Regel beim Aufzug rezessiver Tendenzen in undifferenzierter Budgetierung endet. Es gilt deshalb, frühzeitig die konzeptionellen Vorarbeiten für eine Bemessung des Pflegebudgets in Angriff zu nehmen. Diese sollte Pflegebedarf und Pflegeleistung aus der Patienten- und Behandlungsstruktur ableiten. Tendenziell entspricht dies dem Ansatz von Personalanhaltszahlen, wie er in der PPR oder der Psych-PV verfolgt wurde. Ein solches aktuelles und auf Routinedaten basierendes System

existiert derzeit nicht, wurde aber von der DKG in Aussicht gestellt (siehe ▶ Abschn. 7.4.6).[43] Fälschlicherweise wurde das Anhaltszahlensystem als Alternative zu den Pflegepersonaluntergrenzen vorgestellt, was es natürlich nicht sein kann, weil es beispielsweise Patienten nicht davor schützt, um Mitternacht ohne pflegerische Versorgung zu sein. Diskutiert werden kann aber, ob man über ein System von Personalanhaltszahlen das Volumen des Pflegebudgets bestimmen kann.

Der wesentliche Mangel eines solchen bedarfsorientierten Ansatzes ist die Tatsache, dass nicht gemessen wird, ob die notwendigen Pflegeleistungen auch wirklich erbracht werden. Ein hoher Pflegebedarf sagt nichts über „gute Pflege" aus. Das führt zu der Frage, ob auch Pflegeleistungen mit einem System (siehe ▶ Abschn. 7.6.3) bei der Bemessung des Pflegebudgets einbezogen werden sollten.

7.7.3 Zusammenhänge mit anderen DRG-Entwicklungen

Der DRG-Pflege-Split dominiert derzeit die Katalogdiskussion für 2020, aber schon bald wird es weitere DRG-Entwicklungen geben, die mit zu bedenken sind.

■■ Integration der Investitionskostenanteile in die DRGs

Mehr als die Hälfte der Investitionskosten wird inzwischen aus DRG-Erlösen finanziert, wobei nicht ganz klar ist, wie der Finanzierungsanteil durch Defizitdeckung von Krankenhausträgern und ähnliche Eigenfinanzierungen ist. Akzeptiert man jedoch die Investitionsfinanzierung via DRG-Erlöse, dann müssten an-

---

42 Vgl. u. a. Marburger Bund: Marburger Bund fordert grundlegende Reform des DRG-Systems, Pressemitteilung vom 10.10.2018, abrufbar auf www.marburger-bund.de.

43 Vgl. DKG, DPR, ver.di: Eckpunkte für ein Gemeinsames Konzept für eine bedarfsgerechte Pflegepersonalausstattung im gesamten Krankenhaus auf allen bettenführenden Stationen. Entwicklung eines Instrumentes zur verbindlichen Bemessung des notwendigen Pflegepersonalbedarfs und der Pflegepersonalausstattung vom 13.08.2019, abrufbar auf www.dkgev.de.

7.7 · Optionen zur Berücksichtigung der Pflege bei der Krankenhausvergütung

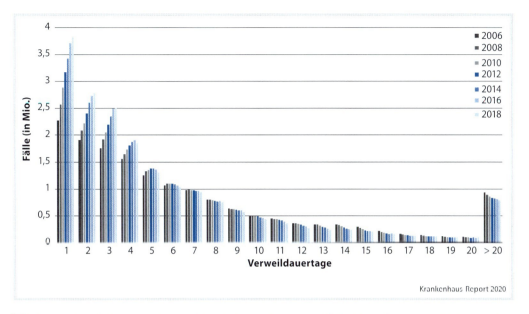

● **Abb. 7.3** Verweildauer: Verteilung und Entwicklung in Deutschland (2006 bis 2018) (Datenquelle: Daten nach § 21 KHEntgG: Verweildauer gemäß § 21 KHEntgG, 2006 bis 2018 (Jahr der Entlassung))

teilig auch die Investitionsbewertungsrelationen in die DRG-Relativgewichte integriert werden. Andernfalls würde der Finanzierungsbedarf investitionsintensiver Bereiche nicht ausreichend gedeckt. Tendenziell würde eine solche Anpassung sachkostenintensive Leistungen auf Kosten personalkostenintensiver Leistungen stärken. Es mag sein, dass diese Umstrukturierung der derzeit vorherrschenden Meinung, die personalintensive Vergütung müsse erhöht werden, entgegensteht. Außerdem würde die Integration der Investitionsgewichte deutlich machen, dass die Zeit der dualen Finanzierung endgültig vorbei ist.

▪ ▪ Neuregelung des Grenzbereichs ambulant-stationärer Versorgung

Ein Blick auf die Verteilung der Verweildauertage in deutschen Krankenhäusern zeigt, dass der eintägige Krankenhausaufenthalt der häufigste ist. Knapp 4 Mio. und damit 20 % der rund 20 Mio. Krankenhausfälle haben nicht einmal eine zweite Übernachtung (● Abb. 7.3); knapp 400.000 Fälle sind stationäre Krankenhausfälle ohne Übernachtung. Die Tendenz zur extrem kurzen Verweildauer ist seit Jahren un-

gebrochen, liegt aber weit hinter der internationalen Entwicklung zurück.

Ein großer Teil der Kurzliegerfälle (1 bis 3 Tage Verweildauer) sind dem ambulanten Potenzial zuzurechnen und könnten schon heute ambulant versorgt werden. Insbesondere bei den Ein-Tages-Fällen ist fraglich, ob es sich nicht letztlich um pseudostationäre Behandlung handelt, also um ambulante Leistungen im Rahmen des stationären Budgets. Ein Maßnahmenbündel zur Ausschöpfung des ambulanten Potenzials könnte ein wesentlicher Beitrag sein, den Mangel an Pflegekräften in den Krankenhäusern zu entschärfen. Wenn die skandinavischen Länder wesentlich weniger Patienten je Pflegekraft haben, dann ist das nicht unbedingt auf eine größere Zahl von Pflegekräften, sondern auf eine geringere Patientenzahl im Krankenhaus zurückzuführen.

Über das richtige Maßnahmenbündel zur Ausschöpfung des ambulanten Potenzials wird noch intensiv zu diskutieren sein. Im MDK-Reformgesetz[44] ist ein gemeinsamer Vergütungs-

---

[44] Vgl. Beschlussempfehlung und Bericht des Ausschusses für Gesundheit (14. Ausschuss) zu dem Ge-

bereich vorgesehen, in dem Kassenärzte und Kliniken gleichermaßen tätig sein können. So soll der Katalog für ambulante Operationen (AOP-Katalog nach § 115b SGB V) wesentlich erweitert und eine leistungserbringerunabhängige, nach dem Schweregrad der Fälle differenzierte Vergütung vereinbart werden. Als Anreiz für eine umfassende Anwendung des neuen Katalogs entfallen die Prüfungen durch den Medizinischen Dienst (MD) für von Krankenhäusern ambulant erbrachte Katalogleistungen. Dieser Ansatz folgt zunächst einmal der langjährigen Linie, die Krankenhäuser vermehrt zur ambulanten Versorgung zuzulassen (Leber und Wasem 2016), garantiert aber noch nicht die Substitution stationärer Leistungen. Eine solche Substitution wird nur dann erreicht, wenn man einen Katalog erarbeitet, der zwingend ambulant zu erbringen ist und eine komplementäre Kürzung des DRG-Kataloges vorsieht. Pseudostationäre Leistungen sollten im DRG-Katalog nicht mehr abrechnungsfähig sein.

Die Folgen für die Pflege dürften erheblich sein. Tendenziell steht wesentlich mehr Pflegepersonal für die verbleibenden und zu Recht stationär versorgten Krankenhausfälle zur Verfügung, was die Einhaltung von Pflegepersonaluntergrenzen erleichtern und möglicherweise auch eine Abkehr vom Selbstkostendeckungsprinzip beim Pflegebudget ermöglichen könnte.

Eine Reduktion der Fallzahlen soll auch durch eine Neuordnung der Notfallversorgung erreicht werden.[45] Hier hatte der Sachverständigenrat Gesundheit (SVR) Integrierte Notfallzentren vorgeschlagen (SVR 2018). Diese würden allerdings den Aufbau eines neuen dritten Sektors bedeuten, was allseits als kritisch angesehen wird. Bei der avisierten Neuordnung der Notfallversorgung wird es darauf ankommen, Fälle, die abschließend ambulant in einer KV-Notdienstpraxis behandelt werden können, nicht mehr in die Notfallambulanzen der Krankenhäuser zu leiten. Hierzu werden Vergütungsmodelle und ein „gemeinsamer Tresen" von Kassenärztlicher Vereinigung (KV) und Krankenhaus im Aufnahmebereich der Kliniken diskutiert.

7.8 Fazit: Digitale Erfassung von Pflegebedarf und Pflegeleistungen vorantreiben

Die Pflegesituation in deutschen Krankenhäusern wird allenthalben als unzureichend eingeschätzt. Der Gesetzgeber hat zwecks Verbesserung der Situation Pflegepersonaluntergrenzen und eine Herauslösung der Pflegepersonalkosten aus den DRG-Fallpauschalen beschlossen. Die dargestellte Umsetzung der Pflegepersonaluntergrenzen zeigt, dass man erst am Anfang eines langen Weges steht. Noch sind nur wenige Stationen einbezogen und noch berücksichtigt das System nicht den unterschiedlichen Pflegebedarf der Patienten. Hier ist eine detailliertere Erfassung von Pflegebedarf und Pflegeleistungen notwendig. Einem damit verbundenen dokumentarischen Mehraufwand ist mit einer konsequenten Umsetzung einer elektronischen Patientenakte zu begegnen. Der vermeintliche Mangel an Fachkräften ist kein Argument gegen die Pflegepersonaluntergrenzen. Das Verhältnis von Pflegekräften zu Patienten kann auch entschärft werden, wenn – wie international üblich – die Fallzahl reduziert wird. Die Reduktion der Fälle im ambulant-stationären Grenzbereich ist eine der wesentlichen Aufgaben der nächsten Jahre.

Die Ausgliederung der Pflegekosten aus dem leistungsorientierten DRG-System bleibt problematisch. Dringend ist die Entwicklung von Instrumenten zur Bestimmung des Pflegebudgets, um alsbald die Selbstkostendeckung abzulösen. Dazu bedarf es einer detaillierteren Erfassung von Pflegebedarf und Pflegeleistungen. Um zusätzlichen Dokumentationsaufwand zu vermeiden, erfordert dies – genau wie

---

setzentwurf der Bundesregierung für ein Gesetz für bessere und unabhängigere Prüfungen (MDK-Reformgesetz) vom 06.11.2019 (Drucksache 19/14871).
45 Vgl. BMG: Reform der Notfallversorgung – Schnellere Hilfe im Notfall, abrufbar auf www.bundesgesundheitsministerium.de.

bei der Weiterentwicklung der Pflegepersonaluntergrenzen – eine schnelle Umsetzung der elektronischen Patientenakte auf den Stationen. Die Lösung des Pflegeproblems besteht also nicht in einer pauschalen Finanzierungszusage (Selbstkostendeckung), sondern in einer besseren Abbildung pflegerischer Leistungen und deren Berücksichtigung in einem künftigen Vergütungssystem.

Literatur

Arbeitsgruppe der AGKAMED AG (2014) Positionspapier 2014. Stellungnahme der Arbeitsgruppe zur Weiterentwicklung des OPS 9-20, zum Diskussionspapier IBES und den Pressemeldungen des DPR. http://www.pro-pflege.eu/files/inhalte/stellungnahmen/Positionspapier-Pflege-DRG.pdf. Zugegriffen: 19. Nov. 2019

Busse R, Berger E (2018) Vom planerischen Bestandsschutz zum bedarfsorientierten Krankenhausangebot? In: Klauber J, Geraedts M, Friedrich J, Wasem J (Hrsg) Krankenhaus-Report 2018. Schattauer, Stuttgart, S 149–170

Eberl I, Bartholomeyczik S, Donath E (2005) Die Erfassung des Pflegeaufwands bei Patienten mit der medizinischen Diagnose Myokardinfarkt. Eine deskriptive Studie. Pflege 18(6):364–372

Fischer W (1999) Die Bedeutung von Pflegediagnosen in Gesundheitsökonomie und Gesundheitsstatistik, 2. Aufl. Zentrum für Informatik und wirtschaftliche Medizin, Wolfertswil

Fischer W (2002) Diagnosis Related Groups (DRGs) und Pflege. Grundlagen, Codierungssysteme, Integrationsmöglichkeiten. Huber, Bern

Friedrich S, Karwetzky C, Straub N, Diserens P, Penter V, Beivers A (2018) Abschlussbericht: Studie zur Pflegepersonalausstattung und „Pflegelast" in pflegesensitiven Bereichen in Krankenhäusern für den GKV-Spitzenverband und die Deutsche Krankenhausgesellschaft e. V. KPMG AG, Berlin. https://www.gkv-spitzenverband.de/media/dokumente/krankenversicherung_1/krankenhaeuser/pflegepersonaluntergrenzen/2018_09_24_KPMG_Pflegepersonalausstattung_und_Pflegelast_Studie_final.pdf. Zugegriffen: 19. Nov. 2019

Kaplan RS, Cooper R (1999) Prozesskostenrechnung als Managementinstrument. Campus-Verlag, Frankfurt/Main, New York. https://portal.dnb.de/opac.htm;jsessionid=M-XI9410sc4fDdaJf7elgv-m7OaM7QHvy0Ay6fCV.prod-fly8?method=showFullRecord&currentResultId=%22121206815%22%26any&currentPosition=7. Zugegriffen: 19. Nov. 2019

Leber WD, Scheller-Kreinsen D (2018) Von der Landesplanung zur algorithmischen Marktregulierung. In: Klauber J, Geraedts M, Friedrich J, Wasem J (Hrsg) Krankenhaus-Report 2018. Schattauer, Stuttgart, S 101–130

Leber WD, Wasem J (2016) Ambulante Krankenhausleistungen – ein Überblick, eine Trendanalyse und einige ordnungspolitische Anmerkungen. In: Klauber J, Geraedts M, Friedrich J, Wasem J (Hrsg) Krankenhaus-Report 2016. Schattauer, Stuttgart, S 3–28

Loos S, Albrecht M, Zich K (2019) Zukunftsfähige Krankenhausversorgung. Simulation und Analyse einer Neustrukturierung der Krankenhausversorgung am Beispiel einer Versorgungsregion in Nordrhein-Westfalen. Bertelsmann Stiftung, Gütersloh

Näher AF, Sander M, Albrecht M (2018) Pflegepersonaluntergrenzen – Expertenbefragung: Befragung von Pflegeexpertinnen und -experten zur Identifikation von pflegesensitiven Bereichen in Krankenhäusern. Studie für den GKV-Spitzenverband und die Deutsche Krankenhausgesellschaft (DKG). IGES Institut, Berlin. https://www.gkv-spitzenverband.de/media/dokumente/krankenversicherung_1/krankenhaeuser/pflegepersonaluntergrenzen/2018_04_13_IGES_KH_Pflegeexpertenbefragung_Bericht_final.pdf. Zugegriffen: 19. Nov. 2019

Sachverständigenrat zur Begutachtung der Entwicklung im Gesundheitswesen (SVR) (2018) Bedarfsgerechte Steuerung der Gesundheitsversorgung. Gutachten 2018. Bonn. https://www.svr-gesundheit.de/fileadmin/user_upload/Gutachten/2018/SVR-Gutachten_2018_WEBSEITE.pdf. Zugegriffen: 19. Nov. 2019

Schreyögg J, Milstein R (2016a) Expertise zur Quantifizierung der Pflegezahlen in Deutschland sowie zum Überblick über die normative Bestimmung des Pflegebedarfes in ausgewählten OECD-Ländern im Auftrag der Expertenkommission „Pflegepersonal im Krankenhaus" im Bundesministerium für Gesundheit (BMG). hche, Hamburg. https://www.bundesgesundheitsministerium.de/fileadmin/Dateien/5_Publikationen/Pflege/Berichte/Gutachten_Pflegebericht.pdf. Zugegriffen: 15. Nov. 2019

Schreyögg J, Milstein R (2016b) Expertise zur Ermittlung des Zusammenhangs zwischen Pflegeverhältniszahlen und pflegesensitiven Ergebnisparametern in Deutschland im Auftrag des Bundesministeriums für Gesundheit (BMG). hche, Hamburg. https://www.bundesgesundheitsministerium.de/fileadmin/Dateien/5_Publikationen/Pflege/Berichte/Gutachten_Schreyoegg_Pflegesensitive_Fachabteilungen.pdf. Zugegriffen: 15. Nov. 2019

Simon M (2008) Stellenabbau im Pflegedienst der Krankenhäuser: Eine Analyse der Entwicklung zwischen 1991 und 2005. efh-papers (07-001), Blumhardt, Hannover. https://serwiss.bib.hs-hannover.de/frontdoor/deliver/index/docId/60/file/Simon_Stellenabbau_im_Pflegedienst_der_Krankenhaeuser_EFH_Paper_07_001.pdf. Zugegriffen: 20. Nov. 2019

Stephani V, Busse R, Geissler A (2019) Benchmarking der Krankenhaus-IT: Deutschland im internationalen Vergleich. In: Klauber J, Geraedts M, Friedrich J, Wasem J (Hrsg) Krankenhaus-Report 2019. Springer, Berlin, S 17–32

Thomas D, Reifferscheid A, Pomorin N, Wasem J (2014) Instrumente zur Personalbemessung und -finanzierung in der Krankenhauspflege in Deutschland. IBES Diskussionsbeitrag Nr. 204. Universität Duisburg-Essen, Essen. https://www.wiwi.uni-due.de/fileadmin/fileupload/WIWI/Forschung/IBES_Diskussionbeitraege/IBES_2014_nr204.pdf. Zugegriffen: 20. Nov. 2019

Open Access Dieses Kapitel wird unter der Creative Commons Namensnennung 4.0 International Lizenz (http://creativecommons.org/licenses/by/4.0/deed.de) veröffentlicht, welche die Nutzung, Vervielfältigung, Bearbeitung, Verbreitung und Wiedergabe in jeglichem Medium und Format erlaubt, sofern Sie den/die ursprünglichen Autor(en) und die Quelle ordnungsgemäß nennen, einen Link zur Creative Commons Lizenz beifügen und angeben, ob Änderungen vorgenommen wurden.

Die in diesem Kapitel enthaltenen Bilder und sonstiges Drittmaterial unterliegen ebenfalls der genannten Creative Commons Lizenz, sofern sich aus der Abbildungslegende nichts anderes ergibt. Sofern das betreffende Material nicht unter der genannten Creative Commons Lizenz steht und die betreffende Handlung nicht nach gesetzlichen Vorschriften erlaubt ist, ist für die oben aufgeführten Weiterverwendungen des Materials die Einwilligung des jeweiligen Rechteinhabers einzuholen.

Auswirkungen der Personalkostenvergütung auf die Prozesse im Krankenhaus

Julia Oswald und Holger Bunzemeier

8.1 Zusammenhang zwischen G-DRG-System und Personalsteuerung im Krankenhaus – 146
8.1.1 Personalkostenvergütung im G-DRG-System – 146
8.1.2 Anreizwirkung des G-DRG-Systems – 147
8.1.3 Auswirkungen auf die Personalsteuerung der Krankenhäuser – 148
8.1.4 Personalsteuerung und Versorgungsprozesse – 151

8.2 Politische Reaktionen auf eine erlösorientierte Personalsteuerung – 155
8.2.1 Aktuelle gesetzliche Regelungen zur Verbesserung und Finanzierung des Personalbedarfs in der Pflege – 155
8.2.2 Erwartete Wirkungen der Pflegepersonalkostenvergütung – 156

8.3 Handlungsbedarf des Krankenhausmanagements – 160
8.3.1 Systemabhängiger Handlungsbedarf – 160
8.3.2 Systemunabhängiger Handlungsbedarf – 162

8.4 Fazit – 163

Literatur – 164

Zusammenfassung

Mit der Struktur des Krankenhausfinanzierungssystems werden geplante und nicht geplante Anreize für Krankenhäuser gesetzt, Kosten und Erlöse zu steuern. Mit einem Personalkostenanteil von über 60 % an den Gesamtkosten liegt dabei der Schwerpunkt auf den Personalkosten. Eine Folge davon kann eine kosten- und erlösbezogene Personalsteuerung und damit eine qualitative Veränderung der patientenbezogenen Versorgungsprozesse sein. Der Beitrag ordnet die Personalkostenvergütung in die G-DRG-Vergütungssystematik ein. Er beschreibt die Entwicklung des Personaleinsatzes bzw. der Personalkosten seit Einführung des fallbezogenen, preisbasierten Finanzierungssystems, die politischen Reaktionen auf die praktizierte erlösorientierte Personalsteuerung sowie die erwarteten Auswirkungen einer tagesbezogenen, kostenbasierten Pflegevergütung gemäß PpSG auf die Leistungen und Kosten der Versorgungsprozesse sowie auf die Erlössituation der Krankenhäuser. Davon abgeleitet wird der finanzierungssystemabhängige Handlungsbedarf des einzelnen Krankenhauses und es wird dargestellt, welche Rahmenbedingungen das Krankenhausmanagement für eine interne Personalsteuerung systemunabhängig schaffen muss, damit die Qualität der Versorgungsprozesse sichergestellt ist. Die datengestützte Diskussion greift die Erfahrungen in der Praxis mit auf.

The hospital funding system sets expected and unexpected incentives for hospitals to manage costs and revenues. With a share of over 60% of the total costs, staff cost are in the focus of management activity. One consequence of this can be a cost- and revenue-related staff control and thus a qualitative change in patient-related care processes. This article classifies the funding of staff cost within the G-DRG system. It describes the development of staff deployment and staff costs since the introduction of the case-related, price-based funding system and the political reactions to the practice of revenue-oriented staff management. It also explores the expected effects of the introduction of a day-based, cost-based funding of nursing costs according to PpSG, regarding the performance and costs on the care processes as well as the revenue situation of the hospitals. Finally, the authors derive a need for action on the part of the individual hospital with respect to changes in hospital funding and show which framework conditions for internal personnel control hospital management must create independently of the system in order to ensure the quality of the care processes. The data-based discussion covers practical experience.

8.1 Zusammenhang zwischen G-DRG-System und Personalsteuerung im Krankenhaus

8.1.1 Personalkostenvergütung im G-DRG-System

Mit Einführung des G-DRG-Systems im Jahr 2003/2004 wurde als Abrechnungseinheit der Vergütung für stationäre Krankenhausleistungen die Fallpauschale (G-DRG) gewählt (§ 17b KHG). Sie vergütet die Leistung in Abhängigkeit der Art des behandelten Krankheitsbildes und durchgeführter diagnostischer und therapeutischer Prozeduren. Die G-DRG-Version 2019 umfasst mehr als 1.300 Fallpauschalen.

Für die meisten G-DRGs werden bundeseinheitlich gültige Bewertungsrelationen kalkuliert, die für die Leistungsabrechnung mit dem jeweiligen Landesbasisfallwert multipliziert werden müssen. Die Berechnung der Bewertungsrelationen für jede einzelne DRG erfolgt jährlich auf Basis der Personal-, Sach- und Infrastrukturkostendaten der InEK-Kalkulationskrankenhäuser. Gefolgt wird hierbei einem Vollkostenansatz auf Istkostenbasis. Die kalkulationsrelevanten Personalkosten umfassen Löhne und Gehälter, Zuschläge/Zulagen/Sachbezüge, Sozialabgaben, Altersversorgung, Beihilfen sowie sonstige Personalaufwendungen. Verteilt werden die Kosten des medizinischen Personals dabei möglichst verursachungsgerecht in Abhängigkeit von dessen Tätigkeitsumfang. Dabei sind für die Bemessung der Arbeitszeitanteile (Personalkostenverrechnung) Ergebnisse von Zeiterfassungen, statistische Unterlagen wie Stellenpläne, Dienstpläne und Leistungsstatistiken oder Schätzungen zugrunde zu legen (InEK 2016). Bspw. basiert die Verteilung der Personalkosten des Pflegedienstes der Normalstation auf den Minutenwerten der Pflegepersonalregelung (PPR) oder ähnlich sachgerechter Systeme. Der Kalkulationssatz pro PPR-Minute wird ermittelt, indem die Pflegepersonal-Istkosten eines Jahres durch die angefallenen PPR-Minuten dividiert werden. Die in die Kalkulation einfließenden Pflegepersonalkosten pro Fall ergeben sich dann aus der Multiplikation des Kalkulationssatzes mit den PPR-Minuten der entsprechenden Einzelfälle. Die restlichen Personalkosten (Verwaltungsdienst, Technischer Dienst u. a.) fließen neben den übrigen Sachkosten als Infrastrukturkosten in die Kostenkalkulation ein.

Um die Pflege im System sachgerechter abzubilden, hat das Institut für das Entgeltsystem im Krankenhaus (InEK) in den letzten Jahren klassifikatorische Anpassungen vorgenommen. Dies führte bspw. zur Etablierung der Zusatzentgelte für die hochaufwendige Pflege (PKMS) und der Zusatzentgelte zur Abbildung der Pflegebedürftigkeit. Überdurchschnittlich personalintensive G-DRGs werden seit 2017 zudem durch die jährlich anzuwendende Sachkostenkorrektur aufgewertet, die zu einer relativen Aufwertung der in den G-DRGs berücksichtigten Personalkosten zulasten der berücksichtigten Sachkosten führt. Durch die Mittelumverteilung konnte die Vergütung für Personal- und Infrastrukturkosten und damit insbesondere auch die Vergütung der Pflege für 2019 um +1,68 % gesteigert werden (InEK 2019). Allgemein zu erwartende Personalkostenentwicklungen werden nicht über die Bewertungsrelationen umgesetzt, sondern über Anpassungen der Landesbasisfallwerte – die Entgeltbasis des Entgeltsystems – abgebildet (§ 10 KHEntgG). Das betrifft regelhafte und strukturelle Tarifsteigerungen, die Umsetzung gesetzlicher Vorgaben wie bspw. Erhöhung des Mindestlohns, die Umsetzung von BSG-Urteilen bspw. zur Arbeitszeit sowie sonstige Sachverhalte.

8.1.2 Anreizwirkung des G-DRG-Systems

Durch die Ausgestaltung des G-DRG-Systems sollten nach den Vorstellungen des Gesetzgebers die Leistungsgerechtigkeit des Entgelts verbessert und Anreize zur Steigerung der Wirtschaftlichkeit gesetzt werden (s. nachstehende Übersicht). So verstärkt ein Preisprinzip (= Entgeltbasis) den Anreiz zur wirtschaftlichen Leistungserstellung, da sich die Krankenhäuser gezwungen sehen, die Kosten der Personal-, Sach- und Betriebsmittel unterhalb der Vergütung zu justieren (Breyer 1991). Aufgrund des hohen Kostenanteils von über 60 % ist dabei die Steuerung der Personalkosten von großer Relevanz für die Kostenwirtschaftlichkeit eines Krankenhauses. Die Fallpauschale (= Abrechnungseinheit) hat einen starken Leistungsbezug und soll zu einer gerechten Verteilung der Finanzmittel führen. Außerdem beinhaltet sie den Anreiz, möglichst viele Patienten zu behandeln, und führt zu einer Fallzahlsteigerung. Die einzelnen Leistungen der Diagnostik, Therapie, Pflege und Versorgung sowie die Verweildauer je Patient werden jedoch aufgrund der Pauschalierung ggf. reduziert. Eine Kombination mit anderen Abrechnungseinheiten (Zusatzentgelte, Zu- und Abschläge) kann ungeplante Wirkungen ausbalancieren (z. B. Patienten- und/oder Leistungsselektion). Abgemildert werden Anreize zur Erlössteigerung aufgrund von Fallzahlausweitungen, indem das Budget mit den Instrumenten des Mehrerlösausgleichs sowie des Fixkostendegressionsabschlags flexibilisiert wird.

> **Geplante Anreize des G-DRG-Systems, abgeleitet aus § 1 KHG**
> Oberziele:
> - Ausgabenbegrenzung der GKV über eine
> - Erlösbegrenzung und Kostenbegrenzung der Krankenhäuser
>
> Unterziele:
> - Begrenzung der Verweildauer und der Einzelleistungen je Fall
> - Steigerung der Wirtschaftlichkeit der Leistungserstellung
> - Verbesserung der Verteilungswirkungen zwischen den Krankenhäusern (Geld folgt der Leistung für die Patientenbehandlung)
> - Verbesserung der Verteilungswirkungen zwischen den Krankenkassen (Geld folgt den Leistungen für die Versorgung der Versicherten der jeweiligen Krankenkassen)
> - Verbesserung der Kosten- und Leistungstransparenz
>
> Rahmenbedingungen:
> - Qualitätssicherung
> - Bedarfsgerechtigkeit
> - Wirtschaftliche Sicherung des Krankenhauses
>
> (Quelle: Schmidt-Rettig 2008 in Anlehnung an Breyer 1991 sowie GEBERA und DKI 1983)

Mittlerweile lässt sich feststellen, dass seit Einführung des G-DRG-Systems vielfältige Entwicklungen in Richtung der intendierten Ziele angestoßen wurden (Reifferscheid et al. 2013). Positive Auswirkungen betreffen die Optimierung des Leistungsangebots, Schwerpunktbildungen und Spezialisierungen, Reorganisationsmaßnahmen der internen Prozesse sowie Kooperationen und Fusionen (IGES 2013). Gleichzeitig sind jedoch auch die Kosten und damit die Ausgaben der Krankenkassen trotz verschiedener Kostendämpfungsmaßnahmen stark angestiegen: Von 2003 bis 2017 sind die bereinigten Kosten der Krankenhäuser um durchschnittlich 64 % gestiegen. Die Personalkosten haben sich seitdem insgesamt um 58 % erhöht. Zu den größten Personalkostenblöcken zählt der Arztdienst mit 22,4 % an den bereinigten Kosten im Jahr 2017, gefolgt vom Pflegedienst mit 21,0 % und dem Medizinisch-Technischen Dienst mit 9,6 % (s. ◘ Abb. 8.1 zur Entwicklung des Pflege- und Arztdienstes) (Statistisches Bundesamt 2018a).

Ursächlich für den Personalkostenanstieg im Arzt- und Pflegedienst ist ein Anstieg der Vollkräftezahlen aufgrund des veränderten medizinischen Leistungsspektrums (Art und Menge) sowie aufgrund von Tarifsteigerungen, die jedoch über die Erlösstrukturen nur teilweise abgebildet wurden. Im Zusammenhang mit der unzureichenden Investitionsfinanzierung der Länder, die zulasten der Betriebskostenfinanzierung geht, führt dies laut Krankenhaus Rating Report seit Jahren zu einer angespannten wirtschaftlichen Lage in den Krankenhäusern (Augurzky et al. 2019). So benötigen fast drei Viertel (73,3 %) der Krankenhäuser operative Ergebnisse von mindestens 4 %, um eigenmittelfinanzierte Investitionen zu finanzieren (BDO und DKI 2015).

8.1.3 Auswirkungen auf die Personalsteuerung der Krankenhäuser

Um die notwendigen Investitionen und die ebenfalls nicht vollständig über das Vergütungssystem gedeckten Tarifsteigerungen refinanzieren zu können, wurden in einer Vielzahl von Krankenhäusern Instrumente für eine erlösorientierte Personalsteuerung ausgebaut (= Politik-Folgen-Management). Bei erlösorientierten Verfahren wird der Personalbedarf aus den empirisch ermittelten Erlösanteilen der Fallpauschalen auf der Grundlage der InEK-Kalkulationsmatrix, die jährlich mit dem G-DRG-Reportbrowser veröffentlicht wird, abgeleitet. Aus den Berechnungen wird eine personelle Über(Unter-)deckung abgeleitet, wenn mehr (weniger) Vollkräfte eingesetzt

8.1 · Zusammenhang zwischen G-DRG-System und Personalsteuerung

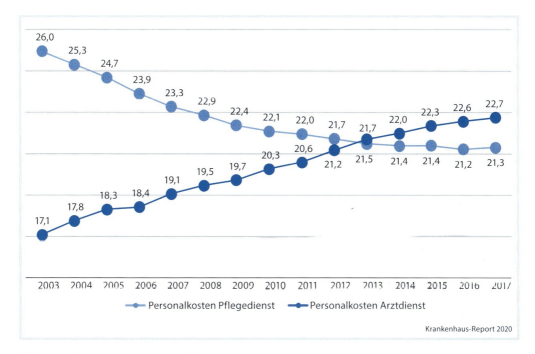

◘ **Abb. 8.1** Anteil der Personalkosten Pflegedienst und Arztdienst an den bereinigten Kosten der Krankenhäuser von 2003 bis 2017 in % (Anmerkung: ohne Aufwendungen für den Ausbildungsfonds) (Quelle: Eigene Berechnungen, Statistisches Bundesamt 2018a)

werden als über Erlöse finanziert sind (Plücker 2015). Es wird damit kein Bezug zum tatsächlichen Personalbedarf hergestellt. Über die Hälfte der befragten Krankenhäuser (53,0 %) wenden zur Bestimmung des Personalbedarfs im Arztdienst diesen erlösorientierten empirischen Ansatz an. Im Pflegedienst kam die Methode bei 43,5 % der Krankenhäuser zum Einsatz (Blum et al. 2010). Eine Befragung zur Situation der Pflege in hessischen Krankenhäusern ergab ebenfalls, dass diese (neben der PPR) die Verwendung von InEK-Kostendaten zur Personalbedarfsermittlung deutlich zu präferieren scheinen (Braun et al. 2014).

Die erlösorientierte Personalsteuerung führte für den Pflegedienst zum sogenannten Kellertreppeneffekt[1] (Simon 2008). Dieser beschreibt den kontinuierlichen Rückgang des Anteils der Pflegekosten an den Gesamtkosten der Krankenhäuser, hervorgerufen durch Reduzierungen beim Pflegepersonal zur Sicherung der finanziellen Lage und der damit verbundenen Reduktion des Umfangs der kalkulierten Pflegekosten je G-DRG. Lag der Anteil der Pflegekosten im Jahr 2003 noch bei 26 %, sank er zum Jahr 2016 auf 21,2 %. Im Jahr 2017 stieg er wieder leicht auf 21,3 % an. Parallel dazu lässt sich ein Anstieg des Anteils der Personalkosten des Arztdienstes von 17,1 % im

---

[1] Der Kellertreppeneffekt kann für einzelne Kostenarten oder -stellen innerhalb der InEK-Kalkulation festgestellt werden, existiert aufgrund der Logik der G-DRG-Kalkulation jedoch nicht für das System insgesamt: Die Bezugsgröße, die zur Berechnung der Relativgewichte je G-DRG zugrunde gelegt wird, wird jedes Jahr so bestimmt, dass die Summe der effektiven bundesdeutschen Bewertungsrelationen zwischen einer neuen G-DRG-Version und der vorangehenden Version konstant bleibt (InEK 2019). Absenkungen einzelner Relativgewichte werden danach durch Erhöhungen anderer Relativgewichte innerhalb des Systems kompensiert. Folglich können sich zwar die Bewertungsrelationen einzelner G-DRGs verändern, jedoch nicht die G-DRG-Gesamtsumme.

Tabelle 8.1 Quantitative Personalentwicklung in Abhängigkeit von Fallzahl und Verweildauer (Quelle: Eigene Berechnungen, Statistisches Bundesamt 2018b)

	Stat. Fälle in Mio. Euro	Verweildauer in Tagen	Belegungstage in Tsd	Arztdienst in Vollkräfte	Pflegedienst in Vollkräfte
1991	14,5	14	204.204	95.208	326.082
1995	15,9	11,5	182.627	101.590	350.571
2003	17,3	8,9	159.937	114.105	320.158
2007	17,2	8,3	142.251	126.000	298.235
2017	19,5	7,3	142.170	161.208	328.327
Veränderung 1991 bis 2017 in %	34,5	−47,9	−30,4	69,3	0,7

Krankenhaus-Report 2020

Jahr 2003 auf 22,7 % im Jahr 2017 darstellen (s. Abb. 8.1).

Damit wird deutlich, dass seit 2013 relativ betrachtet mehr Finanzmittel der Krankenhäuser in den erlösnahen Arztbereich geflossen sind als in den erlösfernen Pflegebereich. Eine Erklärung dafür dürfte im Zusammenhang mit der kürzeren Verweildauer und dem Anstieg der Fallzahlen liegen (s. Tab. 8.1). Unter der Annahme, dass 60 % der pflegerelevanten Leistungsmenge von der Fallzahl (fallfix) und 40 % von der Verweildauer (fallvariabel) abhängen (Augurzky et al. 2016), ergibt sich für die Leistungsentwicklung der vergangenen Jahrzehnte bei rückläufigen Belegungstagen ein unterproportionaler Anstieg des Pflegepersonalbedarfs im Vergleich zum Fallzahlanstieg. Nicht berücksichtigt wurde dabei die Pflegeintensität pro Verweildauertag. Sie nimmt bei gleichzeitiger Verweildauerverkürzung und Fallzahlerhöhung zu, weil pro Tag mehr pflegerische Leistungen zu erbringen sind (Zander et al. 2017). Anders stellt sich die Entwicklung im Arztdienst dar: Die Leistungen weisen in der Regel einen eher fallfixen Charakter auf, sodass der Personalbedarf entsprechend der Fallzahlentwicklung auch rein rechnerisch proportional ansteigen muss. Unberücksichtigt bleiben bei dieser Betrachtung weitere Einflussfaktoren, die den Personalbedarf der Berufsgruppen beeinflusst haben und durch die Personalstatistik nicht erfasst werden (neue Arbeitszeitregelung der Ärzte ab 2004, Veränderungen des Aufgabenspektrums der Pflege u. a.).

Bisher nicht empirisch belegt ist die Beantwortung der Frage, ob die aus der G-DRG-Kalkulation abgeleiteten Mittel zur Finanzierung von Pflegepersonalkosten dafür auch verwendet oder ob diese Mittel in Teilen zur Stärkung anderer Krankenhausbereiche eingesetzt werden (z. B. zur Finanzierung anderer Berufsgruppen, notwendiger Sanierungsmaßnahmen oder zur Überschusserwirtschaftung). Thomas et al. (2014) kommen aufgrund eigener Berechnungen in einem Gutachten zu dem Schluss, dass nennenswerte Umverteilungseffekte der Zuweisungen nicht nachweisbar sind, „sondern über alle Einrichtungen hinweg in etwa das Geld, was für die Pflege in den G-DRGs kalkuliert ist, auch für die Pflege ausgegeben wird." (Thomas et al. 2014, S. 13) Sie stützen ihre Erkenntnisse auf einen Vergleich der geschätzten Sollkostenanteile gemäß G-DRG-Report-Browser mit den Istkostenanteilen, d. h. den tatsächlichen bereinigten Ausgaben der Allgemeinkrankenhäuser im Pflegebereich laut Statistischem Bundesamt.

Zu einer anderen Einschätzung kommt die Deutsche Krankenhausgesellschaft (DKG). In einem Antwortschreiben der Bundesregierung auf die Kleine Anfrage einiger Abgeordneter und der Fraktion BÜNDNIS 90/DIE GRÜNEN vom 24.05.2018 wird auf eigene Berechnungen der DKG verwiesen, die auf der Grundlage bestimmter Annahmen sowie des Kostennachweises der Krankenhäuser 2016 und des G-DRG-Report-Browsers 2018 (Datenjahr 2016) schlussfolgert, dass das hochgerechnete G-DRG-Erlösvolumen für den Pflegedienst die Pflegepersonalkosten um rd. 160 Mio. € überschreitet (Bundesregierung 2018).

Auch das Problem der Überkapazitäten, insbesondere in Bezug auf die häufig wirtschaftlich und medizinisch nicht optimale Betriebsgröße deutscher Krankenhäuser, wird indirekt für vermutete Qualitätsdefizite verantwortlich gemacht. Angesichts der Arbeitsmarktlage und der unzureichenden Erlöse für die Finanzierung des Krankenhauspersonals aufgrund einer suboptimalen Betriebsgröße einzelner Krankenhäuser, verstärkt sich hier das Qualitätsproblem. Im Gutachten des Wissenschaftlichen Beirats beim Bundesministerium für Finanzen wurden die Gründe und Reformoptionen für die Über- und Fehlversorgungen noch einmal ausführlich dargelegt (BMF 2018). Der Beirat fordert u. a. eine Zentralisierung der Krankenhausversorgung auf weniger Krankenhäuser. Eine aktuelle Krankenhausstrukturstudie der Bertelsmann-Stiftung bspw. kommt zu dem Ergebnis, dass der künftige stationäre Behandlungsbedarf mit deutlich weniger Akutkrankenhäusern gedeckt werden kann. Für die untersuchte Versorgungsregion in Nordrhein-Westfalen empfehlen die Autoren die Schließung von rd. zwei Drittel der Krankenhäuser und die Ausstattung der verbleibenden Einrichtungen mit mehr Betten und Behandlungskapazitäten. Sie gehen auch bundesweit von einem erheblichen Potenzial zur Reduzierung des stationären Behandlungsbedarfs aus (Loos et al. 2019). Aus personalwirtschaftlicher Sicht hätte diese radikale Umstrukturierung zur Folge, dass sich die Personalausstattung in den verbleibenden Krankenhäusern aufgrund von Umverteilungen quantitativ verbessert.

Damit stellt sich weiterhin die Grundsatzfrage, welches Verhältnis zwischen Personal und Patienten unter Berücksichtigung einer bedarfsgerechten Versorgungsqualität angemessen und für die Preisfindung als Kalkulationsgrundlage geeignet ist.

8.1.4 Personalsteuerung und Versorgungsprozesse

8.1.4.1 Personalbedarf und Versorgungsqualität

Generell ist von einem positiven Zusammenhang zwischen Personalausstattung im Pflegedienst und Qualität der Leistung innerhalb der Versorgungsprozesse auszugehen. Das betrifft sowohl die Anzahl der Pflegekräfte als auch deren Qualifikation. Dafür sprechen die meisten internationalen und nationalen Studienergebnisse. In Bezug auf den Pflegedienst liefern hierfür z. B. der „Faktencheck Pflegepersonal im Krankenhaus" des IGES-Instituts (Albrecht et al. 2017), die RWI-Untersuchung von Augurzky et al. (2016) zur „Zukunft der Pflege im Krankenhaus" sowie die Studie von Schreyögg und Milstein im Auftrag des BMG „zur Ermittlung des Zusammenhangs zwischen Pflegeverhältniszahlen und pflegesensitiven Ergebnisparametern in Deutschland" (Schreyögg und Milstein 2016a) Anhaltspunkte (s. auch Schneider und Geraedts 2016). Trotz großer Kritik (z. B. Simon 2017) bildet letztere die Grundlage für die Pflegepersonaluntergrenzen in pflegesensitiven Bereichen.

Kaum erforscht ist bisher *das Ausmaß* des Zusammenhangs von Personalausstattung und Versorgungsqualität (Albrecht et al. 2017; Wieteck 2015). Eine Untersuchung zu den Auswirkungen einer sinkenden Pflegequalität auf die Prozess- und Ergebnisqualität in der Versorgung wurde durch die internationale Pflegestudie RN4Cast vorgelegt (Zander et al. 2017). Basierend auf der Befragung von examinierten Pflegekräften im Jahr 2009/2010 und 2015 gibt sie Aufschluss darüber, welche Tätigkeiten Pflegekräfte aufgrund von Zeit- und Personalmangel vernachlässigen oder unterlassen und welche Wechselwirkungen sich in Bezug auf die Arbeitsumgebung ergeben. Die häufigsten Tätigkeiten, die aufgrund von Zeitmangel rationiert wurden, betreffen die Zuwendung/Patientengespräche (rd. 80 %), gefolgt von der Entwicklung/Aktualisierung von Pflegeplänen/-behandlungspfaden (ca. 55 %) und der Beratung/Anleitung von Patienten und/oder ihren Angehörigen (ca. 55 %) (s. auch eine Untersuchung von Bräutigam et al. 2014, in der deutsche Pflegekräfte und Ärzte zu der Einschätzung gelangen, dass insbesondere die interaktionsintensiven Tätigkeiten vernachlässigt werden). Weniger vernachlässigt wurden therapeutische Tätigkeiten wie die Behandlung und Prozeduren (ca. 15 %), das Schmerzmanagement (ca. 20 %) sowie die Vorbereitung von Patienten auf die Entlassung (ca. 27 %). Dem Ansatz liegt das Konzept der „impliziten" Rationierung von notwendigen Pflegeleistungen zugrunde. Das bedeutet, dass die einzelne Pflegekraft selbst entscheidet, was rationiert wird und was nicht. Die Einschätzung erfolgt damit intuitiv. Voraussetzung für eine belastbare Ableitung des Personalbedarfs ist jedoch, dass festgelegt ist, welche pflegerischen Leistungen für die Patientengruppen überhaupt notwendig sind.

Im Ergebnis bedeutet dies, dass ein Zusammenhang zwischen Personaleinsatz und Qualität der Leistung innerhalb des Versorgungsprozesses zwar gegeben ist, jedoch aufgrund der zahlreichen Einflussfaktoren (Leistungsvermögen und Motivation der Mitarbeiter, Persönlichkeits- und Krankheitsartenmuster der Patienten, Arbeitsorganisation, Führung u. a.) in der Regel eine variable und keine konstante Relation vorliegt. Die Folge ist, dass sich Personalbedarfsberechnungen und damit verbundene Finanzierungsfragen im Krankenhaus nicht einfach lösen lassen. Für den Pflegedienst kommt erschwerend hinzu, dass der pflegerische Output nach Art und Umfang nicht definiert ist. Werden in der Medizin Leistungen über Leitlinien abgebildet, existiert für die Berufsgruppe der Pflege (mit Ausnahme der evidenzbasierten Expertenstandards nach dem SGB XI) kein Konsens darüber, was die Pflege am Patienten leisten soll: Es ist „darauf hinzuweisen, dass nach wie vor eine zweckgerichtete Diskussion über ein konsentiertes gesellschaftliches Qualitätsniveau fehlt, auf dessen Grundlage die pflegerische Leistungserbringung ausgestaltet und finanziert werden kann." (Fachgesellschaft Profession Pflege 2018, S. 7). Die Konsequenz ist, dass ein Personalbedarf ohne direkten Leistungsbezug ermittelt wird, der dann seitens der Berufsgruppe der Pflege häufig in Frage gestellt wird. Es lässt sich zwar eine Untergrenze bzw. Mindestbesetzung ermitteln (z. B. PpUG), nach oben hin bestehen jedoch große Spielräume beim ggf. wünschenswerten Personalbedarf in Bezug auf die unmittelbare Patientenbetreuung. Beachtenswert ist darüber hinaus, dass der Qualifikationsmix in der Pflege als Folge pflegeentlastender Maßnahmen und eines qualifikationsgerechten Einsatzes von Mitarbeiterinnen und Mitarbeitern in den Krankenhäusern sehr unterschiedlich gestaltet ist. Eine allgemeingültige Abgrenzung von Aufgaben zwischen den Berufsgruppen gelingt damit nicht.

8.1.4.2 Aktuelle Ansätze zur Personalbedarfsermittlung

Diese Problematik spiegelt sich auch in den jahrzehntelangen Initiativen der Krankenhauspolitik und -praxis zur Pflegepersonalbedarfsermittlung wider. Seit über 50 Jahren wird versucht, den Personalbedarf in der Pflege adäquat zu bestimmen und ggf. regulativ vorzugeben (Plücker 2015). Bisher konnte sich jedoch weder national noch international ein Instrument zur Abbildung von Pflegeaufwand bzw. Pflegebedarf flächendeckend durchsetzen. Eine differenzierte Analyse findet sich dazu bei den Pflegewissenschaftlern Wieteck und Kraus (2016). Auf der Grundlage einer systematischen Literaturanalyse wurden vorhandene Defizite und Einschränkungen der bestehenden Instrumente und Methoden zur Erfassung von Pflegeleistungen bzw. zur Personalbemessung aufgezeigt. Es konnten insgesamt 135 Instrumente identifiziert werden, davon 64 mit Relevanz für den Krankenhausbereich in der internationalen und nationalen Literatur. Auch Schreyögg und Milstein (2016b) können sich in ihrer „Expertise zur Quantifizierung der Pflegezahlen in Deutschland sowie zum Überblick über die normative Bestimmung des Pflegebedarfes in ausgewählten OECD-Ländern" nicht für oder gegen die Verwendung eines der untersuchten Instrumente aussprechen. Sie verweisen vielmehr darauf, vor einem möglichen Instrumenteneinsatz weitere Entscheidungskriterien heranzuziehen:

Zum einen müsse es um die Beantwortung der Frage gehen, wie detailliert erfasst und geplant werden soll. Dazu unterscheiden sie individuelle und summarische Planungsinstrumente. Individuelle normative Instrumente setzen beim einzelnen Fall/Patienten an. Die Zeitwerte des Pflegeaufwands werden entweder erlösorientiert aus dem G-DRG-System oder leistungsbezogen aus einem eigenen Klassifikationssystem wie bspw. der PPR oder der LEP (Leistungserfassung in der Pflege) abgeleitet. Bezugspunkt der summarischen Planungsinstrumente ist die Fachabteilung, für die eine durchschnittliche Arbeitsbelastung geplant wird. Ein gängiges deutsches Verfahren ist hier die Arbeitsplatzmethode oder die Nutzung von Kennzahlen, die das Mindestverhältnis von Pflegepersonal zu Patienten je Fachabteilung definieren (z. B. die G-BA-Vorgaben bei der Versorgung von Früh- und Reifgeborenen oder die Pflegepersonaluntergrenzen (PpUGs)).

Zum anderen sei die Entscheidung nach dem konkreten Regulierungs- bzw. Verbindlichkeitsgrad zu treffen. Hier verweisen sie auf die Möglichkeiten, auf eine Regulierung zu verzichten (Steuerung durch die Krankenhäuser), sie an die Vergütung zu binden oder verpflichtende Richtlinien einzuführen. Sie stellen fest, dass die eigenverantwortliche Personalsteuerung durch die Krankenhäuser „die international am weitesten verbreitete Einbindung in das System" ist (Schreyögg und Milstein 2016b, S. 29).

Gegenwärtig fordern zahlreiche Organisationen und Verbände von der Politik bedarfsgerechte Vorgaben zur Personalbesetzung im Pflegedienst der Krankenhäuser (APS et al. 2018). In diesen wird die PPR in modifizierter Form als geeignetes internes und externes Leistungserfassungsinstrument angesehen. Auch einige andere Experten sprechen sich für die Nutzung und/oder verbindliche Wiedereinführung der PPR in überarbeiteter Form aus (z. B. Simon 2018; Thomas et al. 2014). Die PPR galt von 1993 bis 1996 als verbindliche Vorgabe für die Finanzierung und wird seitdem auf freiwilliger Basis für interne Zwecke des Personalmanagements in einigen Krankenhäusern sowie zur Kalkulation der G-DRGs eingesetzt. Nach der Befragung von Braun et al. (2014) wenden z. B. fast 40 % der hessischen Krankenhäuser dieses Verfahren an. Kritiker des Ansatzes verweisen auf zu große methodische und inhaltliche Schwächen des Instruments, das auch nach einer Modifikation aus fachlicher Sicht nicht den Empfehlungen der internationalen Literatur entspricht (Fachgesellschaft Profession Pflege 2018; Wieteck und Kraus 2016). Ein aktueller Lösungsvorschlag zur Weiterentwicklung der Pflegepersonalbedarfsermittlung hat 2019 eine Expertengruppe im Auftrag des Deutschen Pflegerats (DPR) vorgelegt (DPR 2019). Das erst in groben Zügen skizzierte Instrument zur Personalbemessung (PPBI-Modell) soll die Stärken der PPR nutzen und sich außerdem an international verbreiteten leicht anzuwendenden Rating- und Scoringsystemen orientieren. Die DKG hat sich daraufhin dafür ausgesprochen, die Weiterentwicklung zu unterstützen. Sie verfolgt dabei den Ganzhaus-Ansatz (DKG 2019). Danach soll der notwendige Pflegebedarf für das gesamte Krankenhaus definiert werden, sodass innerbetrieblich größtmögliche Entscheidungsspielräume beim Personaleinsatz in den Organisationseinheiten bestehen bleiben. Mittlerweile wurde im Rahmen der Konzertierten Aktion Pflege (KAP) vereinbart, dass der DPR, die DKG und ver.di bis zum 31. Dezember 2019 einen Interims-Vorschlag für ein Personalbemessungsinstrument vorlegen sollen. Nach Prüfung durch die Selbstverwaltungspartner unter Beteiligung der maßgeblichen Akteure soll im zweiten Schritt ein wissenschaftlich fundiertes Personalbemessungsinstrument entwickelt und nach erfolgreicher Erprobung und unter Berücksichtigung der bestehenden Re-

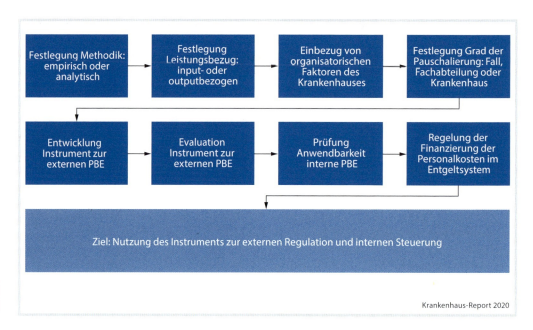

◻ **Abb. 8.2** Aspekte zur Personalbedarfsermittlung im Krankenhaus

gelungen zu Personalvorgaben zur Umsetzung vorgeschlagen werden (KAP 2019).

Insgesamt gliedert sich damit der gesamte Problemkreis in folgende Fragenkomplexe:
- Methodik/Datengrundlage: Soll der Personalbedarf empirisch oder analytisch bestimmt werden?
- Leistungsbezug: Sollen sich Personalbedarfsplanungen am Input (Pflegebedarf → Pflegeleistungen → Pflegestellen) und/oder am Output/Outcome (Versorgungsqualität → Pflegestellen) orientieren?
- Organisatorische Einflussfaktoren: Wie sollen die organisatorischen Rahmenbedingungen des einzelnen Krankenhauses berücksichtigt werden?
- Pauschalierungsgrad: Von welcher Ebene soll die Personalbedarfsermittlung ausgehen? Soll die durchschnittliche Arbeitsbelastung für einen Fall/eine Patientengruppe, für eine Fachabteilung oder für das gesamte Krankenhaus zugrunde gelegt werden?

Ausgehend von der Zielsetzung, ein Instrument zu entwickeln, das sowohl zur externen ordnungspolitischen Regulierung als auch zur internen Steuerung eingesetzt werden kann, sind die benannten Entscheidungskriterien zu diskutieren und zu bewerten (s. ◻ Abb. 8.2). Erst im nächsten Schritt sollte das Instrument zur Personalbedarfsermittlung entwickelt sowie dann evaluiert werden. Wenn das Instrument auch für die regelmäßige interne Personalbedarfsermittlung anwendbar ist, besteht der letzte Schritt darin, die Finanzierung der Personalkosten im Entgeltsystem zu regeln (Integration des Instruments in das Finanzierungssystem).

8.2 Politische Reaktionen auf eine erlösorientierte Personalsteuerung

8.2.1 Aktuelle gesetzliche Regelungen zur Verbesserung und Finanzierung des Personalbedarfs in der Pflege

Die Gesundheitspolitik reagierte auf die vom Gesetzgeber nicht beabsichtigten (ungeplanten) Anreizwirkungen des G-DRG-Systems 2019 mit der Einführung von Pflegepersonaluntergrenzen in pflegesensitiven Bereichen (PpUGV) und dem Pflegepersonal-Stärkungsgesetz (PpSG) (BGBL 2018) (= Management-Folgen-Politik).

Durch folgende Maßnahmen sollen Anreize zur Verbesserung der Personalausstattung und -finanzierung gesetzt werden:
- Pflegepersonaluntergrenzen in sogenannten pflegesensitiven Bereichen
- Einführung eines Pflegepersonalquotienten mit einer Untergrenze, der das Verhältnis des Gesamtpflegeaufwandes eines Krankenhauses zu den Vollkräften in der Pflege darstellt (Gesamthausansatz)
- Vollständige Finanzierung von Tarifsteigerungen in der Pflege
- Herauslösen der Pflegepersonalkosten aus den G-DRGs und Einführung eines Pflegebudgets nach dem Selbstkostendeckungsprinzip
- Getrennte Vergütung von Pflegepersonalkosten und sonstigen Betriebskosten

Pflegepersonaluntergrenzen (PpUG) in pflegesensitiven Bereichen und Gesamthausansatz

Pflegepersonaluntergrenzen in pflegesensitiven Bereichen sollen den Versorgungsprozess sichern. Die seit 2019 geltenden Untergrenzen für die Geriatrie, Intensivmedizin, Unfallchirurgie und Kardiologie legen das Mindestverhältnis der Patienten zu den Pflegekräften unterschieden nach Tag- und Nachschicht über eine Verhältniszahl (z. B. „2,5 zu 1" in der Tagschicht der Intensivmedizin) fest. Die Datengrundlage bildete eine Studie der Wirtschaftsprüfungsgesellschaft KPMG im Auftrag der DKG und des GKV-Spitzenverbandes. Das Gutachten legt die Pflegepersonalausstattung aus 139 Krankenhäusern im Verhältnis zu den versorgten Patienten in 177 pflegesensitiven Bereichen offen (Friedrich et al. 2018). Nach Vorgabe des Pflegepersonal-Stärkungsgesetzes sollen die bestehenden PpUG bereits 2020 risikoadjustiert werden und damit berücksichtigen, dass Krankenhäuser unterschiedlich pflegeaufwendige Patienten versorgen, die eine differenzierte Vorgabe von Untergrenzen erforderlich machen. Zusätzlich zu den oben genannten Fachgebieten sollen zukünftig weitere pflegesensitive Bereiche bestimmt werden, für die PpUG eingeführt werden sollen. Mit der Einführung des Pflegepersonalquotienten (Gesamthausansatz) im Jahr 2020 sollen die Pflegepersonaluntergrenzen flankiert werden. Mit dem Pflegepersonalquotienten soll der gesamte Pflegeaufwand eines Krankenhauses erfasst und in Relation zur Vollkräftezahl in der Pflege gesetzt werden. Das BMG wird zu dem Pflegepersonalquotienten eine Untergrenze festlegen. Eine Unterschreitung der Untergrenze soll sanktioniert werden.

Vollständige Finanzierung von Tarifsteigerungen in der Pflege

Anstelle der bisherigen hälftigen Refinanzierung der Tarifsteigerungen ist für den Pflegedienst im Krankenhaus ab 2018 eine vollständige Refinanzierung von Tariferhöhungen vorgesehen (§ 6 Abs. 3 Satz 5 KHEntG).

Herauslösen der Pflegepersonalkosten aus den G-DRGs und Zusatzentgelten

Ab dem Jahr 2020 soll die Krankenhausvergütung auf eine Kombination von preisbasiertem G-DRG-System und krankenhausindividueller Pflegepersonalkostenvergütung umgestellt werden. Das neue Entgeltsystem setzt voraus, dass die in den Bewertungsrelationen und Zusatzentgelten des G-DRG-Systems enthaltenen Pflegepersonalkosten in der Patientenversorgung ermittelt und ausgegliedert werden. Laut Schätzungen werden durch die Systemumstellung rd. 20 % der Gesamtkosten der Kostenkalkulation (rd. 15 Mrd. €) umverteilt (Baum 2018).

- **Getrennte Vergütung von Pflegepersonalkosten (Pflegebudget) und sonstigen Betriebskosten (Erlösbudget, Erlössumme und sonstige Erlöse)**

Die Selbstverwaltungspartner haben im Frühjahr 2019 eine Vereinbarung zur Abgrenzung der Pflegekosten getroffen. Die Vorgaben der Abgrenzungsvereinbarung sind von den Krankenhäusern rückwirkend ab dem 1. Januar 2019 umzusetzen. Die Abgrenzungen bilden die Grundlage für die Ermittlung des Pflegebudgets nach § 6a KHEntgG, das ab 2020 die Kosten für das Pflegepersonal auf bettenführenden Stationen finanziert. Mit Einführung des Pflegebudgets wird das Pflegestellenförderprogramm beendet. Der Pflegeanteil des Hygieneförderprogramms geht ebenfalls im Pflegebudget auf und wird nicht mehr gesondert vergütet. Zusätzlich werden Finanzmittel aus dem Pflegezuschlag in Höhe von 40 % (200 Mio. €) in die Landesbasisfallwerte überführt. Das Pflegebudget muss zweckgebunden verwendet werden. Eine Deckelung in Bezug auf die Menge (Mitarbeiterzahl) und auf die Vergütung innerhalb tariflicher Grenzen ist nicht vorgesehen. Als Anreiz für einen effizienten Personaleinsatz können in einem bestimmten Rahmen pflegeentlastende sowie pflegesubstituierende Maßnahmen erhöhend im Pflegebudget berücksichtigt werden. Es ist zum Zeitpunkt der Entstehung dieses Artikels noch nicht absehbar, welche Maßnahmen als pflegeentlastend dem Pflegebudget zuzuordnen sein werden bzw. ob für die Zuordnung zum Pflegebudget neben den Leistungsinhalten (Pflege am Bett) auch die Qualifikation des Personals entscheidend sein wird. Es kann deshalb noch nicht abgeschätzt werden, ob sich aus der Einführung des Pflegebudgets neue Delegations- und Substitutionsprozesse ergeben und ggf. sogar neue pflegeentlastende Berufsbilder entstehen werden. Bei sehr restriktiven Vorgaben für die Vereinbarung von Pflegebudgets wäre hingegen nicht auszuschließen, dass die Entwicklungen der vergangenen Jahre zur Einführung pflegeentlastender Maßnahmen in den Krankenhäusern umgekehrt werden.

In einer Vereinbarung zu den Grundsätzen der Weiterentwicklung des G-DRG-Systems haben sich die Selbstverwaltungspartner ebenfalls im Frühjahr 2019 darauf verständigt, dass für 2020 das G-DRG System in ein aG-DRG-System umgewandelt wird. Das „a" steht für ausgegliedert und verdeutlicht, dass aus den Bewertungsrelationen der Pflegekostenanteil ausgegliedert wurde. Zu jeder G-DRG wird im Fallpauschalenkatalog eine weitere Spalte aufgeführt, in der tagesbezogene Bewertungsrelationen für die Pflege ausgewiesen werden. Die Abzahlung des Pflegebudgets erfolgt über einen krankenhausindividuell zu vereinbarenden tagesbezogenen Pflegeentgeltwert, der mit der Verweildauer des individuellen Behandlungsfalls und der Bewertungsrelation für die Pflege zu multiplizieren ist.

8.2.2 Erwartete Wirkungen der Pflegepersonalkostenvergütung

Ausgehend von den gesetzlichen Neuregelungen erwarten Experten und Krankenhauspraktiker bei der Umsetzung der Maßnahmen – hier mit Fokus auf die neue Pflegepersonalkostenvergütung – neben den geplanten auch ungeplante Anreize und Steuerungswirkungen. Diese können aus betriebswirtschaftlicher Perspektive nach

- leistungsbezogenen
- kostenbezogenen und
- erlösbezogenen

Entwicklungen differenziert werden. Die Leistungsebene betrifft Auswirkungen auf die Kern- und Unterstützungsleistungen innerhalb der Versorgungsprozesse in den einzelnen Krankenhausbereichen. Der eigentliche Kernprozess beinhaltet die medizinischen und pflegerischen Leistungen für die Behandlung eines Patienten. Unterstützt werden die Kernleistungen durch die patientenfernen Supportprozesse der Diagnostik, Therapie, Versorgung und Verwaltung. Die Kostenebene betrifft den Einsatz der personellen Ressourcen innerhalb der Prozesse und die Erlösebene bildet die Vergütung der Prozessleistungen ab.

Da das neue Finanzierungssystem noch nicht implementiert ist, lassen sich zum gegenwärtigen Zeitpunkt nur erste Vermutungen dazu anstellen – u. a. auf der Grundlage der Begründung zum Pflegepersonal-Stärkungsgesetz (BMG 2018) sowie von Stellungnahmen und Einschätzungen der Selbstverwaltungspartner (DKG, GKV) sowie des Deutschen Pflegerats (DPR). Hierzu gehört auch die Einschätzung, dass aufgrund der Arbeitsmarktlage das zusätzliche Personal nicht rekrutiert werden kann.

Leistungsebene (Leistungen innerhalb der Prozesse):
- (+) Geht man von einem positiven Zusammenhang zwischen Menge und Qualität aus, kann eine Verbesserung der Pflegepersonalbesetzung im Krankenhaus – aufgrund größerer Spielräume zur Finanzierung von Pflegepersonal – die Beseitigung von Mangelsituationen in der pflegerischen Versorgung begünstigen und darüber zu Qualitätsverbesserungen führen (BMG 2018). Entsprechend der nationalen und internationalen Studienergebnisse zum Zusammenhang von Personalausstattung und Versorgungsqualität betrifft das unerwünschte Ereignisse wie bspw. im Krankenhaus erworbene Druckgeschwüre (Schneider und Geraedts 2016), Pneumonien und Hüftfrakturen (Albrecht et al. 2017), Wundinfektionen, Lungenentzündungen, Sepsis und Harnwegsinfektionen (Twigg et al. 2013 in Griffiths et al. 2014; Twigg et al. 2015) sowie das Unterlassen von pflegerischen Leistungen (Ausserhofer et al. 2014; Zander et al. 2014). Auch die Sterblichkeit bestimmter Patientengruppen (bspw. nach Aiken et al. 2014 chirurgische, orthopädische und gefäßchirurgische Patienten) könnte durch eine angemessene Zahl von Pflegefachpersonen bzw. die Erhöhung des Ausbildungsniveaus verringert werden. Außerdem gibt es eine Evidenz dafür, dass eine bessere Personalausstattung die Verweildauer im Krankenhaus reduzieren kann (Pronovost et al. 1999) und mit einer höheren Patientenzufriedenheit einhergeht (Aiken et al. 2016; 2012).
- (+) Die von den Pflegekräften wahrgenommenen Arbeitsbelastungen in ihrem Arbeitsalltag sind seit Einführung des G-DRG-Systems gestiegen (z. B. Braun et al. 2011). Sie werden auf die Leistungsverdichtung (kürzere Verweildauer und Anstieg von pflegeintensiven Patienten) sowie nicht zufriedenstellende Rahmenbedingungen (unverhältnismäßige Bezahlung, Organisationsmängel, unregelmäßige Arbeitszeiten, hoher administrativer Aufwand, mangelnde Wertschätzung und Leistungsunterstützung u. a.) zurückgeführt (s. auch Bräutigam et al. 2014; Zander et al. 2013). Negative Auswirkungen auf die Gesundheit der Pflegekräfte, wie der Anstieg von psychischen Belastungen bzw. die Zunahme von Burnout-Erkrankungen (z. B. Zander et al. 2014) sowie eine stärkere Neigung, den Arbeitsplatz oder den Beruf zu wechseln (z. B. Becker 2016), könnten durch mehr qualifiziertes Personal abgemildert werden, was wiederum die Versorgungsqualität positiv beeinflussen kann.
- (+) (−) Die Versorgungsqualität wird auch davon bestimmt werden, in welchem Ausmaß sich die Pflege zukünftig weiter auf ihre Kernaufgaben konzentrieren kann. Die Gefahr einer möglichen Rückabwicklung der Professionalisierung der Pflege wird dabei u. a. von der Festlegung, welche Pflegekosten beim Pflegebudget Berücksichtigung finden, beeinflusst. Wenn bspw. Pfle-

gehilfskräfte bei der Kostenausgliederung nicht berücksichtigt werden, verstärkt sich der Anreiz, Hilfspersonal freizusetzen und/oder examinierte Pflegefachkräfte auch für pflegefremde Tätigkeiten im Rahmen der Patientenversorgung einzusetzen (Wagner und Lemke 2019; DPR 2018).

- (−) Der Versorgungsprozess innerhalb einer Fachabteilung wird gemeinsam von Medizin und Pflege sowie weiteren Berufsgruppen getragen. Die neue Vergütung wendet sich vom berufsgruppenübergreifenden Ansatz des G-DRG-Systems ab. Wenn die medizinischen Leistungen preisbasiert und die pflegerischen Leistungen kostenbasiert vergütet werden, können Zuordnungsfragen die Umsetzung von Prozessinnovationen ggf. erschweren. Die Ungleichbehandlung der Berufsgruppen bei der Finanzierung birgt darüber hinaus die Gefahr von Akzeptanzproblemen mit der Folge, dass sich die Kommunikation und arbeitsteilige Zusammenarbeit zwischen den Beschäftigten verschlechtert (Augurzky 2018). Dadurch steigt die Wahrscheinlichkeit von Informationsverlusten und Fehlern bei der Patientenversorgung (Braun et al. 2011).
- (−) Aufgrund der fehlenden Verknüpfung von Pflegeleistung und Vergütung besteht der Anreiz für Krankenhäuser, Personalausstattung erlös- bzw. selbstkostenorientiert und nicht auf der Grundlage von leistungsorientierten Personalbedarfsermittlungen zu bestimmen. Unklar bleibt damit, „ob tatsächlich in solchen Krankenhäusern Pflege aufgebaut wird, in denen bisher zu wenige Pflegende vorgehalten werden." (Sachverständigenrat zur Begutachtung der Entwicklung im Gesundheitswesen 2018, S. 246).
- (−) Außerdem besteht die Gefahr, dass abhängig von der Finanzierung der höheren Kosten von Leasingpersonal ein Anreiz gesetzt wird, dass dieser Bereich gestärkt wird und mehr Pflegende aus der Anstellung im Krankenhaus in die Anstellung in Personalagenturen wechseln könnten.

Kostenebene (Ressourceneinsatz innerhalb der Prozesse):

- (−) Während ein Preisprinzip mit Leistungsbezug, wie die G-DRG-Fallpauschalen, den Anreiz setzt, nur die Ressourcen in den Prozess zu geben, die unter Qualitätsaspekten notwendig sind, verstärkt ein Kostenprinzip ohne direkten Leistungsbezug, wie die tagesbezogenen Pflegeentgelte, den Anreiz, so viel Personal wie möglich in den Prozess zu geben (GKV 2018). Die neue Vergütungsregelung auf Basis der (Selbst-)Kostenkalkulation mindert den Anreiz, die Kosten zu beeinflussen, z. B. über den Einsatz von kostengünstigerem Personal (statt Pflegehilfskräfte Einsatz von examinierten Pflegefachkräften für patientenferne Tätigkeiten) (Leber 2019). Abgemildert werden kann der Anreiz eines ineffizienten Personaleinsatzes dadurch, dass im Pflegebudget pflegeentlastende und pflegesubstituierende Maßnahmen anteilig berücksichtigt werden können.
- (+) Der Einsatz von mehr und höher qualifiziertem Pflegepersonal kann eine höhere Kosteneffizienz bewirken, wenn dadurch entsprechend weniger Versorgungsfehler und unerwünschte Ereignisse auftreten und damit weniger medizinische und pflegerische Leistungen am Patienten notwendig werden (s. auch ICN 2009 und die dort aufgeführten Studien).
- (+) Mit Einführung des Pflegebudgets wird neben der Leistungstransparenz auch die Personalkostentransparenz nach außen aufgrund der Nachweispflichten der einzelnen Krankenhäuser im Rahmen der Budgetverhandlungen steigen.
- (−) Es ist davon auszugehen, dass die Krankenhäuser aufgrund der Zweckbindung des Pflegebudgets nach Einsparmöglichkeiten in anderen Leistungsbereichen des Krankenhauses suchen werden, um die nicht gedeckten Investitionskosten finanzieren zu können oder um Überschüsse zu erwirtschaften.
- (−) Die Einführung des Pflegebudgets führt zu zwei voneinander unabhängigen Vergü-

tungssystemen und damit zu einem Anstieg des administrativen Aufwands sowohl bei den Krankenhäusern als auch bei den Krankenkassen (Dokumentation, Personalnachweis, Budgetverhandlungen, Kontrolle von unerwünschten Manipulationsmöglichkeiten) (Baum 2019; Leber 2019).

Erlösebene (Finanzmittel zur Vergütung der Pflegeleistungen):

- (−) (+) Die Pflegeleistung erhält für Krankenhäuser eine größere Erlösrelevanz. Die Entwicklung der Erlössituation hängt dabei von den Rahmenbedingungen des einzelnen Krankenhauses ab. Von mehr Erlösen könnten Krankenhäuser mit vergleichsweise hohen Pflegekosten, einer geringen Auslastung bei hoher Personalvorhaltung, wenig pflegeentlastendem Personal, langen Verweildauern und/oder vielen Fehlbelegungsprüfungen profitieren.
- (+) (−) Durch die Wiedereinführung des Selbstkostendeckungsprinzips verringert sich generell das Erlösrisiko für Krankenhäuser im Bereich der Pflege. Gleichzeitig können sich Liquiditätsrisiken in der Übergangsphase vom neuen zum alten System einstellen, wenn am 1. Januar 2020 der Pflegeanteil aus den G-DRG-Fallpauschalen bereits herausgerechnet ist, das einzelne Krankenhaus jedoch noch keinen krankenhausspezifischen Pflegeentgeltwert für den Vereinbarungszeitraum vereinbaren konnte und bis dahin einen vom Gesetzgeber vorgegeben Entgeltwert ansetzen muss. Das betrifft insbesondere Krankenhäuser, die Leistungen mit einem hohen pflegeintensiven Leistungsanteil erbringen (z. B. Geriatrie).
- (+) (−) Die Zweckbindung der Pflegepersonalkosten bewirkt, dass das einzelne Krankenhaus die Erlöse aus der stationären Behandlung nicht mehr so flexibel verteilen kann. Aus Managementsicht wird damit der betriebswirtschaftliche Entscheidungsspielraum eingeschränkt (Baum 2019).

▪▪ **Exkurs: Arbeitsmarktinduzierte Anreizwirkungen auf die Personalsteuerung**

Überlagert wird die Diskussion der Personalkostenfinanzierung von der Arbeitsmarktsituation für Ärzte und in den letzten Jahren insbesondere für Pflegekräfte. Hatten lt. Krankenhausbarometer im Jahr 2011 noch rd. 80 % der Krankenhäuser Probleme, Stellen im Arztdienst zu besetzen, ging der Anteil im Jahr 2016 auf rd. 60 % zurück. Im Pflegedienst nahm der Anteil der offenen Stellen hingegen von 37 % im Jahr 2011 auf 50 % im Jahr 2016 deutlich zu (Blum et al. 2016). Die Stellenbesetzungsprobleme führen aufgrund des Fachkräftemangels in vielen ambulanten und stationären Gesundheitseinrichtungen zu einem ==Pflegenotstand (Patientenbezug) und Notstand der Pflegenden aufgrund der Arbeitsverdichtung (Personalbezug)==. Laut der Bundesanstalt für Arbeit waren in den Krankenhäusern im Jahr 2018 15.700 Stellen in der Pflege unbesetzt, in der Altenpflege sind 23.900 offene Stellen gemeldet worden. Vier Jahre zuvor waren es in der Krankenpflege nur 9.800 und in der Altenpflege nur 14.200 offen Stellen (BfA 2019). Schätzungen zur künftigen Entwicklung der Pflegestellenlücke in Deutschland schwanken stark. Je nachdem, ob die Pflege im Gesundheitswesen insgesamt oder in Bezug auf einzelne Qualifizierungen (examinierte Krankenpflege, Altenpflege, Pflegehelfer u. a.) betrachtet wird, sowie in Abhängigkeit der zugrunde gelegten Methodik werden in Studien Personalengpässe in der Pflege von bis zu 490.000 Vollzeitäquivalenten bis zum Jahr 2030 prognostiziert (Albrecht et al. 2017).

Geeignete Ansätze, den Stellenbesetzungsproblemen zu begegnen, bestehen darin, Einsparungen bei der Arbeitsmenge zu erzielen oder das Fachkräfteangebot auszuweiten. Seitens der Krankenhäuser gehen viele Initiativen in diese Richtung. Zunehmende Bedeutung – auch vor dem Hintergrund des wirtschaftlichen Drucks der Krankenhäuser – gewinnt die Ausschöpfung von Möglichkeiten der Delegation und Substitution und die damit verbundene Etablierung neuer Gesundheitsberufe (z. B. Arztassistenten, akademisierte Pflegeberufe). Es wird dabei davon ausgegangen, dass sich u. a. die Effizienz des Personaleinsatzes erhöht und dass die Attraktivität der Gesundheitsberufe nachhaltig steigt (Sachverständigenrat 2007). Die Neujustierung der Aufgabenverteilung betrifft zum einen den Arztdienst und zum anderen den Pflegedienst unter Beachtung weiterer Berufsgruppen (Offermanns und Bergmann 2010, 2008). Sehr verbreitet ist die Delegation von ärztlichen Leistungen an Pflegekräfte in den Krankenhäusern. In einer Untersuchung von Bräutigam et al. geben rd. 80 % der befragten 1.749 Pflegekräfte an, Aufgaben vom Arztdienst übernommen zu haben. Hierbei handelt es sich um verschiedene diagnostische und therapeutische Aufgaben sowie Dokumentations- und Verwaltungsaufgaben (Bräutigam et al. 2014). Um die Mehrbelastung des Pflegedienstes zu kompensieren, werden außerdem Aufgaben der Pflegekräfte auf andere Berufsgruppen übertragen. Der Arbeitsreport von Bräutigam et al. (2014) kommt auf einen Wert von rd. 45 % der Tätigkeiten des Pflegedienstes. Hierbei handelt es sich sowohl um pflegenahe als auch pflegeferne Leistungen, die z. B. von Stationsassistenten, Pflegehilfskräften, Reinigungsdienst, vom Sozialdienst und weiteren Berufsgruppen übernommen werden. Eine Arbeitserleichterung wird nach einer Studie des Instituts Arbeit und Technik (IAT) in Teilen auch durch den zunehmenden Einsatz von digitalen Technologien erreicht (Bräutigam et al. 2017).

Um neues Personal zu gewinnen, werben Krankenhäuser verstärkt Personal aus dem Ausland an. Lag der Anteil lt. Krankenhaus-Barometer im Jahr 2015 noch bei 22 %, beschäftigen im Jahr 2017 bereits ein Viertel der Krankenhäuser Pflegekräfte aus dem Ausland (Blum et al. 2017). Zudem nutzt eine Vielzahl von Kliniken die Möglichkeit des Personalleasings. Je nach Krankenhausgröße liegt der Anteil zwischen 40 und 60 % (Blum et al. 2018). Um Mitarbeiter langfristig zu halten, setzen Krankenhäuser auf Angebote zu Gesundheitsförderung/Gesundheitsmanagement, Qualifizierungs- und Entwicklungsmöglichkeiten/Führungskräfteentwicklung, flexible Dienstzeiten, Wunscharbeitszeiten u. a. Instrumente zur Mitarbeiterbindung (Blum et al. 2018).

Auch die Bundesregierung sucht nach Lösungen, den Wettbewerb um Pflegekräfte zu entschärfen und das Angebot an qualifizierten Fachkräften zu erhöhen. Konkrete Maßnahmen zur Ausbildung und Qualifizierung, zum Personalmanagement, zum Arbeitsschutz und zur Gesundheitsförderung, zu innovativen Versorgungsansätzen und zur Digitalisierung, zur Gewinnung von Pflegekräften aus dem Ausland und zu den Entlohnungsbedingungen in der Pflege wurden dazu 2019 in der „Konzertierten Aktion Pflege (KAP)" definiert.

Ungeachtet dessen werden kurzfristig nicht ausreichend Pflegekräfte zur Verfügung stehen (Augurzky et al. 2016). Gegenwärtig zahlen sogar einige Kliniken Abwerbeprämien an wechselbereite Pflegekräfte.

Selbst wenn sich also in den Krankenhäusern der finanzielle Spielraum erhöht, kann bei der derzeitigen Arbeitsmarktlage nicht zwingend davon ausgegangen werden, dass die Krankenhäuser ihre Personalausstattung erhöhen und erweitern können.

8.3 Handlungsbedarf des Krankenhausmanagements

8.3.1 Systemabhängiger Handlungsbedarf

Der Handlungsbedarf des Krankenhausmanagements erklärt sich zum einen systemabhängig und zum anderen systemunabhängig, wobei es bezüglich der Konsequenzen durchaus Überschneidungen gibt. Der systemabhängige Handlungsbedarf bezieht sich auf den Zusammenhang von extern regulierter Krankenhausfinanzierung und interner Steuerungsnotwendigkeit (Erlösmanagement). Der systemunabhängige Handlungsbedarf ergibt sich aus der betriebswirtschaftlichen Notwendigkeit, Art, Umfang und Qualität der pflegerischen Leistungen sicherzustellen (Leistungsmanagement) und ihre Kostendeckung zu gewährleisten (Kostenmanagement). Mit Einführung der Pflegepersonalkostenvergütung, die das Prinzip der Kostenerstattung verfolgt, bestimmen zukünftig die Pflegepersonalkosten die Erlöse für die Pflege.

Damit werden ggf. Arbeitsinhalte (Leistungen) und Strukturen der Kern- und Supportprozesse innerhalb der Krankenhausabteilungen überdacht. Hiermit entsteht dann die Notwendigkeit für das Krankenhausmanagement, die Prozesse so zu gestalten, dass die finanzielle Situation des Krankenhauses weiterhin gesichert ist.

Ausgehend von der neuen Pflegepersonalkostenvergütung erstreckt sich die Gestaltungsaufgabe des Managements ggf. auf die Restrukturierung der Prozesse in der Pflege sowie auf den Personaleinsatz der Pflegekräfte. Das betrifft die Festlegung, wo und zu welchen Zeiten das zusätzliche Personal, das eingestellt werden konnte, zum Einsatz kommen soll. Außerdem ist zu entscheiden, in welchem Umfang und in welcher Qualität die pflegerischen Leistungen erbracht werden sollen. Zum Tragen kommen weiterhin organisatorische Entscheidungen wie die Festlegung der Arbeitszeitmodelle und die Dienstplangestaltung. Da die Vergütung sich an den tatsächlichen Pflegepersonalkosten des einzelnen Krankenhauses orientiert und nicht am analytisch ermittelten Pflegebedarf der Patienten, besteht keine Notwendigkeit, die Personalentscheidungen durch eine leistungsorientierte Personalbedarfsrechnung abzusichern.

Bezüglich der Supportprozesse betreffen die Auswirkungen der Personalkostenvergütung die Leistungen, die innerhalb der administrativen und kaufmännischen Prozesse erbracht werden. Mit der Parallelität von tagesbezogenem Pflegebudget und fallbezogenem G-DRG-Budget (Erlösbudget, Erlössumme, sonstige Erlöse) erweitern sich die Dokumentations-, Informations- und Kalkulationsaufgaben. Außerdem erhöht sich der Abstimmungsbedarf zwischen den Verantwortlichen für die Kern- und Supportprozesse innerhalb des Krankenhauses und krankenhausübergreifend mit den Krankenkassen.

Im Einzelnen ergeben sich folgende Schwerpunkte:
- Anpassung der Kostenrechnung und des Personalinformationssystems zur Ermittlung der pflegesatzfähigen Pflegepersonalkosten unter Berücksichtigung der Pflegepersonalabgrenzungsverordnung (§ 17b Abs. 4 Satz 2 KHG), der Krankenhausbuchführungsverordnung (KHBV) und des InEK-Kalkulationshandbuches; Anpassung der Abrechnungs- und KIS-Systeme
- Planung der Personalausstattung und der Personalkosten je Pflegeeinheit, Zusammenführung der Teilbudgets zum Gesamtpflegebudget des Krankenhauses
- Erstellung der Verhandlungsunterlagen für die Entgeltverhandlungen nach den gesetzlichen Vorschriften und Verhandlung des Pflegebudgets, Klärung von Streitfragen bei Umsetzungsschwierigkeiten
- Abgleich der Ist-Pflegepersonalkosten mit den refinanzierten Pflegepersonalkosten sowie Ermittlung des Liquiditätsrisikos bei retrospektiven Entgeltverhandlungen unter Berücksichtigung des bundeseinheitlich festgelegten Betrages während der Übergangsphase
- Analyse der Abweichungsursachen auf der Grundlage der festgelegten Überwachungsbereiche, -grenzen und -zeiten
- Entwicklung eines Budgetberichts, der die Entwicklung der Stellenbesetzung auf den Stationen und die Personalkosten transparent macht
- Etablierung eines Controllings im Bereich Personal und im Bereich der Pflege, das die zusätzlichen Aufgabenkomplexe steuert, d. h. die Überwachung der Einhaltung des Pflegebudgets, der Pflegepersonaluntergrenzen und der Untergrenzen zum Pflegepersonalquotienten

Im Rahmen der Umsetzung der Reorganisationsmaßnahmen muss festgelegt werden, durch welches administrative Personal bzw.

Pflegepersonal die Zusatzaufgaben mit welchen Kompetenzen erfüllt werden sollen. Außerdem ist festzulegen, ob dafür zusätzliches Personal zur Verfügung gestellt werden soll und wie es finanziert werden kann. Informationsveranstaltungen zu den Auswirkungen des Pflegepersonal-Stärkungsgesetzes und gezielte Schulungen und Fortbildungen zu den neuen Vergütungsregeln müssen die Mitarbeiter auf die neuen Aufgaben vorbereiten. Die Vielzahl an Daten und Informationen, die dabei zu verarbeiten sind, der umfassende Dokumentationsaufwand und die Erfüllung der Nachweispflichten macht den Einsatz von modernen Informations- und Kommunikationstechnologien notwendig. Handlungsbedarf besteht hier vor allem in der Vorhaltung von Business Intelligence Lösungen, damit alle leistungs-, kosten- und erlösrelevanten Daten zusammengeführt werden können. Lt. Krankenhaus-Controlling-Studie 2018/2019 besteht hier vor allen in kleinen Kliniken noch ein Aufholbedarf. Nur die Hälfte der befragten Krankenhäuser nutzt ein Data-Warehouse (Maier et al. 2019). Außerdem bedarf es einer digitalen Pflegedokumentation und eines IT-gestützten Personalinformationssystems.

8.3.2 Systemunabhängiger Handlungsbedarf

Unabhängig davon, wie die Finanzierung der Krankenhausleistungen gestaltet ist, müssen Krankenhäuser interne Rahmenbedingungen schaffen, die eine bedarfsgerechte, sichere und finanzierbare Patientenversorgung in den jeweiligen Krankenhausbereichen sicherstellen.

Aus der Prozessperspektive heraus bildet der Kernprozess der Patientenversorgung den Bezugspunkt der Gestaltungsüberlegungen. Die Umsetzung des Behandlungs- und Pflegeprozesses entsprechend der medizinischen und pflegerischen Ziele erfordert einen bedarfsgerechten Personaleinsatz. Bei der leistungsorientierten Personalbedarfsermittlung des Pflegedienstes sind die Patientenstruktur (medizinische Indikationen), der Pflegeaufwand, die Qualität der Pflegeleistungen sowie die Qualifikation des Pflegepersonals zu berücksichtigen. Als einfache und praktikable Berechnungsgrundlage können die durchschnittlichen Leistungen einer Fachabteilung zugrunde gelegt werden. Ein stärkerer Leistungsbezug (medizinische Indikation und Pflegeabhängigkeit) kann hergestellt werden, wenn als Bezugsgröße der über die Krankheitsart definierte Behandlungsfall gewählt wird. Hier ist zu prüfen, ob als interne Kalkulationsgrundlage die durchschnittlichen Leistungen innerhalb eines Behandlungspfades für die Ermittlung des Personalbedarfs herangezogen werden können. Die pflegerischen Leistungen könnten in Form der PPR-Kategorisierung verweildauerbezogen und in Abhängigkeit des Arbeitszeitaufwands pro Tag dargestellt werden. Weitere pflegerische Tätigkeiten, die auf der Pflegeeinheit anfallen (z. B. Nachtdienst), sind gesondert zu erfassen. Darüber hinaus sind organisatorische Rahmenbedingungen (z. B. Organisation der Patientenaufnahme u. a. Einflussbereiche, Qualifikation des Pflegepersonals) und sonstige Gegebenheiten (z. B. Einsatz von Digitalisierung), die den originären Pflegezeitaufwand für den Patienten beeinflussen, ggf. bei der Ermittlung des gesamten Arbeitszeitbedarfs im Pflegedienst zu berücksichtigen. Der Vorteil von Behandlungspfaden besteht darin, dass sie disziplinübergreifend und prozessorientiert das Leistungsgeschehen bei Patientengruppen mit ähnlichem Therapieschema strukturieren (u. a. Schmidt-Rettig 2017; Schlüchtermann et al. 2005). Für eine Indikation kann es verschiedene Behandlungs- und Pflegepfade geben, die einen unterschiedlichen Aufwand abbilden. Um die unterschiedlichen Begleiterkrankungen und Pflegeprobleme abzubilden, schlägt Fischer (2002) sogenannte „Ko-Pfade" (Copathways) unter Verweis auf Dykes und Wheeler (1997) vor. Ziel sollte es sein, die aufwands- und/oder umsatzstärksten Behandlungspfade abzubilden. Die Quote der Patienten, die beim Einsatz von Behandlungspfaden (zeitweise) abweichen, ist mit 20 bis

25 % relativ gering (Dykes 2002). Die Diskussion der Behandlungs- und Pflegepfade fördert gleichzeitig die Auseinandersetzung mit der Prozess- und Ergebnisqualität der Versorgungsprozesse. Überlegungen seitens der Krankenhausleitung hierzu erfordern es, die medizinisch und pflegerisch Verantwortlichen der mittleren Führungsebene (Chefärzte, Bereichsleitung Pflege) einzubeziehen, da bei ihnen die Produktverantwortung für die Patientenversorgung liegt.

Damit das daran anknüpfende Personalmanagement in enger Abstimmung zwischen Medizin und Pflege wahrgenommen werden kann, bedarf es der Führungs- und Managementqualifikation. Ohne ein akademisch qualifiziertes Pflegemanagement kann den Engpässen im Pflegebereich und dem Anstieg des Komplexitätsgrades der pflegerischen Aufgaben kaum begegnet werden. Unterstützt werden müssen das Personalmanagement sowie das Pflegemanagement durch ein Controlling, das innerhalb des Gesamtcontrollingsystems des Krankenhaus ausgebaut wird und die notwendigen entscheidungsrelevanten Informationen liefert. Studienergebnisse zum Stand des Controllings in deutschen Krankenhäusern zeigen, dass sowohl beim Controlling des Personalbereichs als auch beim Controlling in der Pflege ein erheblicher Nachholbedarf besteht (Maier et al. 2018, 2019).

8.4 Fazit

Die neuen gesetzlichen Finanzierungsregeln für die Pflege kommen ohne Leistungsbezug aus. Diese Systemschwäche kann dazu führen, dass der Ansatz einer erlösorientierten Personalsteuerung der Krankenhäuser für den Bereich der Pflege durch eine kostenorientierte Personalsteuerung abgelöst wird. Da es sich dabei um eine quantitative Verbesserung der Personalausstattung handelt, ist davon auszugehen, dass Initiativen, Projekte und Forschungsvorhaben zur Frage des qualitativ angemessenen, analytisch ermittelten leistungsbezogenen Personalbedarfs für die Pflege auch zukünftig nicht die Basis der Krankenhausfinanzierung bilden. Daher wird auch ein solches Instrument zur internen Steuerung und Prozessgestaltung nicht zur Verfügung stehen. Abzuwarten bleibt, welche Ansätze und Instrumente hierzu aus dem KAP-Vorgaben ggf. verbunden mit dem PPBI-Modell zum externen und internen Ansatz der Pflegepersonalbedarfsermittlung entwickelt werden.

Die neue Finanzierung vergütet die Personalkosten der Pflege nach anderen Regelungen als die Personalkosten der Ärzte und des übrigen Krankenhauspersonals (Kostenerstattungsprinzip vs. Preisprinzip (G-DRGs)). Dieser Systembruch kann dazu führen, dass die Beziehung zwischen den am Versorgungsprozess beteiligten Berufsgruppen, die bereits aufgrund von Generationen- und Rollenkonflikten, dem wirtschaftlichen Druck der Krankenhäuser und anderer Aspekte häufig konfliktbeladen ist, weiter belastet wird. Statt das kollegiale Zusammenwirken mit Blick auf effizientere und effektivere Versorgungsprozesse zu stärken, könnte die getrennte Vergütung eine Annäherung der unterschiedlichen Berufsgruppen erschweren. Ein weiterer Konflikt kann sich durch die Regelungen zur Pflegepersonaluntergrenze in pflegesensitiven Bereichen ergeben, die für den ärztlichen Dienst nicht vorgesehen sind. Schließlich können die Pflegepersonaluntergrenzen, die bisher nur in einzelnen Fachabteilungen bestehen, zusätzlich auch innerhalb der Pflege Konflikte hervorrufen, wenn bspw. Personal aus anderen Fachabteilungen zur Erfüllung der Quoten verlagert wird oder Betten zur Einsparung von Pflegepersonal aufgrund von Fachkräftemangel nicht belegt werden. Mit den gesetzlichen Vorgaben zur Ausweitung der Untergrenzen auf weitere Krankenhausbereiche sowie zum Pflegequotienten soll hier ab 2020 gegengesteuert werden. Gelingt es, ein Instrument zur bedarfsgerechten Pflegepersonalausstattung (s. o.) zu entwickeln und umzusetzen, ist zu prüfen, ob das Stufenprogramm der PpUGs überhaupt noch notwendig ist.

Eine weitere Frage betrifft die betriebswirtschaftlichen Entscheidungsspielräume der

Krankenhäuser. Eines der Ziele der Abkehr vom Selbstkostendeckungsprinzip zum Preisprinzip (G-DRG-System) war, die Gestaltungsspielräume der Krankenhausbetriebsführung zu erweitern. Mit der partiellen Rückkehr zum Selbstkostendeckungsprinzip werden diese wieder eingeschränkt. Die Entwicklung und Implementierung eines Instruments, das gleichzeitig die Anforderungen an die Finanzierung von Krankenhäusern im G-DRG-Vergütungssystem wie auch an die krankenhausinterne Personalsteuerung erfüllt, muss daher die Balance zwischen Gestaltungsfreiheit zur wirtschaftlichen Sicherung des Krankenhauses/Existenzsicherung und staatlicher Regulierung/Steuerung über die Krankenhausfinanzierung und Krankenhausplanung im Blick haben.

Krankenhäuser mit dem Ziel, aus der Betriebskostenfinanzierung Überschüsse zu erwirtschaften, um z. B. Investitionsmaßnahmen umzusetzen bzw. den Anforderungen ihrer Träger oder Aktionäre gerecht zu werden, können diese nach Einführung der Selbstkostendeckung für die Pflege ausschließlich bei den Erlösen für andere Berufsgruppen und den Sachkosten erzielen. Damit dürfte der Druck auf die Personalkosten für andere Berufsgruppen weiter zunehmen, genauso wie die Bemühungen der Krankenhäuser, bei den Sachkosten weitere Einsparungen vorzunehmen.

Inwieweit die neuen gesetzlichen Regelungen und die damit verbundenen Möglichkeiten zur Verbesserung der Personalsituation sowie der Qualitätsverbesserung der Versorgungsprozesse eine wirkliche Veränderung erwirken, hängt in starkem Maße von den Gegebenheiten des Arbeitsmarktes ab.

Somit stellt sich die Frage der Verbesserung der Versorgungsprozesse als magisches Dreieck dar: Die drei Parameter der Krankenhausfinanzierung, der Verfügbarkeit von Fachkräften und der krankenhausinternen Steuerung. Ziel von Gesundheitspolitik und Krankenhausmanagement muss es daher sein, diese drei Parameter zukünftig auszubalancieren.

Literatur

Aiken LH, Sermeus W, Heede KV et al (2012) Patient safety, satisfaction, and quality of hospital care: cross sectional surveys of nurses and patients in 12 countries in Europe and the United States. https://www.bmj.com/content/bmj/344/bmj.e1717.full.pdf. Zugegriffen: 15. Aug. 2019

Aiken LH, Sloane DM, Bruyneel L et al (2014) Nurse staffing and education and hospital mortality in nine European countries: a retrospective observational study. Lancet 383(9931):1824–1830

Aiken LH, Sloane DM, Griffiths P et al (2017) Nursing skill mix in European hospitals: cross-sectional study of the association with mortality, patient ratings, and quality of care. BMJ Qual Saf 26:559–568. https://doi.org/10.1136/bmjqs-2016-005567

Albrecht M, Loos S, Möllenkamp M, Sander M, Schiffhorst G, Braeseke G, Stengel V (2017) Faktencheck Pflegepersonal im Krankenhaus. Internationale Empirie und Status quo in Deutschland. https://faktencheck-gesundheit.de/fileadmin/files/BSt/Publikationen/GrauePublikationen/VV_FC_Pflegepersonal_final.pdf. Zugegriffen: 6. Juli 2019

Augurzky B (2018) GroKo schmeißt Pflege aus dem Team. In: Bibliomed Manager, News des Tages. https://www.bibliomedmanager.de/zeitschriften/artikeldetailseite-ohne-heftzuweisung/34467-groko-schmeisst-pflege-aus-dem-team/. Zugegriffen: 6. Juli 2019

Augurzky B, Bünnings C, Dördelmann S, Greiner W, Hein L, Scholz S, Wübker A (2016) Die Zukunft der Pflege im Krankenhaus. RWI-Materialien Heft 104. http://www.rwi-essen.de/media/content/pages/publikationen/rwi-materialien/rwi-materialien_104.pdf. Zugegriffen: 6. Juli 2019

Augurzky B, Krolop S, Mensen A, Schmidt M, Wuckel C (2019) Krankenhaus Rating Report. Ende des Wachstums? Medhochzwei, Heidelberg

Ausserhofer D, Zander B, Busse R, Schubert M et al (2014) Prevalence, patterns and predictors of nursing care left undone in European hospitals: results from the multicountry cross-sectional RN4CAST study. BMJ Qual Saf 23(2):126–135. https://doi.org/10.1136/bmjqs-2013-002318

Baum (2018) Heftige Debatte über Pflege-Finanzierung. 17. Nationales DRG-Forum. https://www.bibliomedmanager.de/news-des-tages/detailansicht/34717-heftige-debatte-ueber-pflege-finanzierung/. Zugegriffen: 6. Juli 2019

Baum G (2019) DKG zum Pflexit: Es geht um Details. f&w 3:206–207

BDO, DKI (2015) Investitionsfähigkeit der deutschen Krankenhäuser. https://www.bdo.de/de-de/themen/weitere-veroffentlichungen/studien/

krankenhausstudie-2015-investitionsfahigkeit-der. Zugegriffen: 6. Juli 2019

Becker K (2016) Loyale Beschäftigte – ein Auslaufmodell? Pflege Ges 21(2):145–161

BfA (2019) Arbeitsmarktsituation im Pflegebereich. Berichte: Blickpunkt Arbeitsmarkt. Mai 2019. https://statistik.arbeitsagentur.de/Statischer-Content/Arbeitsmarktberichte/Berufe/generische-Publikationen/Altenpflege.pdf. Zugegriffen: 12. Juli 2019

BGBL (2018) Gesetz zur Stärkung des Pflegepersonals (Pflegepersonal-Stärkungsgesetz – PpSG) vom 11. Dezember 2018. Bundesgesetzblatt Jahrgang 2018 Teil I Nr. 45, ausgegeben zu Bonn am 14. Dezember 2018

Blum K, Löffert S, Offermanns M, Steffen P (2010) Krankenhaus Barometer. Umfrage 2010 des Deutschen Krankenhausinstituts (DKI). https://www.dki.de/barometer/krankenhaus-barometer. Zugegriffen: 6. Juli 2019

Blum K, Löffert S, Offermanns M, Steffen P (2016) Krankenhaus Barometer. Umfrage 2016 des Deutschen Krankenhausinstituts (DKI). https://www.dkgev.de/fileadmin/default/2016_12_19_kh_barometer_final.pdf. Zugegriffen: 6. Juli 2019

Blum K, Löffert S, Offermanns M, Steffen P (2017) Krankenhaus Barometer. Umfrage 2017 des Deutschen Krankenhausinstituts (DKI). https://www.dki.de/barometer/krankenhaus-barometer. Zugegriffen: 6. Juli 2019

Blum K, Löffert S, Offermanns M, Steffen P (2018) Krankenhaus Barometer. Umfrage 2018 des Deutschen Krankenhausinstituts (DKI). https://www.dki.de/barometer/krankenhaus-barometer. Zugegriffen: 6. Juli 2019

BMF (2018) Über- und Fehlversorgung in deutschen Krankenhäusern: Gründe und Reformoptionen. Gutachten des Wissenschaftlichen Beirats beim Bundesministerium der Finanzen 01/2018. https://www.bundesfinanzministerium.de/Content/DE/Standardartikel/Ministerium/Geschaeftsbereich/Wissenschaftlicher_Beirat/Gutachten_und_Stellungnahmen/Ausgewaehlte_Texte/2018-06-19-Fehlversorgung-in-deutschen-Krankenhaeusern.html. Zugegriffen: 3. Sept. 2019

Braun B, Darmann-Finck I, Stegmüller K, Greiner A-D (2014) Gutachten zur Situation der Pflege in hessischen Akutkrankenhäusern. http://www.forum-gesundheitspolitik.de/dossier/PDF/Hessen-Gutachten-final-1.pdf. Zugegriffen: 6. Juli 2019

Braun B, Klinke S, Müller R, Rosenbrock R (2011) Einfluss der DRGs auf Arbeitsbedingungen und Versorgungsqualität von Pflegekräften im Krankenhaus – Ergebnisse einer bundesweiten schriftlichen Befragung repräsentativer Stichproben von Pflegekräften an Akut-Krankenhäusern in den Jahren 2003, 2006 und 2008. artec-paper Nr. 173. https://elib.suub.uni-bremen.de/edocs/00106820-1.pdf. Zugegriffen: 15. August 2019

Bräutigam C, Evans M, Hilbert J, Öz F (2014) Arbeitsreport Krankenhaus Arbeitspapier Nr. 306. Hans Böckler Stiftung, Düsseldorf. https://www.boeckler.de/pdf/p_arbp_306.pdf. Zugegriffen: 15. Aug. 2019

Bräutigam C, Enste P, Evans M, Hilbert J, Merkel S, Öz F (2017) Digitalisierung im Krankenhaus. Mehr Technik – bessere Arbeit? Study Nr. 364. Hans-Böckler-Stiftung, Düsseldorf (https://www.boeckler.de/pdf/p_study_hbs_364.pdf. Zugegriffen: 6. Juli 2019)

Breyer F (1991) Die Kalkulation von Preisen im Krankenhauswesen. Ziele, Methoden und Auswirkungen. Forschungsstätte der evangelischen Studiengemeinschaft, Heidelberg

Bundesministerium für Gesundheit (BMG) (2018) Entwurf eines Gesetzes zur Stärkung des Pflegepersonals (Pflegepersonal-Stärkungsgesetz – PpSG). Deutscher Bundestag, Drucksache 19/4453 vom 24.09.2018. http://dipbt.bundestag.de/doc/btd/19/044/1904453.pdf. Zugegriffen: 4. Juli 2019

Bundesregierung (2018) Antwort der Bundesregierung auf die Kleine Anfrage der Abgeordneten Kordula-Schulz-Asche, Dr. Kirsten Kappert-Gonther, Marie Klein-Schmeink, weiterer Abgeordneter und der Faktion BÜNDNIS 90/DIE GRÜNEN – Drucksache 19/2017, übermittelt am 24.05.2018. http://dip21.bundestag.de/dip21/btd/19/023/1902321.pdf. Zugegriffen: 6. Juli 2019

DKG (2019) DKG legt Eckpunkte für Strukturveränderungen und Personalbemessung fest Ende einer destruktiven Krankenhauspolitik. https://www.dkgev.de/dkg/presse/details/ende-einer-destruktiven-krankenhauspolitik/. Zugegriffen: 6. Juli 2019

DPR (2018) Stellungnahme des Deutschen Pflegerates e. V. (DPR) zum Gesetzentwurf der Bundesregierung – Entwurf eines Gesetzes zur Stärkung des Pflegepersonals (Pflegepersonal-Stärkungsgesetz – PpSG) Stand: 24.09.2018. https://www.bundestag.de/resource/blob/572032/7dba8fa44a5f9c44d8548d107c2ef31c/19_14_0036-13-_DPR_PpSG-data.pdf. Zugegriffen: 6. Juli 2019

DPR (2019) Pflegepersonalstärkung durch ein Instrument zur Pflegepersonalbemessung. https://deutscher-pflegerat.de/Fachinformationen/PPBI_DPR_Positionspapier_1903.pdf?m=1552638791&. Zugegriffen: 6. Juli 2019

Dykes PC (2002) Entwurf und Einführung von interdisziplinären Versorgungspfaden – ein Überblick. In: Dykes PC, Wheeler K (Hrsg) Critical Pathways – Interdisziplinäre Versorgungspfade. DRG-Managementinstrumente. Huber, Bern, S 33–66

Dykes PC, Wheeler K (1997) Planning, implementing and evaluating critical pathways: A guide for health care survival into the 21st century. Springer, New York

Fachgesellschaft Profession Pflege e. V. (2018) Konzept zur Pflegepersonalbedarfsmessung im Krankenhaus. http://www.pro-pflege.eu/files/inhalte/neuigkeiten/Pflegepersonalbemessungskonzept.pdf. Zugegriffen: 6. Juli 2019

Fischer W (2002) Diagnosis Related Groups (DRGs) und Pflege. Grundlagen, Codierungssysteme, Integrationsmöglichkeiten. Huber, Bern

Friedrich S, Karwetzky C, Straub N, Diserens P, Penter V, Beivers A (2018) Studie zur Pflegepersonalausstattung und „Pflegelast" in pflegesensitiven Bereichen in Krankenhäusern. Studie der KPMG Prüfungsgesellschaft im Auftrag der DKG und des GKV-Spitzenverbandes. https://www.gkv-spitzenverband.de/media/dokumente/krankenversicherung_1/krankenhaeuser/pflegepersonaluntergrenzen/2018_09_24_KPMG_Pflegepersonalausstattung_und_Pflegelast_Studie_final.pdf. Zugegriffen: 3. Sept. 2019

GEBERA, DKI (1983) Modellversuch alternative Pflegesatzmodelle. Forschungsbericht im Auftrag des Bundesministers für Arbeit und Sozialordnung, S 174–4992

GKV (2018) Stellungnahme des GKV-Spitzenverbandes vom 05.10.2018 zum Entwurf eines Gesetzes zur Stärkung des Pflegepersonals – Pflegepersonal-Stärkungsgesetz – PpSG (Bundestagsdrucksache 19/4453). https://www.gkv-spitzenverband.de/media/dokumente/presse/p_stellungnahmen/20181005_GKV-SV_Stn_PpSG_final.pdf. Zugegriffen: 6. Juli 2019

GmbH IGES (2013) G-DRG-Begleitforschung gem. § 17b Abs. 8 KHG. Endbericht des dritten Forschungszyklus (2008 bis 2010). Untersuchung im Auftrag des deutschen DRG-Instituts (InEK). https://www.g-drg.de/content/view/full/4094. Zugegriffen: 6. Juli 2019

Griffiths P, Ball J, Drennan J, James L, Jones J, Recio A, Simon M (2014) The association between patient safety outcomes and nurse/healthcare assistant skill mix and staffing levels and factors that may influence staffing requirements. Centre for Innovation and Leadership in Health Sciences, University of Southampton. https://eprints.soton.ac.uk/367526/. Zugegriffen: 15. Aug. 2019

ICN (2009) Evidenzbasierte sichere Personalausstattung. Positionspapier International Council of Nurses. https://www.dbfk.de/media/docs/download/Internationales/ICN-Position-Evidenzbasierte-sichere-Pflegepersonalausstattung-deutsch-2018-10-19.pdf. Zugegriffen: 15. Aug. 2019

In E (2019) Abschlussbericht. Weiterentwicklung des G-DRG-Systems für das Jahr 2019. Klassifikation, Katalog und Bewertungsrelationen. Teil I: Projektbericht. https://www.g-drg.de/G-DRG-System_2019/Abschlussbericht_zur_Weiterentwicklung_des_G-DRG-Systems_und_Report_Browser/Abschlussbericht_zur_Weiterentwicklung_des_G-DRG-Systems_fuer_2019. Zugegriffen: 6. Juli 2019

InEK (2016) Kalkulation von Behandlungskosten. Handbuch zur Anwendung in Krankenhäusern. Version 4.0. https://www.g-drg.de/Kalkulation2/DRG-Fallpauschalen_17b_KHG/Kalkulationshandbuch. Zugegriffen: 6. Juli 2019

KAP (2019) Konzertierte Aktion Pflege. Vereinbarungen der Arbeitsgruppen 1 bis 5. https://www.bundesgesundheitsministerium.de/fileadmin/Dateien/3_Downloads/K/Konzertierte_Aktion_Pflege/0619_KAP_Vereinbarungstexte_AG_1-5.pdf. Zugegriffen: 6. Juli 2019

Leber W-D (2019) GKV zum Pflexit: Integrale Vergütung. f&w 3:208–210

Loos A, Albrecht M, Zich K (2019) Zukunftsfähige Krankenhausversorgung. Simulation und Analyse einer Neustrukturierung der Krankenhausversorgung am Beispiel einer Versorgungsregion in Nordrhein-Westfalen. https://www.bertelsmann-stiftung.de/fileadmin/files/BSt/Publikationen/GrauePublikationen/VV_Bericht_KH-Landschaft_final.pdf. Zugegriffen: 15. Juli 2019

Maier B, Crasselt N, Heitmann C (2018) Controlling im deutschen Krankenhaussektor 2017/2018. Studienergebnisse zum aktuellen Stand und zu Entwicklungstendenzen des Controllings in deutschen Krankenhäusern. Fokusthema: Personalcontrolling. http://www.dvkc.de/uploads/media/1805_Krankenhaus_Controlling_Studie_2017_18_final.pdf. Zugegriffen: 6. Juli 2019

Maier B, Crasselt N, Heitmann C (2019) Controlling im deutschen Krankenhaussektor 2018/2019. Studienergebnisse zum aktuellen Stand und zu Entwicklungstendenzen des Controllings in deutschen Krankenhäusern. Fokusthema: Sachkostencontrolling, Controlling in der Pflege

Offermanns M, Bergmann K (2008) Neuordnung von Aufgaben des Ärztlichen Dienstes. Bericht des Deutschen Krankenhausinstituts (DKI), Düsseldorf. https://www.dki.de/sites/default/files/downloads/neuordnung-aerztlicher-dienst_langfassung.pdf. Zugegriffen: 15. Aug. 2019

Offermanns M, Bergmann K (2010) Neuordnung von Aufgaben des Pflegedienstes unter Beachtung weiterer Berufsgruppen. Bericht des Deutschen Krankenhausinstituts (DKI), Düsseldorf. https://www.dki.de/sites/default/files/downloads/neuordnung_pflege_kurzfassung.pdf. Zugegriffen: 15. Aug. 2019

Plücker W (2015) Personalbedarf. In: Zapp W (Hrsg) Krankenhausmanagement. Organisatorischer Wandel und Leadership. Kohlhammer, Stuttgart, S 226–230

Pronovost PJ, Jenckes MW, Dorman T, Garrett E, Breslow MJ, Rosenfeld BA, Lipsett PA et al (1999) Organizational characteristics of intensive care units related to outcomes of abdominal aortic surgery. JAMA 281(14):1310–1317

Reifferscheid T, Thomas D, Wasem J (2013) Zehn Jahre DRG-System in Deutschland – theoretische Anreizwirkungen und empirische Evidenz. In: Klauber J, Geraedts M, Friedrich J, Wasem J (Hrsg) Krankenhaus-Report 2013. Mengendynamik: mehr Menge, mehr Nutzen? Schattauer, Stuttgart, S 3–19

Sachverständigenrat zur Begutachtung der Entwicklung im Gesundheitswesen (2007) Kooperation und Verantwortung. Voraussetzungen einer zielorientierten Gesundheitsversorgung. http://dipbt.bundestag.de/dip21/btd/16/063/1606339.pdf. Zugegriffen: 14. Aug. 2019

Sachverständigenrat zur Begutachtung der Entwicklung im Gesundheitswesen (2018) Bedarfsgerechte Steuerung der Gesundheitsversorgung. Gutachten 2010. https://www.svr-gesundheit.de/fileadmin/user_upload/Gutachten/2018/SVR-Gutachten_2018_WEBSEITE.pdf. Zugegriffen: 6. Juli 2019

Schlüchtermann J, Sibbel R, Prill M-A (2005) Clinical Pathways als Prozesssteuerungsinstrument im Krankenhaus. In: Oberender P (Hrsg) Clinical Pathways: Facetten eines neuen Versorgungsmodells. Kohlhammer, Stuttgart, S 43–58

Schmidt-Rettig B (2008) Krankenhausfinanzierung. In: Eichhorn S, Schmidt-Rettig B (Hrsg) Krankenhaus-Managementlehre. Kohlhammer, Stuttgart

Schmidt-Rettig B (2017) Managementstrukturen und Leitungsorganisation. In: Oswald J, Schmidt-Rettig B, Eichhorn S (Hrsg) Krankenhaus-Managementlehre. Theorie und Praxis eines integrierten Konzepts, Bd. 2. Kohlhammer, Stuttgart, S 242–294

Schneider P, Geraedts M (2016) Staffing and the incidence of pressure ulcers in German hospitals: a multi-centre cross-sectional study. Nurs Health Sci 18(4):457–464. https://doi.org/10.1111/nhs.12292

Schreyögg J, Milstein R (2016a) Expertise zur Ermittlung des Zusammenhangs zwischen Pflegeverhältniszahlen und pflegesensitiven Ergebnisparametern in Deutschland. Hamburg Center for Health Economics. https://www.bundesgesundheitsministerium.de/fileadmin/Dateien/5_Publikationen/Pflege/Berichte/Gutachten_Schreyoegg_Pflegesensitive_Fachabteilungen.pdf. Zugegriffen: 6. Juli 2019

Schreyögg J, Milstein R (2016b) Expertise zur Quantifizierung der Pflegezahlen in Deutschland sowie zum Überblick über die normative Bestimmung des Pflegebedarfes in ausgewählten OECD-Ländern im Auftrag der Expertenkommission „Pflegepersonal im Krankenhaus" im Bundesministerium für Gesundheit (BMG). https://www.bundesgesundheitsministerium.de/fileadmin/Dateien/5_Publikationen/Pflege/Berichte/Gutachten_Pflegebericht.pdf. Zugegriffen: 6. Juli 2019

Simon M (2017) Stellungnahme zum Änderungsantrag 18(14)249.2 zum Entwurf eines Gesetzes zur Modernisierung der epidemiologischen Überwachung übertragbarer Krankheiten. Bundestags-Drucksache 18/10938, vorgelegt zur Anhörung des Bundestagsausschusses für Gesundheit am 17. Mai 2017. http://www.pflegenotstand-hamburg.de/media/files/Stellungnahme-Simon-18_14_0259(17)_PflegePersUntergrenze_ESV-Simon.pdf. Zugegriffen: 3. September 2019

Simon M (2018) Von der Unterbesetzung in der Krankenhauspflege zur bedarfsgerechten Personalausstattung. Eine kritische Analyse der aktuellen Reformpläne für die Personalbesetzung im Pflegedienst der Krankenhäuser und Vorstellung zweier Alternativmodelle. Study Nr. 096, Hans-Böckler-Stiftung https://www.boeckler.de/pdf/p_fofoe_WP_096_2018.pdf. Zugegriffen: 6. Juli 2019

Simon M (2008) Stellenabbau im Pflegedienst der Krankenhäuser. Mindestanforderungen als Ansatz zur nachhaltigen Sicherung einer ausreichenden Personalbesetzung. Studie im Auftrag der Hans-Böckler-Stiftung. https://www.boeckler.de/pdf_fof/96671.pdf. Zugegriffen: 6. Juli 2019

Statistisches Bundesamt (2018a) Kostennachweis der Krankenhäuser 2017. Fachserie 12 Reihe 6.3. https://www.destatis.de/DE/Themen/Gesellschaft-Umwelt/Gesundheit/Krankenhaeuser/Publikationen/Downloads-Krankenhaeuser/kostennachweis-krankenhaeuser-2120630177004.pdf?__blob=publicationFile&v=4. Zugegriffen: 6. Juli 2019

Statistisches Bundesamt (2018b) Grunddaten der Krankenhäuser 2017. Fachserie 12, Reihe 6.1.1. https://www.destatis.de/DE/Themen/Gesellschaft-Umwelt/Gesundheit/Krankenhaeuser/Publikationen/Downloads-Krankenhaeuser/grunddaten-krankenhaeuser-2120611177004.pdf?__blob=publicationFile&v=4. Zugegriffen: 6. Juli 2019

Thomas D, Reifferscheid A, Pomorin N, Wasem J (2014) Instrumente zur Personalbemessung und -finanzierung in der Krankenhauspflege in Deutschland. IBES Diskussionsbeitrag Nr. 204. https://www.wiwi.uni-due.de/forschung/publikationen/ibes-diskussionsbeitraege/. Zugegriffen: 6. Juli 2019

Twigg DE, Gelder L, Myers H (2015) The impact of understaffed shifts on nurse-sensitive outcomes. J Adv Nurs 71(7):1564–1572

ver.di, APS, AWMF, DGP, DGB, DPR, DNVF, BAGP et al (2018) Gemeinsame Forderung der Organisationen. (Weiter-)Entwicklung und verpflichtende Anwendung eines am Pflegebedarf ausgerichteten Personalbemessungstools für die Pflege in Krankenhäusern. https://deutscher-pflegerat.de/aktuelles/Download%20aktuelles/

2018-09-17_Gemeinsame_Forderung_final.pdf?m=1537183427&. Zugegriffen: 6. Juli 2019

Wagner F, Lemke L (2019) DPR zum Pflexit: Negative Effekte ausschließen. f&w 3:212–213

Wieteck P (2015) Stellungnahme zum Regierungsentwurf eines Gesetzes zur Reform der Strukturen der Krankenhausversorgung. Bundesdrucksache18/5372. https://www.bundestag.de/resource/blob/386728/7bc285002ebd2f9c9b67d019503f79e7/esv-dr--pia-wieteck-data.pdf. Zugegriffen: 6. Juli 2019

Wieteck P, Kraus S (2016) Personalbedarf Pflege. Sektorenübergreifende Analyse der Pflegesituation und ihre Bemessungsgrundlagen mit Handlungsempfehlungen. RECOM, Kassel

Zander B, Dobler L, Busse R (2013) The introduction of DRG funding and hospital nurses changing perceptions of their practice environment, quality of care and satisfaction: Comparison of cross-sectional surveys over a 10-year period. Int J Nurs Stud 50:219–229

Zander B, Bäumler M, Busse R (2014) Implizite Rationierung von Pflegeleistungen in deutschen Akutkrankenhäusern – Ergebnisse der internationalen Pflegestudie RN4Cast. Gesundheitswesen 76(11):727–734. https://doi.org/10.1055/s-0033-1364016

Zander B, Köppen J, Busse R (2017) Personalsituation in deutschen Krankenhäusern in internationaler Perspektive. In: Klauber J, Geraedts M, Friedrich J, Wasem J (Hrsg) Krankenhaus-Report 2013. Mengendynamik: mehr Menge, mehr Nutzen? Schattauer, Stuttgart, S 61–78

Open Access Dieses Kapitel wird unter der Creative Commons Namensnennung 4.0 International Lizenz (http://creativecommons.org/licenses/by/4.0/deed.de) veröffentlicht, welche die Nutzung, Vervielfältigung, Bearbeitung, Verbreitung und Wiedergabe in jeglichem Medium und Format erlaubt, sofern Sie den/die ursprünglichen Autor(en) und die Quelle ordnungsgemäß nennen, einen Link zur Creative Commons Lizenz beifügen und angeben, ob Änderungen vorgenommen wurden.

Die in diesem Kapitel enthaltenen Bilder und sonstiges Drittmaterial unterliegen ebenfalls der genannten Creative Commons Lizenz, sofern sich aus der Abbildungslegende nichts anderes ergibt. Sofern das betreffende Material nicht unter der genannten Creative Commons Lizenz steht und die betreffende Handlung nicht nach gesetzlichen Vorschriften erlaubt ist, ist für die oben aufgeführten Weiterverwendungen des Materials die Einwilligung des jeweiligen Rechteinhabers einzuholen.

Vorschläge für eine auf die Bedürfnisse der Patienten ausgerichtete Mengensteuerung

Matthias Bäuml

9.1 Motivation für die Notwendigkeit einer Mengensteuerung – 170

9.2 Aktuelle Instrumente zur Mengensteuerung in Deutschland – 171

9.3 Instrumente für eine effektivere Mengensteuerung – 174
9.3.1 Reduktionen der Informationsasymmetrie durch Zweitmeinungsverfahren – 174
9.3.2 Reduktionen ungewollter finanzieller Anreize durch systemische Erneuerung der Methode zur Kategorisierung von Fallgruppen – 177
9.3.3 Reduktionen ungewollter finanzieller Anreize durch systemische Erneuerung der Methode zur Berechnung der Relativgewichte – 178

9.4 Fazit – 181

Literatur – 182

●● Zusammenfassung

Patienten können die Wirkung einer vorgeschlagenen medizinischen Behandlung durch einen Leistungserbringer oftmals nicht genau einordnen, sodass Leistungserbringer über die Bedürfnisse der Patienten hinaus medizinische Behandlungen anbieten können. Eine zukunftsorientierte Mengensteuerung sollte vor diesem Hintergrund sicherstellen, dass sich die beobachtete Art und Menge von medizinischen Behandlungen so genau wie möglich an den tatsächlichen Bedürfnissen der Patienten orientieren. Die Instrumente der aktuellen Mengensteuerung können dieses Ziel nicht erreichen. Eine Weiterentwicklung der Zweitmeinung kann die Informationsasymmetrie zwischen Leistungserbringern und Patienten effektiv reduzieren. Zusätzlich kann eine Weiterentwicklung der Kategorisierung der Fallgruppen bzw. der Berechnung der Relativgewichte ungewollte finanzielle Anreize für die Leistungserbringer deutlich reduzieren. Für eine informierte und zukunftsorientierte Mengensteuerung ist es außerdem wichtig, dass der Gesetzgeber auch in Deutschland sicherstellt, dass die relevanten patientenbezogenen Informationen mit einer zeitlich adäquaten Verfügbarkeit zum Wohle der Patienten genutzt werden können (z. B. zur Möglichkeit eines rechtzeitigen Angebots zur Zweitmeinung). Die Vorschläge zur Weiterentwicklung wären kurzfristig (innerhalb von 1–2 Jahren) umsetzbar.

Patients are often unable to accurately classify a healthcare provider's proposed medical treatment so healthcare providers can offer medical treatment beyond the patients' needs. Thus, future-oriented regulation should ensure that the type and volume of observed medical treatment correspond as closely as possible to the actual needs of the patients. Current regulation cannot achieve this goal. A further development of the second opinion can effectively reduce the information asymmetry between healthcare providers and patients. In addition, a further development of the categorisation of DRGs as well as the calculation of their relative weights can significantly reduce unintended financial incentives for healthcare providers. For an informed and future-oriented regulation, it is important for the legislator to ensure that the relevant patient-related information can be used in Germany for the benefit of the patients with adequate availability. The proposals for further development could be implemented within 1–2 years.

9.1 Motivation für die Notwendigkeit einer Mengensteuerung

Bei einer Erkrankung konsultieren Patienten i. d. R. einen Arzt. In diesem Rahmen führt der Leistungserbringer z. B. Untersuchungen durch und stellt zum Abschluss eine Diagnose. Auf Basis dieser Diagnose schlägt der Leistungserbringer dem Patienten dann eine medizinische Behandlung vor, um die mit einer Erkrankung einhergehenden Beschwerden zu lindern bzw. die Erkrankung zu heilen.

Die theoretische gesundheitsökonomische Forschung argumentiert, dass zwischen Patienten und Leistungserbringern allerdings eine Informationsasymmetrie über die Bewertung von medizinischen Sachverhalten besteht (Arrow 1963). Patienten können demnach die Wirkung der vorgeschlagenen medizinischen Behandlung des Leistungserbringers nicht genau einordnen. Unter diesen Umständen können Leistungserbringer die realisierte Menge von medizinischen Behandlungen in ihrem Interesse beeinflussen (Evans 1974 bzw. Pauly 1980). So könnte es z. B. sein, dass Leistungserbringer – zusätzlich zu den Bedürfnissen der Patienten – auch die Vergütung einer medizinischen Behandlung mit in ihre Entscheidung für oder gegen eine medizinische Behandlung einfließen lassen (Ellis und McGuire 1986).

Die empirische gesundheitsökonomische Forschung zeigt, dass die realisierte Menge von medizinischen Behandlungen tatsächlich vom Ausmaß der Informationsasymmetrie und der Vergütung für die Leistungserbringer abhängt.[1] Die umfassende internationale Evidenz stützt

---

1   Neben finanziellen Anreizen können auch nicht-finanzielle Anreize die angebotene Menge von me-

sich dabei z. B. auf finanzielle Anreize, die von Relativgewichten für Fallpauschalen, Basisfallwerten oder Einkommen ausgehen (siehe u. a. Currie et al. 2011; Dafny 2005; Gruber und Owings 1996; Clemens und Gottlieb 2014 und Afendulis und Kessler 2007). Die Evidenz aus Deutschland bestätigt die internationalen Erkenntnisse (siehe u. a. Schreyögg et al. 2014; Jürges und Köberlein 2015; Bäuml und Dette 2016).

Da die Informationsasymmetrie bzw. die finanziellen Anreize nachweislich ein maßgeblicher Einflussfaktor für die tatsächlich realisierte Menge von medizinischen Behandlungen sind, ist ein regulatorischer Ordnungsrahmen im Sinne einer Mengensteuerung notwendig. Eine effektive Mengensteuerung sollte demnach das Ziel verfolgen, möglichst unmittelbar die durch die Informationsasymmetrie verursachten Abweichungen der Menge von medizinischen Behandlungen zu korrigieren. Eine Mengensteuerung sollte also verhindern, dass über die tatsächlichen Bedürfnisse der Patienten hinaus medizinische Behandlungen mit einer ungewollt hohen Behandlungsintensität (ungewolltes Behandlungsverhalten) oder mit einer fehlenden medizinischen Indikation (ungewolltes Aufnahmeverhalten) erbracht werden.

Ein zusätzliches, allerdings nachrangiges Ziel einer Mengensteuerung kann sein, dass die Krankenkassenbeiträge der Patienten möglichst effizient für die benötigten medizinischen Behandlungen eingesetzt werden. Eine Mengensteuerung zielt dann z. B. zusätzlich auf die durch die Informationsasymmetrie bzw. die finanziellen Anreize verursachten ungewollten Veränderungen in der Dokumentation bzw. der Abrechnung von medizinischen Behandlungen (ungewollte Kodierung) ab. Diese Veränderungen in der Kodierung durch die Leistungserbringer führen dazu, dass sich die *beobachtete* Menge von medizinischen Behandlungen verändert, ohne dass sich dabei die tatsächlich realisierte medizinische Behandlung selbst verändert.

Der zweite Abschnitt beschreibt die wesentlichen aktuellen Instrumente der Mengensteuerung in Deutschland und bewertet, inwieweit diese sicherstellen, dass sich die Menge von medizinischen Behandlungen so genau wie möglich an den tatsächlichen Bedürfnissen der Patienten orientiert. Der dritte Abschnitt schlägt mögliche Weiterentwicklungen für eine effektivere Mengensteuerung in Deutschland vor. Im vierten Abschnitt wird ein Fazit gezogen.

9.2 Aktuelle Instrumente zur Mengensteuerung in Deutschland

Aus betriebswirtschaftlicher Sicht führt eine Steigerung von Mengen von medizinischen Behandlungen zu einer Senkung von Fixkosten für eine einzelne medizinische Behandlung (sog. positiver Skaleneffekt).[2] Geringere Fixkosten für eine einzelne medizinische Behandlung führen – bei einer pauschalen Vergütung – zu einem stärker werdenden finanziellen Anreiz zu einer weiteren Steigerung von Mengen von medizinischen Behandlungen (Bäuml und Dette 2016).

Um einer weiteren Steigerung der Mengen von medizinischen Behandlungen durch stärker werdende finanzielle Anreize entgegenzuwirken, hat der Gesetzgeber zwei Instrumente zur Mengensteuerung eingeführt: den Fixkostendegressionsabschlag (FDA) gem. § 4 Abs. 2a KHEntgG – neu – sowie die Absenkung von Bewertungsrelationen gem. § 17b Abs. 1 S. 5 KHG i. V. m. § 9 Abs. 1c KHEntgG.

Der FDA ist dabei das hauptsächliche Instrument zur Mengensteuerung in Deutschland.[3] Leistungserbringer und Krankenkassen

---

[2] Ein positiver Skaleneffekt ist solange zu erwarten, bis zur weiteren Steigerung von Mengen von medizinischen Behandlungen zusätzliche Kapazitäten (z. B. Infrastruktur oder Personal) erforderlich werden.

[3] Der FDA bezieht sich auf fast alle medizinischen Behandlungen eines Krankenhauses und sieht nur wenige Ausnahmen vor, z. B. für Transplantationen. Er

---

dizinischen Behandlungen beeinflussen (z. B. Prestige).

verhandeln i. d. R. jährlich die voraussichtlich notwendige Menge an medizinischen Behandlungen sowie das dafür benötigte Budget.[4] Durch den FDA wird bundeseinheitlich ein Abschlag in Höhe von 35 % für eine Dauer von drei Jahren auf das Budget eingeführt, wenn eine Steigerung von Mengen von medizinischen Behandlungen gegenüber dem Vorjahr vereinbart wird.

Der Wirkungsmechanismus des FDA vereitelt allerdings eine der Grundideen, die bei der Einführung der G-DRGs verfolgt wurde: Durch eine pauschalierte Vergütung sollen Leistungserbringer, die eine medizinische Behandlung zu geringeren Kosten als die Wettbewerber erbringen können, diese auch vermehrt erbringen. Weniger effiziente Leistungserbringer sollen diese medizinische Behandlung im Gegenzug dann nicht mehr erbringen, sodass sich die gesamte Menge an medizinischen Behandlungen nicht notwendigerweise verändert. Die Aussicht auf einen höheren Gewinn durch ein Angebot von effizienten medizinischen Behandlungen eines Leistungserbringers steigert damit die Effizienz der Versorgung im Gesamten.[5]

Der FDA ist als ein eher undifferenziertes Instrument zur Mengensteuerung zu betrachten. Er beeinflusst nebst potenziell unerwünschten Steigerungen von Mengen einer medizinischen Behandlung (d. h. verursacht durch die finanziellen Anreize für die Leistungserbringer) in gleichem Maße auch potenziell erwünschte Steigerungen von Mengen einer medizinischen Behandlung (d. h. verursacht durch tatsächliche medizinische Indikationen). Der FDA stellt damit nicht verlässlich sicher, dass sich die Menge von medizinischen Behandlungen so genau wie möglich an den tatsächlichen Bedürfnissen der Patienten orientiert. Eine für die Erreichung dieses Ziels notwendige Differenzierung zwischen erwünschten bzw. unerwünschten Steigerungen von medizinischen Behandlungen scheint im Rahmen des FDA schwierig.

Als ergänzendes Instrument wurde eine gezielte Absenkung von Bewertungsrelationen eingeführt. Falls es Anhaltspunkte für eine wirtschaftlich begründete Steigerung von Mengen einer medizinischen Behandlung in der Vergangenheit bei mehreren Leistungserbringern gibt, können die dazugehörigen Bewertungsrelationen – i. d. R. gültig für alle Leistungserbringer – durch das Institut für das Entgeltsystem im Krankenhaus (InEK) manuell abgesenkt werden.[6] Aktuell sind dies hauptsächlich medizinische Behandlungen aus dem Bereich der Rückenmark-, Spinalkanal- und Wirbelsäulen-Operationen (z. B. DRG I10D).

---

[3] ersetzt den Mehrleistungsabschlag gem. § 4 Abs. 2a KHEntgG – alt – bei dem die Vergütung für die Steigerung von Mengen von medizinischen Behandlungen drei Jahre lang um 25 % gekürzt wurde.

[4] Die Aufstellung der Entgelte und Budgetberechnung (AEB) gem. § 11 Abs. 4 KHEntgG bzw. Anlage 1 KHEntgG und der damit verbundene Erlösausgleich gem. § 4 Abs. 3 KHEntgG könnte selbst ebenfalls als Instrument zur Mengensteuerung betrachtet werden. Aus Gründen der Übersichtlichkeit wird der Erlösausgleich in diesem Beitrag nicht näher beleuchtet. Die Erfahrungen aus der Praxis zeigen, dass der Erlösausgleich in der Bewertung als Instrument zur Mengensteuerung ähnlich wie beim FDA bzw. der gezielten Absenkung von Bewertungsrelationen ist.

[5] Die Vergütung auf Basis von Fallpauschalen zeigt allen Leistungserbringern eine Benchmark für die üblichen Kosten einer medizinischen Behandlung, an der sich die Leistungserbringer selbst messen können. Leistungserbringer, die eine medizinische Behandlung zu höheren Kosten als die Benchmark erbringen, bekommen sodann einen Anreiz, ihre Kosten zu senken (Shleifer 1985). Die internationale empirische Literatur hat bewiesen, dass DRG-Systeme an sich ein mächtiges Instrument sein könnten, um z. B. medizinisch ungerechtfertigt lange Krankenhausaufenthalte und die damit verbundenen hohen Kosten zu reduzieren (siehe z. B. Coulam und Gaumer 1991; Hodgkin und McGuire 1994; Cutler 1995; Ellis und McGuire 1996). In Deutschland ist nach der Einführung der G-DRGs eine äquivalente Reduktion der Kosten allerdings nicht zu beobachten (Bäuml et al. 2016a).

[6] Bestimmte manuelle Absenkungen gelten nicht für alle Leistungserbringer, sondern nur für Leistungserbringer mit einer auffällig großen Menge – gemessen an der Fallzahl eines einzelnen Leistungserbringers im Verhältnis zum Median der Fallzahlen über alle Leistungserbringer hinweg (z. B. DRG I68D, Frakturen am Femur bzw. Erkrankungen der Wirbelsäule).

Die gezielte Absenkung von Bewertungsrelationen basiert allerdings nicht auf einer empirischen Evidenz gemäß aktueller wissenschaftlicher Standards, sondern ist das Ergebnis von Verhandlungen zwischen Leistungserbringern und Krankenkassen. Aus diesem Grunde ist es fraglich, inwieweit die gezielte Absenkung von Bewertungsrelationen tatsächlich eine effektive Steuerungswirkung hat. Die Liste der betroffenen medizinischen Behandlungen ist wahrscheinlich nicht nur unvollständig, sondern könnte auch gewollte medizinische Behandlungen beinhalten.

Zusätzlich zu den beiden Instrumenten zur Mengensteuerung FDA und gezielte Absenkung von Bewertungsrelationen können noch zwei weitere Instrumente einen wesentlichen Einfluss auf die Menge von medizinischen Behandlungen haben. Zum einen ist dies eine Ex-ante-Kontrolle der angebotenen medizinischen Behandlung (Zweitmeinung), zum anderen die Ex-post-Kontrolle der erbrachten medizinischen Behandlung (Rechnungsprüfung).

Im Rahmen des GKV-Versorgungsstärkungsgesetzes (GKV-VSG) wurde gem. § 27b SGB V das Einholen einer Zweitmeinung für bestimmte planbare Operationen ab dem Jahr 2016 festgelegt. Der indikationsstellende Arzt muss den Versicherten mindestens zehn Tage vor einem geplanten Eingriff über das Recht, eine unabhängige ärztliche Zweitmeinung einzuholen, mündlich aufklären. Weitere medizinische Experten können eine weitere Einschätzung über den Gesundheitszustand eines Patienten und den prognostizierten Effekt einer medizinischen Behandlung abgeben. Die somit gewonnene zusätzliche Perspektive kann damit patientenindividuell eine bessere Entscheidungsgrundlage zur Auswahl einer medizinischen Behandlung bieten.

Nachdem bisher lediglich Gebärmutterentfernungen (Hysterektomien) und Mandeloperationen (Tonsillektomie, Tonsillotomie) in der Zweitmeinungsrichtlinie (Zm-RL) des G-BA zu finden sind, ist die ordnungspolitische Wirkung von Zweitmeinungen in Deutschland aktuell noch zu vernachlässigen. Krankenkassenindividuelle ergänzende Angebote können diese Lücke aktuell noch nicht schließen. Dies liegt vor allem daran, dass Krankenkassen die Patienten in Deutschland noch nicht aktiv und patientenindividualisiert über ihr Angebot informieren dürfen. Zusätzlich erreichen die Informationen zum Gesundheitszustand von Patienten die Krankenkassen für eine Aufbereitung von patientenindividualisierten Angeboten regelmäßig zu spät. Nur ca. 21 % der Patienten haben länger als eine Woche Zeit zur Entscheidung für eine Behandlung (Zeitspanne von Indikationsstellung bis Krankenhausaufnahme) (De Cruppé und Geraedts 2017).

Eine effektive Rechnungsprüfung kann zumindest dynamisch dazu beitragen, ungewollte finanzielle Anreize zu korrigieren, auch wenn die ungewollte medizinische Behandlung bei Rechnungsprüfung eigentlich bereits erfolgt ist. Leistungserbringer erbringen medizinische Behandlungen mit einer ungewollt hohen Behandlungsintensität oder einer tatsächlich fehlenden medizinischen Indikation trotz ungewollter finanzieller Anreize zukünftig nämlich nicht mehr, wenn die ungewollten medizinischen Behandlungen von der Rechnungsprüfung verlässlich also solche erkannt werden. Die aktuelle Konstruktion der Rechnungsprüfung ist allerdings nicht in der Lage, dieses Ziel angemessen zu erreichen.

Das angestrebte MDK-Reformgesetz bringt aus Sicht der Mengensteuerung aber wichtige Weiterentwicklungen der Rechnungsprüfung mit sich. Dies umfasst vor allem zwei Punkte: Erstens soll die Interpretation von medizinischen Sachverhalten in den Deutschen Kodierrichtlinien (DKR) vereinheitlicht werden und damit den Interpretationsspielraum von medizinischen Sachverhalten verringern. Zweitens soll eine Strafzahlung für Leistungserbringer eingeführt werden, wenn eine Abrechnung der Leistungserbringer im Rahmen der Rechnungsprüfung korrigiert werden muss. Fehlende Strafzahlungen verursachen starke finanzielle Anreize für Leistungserbringer, ungewollte bzw. ungewollt intensive medizinische Behandlungen zu steigern und Spielräume bei der Kodierung auszunutzen (Becker 1968; Kölbel 2010). Die Beschränkung der Strafzahlungen auf höchstens 10 Prozent des auf Grund der Prüfung durch den Medizinischen Dienst geminderten Abrechnungsbetrages könnte allerdings dazu führen, dass die finanziellen Anreize für eine nicht regelkonforme Abrechnung durch die Leistungserbringer weiterhin zu stark ausgeprägt sind.

Um die Nebenkosten durch die Rechnungsprüfung weiter zu reduzieren, soll im Rahmen des MDK-Reformgesetzes zudem eine maximale Prüfquote pro Krankenhaus die Anzahl an möglichen Prüfungen durch die Krankenkassen beschränken. Es erscheint aus Systemsicht sinnvoll, der Mengenausweitung von medizinischen Behandlungen durch die Leistungserbringer auf Dauer nicht mit einer Mengenausweitung von Rechnungsprüfungen durch die Krankenkassen zu begegnen. Es könnte allerdings sein, dass diese Beschränkung der Rechnungsprüfung der Krankenkassen die Wahrscheinlichkeit, dass von nicht regelkonforme Abrechnungen aufgedeckt werden, reduziert. Um sicherzustellen, dass die finanziellen Anreize für eine nicht regelkonforme Abrechnung auch bei einer Beschränkung der Rechnungsprüfung weit genug verringert werden, müsste die Strafzahlung beim Aufdecken einer nicht regelkonformen Abrechnung hoch genug sein (siehe z. B. Becker 1968; Shavell 2004).

9.3 Instrumente für eine effektivere Mengensteuerung

9.3.1 Reduktionen der Informationsasymmetrie durch Zweitmeinungsverfahren

Die umfassende internationale Evidenz zeigt, dass Zweitmeinungsverfahren die Informationsasymmetrie reduzieren und einer unerwünschten Steigerung von Mengen von medizinischen Behandlungen entgegenwirken können. Aus diesem Grunde können Zweitmeinungsverfahren ein effektives Instrument zur Steuerung von Mengen medizinischer Behandlungen sein – und dies sogar, bevor diese erbracht werden.

Eine Zweitmeinung hat dazu geführt, dass – je nach medizinischer Indikation – zwischen 2 % (z. B. Hillen et al. 2017) und 69 % (z. B. Ruetters et al. 2016 und Payne et al. 2014) der vom behandelnden Arzt ursprünglich ausgewählten medizinischen Behandlungen angepasst wurden. Die Evidenz aus Deutschland unterstützt die internationalen Erkenntnisse (Kucera 2014). Bei nur ca. 50 % der Patienten wird die ursprüngliche Diagnose bestätigt. Die zusätzliche medizinische Expertise schlägt z. B. bei Wirbelsäulenoperationen bei ca. 80 % der begutachteten Patienten anstelle der ursprünglichen Operation eine alternative Therapie (z. B. Physiotherapie) vor.

Wichtig ist zu betonen, dass eine medizinische Behandlung, die nicht den besten Therapieerfolg verspricht oder sogar unnötig ist, die Gesundheitsversorgung der Patienten nicht nur direkt verschlechtern kann, sondern indirekt noch potenziell lebensverändernde Risiken mit sich bringen kann. Iatrogene Behandlungsfolgen (unerwünschte gesundheitliche Folgen einer ärztlichen Behandlung, z. B. aufgrund von Sepsis oder technischen Fehlern) oder inhärente Sterberisiken bei operativen Eingriffen (z. B. ca. 0,6 bis 21 Todesfälle je 100.000 Anästhesie-Patienten; Gottschalk et al. 2011) sollten im Rahmen der Mengensteuerung nicht ignoriert werden.

Die richtige Stellung der Indikation eines Patienten bzw. die Auswahl der für einen Patienten optimalen medizinischen Behandlung ist oftmals nicht einfach von der naturwissenschaftlichen Basis der Medizin ableitbar, sondern basiert stark auf den Erfahrungswerten des einzelnen behandelnden Arztes. Die Diskrepanz in der medizinischen Beurteilung z. B. von bildgebenden Verfahren (25–27 % von medizinisch überprüften Sachverhalten), histopathologischen Studien (25–37 % von medizinisch überprüften Sachverhalten) oder klinischen Assessments von degenerativen Erkrankungen der Wirbelsäule (35 % von medizinisch überprüften Sachverhalten) ist nachweislich hoch (Benbassat 2019). In der gesundheitsökonomischen Forschung wird in diesem Kontext oftmals auch von einer „Grauzonen-Medizin" („grey area medicine") gesprochen (Cutler 2014).

Bei vielen medizinischen Behandlungsentscheidungen können auch mehr als eine Zweitmeinung wichtig sein. Dies ist vor allem dann der Fall, wenn sich die unterschiedlichen medizinischen Behandlungen über verschiedene Fachgebiete und Sektoren erstrecken, wie z. B. die Orthopädie und die Neurochirurgie bei Bandscheibenvorfällen im Lendenwirbelbereich (Bäuml et al. 2016b).

Zweitmeinungen sind vor allem dann wirkungsvoll, wenn die Einschätzung bzw. die Auswahl der medizinischen Behandlung unabhängig von der Vergütung für die Behandlung selbst erfolgt. Die ausschließlich medizinisch begründete Auswahl der für einen Patienten optimalen medizinischen Behandlung durch eine oder mehrere Zweitmeinungen reduziert nicht nur die Informationsasymmetrie zwischen dem behandelnden Arzt und dem Patienten, sondern auch eine potenzielle Wissens- und Erfahrungslücke zwischen dem behandelnden Arzt und den weiteren medizinischen Experten.

Eine Ausweitung von Zweitmeinungen auch in Deutschland scheint daher vielversprechend. Allerdings binden klassische Zweitmeinungsverfahren nicht unwesentlich finanzielle und personelle Ressourcen. Aufgrund eines sich weiter verschärfenden Ärztemangels in Deutschland, insbesondere in ländlichen Regionen, stellt sich die Frage, inwieweit die personellen ärztlichen Ressourcen für eine Zweitmeinung überhaupt verfügbar sein können.

Um mittels Zweitmeinungen sicherzustellen, dass sich die Menge von medizinischen Behandlungen so genau wie möglich an den tatsächlichen Bedürfnissen der Patienten orientiert, wird eine maschinelle, skalierbare Unterstützung für Ärzte und Patienten notwendig. Eine maschinell erzeugte patientenindividualisierte Zweitmeinung verfügt über einen reichen Informationsgehalt. Sie verkörpert nämlich nicht nur eine einzelne Zweitmeinung, sondern aggregiert eine Vielzahl von Zweitmeinungen. Die Anzahl der möglichen maschinell erzeugten Zweitmeinungen entspricht der Anzahl der behandelnden Ärzte in Deutschland oder sogar weltweit, die Patienten mit einem identischen oder sehr ähnlichen Gesundheitszustand behandeln.

Eine maschinell erzeugte patientenindividualisierte Zweitmeinung könnte damit die wahrscheinlichste medizinische Behandlungsentscheidung beinhalten, die eine Abstimmung aller Ärzte über alle Fachbereiche hinweg für einen individuellen Patienten ergeben würde.[7] Falls die maschinell erzeugte Zweitmeinung von der geplanten Behandlungsentscheidung des einzelnen behandelnden Arztes abweicht, könnte ein klassisches, menschliches Zweitmeinungsverfahren ausgelöst werden (durch krankenkassenabhängige Programme oder aus Akzeptanzgründen besser noch durch krankenkassenunabhängige Institutionen wie z. B. BetterDoc). Auf diese Weise ist eine umfassende Ausweitung von Zweitmeinungen auch in Deutschland möglich, die durch eine konsequente Priorisierung auf die wichtigsten Patienten die finanziellen und personellen Ressourcen schont. ◻ Abb. 9.1 fasst diese Weiterentwicklung der Zweitmeinung zusammen.

Die Technologie zum maschinellen Erlernen bzw. Vorhersagen der optimalen patienten-

---

[7] Die vergangenen Behandlungsentscheidungen, auf Basis derer die maschinelle Zweitmeinung beruhen würde, könnten im Rahmen einer ersten, etwas einfacheren Entwicklung die Limitation innehaben, dass diese Behandlungsentscheidungen noch durch die Informationsasymmetrie zwischen Leistungserbringer und Patient beeinflusst wurden. Unter der Annahme, dass es ausreichend viele Leistungserbringer gibt, die trotz der Informationsasymmetrie die für den Patienten beste Behandlungsentscheidung treffen, stellt diese Limitation kein Hindernis für eine effektive maschinelle Zweitmeinung dar (Kleinberg et al. 2018). Durch den Einbezug der Behandlungsentscheidungen nach erfolgten klassischen, menschlichen Zweitmeinungsverfahren könnte die maschinelle Zweitmeinung ihre Behandlungsentscheidungen mehr und mehr von der Informationsasymmetrie abstrahieren.

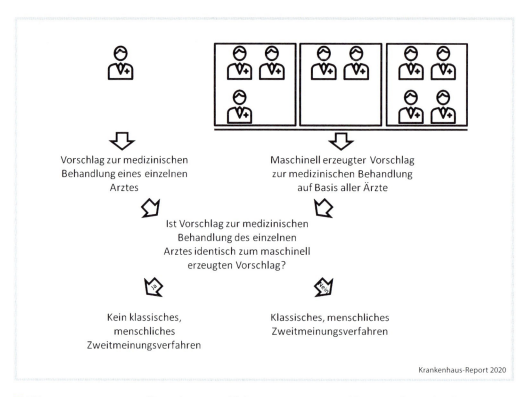

◻ Abb. 9.1 Priorisierung von klassischen, menschlichen Zweitmeinungsverfahren mittels maschinell erzeugter patientenindividualisierter Zweitmeinungen

individuellen medizinischen Behandlung auf Basis digitalisierter Informationen zum Gesundheitszustand von Patienten einzelner oder mehrerer Krankenkassen ist bereits verfügbar (Stichwort Künstliche Intelligenz bzw. Maschinelles Lernen).[8]

Um die maschinellen Zweitmeinungen so präzise wie möglich zu gestalten und für so viele Indikationsgebiete wie möglich zu nutzen, ist es wichtig, dass der Gesetzgeber die Verfügbarkeit der aktuell bereits digitalisierten patientenbezogenen Informationen im deutschen Gesundheitswesen verbessert und an internationale Standards anpasst. Die aktuell bereits digitalisierten patientenbezogenen Informationen umfassen z. B. die Abrechnungsdaten der Krankenkassen, Qualitätsdaten aus der sektorenübergreifende Qualitätssicherung (sQS) und weitere klinische Informationen der Leistungserbringer (z. B. Laborwerte, bildgebende Diagnostik, Arztberichte). Aktuell ist der Datenaustausch in Deutschland noch wenig zukunftsorientiert, da z. B. sechs bis neun Monate bei der Übertragung der patientenbezogenen Informationen der niedergelassenen Ärzte bzw. der Kassenärztlichen Vereinigung an die Krankenkassen benötigt werden. Die Zusammenführung der relevanten Informationen z. B. in Form von elektronischen Patientenakten und eine zeitnahe Bereitstellung dieser Informationen für die relevanten Institutionen ist die dringendste und wichtigste Aufgabe für den Gesetzgeber.[9]

---

[8] Mehrere Länder haben diese modernen statistischen Methoden auf regulatorischer Ebene bereits eingesetzt und damit wesentliche Verbesserungen in der Patientenversorgung erreicht (z. B. Clalit Research Institute in Israel).

[9] Die bessere Nutzbarkeit von Gesundheitsdaten ist auch im Rahmen der geplanten Digitalen Versorgung Gesetzes (DVG) geplant. Ob die in diesem Ge-

Nachdem eine hohe Qualität der maschinellen Zweitmeinung die Patientenversorgung direkt wesentlich verbessern kann, erscheint es aus Sicht der Patienten lohnenswert, die maschinelle Zweitmeinung in einem möglichst großen Wettbewerb entwickeln zu lassen. Die Krankenkassen scheinen für diese Aufgabe gut geeignet zu sein, da sie im Qualitäts- und Preiswettbewerb den Anreiz bekommen würden, die beste maschinelle Zweitmeinung zu entwickeln bzw. entwickeln zu lassen. Kooperationen zwischen Krankenkassen und privaten Anbietern haben bereits ähnliche Produkte innoviert (z. B. die Diagnostik-App von AdaHealth).[10]

In einem weiteren Schritt könnte der Gesetzgeber die Erfassung von patientenbezogenen Ergebnisindikatoren konsequenter umsetzen (z. B. Patient Reported Outcome Measures – PROMs). Die Verknüpfung der Behandlungsentscheidungen mit diesen Ergebnisindikatoren würde zusätzlich eine maschinell erzeugte patientenindividualisierte Zweitmeinung erzeugen, die die Behandlung mit dem besten zu erwartenden Ergebnis für einen Patienten – auf Basis der Erfahrungen aller identischen bzw. ausreichend ähnlichen Patienten – beinhalten würde. Etablierte patientenbezogene Ergebnisindikatoren wären für viele medizinische Bereiche bereits entwickelt (z. B. International Consortium for Health Outcomes Measurement, ICHOM).

9.3.2 Reduktionen ungewollter finanzieller Anreize durch systemische Erneuerung der Methode zur Kategorisierung von Fallgruppen

Neben einer direkten Reduktion der Informationsasymmetrie zwischen Leistungserbringern und Patienten durch Zweitmeinungsverfahren kann zusätzlich eine zielgerichtete Reduktion von ungewollten finanziellen Anreizen unterstützen, dass sich die Menge von medizinischen Behandlungen so genau wie möglich an den tatsächlichen Bedürfnissen der Patienten orientiert.

Ein Ursprung für substanzielle Anreize zur Steigerung von nominalen (ungewolltes Kodierverhalten) und realen (ungewolltes Aufnahme- bzw. Behandlungsverhalten) Mengen von medizinischen Behandlungen liegt im Herzen des Vergütungssystems, dem deutschen DRG-Algorithmus (G-DRG). Das Definitionshandbuch kategorisiert Patienten in klinisch bedeutsame „Produkte" (diagnosebezogene Fallgruppen, DRGs), für die das InEK patientenspezifische Vergütungen auf Basis historisch beobachteter Kosten festlegt (Bewertungsrelationen).

Damit die patientenspezifischen Vergütungen möglichst präzise sind, nutzt das InEK über die Diagnosen hinaus eine Reihe weiterer Patientenmerkmale zur Kategorisierung der Patienten, wie z. B. Alter, Geschlecht, Prozeduren oder Beatmungsdauer. Zwangsläufig entstehen bei dieser Art der Kategorisierung große diskontinuierliche finanzielle Anreize. Diskontinuierliche finanzielle Anreize zeichnen sich dadurch aus, dass Leistungserbringer für aus medizinischer Sicht ähnliche Patienten sprunghaft unterschiedliche Vergütungen erhalten. Die Vergütung für zwei Patienten, die sowohl identische Diagnosen und Prozeduren als auch ein identisches Alter und Geschlecht aufweisen, z. B. aber um eine Stunde unterschiedlich lange beatmet werden, kann große

---

setz angedachten Maßnahmen ausreichen, die Verfügbarkeit und Nutzbarkeit der Daten tatsächlich auf aktuelle internationale Standards anzupassen, ist aktuell noch nicht abschätzbar. Eine Grundlage für die Inhalte könnte dabei der recht einfach implementierbare FIHR-Standard sein. Ein z. B. wöchentlicher Datenaustausch scheint technisch und organisatorisch umsetzbar.

10 Alternativ könnte aber auch der Gesetzgeber selbst einen effizienten Wettbewerb gestalten. Die klassische Ausgestaltung von Vergabeverfahren ist hierfür allerdings ungeeignet. Der Gesetzgeber könnte sich bei der Ausgestaltung aber an den großen Erfolgen von „Preisausschreibungen" anderer, innovativerer Länder bei ähnlichen Herausforderungen orientieren. Ein Beispiel hierfür wäre der „Heritage Health Price" oder die „The SPRINT Data Analysis Challenge" in den USA.

Unterschiede aufweisen. In der Folge könnten DRG-Systeme wie das aktuelle G-DRG-System zu feingliedrig sein und die Leistungserbringer damit in Abhängigkeit von marginalen Behandlungskosten vergüten anstelle von tatsächlichen Pauschalen. Sie hätten damit wieder eine gewisse Ähnlichkeit zur tagesbezogenen Vergütung in der stationären Versorgung vor der Einführung der G-DRGs in Deutschland (tagesgleiche Pflegesätze für jeden einzelnen Behandlungstag) oder zu der überwiegend nicht gebündelten, einzelleistungsbezogenen Vergütung in der ambulanten Versorgung (Einheitlicher Bewertungsmaßstab) (McClellan 1997; Rosenthal 2007).

Ist die Kategorisierung von Fallgruppen auf diese Art und Weise zu feingliedrig und nach wie vor von marginalen Behandlungskosten abhängig, könnte nicht nur die gewünschte Reduktion der Kosten ausbleiben, sondern die beobachteten Mengen von medizinischen Behandlungen könnten durch eine unerwünscht hohe Behandlungsintensität gekennzeichnet sein (Papanicolas und McGuire 2015; Bäuml und Kümpel 2019). Anstelle von unnötig langen medizinischen Behandlungen, wie sie bei tagesgleichen Pflegesätzen vermutet wurden, könnten also unnötig intensive medizinische Behandlungen die Folge sein. Aus Sicht der ökonomischen Theorie können die unterschiedlichen Vergütungen in Abhängigkeit von den marginalen Behandlungskosten allerdings teilweise auch wünschenswert sein. Falls (v. a. nicht stark auf das Gemeinwohl ausgerichtete) Leistungserbringer jedoch keine nach Behandlungsintensität unterschiedlichen Vergütungen erhielten, könnten diese die Patienten möglicherweise auch unterversorgen (Hafsteinsdottir und Siciliani 2010).

Eine effektive Mengensteuerung scheint aus diesem Grunde schwierig. Verschiedene Maßnahmen im Herzen des G-DRG-Systems gegen ungewollte Steigerungen von nominalen und realen Mengen von medizinischen Behandlungen durch diskontinuierliche finanzielle Anreize sind aber dennoch möglich. So könnte das InEK die im internationalen Vergleich intensive Nutzung von Prozeduren-Kodes (OPS-Kodes) reduzieren und vermehrt indikationsbasierte Diagnose-Kodes (ICD-Kodes) (z. B. gemäß Leitlinien) soweit wie möglich zur Kategorisierung von Fallgruppen verwenden. Beispiele hierfür wären etwa bei Patienten mit Wirbelgleiten z. B. das Auftreten von muskulären Ausfällen, das Auftreten von Harnverhalt bzw. Stuhlinkontinenz und/oder die Schweregrade nach Mayerding als Konditionen für unterschiedliche Fallpauschalen (z. B. Schmerzbehandlung vs. operative Behandlung). Durch diese Vorgehensweise könnte die Qualität bezüglich der Indikation der Behandlung maßgeblich gefördert werden und die Mengensteuerung darin unterstützen, dass sich die Menge von medizinischen Behandlungen so genau wie möglich an den tatsächlichen Bedürfnissen der Patienten orientiert. Voraussichtlich müsste hierfür der ICD-Katalog um indikationsrelevante Merkmale erweitert werden, was kurzfristig (innerhalb von 1–2 Jahren) umsetzbar wäre. Zusätzlich wäre es förderlich, wenn zur Kategorisierung von Fallgruppen soweit wie möglich nachweisbare Diagnosen oder Patientenmerkmale bzw. Diagnosen mit wenig Interpretationsspielraum verwendet würden.[11]

9.3.3 Reduktionen ungewollter finanzieller Anreize durch systemische Erneuerung der Methode zur Berechnung der Relativgewichte

Ein weiterer Ursprung für substanzielle Anreize zur Steigerung von Mengen von medizi-

---

11 Die zur Klassifizierung genutzten Patientenmerkmale, die durch die Leistungserbringer dokumentiert werden müssen, können i. d. R. weder vom Patienten selbst noch vom Kostenträger perfekt beobachtet werden. Die Leistungserbringer könnten diesen Spielraum in der Dokumentation auch weiterhin systematisch ausnutzen. Ein modernes DRG-System wird damit wahrscheinlich immer unter Ungenauigkeiten in Bezug auf den tatsächlichen Sachverhalt oder die tatsächlich erbrachten Leistungen leiden.

9.3 · Instrumente für eine effektivere Mengensteuerung

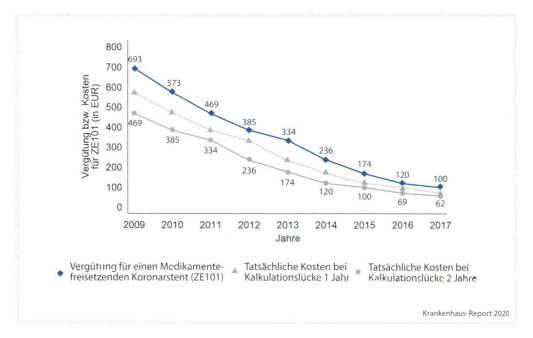

■ **Abb. 9.2** Diskrepanz zwischen Vergütung und Kosten für das Zusatzentgelt für einen Medikamente-freisetzenden Koronarstent (ZE101) (Quelle: G-DRG-Fallpauschalen-Kataloge 2009–2019, InEK; eigene Berechnungen)

nischen Behandlungen liegt ebenfalls im Herzen des G-DRG-Systems. Das InEK berechnet jährlich die für alle Krankenhäuser in Deutschland gültigen Relativgewichte auf Basis der von einer Auswahl an Krankenhäusern (Kalkulationskrankenhäuser) zur Verfügung gestellten tatsächlichen Behandlungskosten. Die einem Systemjahr zur Berechnung zugrunde liegenden Behandlungskosten werden allerdings mit einer Verzögerung von zwei Jahren beobachtet. Es ist nicht unwahrscheinlich, dass sich die tatsächlichen Behandlungskosten in der Zwischenzeit verändern, sodass die für ein Systemjahr berechneten Relativgewichte zum Zeitpunkt der Anwendung nicht mehr aktuell genug sind. Es könnte sich die Produktivität der Krankenhäuser durch eine Optimierung von Prozessen für bestimmte medizinische Behandlungen verbessert haben, so dass Patienten nun z. B. mit weniger Pflegetagen genauso gesund entlassen werden können. Auch könnten sich die Behandlungstechniken verbessert haben, die z. B. die Schnitt-Naht-Zeit im OP-Bereich, die Eingriffszeit in der endoskopischen Diagnostik bzw. Therapie oder die Behandlungszeit bei therapeutischen Verfahren verkürzen. Durch die Kalkulationslücke von zwei Jahren würden in der Folge finanzielle Anreize zur ungewollten Steigerung für bestimmte medizinische Behandlungen entstehen.

Das nachfolgende Beispiel aus dem Bereich der Sachkosten soll diese Problematik veranschaulichen. Ab dem Systemjahr 2009 führte das InEK bundesweite Zusatzentgelte für Medikamente-freisetzende Koronarstents ein (ZE101), ■ Abb. 9.2 zeigt auf der y-Achse die Vergütung, die Leistungserbringer für das Einlegen eines Medikamente-freisetzenden Stents in eine Koronararterie (8-837.m0) zusätzlich zur Fallpauschale bekommen (blaue Farbe) sowie die Kosten, die die Leistungserbringer zum gleichen Zeitpunkt tatsächlich für einen Medikamente-freisetzenden Stents durchschnittlichen haben (graue Farbe; durchgezogene Linie bei einer vermuteten Kalkulationslücke von zwei Jahren und gestrichelte Linie bei einer vermuteten Kalkulationslücke von einem

Jahr).[12] Die x-Achse zeigt die Jahre im Zeitverlauf.

Das Zusatzentgelt für Medikamente-freisetzende Koronarstents bezifferte sich z. B. im Jahr 2013 auf 334 €. Die tatsächlichen durchschnittlichen Behandlungskosten beliefen sich zum gleichen Zeitpunkt auf vermutete 174 € (freiwillig übermittelte durchschnittlichen Kosten aus dem Jahr 2013, die zur Berechnung der Vergütung für das Jahr 2015 maßgebend waren). Die ungewollte Gewinnmarge beträgt im Jahr 2013 somit ca. 92 %. Durch die starke Dynamik bei den tatsächlichen Behandlungskosten hat die Verzögerung der Datenverfügbarkeit von zwei Jahren zu einer deutlichen ungewollten Gewinnmarge für die Leistungserbringer von durchschnittlich ca. 30 % (Kalkulationslücke von einem Jahr) bzw. 67 % (Kalkulationslücke von zwei Jahren) geführt. Diese starken finanziellen Anreize können in der Folge dauerhaft eine über die tatsächlichen Bedürfnisse der Patienten hinausgehende Behandlungsintensität bei koronaren Herzkrankheiten hervorrufen – und zwar so lange, bis die Vergütung den tatsächlichen durchschnittlichen Behandlungskosten entspricht.

Im Bereich der Sachkosten hat der Gesetzgeber diese Problematik erkannt und ab dem Jahr 2017 eine Sachkostenkorrektur eingeführt. Die zwischen den Vertragsparteien verhandelte Sachkostenkorrektur auf Basis des § 17b Abs. 1 Satz 6 KHG verteilt die Erlöse allerdings nur pauschal weg von den sachkostenintensiven Fallpauschalen hin zu den nicht sachkostenintensiven Fallpauschalen. Zum einen unterscheidet die Sachkostenkorrektur damit nicht zwischen den einzelnen medizinischen Behandlungen. Die Anteile der Sachkosten werden über alle Fallpauschalen hinweg gleichmäßig abgewertet und können damit die wahrscheinlich unterschiedlichen Trends in den Sachkosten der medizinischen Behandlungen nicht berücksichtigen. Eine Untervergütung für bestimmte sachkostenintensive Fallpauschalen, bei denen sich die tatsächlichen Kosten während der Kalkulationslücke nicht verändern, kann die Folge sein. Zum anderen kommt die durch die Sachkostenkorrektur transparent gewordene Übervergütung nicht den Beitragszahlern zugute, sondern wird dazu genutzt, eine Übervergütung für die nicht sachkostenintensiven Fallpauschalen zu erzeugen. Eine zielgerichtete Reduktion von Fehlanreizen wird mit der aktuellen Sachkostenkorrektur nicht erreicht.

Mit der Nutzung von mehr als nur dem letzten verfügbaren Datenjahr an Behandlungskosten zur Berechnung der Relativgewichte könnten z. B. zeitliche Trends im Rahmen der Berechnung geschätzt und die Vergütungen dementsprechend angepasst werden. Durch eine Weiterentwicklung der statistischen Methoden, die bei der Berechnung der Relativgewichte eingesetzt werden, können die finanziellen Anreize zur ungewollten Steigerung von medizinischen Behandlungen damit zielgerichtet und umfassend reduziert werden.

Zudem wäre es sinnvoll, bei der Berechnung der Relativgewichte moderne Konzepte aus dem Bereich des maschinellen Lernens einfließen zu lassen. Ein Beispiel hierfür wäre, dass die Beurteilung der Güte der G-DRGs (und damit für die Kategorisierung der Fallpauschalen und die Berechnung der Relativgewichte) nicht innerhalb der zur Berechnung der Relativgewichte genutzten Daten zu Behandlungskosten erfolgt (sog. In-sample-Beurteilung), sondern auf Basis von nicht genutzten, z. B. möglichst aktuellen Daten zu Behandlungskosten (sog. Out-of-Sample-Beurteilung). Nicht ge-

---

[12] Die tatsächlichen durchschnittlichen Kosten für Medikamente-freisetzende Stents zum Zeitpunkt der Anwendung der Relativgewichte in einem Systemjahr (z. B. 2013) sind an der Vergütung zwei Jahre nach dem entsprechenden Systemjahr ablesbar (hier folglich 2015). Der Grund hierfür ist, dass für die Berechnung der Vergütung zwei Jahre nach dem entsprechenden Systemjahr (hier folglich 2015) die tatsächlichen durchschnittlichen Kosten von vor zwei Jahren (hier folglich 2013) zur Verfügung gestellt wurden. Zusätzlich hat sich die Definition des Zusatzentgelts nicht verändert, sodass die zugrunde liegende medizinische Behandlung über die Jahre vergleichbar ist. Bei der Berechnung von Zusatzentgelten werden von einem Teil der Krankenhäuser ergänzende Datenlieferungen bereitgestellt, sodass die Kalkulationslücke von zwei Jahre auf ein Jahr verkürzt wird.

nutzte Daten zu Behandlungskosten könnten zum Beispiel das letzte Quartal des Datenjahres sein oder noch besser aus einer Zwischenlieferung bzw. einer erweiterten Nachlieferung der Krankenhäuser aus dem ersten Quartal des Jahres der tatsächlichen Kalkulation kommen. Auf diese Weise würde die Über- bzw. Untervergütung (nicht nur bedingt durch Veränderungen bei den Sachkosten) transparent werden.

9.4 Fazit

Informationsasymmetrie über die Bewertung medizinischer Sachverhalte zwischen Leistungserbringern und Patienten macht es möglich, dass Leistungserbringer über die Bedürfnisse der Patienten hinaus medizinische Behandlungen anbieten. Aus diesem Grunde sollte ein regulatorischer Ordnungsrahmen im Sinne einer Mengensteuerung sicherstellen, dass sich die Art und Menge von medizinischen Behandlungen so genau wie möglich an den Bedürfnissen der Patienten orientieren. Die Instrumente der aktuellen Mengensteuerung können dieses Ziel nicht erreichen.

Dieser Beitrag schlägt drei Weiterentwicklungen der aktuellen Mengensteuerung vor, die kurzfristig (innerhalb von 1–2 Jahren) umsetzbar wären:

1. Umfassende Ausweitung von Zweitmeinungen, die direkt die Informationsasymmetrie zwischen Leistungserbringern und Patienten effektiv reduziert. Sobald es der Gesetzgeber unterstützt, sollten Krankenkassen in diesem Rahmen moderne statistische Verfahren anwenden, die eine zielgerichtete Auswahl der für ein Zweitmeinungsverfahren wichtigsten Patienten möglich machen und damit die finanziellen und personellen Ressourcen schonen.
2. Weiterentwicklung der Kategorisierung der Fallgruppen, die ungewollt sprunghafte finanzielle Anreize im Rahmen des bestehenden G-DRGs zielgerichtet mindert.
3. Weiterentwicklung der Berechnung der Relativgewichte, die ungewollt über- bzw. untervergütete Fallpauschalen im Rahmen des bestehenden G-DRGs zielgerichtet reduziert.

Für die Umsetzung der Ausweitung der Zweitmeinungen müsste der Gesetzgeber allerdings die Verfügbarkeit zumindest der aktuell bereits im deutschen Gesundheitswesen verfügbaren und digitalisierten patientenbezogenen Informationen verbessern. Diese Vorarbeit ist die dringendste und wichtigste Aufgabe für den Gesetzgeber, um eine zielgerichtete und zukunftssichere Regulierung bzw. Steuerung zum Wohle der Patienten auch in Deutschland zu ermöglichen.

Eine effektive Steuerung der Mengen von medizinischen Behandlungen hängt allerdings stets auch mit der Steuerung der Kapazitäten zusammen. Nicht nur aus diesem Grunde scheint eine andauernde organisatorische Trennung der Steuerung der Mengen (Mengensteuerung durch Selbstverwaltung) und der Steuerung der Kapazitäten (Bedarfsanalyse im Rahmen der Krankenhausplanung durch Bundesländer) wenig zukunftsorientiert (Gerlach et al. 2018). Wie die Erfahrungen im Rahmen des GKV-Gesundheitsreformgesetzes 2000 zeigen, scheint eine Umstellung der dualistischen Krankenhausfinanzierung auf Monistik kurzfristig allerdings nicht umsetzbar zu sein. Die Überführung der Steuerung der Kapazitäten in die Selbstverwaltung wird eine mittel- bis langfristige Herausforderung für die Gesetzgebung sein.

Die in der politischen Diskussion öfters erwähnten Instrumente zur Mengensteuerung (siehe z. B. Augurzky et al. 2012) wie z. B. Regionalbudgets (sog. Preislösung, ähnlich wie der FDA) oder Zertifikatehandel (sog. Mengenlösung) sind nicht geeignet, um das wesentliche Ziel einer zielgerichteten und zukunftsorientierten Mengensteuerung zu erfüllen.[13] Beide

---

[13] Regionalbudgets sehen i. d. R. eine gemeinsame sektorübergreifende Vergütung für Krankenhäuser und niedergelassene Ärzte und auf Basis von festen Jahresbudgets mit unterjährigen Abschlagszahlungen vor. Krankenhäuser können ungewollte medizinische Behandlungen vermeiden, sodass der Preis pro medizinischer Behandlung steigt, oder weiterhin er-

Instrumente zielen vor allem darauf ab, dass die Krankenkassenbeiträge der Patienten möglichst effizient eingesetzt werden. Sie können aber nicht sicherstellen, dass vor allem medizinische Behandlungen mit einer ungewollt hohen Behandlungsintensität oder mit einer fehlenden medizinischen Indikation vermieden werden.[14]

Literatur

Afendulis CC, Kessler DP (2007) Tradeoffs from integrating diagnosis and treatment in markets for health care. Am Econ Rev 97:1013–1020

Arrow KJ (1963) Uncertainty and the welfare economics of medical care. Am Econ Rev 53:941–973

Augurzky B, Felder S, Gülker R, Mennicken R, Meyer S, Wasem J (2012) Mengenentwicklung und Mengensteuerung stationärer Leistungen. Gutachten im Auftrag des GKV-Spitzenverbands. Essen/Basel, Duisburg

Bäuml M, Dette TC (2016) G-DRG side effects: hospital responses to Germany's inpatient reimbursement system. In: Dette TC (Hrsg) Essays in applied micro economics. Doctoral dissertation. Harvard University

Bäuml M, Kümpel C (2019) Hospital responses to the introduction of reimbursements by treatment intensity in a (presumably lump sum) DRG system. In: Kümpel C (Hrsg) Essays on health economics – effects of reimbursement incentives on hospitals and on providers in long-term care. Doctoral dissertation. Universität Hamburg, Hamburg

Bäuml M, Kifmann M, Kümpel C (2016a) Ökonomische Trends – Entwicklung des Krankenhausmarktes. Wirtschaftsdienst 12:932–934

Bäuml M, Kifmann M, Krämer J, Schreyögg J (2016b) Bandscheibenoperationen – Patientenerfahrungen, Indikationsqualität und Notfallkodierung. In: Böcken J, Braun B, Meierjürgen R (Hrsg) Gesundheitsmonitor 2016 Bürgerorientierung im Gesundheitswesen. Bertelsmann Stiftung, Gütersloh

Becker GS (1968) Crime and punishment: an economic approach. J Polit Econ 76:169–217

Benbassat J (2019) Obtaining a second opinion is a neglected source of health care inequalities. Isr J Health Policy Res 8:12

Clemens J, Gottlieb JD (2014) Do physicians' financial incentives affect medical treatment and patient health? Am Econ Rev 104:1320–1349

Coulam RF, Gaumer GL (1991) Medicare's prospective payment system: a critical appraisal. Health Care Financ Rev 13:45–77

De Cruppé W, Geraedts M (2017) Hospital choice in Germany from the patient's perspective: a cross-sectional study. BMC Health Serv Res 17:720

Currie J, Lin W, Zhang W (2011) Patient knowledge and antibiotic abuse: evidence from an audit study in China. J Health Econ 30:933–949

Cutler DM (1995) The incidence of adverse medical outcomes under prospective payment. Econometrica 63:29–50

Cutler DM (2014) The quality cure: how focusing on health care quality can save your live and lower spending too. University of California Press, Berkeley, Los Angeles

Dafny LS (2005) How do hospitals respond to price changes? Am Econ Rev 95:1525–1547

Ellis RP, McGuire TG (1986) Provider behavior under prospective reimbursement: cost sharing and supply. J Health Econ 5:129–151

Ellis RP, McGuire TG (1996) Hospital response to prospective payment: moral hazard, selection, and practice-style effects. J Health Econ 15:257–277

Evans RG (1974) Supplier-induced demand: some empirical evidence and implications. In: Perlman M (Hrsg) The economics of health and medical care. Macmillan, London, S 162–173

Gerlach F, Greiner W, Haubitz M, Meyer G, Schreyögg J, Thürmann P, Wille E (2018) Finanzierung sichern, Überkapazitäten abbauen. In: Sachverständigenrat zur Begutachtung der Entwicklung im Gesundheitswesen (Hrsg) Gutachten 2018: Bedarfsgerechte Steuerung der Gesundheitsversorgung. Sach-

---

[14] bringen, sodass der Preis pro medizinischer Behandlung fällt (im Sinne einer sog. Pigou-Steuer mit nichtlinearen Eigenschaften). Die Menge von medizinische Behandlungen ist dabei nicht beschränkt. Darüber hinaus ist eine Verbesserung der Mengensteuerung mittels Zertifikate-Handel aufgrund der typischen Eigenschaften des Krankenhausmarktes in Deutschland nur schwer sinnvoll implementierbar. Die Grundidee bei einem Zertifikate-Handel ist, dass diejenigen Marktteilnehmer, die am einfachsten und am günstigsten die gesamthaft begrenzte Menge reduzieren können (hier: Leistungserbringer mit negativen oder niedrigen Deckungsbeiträgen), diese auch am stärksten reduzieren. Dieser Mechanismus funktioniert aber aus theoretischer Sicht i. d. R. nur, wenn die Marktteilnehmer im betrachteten Markt in einem (möglichst) perfekten Wettbewerb zueinander stehen. Aufgrund der sehr regional organisierten Krankenhausmärkte müsste für jeden regionalen Krankenhausmarkt (z. B. Kreisebene) ein eigener Zertifikate-Handel etabliert werden. Andernfalls könnte eine Mengensteuerung mittels Zertifikate-Handel die durchschnittliche Indikationsqualität sogar weiter verschlechtern und die Versorgungssicherheit gefährden.

Literatur

verständigenrat zur Begutachtung der Entwicklung im Gesundheitswesen, Bonn/Berlin

Gottschalk A, Van Aken H, Zenz M, Standl T (2011) Is anesthesia dangerous? Dtsch Arztebl 108:469–474

Gruber J, Owings M (1996) Physician financial incentives and cesarean section delivery. RAND J Econ 27:99–123

Hafsteinsdottir EJG, Siciliani L (2010) DRG prospective payment systems: refine or not refine? Health Econ 19:1226–1239

Hillen MA, Medendorpa NM, Daamsb JG, Smets EMA (2017) Patient-driven second opinions in oncology: a systematic review. Oncologist 22:1197–1211

Hodgkin D, McGuire TG (1994) Payment levels and hospital response to prospective payment. J Health Econ 13:1–29

Jürges H, Köberlein J (2015) What explains DRG upcoding in neonatology? The roles of financial incentives and infant health. J Health Econ 43:13–26

Kleinberg J, Lakkaraju H, Leskovec J, Ludwig J, Mullainathan S (2018) Human decisions and machine predictions. Q J Econ 133:237–293

Kölbel R (2010) Die Prüfung der Abrechnungen von Krankenhausleistungen in der Gesetzlichen Krankenversicherung – Eine Bewertung aus kriminologischer Perspektive. Gutachten für den AOK-Bundesverband, Bielefeld

Kucera M (2014) Jedem zweiten Patienten wird von OP abgeraten – Zweitmeinungen. kma 19:8

McClellan M (1997) Hospital reimbursement incentives: an empirical analysis. J Econ Manag Strategy 6:91–128

Papanicolas I, McGuire A (2015) Do financial incentives trump clinical guidance? Hip replacement in England and Scotland. J Health Econ 44:25–36

Pauly M (1980) Physician information and the consumer's demand for care. In: Pauly M (Hrsg) Doctors and their workshops: economic models of physician behavior. National Bureau of Economic Research, University of Chicago Press, Chicago, S 43–64

Payne VL, Singh H, Meyer AND, Levy L, Harrison D, Graber ML (2014) Patient-initiated second opinions: systematic review of characteristics and impact on diagnosis, treatment, and satisfaction. Mayo Clin Proc 89:687–696

Rosenthal MB (2007) Nonpayment for performance? Medicare's new reimbursement rule. N Engl J Med 357:1573–1575

Ruetters D, Keinki C, Schroth S, Liebl P, Huebner J (2016) Is there evidence for a better health care for cancer patients after a second opinion? A systematic review. J Cancer Res Clin Oncol 142:1521–1528

Schreyögg J, Bäuml M, Krämer J, Dette T, Busse R, Geissler A (2014) Endbericht Forschungsauftrag zur Mengenentwicklung nach § 17b Abs. 9 KHG. In: EK

Shavell S (2004) Foundations of economic analysis of law, 1. Aufl. Harvard University Press, Cambridge

Shleifer A (1985) A theory of yardstick competition. Rand J Econ 3:319–327

Open Access Dieses Kapitel wird unter der Creative Commons Namensnennung 4.0 International Lizenz (http://creativecommons.org/licenses/by/4.0/deed.de) veröffentlicht, welche die Nutzung, Vervielfältigung, Bearbeitung, Verbreitung und Wiedergabe in jeglichem Medium und Format erlaubt, sofern Sie den/die ursprünglichen Autor(en) und die Quelle ordnungsgemäß nennen, einen Link zur Creative Commons Lizenz beifügen und angeben, ob Änderungen vorgenommen wurden.

Die in diesem Kapitel enthaltenen Bilder und sonstiges Drittmaterial unterliegen ebenfalls der genannten Creative Commons Lizenz, sofern sich aus der Abbildungslegende nichts anderes ergibt. Sofern das betreffende Material nicht unter der genannten Creative Commons Lizenz steht und die betreffende Handlung nicht nach gesetzlichen Vorschriften erlaubt ist, ist für die oben aufgeführten Weiterverwendungen des Materials die Einwilligung des jeweiligen Rechteinhabers einzuholen.

Gewinne im Krankenhaus

Boris Augurzky

10.1 Einleitung: Was sind Gewinne? – 186

10.2 Gewinnkennzahlen über die Zeit – 188

10.3 Bedeutung von Gewinnen – 190

10.4 Besonderheiten im Krankenhausmarkt – 191
10.4.1 Dualistik – 192
10.4.2 Regulierte Preise – 194
10.4.3 Versorgungssicherheit – 195

10.5 Arten der Gewinnerzielung – 196

10.6 Gewinnausschüttungen im Gesundheitswesen – 199

10.7 Grenzen für Gewinne – 200

10.8 Fazit – 202

Literatur – 203

© Der/die Autor(en) 2020
J. Klauber et al. (Hrsg.), *Krankenhaus-Report 2020*, https://doi.org/10.1007/978-3-662-60487-8_10

Zusammenfassung

Dieser Beitrag diskutiert Gewinnerzielung im Krankenhausbereich aus ökonomischer Perspektive. In einer Volkswirtschaft ist Gewinnerzielung ein wichtiger Motor des Fortschritts und stetiger Effizienzverbesserungen. Wettbewerb sorgt dafür, dass daraus entstehende Unternehmensgewinne begrenzt und mit den Nachfragern geteilt werden. Aufgrund der Besonderheiten im Gesundheitswesen sind jedoch auch negative Effekte von Gewinnerzielung grundsätzlich denkbar. Eine staatlich verordnete Obergrenze für Gewinne im Krankenhausmarkt wäre aber nicht nur administrativ schwer umsetzbar, sondern würde auch unerwünschte Nebeneffekte zeitigen. So würde der Anreiz zum effizienten Einsatz von knappen Ressourcen zurückgehen. Privates Kapital würde sich aus dem Gesundheitswesen zurückziehen und damit die Investitionstätigkeit abnehmen. Ungeklärt bliebe überdies, wie mit der Gewinnerzielung von anderen Gesundheitsunternehmen umgegangen werden müsste, z. B. Praxen, Medizintechnik-, Pharmaunternehmen, Apotheken. Will man Gewinne begrenzen, sollten Qualitätstransparenz gefördert und gegebenenfalls sogar ein Preiswettbewerb in Erwägung gezogen werden. Unerwünschte Nebenwirkungen sollten durch Anpassungen am Vergütungssystem begrenzt werden. Wenn beispielsweise die bestehenden Vergütungssysteme das Sektorendenken zementieren, sollten sektorenübergreifende Vergütungsmodelle in Betracht gezogen werden. Ein Ansatz dazu könnten Capitation-Modelle sein.

This article discusses profit-making in the hospital sector from an economic perspective. In an economy, profit-making is an important driver of progress and continuous efficiency improvements. Competition ensures that resulting corporate profits are limited and shared with the consumers. Due to the peculiarities in the healthcare system, however, negative effects of profit-making are also conceivable. However, a government-imposed cap on profits in the hospital market would not only be difficult to implement, but would also have undesirable side effects. This would reduce the incentive to use scarce resources efficiently. Private capital would be withdrawn from the healthcare system and thus reduce investment activity. Moreover, it would remain unclear how the profit-making of other healthcare companies would have to be handled, e.g. doctor's offices, pharmaceutical companies, pharmacies. In order to limit profits effectively, quality transparency should be promoted and even a price competition could be considered. Undesirable effects should be limited by adjustments to the remuneration system. For example, if the current remuneration systems generate sectorally oriented thinking, intersectoral compensation models should be considered. A possible approach to this could be capitation models.

10.1 Einleitung: Was sind Gewinne?

Der folgende Beitrag diskutiert Gewinnerzielung unter einer ökonomischen Perspektive. Zunächst definiert er den Begriff des Gewinns in der Krankenhausversorgung und gibt eine Übersicht über die Höhe der Gewinne von Krankenhäusern in den vergangenen Jahren. Er geht außerdem auf die Besonderheiten im Krankenhausbereich ein und darauf, dass die Gewinnerzielung für die beteiligten Akteure starke Steuerungswirkungen entfalten kann, die im Auge behalten werden müssen. Es wird diskutiert, wie man unerwünschten Effekten entgegenwirken könnte, ohne auf die Vorteile der Gewinnerzielung verzichten zu müssen. Daneben gibt es andere Sichtweisen, die die Gewinnerzielung als solche in Frage stellen. Sie werden in diesem Beitrag nicht beleuchtet.

Umgangssprachlich scheint völlig klar zu sein, was mit „Gewinn" gemeint ist. Ein Gewinn entsteht, wenn bei der Erzeugung eines Produkts oder einer Dienstleistung die damit erzielten Erlöse über den Herstellungskosten liegen. Wenn man sich jedoch im Detail damit befasst, wird offenbar, dass die Kosten nicht so klar umrissen sind – und dementsprechend auch nicht der Gewinn. Betrachtet man nur

10.1 · Einleitung: Was sind Gewinne?

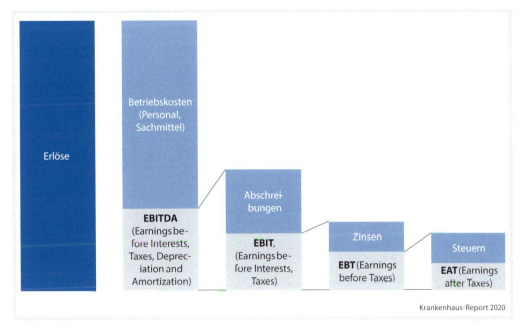

Abb. 10.1 Schematische Darstellung verschiedener Ergebniskennzahlen

die Kosten für den laufenden Betrieb, das heißt die Kosten für Personal und Sachmittel, bleibt bei den allermeisten Betrieben von den Erlösen etwas übrig. Das könnte man als Gewinn bezeichnen, was aber zu kurz gegriffen wäre. Man spricht stattdessen vom Betriebsergebnis oder vom so genannten EBITDA. Bei Krankenhäusern liegt das EBITDA im Durchschnitt bei rund 5 % der Erlöse. Aus diesem Betriebsergebnis sind noch die Kosten für die Bereitstellung von Kapital zu finanzieren. Die Betriebskosten gewährleisten nur, dass der Betrieb aktuell läuft. Die dazu nötigen Sachanlagen, Grundstücke, Gebäude, technischen Anlagen und Ausstattungen müssen jedoch ebenfalls vorhanden sein, sonst würde das Personal auf der grünen Wiese arbeiten und dabei vermutlich wenig produktiv sein.

Es braucht im Vorfeld also reichlich Investitionen in Gebäude, Ausstattung und Infrastruktur, was unter Kapitalkosten subsumiert wird. Sie werden über jährliche Abschreibungen auf die übliche Nutzungsdauer der Anlagegüter verteilt. Zieht man vom Betriebsergebnis bzw. dem EBITDA diese Abschreibungen ab, erhält man die Kennzahl EBIT. Zur Finanzierung der Investitionen braucht es überdies noch Fremd- und Eigenkapital. Jedoch sind weder Fremd- noch Eigenkapital kostenlos zu haben. Für Fremdkapital, zum Beispiel in Form von Krediten, fallen Zinszahlungen an. Zieht man diese vom EBIT ab, erhält man das EBT, den Gewinn vor Steuern. Am Ende steht der Eigenkapitalgeber, der sich eine (finanzielle) Rendite in Abhängigkeit vom Unternehmenserfolg verspricht. Er trägt das höchste Risiko, weil er sich mit dem zufriedengeben muss, was am Ende übrigbleibt, im Zweifel mit gar nichts oder sogar mit einem Verlust. Es kann sogar zu einem Totalausfall des eingesetzten Eigenkapitals kommen. Denn im Fall einer Insolvenz werden Fremdkapitalgeber gegenüber Eigenkapitalgebern bevorzugt aus der Restmasse bedient. Für dieses hohe Risiko erwartet der Eigenkapitalgeber einen Risikoaufschlag, weshalb die Renditeerwartungen auf das Eigenkapital stets höher als der Zins auf das Fremdkapital ausfallen. Bevor jedoch der Eigenkapitalgeber bedient wird, nimmt sich der Staat noch Steuern vom EBT, sodass für den Eigenkapitalgeber nur das EAT, der Gewinn nach Steuern, übrigbleibt. ◘ Abb. 10.1 stellt die verschiedenen Ergebniskennzahlen schematisch dar.

Bei einem Vergleich des EAT von Krankenhäusern ist zu beachten, dass die Abschreibungen von Krankenhäusern mit relativ jungem Anlagevermögen höher ausfallen als von solchen mit älterem Anlagevermögen, wenn das Anlagevermögen degressiv abgeschrieben wird. ==Zur Beurteilung der Profitabilität des Betriebs eignet sich daher besonders das EBITDA.==

Außerdem sei darauf hingewiesen, dass es neben der rein monetären Rendite auch noch andere Arten von Rendite geben kann. Beispielsweise suchen Eigentümer von kommunalen Krankenhäusern vielfach eine politische Rendite mit ihrem Krankenhaus zu erzielen. Diese misst sich anhand der Zahl der Wählerstimmen, die ein Krankenhaus einbringen kann, bzw. im negativen Fall Wählerstimmen, die verloren gehen können, wenn bei der lokalen Wählerschaft unbeliebte Maßnahmen im Krankenhausbereich umgesetzt werden müssen. Auch wenn im Folgenden allein die monetäre Rendite Gegenstand der Diskussion ist, sollten gerade im Krankenhausbereich nichtmonetäre Renditearten nicht völlig aus den Augen verloren werden. Denn für sie stellen sich zum Teil ähnliche Fragen.

10.2 Gewinnkennzahlen über die Zeit

Zur Illustration werden im Folgenden die tatsächlich erzielten Werte auf Basis der Daten des Krankenhaus Rating Report 2019 (Augurzky et al. 2019) dargestellt. ◘ Abb. 10.2 zeigt, wie die Ertragslage der Krankenhäuser über die Zeit schwankt. Im aktuell verfügbaren Jahr 2017 wiesen 28 % der vorliegenden Jahresabschlüsse einen Verlust auf, gemessen als Gewinn nach Abzug aller Kosten (EAT). Es ist ein deutliches Auf und Ab seit 2007 erkennbar. Auf der Ebene der einzelnen Standorte kann der Anteil derjenigen mit einem Verlust höher liegen, denn häufig liegen Jahresabschlüsse nur auf der Ebene von Krankenhausverbünden vor. Verluste einzelner Standorte können in einem positiven Jahresergebnis des Gesamtverbunds aufgehen. Zwar gilt dies auch im umgekehrten Fall, er tritt allerdings seltener auf.

Die Schwankungen der Gewinne sind jedoch weitaus größer, als diese Zeitreihe auf den ersten Blick vermuten lässt. Ein einzelnes Krankenhaus durchlebt eine viel größere Schwankung seines Jahresergebnisses als der Durchschnitt über alle Krankenhäuser. Während es für einen Teil der Häuser gute Jahre gibt, kann es schlechte Jahre für andere geben. In der Summe mittelt sich dies heraus. Während der durchschnittliche Jahresüberschuss im Jahr 2017 1,7 % der Erlöse betrug, lag die Standardabweichung, die die Schwankung dieser Kennzahl misst, bei 4,1 %. Typischerweise liegen 68 % aller Jahresergebnisse in einem Intervall einer Standardabweichung über und unter dem Mittelwert von 1,7 %.[1]

Mit anderen Worten sind Gewinne nicht stabil bzw. sind unternehmerische Aktivitäten stets mit Risiko verbunden. Nach guten Jahren können schlechte Jahre folgen und umgekehrt. Daher muss jedes Unternehmen für die schlechten Zeiten einen ausreichend großen Puffer aufbauen, sonst kann es bei einem Negativereignis schnell in die Insolvenz rutschen. Je größer die zeitlichen Schwankungen sind, desto größer ist das unternehmerische Risiko und desto höher muss die Rendite auf das Eigenkapital ausfallen, um sich diesem Risiko zu stellen. Im Ergebnis bleibt festzuhalten: Ohne Gewinne kann ein Unternehmen keinen finanziellen Puffer für schlechte Zeiten aufbauen, die jeden Betrieb irgendwann einmal ereilen.

Die Unterschiede im Jahresergebnis nach Steuern (EAT) variieren außerdem systematisch nach Trägerschaft und Region. Krankenhäuser in privater Trägerschaft wiesen 2017 ein durchschnittliches EAT von 5,8 % auf, in freigemeinnütziger Trägerschaft von 1,3 % und in

---

[1] Eigene Berechnungen auf Basis der Daten des Krankenhaus Rating Report 2019 (Augurzky et al. 2019).

10.2 · Gewinnkennzahlen über die Zeit

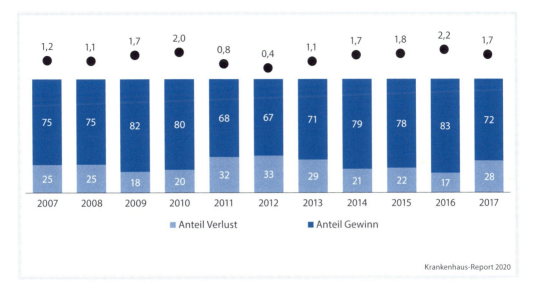

 Abb. 10.2 Durchschnittliches Jahresergebnis (EAT, als Anteil an Erlösen in %) der Krankenhäuser im Zeitverlauf (Quelle: Krankenhaus Rating Report 2019 (Augurzky et al. 2019))

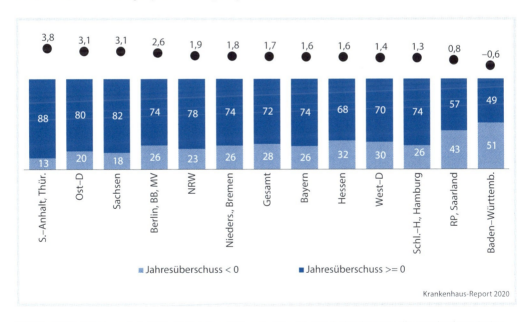

 Abb. 10.3 Jahresergebnis (EAT, als Anteil an Erlösen in %) nach Bundesländern (Quelle: Krankenhaus Rating Report 2019 (Augurzky et al. 2019))

kommunaler von −0,3 %. 51 % der kommunalen Krankenhäuser, 26 % der freigemeinnützigen und 8 % der privaten hatten einen Jahresverlust (Augurzky et al. 2019). Auch zwischen den Bundesländern sind recht große Unterschiede festzustellen (Abb. 10.3). In den neuen Bundesländern fällt das mittlere EAT am höchsten aus, in Baden-Württemberg dagegen ist es mit −0,6 % am niedrigsten. Abb. 10.4 stellt die EBITDA-Marge im Vergleich zur

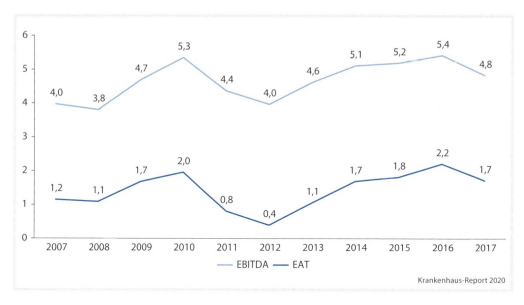

Abb. 10.4 Durchschnittliches EBITDA und EAT im Zeitverlauf 2007–2017, in % (Anmerkung: Berechnung über das fusionierte Krankenhaus) (Quelle: Krankenhaus Rating Report 2019 (Augurzky et al. 2019))

EAT-Marge über die Zeit dar.[2] Zuletzt – im Jahr 2017 – fiel sie auf 4,8 %. Bei privaten Krankenhäusern lag sie bei 11,1 %, bei freigemeinnützigen bei 3,6 % und bei kommunalen bei 2,3 % (Augurzky et al. 2019).

10.3 Bedeutung von Gewinnen

Die Ausführungen in der Einleitung zeigen, was passieren würde, wenn Gewinne – auf welche Art auch immer – verboten würden, also das EAT per Gesetz auf 0 gesetzt würde. Eigenkapitalgeber würden verschwinden und sämtliche Investitionen wären über Fremdkapital zu finanzieren. Allerdings würde dies den Fremdkapitalgebern missfallen, weil es im Falle einer Insolvenz niemanden mehr gäbe, der bei der Verteilung der noch vorhandenen Restmasse im Rang nach ihnen stünde. Faktisch würden Fremdkapitalgeber damit zum Teil in die Rolle eines Eigenkapitalgebers geraten und ein höheres unternehmerisches Risiko tragen, als dies üblicherweise der Fall ist. Generell gilt: Je geringer die Eigenkapitalquote eines Unternehmens ist, desto höher ist das Risiko für den Fremdkapitalgeber. Er müsste dann höhere Zinsen fordern, sodass die Finanzierungskosten stiegen. Kurz: Wenn man Rendite auf Eigenkapital verbietet und infolgedessen das Eigenkapital vertreibt, steigen zwangsläufig die Finanzierungskosten für das Fremdkapital. Im Vorgriff auf ▶ Abschn. 10.4 sei jedoch darauf hingewiesen, dass im Krankenhausbereich dieser Zusammenhang durch die duale Krankenhausfinanzierung im Prinzip durchbrochen werden kann.

Rendite auf Eigenkapital führt dazu, dass Eigenkapital zur Verfügung gestellt wird, hat aber noch einen anderen nicht zu vernachlässigenden positiven Nebeneffekt: Die Rendite fällt umso höher aus, je effizienter ein Betrieb arbeitet. Der Eigenkapitalgeber bzw. Eigentümer des Betriebs hat daher einen starken Anreiz, seinen Betrieb effizient aufzustellen. Er wird sich darum kümmern, dass Betriebsabläufe und -strukturen mit möglichst wenigen Ressourcen auskommen. Mithin wird er darauf achten, dass die Ressourcen entsprechend ihren

---

[2] Es handelt sich um das EBITDA ohne KHG-Fördermittel.

Fähigkeiten eingesetzt werden. Zum Beispiel sollte eine Pflegefachkraft nicht die Essensausgabe übernehmen, weil sie dafür zu teuer ist. Ferner wird sich der Eigentümer darüber Gedanken machen, ob es arbeitssparende technische Innovationen gibt, die teures Personal unterstützen oder ersetzen können. Er leistet damit einen wichtigen Beitrag, die knappen Ressourcen Personal sowie Sachmittel sparsam einzusetzen und Verschwendung zu vermeiden. Indirekt entlastet er auf diese Weise auch andere Betriebe, die ebenfalls auf diese knappen Ressourcen angewiesen sind. Wird Gewinnerzielung – aus welchen Gründen auch immer – unterbunden, entfallen diese Anreize, effizient zu wirtschaften und innovativfreudig zu sein.

Können Gewinne ein Maß erreichen, das als unethisch zu bezeichnen ist? Hohe Gewinne gehen nach den bisherigen Ausführungen und unter Wettbewerbsbedingungen mit einer hohen betrieblichen Effizienz einher. Hohe Effizienz bedeutet sparsamer Umgang mit den Ressourcen, was als ethisch bezeichnet werden kann. Denkbar wäre aber, dass Gewinne nicht allein dadurch entstehen, dass Arbeitsabläufe effizient gestaltet werden oder Innovationen den Ressourceneinsatz schonen.

Der Eigentümer könnte auch beschließen, dem Personal keinen oder einen äußerst niedrigen Lohn zu bezahlen oder dem Lieferanten von Sachmitteln einen mickrigen Preis anzubieten, der so niedrig ausfällt, dass der Lieferant seine Produktionskosten nicht dauerhaft decken kann und Insolvenz anmelden muss. Allerdings ließe sich dies offenbar nur einmal durchsetzen. Denn daraufhin wäre er sein sämtliches Personal und seine sämtlichen Lieferanten los und müsste selbst den Betrieb einstellen. Zwar hätte er dann keine Kosten, aber auch keine Erlöse mehr. Der Gewinn wäre null. Voraussetzung dafür ist, dass es Wettbewerb um Personal auf dem Arbeitsmarkt gibt, das heißt, dass es noch andere Anbieter gibt, die Interesse an Personal haben. Das gleiche gilt für die Lieferanten von Sachmitteln. In Zeiten von Fachkräftemangel, wie er gegenwärtig im Gesundheitswesen beobachtbar ist, herrscht sogar ein sehr starker Wettbewerb um Personal, sodass diese Voraussetzung gegeben ist.

Eine andere Möglichkeit, auf „unethische" Weise hohe Gewinne zu erwirtschaften, liegt darin, die Dienstleistungen bzw. Produkte, die ein Betrieb herstellt, zu einem „überhöhten" Preis oder zu „verminderter" Qualität anzubieten. Eine solche Strategie ist jedoch nur dauerhaft möglich, wenn es auf den Gütermärkten keine Konkurrenz gibt. Denn sobald ein Wettbewerber mit einem besseren Preis-Leistungs-Verhältnis aufwartet, wird die Kundschaft zu ihm wechseln. Die Erlöse des Betriebs mit schlechtem Preis-Leistungs-Verhältnis brechen ein und es entstehen ihm dann sogar Verluste statt Gewinne. Daher ist es von allergrößter Bedeutung, dass es Wettbewerb zwischen Anbietern gibt. Dieser Wettbewerb sorgt überdies dafür, dass die Gewinne eines Betriebs nicht beliebige Höhen erreichen, weil sonst ein anderer im Wettbewerb stehender Betrieb durch günstigere Angebote – und geringere Gewinnmargen – die Kundschaft auf sich ziehen kann.

10.4 Besonderheiten im Krankenhausmarkt

Der Krankenhausmarkt unterscheidet sich von solchen freien Märkten in vier wesentlichen Punkten. Erstens sollen die Investitionen der Krankenhäuser von den Bundesländern über Steuermittel finanziert werden, während die Betriebskosten von den Krankenkassen weitgehend über DRG-Fallpauschalen zu tragen sind („Dualistik"). Im Idealfall würden damit fast keine Kapitalkosten anfallen, weil weder Abschreibungen noch Zinsen für die geförderten Investitionen anzusetzen wären. Aus Sicherheitsgründen ist zumindest trotzdem ein gewisses Eigenkapital erforderlich, was entsprechende Eigenkapitalkosten nach sich zieht. Zweitens sind die Preise für Krankenhausleistungen streng reguliert. Ein Preiswettbewerb wie auf anderen Märkten ist nicht möglich. Drittens ist die Versorgungssicherheit zu gewährleisten, das heißt für die Bevölkerung muss das Angebot der Krankenhäuser erreichbar sein – auch in ländlich geprägten Regionen. Die Sicherstellung einer angemessenen flächendeckenden medizinischen Versorgung der Bevölkerung ist ein wichtiges Element der öffentlichen Daseinsvorsorge, das dem Sozialstaatsprinzip entspringt (Art. 20 I GG). Daraus folgt, dass auch wirtschaftlich defizitäre Angebote bei Bedarf aufrechterhalten werden müssen, wenn ansonsten die Bevölkerung den erreichbaren Zugang verlieren würde. Schließlich gibt es viertens den Krankenhausplan der Bundesländer. Dies bedeutet, dass das einzelne Krankenhaus keine vollkommene Freiheit darüber besitzt, welche Leistungen es anbieten bzw. nicht anbieten möchte. Es muss innerhalb seines über den Krankenhausplan definierten Leistungsspektrums bleiben, was bei der Gewinnerzielung und Betriebsoptimierung eine Randbedingung darstellt.

10.4.1 Dualistik

In der reinen Dualistik wären die beiden Kennzahlen EBITDA und EBT prinzipiell identisch, weil weder Abschreibungen für das investierte Anlagevermögen noch Zinsen für die Finanzierung der Investitionen anfielen. Die Abschreibungen und Finanzierungskosten wandern damit weg vom Krankenhaus hin zum Steuerzahler. Der folgende Abschnitt zeigt, weshalb es aber trotzdem wichtig ist, dass das EBT im Durchschnitt positiv ausfällt. Auch macht es in der Dualistik weiterhin Sinn, Gewinnerzielung anzustreben, um Anreize zu einer effizienten Betriebsführung zu schaffen. Für eine über Sozialabgaben finanzierte Krankenversicherung ist es daher auch in der reinen Dualistik sinnvoll, Gewinnerzielung grundsätzlich wohlwollend gegenüberzustehen, weil damit die Chance besteht, dass die Betriebskosten über die Zeit weniger stark steigen, als wenn auf Gewinnerzielung verzichtet würde. Voraussetzung dafür ist, dass Effizienzgewinne der Krankenhäuser über geringere Preissteigerungen mit den „Kunden", das heißt den Krankenversicherungen geteilt werden. Tatsächlich war es bei der Einführung der DRG offizieller Wunsch des Gesetzgebers, mehr Wettbewerb der Krankenhäuser untereinander zu erreichen und über eine wirtschaftlichere Versorgung der Bevölkerung mit stationären Leistungen Wirtschaftlichkeitsreserven zu erschließen (Friedrich et al. 2010; Tuschen 2007). Daraus leitet sich implizit der Auftrag ab, dass Krankenhäuser Gewinne machen sollen. Außerdem sollte mehr Transparenz über Leistungen und Kosten der Krankenhäuser geschaffen werden.

Allerdings existiert die Dualistik in ihrer reinen Form nicht. Im Vergleich zu den Betriebskosten der Krankenhäuser sinken die Investitionsfördermittel der Länder seit Jahren kontinuierlich. ◻ Abb. 10.5 stellt sie im Verhältnis zum Krankenhausumsatz für den Zeitraum 1991 bis 2017 dar. Während der Wert 1991 noch bei über 10 % lag, ist er seitdem stetig gesunken und hat 2017 den Wert von 3,2 % erreicht. Damit liegt er zu niedrig, um über Fördermittel-finanzierte Investitionen die Unternehmenssubstanz dauerhaft halten zu können. Dazu wären 7–8 % an regelmäßigen Re-Investitionen nötig (RWI 2016, 2017). Einen Teil davon steuern die Krankenhäuser selbst aus Eigenmitteln bei, zum Beispiel aus kumulierten Gewinnen der Vorjahre oder über die Aufnahme von Fremdkapital und die Bereitstellung von Eigenkapital durch den Träger. ◻ Abb. 10.5 zeigt aber, dass diese ergänzenden eigenfinanzierten Investitionen nicht ausreichen. Zwischen 2007 und 2017 ist der Kapitaleinsatz, gemessen am Sachanlagevermögen im Verhältnis zu den Erlösen, von 68 auf 61 Cent je Euro Erlös gefallen. Insofern gelang es den Krankenhäusern im Durchschnitt nicht, ihre Unternehmenssubstanz (in Relation zu ihrem Leistungsumfang) zu halten.

Unter diesen Voraussetzungen, das heißt einer nicht zu 100 % funktionierenden Dualistik, müssen Krankenhäuser ein deutlich positives EBITDA erwirtschaften, um in ausreichendem Maße Investitionen tätigen zu können. Bei der derzeit gegebenen Kapitalstruktur der Krankenhäuser und der vorhandenen Abschreibungs- und Finanzierungsbedarfe ergibt sich je nach Art der Trägerschaft ei-

10.4 · Besonderheiten im Krankenhausmarkt

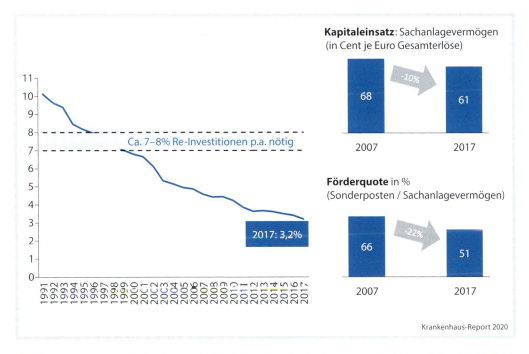

Abb. 10.5 Investitionsfördermittel nach KHG als Anteil am Krankenhausumsatz in % (ohne Universitätskliniken) (Quelle: Krankenhaus Rating Report 2019 (Augurzky et al. 2019))

ne Mindest-EBITDA-Marge, um als Krankenhaus investitionsfähig zu sein. Tab. 10.1 stellt das Anlagevermögen sowie die Finanzierungsstruktur für das durchschnittliche Krankenhaus nach Trägerschaft dar. Grundlage dafür sind die Jahresabschlussdaten aus dem Krankenhaus Rating Report 2019 (Augurzky et al. 2019) – heruntergerechnet auf den einzelnen Krankenhausfall. Das Sachanlagevermögen im Jahr 2017 betrug 2.121 € je Fall bei freigemeinnützigen Trägern und 2.946 € bei privaten Trägern. Die öffentlich-rechtlichen Träger lagen mit 2.621 € dazwischen. Die Anschaffungs- und Herstellungskosten lagen bei den freigemeinnützigen Krankenhäusern bei 4.610 €, bei den privaten um 10 % niedriger und bei den öffentlich-rechtlichen um 16 % höher. Ausgehend von den Anschaffungs- und Herstellungskosten lassen sich die Abschreibungen bestimmen, die in die Gewinn- und Verlustrechnung (GuV) eingehen. Für Grundstücke und Bauten werden in dem Report im Durchschnitt eine Abschreibungsrate von 2,5 % angesetzt.[3] Für technische Anlagen und Maschinen sind es 8,3 % und für Betriebs- und Geschäftsausstattung 12,5 %.

Die Finanzierungskosten ergeben sich aus der Zusammensetzung der Passiva. Am meisten Eigenkapital setzen freigemeinnützige (34 %) und private Träger (33 %) ein, am meisten Fördermittel die öffentlich-rechtlichen und am meisten Fremdkapital die privaten. Für die beispielhafte Rechnung wird bei privaten Krankenhäusern eine Eigenkapitalverzinsung von 8 % angesetzt. Bei den nicht-gewinnorientierten Trägern könnte grundsätzlich jeweils 0 % angesetzt werden. Es gibt jedoch Gemeindesatzungen, die eine Verzinsung von 1 % vorsehen

---

[3] Grundstücke werden nicht abgeschrieben, sondern nur die Bauten. Die beiden Größen lassen sich jedoch in den vorliegenden Jahresabschlussdaten nicht trennen, sodass ein etwas geringerer Abschreibungswert angesetzt wird, als dies für reine Bauten der Fall wäre.

Tabelle 10.1 Struktur der Aktiva und Passiva des durchschnittlichen Krankenhauses nach Trägerschaft im Jahr 2017 (Quelle: Krankenhaus Rating Report 2019 (Augurzky et al. 2019))

Aktiva in € je Fall	Öff.			Fgn.			Priv.			Zu AHK*	Abschr.
Anlagevermögen	2.712	70,1%		2.212	65,7%		3.037	72,4%			
Immaterielles Anlageverm.	26	0,7%		26	0,8%		26	0,6%			
Sachanlagevermögen (SAV)	2.621	67,8%	100%	2.121	63,0%	100%	2.946	70,3%	100%	4.610	5,7%
Grundstücke und Bauten	2.217	57,3%	84,6%	1.794	53,3%	84,6%	2.492	59,5%	84,6%	2.978	2,5%
Technische Anlagen & Masch.	113	2,9%	4,3%	91	2,7%	4,3%	127	3,0%	4,3%	357	8,3%
Betriebs- & Gesch.ausstatt.	291	7,5%	11,1%	235	7,0%	11,1%	327	7,8%	11,1%	1.275	12,5%
Finanzanlagen	65	1,7%		65	1,9%		65	1,6%			
Umlaufvermögen	1.150	29,7%		1.150	34,2%		1.150	27,4%			
Rest	5	0,1%		5	0,1%		5	0,1%			
Bilanzsumme	**3.867**	100,0%		**3.367**	100,0%		**4.192**	100,0%		*Anschaffungs- und Herstellungskosten*	
Abgeschriebenes SAV	51%			54%			29%			Bei öff.r. 16%	
										Bei priv. -10%	

Passiva in € je Fall	Öff.		Zins	Fgn.		Zins	Priv.		Zins
Eigenkapital	812	21,0%	1,0%	1.145	34,0%	3,0%	1.383	33,0%	8,0%
Sonderposten	1.547	40,0%	0,0%	1.111	33,0%	0,0%	838	20,0%	0,0%
Fremdkapital (Rest)	1.508	39,0%	3,0%	1.111	33,0%	3,0%	1.970	47,0%	3,0%
Bilanzsumme	**3.867**	100%		**3.367**	100%		**4.192**	100%	

Krankenhaus-Report 2020

und auch bei vielen freigemeinnützigen Krankenhäusern ist bekannt, dass das Eigenkapital zumindest moderat verzinst werden soll. Beispielhaft sind daher 1 % bzw. 3 % unterstellt. Die Sonderposten stellen die Finanzierung über Fördermittel dar, die von den Bundesländern kostenlos zur Verfügung gestellt werden. Für das Fremdkapital wird eine Verzinsung von 3 % angesetzt. Im kommunalen Bereich ist denkbar, dass der öffentliche Träger dem Krankenhaus eine Bürgschaft gibt, sodass Kreditzinsen auch niedriger ausfallen können.

Sowohl die Abschreibungsraten als auch die Zinssätze können anders gewählt werden. Es ändern sich dann die entsprechenden Größen, die in die Gewinn- und Verlustrechnung einfließen. Auch wird je nach Krankenhausbetrieb die Bilanzstruktur eine andere sein, sodass die abgeleitete Mindest-EBITDA-Marge je Betrieb unterschiedlich ausfällt. ◘ Tab. 10.2 stellt die sich daraus ergebende GuV dar. Vom Ende beginnend ergibt sich das nötige EAT, um die unterstellte Eigenkapitalverzinsung tragen zu können. Es folgen die Zinsen für das Fremdkapital, die Abschreibungen auf das Anlagevermögen, denen jene für die geförderten Anlagen gegenüberstehen. In der Summe ergibt sich das EBITDA, das nötig ist, um all diese Kosten tragen zu können. Bei der beschriebenen Bilanzstruktur beläuft sich der Wert bei privaten Trägern auf 9,0 %, bei freigemeinnützigen auf 6,1 % und bei kommunalen auf 5,9 %.

10.4.2 Regulierte Preise

Preisen kommt auf Märkten eine ganz zentrale Aufgabe zu. Sie gleichen Angebot und Nachfrage aus. Liegt die Nachfrage höher als das gegenwärtig zur Verfügung stehende Angebot, steigen die Preise so lange, bis die Nachfrage entsprechend sinkt oder das Angebot steigt bzw. eine Kombination davon. Liegt das Angebot höher als die Nachfrage, fallen die Preise. Bei regulierten Preisen kann dieser Ausgleich nicht von allein stattfinden bzw. nur zeitlich deutlich verzögert, wenn sich der Regulator aufgrund von Marktungleichgewichten gezwungen sieht, die Preise anzupassen. Insbesondere entfällt der eingangs geschilderte Mechanismus der Preisanpassung, wenn Effizienzverbesserungen aufgrund des Wettbewerbs

Tabelle 10.2 Mindest-EBITDA-Marge des durchschnittlichen Krankenhauses nach Trägerschaft im Jahr 2017 (Quelle: Krankenhaus Rating Report 2019 (Augurzky et al. 2019))

GuV in € je Fall	Öff.		Fgn.		Priv.	
Umsatz	3.589	100%	3.589	100%	3.897	100%
Sonstige betriebl. Erlöse	402	11,2%	298	8,3%	269	6,9%
Sonstige betriebl. Aufw.	-499	-13,9%	-438	-12,2%	-370	-9,5%
Operative Kosten	-3.279	-91,4%	-3.230	-90,0%	-3.443	-88,4%
EBITDA	**213**	**5,9%**	**219**	**6,1%**	**352**	**9,0%**
Abschreibungen insges.	-306	-8,5%	-263	-7,3%	-237	-6,1%
Abschreib. geförderte Anl.	146	4,1%	112	3,1%	55	1,4%
Zinsen	-45	-1,3%	-33	-0,9%	-59	-1,5%
Jahresüberschuss v. St.	**8**	**0,2%**	**34**	**1,0%**	**111**	**2,8%**
EBITDA mit Fördermittel		10,0%		9,2%		10,4%

Krankenhaus-Report 2020

zwischen Anbietern über Preissenkungen zum Teil an die Nachfrager weitergereicht werden. Im Krankenhausmarkt verbleiben Effizienzgewinne zunächst bei den Betrieben, die die Effizienzverbesserungen erreichen – so lange, bis der Regulator Effizienzverbesserungen in das Preissystem, also die DRG-Fallpauschalen, einfließen lässt.

Aber unabhängig davon, ob und wie Effizienzverbesserungen über die Preise abgebildet werden, gilt im Übrigen im regulierten Preissystem für Krankenhausleistungen, dass jedes Krankenhaus die exakt gleichen Preise für seine Leistungen erhält – abgesehen von unterschiedlichen Preisniveaus der Bundesländer, ausgedrückt in den Landesbasisfallwerten. Damit erleiden die Beitragszahler der Krankenversicherungen keinen Schaden, wenn ein Krankenhaus beim gegebenen Preisniveau Gewinne – in welcher Höhe auch immer – erwirtschaftet. Sollte der Gewinn jedoch zu Lasten der Versorgungsqualität gehen, könnten die Patienten einen Schaden erleiden.

10.4.3 Versorgungssicherheit

Die Kostenstruktur eines Unternehmens kann von den regionalen Gegebenheiten abhängen (Neubauer et al. 2011). So variiert zum Beispiel das Lohnniveau zwischen und auch innerhalb von Bundesländern (Augurzky et al. 2017). In ländlichen Regionen mit einer geringen Nachfrage können darüber hinaus so genannte Skaleneffekte bei der Herstellung der angebotenen Leistungen nicht in dem Maße erreicht werden wie in städtischen Gebieten, die mit höheren Fallzahlen je Betrieb rechnen können. Insbesondere können damit die Fixkosten eines Krankenhauses bei einer kleineren Fallzahl weniger gut gedeckt werden als bei einer großen Fallzahl. Wären die Preise nicht reguliert, würde sich dies in den betroffenen Regionen über kurz oder lang in relativ höheren Preisen niederschlagen. Wenn also ein Krankenhaus in einer Region unbedingt erforderlich ist, um die Versorgung der dort ansässigen Bevölkerung zu gewährleisten, müssten die Preise dort so lange steigen, bis das Krankenhaus seine Betriebs- und Kapitalkosten decken kann. Da die Preise jedoch fest vorgegeben sind, ist dieser Anpassungsmechanismus nicht möglich. Daher kann es zu Verlusten für Krankenhäuser kommen, die für die Versorgungssicherheit nötig sind. Bei dauerhaften Verlusten ist ihre Insolvenz unvermeidbar und infolgedessen die Versorgungssicherheit gefährdet. Aus diesem Grund gibt es Sicherstellungszuschläge für solche Krankenhäuser.

Die große Schwierigkeit dabei ist, dass a priori nicht klar ist, ob allein die regionalen Gegebenheiten zu dauerhaften Verlusten führen oder ob betriebliche Ineffizienzen die Ursache dafür sind. Insofern muss im Vorfeld versucht werden, diesen Sachverhalt so weit wie möglich aufzuklären. Eine weitere Schwierigkeit ist, dass die Gefahr des Verlusts der Versorgungssicherheit festgestellt werden muss. Dazu bedarf es einer eindeutigen Definition des Begriffs. Der Gemeinsame Bundesausschuss hat eine Definition vorgelegt (G-BA 2016). Demnach „liegt eine Gefährdung der flächendeckenden Versorgung vor, wenn durch die Schließung des Krankenhauses zusätzlich mindestens 5.000 Einwohner Pkw-Fahrzeiten von mehr als 30 min aufwenden müssen, um zum nächstgelegenen geeigneten Krankenhaus zu gelangen. Eine Ausnahmeregelung ist für besonders dünn besiedelte Regionen – bei unter 50 Einwohnern je Quadratkilometer – vorgesehen. Hier kann das Betroffenheitsmaß auf bis zu 500 Einwohner abgesenkt werden."

10.5 Arten der Gewinnerzielung

Weiter oben wurde erläutert, wie auf freien Märkten mit Wettbewerb bei den Gütern und Dienstleistungen sowie um Arbeitskräfte Gewinne erzielt werden können. Der Idealzustand ist, dass überdurchschnittlich hohe Gewinne nur entstehen können, wenn überdurchschnittlich hohe Qualität angeboten und/oder eine überdurchschnittlich hohe betriebliche Effizienz erreicht werden und dabei Wettbewerb auf dem Arbeitsmarkt besteht. Im regulierten Krankenhausmarkt mit seinen Besonderheiten muss diese Aussage jedoch erneut diskutiert werden. Wie auf freien Märkten kann auch auf dem Krankenhausmarkt durch Effizienzverbesserungen im Betrieb ein zusätzlicher Gewinn erzielt werden. Dieser ist volkswirtschaftlich vorteilhaft, wenn er zu einer sparsamen Verwendung der knappen Ressourcen einer Volkswirtschaft führt. Betriebe mit geringerer Effizienz verbrauchen dagegen unnötig viele Ressourcen. Gerade in Zeiten einer wachsenden Knappheit an Fachkräften ist dies ein sehr wichtiger Aspekt, um die Bevölkerung mit Gesundheitsleistungen umfänglich versorgen zu können.

Ein anderer denkbarer Weg, Gewinne zu erzielen, könnte über die Reduktion der Qualität der angebotenen Leistungen gehen, mit dem Ziel, dabei die Kosten zu senken – bei gleichbleibenden Preisen, die im Krankenhausmarkt nicht durch den einzelnen Anbieter veränderbar sind. Eine solche Strategie der Qualitätsreduktion ist dann möglich, wenn es nur eine geringe Transparenz über die Leistungsqualität gibt, sodass die Patienten die Minderqualität nicht erkennen können oder wenn keine bzw. keine wirksamen Qualitätskontrollen existieren. Sobald jedoch die Qualität bekannt ist, dürften sich Patienten von dem Krankenhaus mit Minderqualität abwenden. Infolgedessen brechen seine Erlöse und seine Gewinne ein. Im Krankenhausmarkt ist daher die Transparenz über die Qualität der Angebote von großer Bedeutung.

Bei mangelnder Qualitätstransparenz jedoch stattdessen Gewinnerzielung zu unterbinden, um diesem geschilderten Anreiz zur Absenkung der Qualität entgegenzuwirken, würde über das Ziel hinausschießen. Denn mit dem Wegfall der Gewinnerzielungsabsicht mindert sich der Anreiz, effizient zu wirtschaften. Gleichzeitig würde damit noch kein Anreiz geschaffen, die Qualität tatsächlich auch zu erhöhen. Vielmehr könnte vom Krankenhaus auch der Zustand der „gemütlichen Ineffizienz" beibehalten werden oder nicht-monetäre Renditen könnten an Bedeutung gewinnen. Dadurch kann es passieren, dass nicht der Zustand „hohe Qualität bei hoher betrieblicher Effizienz" eintritt, sondern „niedrige Qualität bei niedriger betrieblicher Effizienz". Dies bedeutet insbesondere, dass auch in einer Welt ohne Gewinnerzielung die Qualitätstransparenz unbedingt gefordert werden muss.

Diese Überlegungen gelten im Übrigen genauso für die Indikationsqualität. Wenn Patienten eine umfängliche Behandlung erhalten, obwohl sie diese gar nicht in diesem Umfang benötigt hätten, kann zwar die Ergebnisqualität sehr gut ausfallen. Die Indikationsqualität wäre aber schlecht. Gewinne könnten also auch dadurch erzielt werden, dass eine unnötig große Menge an Behandlungen erfolgt. Hier gelten

10.5 · Arten der Gewinnerzielung

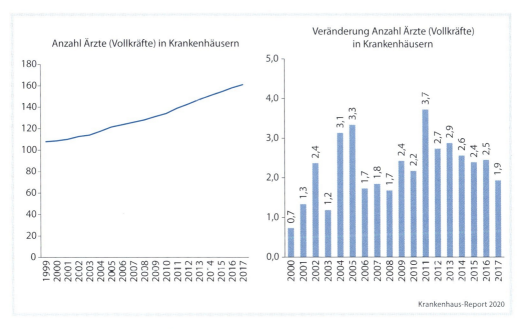

Abb. 10.6 Veränderung Anzahl Ärzte (Vollkräfte) in Krankenhäusern, in %, 1999 bis 2017. (Quelle: Krankenhaus Rating Report 2019 (Augurzky et al. 2019))

die gleichen Überlegungen wie im vorherigen Absatz. Dem muss ebenso mit Transparenz entgegengewirkt werden. Das Unterbinden von Gewinnerzielung ist dagegen kein Garant dafür, dass eine hohe Indikationsqualität erreicht wird. Ergänzend stellt sich in dem Fall, dass ein ambulant behandelbarer Patient stationär behandelt wird – also eine unnötig umfangreiche Behandlung erhält –, vielmehr die Frage nach einer Anpassung des Preissystems. Solange das Preissystem strikt nach ambulant und stationär trennt, wird sich diese Art der mangelnden Indikationsqualität nicht beheben lassen.

In einem regulierten Preissystem können Gewinne auch dadurch erhöht werden, dass sich der Leistungserbringer besonders auf diejenigen Leistungen konzentriert, die im gegebenen Preissystem den höchsten Deckungsbeitrag versprechen („Rosinenpicken"). Dass dies im komplexen Fallpauschalensystem mit seinen über 1.300 DRGs möglich ist, scheint plausibel. Allerdings muss ein „Rosinenpicker" die regelmäßigen Preisänderungen sehr gut im Auge behalten. Eine Leistung kann in einem Jahr noch eine „Rosine" sein, aufgrund von Preis-

anpassungen im Folgejahr jedoch schon nicht mehr. Die dahinterliegenden regulatorischen Preisanpassungen lassen sich schwer voraussagen.

Trotzdem kann es „zeitstabile Rosinen" geben, die zu höheren Gewinnen führen als andere Leistungen. Wenn es einem Krankenhaus gelingt, im Rahmen der Vorgaben des Krankenhausplans sich auf diese Rosinen zu konzentrieren, kann es überdurchschnittlich hohe Gewinne erzielen. Auch hier stellt sich wieder die Frage, ob aufgrund dessen Gewinnerzielung unterbunden werden sollte. Denn ein Krankenhaus könnte trotzdem weiterhin Rosinen picken, um auf einem niedrigeren Effizienzniveau verharren zu können oder um beispielsweise eine lokalpolitische Rendite zu erzielen. Statt Gewinnerzielung zu unterbinden, ist es effektiver, die Rosinen zu identifizieren und ihre Preise abzusenken. Damit würde man die Vorteile der Gewinnerzielung nicht verlieren. Zwar müssen dafür die Rosinen zunächst einmal identifiziert werden. Wenn dies aber einigen Krankenhäusern gelingt, sollte es auch dem Regulator möglich sein.

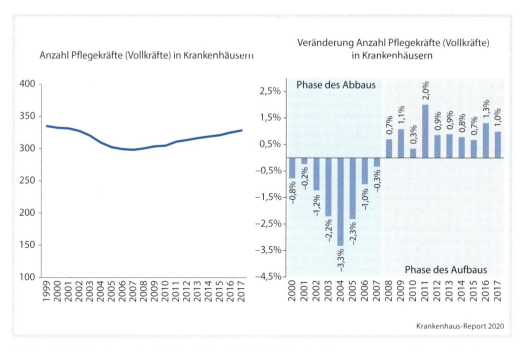

Abb. 10.7 Veränderung Anzahl Pflegekräfte (Vollkräfte) in Krankenhäusern, in %, 1999 bis 2017 (Quelle: Krankenhaus Rating Report 2019 (Augurzky et al. 2019))

An dieser Stelle sei auf folgende Besonderheit im DRG-System eingegangen: Erlöse im gegenwärtigen DRG-Fallpauschalensystem werden vor allem über ärztliche Leistungen erzielt. Für Krankenhäuser ist es also sinnvoll, bei der Allokation der Personalressourcen möglichst stark auf den ärztlichen Dienst zu setzen, wenn es seine Erlöse – und über Skaleneffekte auch Gewinne – steigern möchte. ◘ Abb. 10.6 zeigt, wie die Zahl der Ärzte in den vergangenen Jahren, insbesondere seit Einführung der DRG im Jahr 2004, gestiegen ist. Die Pflege ist dagegen weniger erlösrelevant. In den ersten Jahren der DRG kam es zu einem Abbau in der Pflege (◘ Abb. 10.7). Seit 2007 nimmt die Zahl der Pflegekräfte zu, jedoch weniger stark als die Zahl der Ärzte. Die beobachtete Allokation der ärztlichen und pflegerischen Personalressourcen könnte für die Krankenhäuser erlösmaximierend sein. Unklar ist jedoch, ob sie auch qualitätsmaximierend und/oder kostenminimierend ist. Es könnte sein, dass eine Umschichtung vom ärztlichen hin zum pflegerischen Dienst die Kosten senken und gegebenenfalls sogar die Versorgungsqualität steigern könnte. Vorschläge dafür finden sich in Lehmann et al. (2019).

Eine weitere Möglichkeit der Gewinnerzielung besteht darin, das Personal stärker zu belasten als vertraglich vereinbart oder Löhne unterhalb des Marktniveaus zu bezahlen. Bei hoher Arbeitslosigkeit ist es denkbar, dass ein hoher Druck auf das Personal ausgeübt werden kann, wenn für das Personal ansonsten die Gefahr besteht, die Arbeitsstelle zu verlieren und ebenfalls in die Arbeitslosigkeit abzurutschen. In Zeiten geringer Arbeitslosigkeit und eines Fachkräftemangels kann ein solcher Druck nur vorübergehend, aber nicht dauerhaft ausgeübt werden, weil sich das betroffene Personal dem Druck durch einen Wechsel zu einem anderen Arbeitgeber entziehen kann. Tatsächlich werden für Pflegekräfte inzwischen sogar Abwerbeprämien bezahlt. Vor dem Hintergrund dieser Arbeitsmarktsituation stellt sich die Frage, ob Gewinne dadurch erzielt werden können, dass Personal übermäßig stark bzw. ohne ausreichende Gegenleistung des Arbeitgebers belastet wird. Sollte dies in der Vergangenheit der Fall gewesen sein, dürfte dies bei einer zunehmenden Verknappung des Nachwuchses immer schwieriger werden.

Schließlich können zusätzliche Gewinne auch dadurch erzielt werden, dass ein Krankenhaus außerhalb der Fördermittelvergabe der Länder Zugriff auf öffentliches Kapital bekommt, das ohne Gegenleistung oder zu vergünstigten Konditionen zur Verfügung gestellt wird. Es erspart sich damit Kapitalkosten, sodass das EBT höher ausfallen kann, als dies bei marktüblichen Konditionen der Fall wäre.

10.6 Gewinnausschüttungen im Gesundheitswesen

Wenn Gewinne erzielt werden, können sie ganz oder teilweise an den Eigenkapitalgeber ausgeschüttet werden. Wie oben ausgeführt, handelt es sich dabei um die Vergütung des eingesetzten Eigenkapitals. Insofern liegt an diesem Vorgang grundsätzlich nichts „Anrüchiges". Das Fremdkapital wird über Zinszahlungen ebenfalls vergütet, jedoch zu einem vorab festgelegten Zinssatz. Beim Eigenkapital ist die Höhe der Vergütung vorab ungewiss. Es kann sogar zu einem Totalverlust des Kapitals kommen. In diesem Fall beträgt die Rendite −100 %. In Teilen der öffentlichen Debatten wird jedoch befürchtet, dass durch Gewinnausschüttungen dem Gesundheitswesen Geld entzogen würde. Richtig ist, dass eine Ausschüttung nicht mehr für den Gesundheitsbetrieb zur Verfügung steht. Diese Mittel fließen dann in den gesamtwirtschaftlichen Kreislauf ein. Demgegenüber muss allerdings bedacht werden, dass einer Ausschüttung zunächst die Bereitstellung von Kapital vorausgeht. Im ersten Schritt bringt ein Investor Eigenkapital in das Gesundheitswesen ein, sodass dem Gesundheitswesen Mittel zufließen. Erst im zweiten Schritt fließen Mittel über Ausschüttungen ab. Sie sind letztendlich der Preis dafür, dass im ersten Schritt Mittel überhaupt zufließen und dass ein Anreiz geschaffen wird, knappe Ressourcen effizient einzusetzen.

Tatsächlich lassen die Daten erkennen, dass die Investitionsquoten von gewinnorientierten Krankenhäusern im Durchschnitt höher liegen als die von nicht-gewinnorientierten Häusern (Augurzky et al. 2015). Wenn also Gewinne vorhanden sind, wird mehr investiert oder – auch dies ist möglich – wenn mehr investiert wird, fallen die Gewinne höher aus. Der zweite Fall ist dabei besonders hervorzuheben: Klug eingesetzte Investitionen schaffen effizientere Betriebsstrukturen, sodass Betriebskosten eingespart werden können. Damit steigen die Kapitalintensität und mithin auch die Gewinne. Analysen mit den Jahresabschlussdaten des Krankenhaus Rating Report 2019 zeigen eine positive Korrelation zwischen der EBITDA-Marge eines Krankenhauses und seinem Sachanlagevermögen (in Relation zu den Erlösen) sowie zwischen der EBITDA-Marge und der Investitionsquote (Investitionen als Anteil der Erlöse). Auch das Anlagevermögen ist bei höherer EBITDA-Marge im Durchschnitt weniger stark abgeschrieben. Insofern zeigt sich, dass Gewinne dem Krankenhaus keinen Schaden zufügen. Offenbar reichen sie aus, um sowohl Ausschüttungen als auch Investitionen damit finanzieren zu können.

Auch den Beitragszahlern fügen Gewinne keinen Schaden zu. Denn durch das regulierte Preissystem erhält jedes Krankenhaus, egal, ob es einen Gewinn erzielt oder nicht, den gleichen Preis für seine Leistung. Mit anderen Worten muss der Beitragszahler nicht mehr für solche Krankenhäuser zahlen, die einen überdurchschnittlichen Gewinn erzielen und davon an die Anteilseigner ggf. Ausschüttungen vornehmen. Da Gewinne versteuert werden, ist sogar die öffentliche Hand an den Gewinnen beteiligt und profitiert davon. Überdies zeigen Analysen mit den Jahresabschlussdaten des Krankenhaus Rating Report 2019, dass Krankenhäuser mit einer hohen EBITDA-Marge eine unterdurchschnittliche Sonderpostenquote (Fördermittel) aufweisen. Das bedeutet, dass bei höheren Betriebsergebnissen weniger stark auf Fördermittel der Länder zurückgegriffen wird, was die öffentliche Hand ebenfalls entlastet.

Die Aufgabe des Krankenhauses ist allein die folgende: für Patienten eine gute Versorgungsqualität zu bieten und für die Solidargemeinschaft der Beitragszahler einen guten Preis. Wie dies im Einzelnen erreicht wird, ist Aufgabe des Krankenhauses. Das heißt, es muss entscheiden, wie es die vorhandenen Ressourcen klug einsetzt, sodass dies gelingt. Dabei muss es auch die Möglichkeit haben, zum Beispiel mehr Kapital einzusetzen, wenn sich damit Personal einsparen lässt und am Ende dadurch in der Summe Personalressourcen gespart werden können. Wenn dabei Gewinne übrigbleiben, ist dies sein Verdienst. Ein fiktives Beispiel soll dies verdeutlichen. Wenn es beispielsweise wie in einer Science-Fiction eine Maschine gäbe, die kranke Menschen vollständig heilen könnte, ohne dass dazu ein ärztlicher oder pflegerischer Aufwand nötig wäre, wäre es unverantwortlich, sie nicht einzusetzen. Sie wäre aber vermutlich mit sehr hohen Investitionen verbunden. Im Gegenzug könnte man eine Menge Personalkosten sparen. Der Investitions- und damit der Kapitalbedarf würde sehr stark zunehmen und damit auch der Bedarf an Eigenkapital, während im Gegenzug Personalkosten sinken würden. Im Ergebnis würden das EBITDA und das EAT steigen.

Wäre dies ein Problem? Für die Patienten steigt offenbar die Qualität und für den Beitragszahler ändert sich nichts oder vielleicht würden die Preise auf lange Sicht sogar fallen. Zwar ist dieses Beispiel Science-Fiction und unrealistisch. Es zeigt aber in einer extremen Form, was es bedeutet, wenn ein Betrieb mehr oder weniger kapitalintensiv arbeitet und damit auch ein davon abhängiges Verhältnis von Gewinnen zu Betriebskosten hat. Letztendlich ist der konkrete Ressourcenmix eine unternehmerische Entscheidung, der wiederum Einfluss auf die Gewinnhöhe und insbesondere auf die Verteilung von Betriebs- und Kapitalkosten hat.

Sollten trotz allem Bedenken gegenüber Gewinnen im Krankenhaus bestehen, ist die Frage zu stellen, weshalb sie gerade im Hinblick auf das Krankenhaus auftreten, in anderen Bereichen des Gesundheitssystems aber nicht. Auch eine Arztpraxis macht Gewinne, woraus sich das Einkommen des Arztes speist, das aber für jede Praxis sehr unterschiedlich ausfallen kann. Diese Variation von Praxis zu Praxis kann kaum allein durch unterschiedliche Gehaltsniveaus für die tätigen Ärzte erklärt werden. Das Gleiche gilt für Apotheken. Darüber hinaus gibt es bei den Zulieferern wie Pharmaunternehmen oder Medizintechnik praktisch durchgängig eine Gewinnerzielungsabsicht.

10.7 Grenzen für Gewinne

In der öffentlichen Debatte kommt auch die Frage auf, ob Gewinne beliebig hoch ausfallen dürfen. Denn theoretisch gibt es hier keine Schranken. Daher findet sich gelegentlich die Forderung nach einer Obergrenze für Gewinne. Dieser Abschnitt diskutiert, wie sich eine solche Obergrenze in der Praxis überhaupt gestalten lassen könnte – unabhängig von der Frage, ob diese sinnvoll ist. Es wird sich zeigen, dass dies kein triviales Unterfangen ist. Ferner sei nochmals auf das oben erwähnte fiktive Beispiel der Maschine verwiesen, die kranke Menschen vollständig heilen kann. Die Betriebskosten wären dabei sehr gering, die Kapitalkosten und damit die Gewinne dagegen sehr hoch, falls die Maschine über Eigenkapital finanziert würde.

Um eine Obergrenze für Gewinne festlegen zu können, muss zunächst geklärt werden, was unter Gewinn überhaupt zu verstehen ist. ◘ Abb. 10.1 hat gezeigt, dass es verschiedene Maße dafür gibt. Wenn es in der öffentlichen Debatte vor allem um die Rendite auf das Eigenkapital geht, ist das EAT die richtige Kenngröße. Sie fällt deutlich kleiner aus als das EBITDA, das viele Unternehmen zusätzlich öffentlich berichten. Gerade letzteres erweckt häufig den Eindruck von außerordentlich hohen Gewinnen. Es sei jedoch nochmals darauf hingewiesen, dass aus dem EBITDA die Kapitalkosten finanziert werden müssen. Im nächsten Schritt ist zu fragen, im Verhältnis wozu das EAT begrenzt werden soll. Bezogen auf die Krankenhauserlöse betrug es im Jahr 2017 im Durchschnitt 1,7 % – mit einer großen Bandbreite nach oben wie nach unten. Hier sei in Erinnerung gerufen, dass es sich beim EAT um die Vergütung des eingesetzten Eigenkapitals handelt. Je nachdem wie kapitalintensiv ein Betrieb arbeitet, fällt die Relation zwischen Umsatz auf der einen Seite und Kapitaleinsatz auf der anderen unterschiedlich aus.

Beispielsweise arbeiten Pflegeheimbetriebe kapitalintensiver als Krankenhäuser. Das mag auf den ersten Blick überraschend klingen, wird aber schnell verständlich, wenn man sich klarmacht, dass im Pflegeheim der Aspekt des Wohnens eine große Rolle spielt. Der Pflegebedürftige nimmt nicht nur personalintensive Pflegeleistungen in Anspruch, sondern verlagert auch seinen Wohnsitz in das Pflegeheim. Aus diesem Grund spielt die Immobilie, die viel Kapital bindet, eine bedeutende Rolle. Im Ergebnis liegt im Krankenhaus die Relation von Bilanzsumme zum Umsatz, die näherungsweise das eingesetzte Kapital wiedergibt, bei rund 1:1. Im Pflegeheim liegt der Wert dagegen bei etwa 1,65 € Bilanzsumme auf einen Euro Erlös[4]. Wenn man also das EAT in Relation zum Umsatz nach oben begrenzen möchte, müsste man je nach Kapitalintensität eine betriebsindividuelle Grenze festlegen. Besser geeignet ist das EAT in Relation zum eingesetzten Eigenkapital.

Ein erster Nebeneffekt einer solchen Obergrenze würde sich wie folgt äußern. Die betroffenen Betriebe würden ihr Eigenkapital reduzieren, weil sich sein Einsatz dann weniger lohnt. Im Gegenzug müssten sie das Fremdkapital erhöhen, um die Lücke zu schließen. Da sich dadurch aber für den Fremdkapitalgeber das Risiko erhöht, weil im Insolvenzfall weniger Eigenkapital vorhanden ist, wird er zur Abdeckung dieses höheren Risikos den Zinssatz anheben müssen. Eine Begrenzung der Eigenkapitalrendite führt also letztlich zu höheren Zinsaufwendungen.

Es stellen sich weitere Fragen. Wenn Gewinne nach oben begrenzt werden, müssen sie dann nicht auch nach unten begrenzt werden? Darf ein Verlust auf der einen Seite beliebig hoch ausfallen, wenn der Gewinn auf der anderen Seite gedeckt wird? Und wenn ja, wer gleicht einen höheren Verlust aus? Im Grunde kann dies nur dadurch geschehen, dass Verluste mit Gewinnen über die Jahre hinweg verrechnet werden dürfen, wie dies auch bei der Festlegung der Gewinnsteuern vom Finanzamt getan wird. Das heißt, eine Obergrenze für das EAT bezogen auf jedes einzelne Jahr wäre unverhältnismäßig, vielmehr sollte sich die Obergrenze auf das durchschnittliche EAT über mehrere Jahre beziehen. Die Herausforderung hierbei ist, den Zeitraum dafür sinnvoll zu wählen.

Für die Verrechnung von Gewinnen mit Verlusten kommt daher idealerweise das Finanzamt in Frage. Sollte sich herausstellen, dass die um die Verluste bereinigten Gewinne über einer Obergrenze liegen, müsste das Finanzamt die „überschüssigen" Gewinne wohl einziehen, das heißt mit einem Steuersatz von 100 % belegen. Mit anderen Worten würden also Betriebe im Gesundheitswesen für Gewinne ab der Gewinnobergrenze zu 100 % besteuert. Sogleich stellt sich die Frage, weshalb Betriebe im Gesundheitswesen steuerlich derart schlechter gestellt würden als Betriebe in anderen Branchen.

Bei einer Besteuerung von 100 % würde jedes rational agierende Unternehmen schauen, dass es Gewinne oberhalb der Obergrenze vermeidet. Zum Teil lassen sich Gewinne in andere Betriebe verlagern. Wenn ein Gesundheitsunternehmen Leistungen bei externen Betrieben, die zum gleichen Unternehmensverbund gehören, zum Beispiel bei einer Wäscherei oder einer Küche, teuer einkauft, wird es höhere Kosten haben und damit seine eigenen Gewinne schmälern. Dagegen werden die Erlöse und Gewinne in der Wäscherei oder Küche höher ausfallen können. Da aber die Gewinne in diesen Zulieferbetrieben nicht gedeckt sind, können

---

[4] Eigene Berechnungen auf Basis der Daten des Krankenhaus Rating Report 2019 (Augurzky et al. 2019) und des Pflegeheim Rating Report 2017 (Heger et al. 2017).

sie dort in normaler Höhe anfallen. Und da Wäschereien oder Küchen typischerweise auch für andere Branchen tätig sind, beispielsweise für die Hotellerie, wäre es unangemessen, auch dort die Gewinne gleich mit zu deckeln.

Diese Ausführungen machen deutlich, auf welche praktischen Schwierigkeiten der Gesetzgeber stoßen würde, wollte er eine Obergrenze für Gewinne einführen. Der effektivste Weg, Gewinne zu begrenzen, wäre stattdessen ein funktionierender Preiswettbewerb. Hohe Gewinne schmelzen schnell dahin, wenn ein Wettbewerber seine Preise senkt, um dadurch Nachfrage auf sich zu lenken. Bei Pflegeheimen existiert in gewissen Maßen ein Preiswettbewerb. Die Tagessätze von Pflegeheimen variieren von Heim zu Heim. Im Krankenhausbereich gibt es keinen solchen Wettbewerb. Über Selektivverträge ließe sich ein solcher einführen.

Eine Alternative zur Begrenzung von Gewinnen könnte die Begrenzung von Ausschüttungen an die Eigenkapitalgeber sein. Gewinne würden zwar nicht gedeckelt, aber sie müssten ab einer gewissen Höhe im Unternehmen verbleiben. Wenn die Ausschüttungsgrenze zu eng gezogen wird, treten jedoch die oben geschilderten Ausweichreaktionen trotzdem auf. Erstens würde generell weniger Eigenkapital bereitgestellt werden, sodass auf – dann teureres – Fremdkapital ausgewichen werden müsste. Zweitens würde ein Anreiz geschaffen, Gewinne in andere Branchen oder ins Ausland zu verlagern, um dort Ausschüttungen vornehmen zu können. Vor dem Hintergrund der genannten Fehlanreize, die mit einer Deckelung von Gewinnen oder Ausschüttungen einhergehen können, sollte darauf verzichtet werden. Stattdessen sollten unerwünschte Ergebnisse – gerade im Krankenhausmarkt mit seinem regulierten Preissystem– durch Anpassungen am Vergütungssystem angegangen werden. Der vorliegende Report geht in einzelnen Kapiteln darauf im Detail ein.

10.8 Fazit

In einer Volkswirtschaft ist Gewinnerzielung ein wichtiger Motor des Fortschritts und stetiger Effizienzverbesserungen. Wettbewerb unter den Anbietern sorgt dafür, dass daraus entstehende Unternehmensgewinne begrenzt und mit den Nachfragern geteilt werden. Will man auf dem Krankenhausmarkt Gewinne wirksam begrenzen, ohne die positiven Aspekte der Gewinnerzielung zu beeinträchtigen, sollte man Qualitätstransparenz schaffen und darüber hinaus gegebenenfalls sogar einen Preiswettbewerb in Betracht ziehen. Eine staatlich verordnete Obergrenze für Gewinne wäre dagegen nicht nur administrativ schwer umsetzbar, sondern würde überdies negative Nebeneffekte zeitigen.

Ein Verbot von gewinnorientierten Krankenhäusern wäre zwar grundsätzlich denkbar. Allerdings muss dann in Kauf genommen werden, dass kein privates Kapital mehr in das Gesundheitswesen fließt und die Investitionstätigkeit noch weiter zurückgeht. Dies würde bedeuten, dass der Staat die so entstehende Lücke mit öffentlichem Kapital füllen muss. Aber selbst wenn dies gelingen sollte, würde sich mit der Aufgabe der Gewinnerzielung auch der Anreiz mindern, knappe Ressourcen möglichst effizient einzusetzen. Insbesondere würde sich die Bereitschaft reduzieren, effizienzsteigernde Innovationen zu erproben. Ungeklärt bliebe auch, wie mit der Gewinnerzielungsabsicht von anderen Gesundheitsunternehmen außerhalb des Krankenhausmarkts umgegangen werden müsste: z. B. niedergelassene Praxen, Medizintechnik- und Pharmaunternehmen, Apotheken, Heil- und Hilfsmittelanbieter. Statt Gewinnerzielung zu verbieten oder zu beschränken, sollten unerwünschte Nebenwirkungen durch Anpassungen am Vergütungssystem begrenzt werden.

Das Vergütungssystem sollte derart gestaltet werden, dass derjenige Akteur, der Gewinne erzielen möchte, dies so tut, dass damit das für die Volkswirtschaft größte Kosten-Nutzen-Verhältnis erreicht wird. Wird zum Beispiel „Rosinenpicken" vermutet, sollte man Preise derart anpassen, dass Rosinen keine Rosinen mehr sind. Das Gleiche gilt auch für alle anderen unerwünschten Nebeneffekte. Und wenn das gegenwärtige Fallpauschalensystem dazu verleitet, möglichst viele stationäre Krankenhausfälle zu behandeln, sollte die Vergütung nach DRG-Fallpauschalen angepasst werden. Wenn darüber hinaus die bestehenden Vergütungssysteme im Gesundheitswesen das Sektorendenken zementieren, sollten sektorenübergreifende Vergütungsmodelle angestrebt werden.

Ein Ansatz dazu könnten Capitation-Modelle sein. Wenn die Leistungserbringer einer Region ein Gesundheitsbudget erhalten und selbst entscheiden können, auf welche Art und Weise sie die Leistungen erbringen – ambulant oder stationär – oder ob sie lieber stärker in Prävention investieren, könnte es zu einer sektorenübergreifenden Optimierung des Ressourceneinsatzes kommen. Flankiert werden müsste ein solches Modell durch einen Wettbewerb zwischen Regionen und durch die Vorgabe von Versorgungs- und Qualitätszielen. Die ▶ Kap. 3, 5 und 14 im vorliegenden Band sowie Benstetter et al. (2020) befassen sich mit diesem Themenfeld.

Danksagung Der Autor dankt Prof. Dr. Andreas Beivers für seine konstruktiven Anmerkungen.

Literatur

Augurzky B, Krolop S, Mensen A, Pilny A, Schmidt CM, Wuckel C (2019) Krankenhaus Rating Report 2019 – Das Ende des Wachstums? medhochzwei, Heidelberg

Augurzky B, Krolop S, Pilny A, Schmidt CM, Wuckel C (2017) Krankenhaus Rating Report 2017: Strukturfonds – beginnt jetzt die große Konsolidierung? medhochzwei, Heidelberg

Augurzky B, Pilny A, Wübker A (2015) Krankenhäuser in privater Trägerschaft. RWI Materialien Heft 89. RWI, Essen

Benstetter F, Lauerer M, Negele D, Schmid A (2020) Capitation-Modelle im Ausland – Vorbild für Gesundheitsversorgung in Deutschland? Stiftung Münch

Friedrich J, Leber W-D, Wolff J (2010) Basisfallwerte – zur Preis- und Produktivitätsentwicklung stationärer Leistungen. In: Klauber J, Geraedts M, Friedrich J (Hrsg) Krankenhaus-Report 2010, Schwerpunkt: Krankenhausversorgung in der Krise? Schattauer, Stuttgart, S 127–147

G-BA (2016) Regelungen für die Vereinbarung von Sicherstellungszuschlägen. https://www.g-ba.de/beschluesse/2782/. Zugegriffen: 28. Nov. 2019

Heger D, Augurzky B, Kolodziej I, Krolop S, Wuckel C (2017) Pflegeheim Rating Report 2017. medhochzwei, Heidelberg

Lehmann Y, Schaepe C, Wulff I, Ewers M (2019) Pflege in anderen Ländern – Vom Ausland lernen? medhochzwei, Heidelberg

Neubauer G, Beivers A, Paffrath D (2011) Die Zukunft der Vergütung von Krankenhausleistungen. In: Klauber J, Geraedts M, Friedrich J, Wasem J (Hrsg) Schwerpunkt: Qualität durch Wettbewerb. Krankenhaus-Report 2011. Schattauer, Stuttgart, S 149–160

RWI (2017) Stand und Weiterentwicklung der Investitionsförderung im Krankenhausbereich. Gutachten im Auftrag des Bundesministeriums für Gesundheit. RWI Projektbericht. RWI, Essen

RWI (2016) Investitionsbarometer NRW. Forschungsprojekt im Auftrag der Krankenhausgesellschaft Nordrhein-Westfalen. RWI Projektbericht. RWI, Essen

Tuschen K-H (2007) Das DRG-System 2007. In: Roeder N, Bunzemeier H (Hrsg) Kompendium zum DRG System 2007. Band IV. Deutsche Krankenhausverlagsgesellschaft, Düsseldorf

Open Access Dieses Kapitel wird unter der Creative Commons Namensnennung 4.0 International Lizenz (http://creativecommons.org/licenses/by/4.0/deed.de) veröffentlicht, welche die Nutzung, Vervielfältigung, Bearbeitung, Verbreitung und Wiedergabe in jeglichem Medium und Format erlaubt, sofern Sie den/die ursprünglichen Autor(en) und die Quelle ordnungsgemäß nennen, einen Link zur Creative Commons Lizenz beifügen und angeben, ob Änderungen vorgenommen wurden.

Die in diesem Kapitel enthaltenen Bilder und sonstiges Drittmaterial unterliegen ebenfalls der genannten Creative Commons Lizenz, sofern sich aus der Abbildungslegende nichts anderes ergibt. Sofern das betreffende Material nicht unter der genannten Creative Commons Lizenz steht und die betreffende Handlung nicht nach gesetzlichen Vorschriften erlaubt ist, ist für die oben aufgeführten Weiterverwendungen des Materials die Einwilligung des jeweiligen Rechteinhabers einzuholen.

Vergütung und Qualität: Ziele, Anreizwirkungen, internationale Erfahrungen und Vorschläge für Deutschland

Reinhard Busse, Helene Eckhardt und Max Geraedts

11.1 Einleitung – 207

11.2 Ziele von Vergütungssystemen im stationären Sektor – 208

11.3 Vergütungsformen medizinischer Leistungserbringung und deren potenzielle Qualitätseffekte – 209

11.4 Formen der expliziten Qualitätsbeeinflussung durch Vergütungsmodifikationen (P4Q) – 212

11.5 Ein Modell zur Einordnung von P4Q-Vergütungsmodifikationen und grundlegende Überlegungen zu deren Stellenwert – 214

11.6 P4Q in der europäischen Krankenhausversorgung – 216

11.7 Effekte der Qualitätsbeeinflussung durch P4Q-Vergütungsmodifikationen – 219
11.7.1 Wirksamkeit – 219
11.7.2 Kosteneffektivität – 221

© Der/die Autor(en) 2020
J. Klauber et al. (Hrsg.), *Krankenhaus-Report 2020*, https://doi.org/10.1007/978-3-662-60487-8_11

11.8 Eine Einordnung von P4Q-Ansätzen in Deutschland – und deren bisherigen Nutzung – 222

11.9 Fazit – 226

Literatur – 227

▶▶ Zusammenfassung

Der Beitrag befasst sich mit der Frage, wie sich das Vergütungssystem zur Qualität der Patientenversorgung verhält bzw. wie diese über das Vergütungssystem befördert werden kann. Vor dem Hintergrund verschiedener Ziele von Vergütungssystemen wird analysiert, wie stark die Anreize in verschiedenen Vergütungsformen zur Qualitätsverbesserung der Versorgung sind. Sodann werden Möglichkeiten der Vergütungsmodifikation mit dem expliziten Ziel der Qualitätssicherung bzw. -verbesserung betrachtet und in ein Modell eingeordnet. Entsprechende „Pay-for-quality"-Programme in neun europäischen Ländern werden dargestellt und ein systematischer Review zu deren Effektivität und Kosten-Effektivität kurz zusammengefasst. Der Beitrag endet mit konkreten Vorschlägen für Deutschland, wie Qualitätstransparenz, die Indikations-, Struktur-, Prozess- bzw. Ergebnisqualität durch Vergütungsmodifikationen auf der Ebene des einzelnen Falls, aller Fälle mit der gleichen Diagnose bzw. allen Fällen eines Krankenhauses verbessert werden kann – und wie weit Deutschland auf diesem Weg bereits ist.

The article deals with the question of how the payment system relates to the quality of patient care and how this can be promoted via the payment system. Against the background of different objectives of reimbursement systems, the authors analyse how strong the incentives of different forms of payment are to improve the quality of care. They consider the possibilities of payment modification with the explicit goal of quality assurance or quality improvement and classify them. They describe pay-for-quality programmes in nine European countries and give a brief systematic review of their (cost)effectiveness. The article concludes with proposals for Germany on how quality transparency, indication, structure, process and outcome quality could be improved through payment modifications at the level of the individual case, all cases with the same diagnosis or all cases of a hospital – and how far Germany is already following this path.

11.1 Einleitung

Qualität im Gesundheitswesen findet in den Fachkreisen seit Jahrzehnten eine große Beachtung. Der breiten Öffentlichkeit bekannt wurde die Diskussion um die Qualität in der stationären Versorgung vor allem durch die Analyse der Patientensicherheit in amerikanischen Krankenhäusern (Kohn et al. 2000). Doch auch in deutschen Krankenhäusern ist die Qualität der Versorgung verbesserungswürdig, wie u. a. die von der OECD durchgeführten und veröffentlichten Vergleiche zur Intrahospitalletalität von Patienten mit einem akuten Myokardinfarkt verdeutlichen (OECD 2018). Dabei wird immer wieder auf die potenzielle Steuerungswirkung der Vergütung verwiesen, selbst wenn deren Modifikationen mit dem Ziel der Qualitätsverbesserung hinsichtlich der damit tatsächlich erreichten Effekte wissenschaftlich – und damit auch politisch – umstritten sind.

In Deutschland stammt der vermutlich erste Beitrag zum Zusammenhang von Vergütung und Qualität von 1998, behandelte aber den ambulanten Sektor (Krauth et al. 1998). International begann die Diskussion um „Pay-for-Performance" mit den sichtbaren und viel diskutierten Publikationen im Journal of the American Medical Association (Rosenthal et al. 2005), in den Annals of Internal Medicine (Petersen et al. 2006) und Health Affairs (Rosenthal et al. 2007), auch wenn die eigentlichen Studien dazu bereits in den frühen 1990ern begonnen hatten (Busse 2016). Da im globalen Kontext von Gesundheitssystemen der Begriff „Performance" aber eher im Sinne des „performance assessment" von ganzen Gesundheitssystemen genutzt wird, bei dem es – neben der Qualität der Leistungserbringung im engeren Sinne – auch um die Erreichung von bedarfsgerechtem Zugang (etwa gemessen durch „unmet need") zu bevölkerungsweiten Outcomes (etwa gemessen durch „amenable mortality") und die Kosten-Effektivität des Gesamtsystems geht, wird in diesem Beitrag konsequent der Begriff „Qualität" statt Performanz genutzt, etwa als „Pay-for-Quality" (P4Q). Dieses Kapitel beginnt mit der Überlegung, welche Ziele mit der Vergütung von Krankenhausleistungen erreicht werden sollen und welche Rolle „Qualität" dabei spielt (▶ Abschn. 11.2). Es folgt dann ein Überblick über die grundsätzlichen Vergütungsformen medizinischer Leistungserbringung, wobei deren Wirkung auf die eingangs ausgeführten Ziele untersucht wird, insbesondere im Hinblick auf deren potenzielle Qualitätseffekte (▶ Abschn. 11.3). Anschließend werden die zur expliziten Beeinflussung der Qualität genutzten Vergütungsmodifikationen erläutert (▶ Abschn. 11.4). In ▶ Abschn. 11.5 wird ein Modell zur Einordnung von P4Q-Vergütungsmodifikationen dargestellt und grundlegende Überlegungen zu deren Stellenwert angestellt.

Es folgt ein Überblick über P4Q-Programme im Krankenhaussektor in europäischen Ländern. Daran anschließend werden empirische Befunde zu deren Effektivität bzw. Kosten-Effektivität dargestellt. Die ▶ Abschn. 11.6 und 11.7 stützen sich auf den Buchbeitrag Eckhardt et al. (2019), dessen Verwendung für den vorliegenden Beitrag die Autoren zugestimmt haben.

Als ▶ Abschn. 11.8 folgt eine umfassende Darstellung der für Deutschland zu diskutierenden qualitätsorientierten Vergütungsmodifikation – einschließlich einer Analyse, welche schon genutzt werden. Ein Fazit beendet das Kapitel als ▶ Abschn. 11.9

11.2 Ziele von Vergütungssystemen im stationären Sektor

Jede Diskussion um die potenzielle – und tatsächliche – Beeinflussung der Qualität durch die Vergütung sollte mit der Frage beginnen, welches Spektrum an Zielen eigentlich mit der Vergütung von Krankenhausleistungen verbunden ist. Diese grundlegende Frage wird häufig nicht explizit beantwortet. Die Vergütung von Krankenhäusern soll sicherstellen, dass diese

- Leistungen erbringen und nicht nichts tun,
- sich um die Patienten kümmern, die Bedarf an medizinischen Leistungen haben (d. h. Unterversorgung verhindern) und keine Risikoselektion betreiben (wozu auch gehört, für Notfälle adäquate Reservekapazitäten vorzuhalten),
- nur angemessene – und keine nicht indizierten – Leistungen erbringen (d. h. Fehl- und Überversorgung vermeiden),
- die Leistungen in einem personell und technisch angemessen ausgestatteten Setting unter Beachtung die Qualität steigernder Prozesse erbringen, um so hohe Ergebnisqualität zu erreichen und die Patientensicherheit nicht zu gefährden,
- zur Ausgabenkontrolle beitragen,
- die Leistungen effizient erbringen, d. h. Ausgaben und Ergebnis in einem angemessenen Verhältnis stehen und Geld nicht wegen Ineffizienzen verschwendet wird und
- für Patienten, Kostenträger, Allgemeinheit und Politik transparent machen, für welche Patienten(gruppen) welche Leistungen bei welchem Ressourceneinsatz und Ergebnissen erbracht wurden, um eine Steuerung, aber auch kontinuierliche Evaluation und Verbesserung zu ermöglichen.

Diese Aufstellung (ohne den Anspruch auf Vollständigkeit, da z. B. weitergehende Funktionen von Krankenhäusern etwa bei Forschung und Aus- und Weiterbildung fehlen) zeigt erstens, dass die Qualität der Leistungserbringung längst nicht das einzige Ziel ist, das mit der Vergütung von Krankenhausleistungen verbunden ist. Sie zeigt aber auch die Verknüpfung mit übergeordneten Performanzkriterien zur Beurteilung ganzer Gesundheitssysteme; so ist das Ziel, dass sich Krankenhäuser um Patienten kümmern, die Bedarf an medizinischen Leistungen haben, natürlich umso besser zu erreichen, je besser der Krankenversicherungsschutz in einem Land ausgestaltet ist – und die Effizienz der Leistungserbringung in Krankenhäusern wird auch davon abhängen, ob es andere effizientere Versorgungsformen im ambulanten Bereich gibt.

11.3 Vergütungsformen medizinischer Leistungserbringung und deren potenzielle Qualitätseffekte

Bei der Vergütung medizinischer Leistungen reicht das Spektrum der Möglichkeiten von der Vergütung jeder einzelnen erbrachten Leistung bis hin zur Bereitstellung eines globalen Budgets, mit dem alle Leistungen zum Beispiel eines definierten Zeitraums abgegolten werden. Dazwischen finden sich verschiedene Formen der Aggregation einzelner Leistungen, die im Folgenden kurz skizziert werden. Dabei werden deren theoretische, potenzielle Qualitätseffekte holzschnittartig benannt, ohne dass beachtet wird, dass jede der Vergütungsformen mit zusätzlichen, explizit auf die Qualität zielenden Modifikationen verknüpft werden kann. Diese Verknüpfung wird erst im anschließenden Abschnitt behandelt.

▪▪ Budget
Globale Budgets stellen die höchste Aggregationsebene der Vergütung dar. In der Reinform werden den Leistungserbringern Finanzmittel unabhängig von den tatsächlich zu erbringenden Leistungen zur Verfügung gestellt, die zumeist aber auf der Basis der Ausstattung (bei Krankenhäusern also Art und Anzahl an Abteilungen bzw. Betten sowie Personal und technischer Ausstattung), ggf. modifiziert um historische Inanspruchnahmedaten, kalkuliert werden. Da die Budgets typischerweise restriktiv kalkuliert werden, tendieren die Leistungserbringer bei einer solchen Vergütungsform zum einen zur Risikoselektion und zum anderen zur Unterversorgung, sichtbar u. a. an Wartelisten, sodass die Qualität der Versorgung der Population insgesamt leiden kann. Budgets tragen hingegen zu einer guten Ausgabenkontrolle bei.

▪▪ Kopfpauschalen
In die gleiche Richtung gehen auch die Anreizmechanismen bei einer Vergütung auf der Basis von Kopfpauschalen, die klassischerweise im Bereich der ambulanten Versorgung verwendet werden. Ihre Höhe variiert zumeist mit bestimmten Charakteristika der Patienten, etwa Alter oder dem Vorhandensein von chronischen Erkrankungen, um der Bedarfsorientierung gerecht zu werden. Das soll die möglichen Nebenwirkungen von Risikoselektion und Unterversorgung dämpfen, wenn pro Kopf der bei einem Leistungserbringer eingeschriebenen Patienten zeitbezogen Finanzmittel zur Verfügung gestellt werden, die unabhängig von seinem Bedarf und den jeweils für die einzelnen Patienten erbrachten Leistungen sind. Gleichzeitig streben die Leistungserbringer nach einer Ausweitung der Anzahl eingeschriebener Patienten, was wiederum die Zeit pro Patient einschränkt und damit negative Auswirkungen auf die Qualität der Versorgung hervorrufen kann.

▪▪ Episodenvergütung
Wird eine gesamte Krankheitsepisode mit allen Leistungen, die zur Diagnostik und Behandlung dieser Episode notwendig waren, pauschal – wiederum auf der Basis historischer Kennwerte – vergütet, dann kann auch diese Vergütungsoption in die Richtung einer Unterversorgung tendieren. Gleichzeitig sind auf der einen Seite Risikoselektionen und auf der anderen Seite das Phänomen des „Upcoding" – des Höher- bzw. Kränker-Kodierens der einzelnen Fälle, um so die für schwerere Krankheitsepisoden vorgesehenen Vergütungen zu erzielen – zu bedenken. Während Unterversorgung und Risikoselektion sicher mit negativen Effekten auf die Qualität einhergehen, führt das Hochkodieren beim einzelnen Patienten zwar nicht direkt zu einem Qualitätsverlust, jedoch werden Finanzmittel verbraucht, die an anderer Stelle hilfreicher hätten eingesetzt werden können, sodass auch hier theoretisch die Qualität der Versorgung in Mitleidenschaft gezogen werden kann.

▪▪ Fallpauschale
Sehr ähnlich kann auch die Vergütung auf der Basis einer Fallpauschale beurteilt werden.

Während sie eindeutige Vorteile hinsichtlich der Transparenz (es wird eine unendlich große Anzahl verschiedener Patienten in eine endliche Anzahl an Gruppen eingeordnet) und technischen Effizienz aufweist, besteht die Gefahr von Risikoselektion und Unterversorgung (zumindest von Leistungen, die für die Pauschale nicht konstitutiv sind) – bei gleichzeitiger Tendenz zum Hochkodieren. Hinzu kommt die Gefahr einer Indikationsausweitung hin zu nicht notwendigen Fällen zur Fallzahlgenerierung und damit Erlössteigerung. Zumindest theoretisch wird bei dieser Vergütungsform erwartet, dass Qualitätssteigerungen auf der Basis einer Spezialisierung und gesteigerter Erfahrung der Leistungserbringer möglich sind.

Tagespauschalen

Diese Vergütungsform findet sich typischerweise im stationären Bereich. Um den Erlös zu steigern, wird der Krankenhausaufenthalt um eher unproduktive Tage verlängert, womit u. a. das Risiko für nosokomiale Infektionen steigt. Auch bei dieser Vergütungsform sind Risikoselektionen und eine Unterversorgung (bezogen auf erbrachte Leistungen) zu erwarten. Positive Qualitätsanreize existieren auch bei dieser Vergütungsform nicht.

Vergütung gebündelter Leistungen bzw. von Leistungspauschalen/-komplexen

Hierbei werden einzelne Leistungen zusammengefasst, die typischerweise bei der Diagnostik oder Therapie bestimmter Symptome oder Erkrankungen gemeinsam erbracht werden (bspw. die „Ordinationsgebühr" einmal pro Quartal im ambulanten Sektor). Bei dieser Vergütungsform sind Mitnahmeeffekte bei sowieso den Leistungserbringer aufsuchenden Patienten zu erwarten. Eine Erlössteigerung kann durch Wiedereinbestellung zum jeweils nächstmöglichen Abrechnungstermin erzielt werden, womit potenziell eine Überversorgung und damit Patientengefährdung ausgelöst wird; andererseits könnte eine Unterversorgung erfolgen, wenn eine frühere Wiedereinbestellung notwendig gewesen wäre.

Einzelleistungsvergütung

Eine echte Einzelleistungsvergütung beruht auf dem Aufwand für die zu erbringende Leistung und erlaubt je nach Land zusätzlich eine gewisse Marge. Damit besteht – insbesondere bei Leistungserbringern, die viel Erfahrung mit dieser Leistung haben – die Gefahr der Überversorgung, und zwar sowohl indem Leistungen bei Patienten ganz ohne Bedarf für die jeweilige Leistung erbracht werden als auch für die unnötige Mehrfacherbringung bei Patienten mit Bedarf. Dadurch besteht eine Tendenz zur Indikationsausweitung mit negativen Effekten für die Qualität der Versorgung. Der potenziell positive Effekt, dass zumindest keine notwendigen Leistungen unterlassen werden, wird durch die potenziell fatalen Folgen einer Überdiagnostik und Übertherapie bei oftmals falsch positiven Testergebnissen mit der Notwendigkeit von Folgeuntersuchungen wettgemacht.

 Tab. 11.1 fasst für die drei wesentlichen im Krankenhaus angewendeten Vergütungssysteme die Anreize hinsichtlich der zu erwartenden Vor- bzw. Nachteile bezüglich der eingangs genannten Ziele zusammen. Dabei kennzeichnet + einen positiven bzw. steigernden Effekt, − einen negativen bzw. senkenden Effekt und 0 eine Situation ohne klare Anreize in die eine oder andere Richtung bzw. dass sowohl positive als auch negative Anreize existieren. Dabei wird deutlich, dass es kein „optimales" Vergütungssystem gibt – alle haben Vor- und Nachteile. Diese sind hinsichtlich Bedarf, Aktivität und Ausgabenkontrolle insbesondere zwischen Globalbudget und Einzelleistungsvergütung gegensätzlich – und Fallpauschalen zeichnen sich insbesondere durch ihre Effekte auf technische Effizienz und Transparenz aus.

Es wird jedoch auch deutlich, dass keine Vergütungsform rein positive Anreize für gute Qualität bietet. Im Gegenteil: Letztlich besteht bei allen Vergütungsformen die Gefahr, dass deren Anreizmechanismen die Qualität der Versorgung negativ beeinflussen. Daher verwundert es auch nicht, dass so gut wie alle Gesundheitssysteme z. T. aufwändige Instrumente der Qualitäts- und Abrech-

11.3 · Vergütungsformen medizinischer Leistungserbringung

Tabelle 11.1 Effekte der wesentlichen drei Vergütungsformen in Krankenhäusern auf Ziele (Erweitert und modifiziert nach Geissler et al. 2011)

Vergütungsform	Vergütungsziele und zu erwartende positive, negative und neutrale Effekte						
	Bedarf (Risikoselektion)	Aktivität		Qualität	Ausgabenkontrolle	Technische Effizienz	Transparenz
		Zahl der Fälle	Leistungen pro Fall				
Globalbudget	–	–	–	0 (Gefahr der Unterversorgung)	+	0	–
Fallpauschalen	0	+	–	0	0	+	+
Einzelleistung	+	+	+	0 (Gefahr der Überversorgung)	–	0	0

Krankenhaus-Report 2020

nungskontrolle sowie der Förderung der Compliance der Leistungserbringer eingeführt haben, da das soziale Vertrauen in die Leistungserbringer insofern fehlt, als befürchtet wird, dass nicht das Wohlergehen der einzelnen Patientinnen und Patienten und der gesamten Population sowie eine patientenzentrierte Gesundheitsversorgung im Mittelpunkt steht (Mechanic und Schlesinger 1996). Es wird auch verständlich, warum in praktisch allen Ländern diskutiert wird, die qualitätssichernden bzw. -fördernden Aspekte direkt im Vergütungssystem zu berücksichtigen (vgl. weiter unten). Dabei sollte jedoch bedacht werden, dass die Stoßrichtung solcher Instrumente vom „Haupt"-Vergütungsmechanismus abhängt, d. h. ein auf Einzelleistungsvergütung beruhendes System wird mehr gegen die qualitätsgefährdende Überversorgung tun müssen als ein auf Budgets beruhendes System, wo z. B. Wartelisten eher im Fokus stehen.

Obwohl bei der Beschreibung von Vergütungsformen häufig die Leistungsaggregation innerhalb eines Patienten und über Patienten hinweg betrachtet wird, bietet es sich auch an, die Art von Informationen zu betrachten, die für die Festlegung der Vergütung genutzt werden. Dafür bietet sich ein ursprünglich von Ellis und Miller (2009) entwickeltes Dreieck mit den

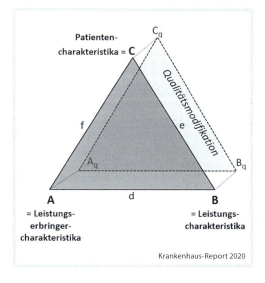

Abb. 11.1 Informationsgrundlage für wesentliche Vergütungsformen mit prototypischen Ausprägungen A, B und C – und Erweiterung durch Berücksichtigung von Qualitätsmerkmalen (A_q, B_q und C_q) (stark erweitert nach Ellis und Miller 2009)

drei Ecken A, B und C an (vgl. Abb. 11.1), wobei A für Vergütungsmechanismen steht, bei denen nur Leistungserbringercharakteristika genutzt werden (d. h. etwa Größe und Ausstattung bei Krankenhäusern oder Qualifikation und Erfahrung bei ärztlichen Gehältern),

B für Leistungscharakteristika (etwa den Zeitaufwand, insbesondere bei Einzelleistungsvergütung) und C für Patientencharakteristika (etwa bei Kopf- und Fallpauschalen, die in ihrer Reinform nur auf Diagnosen und Schweregrad beruhen). In der Realität nutzen viele Systeme Mischformen, etwa indem DRG-Systeme auch die erbrachten Leistungen mitberücksichtigen (und dann in Richtung e tendieren) – oder indem die Einzelleistungsvergütung die Art des Leistungserbringers modifizierend berücksichtigen (und dann eher bei d liegen).

Auch bei dieser Betrachtung wird deutlich, dass bei keiner der drei möglichen Informationsgrundlagen Qualität eine Rolle spielt, sondern diese explizit zusätzlich berücksichtigt werden muss, was durch das nach hinten verschobene Dreieck mit den Ecken A_q, B_q und C_q gekennzeichnet wird. Die Vergütungsmodifikationen, die bisher zur Qualitätssteigerung erprobt wurden, und die Empirie zu deren Effekten werden in den nächsten Abschnitten berichtet.

11.4 Formen der expliziten Qualitätsbeeinflussung durch Vergütungsmodifikationen (P4Q)

Die Vergütung von Krankenhausfällen – und die genaue Ausgestaltung der ihr innewohnenden Anreize – sollte andere qualitätsfördernde Maßnahmen unterstützen und nicht konterkarieren. Darin, und weniger als eigenständigem Instrument, liegt die Rolle von „Pay-for-Quality (P4Q)"-Ansätzen.

Dabei werden die beschriebenen Vergütungsinstrumente dahingehend modifiziert, dass die Vergütung mit vorgegebenen Qualitätszielen auf der Ebene der Transparenz, der Indikation, der Struktur, des Prozesses oder des Ergebnisses (s. weiter unten) verknüpft wird und das Erreichen bzw. Nicht-Erreichen von Vorgaben mit positiven oder negativen finanziellen Anreizen verbunden ist.

Das Erreichen von Vorgaben kann dabei im Vergleich, d. h. relativ zu der Leistung der anderen Leistungserbringer (z. B. Belohnung von 20 % der besten Leistungserbringer) oder im Vergleich zu der eigenen historischen Leistung (z. B. Verbesserung um 20 Prozentpunkte im Vergleich zum Vorjahr) gemessen werden. Bei absoluten Qualitätszielen wird das Erreichen einer bestimmten Vorgabe belohnt (z. B. das Erreichen einer 98-prozentigen Impfquote). Verwirrenderweise können auch die Vergütungsmodifikationen selbst – unabhängig von der Definition der Vorgaben – relativ oder absolut sein, d. h. der Bonus könnte z. B. 10 % der vereinbarten Vergütung ausmachen oder pauschal € 100, wodurch er bei DRGs mit niedrigem Relativgewicht eine größere Rolle spielen würde. ◘ Tab. 11.2 fasst die Grundlage der Vergütungsmodifikation und die Art der Vergütungsmodifikation zusammen.

Im Folgenden werden Grundtypen von qualitätsorientierten Vergütungsmodifikationen im Einzelnen dargestellt.

▪▪ Bonus
Bonuszahlungen werden zusätzlich (sog. „neues" Geld) zu der üblichen Vergütung für das Erreichen von Qualitätsvorgaben sowie für eine Verbesserung der Leistungsqualität gezahlt. Es hat sich gezeigt, dass (Bonus-)Zahlungen ab einem bestimmten Niveau höhere Effekte haben: Ogundeji et al. (2016) fanden heraus, dass finanzielle Anreize von mind. 5 % des Jahreseinkommens einen größeren Effekt auf die Leistung der Leistungserbringer haben als kleinere finanzielle Anreize. Ein größerer finanzieller Anreiz reduziert jedoch die Wahrscheinlichkeit der Kosteneffektivität eines Programms. Bonuszahlungen für die Erreichung von im Voraus definierten absoluten Qualitätszielen sind einfach zu handhaben. Für Leistungserbringer bieten sie die Sicherheit, dass sie bei Zielerreichung ausgezahlt werden. Langfristig fehlen jedoch Anreize, sich weiter über das Ziel hinaus zu verbessern, wenn die Leistungsindikatoren nicht regelmäßig angepasst werden (Langdown und Peckham 2014). Dies kann auch dazu führen, dass Jahr für Jahr die bereits vor Jahren

11.4 · Formen der expliziten Qualitätsbeeinflussung

Tabelle 11.2 Übersicht zu Grundlagen und Arten der Vergütungsmodifikation

Grundlage für Vergütungsmodifikation			Art der Vergütungsmodifikation	
Status quo im Jahr t_1		Veränderung t_0 zu t_1	Absoluter Wert (z. B. Bonus oder Malus von X €/Fall)	Relativer Wert (z. B. Bonus oder Malus von Y % auf Relativgewicht)
Erreichen eines vorher festgelegten Zieles	Erreichen eines Wertes relativ zu anderen (z. B. Belohnung der besten 20 % der Krankenhäuser)			

Krankenhaus-Report 2020

erreichte Leistung aufs Neue belohnt wird, obwohl keine weitere Verbesserung stattgefunden hat. Die Nutzung relativer Verbesserungen für Bonuszahlungen kann zu mehr Effektivität des Programms führen, wenn beispielsweise Verbesserungen auch bei schlechter Ausgangslage belohnt werden, sie kann aber andererseits demotivierend auf diejenigen Leistungserbringer wirken, die schon gut sind und sich wenig verbessern. Zudem gehen Bonuszahlungen auf solcher Grundlage mit einem höheren administrativen Aufwand einher, wodurch die Kosteneffektivität der Programme gemindert werden kann. Insofern sollte zwischen absoluten, relativen und veränderungsbasierten Ansätzen abgewogen und diese eventuell miteinander kombiniert werden.

■■ Malus/Nicht-Vergütung

Ein Malus bzw. Vergütungsabschlag verringert den Erlös um eine definierte Geldmenge aufgrund von schlechter Leistung oder nicht erreichten Zielvorgaben. Im Extremfall entspricht der Abschlag der vollständigen Vergütung, was zu einer Nicht-Vergütung führt (z. B. bei extrem schlechter Qualität wie den sog. „never events" wie etwa Operationsbesteck, das im Körper verbleibt oder die Amputation der falschen Extremität, aber auch z. B. bei von vornherein nicht indizierter Hospitalisierung). Die Nichtvergütung ist für die Kostenträger vermutlich besser zu vermitteln als Abschläge für schlechte Qualität zu bezahlen, was ggf. den Eindruck erwecken könnte, dass sie an der Qualität sparen. Vergütungsabschläge aufgrund von Veränderungen können als diskriminierend betrachtet werden (eine absolut gesehen gleichhohe Verschlechterung führt bei ungleicher Ausgangshöhe der Qualität zu unterschiedlich hohen Malusbeträgen) und aus diesem Grund zu niedriger Akzeptanz und negativen Verhaltensreaktionen der Leistungserbringer führen. Dennoch können solche Veränderungsmessungen zu einer kontinuierlichen Qualitätsverbesserung führen, wobei die Vergütungsabschläge auf die Leistung aufgrund von Verlustaversion von Individuen einen stärkeren Effekt haben als Bonuszahlungen (Emanuel et al. 2016): Individuen unternehmen eine größere Anstrengung, die erzielten Einnahmen zu sichern, als unsichere Entlohnungen zu verdienen. Somit könnte sich die Verlustaversion der Leistungserbringer positiver auf das Erreichen von Zielen auswirken und damit zu einer positiven Kosteneffektivität beitragen.

■■ Einbehalte

Bei den Einbehalten handelt es sich um eine Kombination von Bonus- und Maluszahlungen, wobei ein Betrag am Anfang der Periode einbehalten und entsprechend der Leistung am Ende der Periode umverteilt wird – in diesem Fall werden die Bonuszahlungen aus sog. „alten" Geldern geleistet. Die Kombination von relativer Messung und Einbehalten (und Umverteilungen) hat ähnliche Vor- und Nachteile wie jene der Bonus- und Maluszahlungen. Jedoch kann die Umverteilung des „alten" Geldes zusätzlich als ungerecht wahrgenommen werden (Milstein und Schreyögg 2016), was zusätzlich in negativen Verhaltensreaktionen resultieren kann.

Shared Savings

Das primäre Ziel eines Programms mit geteilten Einsparungen ist es, gleichzeitig die Kosten zu reduzieren und die Versorgungsqualität zu verbessern, was idealerweise mithilfe einer verbesserten Koordinierung erreicht werden soll (DeCamp et al. 2014). Programme mit geteilten Einsparungen können unterschiedliche Anreizstrukturen haben. Die Teilnehmer (Leistungserbringer) werden dabei an Einsparungen beteiligt, die sich für die Zahler im Vergleich zu einem Referenzwert ergeben, allerdings nur unter der Voraussetzung, dass sie gleichzeitig bestimmte Qualitätsziele erfüllen. Neben den Einsparungen können auch die Risiken zwischen dem Zahler und den Leistungserbringern geteilt werden. Wie bei den anderen Programmen können diese Ziele absolut oder relativ definiert sein (Joynt Maddox et al. 2017). So entstehen Vor- und Nachteile, die bereits bei Bonus, Malus und Einbehalten dargestellt wurden – es werden Fragen nach Gerechtigkeit der Umverteilung der Einsparungen und der Kosten aufgeworfen. Weitere Nachteile sind ein möglicher „trade-off" zwischen den Zielen, Einsparungen zu generieren oder die Versorgungsqualität zu verbessern, sowie mögliches Konkurrenzdenken in Strukturen, die eigentlich zusammenarbeiten sollten (DeCamp et al. 2014). Es existiert keine klare Evidenz darüber, welche der beschriebenen Anreizstrukturen überlegen ist. In der Theorie können gemischte Vergütungssysteme, welche die unterschiedlichen Anreize miteinander kombinieren, die negativen Auswirkungen von finanziellen Anreizen minimieren. So kann die Kombination von „altem" und „neuem" Geld sowie von Bonus- und Maluszahlungen in Verbindung mit den relativen Qualitätszielen die Vorteile der finanziellen Anreize ausnutzen, während dadurch einige Nachteile vermieden werden. Die Verlustaversion der Individuen kann ausgenutzt werden, indem am Anfang einer Periode ein Teil der qualitätsbezogenen Geldsumme ausgezahlt und am Ende dieser Periode, gemessen an der erreichten Leistung, angepasst wird. Ein anderer Ansatz besteht darin, die Leistungserbringer zu bestrafen, wenn die Minimalkriterien nicht erreicht werden, und sie zu belohnen, wenn weitere Qualitätsziele erreicht wurden. Dagegen sollten äußerst wettbewerbsorientierte Strukturen vermieden werden, um die negativen Auswirkungen, die sie mit sich bringen, zu vermeiden. So wird allgemein dazu geraten, mit P4Q-Programmen nicht einzelne Leistungserbringer zu fokussieren, sondern immer Gruppen von Leistungserbringern gemeinsam unter Risiko zu stellen (Eijkenaar 2013).

11.5 Ein Modell zur Einordnung von P4Q-Vergütungsmodifikationen und grundlegende Überlegungen zu deren Stellenwert

◘ Abb. 11.2 präsentiert ein dreidimensionales Modell mit theoretisch 3 × 4 × 5 = 60 Ansatzmöglichkeiten, für die in ▸ Abschn. 11.8 Beispiele genannt werden, die für Deutschland diskutiert werden könnten. Die drei Dimensionen sind dabei (1) die in ▸ Abschn. 11.4 ausgeführten Arten der Vergütungsmodifikationen, (2) die Qualitätsdimension (d. h. Transparenzerstellung über Qualität sowie Indikations-, Struktur-, Prozess- und Ergebnisqualität) sowie (3) der Ansatzpunkt der P4Q, d. h. ob beim einzelnen Patienten, bei allen Patienten mit einer bestimmten Diagnose oder DRG oder bei allen Fällen im jeweiligen Krankenhaus. Diese Dimension sollte noch um eine vierte Ebene erweitert werden, nämlich um diejenige aller Krankenhäuser (oder sogar aller Leistungserbringer) in einer Region bzw. für eine definierte Population.

Es ist jedoch nicht genug, sich ausschließlich auf diese dreidimensionale Einordnung von P4Q zu konzentrieren. Stattdessen sollte bei deren Einführung immer auch die gesamte Patientenversorgung in Augenschein genommen werden – eine stückweise Aufmerksamkeit nur auf bestimmte Aspekte der Versorgung kann zu einer Verschlechterung der Versorgungsqualität in Bereichen der Versor-

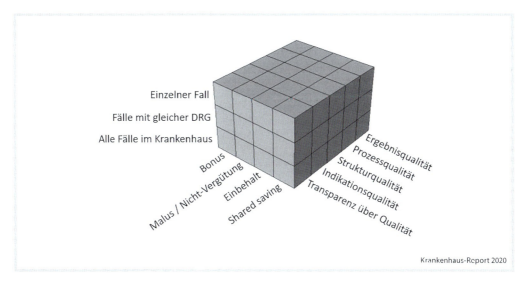

Abb. 11.2 Dreidimensionales Modell zur Einordnung von P4Q-Ansätzen

gung führen, die in der P4Q-Vergütungsmodifikation bzw. im P4Q-Programm nicht adressiert werden. Die Ziele des qualitätsorientierten Vergütungsprogramms sollten im Einklang mit professionellen Normen und Prinzipien stehen – das ist einer der Gründe, warum innovative Versorgungsmodelle gemeinsam mit Leistungserbringern entwickelt und ausgestaltet werden sollten (Doran et al. 2017; Roland und Dudley 2015; van Herck et al. 2010).

Auch die Frage nach der Messung der Qualität ist nicht auf die leichte Schulter zu nehmen. Indikatoren zur Messung der Versorgungsqualität sollten zuverlässig und robust sein. Die Indikatoren können die Strukturen der Leistungserbringer (Charakteristik der Leistungserbringer, Akkreditierungen, Zertifizierungen etc.), Prozesse der Versorgung und die Gesundheitsergebnisse der Patienten widerspiegeln. Während die Prozessindikatoren am häufigsten Anwendung finden – sie sind auch am einfachsten zu messen, sollten jedoch mit Gesundheitsergebnissen korrelieren –, sind die Ergebnisse zwar patientenrelevant, jedoch schwer zu messen. Und noch schwieriger ist es, den Zusammenhang zum Programm nachzuweisen. Die Strukturen der Versorgung sollten insbesondere dann angesprochen werden, wenn ein eindeutiger Zusammenhang zwischen der Versorgungsqualität und den Versorgungsstrukturen vorliegt. Um Risikoselektion von Patienten zu vermeiden, sollten Ergebnis-Indikatoren bei der Messung der Qualität risikoadjustiert werden oder aber das Programm sollte gezielt für die Versorgung von Patientengruppen mit vergleichbaren Risiken, etwa dem Vorhandensein einer oder mehreren chronischen Erkrankungen, konzipiert worden sein (Roland und Dudley 2015).

Bei der Implementierung des Programms kann die Akzeptanz dadurch gesteigert werden, dass alle relevanten Interessenvertreter an der Entwicklung, Implementierung und Auswertung des Programms beteiligt werden (Damberg et al. 2014; van Herck et al. 2010). Die teilnehmenden Leistungserbringer sollten ausführlich über Programmlaufzeiten, Anspruchsberechtigungen, Ziele des Programms, die Indikatoren und deren Zusammenhang mit der Versorgungsqualität sowie über die Kriterien für die Auszahlung der Vergütung unterrichtet werden.

Die Programmevaluierung sollte bereits vor der Implementierung des Programms geplant werden (Mehrotra et al. 2009; Damberg et al. 2014; Kondo et al. 2015; Milstein und Schreyögg 2016). Das Evaluierungsdesign sollte entsprechend dem Ausmaß des Programms (alle vs. ein Teil der Leistungserbringer in einer Region/Land) gewählt werden. Da Studien ohne Kontrollgruppe systematisch den tatsächlichen Interventionseffekt überschätzen (Ogundeji et al. 2016), sollte eine Vergleichskohorte eingeplant werden. Bei fehlender Vergleichsgruppe sollte das Evaluierungskonzept folgende Aspekte berücksichtigen:

- Bereinigung des beobachteten Effekts um den Langzeittrend der natürlichen Qualitätsverbesserung im Zeitverlauf
- Berücksichtigung der Effekte von möglichen konkurrierenden Qualitätsverbesserungsinitiativen
- Ausgangsqualität bei Programmstart
- Überwachung und Evaluierung der Versorgungsqualität außerhalb des Programms

Um verlässliche Ergebnisse zu erhalten, sollten die Daten einige Jahre vor und einige Jahre nach der Implementierung des Programms gesammelt werden. Die Programmevaluierung sollte regelmäßig durchgeführt werden, um positive und negative Programmeffekte zu erfassen und das Programm gegebenenfalls entsprechend anzupassen

11.6 P4Q in der europäischen Krankenhausversorgung

In Europa außerhalb von Deutschland konnten insgesamt 13 P4Q-Programme im Krankenhaussektor in neun Ländern identifiziert werden. ◻ Tab. 11.3 bietet eine Übersicht über die identifizierten Programme. Das erste Programm in der Krankenhausversorgung wurde 1998 in Luxemburg eigeführt (FHL 2012), während das neueste Programm 2015 in Kroatien begonnen hat (MSPY 2016). Anfang 2018 hat auch Belgien ein entsprechendes Programm gestartet, sodass jetzt mindestens zehn Länder ein P4Q-Programm aufweisen (FOD Volksgezondheid, Veiligheid van de Voedselketen en Leefmilieu 2018). Typischerweise sind die identifizierten Programme, die mehrheitlich in Krankenhäusern in westeuropäischen Ländern eingeführt wurden, verpflichtender Natur.

Der Fokus der meisten Programme liegt auf der akuten Versorgung von Herz-Kreislauf-Erkrankungen (u. a. bei akutem Myokardinfarkt, Schlaganfall, etc.), Nierenversagen sowie von Hüftfraktur- und Hüft- bzw. Kniersatz-Eingriffen (Programme in England, Frankreich, Italien, Norwegen, Portugal und Schweden). Jedoch werden auch akute Zustände von chronischen Krankheiten wie Diabetes und COPD in einigen Programmen berücksichtigt. Das Ziel der meisten Programme ist, die Wirksamkeit der Behandlung zu verbessern, wobei der Erfolg am häufigsten durch Indikatoren der Prozessqualität (11 der 13 Programme) bzw. der Ergebnisqualität (10 der 13 Programme) gemessen wird. Um dies zu erreichen, werden in Dänemark, England, Frankreich, Kroatien, Luxemburg und Schweden auch strukturelle Vorgaben gemacht. So schreibt das englische „Best Practice Tariff" der Schlaganfallversorgung vor, dass der Zugang zu der qualifizierten radiologischen und klinischen Auswertung 24 h am Tag, sieben Tage die Woche verfügbar sein muss, um eine zeitnahe Berichterstattung über die Bildgebung des Gehirns zu ermöglichen (NHS England und NHS Improvement 2019). Üblicherweise werden jedoch die Prozesse des Krankheitsmanagements vorgeschrieben (z. B. die Durchführung eines chirurgischen Eingriffs oder die Einleitung von Behandlung innerhalb einer festgelegten Zeitspanne). In den Programmen in Norwegen (z. B. 5-Jahres-Überlebensraten bei Krebs) und in Kroatien (Gesamtsterblichkeit) werden die finalen Gesundheitsergebnisse gemessen und berücksichtigt.

Patientensicherheit wird in den Programmen in England, Luxemburg, Norwegen und Portugal angesprochen. Das primäre Ziel der Vermeidung von im Krankenhaus erworbenen Infektionen oder von Behandlungsfehlern haben die englischen Programme „Commissioning for Quality and Innovation (CQUIN)", „Non-Payment for Never-Events" und „Non-Payment for Emergency Readmissions".

11.6 · P4Q in der europäischen Krankenhausversorgung

Tabelle 11.3 P4Q-Programme in den Krankenhaussektoren in neun europäischen Ländern

Land	Programm	Start	Qualitäts-Dimension	Typ & Anzahl der Indikatoren	Aktivitätsbereiche	Anreizstruktur	Höhe des finanziellen Anreizes (am Gesamterlös)
DK	Journalauditindikatoren (NW, V)	2009	EFF, PAT	E, P, S	Anteil der Patienten mit einem Fallmanager, Pat entenzufriedenheit	B, M; AM	< 1 %
ENG	Advancing Quality (NW, F)	2008	EFF, PAT	E, P – 52	Krankheitsmanagement (AKI, AMI, ARLD, CABG, COPD, Diabetes, Demenz, HKRS, Hüftfraktur, Herzinsuffizienz, Pneumonie, Psychose, Sepsis, Schlaganfall); PROMs (Erfahrungen, Zufriedenheit)	B; AM	2–4 %
	CQUIN (NW, V)	2009	EFF, PAT, SFT	E, P	Mentalstatus, Krankheitsmanagement, Dokumentation, Entlassmanagement, Follow-up, Strukturen des Datenmanagements, Sturzprävention, Sicherung von Zentralkathetern	M; AM	0,5–2,5 % des Vertrages
	BPT (NW, V + F)	2010	EFF, SFT	P, S – 65	Vermeidung unnötiger Aufnahmen (ambulantes Operieren), Pflege in angemessenem Rahmen, Förderung der Akkreditierung von Anbietern, Verbesserung der Versorgungsqualität (bei insg. 22 Erkrankungen/Bereiche)	B, W; AM	< 1 % (5–43 % des Tarifs)
	NPNE (NW, V)	2009	SFT	E – 15	Behandlungsfehler = „never events"	M; AM	Keine Erstattung
	Non-payment for ER (NW, V)	2011	SFT	E – 1	30-Tage-Wiederaufnahme	M; AM	Keine Erstattung
FR	IFAQ (NW, V + F)	2012	EFF	P, S	Krankheitsmanagement (AMI, akuter Schlaganfall, Nierenversagen), Prävention und Management der postpartalen Blutung, Dokumentation	B; RR, TOP20P	0,4–0,6 % – F; 0,2–0,5 % – V; (15t–500t€)
IT	PAFF (Lazio, V)	2009	EFF	P – 1	Hüftfrakturoperation innerhalb von 48 h nach der Aufnahme	M; AM	Verringerte Erstattung
HR	(NW, V)	2015	EFF	E, P, S	Gesamtmortalität, % der Tagesklinikfälle, % der Behandlung mit einem Reserveantibiotikum in der Gesamtzahl der Fälle	W; AM (RR)	10 %

Tabelle 11.3 (Fortsetzung)

Land	Programm	Start	Qualitäts-Dimension	Typ & Anzahl der Indikatoren	Aktivitätsbereiche	Anreizstruktur	Höhe des finanziellen Anreizes (am Gesamterlös)
LU	Incitants qualité (NW, F)	1998	EFF, SFT	E, P, S	Ändern sich jährlich	B; AM	≤ 2 %
NO	QBF (NW, F)	2014	EFF, PAT, SFT	E, P – 33	Klinische Ergebnisse (5-jährige Überlebensraten bei Krebs, 30-tägiges Überleben bei Hüftfraktur, AMI, Schlaganfall und alle weiteren Krankenhauseinweisungen), Krankheitsmanagement (Behandlung von Hüftfrakturen innerhalb von 48 h, Beginn der Krebsbehandlung innerhalb von 20 Tagen, Wartezeit usw.), Wartezeiten, Patientenzufriedenheit	W; RR	Verteilung von NOK 500M
PT	Hospital contract (NW, V)	2002	EFF, SFT	E, P – 12	LOS, 30-tägige-Wiederaufnahme, Hüftfrakturoperation innerhalb von 48 h nach der Aufnahme, Wartezeiten, ambulant durchgeführte Operationen, Verschreibung von Generika, Verwendung der Checkliste für die chirurgische Sicherheit	B, M; RR	≤ 5 %
SE	R, V (in 10 von 21 Regionen)	2004	EFF, PAT	E, P, S	Einhaltung der Leitlinien (AMI, Diabetes, Hüftfraktur, Nierenversagen, Schlaganfall), Patientenzufriedenheit	W; AM	2–4 %

Abkürzungen: Länder: DK – Dänemark, ENG – England, FR – Frankreich, HR – Kroatien, IT – Italien, LU – Luxemburg, NO – Norwegen, PT – Portugal, SE – Schweden; **Programme:** BPT – Best Practice tariffs, CQUIN – Commissioning for Quality and Innovation, IFAQ – Incitation financière à l'amélioration de la qualité, NPER – Non-payment for emergency readmission, NPNE – Non-payment for never events, PAFF – Applicazione del percorso assistenziale nei pazienti ultrasessantacinquenni con fratture di femore, QBF – Kvalitetsbasert finansiering (Quality based financing); **Diffusion/Teilnahme:** NW – nationalweit, R – regional, F – freiwillig, V – verpflichtend; **Dimensionen der Qualität:** EFF – Wirksamkeit, PAT – Patientenerfahrungen, SFT – Sicherheit; **Typ der Indikatoren:** Dok – Anforderungen an die Dokumentation, E – Ergebnisindikator, P – Prozessindikator, S – Strukturindikator; **Aktivitätsbereich:** AKI – akutes Nierenversagen, AMI – akuter Myokardinfarkt, ARLD – Alkoholbedingte Lebererkrankung, CABG – Koronararterien-Bypass, COPD – Chronische obstruktive Lungenerkrankung, HKRS – Hüft- und Kniegelenkersatz-OP/Hüftfraktur-OP; **Anreizstrukturen:** AM – absolute Vorgaben, B – Bonus, M – Malus, RR – relatives Ranking, TOP20P – Belohnung von besten 20 % aller Leistungserbringer, W – Einbehalt

Krankenhaus-Report 2020

Die Verbesserung von Patientenerfahrungen mit der Krankenhausversorgung wird in den Programmen „Advancing Quality" und CQUIN sowie in Programmen in Dänemark, Norwegen und Schweden angestrebt (Olsen und Brandborg 2016; AQuA 2017; Anell 2013, S. 43). Dabei werden die gesundheitsbezogene Lebensqualität, Zufriedenheit mit Wartezeiten oder mit Patientensicherheit im Krankenhaus erhoben.

Neun der 13 identifizierten Programme wenden Vergütungsabschläge als finanzielle Anreize an – entweder bleiben die Fälle gänzlich ohne Vergütung, z. B. bei „Non-Payment for Never-Events", oder es werden Abschläge in Abhängigkeit von der Leistung vorgenommen, z. B. bei CQUIN und bei Programmen in Italien, Norwegen, Portugal und Schweden. Einige der Programme wenden eine Kombination aus Malus- und Bonuszahlungen an. Im dänischen Programm „Journalauditindikatoren" erhält ein Krankenhaus für die Überschreitung des Schwellenwertes (Mindestleistung) eine Bonuszahlung, während für die Leistungen unterhalb des Schwellenwerts ein Malus anfällt. Die Höhe der Malus- oder Bonuszahlung ist dabei von der Entfernung zum Schwellenwert abhängig (Kristensen et al. 2016). Auch in Portugal und in CQUIN wird eine Kombination angewendet. In Frankreich, Luxemburg und in „Advancing Quality" werden die Teilnehmer bei Zielerreichung mit einer Bonuszahlung belohnt.

In „Best Practice Tariffs" erhalten Krankenhäuser, die für bestimmte Leistungsbereiche vom Referenzwert positiv abweichen, eine höhere Vergütung verglichen mit den üblichen DRGs. Die „Best Practice"-DRGs orientieren sich überwiegend an Parametern für die Prozessqualität, u. a. aus klinischen Leitlinien. Die Vergütung beruht nicht auf den durchschnittlichen Kosten aller Krankenhäuser, sondern auf den Kosten von Krankenhäusern mit guter Prozessqualität und effizienter Leistungserbringung. Im Jahr 2010 wurden vier „Best-Practice"-DRGs eingeführt, mittlerweile sind es 20 DRGs bzw. Gruppen von DRGs (NHS Improvement 2019).

Die medizinischen Fachgesellschaften können selbst Vorschläge für „Best-Practice"-DRGs einbringen. Die „Best-Practice"-DRGs treffen in England bei Krankenhäusern und medizinischen Fachgesellschaften auf hohe Akzeptanz. Auf robuste Evidenz zu den Wirkungen kann jedoch noch nicht verwiesen werden.

Die Höhe der Bonuszahlungen oder Abschläge variiert zwischen 0,2 und 5 % des jährlichen Krankenhauseinkommens. Lediglich in Kroatien sind 10 % der Erlöse betroffen, die einbehalten und anschließend entsprechend der Leistung ausgezahlt werden. Die Zahlung erfolgt fast immer im Verhältnis zu absoluten Qualitätsvorgaben. Nur in Frankreich (Ministère des Affaires Sociales et de la Santé 2016), Norwegen und Portugal (Srivastava et al. 2016) hängt die Zahlung von der relativen Leistung der Leistungserbringer im Vergleich zu anderen Krankenhäusern ab.

11.7 Effekte der Qualitätsbeeinflussung durch P4Q-Vergütungsmodifikationen

11.7.1 Wirksamkeit

Eine Übersichtsarbeit über alle bis 2017 veröffentlichten systematischen Reviews ergab insgesamt zwölf Reviews, welche die Effekte von qualitätsorientierten Vergütungsformen im Krankenhaus untersuchten (Armour et al. 2001; Barreto 2015; Christianson et al. 2007, 2008; Mehrotra et al. 2009; Damberg et al. 2007, 2014; Kondo et al. 2015; Korenstein et al. 2016; Milstein und Schreyögg 2016). In jenen Reviews wurden insgesamt 15 unterschiedliche qualitätsorientierte P4Q-Vergütungsformen durch 30 einzelne Studien untersucht. Von diesen analysierten 28 Studien die Effekte von P4Q auf die Prozessqualität, während 13 Studien (auch) Effekte auf die Ergebnisqualität berücksichtigten. Die meisten Studien untersuchten die Effekte von in U.S.-amerikanischen Krankenhäusern implementierten Programmen (die im vorherigen Abschnitt nicht enthalten waren).

Prozessqualität

Zwei P4Q-Programme wurden ausgiebig untersucht: 17 von 28 Studien untersuchten das von 2003 bis 2009 laufende U.S.-amerikanische Projekt „Premier Hospital Quality Incentive Demonstration" (HQID), während vier Studien das britische Pendant „Advancing Quality" (vgl. auch ◘ Tab. 11.3) untersuchten.

Die Reviews stellten auf der Basis einer nur geringen Zahl von qualitativ hochwertigen Studien übereinstimmend fest, dass Effekte auf die Prozessqualität nur von geringem Ausmaß und/oder von kurzer Lebensdauer waren. So waren die Ergebnisse aus der Anfangsphase des HQID zwar hochpositiv, aber nur von kurzer Dauer. In dem heutigen „Hospital Value-based Purchasing Incentive Payment Program (HVBP)" waren die Effekte positiv, aber statistisch nicht signifikant. In drei weiteren P4Q-Programmen („MassHealth", „Non-Payment for HACs" des U.S. Centers for Medicare and Medicaid Services – US CMMS, „Baylor Healthcare System") waren positive Effekte nur bei einzelnen Indikatoren beobachtet worden. Dabei handelt es sich um Indikatoren aus dem Bereich des Akutmanagements des Myokardinfarkts (MI), der Herzinsuffizienz und der außerhalb des Krankenhauses erworbenen Pneumonie. Beispielsweise wurde nur für einen von 19 Indikatoren für die Pneumoniebehandlung (Influenzaimpfung bei Pneumoniepatienten) ein positiver Effekt beobachtet (Damberg et al. 2007; Mehrotra et al. 2009; Damberg et al. 2014; Kondo et al. 2015; Milstein und Schreyögg 2016).

Die Reviews zeigten auch, dass qualitativ weniger hochwertige Studien – d. h. solche ohne eine Vergleichsgruppe – meist positive Effekte auf die Prozessqualität berichteten: Sechs Studien fanden positive Effekte auf Qualitätsindikatoren von Brustkrebs, MI, Herzinsuffizienz, geburtshilflichen Diensten sowie Allgemeinchirurgie. Dagegen fand nur eine Vorher-Nachher-Studie ohne Kontrollgruppe keinen positiven Effekt auf die Behandlungsdauer von Tuberkulose (Armour et al. 2001; Damberg et al. 2014; Kondo et al. 2015; Mehrotra et al. 2009).

Ergebnisqualität

Mit den Effekten auf die Ergebnisqualität verhält es sich ähnlich wie mit der Prozessqualität. Der Rückgang der risikoadjustierten Mortalität assoziiert mit MI, Herzversagen und der außerhalb des Krankenhauses erworbenen Pneumonie war in der Einführungsphase des „Advancing Quality" größer. Langfristig hatten diese Effekte jedoch keinen Bestand. So kam es, dass 42 Monate nach der Einführung des Programms kein weiterer Rückgang der Mortalität verzeichnet wurde, während Krankenhäuser aus anderen Regionen Englands zur gleichen Zeit sogar einen größeren Rückgang der Mortalität verzeichneten (Damberg et al. 2014; Kondo et al. 2015; Milstein und Schreyögg 2016).

In drei Studien mit vergleichsweise guter Studienqualität konnte zwischen HQID-Krankenhäusern und der Vergleichsgruppe kein Unterschied hinsichtlich der Mortalität assoziiert mit MI, Herzversagen oder Pneumonie festgestellt werden.

Effekte in anderen P4Q-Programmen waren gemischt. Positive Effekte wurden bei unterschiedlichen Gesundheitsergebnissen beobachtet: höherer Anteil an tumorfreien Resektionsrändern, höhere fünf-Jahres-Überlebensrate und niedrigere Rezidivraten bei Brustkrebs im taiwanesischen „Breast Cancer Pay for Performance Program (BC-P4P)" sowie höhere Heilungsraten von Tuberkulose innerhalb von neun Monaten in „Tuberculosis P4P (TB-P4P)", ebenfalls in Taiwan. Des Weiteren war die Teilnahme an „Blue Cross Blue Shield Michigan P4P (SCBS-P4P)" assoziiert mit höheren QALY in Bezug auf MI und Herzversagen. Es ist jedoch schwierig, die tatsächlichen Effekte der dargestellten Programme zu bestimmen, da das Studiendesign zum Teil nicht dargestellt wurde (BC-P4P, TB-P4P) oder aber es fehlen Vergleichsgruppen, die Ergebnisse sind nicht trendbereinigt oder die Effekte können durch konkurrierende Maßnahmen wie „public reporting" verunreinigt worden sein (Kondo et al. 2015; Mehrotra et al. 2009).

Effekte auf die Patientensicherheit

Effekte auf die Patientensicherheit wurden in sieben Studien untersucht, die in sechs Reviews eingeschlossen waren. Untersucht wurden Wiederaufnahmeraten, Komplikationen während/nach einem chirurgischen Eingriff sowie im Krankenhaus erworbene Infektionen in sechs Programmen – „BSCS Pilot ACO Program", „Geisinger ProvenCareSM Integrated Delivery System (Geisinger PCSM)", „Hawaii Medical Service Association Hospital Pay for Performance Program (HMSA-P4P)", HQID, „MassHealth P4Q Program" und „Non-Payment for HACs – US CMMS". Positive und statistisch signifikante Effekte auf vermeidbare Erkrankungen wurden nur durch eine Studie zu „Non-Payment for HACs – US CMMS" festgestellt (Damberg et al. 2014; Korenstein et al. 2016), während in sechs Studien zu BSCS ACO, Geisinger PCSM, HMSA-P4P, HQID und MassHealth keine Effekte auf Wiederaufnahmeraten, Komplikationen während/nach einem chirurgischen Eingriff sowie im Krankenhaus erworbene Infektionen festgestellt werden konnten (Damberg et al. 2014; Kondo et al. 2015; Christianson et al. 2008; Korenstein et al. 2016; Mehrotra et al. 2009; Milstein und Schreyögg 2016).

Erfahrungen der Patienten

Erfahrungen der Patientinnen und Patienten mit der Gesundheitsversorgung wurden in vier Studien und fünf Reviews untersucht. Reviews von Kondo et al. (2015) und Milstein und Schreyögg (2016) haben keine Evidenz für verbesserte Patientenerfahrungen mit der Gesundheitsversorgung nach der Einführung von HVBP gefunden. Sie fanden sogar einen leicht negativen Einfluss des Programms auf die Patientenerfahrungen, der allerdings statistisch nicht-signifikant war. Die Patientenzufriedenheit mit der Krankenhausversorgung im HMSA-P4P hat sich um nur wenige Prozentpunkte verbessert, darüber hinaus wurde die statistische Signifikanz nicht berechnet und die Studie enthielt keine Vergleichsgruppe, sodass auch dieses Ergebnis nicht zuverlässig ist (Christianson et al. 2008; Damberg et al. 2014; Mehrotra et al. 2009).

11.7.2 Kosteneffektivität

Die Kosteneffektivität wurde lediglich durch ein Review untersucht – Emmert et al. (2012) fanden drei vollständige und sechs partielle ökonomische Bewertungen. Weitere Reviews von Christianson et al. (2007, 2008), van Herck et al. (2010), Hamilton et al. (2013), Damberg et al. (2014) und Kondo et al. (2015) fanden zusätzliche partielle ökonomische Bewertungen, jedoch betrafen die meisten der identifizierten ökonomischen Bewertungen die Kosten und Programmeffekte im ambulanten Sektor.

Allgemein betrachtet haben durch Reviews identifizierte ökonomische Bewertungen eine Reihe an Schwächen: In den meisten Auswertungen wurden die Prozessqualität auf der Effektseite und die Kosten der Zahler auf der Kostenseite berücksichtigt. Administrative Kosten der Leistungserbringer wurden selten berücksichtigt. Darüber hinaus wurden die berücksichtigten Kosten nicht im Detail beschrieben (Emmert et al. 2012). Auch die Designs der eingeschlossenen Analysen weisen eine Vielzahl an Schwächen auf, welche die Zuverlässigkeit der Schlussfolgerungen hinsichtlich der Kosteneffektivität einschränken (Emmert et al. 2012; Mehrotra et al. 2009). Zum Beispiel fehlt eine Bereinigung der Effekte konkurrierender Qualitätsverbesserungsinitiativen, sodass der Effekt nicht eindeutig auf das P4Q-Programm zurückgeführt werden kann (Christianson et al. 2007; van Herck et al. 2010; Kondo et al. 2015). In den meisten Studien sind die Stichprobengrößen sehr klein (Houle et al. 2012; Damberg et al. 2014; Kondo et al. 2015) und in mindestens einer Studie weicht die Analyseeinheit von der Allokationseinheit der Studie ab (Giuffrida et al. 2000).

Des Weiteren kann von Kostenwirksamkeit nicht gesprochen werden, wenn die Wirksamkeit der Programme nicht nachgewiesen werden kann. Einige Programme im Krankenhaussektor, wie HQID und HVBP, zeigten jedoch nur in den ersten Jahren nach der Einführung des Programms eindeutig positive Ergebnisse hinsichtlich der Wirksamkeit. Dementsprechend kann es auch nur in dieser Zeit Kosteneffektivität gegeben haben und nur dann, wenn die positiven Effekte die (administrativen und die Vergütungs-)Kosten überwiegen. Die Mehrheit der untersuchten Programme wiesen keine positiven Effekte auf die Programmergebnisse auf: Da sie mit Sicherheit zusätzliche Kosten verursachten, können jene Programme nicht kosteneffektiv sein. Diese Schlussfolgerungen gelten für das Krankenhaus und den ambulanten Sektor gleichermaßen.

11.8 Eine Einordnung von P4Q-Ansätzen in Deutschland – und deren bisherigen Nutzung

In den vorhergehenden Abschnitten konnte gezeigt werden, dass es aktuell relativ wenige Studien zu den Effekten von P4Q gibt, obwohl eine Vielzahl an P4Q-Programmen im stationären Bereich existieren (Eckhardt et al. 2019). Viele dieser Programme sind breit angelegt und zielen auf die Prozess- und Ergebnisqualität, um die Vergütung des gesamten Krankenhauses zu beeinflussen. In Deutschland werden zum Teil nur solche Programme, bei denen die Prozess- bzw. Ergebnisqualität retrospektiv gemessen wird und daraus – normalerweise mit zeitlicher Verzögerung – finanzielle Konsequenzen für das Krankenhaus folgen, als „Pay-for-Performance" (bzw. in unserer Terminologie Pay-for-Quality) subsummiert.[1]

Dabei wird übersehen, dass es jenseits solcher Programme sehr viele andere Möglichkeiten gibt, die Vergütung im Sinne einer Qualitätssicherung und -verbesserung zu modifizieren. In ◘ Tab. 11.4 werden eine Anzahl solcher Möglichkeiten aufgezeigt, und zwar anhand von zwei Dimensionen aus ◘ Abb. 11.2, nämlich der Qualitätsdimension und dem Ansatzpunkt, woraus sich eine Strukturierung in $5 \times 3 = 15$ Felder ergibt, angefangen von Vergütungsmodifikationen beim einzelnen Patienten für das (Nicht-)Herstellen von Qualitätstransparenz oben links bis zu Vergütungsmodifikationen bei allen Patienten eines Krankenhauses für das (Nicht-)Erreichen bestimmter Ergebnisse im Sinne der „Pay-for-Quality"-Programme etwa in den USA oder Großbritannien unten rechts.

Farblich hinterlegt ist jeweils der Grad der bisherigen Umsetzung in Deutschland, wobei dunkelblau für rechtlich und de facto existent steht, hellblau für einen mittleren Grad der Umsetzung (d. h. rechtlich möglich, aber noch gar nicht oder vereinzelt eingesetzt wie bei den Qualitätsverträgen bzw. eingeschränkt genutzt wie bei der Fallzusammenführung bei ungeplanten Wiederaufnahmen) und grau für rechtlich noch nicht möglich, was bei der Mehrheit der Optionen der Fall ist.

Nur drei Einträge sind dunkelblau markiert – und zumindest zwei davon werden in der deutschen Diskussion nicht unbedingt mit P4Q in Verbindung gebracht, nämlich der Vergütungsabschlag bei unvollständiger Qualitätsdokumentation und die Fehlbelegungsprüfungen durch den MDK.

■ ■ Vergütungsabschlag für unvollständige Qualitätsdokumentation

Dieser Vergütungsabschlag bestand zwar bereits seit längerem, war aber bisher kaum wirksam, da er erst beim Unterschreiten einer Dokumentationsquote von 80 % griff. Die Wahrscheinlichkeit von Sanktionen ist durch das Hochsetzen der Grenze auf 100 % ab dem Erfassungsjahr 2018 deutlich größer geworden. Auch die Wirksamkeit der Abschlagszahlung wegen fehlender Datensätze dürfte sich erhöht haben, seit die Abschlagszahlung wegen auch im Vorjahr fehlender Daten von € 150 auf € 300

---

[1] Vgl. etwa „Pay-for-Performance als spezielle strategische Vergütungsform meint in diesem Zusammenhang die retrospektive Koppelung der Vergütung an das von einem Versorger erbrachte, durch Kennzahlen nachgewiesene Leistungsniveau" (Hertle und Veit 2012).

11.8 · Eine Einordnung von P4Q-Ansätzen in Deutschland

Tabelle 11.4 Ansätze für P4Q für verschiedene Qualitätsdimensionen sowie der übliche Fokus der P4P-Diskussion (unten rechts in kursiv) – jeweils mit Grad der Umsetzung in Deutschland (dunkelblau = ja; hellblau = in Ansätzen; grau = nein) (Quelle: eigene Zusammenstellung unter Nutzung von Busse und Quentin 2011; Schreyögg et al. 2014)

	Einzelner Fall	Alle Fälle mit gleicher Diagnose/DRG	Alle Fälle im Krankenhaus
Transparenz der Qualität	– Vergütungsabschlag, sofern keine Qualitätsdaten vorliegen – Keine Vergütung, sofern Qualitätsdaten nicht vorliegen oder unvollständig bzw. falsch sind	Vergütungsabschlag (pauschal oder auf Relativgewicht), sofern festgelegter Prozentsatz an Fällen mit Qualitätsdaten unterschritten wird	Abschlag bzw. Basisfallwert-Reduktion, sofern Qualitätsdaten zu bestimmtem Prozentsatz fehlen oder unvollständig bzw. falsch sind
Indikationsqualität	Keine Vergütung bei nicht vorhandener Indikation („primäre Fehlbelegung"); Abschlag für nicht indikationsgerechte Liegezeiten („sekundäre Fehlbelegung")	Vergütungsabschlag für DRG (pauschal oder auf Relativgewicht) je nach Fallanteil ohne Indikation	
Strukturqualität	– Unplausible OPS-Kodes (etwa 8-981 ohne vorhandene Stroke Unit) bleiben bei Gruppierung unberücksichtigt – Bei Unterschreiten der Pflegepersonaluntergrenzen bleiben die entsprechenden Liegezeiten bei DRG-Gruppierung unberücksichtigt	– Keine Vergütung, falls Mindestmenge nicht erreicht wird – DRG ist nur abrechenbar bei vorhandenen DRG-spezifischen Strukturen (teilweise bereits vorhanden, z. B. Stroke Unit DRG) – DRG ist nur abrechenbar, wenn in leistungsorientiertem Feststellungsbescheid enthalten – Bonus/Malus/Einbehalt für strukturelle Kriterien (etwa Zertifizierung oder Vorhandensein bestimmten Personals; vgl. z. B. Indikatoren für § 110a-Verträge)	Abschlag bzw. Basisfallwert-Reduktion, falls bestimmte Strukturen nicht vorhanden sind (etwa zur Notfallversorgung)
Prozessqualität	– „Best practice"-Zusatzentgelt bzw. Relativgewicht, sofern Kriterien eingehalten werden – Im Krankenhaus erworbene Komplikationen bleiben bei DRG-Eingruppierung unberücksichtigt	– Bonus/Malus/Einbehalt für Prozess-Kriterien (vgl. z. B. Indikatoren für § 110a-Verträge) – „Best practice"-Relativgewicht, sofern Kosten für bessere Qualität höher sind und bei vorgegebenem Prozentsatz an Patienten eingehalten werden	Bonus/Malus/Einbehalt für das Erreichen bzw. die Verbesserung eines Qualitätsscores, der auf ausgewählten Indikatoren zur Prozess- und Ergebnisqualität beruht (plus ggf. Effizienzparameter) → etwa im U.S. Hospital Value Based Purchasing-Programm
Ergebnis	– Keine getrennte Vergütung bei ungeplanter Wiederaufnahme – Keine Vergütung bei bestimmten „Never-Events" (z. B. Fremdkörper nach Op.)	– Bonus/Malus/Einbehalt für Ergebnis-Kriterien (vgl. z. B. Indikatoren für § 110a-Verträge) – DRG-Zuschlag (pauschal oder auf Relativgewicht) bei signifikant überdurchschnittlicher Qualität	

ab dem Erfassungsjahr 2015 verdoppelt wurde. Es scheint jedoch keine öffentlich zugänglichen Daten zu geben, aus denen hervorgeht, wie viele Fälle mit einem Vergütungsabschlag belegt worden sind. In Deutschland betrifft der Vergütungsabschlag nur die nicht dokumentierten Fälle; denkbar wären aber auch Abschläge für alle Patienten mit der entsprechenden Indikation oder sogar für alle Fälle des jeweiligen Krankenhauses.

MDK-Prüfungen auf nicht indizierte stationäre Aufenthalte

Die MDK-Prüfungen mit der möglichen Konsequenz der Vergütungsminderung (bis hin zur vollständigen Nicht-Vergütung) werden fast nie unter dem Aspekt der Qualitätssicherung diskutiert (es dominiert das Thema der Fehlabrechnungen), obwohl es etwa beim MDK Nordrhein 2018 in 14 % der Überprüfungen um den Verdacht auf primäre Fehlbelegung (d. h. die nicht indizierte stationäre Behandlung) ging – und in weiteren 43 % um sekundäre Fehlbelegung (MDK Nordrhein 2018), was durchaus durch die mit Krankenhausaufenthalten verbundenen Risiken auch Qualitätsaspekte beinhaltet.

Keine Vergütung für Leistungen unterhalb der Mindestmenge

Das Behandlungsergebnis kann in besonderem Maße von der Häufigkeit und der Regelmäßigkeit abhängen, mit der ein Arzt oder ein Krankenhaus Leistungen erbringt, die ein hohes Maß an Routine erfordern. Aus diesem Grund wurde 2002 die Mindestmengenregelung bei gut planbaren Prozeduren eingeführt, ohne dass dies jedoch mit klaren finanziellen Implikationen untermauert wurde.

Dies dürfte auch erklären, warum die Mindestmengenregelung weitgehend unterlaufen wurde: So hat eine Analyse für 2006 bis 2010 gezeigt, dass keine Konzentration von Behandlungsfällen auf Zentren mit hohen Fallzahlen stattgefunden und die Anzahl der Krankenhäuser mit sehr geringen Fallmengen sich über die Jahre nicht verändert hat (Cruppé et al. 2015). Auch in den nachfolgenden Jahren scheinen die Fallzahlen in den Krankenhäusern mit Fallzahlen unterhalb der Mindestmenge nicht gesunken zu sein (Nimptsch et al. 2017). Der Anteil der Fälle von Leber- und Nieren-TX sowie von Knie-TEP in Krankenhäusern unterhalb der Mindestmenge scheint sogar zu steigen. Diese Tendenzen können insbesondere darauf zurückgeführt werden, dass die Krankenhäuser bei Unterschreitung der Mindestmenge eine Vielzahl von Ausnahmeregelungen in Anspruch nehmen können. So wird die Leistung vergütet, wenn das Krankenhaus die Leistung aus dem Katalog planbarer Leistungen erstmals oder nach einer mindestens 24-monatigen Unterbrechung erneut erbringt. Eine Ausnahme gilt auch für eine Leistung, die im Notfall erbracht wurde oder wenn eine Verlegung der Patientin in ein Krankenhaus, das die Mindestmenge erfüllt, medizinisch nicht vertretbar war (vgl. G-BA 2019; § 4 Abs. 4 S. 3 Mm-R G-BA).

Dies hat sich durch das Krankenhausstrukturgesetz geändert: Zur Erbringung der planbaren Leistungen mit einer verbindlich festgelegten Mindestmenge sind nur noch jene Leistungserbringer berechtigt, die die maßgebliche Mindestmenge je Arzt oder Standort eines Krankenhauses im vorausgegangenen Kalenderjahr erreicht haben (vgl. G-BA 2019; § 4 Abs. 1 S. 2 der Mm-R G-BA). Auch werden die Leistungen, die unterhalb der Mindestmenge erbracht werden, seit 2018 von der gesetzlichen Krankenversicherung nicht mehr vergütet. Allerdings wurden die Ausweichstrategien durch die Angabe eines Ausnahmetatbestandes nicht geschlossen, sodass abgewartet werden muss, ob die Neuregelung tatsächlich dazu führt, dass Leistungen unterhalb der Mindestmenge nicht mehr vergütet – und damit zukünftig auch tatsächlich nicht mehr erbracht werden (de Cruppé und Geraedts 2018).

Steuerung durch strukturelle Vorgaben

Eine einfache qualitätsorientierte Grundregel wird – außer seit kurzem bei den Mindestmengen – in Deutschland bisher nicht angewendet: Ein Krankenhaus, das personell oder technisch nicht adäquat ausgestattet ist, um einen bestimmten Fall zu behandeln, erhält dafür

– außer im Notfall bis zur Verlegung – keine Vergütung. Derzeit gelten nur indirekte finanzielle Anreize, indem etwa die Kodierung der OPS 8-981, die normalerweise mit der Behandlung in einer Stroke Unit verbunden ist, zu einer Einstufung in eine andere, höher dotierte DRG führt. Obwohl eine Behandlung in Stroke Units nachweisbare Vorteile für den Patienten hat, dürfen derzeit auch Krankenhäuser ohne eine solche Einheit Patienten mit Schlaganfall behandeln und dafür vergütet werden – genauso wie Krankenhäuser ohne Koronarangiographieeinheit Patienten mit akutem Myokardinfarkt behandeln dürfen und dafür die volle Vergütung erhalten. Hier müsste sowohl die Krankenhausplanung verändert werden, indem der Feststellungsbescheid nicht auf Fachabteilungen und Betten, sondern auf konkrete Leistungsbereiche bzw. -gruppen abzielt, für die jeweils die notwendigen personellen und technischen Voraussetzungen nachzuweisen sind (wie jetzt in Nordrhein-Westfalen vorgesehen), als auch die Krankenhausvergütung umgestellt werden.

Ein Bereich, in dem sich ggf. ein Umdenken in diese Richtung abzeichnet, ist die Notfallversorgung. So hat der G-BA am 19.04.2018 die Strukturen der Notfallversorgung und die strukturellen Vorgaben an die Krankenhäuser neu geregelt (G-BA 2018). Das Ziel dieser Regelung ist, die Qualität der Notfallversorgung durch strukturelle Vorgaben zu verbessern und möglichst die Konzentration von anspruchsvollen Fällen in der Notfallversorgung zu fördern. Die Regelung macht Vorgaben zu der apparativen und personellen Ausstattung von Notfallaufnahmestellen der jeweiligen Stufe der allgemeinen und speziellen Notfallversorgung. An die Einrichtungen mit spezieller Notfallversorgung werden besondere apparative und strukturelle Mindestanforderungen für qualitativ angemessene Versorgung gestellt (G-BA 2018). Auch die Vergütung der Notfallversorgung wurde neu geregelt, allerdings nur additiv durch zusätzliche gestufte Pauschalen zur Abdeckung von Vorhaltekosten. Dagegen wurde die Sanktionierung der Nichtteilnahme an der Notfallversorgung durch einen Abschlag pro vollstationären Behandlungsfall prinzipiell beibehalten – es kann nur besser kontrolliert werden. Konsequent wäre es, wenn diese Krankenhäuser das Recht auf die Abrechnung von Notfällen ganz verlieren würden.

Diese Veränderungen wurden in die Wege geleitet, da viele Krankenhäuser die minimalen Strukturanforderungen nicht erfüllt haben. Im Jahr 2017 verfügten 80,8 % der befragten Krankenhäuser (n = 673) rund um die Uhr (24/7) über ein Computertomographiegerät, nur 43,7 % der befragten Krankenhäuser verfügten über die Möglichkeit der perkutanen koronaren Intervention (PCI) 60 min nach Krankenhausaufnahme ggf. in Kooperation und nur 25,1 % konnten eine PCI 20 min nach Krankenhausaufnahme durchführen (IGES 2018). Diese Ergebnisse deuten darauf hin, dass nicht alle Krankenhäuser, die aktuell an der Notfallversorgung teilnehmen, dies auch in Zukunft werden tun können. Voraussichtlich wird nur ein Teil dieser Krankenhäuser alle Bedingungen erfüllen können.

■ ■ Qualitätsverträge

Das übergeordnete Ziel der Qualitätsverträge nach dem durch das KHSG eingeführten § 110a SGB V ist die Erprobung von finanziellen (und nicht-finanziellen) Anreizen und höheren Qualitätsanforderungen an Strukturen, Prozesse und/oder Ergebnisse der Versorgung im stationären Bereich (◘ Tab. 11.4 hellblaue Markierung). Im Mai 2017 hat der G-BA gemäß § 136b Abs. 1 Nr. 4 SGB V die vier Leistungsbereiche festgelegt, zu denen Qualitätsverträge zwischen Krankenkassen oder Zusammenschlüsse von Krankenkassen und Krankenhausträgern geschlossen werden dürfen (G-BA 2017). Qualitätsverträge konnten bereits seit Anfang August 2018 (GKV-SV, DKG 2018) geschlossen werden. Wirksam wurden die bis dahin abgeschlossenen Qualitätsverträge jedoch erst im Juli 2019. Der Erprobungszeitraum dauert maximal vier Jahre. Anschließend erfolgt die Evaluation der Ergebnisse durch das Institut für Qualitätssicherung und Transparenz im Gesundheitswesen (IQTIG) oder die lokalen Vertragspartner.

In den Qualitätsverträgen werden die Qualitätsziele, Anreize und die Auswahl der Qualitätsindikatoren bzw. Kennziffern sowie die Art (monetär/nicht-monetär) und die Struktur der Anreize durch die Vertragspartner festgelegt. Die Qualitätsziele sollten den Qualitätsanforderungen des IQTIG entsprechen und in Anlehnung an die übergreifenden Ziele, definiert durch den G-BA (2017), vereinbart werden. In der Rahmenvereinbarung zwischen GKV-Spitzenverband und DKG heißt es dazu: „In den Qualitätsverträgen sind Anreize zu vereinbaren, die insbesondere die Krankenhausträger motivieren und unterstützen sollen, die definierten Qualitätsanforderungen zu erreichen. Die Ausgestaltung von Anreizen ist als Teil der Qualitätsverträge frei verhandelbar. Es kann sich um nicht-monetäre oder monetäre Anreize handeln. Als mögliche Anreizsysteme kommen z. B. die Empfehlung des Krankenhauses durch die Krankenkasse, einmalige Zahlungen für den Erprobungszeitraum oder Varianten erfolgsabhängiger Zahlungen oder Mischformen in Betracht."

Der erste Qualitätsvertrag wurde im Dezember 2018 zwischen der Karl-Hansen-Klinik in Bad Lippspringe und der Siemens Betriebskrankenkasse (SBK) im Leistungsbereich „Respiratorentwöhnung von langzeitbeatmeten Patientinnen und Patienten" abgeschlossen (Siemens-Betriebskrankenkasse SBK 2019). Details zu den darin enthaltenen, auf die Qualität gerichteten finanziellen Anreize sind nicht öffentlich zugänglich. Die Ergebnisse von Qualitätsverträgen könnten eine Grundlage für die Entwicklung von „Best Practice"-Tarifen und damit eine Grundlage für die Weiterentwicklung der Vergütung darstellen.

▪▪ Fallzusammenführung bei Wiederaufnahmen

Außer der neuen Möglichkeit der Qualitätsverträge, die Ergebnisqualität vergütungswirksam zu berücksichtigen, gibt es seit der DRG-Einführung eine andere ergebnisorientierte Vergütungsmodifikation, nämlich die Fallzusammenführung bei ungeplanten Wiederaufnahmen. Keine getrennte Vergütung wird erzielt, wenn insbesondere kurz nach der Entlassung bis zum Erreichen der oberen Grenzverweildauer bzw. innerhalb von 30 Tagen nach Erstaufnahme für eine DRG der medizinischen oder sonstigen Partition eine Wiederaufnahme für eine DRG der gleichen Hauptdiagnosegruppe (MDC) in der operativen Partition stattfindet. In beiden Fällen werden die zwei Aufenthalte zu nur einem vergütungsfähigen Fall zusammengeführt, im ersten Fall normalerweise unter der erstkodierten DRG, in letzterem unter der letztkodierten DRG. Wie viele Fälle davon in Deutschland betroffen sind (und welchen Anteil an allen Wiederaufnahmen dies betrifft), lässt sich mit öffentlich verfügbaren Daten nicht sagen. Eine Studie mit Daten von 1997 bis 2002, also vor der DRG-Einführung, zeigte, dass 12,7 % aller Patienten innerhalb von 30 Tagen wiederaufgenommen wurden (Nüssler et al. 2006) – das Potenzial ist also sehr groß.

11.9 Fazit

Alle Vergütungsformen beinhalten Anreize zur Gefährdung der Qualität. Die Vergütung von Krankenhausfällen – und die genaue Ausgestaltung der ihr innewohnenden Anreize – sollte andere qualitätsfördernde Maßnahmen aber unterstützen und nicht konterkarieren. Die bestehenden Vergütungsformen könnten durch Boni, Vergütungsabschläge bis hin zur Nicht-Vergütung, Einbehalte und „shared savings" modifiziert werden. Während „Pay-for-Quality"-Programme in anderen europäischen Ländern hierfür Inspiration und Evidenz – nicht nur zur Wirkung, sondern auch zu Nebenwirkungen – liefern, sollte eine grundlegende Orientierung der Krankenhausvergütung an der Qualitätssicherung und -verbesserung aus multiplen Komponenten bestehen, statt auf Programme verengt zu werden, die Krankenhäuser für einzelne Prozess- oder Ergebnisparameter belohnen oder bestrafen. Während das Krankenhausstrukturgesetz die rechtlichen Möglichkeiten hierzu vergrößert hat, ist weiterhin nur ein kleiner Teil der Komponenten umgesetzt. Ein entscheidender Schritt vorwärts wäre eine Umstellung sowohl der Krankenhausplanung als auch der -vergütung auf das Prinzip, dass jede Leistung nur von personell und technisch adäquat ausgestatteten Krankenhäusern erbracht werden darf – und vergütet wird. Damit würde eine neu gestaltete Vergütung endlich zum zentralen Motor der notwendigen Krankenhausreform.

Literatur

Anell A (2013) Vårdval i specialistvården. Utveckling och utmaningar. Sveriges kommuner och landsting, Stockholm. http://webbutik.skl.se/bilder/artiklar/pdf/7585-007-8.pdf?issuusl=ignore. Zugegriffen: 21. Nov. 2019

AQuA (2017) About us: how does advancing quality measure performance? Advancing quality alliance. http://www.advancingqualitynw.nhs.uk/about-us/. Zugegriffen: 26. Okt. 2019

Armour BS, Pitts MM, Maclean R, Cangialose C, Kishel M, Imai H, Etchason J (2001) The effect of explicit financial incentives on physician behavior. Arch Intern Med 161(10):1261–1266

Barreto JO (2015) Pay-for-performance in health care services. A review of the best evidence available. Ciencia Saude Coletiva 20(5):1497–1514. https://doi.org/10.1590/1413-81232015205.01652014

Busse R (2016) Pay-for-performance: Time to act but also to provide further evidence (Editorial). Health Policy 120(10):1123–1124

Busse R, Quentin W (2011) Moving towards transparency, efficiency and quality in hospitals: conclusions and recommendations. In: Busse R, Geissler A, Quentin W, Wiley M (Hrsg) Diagnosis-related groups in Europe: moving towards transparency, efficiency and quality in hospitals. Open University Press and WHO Regional Office for Europe, Maidenhead, S 149–171

Christianson JB, Leatherman ST, Sutherland K (2007) Financial incentives, healthcare providers and quality improvements. A review of the evidence. Health Foundation, London. http://www.health.org.uk/sites/health/files/FinancialIncentivesHealthcarePRovidersAndQualityImprovements.pdf. Zugegriffen: 21. Nov. 2019

Christianson JB, Leatherman ST, Sutherland K (2008) Lessons from evaluations of purchaser pay-for-performance programs. a review of the evidence. Med Care Res Rev 65(6 Suppl):5S–35S. https://doi.org/10.1177/1077558708324236

de Cruppé W, Geraedts M (2018) Mindestmengen unterschreiten, Ausnahmetatbestände und ihre Konsequenzen ab 2018. Komplexe Eingriffe am Ösophagus und Pankreas in deutschen Krankenhäusern im Zeitverlauf von 2006 bis 2014. Zentralbl Chir 143(3):250–258. https://doi.org/10.1055/a-0573-2625

de Cruppé W, Malik M, Geraedts M (2015) Minimum volume standards in German hospitals: do they get along with procedure centralization? A retrospective longitudinal data analysis. BMC Health Serv Res 15:279. https://doi.org/10.1186/s12913-015-0944-7

Damberg CL, Sorbero ME, Mehrotra A, Teleki S, Lovejoy SL, Bradley L (2007) An environmental scan of pay for performance in the hospital setting: final report. Hrsg v office of the assistant secretary for planning and evaluation (ASPE). RAND corporation (RAND health working paper series). https://aspe.hhs.gov/report/environmental-scan-pay-performance-hospital-setting-final-report. Zugegriffen: 21. Nov. 2019

Damberg CL, Sorbero ME, Lovejoy SL, Martsolf G, Raaen L, Mandel D (2014) Measuring success in health care value-based purchasing programs. Findings from an environmental scan, literature review, and expert panel discussions. RAND Corporation, Washington DC

DeCamp M, Farber NJ, Torke AM, George M, Berger Z, Keirns CC, Kaldjian LC (2014) Ethical challenges for accountable care organizations: a structured review. J GEN INTERN MED 29(10):1392–1399. https://doi.org/10.1007/s11606-014-2833-x

Doran T, Maurer KA, Ryan AM (2017) Impact of provider incentives on quality and value of health care. Annu Rev Public Health 38:449–465. https://doi.org/10.1146/annurev-publhealth-032315-021457

Eckhardt H, Smith P, Quentin W (2019) Pay for Quality: using financial incentives to improve quality of care. In: Busse R, Klazinga N, Panteli D, Quentin W (Hrsg) Improving healthcare quality in Europe. Characteristics, effectiveness and implementation of different strategies. Health Policy Series 53. World Health Organization and OECD, Copenhagen, S 357–400

Eijkenaar F (2013) Key issues in the design of pay for performance programs. Eur J Health Econ 14(1):117–131. https://doi.org/10.1007/s10198-011-0347-6

Ellis RP, Miller MM (2009) Provider Payment Methods and Incentives. In: Carrin G (Hrsg) Health systems policy, finance, and organization. Elsevier, Amsterdam, S 322–329

Emanuel EJ, Ubel PA, Kessler JB, Meyer G, Muller RW, Navathe AS et al (2016) Using behavioral economics to design physician incentives that deliver high-value care. Ann Intern Med 164(2):114–119. https://doi.org/10.7326/M15-1330

Emmert M, Eijkenaar F, Kemter H, Esslinger AS, Schöffski O (2012) Economic evaluation of pay-for-performance in health care. A systematic review. Eur J Health Econ 13(6):755–767. https://doi.org/10.1007/s10198-011-0329-8

FHL (2012) Le modèle des Incitants Qualité – Bilan des démarches communes EHL – CNS et perspectives. Fédération des Hôpitaux Luxembourgeois (FHL), Luxembourg. http://www.fhlux.lu/web/wp-content/uploads/2011/03/SV-Mod%C3%A8le-Incitants-Qualit%C3%A9-CEVAL.pdf. Zugegriffen: 21. Nov. 2019

FOD Volksgezondheid, Veiligheid van de Voedselketen en Leefmilieu (2018) Pay for Performance-programma 2018 voor algemene ziekenhuizen. Begeleidende nota. Federale overheidsdienst (FOD) Volksgezondheid, Veiligheid van de Voedselketen en Leefmilieu, Brussel. https://www.health.belgium.be/sites/default/files/uploads/fields/fpshealth_theme_file/begeleidende_nota_p4p_24_april_2018.pdf. Zugegriffen: 15. Nov. 2019

G-BA (2017) Tragende Gründe des Gemeinsamen Bundesausschusses über die Festlegung der Leistungen oder Leistungsbereiche gemäß § 136b Abs 1 Satz 1 Nr 4 SGB V für Qualitätsverträge nach § 110a SGB V, vom 18. Mai 2017. https://www.g-ba.de/beschluesse/2960/. Zugegriffen: 27. Sept. 2019

G-BA (2018) Regelungen des Gemeinsamen Bundesausschusses zu einem gestuften System von Notfallstrukturen in Krankenhäusern gemäß § 136c Abs 4 des Fünften Buches Sozialgesetzbuch (SGB V), vom 19. April 2018. Veröffentlicht im Bundesanzeiger AT 18.05.2018 B4. https://www.g-ba.de/downloads/62-492-1598/Not-Kra-R_2018-04-19_iK2018-05-19.pdf. Zugegriffen: 25. Sept. 2019

G-BA (2019) Regelungen des Gemeinsamen Bundesausschusses gemäß § 136b Abs 1 S 1 Nr 2 SGB V für nach § 108 SGB V zugelassene Krankenhäuser (Mindestmengenregelung, Mm-R) vom 20.06.2019. In: Bundesanzeiger (BAnz AT 12.07.2019 B2). https://www.g-ba.de/downloads/62-492-1882/Mm-R_2019-06-20_iK-2019-07-13.pdf. Zugegriffen: 26. Nov. 2019

Geissler A, Quentin W, Scheller-Kreinsen D, Busse R (2011) Introduction to DRGs in Europe: Common objectives across different hospital systems. In: Busse R, Geissler A, Quentin W, Wiley M (Hrsg) Diagnosis-related groups in Europe. Moving towards transparency, efficiency and quality in hospitals. Open University Press (European Observatory on Health Systems and Policies series), Maidenhead, S 9–21

Giuffrida A, Gosden T, Forland F, Kristiansen IS, Sergison M, Leese B et al (2000) Target payments in primary care. Effects on professional practice and health care outcomes. Cochrane Database Syst Rev. https://doi.org/10.1002/14651858.cd000531

GKV-SV, DKG (2018) Vereinbarung über die verbindlichen Rahmenvorgaben nach § 110a Abs 2 SGB V für den Inhalt der Qualitätsverträge nach § 110a Abs 1 SGB V. Rahmenvereinbarung für Qualitätsverträge in der stationären Versorgung vom 16.07.2018. https://www.gkv-spitzenverband.de/media/dokumente/krankenversicherung_1/krankenhaeuser/qualitaetsvertraege/Rahmenvereinbarung_fuer_Qualitaetsvertraege_in_der_stationaeren_Versorgung_16.07.2018.pdf. Zugegriffen: 27. Sept. 2019

Hamilton FL, Greaves F, Majeed A, Millett C (2013) Effectiveness of providing financial incentives to healthcare professionals for smoking cessation activities. Systematic review. Tob Control 22(1):3–8. https://doi.org/10.1136/tobaccocontrol-2011-050048

Hertle A, Veit C (2012) Pay-for-Performance in Deutschland: Von der Option zur Umsetzung. Monit Versorgungsforsch 5(6):40–46

Houle SK, McAliste FA, Jackevicius CA, Chuck AW, Tsuyuki RT (2012) Does performance-based remuneration for individual health care practitioners affect patient care? A systematic review. Ann Intern Med 157(12):889–899. https://doi.org/10.7326/0003-4819-157-12-201212180-00009

IGES (2018) Folgenabschätzung einer gestuften Notfallversorgung. Folgenabschätzung für die Regelungen für ein gestuftes System von Notfallstrukturen in Krankenhäusern gemäß § 136c Abs 4 SGB V. Unter Mitarbeit von Dr. Martin Albrecht. IGES Institut GmbH, Berlin. https://www.g-ba.de/beschluesse/3401/letzte-aenderungen/. Zugegriffen: 23. Sept. 2019

Joynt Maddox KE, Sen AP, Samson LW, Zuckerman RB, DeLew N, Epstein AM (2017) Elements of program design in medicare's value-based and alternative payment models: a narrative review. J Gen Int Med 32(11):1249–1254. https://doi.org/10.1007/s11606-017-4125-8

Kohn LT, Corrigan J, Donaldson MS (2000) To err is human. Building a safer health system. Quality chasm series. National Academy Press, Washington, DC

Kondo K, Damberg C, Mendelson A, Motu'apuaka M, Freeman M, O'Neil M et al (2015) Understanding the intervention and implementation factors associated with benefits and harms of pay for performance programs in Healthcare. Department of Veterans Affairs, US

Korenstein D, Duan K, Diaz MJ, Ahn R, Keyhani S (2016) Do health care delivery system reforms improve value? The jury is still out. Med Care 54(1):55–66. https://doi.org/10.1097/mlr.0000000000000445

Krauth C, Schwartz FW, Perleth M, Busse R, von der Schulenburg J-M (1998) Zur Umsetzung ergebnisorientierter Vergütungselemente in der ambulanten Versorgung. Arb Sozialpolitik 52(11/12):10–22

Kristensen SR, Bech M, Lauridsen JT (2016) Who to pay for performance? The choice of organisational level for hospital performance incentives. Eur J Health Econ 17(4):435–442. https://doi.org/10.1007/s10198-015-0690-0

Langdown C, Peckham S (2014) The use of financial incentives to help improve health outcomes: is the quality and outcomes framework fit for purpose? A systematic review. J Public Health 36(2):251–258. https://doi.org/10.1093/pubmed/fdt077

Literatur

MDK Nordrhein (2018) Jahresbericht 2018. Düsseldorf. https://www.mdk-nord-rhein.de/fileadmin/redaktion/Presse/Publikationen/NRH_24_JAHRESBERICHT_2018_12_WEB.pdf. Zugegriffen: 13. Nov. 2019

Mechanic D, Schlesinger M (1996) The impact of managed care on patients' trust in medical care and their physicians. JAMA 275(21):1693–1697. https://doi.org/10.1001/jama.1996.03530450083048

Mehrotra A, Damberg CL, Sorbero ME, Teleki SS (2009) Pay for performance in the hospital setting: what is the state of the evidence? Am J Med Qual 24(1):19–28. https://doi.org/10.1177/1062860608326634

Milstein R, Schreyögg J (2016) Pay for performance in the inpatient sector: a review of 34 P4P programs in 14 OECD countries. Health Policy 120(10):1125–1140. https://doi.org/10.1016/j.healthpol.2016.08.009

Ministère des Affaires Sociales et de la Santé (2016) Arrêté du 5 août 2016 fixant les modalités de calcul du montant de la dotation allouée aux établissements de santé en application de l'article L. 162-22-20. Journal Officiel de la République Française (0192). https://www.legifrance.gouv.fr/affichTexte.do?cidTexte=JORFTEXT000033047506. Zugegriffen: 21. Nov. 2019

MSPY (2016) National Social Report 2016 Republic of Croatia. Ministry of Social Policy and Youth, Zagreb. https://www.google.de/url?sa=t&rct=j&q=&esrc=s&source=web&cd=3&cad=rja&uact=8&ved=0ahUKEwitnf765IvYAhVRpKQKHQc2DgwQFgg3MAI&url=http%3A%2F%2Fec.europa.eu%2Fsocial%2FBlobServlet%3FdocId%3D16483%26langId%3Den&usg=AOvVaw1-qRQ3nbUIOdc4hTPvD4c-. Zugegriffen: 21. Nov. 2019

England NHS, NHS Improvement (2019) 2019/20 national tariff payment system – a consultation notice: annex DtD guidance on best practice tariffs. A joint publication by NHS england and NHS improvement. https://improvement.nhs.uk/documents/484/Annex_DtD_Best_practice_tariffs.pdf. Zugegriffen: 21. Nov. 2019

NHS Improvement (2019) 2019/20 National Tariff Payment System. https://improvement.nhs.uk/resources/national-tariff/. Zugegriffen: 11. Nov. 2019

Nimptsch U, Peschke D, Mansky T (2017) Mindestmengen und Krankenhaussterblichkeit – Beobachtungsstudie mit deutschlandweiten Krankenhausabrechnungsdaten von 2006 bis 2013. Gesundheitswesen 79(10):823–834. https://doi.org/10.1055/s-0042-100731

Nüssler NC et al (2006) Mehr Wiederaufnahmen nach Entlassung am Freitag. Dt Ärztebl 103(14):A927–A931

OECD (2018) Health at a glance. Europe 2018: state of health in the EU cycle. OECD Publishing, Paris

Ogundeji YK, Bland JM, Sheldon TA (2016) The effectiveness of payment for performance in health care: A meta-analysis and exploration of variation in outcomes. A meta-analysis and exploration of variation in outcomes. Health Policy 120(10):1141–1150. https://doi.org/10.1016/j.healthpol.2016.09.002

Olsen CB, Brandborg G (2016) Quality based financing in Norway. Country background note: Norway. Norwegian directorate of health. https://www.oecd.org/els/health-systems/Better-Ways-to-Pay-for-Health-Care-Background-Note-Norway.pdf. Zugegriffen: 21. Nov. 2019

Petersen LA, Woodard LD, Urech T, Daw C, Sookanan S (2006) Does pay-for-performance improve the quality of health care? Ann Intern Med 145(4):265–272

Roland M, Dudley RA (2015) How financial and reputational incentives can be used to improve medical care. Health Serv Res 50(Suppl 2):2090–2115. https://doi.org/10.1111/1475-6773.12419

Rosenthal MB, Frank RG, Li Z, Epstein AM (2005) Early experience with pay-for-performance: from concept to practice. JAMA 294(14):1788–1793

Rosenthal MB, Landon BE, Howitt K, Ryu SH, Epstein AM (2007) Climbing up the pay-for-performance learning curve: where are the early adopters now? Health Aff 26(6):1674–1682

Schreyögg J, Busse R, Bäuml M, Krämer J, Dette T, Geissler A (2014) Forschungsauftrag zur Mengenentwicklung nach § 17b Abs. 9 KHG. Endbericht. Hamburg Center for Health Economics; Technische Universität Berlin. https://www.g-drg.de/Datenbrowser_und_Begleitforschung/Begleitforschung_DRG/Forschungsauftrag_gem._17b_Abs._9_KHG. Zugegriffen: 2. Okt. 2019

Siemens-Betriebskrankenkasse SBK (2019) Erster Qualitätsvertrag zur Beatmungsentwöhnung geöffnet. Pressemitteilung: Ab sofort können weitere Kliniken und Krankenkassen dem Vertrag der SBK beitreten. https://www.sbk.org/unsere-themen/versorgung/erster-qualitaetsvertrag-zur-beatmungsentwoehnung-geoeffnet. Zugegriffen: 27. Sept. 2019

Srivastava D, Mueller M, Hewlett E (2016) Better ways to pay for health care. OECD Publishing, Paris

van Herck P, de Smedt D, Annemans L, Remmen R, Rosenthal MB, Sermeus W (2010) Systematic review: effects, design choices, and context of pay-for-performance in health care. BMC Health Serv Res 10:247. https://doi.org/10.1186/1472-6963-10-247

Open Access Dieses Kapitel wird unter der Creative Commons Namensnennung 4.0 International Lizenz (http://creativecommons.org/licenses/by/4.0/deed.de) veröffentlicht, welche die Nutzung, Vervielfältigung, Bearbeitung, Verbreitung und Wiedergabe in jeglichem Medium und Format erlaubt, sofern Sie den/die ursprünglichen Autor(en) und die Quelle ordnungsgemäß nennen, einen Link zur Creative Commons Lizenz beifügen und angeben, ob Änderungen vorgenommen wurden.

Die in diesem Kapitel enthaltenen Bilder und sonstiges Drittmaterial unterliegen ebenfalls der genannten Creative Commons Lizenz, sofern sich aus der Abbildungslegende nichts anderes ergibt. Sofern das betreffende Material nicht unter der genannten Creative Commons Lizenz steht und die betreffende Handlung nicht nach gesetzlichen Vorschriften erlaubt ist, ist für die oben aufgeführten Weiterverwendungen des Materials die Einwilligung des jeweiligen Rechteinhabers einzuholen.

Investitionsfinanzierung und ineffiziente Krankenhausstrukturen

Christopher Hermann und Nadia Mussa

12.1 Ausgangslage – 232
12.1.1 Deutschland investiert zu wenig in Krankenhäuser – 233
12.1.2 GKV-Gesundheitsreform 2000 – großes Vorhaben mündet in mutlosem Stückwerk – 233
12.1.3 Fehlentwicklungen in der Krankenhausversorgung – 235

12.2 Zielbild Krankenhausversorgung – 236

12.3 Bundeseinheitliche Qualitäts- und Strukturvorgaben zielgerichtet aufeinander abstimmen – 237

12.4 Investitionsfinanzierung – 238
12.4.1 Neuordnung der Investitionsfinanzierung in einem systemischen Ansatz – 238
12.4.2 Neue Einzelförderung – 239
12.4.3 Leistungsorientierte Investitionsförderung – 239
12.4.4 Fortführung des Krankenhausstrukturfonds – 240
12.4.5 Digitalisierungsoffensive – 241

12.5 Fazit – 241

Literatur – 241

© Der/die Autor(en) 2020
J. Klauber et al. (Hrsg.), *Krankenhaus-Report 2020*, https://doi.org/10.1007/978-3-662-60487-8_12

Zusammenfassung

Im Juni 1999 verabschiedeten die damaligen Koalitionsfraktionen SPD und BÜNDNIS 90/DIE GRÜNEN einen Gesetzentwurf, der die Krankenhausversorgung umfassend reformieren sollte. Endlich sollte der über Jahrzehnte diskutierte Strukturwandel eingeläutet werden. Vom Gesetzesbeschluss wurden im Laufe des weiteren Verfahrens nur Teile umgesetzt. Seitdem folgten unzählige Änderungen, die eine Fülle von Detailregelungen enthielten. Von der ursprünglichen Vision – Akteure der Krankenhausversorgung sollen auf Augenhöhe den Krankenhausmarkt bedarfsgerecht und qualitätsorientiert gestalten – blieb jedoch wenig übrig. Viele aktuell diskutierte Probleme, wie Fehlentwicklungen in der Krankenhausversorgung, chronische Unterfinanzierung der Investitionsbedarfe und ineffiziente Krankenhausstrukturen, ergeben sich aus dem fehlenden Mut der politischen Verantwortungsträger, eine Gesamtkonzeption und Vision der Krankenhausversorgung der Zukunft auf den Weg zu bringen. Deutschland investiert zu wenig in die Krankenhausinfrastruktur. Während die hausgemachten Probleme weiterhin nicht gelöst sind, ergeben sich aufgrund demografischer Entwicklungen, medizinisch-technischen Fortschritts, ökologischer Herausforderungen und den Möglichkeiten von Künstlicher Intelligenz und molekularer Medizin ganz neue Herausforderungen für das Gesundheitswesen. Es ist an der Zeit, die vielen vorhandenen Ideen und Regulierungsvorschriften in ein stimmiges Gesamtbild zu überführen und den Investitionsbedarf der Krankenhäuser anhand eines Zielbilds der Krankenhausversorgung der Zukunft sachgerecht zu ermitteln und bedarfsgerecht zu finanzieren. Auf diese Weise sollte der Strukturwandel gelingen und Patientinnen und Patienten im Krankenhaus durchgehend mit angemessener Qualität und Effizienz behandelt werden können.

In 1999, a fundamental reform of the hospital market in Germany was planned. After decades of discussing inefficient hospital structures, a complete reorganisation of financing and responsibilities was finally supposed to solve the problems. In the end, due to a lack of courage and assumed loss of power in the regions, only parts of the reform could be pushed through the legislative process. Since then, countless changes followed, but only details were regulated, the "big picture" still hasn't been painted. Little remained of the original vision where players in hospital care should create together a hospital market that would ensure quality and need-based hospitals. Many currently discussed problems, such as underfinanced hospitals and inefficient structures, are due to a policy that fails to acknowledge that hospital treatment is imbedded in a complex system. Germany invests too little into its hospital infrastructure. While self-inflicted problems are still not solved, there are new challenges ahead such as demographic development, medical-technical progress, artificial intelligence, ecological challenges and molecular medicine. It is about time to restructure and reorganize the many existing ideas and regulations and to create a consistent concept. The appropriate amount of investment needs must be calculated and financed adequately. In this way, structural change and appropriate treatment quality and efficiency can be achieved.

12.1 Ausgangslage

Die Krankenhausversorgung ist eingebettet in ein System komplexer Wirkzusammenhänge, dennoch wird die Krankenhausfinanzierung in der politischen Wahrnehmung nicht systemisch betrachtet. Jede Herausforderung wird in hoher Detaillierung mit Hilfe von mechanistischen Einzellösungen durchreguliert – im Ergebnis heben sich die gewünschten Effekte häufig gegenseitig auf. Mangelnder struktureller politischer Gestaltungswille und übertriebener Sparzwang haben zu Über-, Unter- und Fehlversorgung in Krankenhäusern geführt.

12.1.1 Deutschland investiert zu wenig in Krankenhäuser

Der Befund ist eindeutig: Krankenhausstrukturen werden seit Jahrzehnten unterfinanziert. Die Höhe des Investitionsbedarfs hängt von Bestand, Bausubstanz und dem Entwicklungsziel für eine Krankenhausversorgung der Zukunft ab. Ein Zielbild für optimale Krankenhausstrukturen existiert in Deutschland nicht. Wie hoch der Investitionsbedarf in Krankenhäusern tatsächlich ist, kann deshalb nicht genau beziffert werden. Das RWI – Leibniz-Institut für Wirtschaftsforschung schätzte 2017 den jährlichen Bedarf auf ca. 5,4 Mrd. € allein für den Erhalt der bestehenden Krankenhausbausubstanz (Augurzky et al. 2017). In einer aktuellen gemeinsamen Verlautbarung der Deutschen Krankenhausgesellschaft (DKG), des Spitzenverbandes der Gesetzlichen Krankenversicherung (GKV-SV) und des Verbandes der Privaten Krankenversicherung (PKV) wird der jährliche Investitionsbedarf auf weit über 6 Mrd. € veranschlagt (DKG et al. 2019).

Die Länder sind gesetzlich für die Finanzierung der Investitionen zuständig. Im Jahr 2017 haben sie nominal 2,76 Mrd. € an Fördermitteln zur Verfügung gestellt (DKG 2018). In den Jahren seit 1991 haben die Bundesländer in ihrer Gesamtheit stetig zu wenig Investitionsmittel bereitgestellt. Die DKG kommt zu dem Schluss, dass im Jahr 2017 real nur noch 50 % der im Jahr 1991 finanzierten Summe aufgebracht wurde. Seit Jahrzehnten werden den Krankenhäusern nur knapp die Hälfte der benötigten Mittel zugeführt.

Bis zum Jahr 1972 finanzierten die Krankenkassen Behandlungsaufwände und Investitionsbedarfe der Krankenhäuser aus einer Hand. Die Defizite der Krankenhäuser waren immer weiter gestiegen, sodass schließlich die Bundesregierung im Mai 1969 einen Bericht über die finanzielle Lage der Krankenanstalten vorlegte, aus dem hervorging, dass das Defizit im Jahr 1966 über 840 Mio. DM betrug und für die Folgejahre mit einem weiteren Anstieg des Defizits zu rechnen war (Bericht der Bundesregierung 1966). Festgestellt wurde ebenfalls, dass die Defizite der Krankenhäuser in unterschiedlichem Umfang teilweise von den Ländern ausgeglichen wurden. Daraus leitete die Bundesregierung ab, dass die Länder auch künftig bereit wären, sich an der Finanzierung der Krankenhausversorgung zu beteiligen. Über eine Grundgesetzänderung wurde die duale Finanzierung etabliert. Der Bund erhielt im Rahmen der konkurrierenden Gesetzgebung die Möglichkeit, die Krankenhausbetriebsmittelfinanzierung zu gestalten. Die Krankenhäuser erhalten seitdem Finanzmittel von den Krankenkassen, um ihre Betriebskosten zu decken, und von den Ländern, um ihren Investitionsbedarf zu finanzieren.

In der Folge kamen die Länder ihrer Finanzierungsverpflichtung weiterhin sehr unterschiedlich und insgesamt immer zurückhaltender nach. Wie ausgeführt wurden die Finanzmittel real von Jahr zu Jahr reduziert. Zahlreiche Gesetzesänderungen begleiteten diese Entwicklung, eine umfassende und zunehmend dringend benötigte Neugestaltung der gesetzlichen Rahmenbedingungen blieb jedoch bisher aus.

12.1.2 GKV-Gesundheitsreform 2000 – großes Vorhaben mündet in mutlosem Stückwerk

Die Krankenhausstrukturen in Deutschland sind historisch gewachsen. Eine gezielte und konkrete Weiterentwicklung der Strukturen war und ist nicht in Sicht. Zuletzt versuchte die damalige Koalition im Jahr 2000 durch die Einführung eines fallpauschalierten Vergütungssystems (DRG-System), Krankenhausversorgung umfassend neu zu gestalten. Man ging davon aus, dass die Krankenhausstrukturen ineffizient seien und einer Veränderung bedürften. Mit dieser Gesundheitsreform wurde u. a. das Ziel verfolgt, die Leistungsstrukturen im Krankenhaus zu verändern. Es sollte zu Schwerpunktbildungen, dem Abbau von Überkapazitäten und verstärkter Kooperation von Krankenhäusern kommen (Tuschen und Trefz 2010). Während der ursprüngliche Gesetzesentwurf zur „GKV-Gesundheitsreform 2000" ein umfassendes Versorgungs- und Finanzierungskonzept beinhaltete (Deutscher Bundestag 1999; Hermann 2007) und damit echte Chancen für eine Modernisierung und kontinuierliche Weiterentwicklung der Krankenhausversorgung bot, wurde am Ende des Gesetzgebungsverfahrens nur ein Teil der Pläne umgesetzt.

Viele Ideen und Impulse, die mit der GKV-Gesundheitsreform 2000 ursprünglich verbunden waren, sind auch heute weiterhin nachvollziehbar. Dem Gesetzentwurf ist zu entnehmen, dass mit Einführung einer fallpauschalierten Vergütung flankierend geplant war, schrittweise eine monistische Finanzierung einzuführen. Im ersten Schritt sollten die zunächst nur vorübergehend durch die Krankenkassen zu finanzierenden Instandhaltungsaufwände dauerhaft in die Pflegesätze integriert werden. In einem zweiten Schritt sollten die pauschalen Fördermittel, die der Wiederbeschaffung kurzfristiger Anlagegüter sowie kleiner baulicher Maßnahmen dienen, in die Fallpauschalen integriert werden. Hierzu sollten die bisher durch die Länder finanzierten Mittel an die Krankenkassen weitergeleitet werden, damit diese die Mittel über die Fallpauschalen hätten ausschütten können. In einem dritten Schritt hätte schließlich auch die Einzelförderung mittels der Betriebserlöse auf die Finanzierung übergehen sollen. Im Zuge der Reform war geplant, den Krankenkassen wesentlich mehr Mitgestaltungsmöglichkeiten und Entscheidungskompetenzen bei der Krankenhausstrukturentwicklung einzuräumen.

Während die Finanzierung der Instandhaltungspauschale tatsächlich dauerhaft in die Pflegesatzfinanzierung überführt wurde, blieben die Schritte 2 und 3 aus. Auch Mitwirkungsrechte für Krankenkassen sind in der geplanten Form nicht eingeführt worden. Dadurch entstand ein Gestaltungsvakuum. Den Krankenkassen fehlen einerseits Durchsetzungsrechte, um als verlässlicher Vertragspartner Qualität in der Krankenversorgung voranzubringen. Viele Länder kommen andererseits ihrer Verantwortung nur unzureichend nach.

Mit dem Krankenhausfinanzierungsreformgesetz (KHRG) wurde das Thema Investitionsfinanzierung im Jahr 2009 erneut angegangen. Investitionsförderung sollte durch leistungsorientierte Investitionspauschalen ermöglicht werden. Den Ländern wurde freigestellt, ob sie bei ihrer herkömmlichen Art der Pauschal- und Einzelförderung bleiben oder auf die leistungsorientierten Investitionspauschalen umsteigen wollten. Seit dem Jahr 2014 wird jährlich vom Institut für Entgeltkalkulation (InEK) ein Katalog mit Investitionsbewertungsrelationen (IBR) vorgelegt. Investitionsmittel könnten bei Anwendung je nach kalkuliertem Investitionsaufwand zur Erbringung bestimmter Leistungen bedarfsgerecht erlöst werden. So entstehen für strahlentherapeutische Maßnahmen andere Investitionsaufwände als etwa bei der Behandlung von Verletzungen an Schulter, Knie oder Handgelenk. Investitionsmittel können durch IBR sachgerechter ausgezahlt werden als durch eine pauschale Auszahlung pro Bett, wie weiterhin überwiegend durch die Länder praktiziert wird.

2016 schließlich wurde im Rahmen des Krankenhausstrukturgesetzes (KHSG) der Krankenhausstrukturfonds eingeführt. Die gesetzlichen Krankenkassen wurden an der Finanzierung von Investitionsmaßnahmen zur Verbesserung von Versorgungsstrukturen beteiligt und erhielten Mitbestimmungsrechte zum Einsatz der Mittel; die Länder mussten sich hälftig an der Finanzierung dieser Maßnahmen beteiligen und durften gleichzeitig ein bestimmtes Investitionsförderniveau der letzten Jahre für die sonstige Einzel- und Pauschalförderung nicht unterschreiten. Der Krankenhausstrukturfonds wurde mit dem Ziel, die Krankenhausstrukturen zu verbessern, etabliert und zeitlich eng begrenzt. Mit dem Pflegepersonalstärkungsgesetz (PpSG) wurde der Krankenhausstrukturfonds für die Jahre 2019 bis 2022 fortgeführt und umfasst insgesamt über beide Programme bis zu 5 Mrd. € an zusätzlichen Mitteln, um die Krankenhausstrukturen zu verändern.[1]

Seit Einführung der DRGs hat der Gesetzgeber das fallpauschalierte Vergütungssystem in ein detailliertes und mittlerweile überreguliertes Finanzierungssystem fortgeschrieben. Mit dem PpSG wurde im letzten Jahr zudem mit der Ausgliederung der Pflegepersonalaufwendungen die Rückentwicklung in ein teilweise selbstkostendeckungsorientiertes System eingeleitet.

Das DRG-System entfaltete den gewünschten Kostendruck auf die Krankenhäuser, um Betriebsabläufe wirtschaftlicher zu gestalten. Ohne ausreichende Investitionen in Strukturen konnten Wirtschaftlichkeitsreserven jedoch nicht ohne Auswirkungen auf die Qualität der Behandlung realisiert werden. Vor diesem Hintergrund reagierte der Gesetzgeber seit dem Ende der Konvergenzphase 2009 immer wieder mit Eingriffen, um den Krankenhäusern zu Lasten der Beitragszahler zusätzliche Finanzmittel zur Verfügung zu stellen.

Im Ergebnis geht ein wesentlicher Fehlanreiz des letzten Jahrhunderts seit Einführung des DRG-Systems vom Festhalten an der dualen Finanzierung bei gleichzeitiger realer Reduzierung der Investitionskostenübernahme durch die Länder aus: Krankenhäuser, die (in ihren Augen) keine ausreichenden Investitionsmittel erhielten, sahen sich dazu gezwungen, Betriebserlöse aus den Fallpauschalen für Investitionsmaßnahmen zu verwenden.

12.1.3 Fehlentwicklungen in der Krankenhausversorgung

Krankenhäuser geben pro Jahr ca. 6 Mrd. € für Investitionen aus (DKG et al. 2019) und setzen aufgrund der unzureichenden Finanzausstattung durch die Länder Erlöse aus Behandlungen zweckentfremdet in erheblicher Höhe hierfür ein. Das DRG-System ist transparent gestaltet. Jedes Krankenhaus kann anhand des eigenen Leistungsportfolios ermitteln, für welche Leistungen es positive Deckungsbeiträge generieren kann. Das Institut für das Entgeltsystem im Krankenhaus (InEK) kalkuliert und veröffentlicht in jedem Jahr, welche Aufwände einzelnen Fallpauschalen zugrunde gelegt wurden. So ist ersichtlich, welche Aufwände z. B. für Implantate, ärztliche Kosten, Pflegeaufwände etc. in die Kalkulation eingeflossen sind (InEK 2019a).

Liegen der Kalkulation für die Implantation von Hüftgelenks Totalendoprothesen (Hüft-TEPs) beispielsweise sehr hohe Implantatekosten zugrunde, könnte das Krankenhaus ein positives Ergebnis erzielen, indem es günstigere Implantate einkauft – z. B. billige Plastikware etwa aus Fernost statt hochwertiger Keramik. Wer mehr Fälle behandelt, ohne in gleichem Maße mehr Personal zu beschäftigen, kann ebenfalls Deckungsbeiträge zur Finanzierung von Investitionen erwirtschaften. Je höher der ökonomische Druck auf einem Krankenhaus lastet, umso schmaler wird der Grad zwischen sinnvoller Effizienzsteigerung und qualitätsgefährdendem Sparen.

Anhand weniger Beispiele wird bereits deutlich, dass dieser Grad inzwischen häufig verlassen wird.

- Beispiel Pflege: Krankenhäuser haben bei der Personalausstattung ihren Fokus insbesondere auf das ärztliche Personal und den Funktionsdienst (z. B. Pflegekräfte im OP-Saal) gelegt. Gleichzeitig wurde das Personal in den bettenführenden Abteilungen so weit reduziert, dass der Gesetzgeber meinte, einem weiteren Abbau mit Pflegepersonalfördermitteln entgegenwirken zu müssen und nunmehr – wenig durchdacht – die Pflegekosten aus dem DRG-System ausgliedern lässt.
- Beispiel Fallzahlsteigerung: Die Zahl der Behandlungsfälle je 100.000 Einwohner ist bis zum Jahr 2017 im Vergleich zu 2000 um 15,4 % gestiegen. Durch demografischen

---

[1] Nähere Informationen zum Krankenhausstrukturfonds finden sich auch im Beitrag von Augurzky et al., ▶ Kap. 17 in diesem Buch.

Wandel und Morbiditätsentwicklung der Bevölkerung allein können solche Fallzahlsteigerungen nicht schlüssig erklärt werden (Schelhase 2019).

- Beispiel Hüft-TEPs: Im Jahr 2014 wurden in Deutschland an 1.090 Krankenhäusern künstliche Hüftgelenke eingesetzt, also quasi an jedem zweiten Krankenhaus im Land (Mansky et al. 2018). Für diesen Leistungsbereich wurde inzwischen eine gezielte Abwertung der Fallpauschale vorgenommen, um keine weiteren ökonomischen Anreize zur Fallzahlausweitung zu setzen.

Vielen Fehlentwicklungen hätten die Länder aufgrund ihrer weitreichenden Kompetenzen in der Krankenhausplanung entgegenwirken können. In den 1990er und 2000er Jahren haben sie sich jedoch vielfach von einer konkreten Krankenhausplanung verabschiedet und darauf beschränkt, in hohem Umfang Rahmenvorgaben zu formulieren. Eine in die Zukunft gerichtete (Rahmen-)Bedarfsplanung ist meist nicht erkennbar. Die Krankenhausträger entscheiden somit in hohem Maße selbst, welche konkreten Leistungen sie anbieten wollen.

Im Ergebnis haben sich ineffiziente Krankenhauskapazitäten verfestigt. Hüft-TEPs werden beispielsweise nicht nur an zu vielen Standorten eingesetzt, sondern vielen Krankenhäusern fehlt aufgrund geringer jährlicher Fallzahlen auch die Erfahrung, um eine qualitativ hochwertige Versorgung kontinuierlich sicherzustellen. Im Jahr 2014 haben 262 Krankenhäuser die Leistung weniger als 43-mal erbracht (Mansky et al. 2018). Legt man die Maßstäbe der Deutschen Gesellschaft für Orthopädie und orthopädische Chirurgie zugrunde, muss ein Endoprothetik-Zentrum der Maximalversorgung mindestens 200 Implantationen pro Jahr erbringen, davon mindestens 50 Hüftimplantationen, um zertifiziert zu werden (endoCert 2018). Die Vielzahl der Standorte mit teilweise deutlich zu niedrigen Fallzahlen führt zudem dazu, dass insgesamt mehr Fachkräfte benötigt werden als bei einer rationaleren Verteilung der Fälle auf weniger Krankenhäuser.

Ohne Mindestfallzahlen in wichtigen Leistungsbereichen und eine konkrete Zuweisung von Versorgungsaufträgen wird sich auch an der zu hohen Zahl kleiner Krankenhäuser in Deutschland nicht so schnell etwas ändern. Im Jahr 2015 wiesen 39 % der bettenführenden Akutkrankenhäuser weniger als 150 Betten aus. Sie schneiden bereits aufgrund ihrer Größe wirtschaftlich schlechter ab als größere Kliniken; was auf die im Vergleich höheren Vorhaltekosten zurückgeführt wird (Augurzky et al. 2018). Krankenhausschließungen sind nicht populär; häufig werden unprofitable und auch unter Qualitätsaspekten entbehrliche Krankenhäuser zu lange betrieben und mit kommunalen Finanzspritzen Schließungen zumindest hinausgezögert.

12.2 Zielbild Krankenhausversorgung

Das Krankenhauswesen bedarf einer klaren Orientierung, wohin es sich perspektivisch entwickeln soll. Die Qualität der Patientenversorgung muss in den Mittelpunkt rücken und zukunftsfeste Strukturen müssen daran ausgerichtet werden. Krankenhausstrukturen sind höchstkomplex und können nicht kurzfristig flexibel angepasst werden. Die Länder müssen für längere Planungszeiträume prospektiv kapazitätsorientierte Vorstellungen davon entwickeln, wo welche Bedarfe bestehen und wo sie sich absehbar ergeben werden.

Diese Notwendigkeit wurde in anderen europäischen Ländern schon viel früher erkannt und umgesetzt. In der Schweiz wurde inzwischen eingeführt, dass Krankenhauspläne auf einen Zeithorizont von zehn Jahren ausgerichtet und in einem rollierenden System alle drei Jahre angepasst werden, bevor die nächste große Planungsphase einer Dekade greift (Kanton Zürich Gesundheitsdirektion 2011). Dänemark hat 2007 eine große Krankenhausreform in Gang gesetzt. Der künftige Bedarf an Krankenhäusern und an Notfallversorgung wurde analysiert. Es wurden Empfehlungen ausgesprochen, welche Krankenhausstrukturen in Zukunft sinnvoll und notwendig wären. Daraus ergaben sich konkrete Anforderungen an Investitionsbedarfe und Veränderungen (Henriksen 2019).

In Deutschland wird von Experten ebenfalls mehr Gestaltungswille gefordert. Im Diskussionspapier der Leopoldina wurde 2016 die Politik dazu aufgefordert, endlich mit Mut notwendige Strukturänderungen anzugehen (Busse et al. 2016). Zuletzt wurde in einer Studie im Auftrag der Bertelsmann Stiftung aufgezeigt, wie durch eine gezielte Reduzierung von Krankenhausstandorten die Qualität und Effizienz der Krankenhausversorgung einer Region deutlich vorangebracht werden kann (Loos et al. 2019).

Die Länder haben durch ihre Planungs- und Finanzierungsverantwortung gewichtige Instrumente in der Hand, mit deren Hilfe sie Maßstäbe in der Gesundheitsversorgung setzen können. Neben der Gestaltung von Strukturen bietet sich bei den ca. 2.000 Krankenhäusern in Deutschland auch ein enormes Kapital, um nachhaltiges Bauen gezielt zu fördern und im Zeichen des Klimawandels ein positives Exempel für ökologisches und klimaneutrales Bauen zu setzen. Auch dieser Aspekt bleibt bisher meist einzelnen Krankenhäusern überantwortet – ein Beleg dafür, dass politisch zu wenig integriert gedacht wird und die bestehenden Gestaltungsoptionen nicht konsequent genutzt werden.

In der Tat: Es ist höchste Zeit, dass in Deutschland die Weichen auf Zukunft gestellt werden.

12.3 Bundeseinheitliche Qualitäts- und Strukturvorgaben zielgerichtet aufeinander abstimmen

Bundeseinheitliche Qualitäts- und Strukturvorgaben sind ein wichtiges Instrument, um Patientensicherheit in den Mittelpunkt zu rücken. Sie sollten Versorgung rahmen und verhindern, dass ökonomische Anreize zu Lasten der gebotenen Qualität Vorrang erhalten. Qualitätsrichtlinien müssen deshalb verbindlich durchsetzbar sein und Impulse für die Entwicklung von Zielbildern der Krankenhausversorgung der Zukunft setzen.

Instrumente zur Gestaltung und Regulierung der Krankenhausversorgung wurden in den letzten Jahrzehnten zahlreich geschaffen. Insbesondere die Behandlungsqualität ist immer mehr in den Vordergrund gerückt – nicht zuletzt als Reaktion auf die aufgezeigten Fehlentwicklungen.

Wer krank ist, hat überall in Deutschland Anspruch auf die notwendige medizinische Versorgung, die dem anerkannten Stand der medizinischen Erkenntnisse entsprechen muss. Evidenzbasierte Medizin und Strukturvorgaben für die Durchführung von Behandlungsverfahren und Therapien sind wichtige Elemente, um notwendige Qualitätsstandards zu gewährleisten.

Viele sinnvolle Maßnahmen zur Verbesserung der Qualität in der Krankenhausversorgung bedürfen einer Ordnung und Priorisierung, um ihre Wirkung besser zu entfalten. Insbesondere wurde der Gemeinsame Bundesausschuss (G-BA) eingebunden, dessen Verantwortungsbereich zur Weiterentwicklung der Qualität inzwischen umfassend ausgestaltet ist:

- Der G-BA legt insbesondere für aufwendige medizintechnische Leistungen u. a. Mindestanforderungen an die Struktur-, Prozess- und Ergebnisqualität fest.
- Der G-BA legt Maßnahmen zur Sicherung der Hygiene in der Versorgung fest.
- Der G-BA bestimmt verbindliche Mindestvorgaben für die Ausstattung der stationären Einrichtungen in der psychiatrischen und psychosomatischen Versorgung mit therapeutischem Personal.
- Der G-BA legt Mindestmengen fest für planbare Leistungen, bei denen die Qualität des Behandlungsergebnisses von der Menge der erbrachten Leistungen abhängig ist.
- Der G-BA beschließt Qualitätsindikatoren zur Struktur-, Prozess- und Ergebnisqua-

lität als Grundlage für qualitätsorientierte Entscheidungen der Krankenhausplanung.
- Der G-BA beschließt bundeseinheitliche Vorgaben für die Vereinbarung von Sicherstellungszuschlägen (insbesondere ist festzulegen, in welcher Entfernung welche Leistungen erreichbar sein müssen, um die Versorgung der Bevölkerung sicherzustellen).
- Der G-BA legt ein gestuftes System von Notfallstrukturen in Krankenhäusern fest.
- Der G-BA konkretisiert die besonderen Aufgaben von Zentren und Schwerpunkten.
- Der G-BA legt Pflegepersonaluntergrenzen in pflegesensitiven Bereichen der Krankenhäuser fest.

Aus der umfänglichen Regelungskompetenz des G-BA erwachsen eine Fülle an Vorgaben, die für die beteiligten Akteure in den Ländern jedoch keine strukturierte Planungsgrundlage ergeben, sodass heute getroffene Entscheidungen bereits morgen hinfällig werden können. Häufig sind einzelne Aufgaben des G-BA als Reaktion der Politik auf aktuelle Problemlagen entstanden, wie z. B. die Vorgabe, ein gestuftes System von Notfallstrukturen festlegen oder Pflegepersonaluntergrenzen in pflegesensitiven Bereichen definieren zu lassen. Es fehlt ein Gesamtkonzept, welche Qualitätsvorgaben langfristig und dauerhaft auf Bundesebene benötigt werden, mit welcher Zielrichtung diese gestaltet werden sollen und in welcher Priorisierung bestimmte Themen anzugehen sind. Das Aufgabenportfolio wäre konsequent auf Qualität und Patientensicherheit auszurichten. Steuerungselemente, wie z. B. die Definition von besonderen Aufgaben von Zentren und Schwerpunkten, greifen zu sehr in die Planungskompetenz der Länder ein, ohne die Versorgungsqualität entscheidend voranzubringen. Zuständigkeiten müssen sich sinnvoll ergänzen und dürfen nicht in Konkurrenz zueinander gesetzt werden, wie es exemplarisch bei der Zentrenpolitik mittlerweile der Fall ist.

Bevor noch weitere Aufgaben auf den G-BA übertragen werden, wäre sicherzustellen, dass diese überhaupt in einem überschaubaren Zeitrahmen und in der gebotenen Qualität koordiniert abgearbeitet werden können.

12.4 Investitionsfinanzierung

12.4.1 Neuordnung der Investitionsfinanzierung in einem systemischen Ansatz

Die Investitionsfinanzierung bleibt ein zentrales Instrument zur Gestaltung von Krankenhausversorgung. Dabei muss die Investitionsfinanzierung in eine übergeordnete Gesamtkonzeption der Krankenhausversorgung eingebettet sein. Eine Neuordnung beinhaltet folgende Aspekte:
- Die wesentlichen Akteure – Krankenhäuser, GKV und Länder – werden mit Kompetenzen ausgestattet, die einen Ausgleich der Interessen zum Wohle der Patienten herbeiführen.
- In den Ländern entwickelte Zielbilder künftiger Versorgungsstrukturen sind Grundlage für Investitionsentscheidungen.
- Investitionsfinanzierung wird zur Entwicklung und Steuerung von Krankenhausstrukturen eingesetzt.
- Nachhaltiges und klimaneutrales Bauen wird Fördervoraussetzung.
- Bauplanung führt zu Prozessoptimierung von Behandlungsabläufen.
- Vorhandene Instrumente zur Finanzierung von Investitionen werden aufeinander abgestimmt; Bauvorhaben sind verlässlich und zügig umsetzbar.
- Hemmnisse, die effizientem Bauen im Wege stehen, werden ausgeräumt.
- Herausforderungen, die unmittelbar und umfassend angegangen werden müssen, wie Strukturwandel und Digitalisierung, werden durch Sonderfinanzierungsprogramme bewältigt.

Insgesamt besteht ein Mix an verschiedenen Investitionsfinanzierungsinstrumenten, der grundsätzlich Möglichkeiten für eine sinnvolle und zielgerichtete Investitionsfinanzierung enthält. Allerdings gilt es, die verschiedenen Instrumente zunächst zu schärfen, neu auszurichten und anschließend auch kraftvoll voranzubringen. Wesentliche Elemente der neuen Investitionsfinanzierung sind Einzelförderung, Pauschalförderung und Sonderfinanzierungsprogramme.

12.4.2 Neue Einzelförderung

Krankenhausneubauten und wesentliche Erweiterungsbauten müssen richtungsweisende Elemente zur Perspektivensetzung und Neuordnung von Strukturen sein und als Vorbild für die Krankenhausversorgung künftiger Zeiträume dienen. Bestandskrankenhäuser müssen in vorgegebenen Zeiträumen in Richtung solcher Vorzeigeobjekte weiterentwickelt werden. So kann eine fortgesetzte Spirale entstehen, die für Sanierungs- und Modernisierungsbedarfe richtungsgebend ist und immer wieder durch Neuentwicklungen positiv angereizt wird. Die Länder sollen im Rahmen der dualen Finanzierung die Einzelförderung solcher Baumaßnahmen übernehmen.

Der Rechtsrahmen ist weiterzuentwickeln, um Investitionsfinanzierung in ausreichender Höhe und zielgerichtet zu ermöglichen und von kurzfristigen politischen Interessenlagen zu entkoppeln. Die Länder sind zur Aufstellung von Rahmenplänen zu verpflichten, die ein konkretes Zielbild für die Versorgungsstrukturen künftiger Zeiträume beinhalten. Die GKV ist in die Erarbeitung dieses Zielbildes einzubinden. Geeignete Konfliktlösungsmechanismen, wie die Durchführung von Schlichtungsverfahren, sind einzuführen, um jederzeit eine umfassende sachliche Auseinandersetzung mit der Materie zu gewährleisten. Weitere wichtige Akteure in den Regionen sind bei der Entscheidungsfindung anzuhören und Einvernehmen ist anzustreben. Regionale Besonderheiten sind zu berücksichtigen, um passgenaue Lösungen für die Menschen vor Ort zu gewährleisten.

Investitionsbedarfe zur Umsetzung der Zielbildstrukturen sind landesindividuell und zukunftsgerichtet zu beziffern. Die gesetzlichen Grundlagen müssen angepasst werden, um die Umsetzung der identifizierten Bedarfe rechtlich durchsetzbar zu gestalten. Eine zielgenaue Verwendung der Finanzierungsmittel bedarf einer klaren Priorisierung zwischen grundgesetzlich verankerter Berufsfreiheit und Patientensicherheit. Viele Länder haben sich in der Vergangenheit aus einer umfassenden Krankenhausplanung zurückgezogen, da ihre Entscheidungen u. a. vor den Gerichten immer wieder an Artikel 12 GG abgeprüft wurden und der Berufsfreiheit (und damit wirtschaftlichen Interessen) rechtlich ein höheres Gewicht zugesprochen wurde als an guter Versorgungsqualität ausgerichteten krankenhausplanerischen Entscheidungen. Krankenhausplanerische Auswahlentscheidungen sind konsequent an Qualitätskriterien auszurichten und entsprechend vorrangig zu bewerten.

Die bestehende Form der Einzelförderung ist auf neue Grundlagen zu stellen. Die Fülle an Baurichtlinien und Vorschriften ist intransparent und steht einer wirtschaftlichen Bauweise entgegen. Bauvorhaben müssen in wesentlich kürzeren Zeiträumen verlässlich planbar und umsetzbar werden. Für die Einzelförderung ist in den Ländern ein Kriterienkatalog zu veröffentlichen, welche Baumaßnahmen grundsätzlich förderfähig und welche Kriterien bereits bei der Bauplanung zu beachten sind. Es sind Rahmenvorgaben für das Krankenhaus der Zukunft zu erstellen, die absehbare Versorgungstrends aufgreifen und deren Umsetzung zur Fördervoraussetzung machen.

12.4.3 Leistungsorientierte Investitionsförderung

Es bedarf einer vollständigen Umstellung der Investitionsfinanzierung von Instandhaltungsmaßnahmen, der Wiederbeschaffung kurzfristiger Anlagegüter sowie kleiner baulicher Maßnahmen auf leistungsorientierte Investitionsbewertungsrelationen. Das InEK hat seit dem Jahr 2014 Erfahrungen darin gewonnen, wie die tatsächliche Investitionstätigkeit der Krankenhäuser mit verschiedenen Leistungsangeboten zusammenhängt. Die Investitionsbedarfe unterscheiden sich zwischen verschiedenen Leistungen teilweise um das Zehnfache (InEK 2019b). Diesen Unterschieden sollte Rechnung getragen und den Krankenhäusern zielgerichtet ausreichend Mittel zur Verfügung gestellt werden, damit sie unbürokratisch die notwendige Finanzierung erlösen können und aufwändige Antragsverfahren entfallen. Die Krankenhausträger sollten einen Jahresbericht vorlegen, in welcher Höhe Investitionsmittel erlöst und für welche Maßnahmen diese eingesetzt wurden. So wäre gewährleistet, dass die notwendigen Instandhaltungs- und Modernisierungsmaßnahmen auch tatsächlich erfolgen.

Die Mittel für die leistungsorientierte Pauschalförderung sollten von den Ländern über den Gesundheitsfonds an die Krankenkassen ausgeschüttet werden. Dabei wäre sicherzustellen, dass vor der Überführung der Mittel eine Basiseinschätzung über den jährlichen Investitionsbedarf vorgenommen wird. Im Weiteren sollte über jährliche landesweite Verhandlungen der Basisbedarf zwischen Krankenkassen, Krankenhausgesellschaft und Land fortgeschrieben werden. Als Konfliktlösungsmechanismus bietet sich eine Schiedsstelle an, wie dies bereits im Entwurf zur GKV-Gesundheitsreform 2000 vorgesehen war. Gegebenenfalls sind die Krankenkassen an der Finanzierung dieser Investitionsmaßnahmen zu beteiligen. Auf diese Weise kann der schleichende Übergang der Investitionsfinanzierung von den Ländern auf die Krankenkassen aufgelöst und mit klaren Mitgestaltungs- und Finanzierungsverantwortungen verknüpft werden.

12.4.4 Fortführung des Krankenhausstrukturfonds

Der Krankenhausstrukturfonds ist grundsätzlich ein geeignetes Instrument, um den Abbau von kapazitätsbedingter Überversorgung voranzubringen und die Konzentration von aufwändigen und komplexen Leistungen zu fördern. Dazu ist er zweckentsprechend und mit ernsthaftem politisch gestalterischem Willen umzusetzen.

Derzeit stehen einer durchgreifenden und schnellen Weiterentwicklung der Strukturen häufig auch lokalpolitische Herausforderungen im Wege. Der Krankenhausstrukturfonds hat dazu geführt, dass notwendige und unvermeidliche Schließungen vor allem von sehr kleinen Krankenhausstandorten angegangen werden konnten. Insbesondere ist es sinnvoll und richtig, den Krankenhausstrukturwandel damit zu verbinden, vor Ort alternative medizinische Versorgungsangebote zur Absicherung der Versorgung der Menschen zu schaffen. Insofern ist bei der Formulierung eines Zielbildes über Krankenhausstrukturen der Zukunft unbedingt zu berücksichtigen, wie die Gesamtversorgung und der schnelle Zugang zu medizinischer Infrastruktur in den Regionen gewährleistet bleiben, wenn regional Krankenhausstandorte oder stationäre Versorgungsangebote wegfallen.

Da der Strukturwandel wesentlich langsamer einsetzte, als dies bei der Einführung der Fallpauschalen im Jahr 2003 erwartet wurde, besteht noch über mehrere Jahre der Bedarf, diesen Wandel gezielt mit zweckgebundenen zusätzlichen Fördermitteln zu unterstützen. Der Krankenhausstrukturfonds sollte konsequent ausschließlich zum Abbau von Überversorgung und der Konzentration von Leistungsangeboten genutzt werden. Fälschlicherweise hat der Gesetzgeber in der Weiterentwicklung des Krankenhausstrukturfonds bereits weitere Fördertatbestände aufgenommen, wie z. B. die Förderung von Vorhaben zur Verbesserung der informationstechnischen Sicherheit der Krankenhäuser. Lokalpolitisch ist es reizvoller, ein Krankenhaus mit zusätzlichen Fördermitteln auszustatten, die den Erhalt des Standortes unterstützen, als einen Standort zu schließen. Diese Sachverhalte dürfen allerdings nicht länger miteinander vermischt werden.

12.4.5 Digitalisierungsoffensive

Der Einsatz von neuer Informationstechnologie (IT) im deutschen Gesundheitswesen ist alles andere als optimal. Stephani et al. (2019) konnten zeigen, dass Deutschland im Vergleich zu anderen Ländern (darunter die Türkei und die USA) unterdurchschnittlich digitalisiert ist. Als Gründe hierfür werden u. a. mangelnde Investitionen ausgemacht.

Eine Digitalisierungsoffensive, ein Digital Boost, erweist sich als dringend notwendig. Hierbei sollte festgelegt werden, welcher Einsatz von Informationstechnologie mittels eines gezielten Förderprogramms vorangebracht werden muss. Ohne eine moderne IT-Infrastruktur wird Krankenhausversorgung in Zukunft nicht effizient leistbar sein. Wenn die Krankenhausstrukturen angepasst werden und Standorte wegfallen, ist es umso wichtiger, über telemedizinische Versorgungsangebote den unmittelbaren Anschluss an Fachexperten in allen Regionen sicherzustellen.

12.5 Fazit

Effiziente und qualitativ hochwertige Krankenhausversorgung erfordert stetige und ausreichend hohe Investitionen in Krankenhausstrukturen und Ausstattung. Wer eine klare Vorstellung davon hat, wie die Krankenhauslandschaft in Zukunft aussehen soll, kann auch notwendige Entscheidungen über den Investitionsbedarf und den richtigen Mitteleinsatz treffen. In Deutschland mangelt es nicht am Aufbau gesetzgeberischer Instrumente, um den Herausforderungen der Zukunft zu begegnen. Die Fülle an Regulierungsvorschriften und Förderinstrumenten muss jedoch durchforstet, sinnvoll aufeinander abgestimmt und koordiniert weiterentwickelt werden. So ist es wichtig, über Qualitäts- und Strukturvorgaben auf der Bundesebene Maßstäbe für planerisches Handeln in den Ländern zu setzen. Diese rahmengebenden Vorgaben ersetzen aber keine zukunftsorientierte Bedarfsplanung.

Wenn alle für die Versorgung relevanten Akteure auf Landesebene zusammenarbeiten und gemeinsam ein Zielbild für Krankenhausstrukturen der Zukunft entwickeln, bleibt eine wohnortnahe und hochstehende medizinische Versorgung überall in Deutschland auch künftig realisierbar. Die Autoren schlagen vor, Krankenhausneubauten künftig durch Einzelförderung zu finanzieren. Krankenhausgebäude und medizinische Anlagen bringen eine Grundlast an Investitionsbedarf mit sich, die über leistungsorientierte Investitionspauschalen am besten refinanziert werden können. Der grundlegende Umbau der Krankenhausstrukturen kann weiterhin zielgerichtet über Fördermaßnahmen im Rahmen des Krankenhausstrukturfonds vorangebracht werden.

Literatur

Augurzky B, Beivers A, Emde A, Halbe B, Pilny A, Straub N, Wuckel C (2017) Stand und Weiterentwicklung der Investitionsförderung im Krankenhausbereich. Endbericht, Gutachten. Bundesministerium für Gesundheit, Essen, S 35

Augurzky B, Krolop S, Mensen A, Pilny A, Schmidt C, Wuckel C (2018) Krankenhaus Rating Report 2018, Personal – Krankenhäuser zwischen Wunsch und Wirklichkeit. Medhochzwei, Heidelberg, S 195

Bericht der Bundesregierung (1966) Bericht über die finanzielle Lage der Krankenanstalten. BT-Drucksache V/4230. Bundesregierung, Bonn, S 25

Busse R, Ganten D, Huster S, Reinhardt ER, Suttorp N, Wiesing U (2016) Zum Verhältnis von Medizin und Ökonomie im deutschen Gesundheitssystem – 8 Thesen zur Weiterentwicklung zum Wohle der Patienten und der Gesellschaft. https://www.leopoldina.org/uploads/tx_leopublication/Leo_Diskussion_Medizin_und_Oekonomie_2016.pdf. Zugegriffen: 29. Aug. 2019

Deutscher Bundestag (1999) Gesetzentwurf der Fraktionen SPD und BÜNDNIS 90/DIE GRÜNEN. Entwurf eines Gesetzes zur Reform der gesetzlichen Krankenversicherung ab dem Jahr 2000 (GKV-Gesundheitsreform 2000). BT Drucksache 14/1245. Deutscher Bundestag, Bonn

DKG (2018) Bestandsaufnahme zur Krankenhausplanung und Investitionsfinanzierung in den Bundesländern. Berlin, S. 73 und S. 109–110. https://www.dkgev.de/fileadmin/default/Mediapool/2_Themen/2.2_Finanzierung_und_Leistungskataloge/2.2.2._Investitionsfinanzierung/2.2.2.1._Investitionsfoerderung_der_Krankenhaeuser/DKG_Bestandsaufnahme_KH-Planung_Investitionsfinanzierung_2018_final.pdf. Zugegriffen: 1. Okt. 2019

DKG, PKV, GKV-SV (2019) Investitionsbedarf der Krankenhäuser: Aktuelle Auswertung bestätigt Unterfinanzierung durch die Bundesländer. Gemeinsame Presseerklärung 21.03.2019, Berlin. https://www.gkv-spitzenverband.de/media/dokumente/presse/pressemitteilungen/2018/Gm_2018-03-28_Investitionsbewertungsrelationen.pdf. Zugegriffen: 1. Okt. 2019

endoCert (2018) Anforderungskatalog für EndoProthetikZentren der Maximalversorgung. https://doi.org/10.1055/B-9783131740816-00001. Zugegriffen: 1. Okt. 2019

Henriksen HE (2019) Digitalisierung in der Neuordnung des dänischen Krankenhausmarktes. In: Klauber J, Geraedts M, Friedrich J, Wasem J (Hrsg) Krankenhaus-Report 2019 – Das digitale Krankenhaus. Springer, Berlin Heidelberg, S 91

Hermann C (2007) Monistik ante portas – Notwendigkeiten und Wege des Umstiegs auf eine effizienzorientierte Krankhausfinanzierung. In: Klauber J, Robra B-P, Schellschmidt H (Hrsg) Krankenhaus-Report 2006 – Krankenhaus im Umbruch. Schattauer, Stuttgart, S 101–116

InEK (2019a) G-DRG-report-browser 2019. https://www.g-drg.de/Datenbrowser_und_Begleitforschung/G-DRG-Report-Browser/G-DRG-Report-Browser_2019. Zugegriffen: 1. Okt. 2019

InEK (2019b) Abschlussbericht, Entwicklung von Investitionsbewertungsrelationen (IBR) gem. § 10 KHG für das Jahr 2019. InEK, Siegburg

Kanton Zürich Gesundheitsdirektion (2011) Zürcher Spitalplanung 2012, Strukturbericht, September 2011. https://gd.zh.ch/internet/gesundheitsdirektion/de/themen/behoerden/spitalplanung_spitallisten/akutsomatik.html. Zugegriffen: 1. Juli 2019

Loos S, Albrecht M, Zich K (2019) Zukunftsfähige Krankenhausversorgung – Simulation und Analyse einer Neustrukturierung der Krankenhausversorgung am Beispiel einer Versorgungsregion in Nordrhein-Westfalen. Bertelsmann Stiftung, Gütersloh https://doi.org/10.11586/2019042

Mansky T, Drogan D, Nimptsch U, Günster C (2018) Eckdaten stationärer Versorgungsstrukturen für ausgewählte Behandlungsanlässe in Deutschland. In: Dormann F, Klauber J, Kuhlen R (Hrsg) Qualitätsmonitor 2018. Medizinisch Wissenschaftliche Verlagsgesellschaft, Berlin, S 210

Schelhase T (2019) Statistische Krankenhausdaten: Diagnosedaten der Krankenhauspatienten 2017. In: Klauber J, Geraedts M, Friedrich J, Wasem J (Hrsg) Krankenhaus-Report 2019. – Das digitale Krankenhaus. Springer, Berlin Heidelberg, S 275

Stephani V, Busse R, Geissler A (2019) Benchmarking der Krankenhaus-IT: Deutschland im internationalen Vergleich. In: Klauber J, Geraedts M, Friedrich J, Wasem J (Hrsg) Krankenhaus-Report 2019 – Das digitale Krankenhaus. Springer, Berlin Heidelberg, S 17

Tuschen KH, Trefz U (2010) Krankenhausentgeltgesetz. Kommentar, 2. Aufl. Kohlhammer, Stuttgart, S 54

Open Access Dieses Kapitel wird unter der Creative Commons Namensnennung 4.0 International Lizenz (http://creativecommons.org/licenses/by/4.0/deed.de) veröffentlicht, welche die Nutzung, Vervielfältigung, Bearbeitung, Verbreitung und Wiedergabe in jeglichem Medium und Format erlaubt, sofern Sie den/die ursprünglichen Autor(en) und die Quelle ordnungsgemäß nennen, einen Link zur Creative Commons Lizenz beifügen und angeben, ob Änderungen vorgenommen wurden.

Die in diesem Kapitel enthaltenen Bilder und sonstiges Drittmaterial unterliegen ebenfalls der genannten Creative Commons Lizenz, sofern sich aus der Abbildungslegende nichts anderes ergibt. Sofern das betreffende Material nicht unter der genannten Creative Commons Lizenz steht und die betreffende Handlung nicht nach gesetzlichen Vorschriften erlaubt ist, ist für die oben aufgeführten Weiterverwendungen des Materials die Einwilligung des jeweiligen Rechteinhabers einzuholen.

Sektorenübergreifende Versorgung und Vergütung

Martin Albrecht, Tamir Al-Abadi, Thomas Czihal und Sandra Mangiapane

13.1 Vergütungsunterschiede erschweren eine sektorenunabhängige Versorgung – 244

13.2 Ausmaß der Vergütungsunterschiede an der Sektorengrenze für ausgewählte Bereiche – 246
13.2.1 Auswahl der Fallbeispiele – 247
13.2.2 Datengrundlagen und Annahmen für die Kalkulation – 249
13.2.3 Ergebnisse – 250
13.2.4 Ursachen bestehender Vergütungsunterschiede – 252

13.3 Ansatzpunkte für sektorenunabhängige Vergütungsformen – 254
13.3.1 Ziele – 254
13.3.2 Abgrenzung relevanter Leistungsbereiche – 255
13.3.3 Maßstäbe für die Vergütungskalkulation – 256

13.4 Fazit – 258

Literatur – 259

© Der/die Autor(en) 2020
J. Klauber et al. (Hrsg.), *Krankenhaus-Report 2020*, https://doi.org/10.1007/978-3-662-60487-8_13

Zusammenfassung

Immer mehr Patientenbehandlungen können sowohl ambulant als auch stationär durchgeführt werden, werden aber je nach Behandlungsort sehr unterschiedlich vergütet. So beträgt die Vergütung der stationären Behandlung eines Patienten mit leichteren Herzrhythmusstörungen – je nach Aufenthaltsdauer – das 2,6- bis 7-Fache derjenigen einer ambulanten Behandlung. Ursache hierfür ist die Existenz von zwei separaten Vergütungssystemen, die sich konzeptionell und in ihrer Systematik stark voneinander unterscheiden. Eine ungenügende Ausschöpfung des ambulanten Behandlungspotenzials und fehlende Leistungsgerechtigkeit der Vergütung gelten als Folge dieser sektoralen Trennung. In der gesundheitsökonomischen Diskussion wird daher zunehmend gefordert, die Vergütungen zu vereinheitlichen. Die Schaffung eines sektorenunabhängigen Vergütungssystems stößt jedoch auf eine ganze Reihe offener Fragen, die im vorliegenden Beitrag diskutiert werden.

More and more patient treatments can be carried out both on an outpatient and inpatient basis, but are reimbursed very differently, depending on the place of treatment. Due to the existence of two separate reimbursement systems that differ greatly in concept and systematics, the reimbursement for, e.g., inpatient treatment of a patient with mild cardiac arrhythmias is 2.6 to 7 times higher than for outpatient treatment, depending on the length of stay. As a consequence of this sectoral separation, the exhaustion of the outpatient treatment potential is insufficient and the remuneration does not reflect performance equity. The health economic discussion is therefore increasingly calling for a standardisation of remuneration. However, the creation of a sector-independent remuneration system encounters a whole series of open questions which are discussed in this article.

13.1 Vergütungsunterschiede erschweren eine sektorenunabhängige Versorgung

Die mangelnde Integration der medizinischen Versorgung und die dadurch entstehenden „Schnittstellen" zwischen den Leistungssektoren gelten als eine der zentralen Schwachstellen des deutschen Gesundheitssystems. Besonders große Effizienzverluste werden dabei in der Sektorierung der ambulanten und stationären Gesundheitsversorgung gesehen (SVR-G 2012). Sektorierung bedeutet, dass für die ambulante Versorgung (durch Vertragsärzte) und die stationäre Versorgung (durch Krankenhäuser) strikt voneinander getrennte Regelsysteme hinsichtlich der Kapazitätsplanung, Abrechnung und Vergütung, Dokumentation und Qualitätssicherung gelten. Infolge der seit vielen Jahren durch die Gesetzgebung erweiterte Öffnung der Krankenhäuser für die ambulante Versorgung – zuletzt beispielsweise in Form der Geriatrischen Institutsambulanzen, des Entlassmanagements und eines erweiterten Auftrags der Hochschulambulanzen – ist der „Schnittstellenbereich" zunehmend komplexer und unübersichtlicher geworden (Leber und Wasem 2016).

Dabei können zwei Arten der durch die Sektorierung entstehenden „Schnittstellenprobleme" unterschieden werden[1]:

- Insbesondere bei älteren, chronisch bzw. mehrfach erkrankten Patienten, bei denen eine effektive Behandlung das Zusammenspiel mehrerer (ambulanter und stationärer) Leistungsanbieter voraussetzt, kann die Sektorierung zu Versorgungsbrüchen führen.[2] (SVR-G 2012)

---

[1] Unterscheidung in Analogie zur Unterteilung sektorenübergreifender Verfahren in „sektorenüberschreitende" und „sektorgleiche" in der Richtlinie des G-BA zur datengestützten einrichtungsübergreifenden Qualitätssicherung.

[2] Ein Beispiel für diesen Problembereich sind evtl. Versorgungslücken bei der weiteren medizinischen Betreuung nach einem Krankenhausaufenthalt. Um

- Bei Leistungen, die prinzipiell sowohl ambulant als auch stationär erbracht werden können, beeinträchtigt die Sektorierung die Steuerung der Patienten in das unter Versorgungs- und Effizienzgesichtspunkten optimale Behandlungssetting.

Der folgende Beitrag konzentriert sich auf die Bedeutung der intersektoralen Vergütungsunterschiede für die Schnittstellenprobleme der zweitgenannten Art. Durch die erwähnte zunehmende Öffnung der Krankenhäuser für die ambulante Versorgung wurde dieser Leistungsbereich stark ausgeweitet. Hinzu kommt, dass infolge des medizinisch-technischen Fortschritts immer mehr Leistungen, die vormals nur stationär erbracht wurden, mittlerweile auch ambulant ausgeführt werden können. Somit hat die Anzahl der Leistungen zugenommen, die – obwohl therapeutisch gleichartig – wegen der sektoral separierten Vergütungssysteme je nach „Behandlungssetting" unterschiedlich vergütet werden. Dies betrifft nicht nur die Höhe der Vergütung, sondern auch die ggf. damit verknüpften Mengenregulierungen.

Konkret werden vier Probleme diskutiert, die hieraus resultieren.

An erster Stelle steht die Kritik an einer zu geringen **Ambulantisierung von Krankenhausleistungen**. Neben dem Sachverständigenrat zur Begutachtung der Entwicklung im Gesundheitswesen (SVR-G 2012 und 2018) verweist hierauf auch die OECD regelmäßig. So liegt der Anteil potenziell vermeidbare Krankenhausfälle ausgewählter Indikationsbereiche[3] in Deutschland über dem EU-Durchschnitt und auch das Potenzial ambulante Operationen wird deutlich weniger ausgeschöpft als in anderen Ländern (OECD 2018). Zwar erhalten sowohl die niedergelassenen Ärzte als auch die Krankenhäuser für sog. AOP-Leistungen einheitliche Vergütungen nach dem EBM zu denselben Konditionen (keine Mengenbegrenzung, nicht budgetiert). Allerdings kann ein Teil dieser Leistungen auch stationär erbracht werden, sodass der intersektorale Vergütungsunterschied letztlich relevant bleibt.[4,5] So werden nach wie vor relevante Anteile von AOP-Leistungen im Zusammenhang mit vollstationären Krankenhausfällen erbracht, die durch kurze Liegezeiten gekennzeichnet sind (Friedrich und Tillmanns 2016). Der Anteil der GKV-Ausgaben für im Krankenhaus ambulant durchgeführte Operationen stagniert seit Jahren und betrug zuletzt (2018) lediglich 0,8 % der gesamten GKV-Ausgaben für Krankenhausbehandlung.[6]

Speziell in der Hernienchirurgie ist der Anteil der ambulanten Operationen trotz einschlägiger Leitlinienempfehlungen im Vergleich zu anderen Ländern in Deutschland sehr gering (Koch et al. 2013; Steger et al. 2019). Als ein wesentlicher Grund hierfür werden die großen Vergütungsunterschiede zwischen ambulanter und stationärer Durchführung einer Leistenhernienoperation genannt.

Das nicht ausgeschöpfte Ambulantisierungspotenzial lässt sich darüber hinaus anhand der sog. ambulant-sensitiven Krankenhausfälle (ASK) kennzeichnen (vgl. Albrecht

---

solche Lücken zu vermeiden, wurde mit dem GKV-Versorgungsstärkungsgesetz das Entlassmanagement nach § 39 Abs. 1a SGB V neu geregelt.

3   Die OECD betrachtet hierbei die fünf Indikationen Diabetes, Bluthochdruck, Herzinsuffizienz, COPD und Asthma.

4   Dies gilt für alle AOP-Leistungen, die in der Anlage zum AOP-Vertrag der Kategorie 2 zugeordnet werden (sowohl ambulant als auch stationär möglich), aber mit Begründung im Einzelfall auch für solche der Kategorie 1 (in der Regel ambulant).

5   Ähnlich ist die Konstellation in der Notfallversorgung: Krankenhäuser werden für die ambulante Notfallversorgung wie die Vertragsärzte im organisierten Notdienst nach EBM vergütet. Aus Sicht der Kliniken sind diese Vergütungen nicht kostendeckend (Haas et al. 2015). Diskutiert wird daher, dass hieraus Anreize zur Generierung unnötiger stationärer Fälle entstehen (Herr et al. 2018).

6   Außerdem gilt der AOP-Katalog als veraltet, sodass er die vermehrten Möglichkeiten für ambulante und stationsersetzende Behandlungen nicht mehr hinreichend abbildet (vgl. Gesetzentwurf MDK-Reformgesetz; ▶ https://www.bundesgesundheitsministerium.de/fileadmin/Dateien/3\protect_Downloads/Gesetze\protect_und\protect_Verordnungen/GuV/M/MDK-Reform\protect_Kabinett.pdf, Abruf: 14. August 2019).

et al. 2014; Sundmacher et al. 2015). Sie bezeichnen Behandlungsfälle mit Erkrankungen, die zu großen Teilen als prinzipiell ambulant behandelbar gelten. Nach eigenen Berechnungen auf Basis der Krankenhausstatistik hat dieses Potenzial prinzipiell vermeidbarer Krankenhausfälle bundesweit eine Größenordnung von etwa 4 Mio., das entspricht einem Anteil von knapp 20 % aller Krankenhausfälle (vgl. Loos et al. 2019). Gemäß dem Sachverständigenrat ist eine einheitliche Vergütungsstruktur die Voraussetzung dafür, dass der Grundsatz „ambulant vor stationär", wie er in § 39 Abs. 1 Satz 2 SGB V gesetzlich verankert ist, konsequent umgesetzt wird (SVR-G 2018).

Ein zweites, damit verknüpftes Problem der intersektoralen Vergütungsunterschiede sind mögliche Verzerrungen der **Wahl der Behandlungsmethoden**. So zeigt sich am Beispiel der Leistenhernienchirurgie, dass bei stationärer Durchführung der operativen Behandlung überproportional häufig endoskopische Verfahren angewendet und doppelseitige Eingriffe durchgeführt werden, während im ambulanten Sektor offene Verfahren dominieren, ohne dass sich dies medizinisch ausreichend begründen ließe (Lorenz et al. 2015). Als mögliche Erklärungen hierfür wird angeführt, dass die Vergütungen ambulanter endoskopischer Leistenhernienoperationen nicht kostendeckend seien und dass bei Krankenhausaufenthalten ein endoskopisches Vorgehen bei der Frage der stationären Behandlungsbedürftigkeit von den Kostenträgern eher akzeptiert werde.

Grundsätzlich wird drittens kritisiert, dass es dem Kriterium der **Leistungsgerechtigkeit** widerspräche, wenn der Ort der Behandlung über die Höhe der Vergütung identischer ärztlicher Leistungen entscheide und nicht die Schwere der Erkrankung oder der ärztliche Aufwand (Bock et al. 2017). Allerdings kann der Ort der Behandlung durchaus leistungsrelevant sein, beispielsweise wenn im Krankenhaus im Fall von unerwarteten Komplikationen eines Eingriffs schneller personelle oder apparative Unterstützung verfügbar ist. Werden entsprechende Vorhalteleistungen in Anspruch genommen, sind sie auch als preisrelevant zu berücksichtigen. Geschieht die Einbeziehung solcher Vorhalteaufwände in den Preis jedoch in intransparenter Weise, wird ein fairer Wettbewerb zwischen den Leistungsanbietern des ambulanten und des stationären Sektors erschwert.

Die sektoralen Vergütungsunterschiede werden zunehmend auch zu einem Problem für die Versorgung in **ländlichen Regionen**. Hier geht es weniger um einen fairen Wettbewerb zwischen Leistungsanbietern des ambulanten und stationären Sektors, sondern darum, den Zugang zu einer ambulanten und stationären Grundversorgung aufrechtzuerhalten. Letzteres wird in vielen Regionen unter den gegebenen wirtschaftlichen Rahmenbedingungen und den wachsenden Qualitätsanforderungen immer schwieriger. Als mögliche Lösung werden neue, sektorenübergreifende Organisationsformen und Leistungsangebote für solche Regionen diskutiert (z. B. Intersektorale Gesundheitszentren mit erweiterter ambulanter Versorgung, vgl. Schmid et al. 2018). Solche innovativen Versorgungsangebote lassen sich aktuell kaum auf Basis der regulären Vergütungssystematiken, sondern lediglich im Rahmen von Selektivverträgen (gemäß § 140a SGB V) adäquat finanzieren.

Angesichts der aufgeführten Probleme wird ein neuer, einheitlicher Ordnungsrahmen für die ambulante fachärztliche Versorgung gefordert, der neben den Bereichen Bedarfsplanung, Qualitätssicherung und Innovationsregeln insbesondere auch die Vergütung umfasst (Leber und Wasem 2016; Malzahn und Jacobs 2016).

13.2 Ausmaß der Vergütungsunterschiede an der Sektorengrenze für ausgewählte Bereiche

Vor dem beschriebenen Hintergrund hat das IGES Institut in einer Studie für das Zentralinstitut für die kassenärztliche Versorgung in Deutschland (Zi) Vergütungsunterschiede an der Sektorengrenze anhand ausgewählter Fallbeispiele dargestellt (Albrecht und Al-Abadi 2018). Für den vorliegenden Beitrag wurden die Ergebnisse dieser Studie aktualisiert.

Bei den Fallbeispielen handelt es sich um Krankheitsbilder und/oder Behandlungsverfahren, die prinzipiell sowohl stationär als auch ambulant medizinisch versorgt werden können. Sie sollen exemplarisch veranschaulichen, wie groß die Vergütungs- bzw. Kostenunterschiede an der Sektorengrenze ausfallen, auf die sich die Forderung nach einer einheitlichen Vergütung bezieht. Einerseits werden damit die Herausforderungen verdeutlicht, die mit einer Umsetzung dieser Forderung verbunden waren, andererseits aber auch das Potenzial, durch eine – medizinisch vertretbare – Ambulantisierung der Versorgung an der Sektorengrenze Krankenhäuser und Beitragszahler zu entlasten.

Die Fallbeispiele stehen für typische Schnittstellenbereiche mit (quantitativer) Versorgungsrelevanz, sie erheben aber keinen Anspruch auf Vollständigkeit oder Repräsentativität und eignen sich daher auch nicht für eine Hochrechnung. Die ermittelten Vergütungsunterschiede lassen sich auch nicht vollständig als Einsparpotenziale interpretieren.[7] Für die ausgewählten Fallbeispiele kann nämlich nicht in allen konkreten Situationen davon ausgegangen werden, dass eine stationäre durch eine ambulante Versorgung ersetzbar wäre – z. B. wenn eine soziale Indikation oder Erfordernisse einer interdisziplinären Versorgung dagegen sprechen.

13.2.1 Auswahl der Fallbeispiele

Um Vergütungsunterschiede an der ambulant-stationären Sektorengrenze zu ermitteln, sind Erkrankungsgruppen bzw. Behandlungsverfahren auszuwählen, die prinzipiell vollumfänglich in unterschiedlichen Settings der ambulanten und stationären Versorgung mit gleichwertiger (Ergebnis-)Qualität behandelt werden können. Zu den unterschiedlichen Behandlungssettings zählen neben der vollstationären und der vertragsärztlichen Behandlung auch die ambulante Behandlung im und durch ein Krankenhaus sowie die belegärztliche Behandlung im Krankenhaus.

Den Ausgangspunkt für die Auswahl der Fallbeispiele bildet die Fallgruppenklassifikation des DRG-Systems, die zur Abgrenzung sowohl Diagnosen (Erkrankungen) als auch Prozeduren (Behandlungsleistungen) verwendet. Im Hinblick auf die sektorenübergreifende Relevanz wurden diejenigen Diagnosen/Prozeduren aus dem DRG-System ausgewählt, die durch eine relativ geringe mittlere Verweildauer sowie einen relativ niedrigen Schweregrad der dadurch erfassten Behandlungsfälle gekennzeichnet sind. Zusätzlich wurde bei der Auswahl die in der Fachliteratur verwendete Kategorie der ambulant-sensitiven Diagnosen berücksichtigt.

Die Auswahl orientierte sich darüber hinaus an drei weiteren Kriterien: Erstens wurde der Schwerpunkt auf Indikationen bzw. Leistungskomplexe gelegt, für die konservative (d. h. nicht operative) Behandlungen eine wesentliche Therapieoption darstellen und die daher für den ambulanten Sektor relevant sind. Die DRG-Auswahlgrundlage wurde zweitens auf versorgungsrelevante Leistungsgruppen begrenzt, d. h. auf die 100 der insg. rd. 1.300 DRG-Positionen mit der höchsten Abrechnungshäufigkeit. Schließlich stammen die Fallbeispiele aus dem Versorgungsspektrum verschiedener ärztlicher Fachrichtungen.

Auf Basis dieser Kriterien wurden insgesamt fünf DRGs ausgewählt: Tonsillektomie, Schlafapnoesyndrom bzw. Polysomnographie, Nicht schwere kardiale Arrhythmie, gastroenterologische Erkrankungen und Diabetes mellitus (◘ Tab. 13.1).

Für alle fünf Gruppen lag die Fallzahl (2017) jeweils bei über 80.000, die Anteile an der Gesamtfallzahl zwischen 0,4 und 2,6 % (die untere Grenze der 100 am häufigsten abgerechneten DRG-Positionen liegt bei einem Fallanteil von 0,24 %). Die Anteile von Fällen mit

---

[7] Vgl. für einen solchen Ansatz am Beispiel der Schweiz Schwendener et al. (2016).

Tabelle 13.1 Ausgewählte Fallbeispiele (Quelle: IGES auf Basis Statistisches Bundesamt (2018), InEK (G-DRG-Browser))

DRG	Bezeichnung	Fachrichtung	Fallzahl (2017)	Anteil Fallzahl insg. in %	Anteil PCCL 0 & 1 in % (Normallieger)	Ø VWD (Tage) Normallieger	Anteil Kurzlieger in %
D30B	Tonsillektomie	HNO	83.373	0,4	96,1	4,1	14,8
E63B	Schlafapnoe/Poly(somno)graphie	Innere Medizin – Pulmologie	103.800	0,5	93,7	2,1	46,7
F71B	Nicht schwere kardiale Arrhythmien	Innere Medizin – Kardiologie	282.059	1,5	84,7	3,9	32,2
G67C	Gastroenterologische Erkrankungen	Innere Medizin – Gastroenterologie	483.768	2,6	85,2	3,5	31,2
K60F	Diabetes mellitus	Innere Medizin – Diabetologie	85.723	0,5	87,4	6,3	12,2

Anmerkung: PCCL Patient Clinical Complexity Level; Ø VWD mittlere Verweildauer
Krankenhaus-Report 2020

einem geringen Schweregrad (Patient Clinical Complexity Level von 0 oder 1) waren für die fünf ausgewählten Gruppen relativ hoch – bezogen auf die Anzahl der „Normallieger" betrugen sie jeweils mehr als 80 %. Die mittlere Verweildauer lag in allen fünf Gruppen für Normallieger unter dem Durchschnitt aller Fälle von 7,3 Tagen (2017). Der Anteil der sog. Unter- bzw. Kurzlieger, also von Behandlungsfällen mit Unterschreitung der unteren Grenzverweildauer (jeweils zwei Tage), lag zwischen rd. 12 % und rd. 47 %. Bis auf die kardialen Arrhythmien (F71B) umfassen alle ausgewählten Bereiche zudem Diagnosen, die zu den als ambulant-sensitiv eingestuften Diagnosen zählen.

Vier der fünf ausgewählten Fallbeispiele zählen zu unterschiedlichen Fachrichtungen der Inneren Medizin (Pulmologie, Kardiologie, Gastroenterologie, Diabetologie). Mit ihnen sind typischerweise nicht-operative Behandlungsverfahren assoziiert, die angesichts ihrer durchschnittlichen Verweildauer und Fallschwere prinzipiell sowohl für eine ambulante als auch für eine stationäre Versorgungsform infrage kommen. Als operatives Verfahren wurde die Tonsillektomie ausgewählt, die sowohl vollstationär als auch als belegärztliche Leistung im Krankenhaus durchgeführt werden kann.[8] Die Tonsillektomie repräsentiert die Fachrichtung Hals-Nasen-Ohren-Heilkunde (HNO) und ist ein Beispiel für ein chirurgisches Fach.

---

[8] Im Unterschied zur Tonsillektomie ist die operative Teilentfernung (Tonsillotomie) vergrößerter Gaumenmandeln (Hyperplasie der Tonsillen) seit einem Beschluss des Gemeinsamen Bundesausschusses (G-BA) vom September 2018 auch ambulant im Krankenhaus oder in der vertragsärztlichen Versorgung durchführbar.

13.2.2 Datengrundlagen und Annahmen für die Kalkulation

Dass die Behandlung von Patienten mit gleicher Indikation je nach Behandlungssetting unterschiedlich vergütet wird, ist auf die unterschiedlichen (sektorspezifischen) Vergütungssysteme zurückzuführen: das DRG-Fallpauschalensystem für stationäre Behandlungen, der Einheitliche Bewertungsmaßstab (EBM) für ambulante bzw. vertragsärztliche Leistungen und – im Fall belegärztlicher Leistungen – eine Kombination aus beidem. Diese Vergütungssysteme enthalten unterschiedliche Preise (Basisfallwerte vs. Punktwerte), vor allem aber verwenden sie ganz unterschiedliche Leistungsdefinitionen mit der Folge, dass einer Abrechnungsposition unterschiedlich (viele) Behandlungsprozeduren zugeordnet sind bzw. dieselbe Prozedur, je nach Art der Durchführung, zu unterschiedlichen Abrechnungspositionen führen kann (vgl. auch Hahn und Mussinghoff 2017). Für einen Vergütungsvergleich müssen daher den DRG-Fallpauschalen EBM-Positionen gegenübergestellt werden, die üblicherweise abgerechnet werden, wenn ein bezogen auf die DRG-Beschreibung typischer Fall ambulant behandelt wird.

Die Ermittlung der Vergütungsunterschiede basiert auf folgenden Datengrundlagen und Annahmen:

- Die Vergütungen der ausgewählten Indikationen bzw. Leistungskomplexe im stationären Sektor werden auf Basis des DRG-Katalogs 2019 berechnet, d. h. die Bewertungsrelation der jeweiligen DRG wird auf einen Bundesbasisfallwert von 3.544,97 € angewendet. Dabei werden nur kurzstationäre Fälle mit einer Verweildauer von einem Tag (mit keiner oder einer Übernachtung im Krankenhaus) oder zwei Tagen (mit zwei Übernachtungen im Krankenhaus) betrachtet.
- Zu den so ermittelten DRG-Erlösen werden noch Mittel aus der KHG-Investitionsförderung für Krankenhäuser anteilig hinzugerechnet. Gemäß den Grundsätzen der dualen Finanzierung von Krankenhäusern gehen Investitionskosten nicht in die Kalkulation der Vergütung ein, stattdessen sind diese durch steuerfinanzierte Förderung der Bundesländer zu decken. Eine DRG-spezifische Zurechnung ist auf Basis der vom Institut für das Entgeltsystem im Krankenhaus (InEK) seit dem Jahr 2014 ermittelten Investitionsbewertungsrelationen möglich. Für die Fallbeispiele werden der Katalog der Investitionsbewertungsrelationen (IBR) zur G-DRG-Version 2019 sowie die mittleren Investitionskosten je Fall (IBR-Bezugsgröße, 2019: 339,90 €) verwendet (InEK 2019a und 2019b). Auf der Grundlage der IBR-Bezugsgröße gelangen Schätzungen zu Investitionskosten bzw. einem bestandserhaltenden Investitionsbedarf in Höhe von rd. 6 Mrd. € (vgl. z. B. Draheim und Beeck 2015). Da die tatsächliche KHG-Investitionsförderung der Bundesländer im Jahr 2017 nur knapp 2,8 Mrd. € betrug, werden die DRG-spezifischen Investitionsbewertungsrelationen mit einem (fiktiven) Investitionsfallwert in Höhe von lediglich 50 % der IBR-Bezugsgröße (169,95 €) bewertet.
- Im Gegensatz zur Vergütung ambulanter Leistungen enthalten die DRG-Vergütungen Anteile zur Deckung von Kosten für Arzneimittel und Sachmittel. Diese sind für den Vergütungsvergleich zwischen DRG und EBM abzuziehen. Arzneimittelkosten finden in der vertragsärztlichen Vergütung gemäß dem EBM keine Berücksichtigung. Sachkosten werden nur in wenigen Fällen im EBM berücksichtigt und meist anderweitig gedeckt (z. B. im Rahmen von Verordnungen von Hilfsmitteln oder Sprechstundenbedarf).[9]
- Grundlage der Ermittlung der Vergütung für die ambulante Versorgung bildet der EBM für das Jahr 2019. Der für die Kal-

---

[9] Entsprechend werden die DRG-Erlöse für den Vergleich um die Kostenarten 4a, 4b, 5, 6a-6c gemindert. Für eine detailliertere Beschreibung des Vorgehens vgl. Albrecht und Al-Abadi 2018.

□ **Tabelle 13.2** Fallbeispiel gastroenterologische Erkrankungen – häufigste stationäre Diagnosen und Prozeduren (2017) (Quelle: IGES auf Basis G-DRG-Browser 2017_2018 (InEK))

DRG G67C		Fallzahl (Normallieger)	Anteil in %
Hauptdiagnosen			
K59.0	Obstipation	43.174	14,2
A09.9	Sonstige und nicht näher bezeichnete Gastroenteritis und Kolitis nicht näher bezeichneten Ursprungs	39.578	12,9
A09.0	Sonstige und nicht näher bezeichnete Gastroenteritis und Kolitis infektiösen Ursprungs	39.463	12,9
K29.1	Sonstige akute Gastritis	28.158	9,2
K21.0	Gastroösophageale Refluxkrankheit mit Ösophagitis	19.643	6,4
	TOP 5 insg.	169.989	55,7
Prozeduren			
1-632.0	Diagnostische Ösophagogastroduodenoskopie: Bei normalem Situs	141.655	46,4
1-440.a	Endoskopische Biopsie an oberem Verdauungstrakt, Gallengängen und Pankreas: 1 bis 5 Biopsien am oberen Verdauungstrakt	83.977	27,5
1-650.2	Diagnostische Koloskopie: Total, mit Ileoskopie	48.311	15,8
1-440.9	Endoskopische Biopsie an oberem Verdauungstrakt, Gallengängen und Pankreas: Stufenbiopsie am oberen Verdauungstrakt	30.783	10,9
3-225	Computertomographie des Abdomens mit Kontrastmittel	25.787	8,5

Krankenhaus-Report 2020

kulation verwendete Punktwert (Orientierungswert) beträgt damit 10,8226 Cent.
— Für die Auswahl der den DRGs gegenüberzustellenden EBM-Positionen wurde zweistufig vorgegangen: Zunächst wurde anhand der Daten des DRG-Browsers ermittelt, welche Diagnosen und welche Prozeduren für die ausgewählten DRGs mit der größten Häufigkeit dokumentiert und abgerechnet wurden. Für diese häufigsten Diagnosen haben Experten des Zi und der Kassenärztlichen Bundesvereinigung die in den vertragsärztlichen Abrechnungsdaten abgebildeten Leistungsketten und die diesbezüglich am häufigsten abgerechneten EBM-Ziffern nach inhaltlich-medizinischer Plausibilitätsprüfung ausgewählt. Für die altersdifferenzierte Zurechnung der Grundpauschalen im EBM wurde die Altersstruktur der Behandlungsfälle gemäß den Daten des DRG-Browsers zugrunde gelegt.

13.2.3 Ergebnisse

Am Fallbeispiel der gastroenterologischen Erkrankungen (DRG G67C) wird das Vorgehen detaillierter beschrieben. Zunächst wurden für die ausgewählten DRG die häufigsten dokumentierten Hauptdiagnosen und Prozeduren ermittelt. Im Fall der DRG G67C handelt es sich um ein relativ breites Spektrum teilweise unspezifischer Diagnosen (□ Tab. 13.2): Auf die fünf am häufigsten dokumentierten Hauptdiagnosen entfallen etwas mehr als die Hälfte aller Normallieger-Fälle. Dagegen ist das Spek-

13.2 · Ausmaß der Vergütungsunterschiede an der Sektorengrenze

Stationär (DRG)			Ambulant (EBM)			
	1 Tag	2 Tage	EBM-Ziffer		Punkte	Euro
DRG G67C (Haupt)	787 €	1.694 €	13342	gastroenterologische Grundpauschale (altersgew.)	191	20,71 €
+ Investitionskosten	67 €	79 €	13400	Zusatzpauschale Ösophago-Gastroduodenoskopie	835	90,37 €
- Arzneimittelkosten	-34 €	-34 €	13401	Zusätzliche Leistung(en) im Zus.hang mit GOP 13400	513	55,52 €
- Kosten für Sachmittel	-148 €	-148 €	13421	Zusatzpauschale Koloskopie	1.766	191,13 €
insgesamt	671 €	1.591 €	13422	Zusatzpauschale (Teil-) Koloskopie	1.080	116,88 €
			13423	Zusätzliche Leistung(en) im Zus.hang mit GOP 13421 oder 13422	262	28,36 €
			19310	Histologische oder zytologische Untersuchung eines Materials	83	8,98 €
			33042	Abdominelle Sonographie	157	16,99 €
			insgesamt			528,94 €

Krankenhaus-Report 2020

Abb. 13.1 Fallbeispiel gastroenterologische Erkrankungen – Vergütungsvergleich 2019 (Quelle: IGES auf Basis der InEK-Kalkulationsgrundlagen und des EBM)

trum der bei gastroenterologischen Erkrankungen im Krankenhaus zum Einsatz kommenden Prozeduren relativ stark konzentriert: Es dominieren diagnostische Maßnahmen bzw. Biopsien, in fast der Hälfte der Fälle wird eine Magenspiegelung durchgeführt.

Die Kalkulation der Vergütung gemäß dem beschriebenen Vorgehen (vgl. ▶ Abschn. 13.2.2) ergibt für die stationäre Behandlung 671 € bei maximal einer Übernachtung und 1.591 € bei zwei Übernachtungen im Krankenhaus (◘ Abb. 13.1). Die Vergütung der ambulanten bzw. vertragsärztlichen Versorgung von gastroenterologischen Erkrankungen umfasst – orientiert an dem typischen Diagnose- und Prozedurenspektrum der stationären Versorgung – neben der gastroenterologischen Grundpauschale vor allem Zusatzpauschalen für die Ösophago-Gastroduodenoskopie und für (Teil-) Koloskopien. Zusammen mit weiteren Positionen summiert sich die kalkulierte Vergütung auf rd. 529 €. Dabei ist zu beachten, dass bei der Berechnung der ambulanten Vergütung die möglichen relevanten Prozeduren – im Sinne einer konservativen Annahme – umfassend einkalkuliert wurden. Der resultierende Betrag deckt somit ein für den typischen Einzelfall tendenziell zu breites Leistungsspektrum ab.

Diesem Vorgehen entsprechend wurden die Vergütungsunterschiede auch für die vier anderen Fallbeispiele ermittelt (◘ Tab. 13.3). Die Ergebnisse zeigen, dass die Behandlung von Fällen, die hinsichtlich ihres Erkrankungsbildes bzw. dominierender Behandlungsmaßnahmen vergleichbar sind, bei stationärer Versorgung durchweg höher vergütet wird als in der ambulanten bzw. vertragsärztlichen Versorgung. Allerdings variieren die ermittelten Unterschiede zwischen den ausgewählten Bereichen erheblich: So reicht das Verhältnis der stationären zur ambulanten Vergütung vom 1,3-Fachen bis zum 10,3-Fachen.

Tabelle 13.3 Vergütungsunterschiede für ausgewählte Fallbeispiele im Überblick (2019) (Quelle: IGES auf Basis der InEK-Kalkulationsgrundlagen und des EBM)

DRG	Bezeichnung	Vergütung stationär		Vergütung ambulant	Verhältnis stationär/ambulant	
		1 Tag	2 Tage		1 Tag	2 Tage
D30B	Tonsillektomie				*1,6	*1,6
	– Vollstationär	1.484 €	2.608 €			
	– Belegärztlich	951 €	1.678 €			
E63B	Schlafapnoe/Poly(somno)graphie	715 €	1.058 €	477 €	1,5	2,2
F71B	Nicht schwerekardiale Arrhythmien	578 €	1.535 €	220 €	2,6	7,0
G67C	Gastroenterologische Erkrankungen	671 €	1.591 €	529 €	1,3	3,0
K60F	Diabetes mellitus	584 €	2.443 €	**236 €	2,5	10,3

Anmerkung: *Verhältnis vollstationär/belegärztlich; **Kalkulation ambulanter Vergütung enthält zusätzliche Kosten einer Patientenschulung (Annahme: 100 €).
Krankenhaus-Report 2020

Dabei stellt das zuvor detaillierter dargestellte Fallbeispiel der gastroenterologischen Erkrankungen den unteren Rand dieses Spektrums dar: Bei einem stationären Aufenthalt mit maximal einer Übernachtung übersteigt die kalkulierte stationäre Vergütung die ambulante Vergütung um 27 %. Die Vergütung der stationären Behandlung von Schlafapnoe übersteigt bei maximal einer Übernachtung die der ambulanten Behandlung bereits um 50 %. Deutlich größer sind die Unterschiede, wenn die stationäre Behandlung zwei Übernachtungen umfasst. Eine Ausnahme bildet das Fallbeispiel Tonsillektomie, bei dem die vollstationäre Behandlung mit einer belegärztlichen verglichen wird. Der Vergütungsabstand bleibt hier bei zwei Tagen Verweildauer in etwa gleich (bei rd. 55 %).

Die höchsten Vergütungsunterschiede ergeben sich für die Fallbeispiele Nicht schwere kardiale Arrhythmien und Diabetes mellitus: Im ersten Fall betragen diese das 2,6-Fache (bei max. einer Übernachtung) bzw. das 7-Fache (bei zwei Übernachtungen). Für die kurzstationäre Versorgung von Fällen mit Diabetes mellitus liegt die ermittelte stationäre Vergütung bei max. einer Übernachtung um das 2,5-Fache über der ambulanten, bei zwei Übernachtungen sogar um das 10,3-Fache. Hierbei ist bereits berücksichtigt, dass Patientenschulungen – die häufigste Prozedur im Rahmen der DRG K60F – im EBM nicht abgebildet sind, dennoch aber auch ambulant durchgeführt werden. Vergütet werden diese dann im Rahmen von strukturierten Behandlungsprogrammen (DMP). Als Vergütungshöhe wurde für das Fallbeispiel ein Betrag von 100 € (inkl. Schulungsmaterial) angesetzt, der auf die EBM-Vergütung (136 €) aufgeschlagen wurde. Die starke Veränderung des Vergütungsabstands im Fallbeispiel Diabetes mellitus ist darauf zurückzuführen, dass bei zwei Übernachtungen der Abschlag für das Unterschreiten der unteren Grenzverweildauer entfällt, der für „leichte Fälle" vorgesehen ist.

13.2.4 Ursachen bestehender Vergütungsunterschiede

Konzepte für sektorenübergreifende bzw. sektorenunabhängige Vergütungsformen setzen das Verständnis der Rahmenbedingungen und Ursachen der bestehenden Vergütungsunter-

13.2 · Ausmaß der Vergütungsunterschiede an der Sektorengrenze

Vergütung	DRG	EBM
- Systematik	\multicolumn{2}{c}{Struktur- und Niveaukomponente}	
	Bewertungsrelationen und LBFW	Punktzahlen und Punktwert
- Kalkulation	\multicolumn{2}{c}{Prinzip der Vollkostenrechnung}	
	Zuschlagskalkulation: Zuordnung von Gemeinkosten zu **Fallgruppen** als Kostenträger	direkte Zurechnung der Kostenarten (ärztl./techn.) zu **Einzelleistungen** mit Zeitbedarf (Ausn.: Versichertenpauschalen)
	Ist-Kosten (Kalkulationshäuser)	**Soll-Kosten** (Schätzungen/ normativ)
	regelmäßige umfassende Erhebung/Anpassung	**nur partiell** Erhebungen, keine regelmäßige Überprüfung
	InEK	BewA / InBA

Krankenhaus-Report 2020

Abb. 13.2 Vergleich der Vergütungssysteme (Quelle: IGES)

schiede voraus. Zu den wesentlichen Unterschieden der ökonomischen Rahmenbedingungen zählt die deutlich größere Ressourcenbelastung des stationären Sektors durch räumliche, personelle (multidisziplinäre), apparative und zeitliche Kapazitätsvorhaltung (etwa im Rahmen der Notfallversorgung).

Mittelbar beeinflussen darüber hinaus Unterschiede zwischen stationärem und ambulantem Sektor im Hinblick auf die regulatorischen Rahmenbedingungen die Vergütungs- und Kostenverhältnisse. Diese Unterschiede betreffen insbesondere die Kapazitätsplanung und – zumindest indirekt damit verknüpft – die Ausgestaltung budget-begrenzender Maßnahmen, weiterhin Maßnahmen zur Qualitätssicherung und -förderung sowie den Umgang mit Innovationen (Erlaubnis- vs. Verbotsvorbehalt).

Die unmittelbaren Ursachen der dargestellten Vergütungsunterschiede liegen in den sektoral getrennten Vergütungssystemen für stationäre und ambulante Leistungen (Abb. 13.2). Dabei haben beide Systeme einige grundlegende Gemeinsamkeiten: Beide teilen die Vergütungssystematik in eine Struktur- und eine Niveaukomponente. Auch folgen beide Vergütungssysteme dem Prinzip der Vollkostenrechnung. Ansonsten überwiegen jedoch die Unterschiede in der Kalkulation der jeweiligen Vergütungshöhe:

- Die DRG-Vergütungen beruhen auf einer Zuschlagskalkulation auf Basis von Ist-Kosten (der Kalkulationshäuser) mit einer Zuordnung der Gemeinkosten zu Fallgruppen als Kostenträger. Demgegenüber werden bei den EBM-Vergütungen unterschiedliche Kostenarten als Soll-Kosten direkt einzelnen Leistungen zugerechnet, deren Höhe sich u. a. an dem unterstellten Zeitbedarf orientiert. Die Soll-Höhe resultiert teilweise aus Schätzungen, teilweise aus normativen Setzungen. So wird beispielsweise der kalkulatorische Arztlohn, der einen relevanten Anteil der Vergütung ausmacht, normativ festgesetzt und dabei von einem selbststän-

dig tätigen Arzt in eigener Praxis ausgegangen. Insgesamt hat dies u. a. zur Folge, dass im DRG-System auch vorgehaltene (nicht ausgelastete) Arbeitszeit in die Kalkulation der Vergütungshöhe einfließt, während gemäß EBM leistungsbezogene Norm-Arbeitszeiten vergütet werden.
- Die gesetzlichen Grundlagen enthalten für die Weiterentwicklung der Niveaukomponenten (Orientierungswert gem. § 87 Abs. 2e SGB V vs. Landesbasisfallwert/Veränderungswert gem. § 10 KHEntgG) unterschiedliche Vorgaben.
- Während die DRG-Vergütungen jährlich umfassend überprüft und angepasst werden, geschieht dies für EBM-Vergütungen anlassbezogen (siehe § 87 Abs. 2 SGB V) und nur partiell auf Basis von Erhebungen.
- Auch institutionell sind die Vergütungssysteme voneinander separiert: Für die Vergütung stationärer Leistungen sind die Selbstverwaltungspartner auf Bundesebene (Deutsche Krankenhausgesellschaft, Gesetzliche und Private Krankenversicherung) zuständig und das InEK übernimmt die wesentlichen Aufgaben im Zusammenhang mit der Weiterentwicklung und Pflege des G-DRG-Systems, für die vertragsärztliche Vergütung der Bewertungsausschuss Ärzte (aus Vertretern der Kassenärztlichen Bundesvereinigung und des GKV-Spitzenverbands), unterstützt durch das Institut des Bewertungsausschusses (InBA).

Ein weiterer wesentlicher Unterschied betrifft den Pauschalierungsgrad: Die DRG-Vergütungen umfassen prinzipiell mehrere (auch zeitlich stärker voneinander getrennte) Behandlungsschritte, die durch sie zu vergütenden Leistungsbündel sind jedoch nicht abschließend definiert. Der EBM gilt dagegen grundsätzlich als stärker einzelleistungsorientiert, er enthält mehr Positionen als das DRG-System.[10] Allerdings wurden im EBM in den vergangenen Jahren zuvor einzeln bewertete Leistungen zu Komplexen und Pauschalen zusammengefasst, während der Pauschalierungsgrad im DRG-System durch die Einführung zahlreicher Zusatzentgelte sowie Zu-/Abschläge tendenziell konterkariert wurde. Auch die Art der Pauschalierung im EBM unterscheidet sich von der im DRG-System. So umfassen die hausärztlichen Versicherten- bzw. die fachärztlichen Grundpauschalen arztgruppentypische Grundleistungen für Patienten mit unterschiedlichen Diagnosen. Je nach Behandlungsfall können weitere Leistungen hinzukommen, die dann als Einzelleistungen abrechenbar sind. Im DRG-System werden dagegen möglichst kostenhomogene Fallgruppen anhand gleicher Diagnosen gebildet.

13.3 Ansatzpunkte für sektorenunabhängige Vergütungsformen

So wie die zunehmende Diskussion über die sektoral getrennten Vergütungssysteme verschiedene Probleme in den Blick nimmt – darunter eine unzureichende Ambulantisierung und fehlende Leistungsgerechtigkeit (vgl. ▶ Abschn. 13.1) –, so zeigt sich auch eine gewisse Vielfalt diskutierter Ansätze und Vorschläge für sektorenunabhängige Vergütungsformen. Diese unterscheiden sich hinsichtlich ihrer Ziele, der Abgrenzung der für eine sektorenunabhängige Vergütung relevanten Leistungsbereiche sowie hinsichtlich der Maßstäbe für die Höhe der Vergütung bzw. der Art ihrer Berechnung

13.3.1 Ziele

Als ein wesentliches Ziel sektorenunabhängiger Vergütung gilt die Schaffung gleicher Wettbewerbschancen (vgl. z. B. Malzahn und Jacobs 2016). Um Leistungsgerechtigkeit zu erreichen,

---

[10] Der EBM (Kapitel 1 bis 40) umfasst insgesamt 2.681 Gebührenpositionen (distinkte 5-Steller, Stand 4. Quartal 2018). Im DRG-System (Katalog 2019) gibt es aktuell 1.313 Hauptabteilungs-DRGs.

wird gefordert, die Vergütung konsequent am Leitprinzip „gleicher Preis für gleiche Leistung" auszurichten (Herr et al. 2018). Dagegen soll die Vergütung nicht mehr nach dem Ort bzw. dem konkreten Setting der Versorgung (Praxis, Ambulanz, Klinik) unterscheiden (vgl. Bock et al. 2017). Folgt man dieser Forderung, kann das konkrete Versorgungssetting (und damit u. U. auch die Vorhaltung personeller und/oder apparativer Leistungskapazitäten) nicht mehr expliziter Bestandteil der zu vergütenden Leistung sein.

Die wettbewerbliche Zielsetzung impliziert einerseits eine gewisse Ergebnisoffenheit bezüglich der Wahl des konkreten Versorgungssettings. So soll eine sektorenunabhängige Vergütung zu einer stärker patientenorientierten (Wahl der) Versorgung beitragen (den Patienten dort operieren, wo es für ihn am sinnvollsten ist, vgl. OPG 2018). Andererseits verbindet sich mit der Forderung nach (setting-)einheitlicher Vergütung häufig auch das Ziel, vollstationäre Krankenhausbehandlungen zu vermeiden bzw. gezielt Anreize zur Ambulantisierung bislang stationär erbrachter Leistungen zu erzeugen, um Einsparpotenziale zu erschließen (vgl. Malzahn und Jacobs 2016; SVR-G 2018; Bock et al. 2017).

13.3.2 Abgrenzung relevanter Leistungsbereiche

Die Entwicklung sektorenübergreifender Vergütungen setzt voraus, den Leistungsbereich mit einheitlicher Vergütung bei potenziell unterschiedlichen Behandlungssettings abzugrenzen von Leistungen, die ausschließlich ambulant oder stationär zu erbringen sind und weiterhin sektorspezifisch vergütet werden sollen. Hierzu gibt es unterschiedliche Vorstellungen und Konzepte.

Den Ausgangspunkt bilden häufig die ambulant durchführbaren Operationen (vgl. hierzu ▶ Abschn. 13.1) und belegärztliche Leistungen. Umfangreicher ist der Leistungsbereich, der durch die ambulant-sensitiven Krankenhausfälle beschrieben wird (vgl. ebenfalls ▶ Abschn. 13.1). Auch für die hier betrachteten Fallbeispiele wurden neben einer geringen Verweildauer und niedrigen Schweregraden ambulant-sensitive Diagnosen als ein Abgrenzungskriterium verwendet. Im Hinblick auf die erbrachten Leistungen für solche Fälle lässt sich auch die Kategorie sektorengleicher[11] Behandlungsverfahren verwenden.

Ein bereits etablierter Ansatz mit einheitlicher Vergütung von Leistungen, die sowohl von Krankenhausärzten als auch von Vertragsärzten angeboten werden können, ist die ambulante spezialfachärztliche Versorgung (ASV). Die Abgrenzung dieses Bereichs folgt aber einer anderen Logik als die für die Fallbeispiele gewählte: Ausgangspunkt bilden hier nicht die „leichteren" und damit potenziell ambulantisierbaren stationären Behandlungsfälle, sondern Patienten mit komplexen Krankheitsbildern, d. h. besonderen Krankheitsverläufen oder seltenen Erkrankungen sowie hochspezialisierte Leistungen – und zwar ausschließlich im Rahmen der ambulanten Behandlung.

Leber und Wasem (2016) diskutieren ein einheitliches Vergütungssystem begrenzt auf ambulante Klinikleistungen; dabei geht es ihnen vor allem auch um eine stärkere Differenzierung der Vergütungen. Sie plädieren für ein schrittweises Vorgehen, beginnend beispielsweise mit den Vergütungen von Leistungen der Hochschulambulanzen und psychiatrischen Institutsambulanzen, da die Einführung eines alle rechtlichen Formen ambulanter Krankenhausleistungen umfassenden Systems möglicherweise zu anspruchsvoll sei.

---

11 Gemäß der Richtlinie zur einrichtungs- und sektorenübergreifenden Qualitätssicherung des G-BA sind – im Unterschied zu sektorenüberschreitenden Verfahren – unter sektorengleichen Verfahren insbesondere solche zu verstehen, „die ein Thema betreffen, bei dem die Erbringung der gleichen medizinischen Leistungen in unterschiedlichen Sektoren erfolgt". Der Sachverständigenrat zur Begutachtung der Entwicklung im Gesundheitswesen bezeichnet sektorengleiche Verfahren als gleiche Behandlungen, die bei verschiedenen Patienten sowohl im ambulanten als auch im stationären Sektor erbracht werden können (SVR-G 2012).

Bei Malzahn und Jacobs (2016) erstreckt sich hingegen die Forderung nach einer Vereinheitlichung der Vergütung auf die gesamte fachärztlich-ambulante Versorgung und somit auf alle daran teilnehmenden Ärzte und Krankenhäuser. Bock et al. (2017) sprechen sich explizit dagegen aus, den für notwendig erachteten einheitlichen Vergütungsrahmen nur auf den „Zwischenbereich" zu beschränken, der durch divergierende Preise für (sektoren-)gleiche Leistungen gekennzeichnet ist. Stattdessen sollte sich der einheitliche Vergütungsrahmen auf den gesamten ärztlichen Bereich erstrecken, da die negativen Konsequenzen unterschiedlicher Vergütungsformen den gesamten stationären und ambulanten Leistungsbereich betreffen.

13.3.3 Maßstäbe für die Vergütungskalkulation

Unabhängig von der Abgrenzung ambulanter und stationärer Leistungen mit sektorenunabhängiger Vergütung bezieht sich die Diskussion über Art und Höhe der Vergütung häufig zunächst auf die Frage, ob eher das EBM- oder das DRG-System den Referenzrahmen bilden sollte. Dabei erscheinen die extremen Lösungen, wonach sektorengleiche Leistungen entweder einheitlich nach EBM oder einheitlich gemäß dem DRG-System vergütet werden, unrealistisch. Im ersten Fall wäre zumindest kurzfristig mit Kapazitätsproblemen zu rechnen, wenn Krankenhäuser die Versorgung der dann geringer vergüteten Fälle aufgeben, im zweiten Fall entstünden zusätzliche Ausgabenrisiken (Mengenexpansion).

Ein stärker differenzierender Ansatz wäre ein sektorenübergreifendes Tarifgeberprinzip, in Analogie zu den EBM-Vergütungen von Leistungen, die von verschiedenen Arztgruppen erbracht werden. Demnach würden Leistungskomplexe entweder nach EBM oder gemäß DRG vergütet. Die Zuordnung würde sich danach richten, welcher Sektor bzw. welches Behandlungssetting – gemessen z. B. am Fallanteil – leistungsprägend ist. Die Vergütung dieses leistungsprägenden Sektors/Behandlungssettings wäre dann maßgebend auch für die Anbieter des jeweils anderen Sektors/anderer Behandlungssettings.

Alternativ kann für den Bereich sektorengleicher Leistungen eine eigenständige Vergütung entwickelt werden, die weder der heutigen ambulanten noch der stationären entspricht. Bislang gibt es hierfür allerdings wenig konkrete Anhaltspunkte. Impulse für die Entwicklung eigenständiger, sektorenübergreifender Kalkulationssystematiken der Vergütung könnten von der ASV ausgehen. Gemäß den gesetzlichen Vorgaben soll nämlich für die Vergütung in diesem Bereich auf betriebswirtschaftlicher Grundlage eine eigene Kalkulationssystematik mit diagnosebezogenen Gebührenpositionen entwickelt werden. Bislang liegen hierzu jedoch noch keine Ergebnisse vor.[12]

Der Entwurf des MDK-Reformgesetzes sieht die Schaffung eines aktualisierten und erweiterten AOP-Katalogs für stationsersetzende Behandlungen vor, um eine möglichst umfassende Ambulantisierung zu erreichen. Für die Leistungen dieses Katalogs sollen – erstmals bis Jahresende 2023 – für Krankenhäuser und Vertragsärzte einheitliche Vergütungen vereinbart werden. Die Vergütungen sind nach dem Schweregrad der Fälle zu differenzieren. Nach dem Referentenentwurf des Gesetzes sollten die Vertragsparteien die für Krankenhäuser und Vertragsärzte einheitlichen Vergütungen

---

[12] Als Übergangslösung werden die im Rahmen der ASV abrechenbaren Leistungen, die vom G-BA als Behandlungsumfang festgelegt werden, gemäß EBM vergütet, allerdings ohne Anwendung mengen- bzw. budgetbegrenzender Maßnahmen und unmittelbar durch die Krankenkassen. Außerdem gilt für die ASV wie im stationären Sektor der Verbotsvorbehalt, sodass auch ambulante Leistungen erbracht werden können, die derzeit noch nicht durch den EBM abgebildet werden. Diese Leistungen werden nach der Gebührenordnung für Ärzte (GOÄ) vergütet (vgl. Jenschke et al. 2017). Für die Festlegung der ASV-Vergütung musste mit dem ergänzten Bewertungsausschuss (inkl. Arbeitsausschuss und Arbeitsgruppen) eine eigene Organisationsstruktur geschaffen werden (GKV-SV et al. 2017).

„frei und unabhängig von einer bestimmten Vergütungsgrundlage vereinbaren", gemäß dem Kabinettentwurf hingegen – analog zur ASV – auf betriebswirtschaftlicher Grundlage ausgehend vom EBM. Die Anknüpfung an einen bestehenden Vergütungsmaßstab soll verhindern, dass „mit der Vergütung der Katalogleistungen als sektorengleiche Leistungen ein dritter Sektor unkoordiniert neben dem stationären und dem ambulanten Sektor entsteht und neue Schnittstellenprobleme geschaffen werden."[13]

Entgegen dieser nun vorgesehenen EBM-Anbindung wird in der gesundheitsökonomischen Diskussion häufiger eine Präferenz für eine DRG-Orientierung sektorenübergreifend vereinheitlichter Vergütungen geäußert. Leber und Wasem (2016) argumentieren mit Blick auf ambulante Krankenhausleistungen, eine Orientierung am EBM gehe in die falsche Richtung, denn dieser sei zu kleinteilig und zu sehr an einzelnen Leistungen sowie einzelnen Arztgruppen ausgerichtet und werde der für Krankenhäuser typischen Leistungserbringung im Team nicht gerecht. Bock et al. (2017) empfehlen, die Ausgestaltung eines neuen einheitlichen Vergütungssystems an DRG-Fallpauschalen zu orientieren, sodass Vergütungsunterschiede ausschließlich aus Patientencharakteristika bzw. indikationsbezogen resultieren (vgl. auch OPG 2018). Diese Vergütungsform eignet sich jedoch eher für Erkrankungen bzw. Behandlungen mit klaren Anfangs- und Endpunkten, also vor allem für operative und interventionelle Leistungen, weniger dagegen für chronische Erkrankungen oder die Versorgung multimorbider Patienten (OPG 2018). Der hausärztliche Bereich bliebe weitgehend außerhalb des Geltungsbereichs eines neuen einheitlichen Vergütungssystems auf Basis von Fallpauschalen (Bock et al. 2017).

Neben der Vergütungsform, insbesondere Ausmaß und Art der Pauschalierung, stellen sich Fragen zur Höhe einer eigenständigen Vergütung für sektorengleiche Leistungen. Ein relativ einfacher Ansatz wäre, das Vergütungsniveau aus dem Mittel- bzw. Durchschnittswert der ambulanten und der stationären Vergütung zu bilden. So hat z. B. die Techniker Krankenkasse (TK) in einem Modellprojekt in Thüringen, bei dem für vier ausgewählte Behandlungskomplexe mit operativen Leistungen identische Vergütungen unabhängig vom Behandlungssetting gezahlt werden, sog. „Hybrid-DRGs" gebildet. Für diese wurden Fallpauschalen als gewichtete Mittelwerte aus den Ausgaben der bisherigen ambulanten und stationären Leistungen bei gleichen Indikationen berechnet (OPG 2018).

Ein solches „mittleres Vergütungsniveau" würde es für Krankenhäuser finanziell attraktiver machen, ambulant behandelbare Fälle auch ambulant zu behandeln. Gleichzeitig verringerten sich die Anreize für niedergelassene Ärztinnen und Ärzte, Patienten in Krankenhäuser einzuweisen, die u. U. auch weiter im ambulanten Setting behandelt werden könnten. Dass diese Anreize tatsächlich zum Tragen kommen, setzt jedoch voraus, dass eine umfassendere Reallokation von Behandlungsfällen an der Sektorengrenze nicht durch die Sektorierung der Honorar- bzw. Ausgabenbudgets sowie daran anknüpfende mengenregulierende Maßnahmen gehemmt wird.

Eine weitere Gestaltungsoption besteht darin, sich einem mittleren Vergütungsniveau schrittweise über einen längeren Zeitraum zu nähern. So könnte sich eine Mischvergütung zunächst eher am höheren DRG-Preisniveau orientieren, damit auch Krankenhäuser ambulante Leistungen kostendeckend anbieten können und nicht zu starke Anreize haben, stationäre Fälle zu generieren (Herr et al. 2018). Das Preisniveau könnte dann im Zeitverlauf abge-

---

13 Im Entwurf des MDK-Reformgesetzes heißt es weiter: „Dadurch bleibt eine gewisse Kongruenz zu den übrigen ambulanten Leistungen gewährleistet. Gleichwohl können die Vertragsparteien sachgerechte Vergütungen für Krankenhäuser und Vertragsärzte vereinbaren. So kann beispielsweise der im Durchschnitt entstehende Aufwand maßgeblich sein für die Festlegung der Vergütungen. Vor dem Hintergrund des neuen mit dem TSVG geschaffenen sektorenübergreifenden Schiedsgremiums ist zudem davon auszugehen, dass auch die Vergütungsinteressen der Krankenhäuser angemessen berücksichtigt werden."

senkt werden. Die OECD verweist auf ein Vergütungsmodell in England, bei dem ambulant erbringbare Operationen bei tatsächlicher ambulanter Durchführung übergangsweise sogar höher vergütet werden als bei vollstationärer Durchführung, bis die ambulante Durchführung zur Norm geworden ist („Best Practice Tariffs for day surgery", vgl. OECD 2018).

Eine aufwändigere Alternative zu Mischpreisen wäre eine Leistungsbewertung auf Basis einer Erhebung der tatsächlichen Kosten analog zur heutigen DRG-Kalkulation (und entsprechend mit periodischen Aktualisierungen der Datengrundlage). Die zentrale Frage hierbei ist, welches Behandlungssetting unter Effizienzgesichtspunkten die Referenz für eine solche Kostenerhebung sein soll. Während sich die Preisniveauentwicklung in der Krankenhausvergütung derzeit an der durchschnittlichen jährlichen Veränderung der Krankenhauskosten orientiert und damit die vorhandenen Strukturen abbildet,[14] orientiert sich die Preisniveauentwicklung in der vertragsärztlichen Vergütung stärker normativ an den Kosten einer Einzelpraxis mit durchschnittlicher Leistungs- und Kostenstruktur (Herr et al. 2018). Die Forderung nach Kalkulationspraxen (Bock et al. 2017) für die Kalkulation sektorenunabhängiger Fallpauschalen bleibt daher unklar.[15]

Für sektorengleiche Leistungen stellt sich konkret die Frage, inwieweit einheitliche Vergütungen von der Umlage stationärer Gemeinkosten befreit werden können und sollen. Beivers und Neubauer (2018) schlagen beispielsweise eigenständige teilstationäre DRGs vor, bei denen die Kosten um die Hotelkomponente der stationären Versorgung gemindert wären und die – analog zu den im Niveau abgesenkten Beleg-DRGs – einen eigenen Komplex im DRG-Vergütungssystem bilden sollten. Auch neuartige, intermediäre Versorgungsstrukturen – wie etwa das Konzept der erweiterten ambulanten Versorgung (mit der Möglichkeit einer 24-Stunden-Betreuung und -Unterbringung in Intersektoralen Gesundheitszentren) – begründen ein im Vergleich zur DRG-Vergütung abgesenktes Niveau (vgl. Schmid et al. 2018).

Alternativ ließe sich eine stärkere Unabhängigkeit der Leistungsvergütung vom konkreten Behandlungssetting durch eine Aufteilung der Vergütung in eine fallzahlabhängige und eine fallzahlunabhängige Komponente erreichen. Mit letzterer könnte in Form von pauschalen Zuschlägen Kostenstrukturunterschieden Rechnung getragen werden, die aus der Vorhaltung spezifischer Kapazitäten (z. B. IGZ-Betten) entstehen.[16]

Um die sektorenübergreifende Orientierung der Vergütungssysteme auch institutionell zu stärken, wird schließlich eine Fusion von InBA und InEK angeregt (vgl. Bock et al. 2017).

13.4 Fazit

In der Diskussion über eine stärker sektorenübergreifende Orientierung der Vergütungssysteme vermischen sich unterschiedliche Problemkreise und Argumentationslinien. Zu unterscheiden ist zunächst zwischen der sektorenüberschreitenden Versorgung von chronisch oder mehrfach erkrankten Patienten, bei der das Zusammenspiel mehrerer (ambulanter und

---

[14] Tatsächlich gilt für die Preisniveauentwicklung derzeit eine „Meistbegünstigungsklausel", wonach das Statistische Bundesamt auf Basis der Kostenstrukturen und -entwicklung der Krankenhäuser einen Orientierungswert für die Veränderung der Landesbasisfallwerte ermittelt. Dieser Orientierungswert sollte ursprünglich die sog. Grundlohnrate als Veränderungswert ablösen, letztere bleibt aber maßgeblich, wenn sie höher ausfällt als der Orientierungswert.

[15] Auch der Sachverständigenrat schlägt die Gewinnung ambulanter Kalkulationspraxen vor, bezieht dies aber auf die Entwicklung von sektorenübergreifenden Leistungskomplexpauschalen für komplexe, chronische Erkrankungen, die alternierend sowohl ambulante als auch stationäre Episoden aufweisen und differenziert nach Schweregrad der Erkrankungen zeitraumbezogen zu vergüten wären (SVR-G 2018).

[16] Der Sachverständigenrat diskutiert solche pauschalen Vergütungselemente für eine Reform der Betriebskostenfinanzierung von Krankenhäusern (SVR-G 2018).

stationärer) Leistungsanbieter im Vordergrund steht, und dem Bereich sektorengleicher Behandlungsverfahren, in dem es um die medizinisch optimale Wahl unter verschiedenen möglichen Behandlungssettings geht, aber auch um Wettbewerb und Kosten. Für letzteren zeigen die hier untersuchten Fallbeispiele ein teilweise beträchtliches Ausmaß von Vergütungsunterschieden, wenn Patienten mit vergleichbarer Indikation ambulant oder stationär behandelt werden.

Das so häufig geforderte Leitprinzip „gleicher Preis für gleiche Leistung", d. h. eine Vergütung völlig unabhängig vom Behandlungsort/-setting, wird der Komplexität der Herausforderungen nicht gerecht, sektorenunabhängige Vergütungsformen zu entwickeln. In der gesundheitsökonomischen Diskussion wird zwar oft proklamiert, die Vergütung müsse vollständig unabhängig von den Versorgungsstrukturen sein und dürfe ausschließlich nach Patientencharakteristika bzw. Indikationen variieren; gleichzeitig aber werden von einem neuen Vergütungssystem Anreize gefordert, kostengünstigere ambulante Behandlungssettings systematisch zu bevorzugen (vgl. Bock et al. 2017).

Der Kern einer sektorenunabhängigen Vergütung besteht darin, den groben Dualismus von ambulant und stationär zu überwinden, d. h. die sehr unterschiedlichen Systeme zur Differenzierung von Vergütungen – primär einzelleistungs- und fachgruppenorientiert vs. diagnosebezogene, fachgruppenübergreifende und stärker pauschalierende Kostengruppen – durch ein durchgängiges System der Differenzierung über die Sektorengrenze hinweg zu ersetzen. In einem solchen durchgängigen, sektorenübergreifenden System würde die Vergütungshöhe etwa nach dem Schweregrad von Erkrankungen und damit assoziierten Aufwandsunterschieden differenziert. Die Vereinheitlichung der Vergütung bedeutet also die Schaffung eines einheitlichen sektorenübergreifenden Differenzierungssystems, sodass die Vergütungshöhe in beiden Sektoren nach denselben, rein krankheits- bzw. patientenbezogenen Kriterien variiert. Ein solches System ist bislang ohne Beispiel.

Unterschiedliche Behandlungssettings und damit verbundene Kostenstrukturunterschiede sollten in einem solchen System durchaus weiterhin Berücksichtigung finden, allerdings könnte dies implizit geschehen, insoweit es durch eine höhere Vergütung bei einem höheren Schweregrad derselben Erkrankung ermöglicht, aufwändigere Behandlungssettings zu finanzieren. Aber auch hier bleibt die Frage nach dem (impliziten) Referenzsetting bestehen: Soll dieses rein empirisch und damit auf Basis bestehender Strukturen ermittelt oder normativ gesetzt werden? Und wie stark kann und soll hierbei pauschaliert bzw. differenziert werden?

Die Beantwortung dieser zentralen Gestaltungsfragen hängt schließlich auch davon ab, welche Veränderungen der Versorgungsstrukturen durch neue Vergütungsformen bewirkt werden sollen bzw. wie stark diese sein sollen. In diesem Zusammenhang werden häufig populationsorientierte regionale Budgets mit umfassender Abdeckung der ärztlichen Versorgung als eine Vergütungsform genannt, die sich mit der größten Konsequenz von konkreten Behandlungssettings löst und die Bildung innovativer Versorgungsstrukturen begünstigt. Mit einem solchen Ansatz überschreitet man allerdings die Grenze zwischen Leistungsvergütung und Versicherung, weil ein solches Budget letztlich die Risikoverteilung zwischen Kostenträgern und Leistungsanbietern verändert. Auch bleibt offen, nach welchen Maßstäben regionale Budgets unter den Leistungsanbietern verteilt werden sollen.

Literatur

Albrecht M, Al-Abadi T (2018) Perspektiven einer sektorenübergreifenden Vergütung ärztlicher Leistungen. Studie. Zentralinstitut für die kassenärztliche Versorgung in Deutschland, Berlin

Albrecht M, Schliwen A, Loos S (2014) Forschungsvorhaben zur Umsetzung des § 221b Abs. 2 SGB V – Evaluierung der Auswirkungen von Zuschlägen zur Förderung der vertragsärztlichen Versorgung in unterversorgten Gebieten (§ 87a Abs. 2 Satz 3 SGB V) (Abschlussbericht)

Beivers A, Neubauer G (2018) Hybrid-DRG – Die Richtung stimmt. F W Führen Wirtschaften Im Krankenh 2:154–158

Bock J-O, Focke K, Busse R (2017) Ein einheitliches Vergütungssystem für ambulante und stationäre ärztliche Leistungen – Notwendigkeit und Entwicklung. GuS 6:9–15

Draheim M, Beeck S (2015) Leistungsgerechte Finanzierung durch Investitionsbewertungsrelationen. Krankenhaus 9:818–822

Friedrich J, Tillmanns H (2016) Ambulante Operationen im Krankenhaus. In: Klauber J, Geraedts M, Friedrich J, Wasem J (Hrsg) Krankenhaus-Report 2016, Schwerpunkt: Ambulant im Krankenhaus. Schattauer, Stuttgart, S 127–147

GKV-Spitzenverband (GKV-SV), Deutsche Krankenhausgesellschaft (DKG), Kassenärztliche Bundesvereinigung (KBV) (2017) Bericht an das Bundesministerium für Gesundheit zu den Auswirkungen der ambulanten spezialfachärztlichen Versorgung auf die Kostenträger, die Leistungserbringer sowie die Patientenversorgung. https://www.gkv-spitzenverband.de/media/dokumente/krankenversicherung_1/aerztliche_versorgung/asv/2017-05-12_ASV_Bericht_ans_BMG_Auswirkungen.pdf. Zugegriffen: 23. Aug. 2019

Haas C, Larbig M, Schöpke T et al (2015) Gutachten zur ambulanten Notfallversorgung im Krankenhaus – Fallkostenkalkulation und Strukturanalyse. https://www.dkgev.de/fileadmin/default/Mediapool/2_Themen/2.2_Finanzierung_und_Leistungskataloge/2.2.3._Ambulante_Verguetung/2.2.3.4._Ambulante_Notfallvehandlung_durch_Krankenhaeuser/2015-02-17_Gutachten_zur_ambulanten_Notfallversorgung_im_Krankenhaus_2015.pdf

Hahn U, Mussinghoff P (2017) Ökonomische Anreize belegärztlicher im Vergleich zu alternativen Versorgungsformen aus den Perspektiven von Krankenhaus und Vertragsarzt/Belegarzt sowie aus gesundheitssystemischer Sicht. Gesundheitsökonomie Qual 22:244–254

Herr D, Messerle R, Schreyögg J (2018) Status quo und gesundheitspolitischer Reformbedarf im ambulanten Vergütungssystem. GuS 4–5:8–15

Institut für das Entgeltsystem im Krankenhaus (InEK) (2019a) Abschlussbericht Entwicklung von Investitionsbewertungsrelationen (IBR) gem. § 10 KHG für das Jahr 2019. InEK, Siegburg

Institut für das Entgeltsystem im Krankenhaus (InEK) (2019b) Katalog der Investitionsbewertungsrelationen (IBR) zur G-DRG-Version 2019. InEK, Siegburg

Jenschke C, Munte A, Froschauer-Häfele S, Pöttgen S (2017) Sektorengrenzen ade? Analyse der Entwicklung der Versorgungsstrukturen in der ASV. In: Repschläger U, Schulte C, Osterkamp N (Hrsg) BARMER Gesundheitswesen aktuell 2017. BARMER, Wuppertal, S 198–221

Koch A, Lorenz R, Meyer F, Weyhe D (2013) Leistenhernienreparation – Wo wird wie operiert? Zentralbl Chir 138:410–417

Leber W-D, Wasem J (2016) Ambulante Krankenhausleistungen – ein Überblick, eine Trendanalyse und einige ordnungspolitische Anmerkungen. In: Klauber J, Geraedts M, Friedrich J, Wasem J (Hrsg) Krankenhaus-Report 2016, Schwerpunkt: Ambulant im Krankenhaus. Schattauer, Stuttgart, S 3–28

Loos S, Albrecht M, Zich K (2019) Zukunftsfähige Krankenhausversorgung, Simulation und Analyse einer Neustrukturierung der Krankenhausversorgung am Beispiel einer Versorgungsregion in Nordrhein-Westfalen. Bertelsmann Stiftung, Gütersloh

Lorenz R, Koch A, Köckerling F (2015) Ambulante und stationäre Hernienchirurgie in Deutschland – aktueller Stand. Chir Allg 16(4):267–275

Malzahn J, Jacobs K (2016) Neuordnung der fachärztlich-ambulanten Versorgung. In: Klauber J, Geraedts M, Friedrich J, Wasem J (Hrsg) Krankenhaus-Report 2016, Schwerpunkt: Ambulant im Krankenhaus. Schattauer, Stuttgart, S 197–216

OECD, EU (2018) Health at a glance: Europe 2018: state of health in the EU cycle. OECD Publishing, Paris https://doi.org/10.1787/health_glance_eur-2018-en

OPG (Operation Gesundheitswesen) (2018) Gesucht: Sektoral unvorbelastete Experten. Dr. Stephan Dittrich über die Erprobung der Hybrid-DRG, S 13–16

Sachverständigenrat zur Begutachtung der Entwicklung im Gesundheitswesen (SVR-G) (2012) Wettbewerb an der Schnittstelle zwischen ambulanter und stationärer Gesundheitsversorgung. Sondergutachten. Deutscher Bundestag Drucksache 17/10323

Sachverständigenrat zur Begutachtung der Entwicklung im Gesundheitswesen (SVR-G) (2018) Bedarfsgerechte Steuerung der Gesundheitsversorgung. Gutachten. Deutscher Bundestag Drucksache 19/3180

Schmid A, Hacker J, Rinsche F, Distler F (2018) Intersektorale Gesundheitszentren. Kassenärztliche Bundesvereinigung, Bayreuth (Gutachten)

Schwendener P, Sommer P et al (2016) Ambulant vor stationär. Oder wie sich eine Milliarde Franken jährlich einsparen lassen. https://www.pwc.ch/de/publications/2016/ambulant_vor_stationaer_de_16_web_final.pdf. Zugegriffen: 23. Aug. 2019

Steger U, Bisping M, Urban J et al (2019) Minimalinvasive Leistenhernienchirurgie – TEP ambulant. Zentralbl Chir 144:26–31

Sundmacher L, Fischbach D, Schütting W et al (2015) Which hospitalisations are ambulatory care-sensitive, to what degree, and how could the rates be reduced? Results of a group consensus study in Germany. Health Policy 119(11):1415–1423. https://doi.org/10.1016/j.healthpol.2015.08.007

Open Access Dieses Kapitel wird unter der Creative Commons Namensnennung 4.0 International Lizenz (http://creativecommons.org/licenses/by/4.0/deed.de) veröffentlicht, welche die Nutzung, Vervielfältigung, Bearbeitung, Verbreitung und Wiedergabe in jeglichem Medium und Format erlaubt, sofern Sie den/die ursprünglichen Autor(en) und die Quelle ordnungsgemäß nennen, einen Link zur Creative Commons Lizenz beifügen und angeben, ob Änderungen vorgenommen wurden.

Die in diesem Kapitel enthaltenen Bilder und sonstiges Drittmaterial unterliegen ebenfalls der genannten Creative Commons Lizenz, sofern sich aus der Abbildungslegende nichts anderes ergibt. Sofern das betreffende Material nicht unter der genannten Creative Commons Lizenz steht und die betreffende Handlung nicht nach gesetzlichen Vorschriften erlaubt ist, ist für die oben aufgeführten Weiterverwendungen des Materials die Einwilligung des jeweiligen Rechteinhabers einzuholen.

Anreize und Weiterentwicklungsperspektiven der Vergütung von Psychiatrie und Psychosomatik unter der Berücksichtigung von Modellvorhaben

Roman Kliemt und Dennis Häckl

14.1 Einleitung – 264

14.2 Entwicklung und Status quo der Vergütungssysteme in der psychiatrischen Versorgung – 265
14.2.1 Entwicklung der Vergütungssysteme im stationären Sektor – 265
14.2.2 Psychiatrische Institutsambulanzen – Vergütung und Versorgungsanreize – 267

14.3 Anreizwirkung der Vergütungssysteme im stationären Sektor – 269
14.3.1 Die Anreizstrukturen im Pflegesatzsystem – 269
14.3.2 Anreize im PEPP-System – 270
14.3.3 Alternative Finanzierungsmodelle – Modellvorhaben nach § 64b SGB V – 272

14.4 Fazit – 276

Literatur – 277

© Der/die Autor(en) 2020
J. Klauber et al. (Hrsg.), *Krankenhaus-Report 2020*, https://doi.org/10.1007/978-3-662-60487-8_14

Zusammenfassung

Mit dem Krankenhausfinanzierungsreformgesetz (KHRG) wurden seit 2009 die Weichen für ein neues, die tagesgleichen Pflegesätze ablösendes Vergütungssystem gestellt. Das neue Vergütungssystem (PEPP) sollte leistungsorientiert und pauschalierend sein, stieß aber in seiner ursprünglichen Ausgestaltung auf enorme Kritik und Widerstände seitens der Fachverbände, sodass zum einen die verbindliche Einführung mehrfach verschoben wurde und zum anderen mit dem Gesetz zur Weiterentwicklung der Versorgung und Vergütung für psychiatrische und psychosomatische Leistungen (PsychVVG) eine Neuausrichtung der Rahmenbedingungen erfolgte. Parallel dazu besteht seit 2012 die Möglichkeit, Modellvorhaben nach § 64b SGB V abzuschließen. Der Beitrag gibt einen Überblick über die legislative Entwicklung und die bestehenden Regelungen des neuen Entgeltsystems in der stationären Versorgung, der Vergütung psychiatrischer Institutsambulanzen (PIA) und der Modellvorhaben. Es werden die krankenhausseitigen Anreizmechanismen der Patientenversorgung dargestellt und die empirische Evidenz aus bestehenden Studien skizziert. Abschließend erfolgt eine Gegenüberstellung der Modellvorhaben gegenüber PEPP und es wird ein Ausblick auf den Fortgang beider Systeme gegeben.

Since 2009, the Hospital Financing Reform Act (KHRG) has set the course for a new remuneration system that replaces the per diem rates. The new remuneration system (PEPP) was to be performance-oriented and based on lump sums, but in its original form it faced enormous criticism and resistance on the part of the professional associations. Therefore, on the one hand, its binding introduction was postponed several times and on the other hand, a reorientation of the general conditions took place due to the PsychVVG, the act for the further development of care and remuneration for psychiatric and psychosomatic services. At the same time, it has been possible since 2012 to carry out model projects in accordance with § 64b SGB V (Social Code, Book V). The article gives an overview of the legislative development and the existing regulations of the new remuneration system in inpatient care, the PIA remuneration and the model projects. The authors present the incentive mechanisms on the hospital side of patient care and outline the empirical evidence from existing studies. Finally, a comparison of the model projects with PEPP is made and an outlook on the progress of both systems is given.

14.1 Einleitung

Vor dem Hintergrund steigender Kosten im Bereich der Psychiatrie und Psychosomatik setzte der Bundestag 2012 mit dem „Gesetz zur Einführung eines pauschalierenden Entgeltsystems für psychiatrische und psychosomatische Einrichtungen" (PsychEntgG) den Rahmen für eine neue Vergütungssystematik für die stationäre Behandlung von psychiatrischen Fällen. Die bisher geltenden tagesgleichen Pflegesätze nach Bundespflegesatzverordnung (BPflV) werden durch tagesbezogene Vergütungspauschalen (sogenannte PEPPs) abgelöst, die nun auch den unterschiedlichen Aufwand der Behandlung von medizinisch unterscheidbaren Patientengruppen im teilstationären und stationären Bereich abbilden sollen. Ebenfalls im Jahr 2012 trat § 64b SGB V in Kraft: Dieser gibt Kliniken im Rahmen von Modellvorhaben zur Versorgung psychisch kranker Menschen die Möglichkeit, eine flexiblere und sektorenübergreifende Behandlung durch neue Budget- und Finanzierungsmechanismen zu ermöglichen.

In der psychiatrischen Versorgung kann die Behandlung entsprechend der Schwere der Erkrankung und dem individuellen Versorgungsbedarf in der vertragsärztlichen fachärztlichen Versorgung (KV), der stationsnahen ambulanten Versorgung (Psychiatrische Institutsambulanzen (PIA)), der teilstationären tagesklinischen Versorgung sowie der vollstationären Versorgung erfolgen. Kann hinsichtlich der Schwere der Erkrankung(-sphase) und des Versorgungsbedarfs von einem mehr oder weniger linearen Zusammenhang ausgegangen werden, steigt die Vergütung in Stufen von eher geringen Vergütungssätzen in der ambulanten zu hohen Tagessätzen in der stationären Versorgung. Dabei implizieren die sektorale Trennung und die innerhalb der Sektoren eingesetzten Vergütungssysteme unterschiedliche Anreizstrukturen hinsichtlich des Behandlungsortes (ambulant vs. stationär) sowie der Patientenversorgung. So könnte aufgrund der Vergütungssystematik psychiatrischer Krankenhäuser, bei der das Budget den voll- und teilstationären Bereich umfasst und die PIA-Erlöse separat hinzukommen, ein Anreiz gegeben sein, verstärkt stationär zu behandeln. Das Ergebnis dieser Anreizstruktur wirkt der seit der Psychiatrie-Enquete angestoßenen und unter dem Credo „ambulant vor stationär" (Deutscher Bundestag 1975) stehenden Psychiatriereform entgegen.

Nicht nur hinsichtlich des Behandlungsortes, sondern auch hinsichtlich der Behandlungsdauer in der voll- und teilstationären Versorgung bzw. Kontakthäufigkeit in der ambulanten (PIA-)Versorgung oder des Behandlungsangebots können aufgrund der Vergütung bestimmte Anreize gesetzt sein. Innerhalb der Sektoren können entsprechend den jeweils verwendeten Budgetmechanismen und Vergütungssystematiken Anreize bestehen, beispielsweise die Zahl der Behandlungsfälle oder die Verweildauer bzw. die Zahl der Kontakte über das medizinische Maß hinausgehend auszuweiten. Daneben können aber auch Leistungen das medizinisch erforderliche Maß unterschreiten oder aber auch Patienten mit bestimmten Erkrankungen, die einen hohen Deckungsbeitrag aufweisen, bevorzugt behandelt werden.

Der vorliegende Beitrag befasst sich zum einen mit den ökonomischen Anreizwirkungen der bestehenden Vergütungssystematik im Bereich der Psychiatrie und Psychosomatik und den Auswirkungen auf die Patientenversorgung. Zum anderen werden die Budgetmechanismen in der Krankenhausfinanzierung betrachtet und in Bezug zu den Modellvorhaben nach § 64b SGB V gesetzt, bei denen die Ausgestaltung des Klinikbudgets durch das Zusammenlegen von stationärem Budget und PIA-Erlösen andere Anreize setzt, als dies in der Regelversorgung der Fall ist.

14.2 Entwicklung und Status quo der Vergütungssysteme in der psychiatrischen Versorgung

Die Vergütung der stationären sowie ambulanten psychiatrischen und psychotherapeutischen Versorgung obliegt in der Regel der gesetzlichen Krankenversicherung. Die Versorgung der Patienten kann entsprechend der Art, Schwere oder Dauer ihrer Erkrankung voll- bzw. teilstationär oder ambulant in der PIA erfolgen.[1]

14.2.1 Entwicklung der Vergütungssysteme im stationären Sektor

Während bei der Behandlung von somatischen Erkrankungen im stationären Sektor seit dem Jahr 2003 DRG-Fallpauschalen zur Abrechnung genutzt werden, sah das Gesetz zur Reform der gesetzlichen Krankenversicherung ab dem Jahr 2000 (GKV-Gesundheitsreformgesetz 2000) im Bereich der psychiatrischen Versorgung für alle zum Geltungsbereich der Psychiatrie-Personalverordnung (Psych-PV) gehörenden Einrichtungen vor, Tagespflegesätze gemäß Bundespflegesatzverordnung beizubehalten. Bis einschließlich 2017 konnten diese von den Kliniken, die nicht freiwillig auf PEPP umgestiegen sind, zur Abrechnung verwendet werden. Sie setzten sich aus einem Basispflegesatz für nichtmedizinische Leistungen (Kost, Logis und Verwaltung) sowie einem Abteilungspflegesatz für ärztli-

---

[1] Zur ambulanten Versorgung zählen dabei ebenfalls vertragsärztliche Leistungen, bei denen im Rahmen der Finanzierung die kassenärztlichen Vereinigungen zwischengeschaltet sind, auf die im vorliegenden Beitrag nicht fokussiert werden soll.

che und pflegerische Leistungen zusammen. Die Höhe der Pflegesätze wurde krankenhausindividuell verhandelt und richtete sich nach den Patientengruppen, Berufsgruppen und Behandlungsfälle differenzierenden Zeitvorgaben der Psychiatrie-Personalverordnung.

Den Weg zum neuen, seit 2018 angewendeten Entgeltsystem ebnete im Jahr 2009 das Krankenhausfinanzierungsreformgesetz (KHRG), in dem die Selbstverwaltungspartner – auf Seiten der Kostenträger der Spitzenverband der gesetzlichen Krankenversicherung (GKV-SV) sowie der Verband der privaten Krankenversicherung (PKV) und auf Seiten der Leistungserbringer die Deutsche Krankenhausgesellschaft (DKG) – den Auftrag erhielten, ein neues Vergütungssystem zu entwickeln, für einen Überblick vgl. auch Krause 2018. Im hierfür geänderten § 17d des KHG (Gesetz zur wirtschaftlichen Sicherung der Krankenhäuser und zur Regelung der Krankenhauspflegesätze) werden folgende Ziele vorgegeben: So sollte das neue Entgeltsystem durchgängig leistungsorientiert und pauschalierend auf Grundlage tagesbezogener Entgelte sein, den unterschiedlichen Aufwand der Behandlung bestimmter, medizinisch unterscheidbarer Patientengruppen abbilden und jährlich an medizinische Entwicklungen, Veränderungen der Versorgungsstrukturen und Kostenentwicklungen angepasst und weiterentwickelt werden. 2012 stellte das Institut für das Entgeltsystem im Krankenhaus (InEK) den für das Jahr 2013 gültigen Entgeltkatalog vor; eine Einigung der Selbstverwaltungspartner darüber konnte allerdings nicht hergestellt werden, da die DKG die Ausgestaltung des neuen Verfahrens ablehnte und die Verhandlungen für gescheitert erklärte. Daraufhin erfolgte die Unterzeichnung im Rahmen einer Ersatzvornahme durch den Bundesgesundheitsminister, um den optierenden Einrichtungen ab 2013 die Möglichkeit zu geben, das neue Entgeltsystem anzuwenden (Verordnung pauschalierende Entgelte Psychiatrie und Psychosomatik 2013 – PEPPV 2013; siehe auch Bundesministerium für Gesundheit 2012). Die Verordnung zum PEPP-System bezieht sich dabei auf das 2012 beschlossene Gesetz zur Einführung eines pauschalierenden Entgeltsystems für psychiatrische und psychosomatische Einrichtungen (PsychEntgG), das die Einführung von PEPP regelt. So war ursprünglich die Einführungsphase von 2013 bis 2016 als budgetneutrale Phase vorgesehen, wobei in den Jahren 2013 und 2014 auf freiwilliger Basis nach dem neuen System abgerechnet werden konnte und ab 2015 musste. Außerdem sollte sich ab dem Jahr 2017 eine fünfjährige Konvergenzphase anschließen, an deren Ende krankenhausindividuelle Basisfallwerte durch Landesbasisentgeltwerte ersetzt werden sollten. Mit dem 2014 beschlossenen Gesetz zur Weiterentwicklung der Finanzstruktur und der Qualität in der gesetzlichen Krankenversicherung (GKV-Finanzstruktur- und Qualitäts-Weiterentwicklungsgesetz – GKV-FQWG) wurde die freiwillige Optionsphase für die Jahre 2015 und 2016 verlängert. Mit dem GKV-FQWG verlängerte sich ebenfalls die budgetneutrale Phase bis zum Jahr 2018 und die Preisanpassung an den Landesbasisentgeltwert bis zum Jahr 2022. Allerdings hatten diese Regelungen nur bis zum Jahr 2016 Bestand, als das Gesetz zur Weiterentwicklung der Versorgung und Vergütung für psychiatrische und psychosomatische Leistungen (PsychVVG) beschlossen wurde.

Trotz der Verlängerung der Optionsphase und der Budgetneutralität um ein Jahr bis einschließlich 2017 bzw. 2019 wurde das PEPP-System festgeschrieben und bedeutete dennoch einen „Paradigmenwechsel" (Belling 2016). Sah das PsychEntgG ein Preissystem mit verhandelten Leistungsmengen in Verbindung mit landeseinheitlichen Preisen vor, ist das Entgeltsystem durch das PsychVVG als Budgetsystem ausgestaltet, wobei die Verhandlung über die Höhe des Budgets, die Leistungen und Entgelte krankenhausindividuell erfolgen. Zur Berücksichtigung regionaler oder struktureller Besonderheiten können ergänzende Entgelte zwischen Leistungserbringer und Kostenträger vereinbart werden. Zu den weiteren wesentlichen Änderungen zählt, dass die den Personalschlüssel regelnde Psych-PV, die ur-

14.2 · Status quo der Vergütungssysteme in der psychiatrischen Versorgung

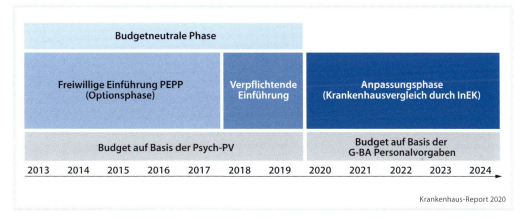

Abb. 14.1 Zeitlicher Ablauf der Einführung des Psych-Entgeltsystems nach PsychVVG (Quelle: Eigene Darstellung nach vdek 2017)

sprünglich durch das PsychEntgG zum Ende der Konvergenzphase außer Kraft gesetzt werden sollte, bis Ende 2019 gültig bleibt und ab 2020 durch verbindliche Mindestpersonalvorgaben und Qualitätsindikatoren abgelöst wird, die vom Gemeinsamen Bundesausschuss (G-BA) herausgegeben werden (Abb. 14.1). Der Leistungsbezug der Budgets soll durch den vom InEK durchgeführten Krankenhausvergleich gewährleistet werden; hierdurch soll auch eine Angleichung der Budgethöhen erfolgen.

Somit gilt seit 2013 auf freiwilliger Basis und seit 2018 verpflichtend ein Entgeltsystem für den voll- und teilstationären Bereich, bei dem die Vergütung über degressive Tagespauschalen erfolgt. Die Höhe der Pauschalen ergibt sich aus dem Produkt des hausindividuell zu verhandelnden Basisfallwerts mit der Verweildauer in Tagen und der für den Entlassungstag hinterlegten Bewertungsrelation. Die Höhe der Bewertungsrelation ist dabei wiederum abhängig von der Erkrankungsgruppe, dem Schweregrad sowie von der Verweildauer. Mit steigender Verweildauer nimmt die Bewertungsrelation dabei kontinuierlich ab, wobei in den Entgeltkatalogen von 2013 und 2014 bis zu fünf Verweildauerintervalle mit entsprechender Bewertungsrelation in Form von Vergütungsstufen verwendet wurden und ab 2015 für jeden Tag eine Bewertungsrelation hinterlegt ist. Weiterhin besteht seit 2015 die Möglichkeit, zusätzlich ergänzende Tagesentgelte zur Kompensation erhöhter Behandlungsaufwände abzurechnen.

14.2.2 Psychiatrische Institutsambulanzen – Vergütung und Versorgungsanreize

Ebenfalls Teil der psychiatrischen Versorgung im Krankenhaus ist die Versorgung durch die Psychiatrischen Institutsambulanzen. Ziel hierbei ist eine ambulante Behandlung, die allerdings keine Doppelstrukturen zur vertragsärztlichen Versorgung schaffen soll. Es ist grundsätzlich vorgesehen, dass durch die PIA-Behandlung ein Krankenhausaufenthalt verkürzt oder vermieden wird. Die Zielgruppe besteht aus Personen, die einer krankenhausnahen Behandlung bedürfen oder durch die vertragsärztliche Versorgung nur unzureichend erreicht werden (vgl. Vereinbarung zu Psychiatrischen Institutsambulanzen gemäß § 118 Abs. 2 SGB V). Da die Vereinbarung gemäß § 120 Abs. 2 SGB V (Vergütung ambulanter Krankenhausleistungen) auf Landesebene zu treffen ist, zeigt sich eine sehr fragmentierte Vergütung der PIA-Leistungen. So wird als Abrechnungs-

Tabelle 14.1 Überblick über die PIA-Vergütung in Deutschland (Quelle: Eigene Darstellung nach GKV-Spitzenverband 2010)

Vergütung	Vergütungshöhe	Bundesländer
Quartalspauschalen	Einzelverträge	Berlin, Hamburg, Nordrhein-Westfalen, Rheinland-Pfalz, Hessen (einzeln je Organisation)
Quartalspauschale i. V. m. Vergütung gemäß EBM; Quartalspauschale; Tagespauschale	Einzelverträge	Schleswig-Holstein
Quartalspauschale, jedoch gesonderte Vergütung für alleinige psychiatrische Notfallbehandlung	Einzelverträge	Saarland
Quartalspauschale, Notfallpauschale	Einzelverträge	Bremen
Quartalspauschalen (unterschieden nach Einmal-/Mehrfachkontakt)	Einzelverträge	Baden-Württemberg
Quartalspauschalen	Landesweit	Brandenburg
Gestaffelte Quartalspauschalen	Landesweit	Niedersachsen
Leistungskatalog	Landesweit	Bayern, Mecklenburg-Vorpommern, Sachsen
Quartalspauschalen & Leistungskatalog	Einzelverträge & landesweit	Sachsen-Anhalt, Thüringen

Krankenhaus-Report 2020

einheit in den Bundesländern Bayern, Mecklenburg-Vorpommern, Sachsen, Sachsen-Anhalt und Thüringen die Einzelleistung herangezogen, wobei in den beiden Letztgenannten von einigen Einrichtungen ebenso Quartalspauschalen verwendet werden (Tab. 14.1). In den übrigen Bundesländern werden Quartalspauschalen abgerechnet, wobei hier reine Quartalspauschalen sowie Tagespauschalen, aber auch nach Zahl der Kontakte gestaffelte Pauschalen oder Kombinationen aus Quartalspauschalen und eine Vergütung gemäß Einheitlichem Bewertungsmaßstab (EBM) zum Einsatz kommen. Die Vergütungshöhe wird in den Pauschalen verwendenden Bundesländern krankenhausindividuell verhandelt, lediglich in Brandenburg und Niedersachsen gelten landesweit einheitliche Preise. Ebenfalls landesweit einheitlich sind die Preise für Kliniken, die Einzelleistungen entsprechend dem jeweils gültigen Leistungskatalog abrechnen.

Die genaue Ausgestaltung der PIA-Vergütung setzt unterschiedliche ökonomische Anreize hinsichtlich Behandlungshäufigkeit und -intensität. Erhält eine Institutsambulanz eine einheitliche Quartalspauschale je Patient unabhängig von der Komplexität der Erkrankung und der Anzahl der Kontakte im Quartal, besteht ein Anreiz, die Zahl der Behandlungen zu reduzieren. Auch kann ein negativer Anreiz hinsichtlich der Behandlungsintensität bestehen: So musste bspw. bis Mitte 2018 lediglich kodiert werden, ob ein Kontakt innerhalb der Institutsambulanz oder als aufsuchende Behandlung – jeweils differenziert nach Arztkontakt oder nichtärztlichem Kontakt – stattfand. Seit dem 01.07.2018 muss zwar eine nach Behandlergruppe, -setting und Behandlungszeit je Tag differenzierende Dokumentation erfolgen. Da jedoch kein Schwellwert besteht, unterhalb dessen die Quartalspauschale nicht abgerechnet werden darf, besteht ein Anreiz, die

Behandlungsintensität möglichst gering zu halten.

Bei der Vergütung mittels gestaffelter Quartalspauschalen liegt das den Deckungsbeitrag maximierende Optimum ebenfalls bei einem Kontakt je Patient und Quartal oder an der jeweils unteren Grenze der nächsthöheren Stufe, ab der die höhere Pauschale gezahlt wird. Dies lässt sich auch empirisch bestätigen: Wird die Pauschale nach Einfach- und Mehrfachkontakt unterschieden, zeigt sich eine Verschiebung von einem Kontakt je Quartal (wie in den meisten Bundesländern mit Pauschalen) hin zu zwei Kontakten, wie es in Baden-Württemberg der Fall ist: 29 % aller PIA-Fälle zählten hier im Jahr 2014 zwei Kontakte, gegenüber 27 % mit einem Kontakt (Neubert und Richter 2016). Außerdem zeigt sich in den Bundesländern mit Einzelleistungsvergütung bei relativ geringen Zahlbeträgen eine im Vergleich zu den übrigen Bundesländern relativ hohe Kontakthäufigkeit je Quartal (Neubert und Richter 2016). Es lässt sich somit vermuten, dass im Rahmen der PIA-Behandlung ein Anreiz zur Maximierung der Deckungsbeiträge wirksam ist.

Zusätzlich zu den ökonomischen Anreizen der Vergütung ergibt sich aufgrund knapper Zeitressourcen bzw. Behandlungskapazitäten teilweise der Zwang, die Behandlungszahl mit höchstens einem Kontakt je Quartal und Patient möglichst gering zu halten, da das Patientenaufkommen teilweise die Kapazitäten übersteigt. Zum einen geschieht dies durch die Überweisung des Krankenhauses selbst, um stationäre Behandlungen frühzeitig zu beenden oder zu verkürzen. Hinzu kommen zum anderen Patienten, bei denen eigentlich eine Behandlung durch einen Vertragsarzt indiziert ist, die jedoch aufgrund eines regionalen Mangels an psychiatrischen Vertragsärzten die PIA aufsuchen. Doch selbst bei einer ausreichenden Zahl an Vertragsärzten können Vergütungsanreize innerhalb des KV-Bereichs greifen, insofern als Patienten wegen Budgetrestriktionen der niedergelassenen Ärzte von diesen an die PIA überwiesen („abgeschoben") werden (Melchinger 2008).

14.3 Anreizwirkung der Vergütungssysteme im stationären Sektor

So wie durch die Ausgestaltung der PIA-Finanzierung bestimmte Anreize zur Kontakthäufigkeit und Behandlungsintensität gesetzt werden, sind auch im stationären Sektor die verschiedenen Vergütungssysteme mit unterschiedlichen Anreizen bezüglich der Patientenversorgung verbunden. Für die theoretische Betrachtung der Anreizstrukturen bieten sich die Konzepte der Grenzerlöse und Grenzkosten an, wobei diese die Erlöse bzw. Kosten für einen zusätzlich erbrachten Aufenthaltstag darstellen. Die aus ökonomischer Sicht optimale Verweildauer stellt dabei den Behandlungstag dar, „an dem zu keinem späteren Zeitpunkt ein höherer Falldeckungsbeitrag erzielt werden kann" (Wolff-Menzler und Große 2014, S. e113).

14.3.1 Die Anreizstrukturen im Pflegesatzsystem

Bei der Abrechnung mittels tagesgleicher Pflegesätze wird für jeden Tag einer voll- oder teilstationären Krankenhausbehandlung der gleiche zwischen Leistungserbringer und Kostenträger verhandelte Betrag erstattet, wobei weder nach Behandlungsdauer noch nach Erkrankung bzw. Erkrankungsschwere differenziert wird. Die Erlösfunktion ist somit linear steigend und die Grenzerlöse entsprechen über die gesamte Dauer der Behandlung hinweg dem tagesgleichen Pflegesatz. Unter der Annahme einer linearen Kostenfunktion, d. h. gleich hohen Grenzkosten je Behandlungstag, die über den Grenzerlösen liegen, besteht kein Anreiz zu einer Behandlung, da der Deckungsbeitrag in diesem Fall stets negativ bliebe. Positive Deckungsbeiträge entstünden bei einer linearen Kostenfunktion mit Grenzkosten, die unter den Grenzerlösen liegen. Da hier mit jedem weiteren Tag ein höherer Deckungsbeitrag generiert werden könnte, besteht in diesem Fall ein Anreiz zur Verweildauerausdehnung. Dies gilt auch für die Annahme einer degressiven Kostenfunktion mit im Behandlungsverlauf sinkenden Grenzerlösen, sofern die Grenzkosten ab einem bestimmten Zeitpunkt unter die Grenzerlöse fallen, auch wenn die Grenzkosten behandlungsinitial über den Grenzerlösen liegen.

Insgesamt besteht durch die Budgetkalkulation gemäß Psych-PV, bei der über die Summe der Belegungstage je Behandlungsbereich[2] das zu finanzierende Personal bestimmt wird, kein Anreiz, geringe Ressourcenaufwände zu erreichen (Wasem et al. 2012). Es besteht hingegen ein Anreiz zur Fallselektion, also Fälle zu behandeln, deren Erkrankung eine geringe Komplexität aufweisen und die nur geringe Tageskosten produzieren. Um einen hohen Deckungsbeitrag zu generieren, kann dabei die Verweildauer über das medizinisch notwendige Maß hinaus ausgedehnt werden. Bei schwereren Fällen, die mit hohen Behandlungskosten verbunden sind, besteht ein Anreiz, die Behandlungsintensität zu verringern, um die Tageskosten gering zu halten oder die Behandlungsdauer zu verringern (Wolff-Menzler und Große 2014). Von verfrühten Entlassungen oder Unterversorgung ist nicht auszugehen, da durch die Orientierung an der Psych-PV keine Anreize zur Minimierung des Ressourcenaufwands bestehen (Wasem et al. 2012).

Bei der Vergütung mittels tagesgleicher Pflegesätze bestanden somit Potenziale zur Effizienzverbesserung, da die Anreizstruktur Fehlanreize bei Behandlungsdauer und -intensität setzte. Gleichfalls besteht kein Anreiz, Patienten in ambulante Settings umzusteuern, da sich zum einen das Budget lediglich auf den stationären Teil bezog und zum anderen Patienten mit hohem ambulanten Potenzial häufig hohe stationäre Deckungsbeiträge generieren.

14.3.2 Anreize im PEPP-System

Ebenso wie das abgelöste Vergütungssystem mittels tagesgleicher Pflegesätze weist auch das PEPP-System Anreize auf verschiedenen Ebenen auf. Während bei einer Vergütung mit tagesgleichen Pflegesätzen Ineffizienzen bezüglich der Verweildauer ausgelöst wurden, ist im Rahmen von PEPP aufgrund der degressiven Vergütungsmechanik im Vergleich zur Vergütung mittels tagesgleichen Pflegesätzen von einer Abschwächung der Verweildauerausdehnung auszugehen (Wasem et al. 2012); entscheidend bleibt jedoch – auch wenn im Zuge des InEK-Handbuchs zur Kalkulation psychiatrischer und psychosomatischer Leistungen die Kostenrechnung der Kliniken häufig einer Kostenartenrechnung entspricht – der Deckungsbeitrag, sodass durch den Tagesbezug der Vergütung der Anreiz hoher Verweildauern vor allem bei „lohnenden" Patientengruppen bestehen bleibt. Hinzu kommen die Regelungen zur Fallzusammenführung bei erneuter Wiederaufnahme, sodass für das Krankenhaus auch hierdurch kein Anreiz zur verfrühten Entlassung gegeben ist. Ungeachtet dessen ist eine auf Skaleneffekte der zu vergütenden Fixkosten abzielende Fallzahlausweitung und Risikoselektion im Sinne einer Fokussierung auf Behandlungsfälle, die Kurzliegerpotenzial oder geringe Behandlungsaufwände bei gleichzeitig hohen Erlösen aufweisen, als Fehlanreiz vorstellbar.

Ungeachtet der regionalen Versorgungsverpflichtung, der die meisten der psychiatrischen Einrichtungen unterliegen und die einer rein ökonomischen Anreizanalyse entgegenläuft, gilt auch im PEPP-System, dass eine Behandlung unter ökonomischen Gesichtspunkten nur dann sinnvoll ist, wenn der Falldeckungsbeitrag, d. h. die Differenz von Erlösen und Kosten, positiv ist. Das Verweildaueroptimum liegt auch hier an dem Tag, an dem zu keinem späteren Zeitpunkt ein höherer Deckungsbeitrag möglich ist. Inwieweit sich dabei Verweildauerverkürzungen bzw. -ausdehnungen ergeben, ist wiederum

---

[2] Regelbehandlung, Intensivbehandlung, Rehabilitation, langdauernde Behandlung, Psychotherapie und tagesklinische Behandlung.

vom Verhältnis aus Grenzerlösen und Grenzkosten abhängig. Bei einer linearen Kostenfunktion liegt das Optimum an dem Punkt, an dem die Grenzerlöse die Grenzkosten (noch) übersteigen und somit der Deckungsbeitrag positiv ist. Ergibt sich kein Schnittpunkt aus Grenzerlösen und Grenzkosten und liegen die Grenzerlöse über den Grenzkosten, so besteht ein Anreiz zur Verweildauerausdehnung. Liegen die Grenzkosten über den Grenzerlösen (und kehrt sich das Verhältnis nicht zu einem späteren Zeitpunkt um), ist eine Behandlung nicht sinnvoll. Dies gilt gleichfalls für degressive Kostenfunktionen, wie sie vom InEK bei der Berechnung der Bewertungsrelationen angenommen werden.

Empirisch sind die Ergebnisse hier durchaus heterogen, wobei sich die Daten derzeit in der Regel auf die Optionsphase 2013 bis 2015 beziehen. So konnten Horter et al. (2016) für die Behandlung von alkoholbezogenen Störungen (F10.- ICD-10 GM; PEPP: PA02[A-D]) zeigen, dass sich für das Jahr 2015 eine Verkürzung der Verweildauer auf die Erlöshöhe auswirkt und somit ein Anreiz besteht, die Behandlungsdauer zu verkürzen. Birr et al. (2013) sehen jedoch für diese Indikation keinen Anreiz zur Verweildauerverkürzung, da sich bei der Analyse der Tageskostenverläufe und potenziellen PEPP-Vergütung, die zum damaligen Zeitpunkt noch mittels Vergütungsintervallen erfolgte, zeigte, dass die damals bestehende mittlere Verweildauer (MVD) alkoholkranker Personen kostendeckend gewährleistet werden kann. Zwar lag die MVD mit 10,75 Tagen bereits in der zweiten Vergütungsstufe und wies ein negatives Verhältnis von Grenzerlös und Grenzkosten aus. Allerdings konnte die Überdeckung in der ersten Stufe die Unterdeckung in der zweiten Stufe mehr als ausgleichen. Gleiches gilt für die PEPP PA03B (Schizophrenie, schizotype und wahnhafte Störungen oder andere psychotische Störungen, Alter < 66 Jahre, ohne komplizierende Konstellation): Entsprechend der Erlösberechnung von 2013 könnte das Krankenhaus für die Mehrzahl der Patienten positive Falldeckungsbeiträge erzielen. Bei der PEPP PA04A (Affektive, neurotische, Belastungs-, somatoforme oder Schlafstörungen, Alter < 66 Jahre, ohne komplizierende Nebendiagnose, ohne komplizierende Konstellation) sehen die Autoren für Langlieger (mindestens 29 Tage dauernde Behandlungsfälle) einen gewissen Anreiz zur Verweildauerreduktion. Im Rahmen der Begleitforschung zu den Auswirkungen der Einführung des pauschalierenden Entgeltsystems (Schreyögg et al. 2018) konnte jedoch keine Verweildauerverkürzung der Optionshäuser gegenüber der Kontrollgruppe gesehen werden. So lag die durchschnittliche Verweildauer in den PEPP-Häusern in den Jahren 2013 bis 2015 sogar um 5,7 Tage über der derjenigen Einrichtungen, in denen nach Pflegesätzen abgerechnet wurde. Allerdings bestand diese Differenz bereits im Vorzeitraum, sodass von einem Selektionsbias der Optionshäuser ausgegangen wird. Eine Verringerung der Verweildauer im Rahmen der PEPP-Einführung konnte durch die Begleitforschung somit nicht festgestellt werden. Selbst der Einbezug der Hauptdiagnosen in das Regressionsmodell und der Ausschluss von Kurzliegern im Berechnungsmodell ergaben keine Hinweise auf eine Verweildauerverkürzung, die im Zusammenhang mit der Einführung des neuen Entgeltsystems stehen könnte (Schreyögg et al. 2018).

Im Zusammenhang mit dem Einfluss der Verweildauer auf die Erlöshöhe wurde in der wissenschaftlichen Literatur auch eine mögliche Risikoselektion diskutiert, bei der durch den Leistungserbringer bevorzugt Patienten behandelt werden, die Kurzliegerpotenzial aufweisen. Der erhöhte Behandlungsaufwand, der bei dieser Patientengruppe zu erbringen ist, könne dabei durch die Fokussierung auf Patienten mit guter Adhärenz und geringem Betreuungsaufwand ausgeglichen werden (Horter et al. 2016). Im Rahmen der Begleitforschung zum neuen Entgeltsystem konnte im Zeitraum von 2013 bis 2015 kein Anstieg von Kurzliegerfällen verzeichnet werden (Schreyögg et al. 2018).

Daneben besteht für den Leistungserbringer grundsätzlich der Anreiz – bedingt durch die die Erlöshöhe bestimmenden jeweils erkrankungsspezifischen Pauschalen und ergänzenden Tagesentgelte – das Behandlungsangebot zu ändern, indem bspw. mehr Intensivbehandlungen oder bspw. Psychotherapien mit positivem Deckungsbeitrag durchgeführt werden. Der von Horter et al. (2016) simulierte Anstieg durchgeführter, zumindest aber kodierter Intensivbehandlungen ließ sich jedoch von Schreyögg et al. (2018) nicht bestätigen, da für die optierten Kliniken keine Änderung im Anteil der Fälle mit Intensivbehandlung sichtbar waren. Die genannten Ergebnisse beziehen sich dabei allerdings auf die Phase vor dem PsychVVG und somit auf eine Zeit, in der das Vergütungssystem stärker als Preis- und nicht als Budgetsystem konzipiert war. Verhandelt werden nunmehr nicht Leistungsmengen, zu deren Erbringung die Kostenverantwortung vollständig beim Leistungserbringer liegt und hohe Deckungsbeiträge maßgeblich sind, sondern Budgets, bei denen strukturelle Besonderheiten der Kliniken Berücksichtigung finden.

Diskutiert und befürchtet wurde zusätzlich der Anreiz der Leistungserbringer, Effizienzsteigerungen durch Personalabbau zu erzielen (Bühring 2015). Unter den Rahmenbedingungen des PsychEntgG wäre dies sicherlich denkbar gewesen. Durch die durch das PsychVVG geänderten regulatorischen Rahmenbedingungen ist hiervon jedoch nicht auszugehen, da die Personalvorgaben der Psych-PV nicht wie ursprünglich geplant durch unverbindliche Personalempfehlungen des G-BA, sondern durch verbindliche Vorgaben ersetzt werden. Auch die anderen oben angesprochenen Anreizstrukturen und ihre Wirkungen werden durch die geänderten Rahmenbedingungen abgeschwächt.

Im Rahmen des PsychVVG wurde mit dem Ziel der Stärkung sektorenübergreifender Versorgung der neu geschaffene § 115d SGB V eingeführt, der die stationsäquivalente psychiatrische Behandlung im häuslichen Umfeld ermöglicht. Dadurch wird den Kliniken die Möglichkeit eröffnet, Patienten im häuslichen Umfeld zu behandeln (wobei die Behandlung in Inhalt, Flexibilität und Komplexität einer stationären Behandlung entsprechen muss) und diese Leistung über ein unbewertetes PEPP-Entgelt abzurechnen (Vereinbarung zur stationsäquivalenten psychiatrischen Behandlung nach § 115d Abs. 2 SGB V). Trotz dieser Neuerung umfasst das Klinikbudget weiterhin lediglich den voll- und teilstationären Bereich sowie stationsäquivalente Leistungen.[3] Es besteht somit kein Anreiz, stationäre und ambulante (PIA) Versorgungsformen zu verknüpfen. Hinzu kommt, dass Verweildauerverkürzungen und Verlagerungen in den ambulanten Bereich Veränderungstatbestände für die Budgetermittlung darstellen. Es besteht also ebenfalls kein Anreiz, Patienten bedarfsgerecht in die PIA, deren Kernaufgabe die Vermeidung oder Verkürzung stationärer Aufenthalte darstellt, umzusteuern, da dies das stationäre Klinikbudget absenken könnte.

14.3.3 Alternative Finanzierungsmodelle – Modellvorhaben nach § 64b SGB V

Mit dem im Jahr 2012 ebenfalls im Rahmen des PsychEntgG in Kraft getretenen § 64b SGB V wurde psychiatrischen Kliniken und Abteilungen ermöglicht, Modellvorhaben mit den Krankenkassen zu vereinbaren. Entsprechend § 64b SGB V und den zwischen Leistungserbringer und Kostenträger geschlossenen Modellverträgen zielen diese Modellvorhaben unter anderem auf eine bessere Patien-

---

[3] An dieser Stelle sei bereits auf den Unterschied von stationsäquivalenter und stationsersetzender Behandlung hingewiesen. Beide stellen Spielarten des Home Treatments dar. Während jedoch die stationsäquivalente Behandlung nach § 115d SGB V regulatorisch klar umrissen ist (Krankenhausleistung, Indikation stationärer Behandlung, Vorhaltung bestimmter Berufsgruppen für das Behandlungsteam, mindestens ein persönlicher Patientenkontakt pro Tag), ist die stationsersetzende Behandlung, wie sie im Rahmen der Modellvorhaben durchgeführt wird, in ihrer zeitlichen und modularen Ausgestaltung wesentlich flexibler. Weiterhin ist die stationsersetzende Leistung der Modellvorhaben Teil des bisherigen Klinikbudgets, wohingegen die stationsäquivalente Behandlung als Sondertatbestand in die Budgetverhandlung einfließen kann.

14.3 · Anreizwirkung der Vergütungssysteme im stationären Sektor

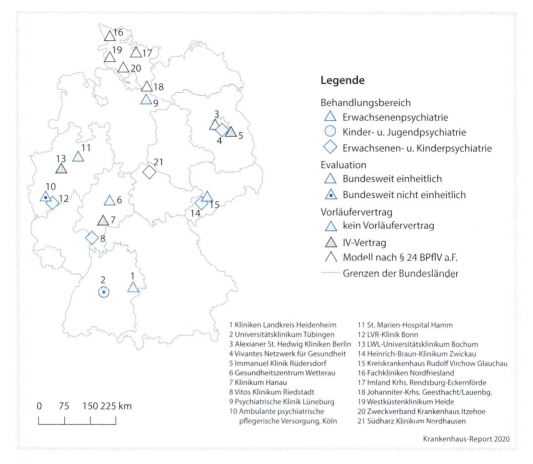

◘ Abb. 14.2 Standorte der Modellvorhaben nach § 64b SGB V

tenversorgung durch die Verbesserung der sektorenübergreifenden Leistungserbringung ab. Weiterhin dienen die Modellvorhaben auch der Erprobung neuer Finanzierungskonzepte.

Seit 2012 wurden an 20 Kliniken bzw. eigenständigen Fachabteilungen entsprechende Verträge mit einer Laufzeit von in der Regel acht Jahren zwischen Leistungserbringer und Kostenträger geschlossen (◘ Abb. 14.2).[4] Die regulatorische Vorgabe, dass je Bundesland mindestens ein Modellvorhaben umgesetzt werden soll, konnte nicht erfüllt werden. So zeigen sich Lücken in den Stadtstaaten Bremen und Hamburg sowie in den Flächenländern Bayern, Mecklenburg-Vorpommern, Rheinland-Pfalz, Saarland und Sachsen-Anhalt. In den übrigen Bundesländern konnte mindestens ein Modellvorhaben realisiert werden. Ein wesentliches Unterscheidungskriterium zu IV-Verträgen stellt der Patientenzugang dar. Bedürfen IV-Verträge einer Einschreibung durch den Patienten und betreffen oft nur bestimmte Diagnosen, erfolgt der Zugang zur Modellversorgung meist über den Wohnsitz (bspw. alle Einwohner definierter Landkreise) oder die Kassenzugehörigkeit[5] des Patienten und umfasst alle psychiatrischen Diagnosen.

Den größten Unterschied in der Finanzierung der Modellvorhaben im Vergleich zum Finanzierungssystem gemäß PsychEntgG bzw.

---

4 Die ersten Verträge traten dabei im Jahr 2013 in Kraft.

5 So steht die Modellversorgung der Einrichtungen, die Verträge nur mit einzelnen Krankenkassen ge-

PsychVVG bildet das Zusammenlegen des Budgets für voll-, teilstationäre und stationsersetzende Leistungen sowie den PIA-Erlösen zu einem Gesamtbudget (◘ Tab. 14.2). Das im Rahmen der Modellvorhaben verwendete Entgeltverfahren (PEPP oder Pflegesätze bzw. PIA-Vergütung) stellt dabei lediglich Abschlagszahlungen dar. Bei Modellvorhaben, die bereits Vorgängerverträge (Regionalbudgets/§ 24 BPflV a. F. oder IV-Verträge) umsetzten, handelt es sich bei den zugrundeliegenden, ursprünglich zum Modellstart vereinbarten Budgets um Fortschreibungen dieser bestehenden Budgets, wobei – anders als beim PsychVVG – keine Personalvorgaben berücksichtigt wurden. Budgetanpassungen erfolgen lediglich im Rahmen der Steigerung um den Veränderungswert oder bei einer Änderung der Versorgungsregion oder relevanten Veränderung der Patientenzahlen, wobei in den meisten Modellvorhaben ein Korridor von 6 % herangezogen wird. Zu den größten Unterschieden gehört jedoch die Möglichkeit, die Vergütungssystematik frei verhandeln zu können. In fast allen Modellvorhaben wird nach einer Übergangszeit des jeweils ersten Modelljahrs, in dem tagesgleiche Pflegesätze zum Einsatz kamen, mittels PEPPs abgerechnet. Die PIA-Vergütung lehnt sich in der Regel an die Landesvorgaben an, kann aber auch durch die Vereinbarung gesonderter Entgeltschlüssel davon abweichen. Allerdings besteht bspw. ebenso die Möglichkeit, die Abschlagszahlungen je Sektor aufzuteilen: also die vollstationäre Vergütung über Pflegesätze, aber die teilstationäre Vergütung über monatliche Abschläge (je ein Zwölftel des teilstationären Budgets) zu gestalten. Auch die Regelungen des Budgetausgleichs sind zwischen psychiatrischer Einrichtung und Kostenträgern verhandelbar. Die Bandbreite reicht hier vom vollständigen Mehr- und Mindererlösausgleich über einen hundertprozentigen Mindererlösausgleich mit gestaffeltem Mehrerlösausgleich hin zu detaillierten Zielvereinbarungen über die Zahl der je Bereich zu versorgenden Patienten und Behandlungstage mit Ausgleichsregelungen bei (Nicht)Erreichen der jeweiligen Vorgaben.

Dadurch, dass in den meisten Modellvorhaben lediglich eine zu behandelnde Kopfzahl zur Realisierung des Budgets in Verbindung mit einem vollständigen Erlösausgleich vereinbart wird, bestimmen somit weder die Zahl der Behandlungsfälle noch die Behandlungstage die Höhe der Vergütung. Auch das Setting – also ob ein Patient voll-, teilstationär oder ambulant behandelt wird – hat keinen Einfluss auf die Vergütungshöhe. Die Stellschraube einer wirtschaftlichen Behandlung besteht somit in der Minimierung des Ressourceneinsatzes, sodass für den Leistungserbringer der Anreiz besteht, die Patienten möglichst schnell in ambulante und weniger ressourcenintensive Versorgungsangebote oder gar in die vertragsärztliche, nicht das Klinikbudget belastende Versorgung umzusteuern (Wasem et al. 2012). Für den stationären Bereich kann davon ausgegangen werden, dass sich die Verweildauern einem ökonomischen und gleichzeitig auf den Behandlungsbedarf ausgerichteten Optimum angleichen, da zu lange Verweildauern Kosten verursachen, aber eine verfrühte Entlassung das Risiko einer erneuten (Kosten verursachenden) Einweisung erhöht; gleichzeitig besteht aber auch das Risiko, dass insbesondere Patienten mit einem kostenintensiven stationären Behandlungsbedarf die benötigte Behandlung gar nicht oder verzögert erhalten (Wasem et al. 2012). Von einer Umsteuerung aller zu versorgenden Patienten in die Tagesklinik oder Psychiatrische Institutsambulanz ist dennoch nicht auszugehen, da sich einerseits nicht alle Patienten für diese Behandlungsformen eignen, aber auch, da PIA-Behandlung deutlich geringere Abschlagszahlungen bedeutet und somit erst im Folgejahr auszugleichende Mindererlöse entstünden, die für die Klinik auch Liquiditätsprobleme be-

---

schlossen haben, nur Personen offen, die bei der jeweiligen Krankenkasse versichert sind. Im Falle der psychiatrischen Klinik Lüneburg sind dies ausschließlich Versicherten der AOK Niedersachsen, in Rüdersdorf sind nur die Barmer und die Techniker Krankenkasse Vertragspartner (Aufzählung nicht erschöpfend).

Tabelle 14.2 Übersicht über Regelungen des PEPP-Systems und der Modellvorhaben (Quelle: Übersicht in Anlehnung an Deister und Wilms 2014)

	PEPP (PsychVVG)	**Modellvorhaben (§ 64b SGB V)**
Im Budget beinhaltete Sektoren	– Vollstationär – Teilstationär (Tagesklinik) – Stationsäquivalent	– Vollstationär – Teilstationär (Tagesklinik) – Stationsäquivalent – Ambulant (PIA)
Budgetermittlung	– Budget des Vorjahrs (ab 2020 unter Berücksichtigung der PPP-RL, struktureller und regionaler Besonderheiten und des strukturierten Krankenhausvergleichs) – Leistungsmengen und -art (PEPPs)	– In den meisten Fällen Fortschreibung bestehender Budgets
Budgetentwicklung/ -anpassung	– Veränderungen von Leistungsmenge und -art (steigernd/absenkend) – Kostenentwicklungen, Verweildauerentwicklungen (steigernd/absenkend) – Ergebnisse von Leistungsverlagerungen (steigernd/absenkend) – Ergebnisse des leistungsbezogenen Vergleichs (steigernd/absenkend) – Mehrkosten für die Umsetzung der verbindlichen Mindestpersonalvorgaben (steigernd) – Anpassungsvereinbarung – Obergrenze für Budgeterhöhung bildet Veränderungswert (mit Ausnahmen)	– Entsprechend gesetzlichen Veränderungswerten – Veränderung der Versorgungsregion – Über-/Unterschreiten der festgelegten Kopfzahl (in der Regel +6 %)
Leistungsabrechnung	– PEPP (tagesbezogene, degressive Pauschalen und ergänzende Tagesentgelte)	– Grundsätzlich frei verhandelbar – Stationär: häufig Modellpflegesätze oder nach PEPP – PIA in der Regel entsprechend Landesvorgaben (sofern vorhanden), aber teilweise auch davon abweichend mit eigenen Entgeltschlüsseln – Aber auch: Monatliche Abschlagszahlungen (1/12 des Jahresbudgets) möglich
Budgetausgleiche	– Degression bei Mehrleistungen – Mehr- und Mindererlöse anteilig	– Vollständiger Ausgleich von Mehr- und Mindererlösen (fast alle Modellvorhaben) – Mindererlöse zu 100 %; Mehrerlöse gestaffelt (Hamm) – Ausgleiche anhand Zielvereinbarungen der Kopfzahlen und Behandlungstage in den einzelnen Behandlungsbereichen (Lüneburg)

Krankenhaus-Report 2020

deuten können (Schröder 2016). Ungeachtet dessen besteht für den Leistungserbringer ein Anreiz, stationäre Kapazitäten abzubauen, um den Fixkostenanteil der Versorgung zu reduzieren, parallel dazu jedoch ambulante Strukturen auszubauen.

Dass die durch die Ausgestaltung der Modellvorhaben gesetzten Anreize Wirkung zeigen, konnte in verschiedenen Studien gezeigt werden. Es lässt sich zusammengefasst sagen, dass trotz der großen Heterogenität der Modellvorhaben ein deutlich höherer Ambulantisierungsgrad zu verzeichnen ist und vollstationäre Kapazitäten bei gleichzeitiger Stärkung tagesklinischer und ambulanter Versorgungsangebote abgebaut wurden (GKV-Spitzenverband, Verband der Privaten Krankenversicherung, Deutsche Krankenhausgesellschaft 2019). Auch eine Verringerung der Zahl der vollstationären Behandlungstage ließ sich beobachten (Neumann et al. 2019; Kliemt et al. 2018). Ergebnisse, die etwas über die Ergebnisqualität und somit dem Behandlungserfolg bezüglich klinischer Parameter aussagen, liegen derzeit nicht vor, es wird aber von einer Verbesserung des Funktionsniveaus sowie einer Reduktion der Symptomlast und Krankheitsschwere berichtet (GKV-Spitzenverband, Verband der Privaten Krankenversicherung, Deutsche Krankenhausgesellschaft 2019). Hierzu bleiben aber die Ergebnisse der von der Universität Witten/Herdecke separat durchgeführten Evaluation des Marienhospitals Hamm sowie des durch den Innovationsfonds geförderten Projekts PsychCare abzuwarten.

14.4 Fazit

Nach einem etwas holprigen Start im Jahr 2012 und einer zwischenzeitlichen Neugestaltung der Rahmenbedingungen ist das neue pauschalierende Entgeltsystem für die Psychiatrie und Psychosomatik (PEPP) seit 2018 von allen entsprechenden Einrichtungen umzusetzen. Dabei war es ursprünglich als Preissystem konzipiert, ist aber durch die verstärkte Budgetorientierung im Rahmen des PsychVVG in den Augen des GKV-SV zu einem „Abschlagssystem degradiert" worden (Deutscher Bundestag 2019, S. 54). Parallel dazu werden seit 2013 alternative Vergütungskonzepte im Rahmen von § 64b SGB V erprobt. Beiden gemeinsam ist, dass sowohl das aktuell gültige Entgeltsystem gemäß PsychVVG als auch die Modellvorhaben die Kostenverantwortung weiter vom Kostenträger zum Leistungserbringer verschieben. Die gesetzten Anreize sind dabei jedoch verschieden voneinander. In Bezug auf die Verweildauer ist im PEPP-System davon auszugehen, dass der Anreiz einer Ausweitung von Behandlungstagen durch den degressiven Verlauf der Tagespauschalen begrenzt wird. Allerdings ist dies stets vom Falldeckungsbeitrag abhängig, sodass Fälle, bei denen die Grenzkosten geringer als die Grenzerlöse sind, durchaus einen Anreiz zur Verweildauerausdehnung bieten. Umgekehrt können bei komplexen und mit hohen Kosten verbundenen Fällen Verweildauerverkürzungen auftreten, um von einer höheren Bewertungsrelation und geringeren Fallkosten zu profitieren. Von einer Unterversorgung im Sinne deutlich zu kurzer Verweildauern ist jedoch nicht auszugehen, da bei einer Wiederaufnahme durch die Fallzusammenführungsregelungen höhere Kosten ohne zusätzliche Erlöse entstehen. Ähnliche Anreizmechanismen sind in den Modellvorhaben beobachtbar. Ein wesentlicher Unterschied zwischen dem PEPP-System und den Modellvorhaben besteht hingegen in den Anreizen zur Ambulantisierung. So sind im PEPP-System die Vergütungen von stationärer und ambulanter Behandlung nicht miteinander verknüpft und ein hoher Ambulantisierungsgrad mit dadurch bedingter Verweildauerverkürzung kann sich auf das Budget auswirken. Dadurch bieten sich nur wenig Anreize, Patienten in die PIA umzusteuern. Durch das Zusammenlegen von stationärem Budget und PIA-Erlösen in den Modellvorhaben ist aber genau dieser Anreiz gegeben.

So werden die Modellvorhaben in ihren Anreiz- und Wirkmechanismen nach Veröffentlichung erster Ergebnisse durchaus positiv gesehen. Doch während die DKG das Risiko sieht, dass Umstrukturierungen wie z. B. eine Erhöhung tagesklinischer Behandlungsplätze oder PIA-Kapazitäten nach Ablauf der Modellvorhaben nicht mehr ausreichend finanziert werden können, ist man auf Seiten des GKV-SV zurückhaltender. Hier sollen zunächst die abschließenden Ergebnisse der gemäß § 65 SGB V gesetzlich vorgeschriebenen unabhängigen Evaluation abgewartet werden, bevor gesetzgeberisch eingegriffen wird, da die vorläufigen Ergebnisse der Evaluation eine große Heterogenität in den Ergebnissen aufzeigen (GKV-Spitzenverband, Verband der Privaten Krankenversicherung, Deutsche Krankenhausgesellschaft 2019). Derzeit liegen den die Evaluation gemäß § 65 SGB V beauftragenden Krankenkassen erste Zwischenberichte zu 16 und zweite Zwischenberichte zu zwölf Modellvorhaben vor. Vor Ende 2025 ist jedoch nicht mit einem alle Modellvorhaben umfassenden Abschlussbericht zu rechnen – einem Zeitpunkt, zu dem ein Großteil der Modellvorhaben (sollten sie nicht verlängert werden) bereits seit fünf Jahren ausgelaufen sein werden. Hier bleibt somit unklar, wie es mit den Modellvorhaben weitergeht; eine Überführung in die Regelversorgung ist derzeit nicht in Sicht.

Für die Regelversorgung entscheidend dürfte zukünftig die Ausgestaltung der Budgetfestsetzung sein – auch im Rahmen des Krankenhausvergleichs, der ein leistungsgerechtes Budget ermöglichen soll –, wobei es derzeit an konkreten Vorgaben mangelt, welche regionalen und strukturellen Besonderheiten in welchem Umfang Berücksichtigung finden sollen und durch das Ziel der Leistungsgerechtigkeit aus Sicht des GKV-SV konterkariert wird (Deutscher Bundestag 2019). Demgegenüber begrüßt die DKG die Ausrichtung des Vergütungssystems auf ein Budgetsystem, bemängelt aber, dass die PEPPs nicht geeignet seien, „um die Vielfalt und Individualität der psychiatrischen Versorgung sachgerecht abzubilden" (Deutscher Bundestag 2019, S. 59). In seiner Stellungnahme zu den Erfahrungen mit dem neuen Entgeltsystem bezweifelt der Verband der Krankenhausdirektoren Deutschland (2019) mögliche Einspareffekte aufgrund der budgetneutralen Einführung des neuen Entgeltsystems; einer der Gründe weswegen es ursprünglich eingeführt wurde: Leistungsgerechtigkeit und Kosteneinsparung. Inwieweit sich diese Vorstellungen erfüllen, müssen die Begleitforschung gemäß § 17d Abs. 8 KHG und der vom InEK durchgeführte Krankenhausvergleich zeigen. Ergebnisse der Begleitforschung für die Datenjahre 2016 bis 2018 sind voraussichtlich für 2021 zu erwarten. Öffentlich zugängliche Ergebnisse des Krankenhausvergleichs für die Vereinbarungsjahre 2018 und 2019 werden ab 2020 durch das InEK bereitgestellt.

Literatur

Belling R (2016) PsychVVG – Paradigmenwechsel in der Krankenhausfinanzierung? f&w 9:836–838

Birr MC, Berton R, Studenski F (2013) Aktuelle Erläuterungen zum neuen Entgeltsystem 2013. In: Studenski F et al (Hrsg) Neues Entgeltsystem in der Psychiatrie und Psychosomatik. Springer Gabler, Wiesbaden, S 229–258

Bundesministerium für Gesundheit (2012) Verordnung zum pauschalierenden Entgeltsystem für psychiatrische und psychosomatische Einrichtungen für das Jahr 2013 (Verordnung pauschalierende Entgelte Psychiatrie und Psychosomatik 2013 – PEPPV 2013). Amtliche Begründung zum Referentenentwurf, angepasst an den Verordnungstext vom 19. November 2012. https://www.aok-gesundheitspartner.de/imperia/md/gpp/bund/krankenhaus/psy/archiv/peppv2013_amtliche_begruendung.pdf. Zugegriffen: 27. Juni 2019

Bühring P (2015) Anreize für eine gute Versorgung, nicht für Erlösoptimierung. Dtsch Arztebl 112(42):A-1704–A-1705

Deister A, Wilms B (2014) Downloadmaterialien zu Regionale Verantwortung übernehmen – Modellprojekte in Psychiatrie und Psychotherapie nach § 64b SGB V. Psychiatrie Verlag, Köln. https://psychiatrie-verlag.de/wp-content/uploads/2019/02/Downloadmaterialien_Regionale_Verantwortung_uebernehmen_01.pdf. Zugegriffen: 30. Juni 2019

Deutscher Bundestag (1975) Unterrichtung durch die Bundesregierung – Bericht über die Lage der Psychiatrie in der Bundesrepublik Deutschland — Zur psychiatrischen und psychotherapeutisch/psychosomatischen Versorgung der Bevölkerung. Drucksache 7/4200. http://dipbt.bundestag.de/doc/btd/07/042/0704200.pdf. Zugegriffen: 4. Sept. 2019

Deutscher Bundestag (2019) Unterrichtung durch die Bundesregierung – Gemeinsamer Bericht zur Einführung eines pauschalierenden Entgeltsystems für psychiatrische und psychosomatische Einrichtungen des GKV-Spitzenverbandes, des Verbandes der Privaten Krankenversicherung e. V. und der Deutsche Krankenhausgesellschaft e. V. Drucksache 19/12850. https://dip21.bundestag.de/dip21/btd/19/128/1912850.pdf. Zugegriffen: 04. September 2019

GKV-Spitzenverband (2010) PIA-Vergütungsregelungen nach Bundesländern. https://www.gkv-spitzenverband.de/media/dokumente/krankenversicherung_1/krankenhaeuser/psychiatrie/fakten_und_analyse/psychiatrische_institutsambulanzen_pia/Psychiatrie_Tab_3_PIA-Verguetungsregelungen_nach_Bundeslaendern_16536.pdf. Zugegriffen: 3. Juli 2019

GKV-Spitzenverband, Verband der Privaten Krankenversicherung, Deutsche Krankenhausgesellschaft (2019) Gemeinsamer Bericht zur Einführung eines pauschalierenden Entgeltsystems für psychiatrische und psychosomatische Einrichtungen gemäß § 17d Abs 4 Satz 8 KHG. Deutscher Bundestag, Drucksache 19/12850. https://dip21.bundestag.de/dip21/btd/19/128/1912850.pdf. Zugegriffen: 4. Sept. 2019

Horter H, Driessen M, Zapp W (2016) Systemimmanente Anreize im Pauschalierenden Entgeltsystem Psychiatrie und Psychosomatik (PEPP) – Analyse am Beispiel der Behandlung der Alkoholabhängigkeit. Springer Gabler, Wiesbaden

Kliemt R, Häckl D, Neumann A, Schmitt J (2018) Modellprojekte zur Versorgung psychisch erkrankter Menschen nach § 64b SGB V – Überblick und erste Ergebnisse der bundeseinheitlichen Evaluation. In: Repschläger U, Schulte C, Osterkamp N (Hrsg) Gesundheitswesen aktuell 2018. Barmer, Wuppertal, S 156–179

Krause PA (2018) Vergütung stationär-psychiatrischer Leistungen – Eine Einordnung der neuen PEPP-Entgeltsystematik mit Veränderungsvorschlag, Friedrich-Schiller-Universität Jena. https://www.db-thueringen.de/receive/dbt_mods_00034264. Zugegriffen: 3. Juli 2019

Melchinger H (2008) Strukturfragen der ambulanten psychiatrischen Versorgung unter besonderer Berücksichtigung von Psychiatrischen Institutsambulanzen und der sozialpsychiatrischen Versorgung außerhalb der Leistungspflicht der Gesetzlichen Krankenversicherung. Medizinische Hochschule Hannover, Zentrum Psychologische Medizin Klinik für Psychiatrie, Sozialpsychiatrie und Psychotherapie. https://www.bvdn-sachsen.de/wp-content/uploads/2018/09/strukturfragen_melchingerstudie__04_04_08.pdf. Zugegriffen: 14. November 2019

Neubert O, Richter M (2016) Psychiatrische Institutsambulanzen – Erste Schritte zur Transparenz im Rahmen der PsychEntgeltreform. In: Klauber J, Geraedts M, Friedrich J, Wasem J (Hrsg) Krankenhaus-Report 2016. Schattauer, Stuttgart, S 63–84

Neumann A, Kliemt R, Baum F, Schoffer O, March S, Seifert M, Swart E, Häckl D, Pfennig A, Schmitt J (2019) Zusammenfassung des aktuellen Standes der Evaluation von Modellvorhaben nach § 64b SGB V (EVA64) Zur Vorlage an das Bundesministerium für Gesundheit im Rahmen des § 17d KHG (4). Deutscher Bundestag, Drucksache 19/12850. https://dip21.bundestag.de/dip21/btd/19/128/1912850.pdf. Zugegriffen: 4. Sept. 2019

Schreyögg J, Stargardt T, Kwietniewski L, König HH, Lambert M, Linschmann B, Bäuml M, Frey S, Birkner N, Everding J, Baumann M, Weide A, Könitz V, Pott C, Schütze I (2018) Begleitforschung zu den Auswirkungen der Einführung des pauschalierenden Entgeltsystems für psychiatrische und psychosomatische Einrichtungen – Auftrag nach § 17d Abs 8 KHG Endbericht für die Datenjahre 2011–2015. https://www.dkgev.de/fileadmin/default/Mediapool/2_Themen/2.2_Finanzierung_und_Leistungskataloge/2.2.1._Stationaere_Verguetung/2.2.1.2._Abrechnungsbestimmungen/Endbericht_1_Forschungszyklus_Begleitforschun_Psychiatrie.pdf. Zugegriffen: 3. Juli 2019

Schröder BB (2016) Regionalbudgets als alternative Finanzierungsform in der Psychiatrie. Eine gesundheitsökonomische Analyse am Beispiel der Westküstenkliniken Brunsbüttel und Heide gGmbH. https://d-nb.info/1095569295/34. Zugegriffen: 12. Juni 2019

Verband der Krankenhausdirektoren Deutschlands (2019) Stellungnahmen der Fachgruppe Psychiatrische Einrichtungen im VKD für den Bericht § 17d Abs 4 Satz 9 KHG zu den Auswirkungen und Anwendungserfahrungen der Einführung eines pauschalierenden Entgeltsystems für psychiatrische und psychosomatische Einrichtungen. Deutscher Bundestag, Drucksache 19/12850. https://dip21.bundestag.de/dip21/btd/19/128/1912850.pdf. Zugegriffen: 04. September 2019

vdek – Verband der Ersatzkassen (2017) Entgeltsystem Psychiatrie, Psychotherapie und Psychosomatik (PEPP-System). https://www.vdek.com/vertragspartner/Krankenhaeuser/pepp.html. Zugegriffen: 3. Juli 2019

Wasem J, Reifferscheid A, Südmersen C, Faßbender R, Thomas D (2012) Das pauschalierende Entgeltsystem für psychiatrische und psychosomatische Einrichtungen, Prüfung der Eignung alternativer Abrechnungseinheiten gemäß dem gesetzlichen Prüfauftrag nach § 17d Abs. I S. 2 KHG. IBES Diskussionsbeitrag Nr. 195. https://www.wiwi.uni-due.de/fileadmin/fileupload/WIWI/Forschung/IBES_

Diskussionbeitraege/IBES_195_Gutachten_Psych-Entg_Final.pdf. Zugegriffen: 7. Juli 2019

Wolff-Menzler C, Große C (2014) Leistungs- und tagesbezogene pauschale Vergütung in der stationären psychiatrischen und psychosomatischen Versorgung – Eine Analyse der Anreizwirkungen des PEPP-Systems. Gesundheitswesen 77:e112–e118

Open Access Dieses Kapitel wird unter der Creative Commons Namensnennung 4.0 International Lizenz (http://creativecommons.org/licenses/by/4.0/deed.de) veröffentlicht, welche die Nutzung, Vervielfältigung, Bearbeitung, Verbreitung und Wiedergabe in jeglichem Medium und Format erlaubt, sofern Sie den/die ursprünglichen Autor(en) und die Quelle ordnungsgemäß nennen, einen Link zur Creative Commons Lizenz beifügen und angeben, ob Änderungen vorgenommen wurden.

Die in diesem Kapitel enthaltenen Bilder und sonstiges Drittmaterial unterliegen ebenfalls der genannten Creative Commons Lizenz, sofern sich aus der Abbildungslegende nichts anderes ergibt. Sofern das betreffende Material nicht unter der genannten Creative Commons Lizenz steht und die betreffende Handlung nicht nach gesetzlichen Vorschriften erlaubt ist, ist für die oben aufgeführten Weiterverwendungen des Materials die Einwilligung des jeweiligen Rechteinhabers einzuholen.

Perspektiven der Finanzierung und Vergütung der medizinischen Rehabilitation in Deutschland

Günter Neubauer

15.1 Einleitung – 283

15.2 Struktur der Versorgung, Finanzierung und Vergütung – 283
15.2.1 Die Angebotsseite – 284
15.2.2 Die Nachfrageseite – 285
15.2.3 Die Patientensteuerung – 286

15.3 Das Vergütungssystem in der medizinischen Rehabilitation – 287
15.3.1 Die Vertragspartner – 287
15.3.2 Systematik möglicher Vergütungssysteme – 288
15.3.3 Abrechnungseinheiten in der Rehabilitation – 288
15.3.4 Das Bewertungsverfahren – Findung der Entgelthöhe – 289
15.3.5 Zuschläge und Abschläge als komplementäre Vergütungskomponenten – 290

15.4	Aktuelle Reformdiskussion – 290
15.4.1	Erweiterung der Finanzierungsquellen – 290
15.4.2	Differenzierte fallbezogene Vergütung in der Diskussion – 291
15.4.3	Komplexpauschalen ein Ziel? – 293
15.4.4	Digitalisierung der Rehabilitationsnachsorge – 294
15.5	Ausblick – 294
	Literatur – 294

Zusammenfassung

Die medizinische Rehabilitation in Deutschland ist insgesamt gut aufgestellt, führt aber gleichwohl in der Gesundheitsversorgung ein Dasein als Aschenputtel. Sowohl die Angebotsseite wie die Nachfrageseite sind trotz entsprechender gesetzlicher Gebote im SGB IX wenig koordiniert. Vor allem die Finanzierungs- und Vergütungsmodalitäten sind immer noch historisch bestimmt. Insbesondere das Zusammenwirken der beiden großen Trägergruppen der Rehabilitation – der Krankenkassen und der regionalen Organisationen des Verbandes Deutscher Rentenversicherungsträger (VDR) – sollte intensiviert werden. Hinzu kommt als neue Aufgabe die Rehabilitation von Pflegebedürftigen. Für diese ist bislang keine adäquate Finanzierungform gefunden worden. Der Vorschlag, die Pflegeversicherung in die Finanzierung einzubinden, findet jedoch zunehmend Gehör.

Die Vergütung für Rehabilitationsleistungen erfolgt wenig differenziert nach normierten Behandlungstagen. Innerhalb einer Indikation gibt es so gut wie keine Differenzierung der Patientinnen und Patienten, obwohl Instrumente für eine Differenzierung nach Schweregrad durchaus verfügbar sind. Die Einführung einer fallbezogenen Vergütung auch in der Rehabilitation ist über Pilotprojekte nicht hinausgekommen. Ohne staatliches Eingreifen dürfte die Diskussion auch in der nächsten Zeit nicht vorankommen.

Medical rehabilitation in Germany is generally well positioned, but nevertheless leads an existence as a Cinderella in health care. Both the supply side and the demand side are poorly coordinated despite corresponding legal requirements in SGB IX. Especially the financing and remuneration modalities are still historically determined. In particular, the cooperation between the two major financiers of rehabilitation – the health insurance funds and the regional organisations of the Federal Association of German Pension Schemes (VDR) – should be intensified. In addition, the rehabilitation of those in need of long-term care is a new issue for which no adequate form of financing has been found so far. However, the proposal to involve long-term care insurance in the financing of rehabilitation is increasingly being heard.

The reimbursement for rehabilitation services takes place according to standardised treatment days. Within an indication, there is virtually no differentiation of patients, although instruments for grouping by severity are certainly available. The introduction of case-related remuneration in rehabilitation has not gone beyond pilot projects so far. Without government intervention, the discussion is unlikely to progress in the near future.

15.1 Einleitung

Gegenstand dieses Beitrags ist ausschließlich die medizinische Rehabilitation in Deutschland. Die berufliche und soziale Rehabilitation sind nicht Thema unserer Darlegungen.

Wir wollen in einem ersten Abschnitt das Rehabilitationssystem aus ökonomischer Perspektive darstellen. Insbesondere werden Angebot und Nachfrage als wichtige Bestimmungsgrößen für die Preisfindung in den Mittelpunkt gestellt. In einem zweiten Abschnitt soll dann das Vergütungssystem selbst einer Bewertung unterzogen werden. In einem dritten Abschnitt wollen wir auf die aktuelle Diskussion zur Weiterentwicklung der Finanzierung und Vergütung der medizinischen Rehabilitation eingehen. Den Abschluss bildet ein Ausblick auf die weitere Entwicklung in den nächsten Jahren, die insbesondere durch die Digitalisierung und den Einsatz von Robotern geprägt sein dürfte.

15.2 Struktur der Versorgung, Finanzierung und Vergütung

Um das komplexe System der Versorgung und Vergütung der Rehabilitation verständlich zu machen, bedienen wir uns vor allem der ◻ Abb. 15.1. Dabei haben wir drei Strukturmerkmale in den Mittelpunkt gestellt: nämlich die Angebotsseite, die Nachfrageseite und schließlich die Koordination von Angebot und

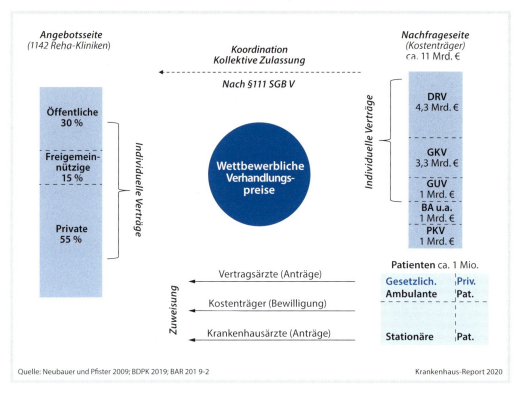

◘ Abb. 15.1 Struktur und Finanzierung der med. Reha (Quelle: Neubauer und Pfister 2009; BDPK 2019a; BAR 2019b)

Nachfrage unter anderem über die Vergütung (Neubauer und Pfister 2009).

15.2.1 Die Angebotsseite

Die Angebotsseite beschreibt die Rehabilitationskliniken als Leistungserbringer nach ihrer Trägerschaft. Die insgesamt 1.142 Kliniken werden von privaten Trägern dominiert; ihr Anteil beträgt rund 55 % (vgl. ◘ Abb. 15.1). Eine Besonderheit stellen die Kliniken in öffentlicher Trägerschaft der Deutschen Rentenversicherung (DRV) dar. Diese sind sowohl Anbieter als auch Nachfrager von Rehabilitationsleistungen. Das führt immer wieder zur Diskussion einer etwaigen Interessenkollision.

Ähnlich wie bei den Krankenhäusern ist auch bei den Rehabilitationskliniken eine zweifache Konzentration zu beobachten: Zum einen nehmen die Betriebsgrößen zu und zum anderen bilden sich Konzerne, die über eine Vielzahl von Betrieben verfügen. Bei den Betriebsgrößen schrumpfen die Kliniken mit weniger als 100 Betten und wachsen die Betriebe mit 150 Betten und mehr. Bei den Unternehmen wachsen die privaten Kettenbetriebe durch Übernahme von kleinen Unternehmen mit nur einen oder zwei Betrieben. Das größte Rehabilitationsunternehmen umfasst mittlerweile deutlich mehr als 100 Rehabilitationskliniken, die zum großen Teil von Dritten übernommen worden sind und einer Private-Equity-Gesellschaft gehören. Die Zahl der Klinikbetriebe insgesamt hingegen sinkt seit geraumer Zeit langsam (BDPK 2019a).

Das Leistungsspektrum selbst wird von der orthopädischen Rehabilitation dominiert. Die Indikation Kardiologie hingegen verliert langsam an Bedeutung, während die psychosomatische Indikation rasch zunimmt.

Neben der stationären Rehabilitation entwickelt sich derzeit eine ambulante Rehabilitation, die als wohnortnahe, familienfreundliche und kostengünstige Behandlungsvariante langsam an Marktanteilen gewinnt (BDPK 2019a).

Je nach der Zielsetzung der Rehabilitationsbehandlung wird zwischen einer postakuten Anschlussrehabilitation und präventivorientierten Heilverfahren unterschieden. Bei der Ersteren soll durch die Rehabilitation die Funktionsfähigkeit eines Patienten nach einem Krankenhausaufenthalt wieder soweit hergestellt werden, dass der Patient ohne fremde Hilfe zu Hause leben kann.

Ziel der Heilverfahren ist es, bei sozialversicherungspflichtigen Arbeitnehmern eine drohende Arbeitsunfähigkeit zu vermeiden oder zumindest deren Risiko zu verringern. Für die Heilverfahren gilt der Leitspruch „Reha vor Rente".

15.2.2 Die Nachfrageseite

Die Nachfrageseite gliedert sich in drei Untergruppen, die jeweils unterschiedliche Funktionen der Nachfrage beinhalten, nämlich die Kostenübernahme bzw. Vergütung, die Leistungsinanspruchnahme und letztlich die Lenkung der Nachfrage bzw. Patienten.

15.2.2.1 Die Kosten- bzw. Leistungsträger

Bei den Kostenträgern, die sich auch häufig als Leistungsträger bezeichnen, dominieren die Deutsche Rentenversicherung (DRV) und die gesetzlichen Krankenkassen (GKV). Beide finanzieren etwa 70 % des Leistungsvolumens. Einen deutlich geringeren Marktanteil hat die gesetzliche Unfallversicherung (GUV). Weitere Träger der medizinischen Rehabilitation sind die Bundesanstalt für Arbeit, die Jugendhilfe, die Sozialhilfe sowie Träger der Kriegsopferversorgung (§ 6 SGB IX). Hinzu kommt die private Krankenversicherung (PKV) als Rehabilitationsträger (vgl. ◘ Abb. 15.1).

Die Leistungen, die der medizinischen Rehabilitation zugeordnet werden, sind in den Paragraphen 1 bis 5 des SGB IX beschrieben. Insbesondere werden Leistungen zur Erlangung bzw. Sicherstellung der Teilhabe von Behinderten betont – ein Leistungsbereich, der in der medizinischen Rehabilitation als bislang vernachlässigt bezeichnet werden muss.

Für die verschiedenen Rehabilitationsträger, die durch die rund 110 Krankenkassen und 16 regionalen Rentenversicherungsträger an Vielfalt gewinnen bzw. an Transparenz verlieren, gibt es keine einheitlichen Vergütungsregeln.

Allerdings zeichnet sich eine Konzentration der Rehabilitationsträger dahingehend ab, dass die kleinen Krankenkassen sich zu Vertragsgemeinschaften zusammenschließen und die regionalen Rentenversicherungsträger der Deutschen Rentenversicherung sich ebenfalls bei Preisverhandlungen abstimmen. So haben sich Teile der Betriebskrankenkassen zu der GWQ ServicePlus AG zusammengeschlossen.

Bei der Anerkennung und Zulassung der einzelnen Rehakliniken als Vertragspartner und damit verbunden dem Recht auf Vergütung für die Behandlung von entsprechend versicherten Patienten haben die Krankenkassen wie auch die Deutsche Rentenversicherung jeweils einheitliche Kriterien entwickelt. Im Mittelpunkt steht die Strukturqualität in Form der personellen und sachlichen Ausstattung. Elemente der Prozessqualität werden insbesondere von der Deutschen Rentenversicherung vermehrt gefordert, etwa in Form eines indikationsspezifischen Behandlungsplans (BAR 2019a). Die Zulassung als Vertragspartner der GKV beinhaltet nicht automatisch auch die Zulassung durch die DRV. Eine Zulassung bedeutet jedoch keinen Anspruch auf Belegung.

15.2.2.2 Die Leistungsinanspruchnahme – Rolle der Patienten

Entsprechend den dominierenden Rehabilitationsträgern, DRV und GKV, lassen sich zwei große Gruppen von Patientinnen und Patienten unterscheiden: zum einen Erwerbstätige, deren Erwerbsfähigkeit durch Krankheit gefährdet ist, zum anderen bereits Erkrankte, also Patienten, die in ärztlicher Behandlung sind oder deren akutmedizinische Behandlung beendet ist und die eine anschließende Ausheilphase bzw. gesundheitsstärkende Maßnahme benötigen. Die klassische Kur als gesundheitsstärkende Maßnahme, ohne dass die oben beschriebenen Risiken bzw. Zustände gegeben sind, wird nur noch im Bereich von „Mutter-und-Kind-Kuren" durch die GKV gewährt.

Ist der Anspruch auf eine Rehabilitationsmaßnahme gegeben, so hat der Anspruchsberechtigte gemäß § 9 SGB IX ein Wahlrecht hinsichtlich der jeweiligen Rehabilitationsklinik. Berechtigte Wünsche des Rehabilitanden dürfen von den Kostenträgern nicht abgelehnt werden. Dieses Wahlrecht behindert vertragliche Preisvereinbarungen zwischen Rehabilitationskliniken und Kostenträgern bislang wenig, da von dem Wahlrecht kaum Gebrauch gemacht wird.

Wenig Steuerungswirkung entfaltet auch die vorgesehene Kostenbeteiligung der Patienten an ihrem Rehabilitationsaufenthalt. Grundsätzlich muss der Patient 10,00 € pro Tag entrichten, was nicht als Kostenbeteiligung, sondern als Vorteilsausgleich für die nicht notwendige häusliche Versorgung eingestuft wird.

An Bedeutung haben die akut-stationären Patienten gewonnen, was durch das fallbezogene DRG-Entgeltsystem unterstützt wird (BDPK 2019a). Die postakute Ausheilphase wird verstärkt in die Anschlussrehabilitation verlagert. Diese enge Verknüpfung der Leistungen hat auch den Ruf nach sogenannten Komplexpauschalen ausgelöst (vgl. auch ▶ Abschn. 15.4.3).

Privatversicherte erhalten je nach Versicherungsvertrag Rehabilitationsleistungen. Die Leistungen der DRV stehen diesem Personenkreis ebenfalls zur Verfügung, soweit sie Mitglied in der gesetzlichen Rentenversicherung sind.

Generell werden die Rehabilitanden älter – insbesondere im Leistungsbereich der GKV ist dies heute schon spürbar, da die Akutmedizin immer älter werdende Patienten auch schwierigen Operationen unterzieht und diese frühzeitig entlässt. Im Bereich der gesetzlichen Rentenversicherung (GRV) ist mit der schrittweisen Erhöhung des Renteneintrittsalters ein ähnlicher Trend zu spüren. Mittelfristig ist somit eine wachsende Nachfrage bzw. ein wachsender Bedarf an Rehabilitationsleistungen – insbesondere in der Indikation Geriatrie – zu erwarten (Lewis 2009; Heuvel 2017).

15.2.3 Die Patientensteuerung

Die Patientensteuerung entspricht aus ökonomischer Sicht einer Nachfragesteuerung. Diese erfolgt über mehrere Akteure und auf mehreren Wegen.

Rehabilitationsleistungen erfordern stets eine ärztliche Bedarfsfeststellung. Daher sind die behandelnden Ärzte auch gleichzeitig eine initiale Steuerungsinstanz. Sie bestimmen, welche Patienten aus medizinischer Sicht eine Rehabilitationsmaßnahme erhalten sollten. Neben den niedergelassenen Vertragsärzten können auch Krankenhausärzte den Bedarf einer postakuten Rehabilitation feststellen.

Welche Rehabilitationsklinik die Ärzte empfehlen, hängt u. a. davon ab, inwieweit die Rehabilitationsklinik sich mit den verordnenden Ärzten, insbesondere den Krankenhausärzten, abgestimmt hat. Und da die Krankenhäuser heute zu einem gezielten Entlassmanagement verpflichtet sind, bevorzugen die Krankenhäuser Rehabilitationskliniken, die mit ihnen vertragliche Vereinbarungen getroffen haben. Inhalte solcher Vereinbarungen sind vor allem die Abstimmung der nachfolgenden Therapie sowie die Kommunikation und Dokumentation. Häufig übernimmt in den Krankenhäusern das Entlassmanagement die Auswahl der geeigneten Rehabilitationsklinik, während die Ärzte lediglich den Bedarf einer Rehabilitation feststellen (Köhler und Wiederer 2017).

Das letzte Wort, ob und welche Art von Rehabilitation gewährt wird, haben freilich die Rehabilitationsträger. Diese prüfen neben der Bedarfsnotwendigkeit vor allem die Wirtschaftlichkeit der ärztlichen Verordnungen. Schließlich müssen sie die Kosten der Rehabilitation übernehmen. Die Bewilligungsquoten der verschiedenen Rehabilitationsträger liegen zwischen 60 und 90 % der beantragten Rehabilitationsmaßnahmen. Für das Jahr 2017 liegt die Ablehnungsquote der GKV für die Anschlussrehabilitation bei 8 % und für Heilverfahren der DRV bei 38 %. Die letztere Zahl halbierte sich allerdings aufgrund von erfolgreichen Widerspruchsverfahren (BDPK 2019a). Im Referentenentwurf zum Reha- und Intensivpflege-Stärkungsgesetz (RISG 2019) wird die Ablehnung einer Rehabilitationsmaßnahme durch die Krankenkassen erschwert.

Mit der Bewilligung gibt der Kostenträger gleichzeitig die jeweilige Rehabilitationsklinik an, in der die Rehabilitation durchgeführt werden soll. Damit steuern die Rehabilitationsträger die Patienten in solche Rehabilitationskliniken, mit denen sie spezielle Verträge über Preise und Leistungen abgeschlossen haben. Je gezielter die Rehabilitationsträger ihre Versicherten steuern können, umso eher sind die Rehabilitationskliniken bereit, sich auf entsprechende Preis-Mengen-Konditionen vertraglich festzulegen.

An dieser Stelle tauchen zwei Probleme auf: Zum einen haben die Patienten wie erwähnt ein Wahlrecht hinsichtlich der Kliniken, was zum Konflikt mit den vertraglichen Vereinbarungen ihrer Versicherung führen kann. Zum zweiten ist die DRV versucht, ihre Versicherten bevorzugt in ihre eigenen Kliniken zu steuern. Dies gilt insbesondere, wenn die Preise der eigenen Kliniken höher liegen als die vergleichbarer privater Einrichtungen. Das Problem einer Benachteiligung der Privaten im Wettbewerb wird dadurch entschärft, dass die DRV dezidierte Anforderungen an die Qualität der Rehabilitationskliniken stellt, die eine höhere Vergütung rechtfertigen. Die Krankenkassen haben die eigenen Rehakliniken weitgehend abgegeben und sind insofern freier in der Steuerung ihrer Patienten. Im RISG 2019 ist vorgesehen, dass die Wahlmöglichkeiten der Patienten dadurch gestärkt werden, dass sie bei einer Abweichung von der Empfehlung der Kostenträger nur noch die Hälfte der Mehrkosten zu übernehmen haben.

15.3 Das Vergütungssystem in der medizinischen Rehabilitation

15.3.1 Die Vertragspartner

Die Zulassung einer Rehabilitationsklinik für die Behandlung der Versicherten eines Rehabilitationsträgers begründet zwar den Anspruch auf Vergütung, doch ist die Höhe der Vergütung Verhandlungsgegenstand. Jeder rechtlich selbständige Rehabilitationsträger kann mit jeder zugelassenen Rehabilitationsklinik einen eigenen Vergütungsvertrag abschließen. Tatsächlich schließen sich vor allem die kleinen Krankenkassen zu Vertragsgemeinschaft zusammen, um auf diese Weise mehr Marktmacht zu erlangen, aber auch um den Verwaltungsaufwand zu optimieren.

Im Bereich der Rentenversicherung übernimmt die jeweils wichtigste regionale Rentenversicherung die Verhandlungsführerschaft. Die Ergebnisse werden dann von allen belegenden Rentenversicherungen übernommen. Ähnliches gilt für die Unfallversicherung (Oberscheven 2013).

Die Kliniken sehen sich somit einer Reihe verschiedener Kostenträger gegenüber, die jeweils eigene Vertragsabschlüsse verknüpft mit eigenen Leistungsvorgaben anstreben. In der ◘ Abb. 15.1 haben wir diese Struktur transparent gemacht und mit Zahlen hinterlegt.

15.3.2 Systematik möglicher Vergütungssysteme

Vergütungssysteme können generell mit drei Kriterien systematisiert werden. Das erste Kriterium ist die **Vergütungs- oder Abrechnungseinheit**. Es wird damit die Frage „Was wird abgerechnet?" beantwortet. Die Abrechnungseinheiten sollten möglichst gut die gewünschten Leistungseinheiten beschreiben, damit eine leistungsbezogene Vergütung erreicht wird. Im Gesundheitsbereich werden viele verschiedene Abrechnungseinheiten praktiziert. Das Spektrum reicht von der Abrechnung von Einzelleistungen bis hin zu einer Fallpauschale.

In ◘ Abb. 15.2 haben wir die Systematik mit einigen wichtigen Elementen angereichert. Eine Spezifizierung für die Rehabilitation nehmen wir im anschließenden Abschnitt vor.

Neben den Abrechnungseinheiten in der ersten Säule stehen in der zweiten Säule die **Bewertungsmethoden**. Hier unterscheiden wir zwei Gruppen: nämlich die Bewertung nach Kosten und die Bewertung mit Preisen. Die kostenorientierte Bewertung kann wiederum nach individuellen Istkosten, nach durchschnittlichen Istkosten oder nach Sollkosten erfolgen.

Die Preise können entweder durch Verhandlungen oder über Märkte ermittelt werden. In der Praxis gibt es häufig auch – je nach Marktlage – Mischlösungen.

In der dritten Säule, die wir auch als Ergänzungsmodul bezeichnen, erfolgen **Korrekturen** zu den ersten beiden Modulen. Ergänzungen können sowohl zu den Abrechnungseinheiten wie auch zur Bewertung hinzukommen. So könnte eine telematische Nachbetreuung von Patienten neben einer Pauschale abgerechnet werden.

15.3.3 Abrechnungseinheiten in der Rehabilitation

In der medizinischen Rehabilitation hat sich in Deutschland, aber auch im Europa der Behandlungstag als Abrechnungseinheit eingebürgert. Dabei wird der Abrechnungstag in der Regel nach der jeweiligen Behandlungsindikation wie z. B. Orthopädie oder Psychosomatik differenziert. Allerdings können die Behandlungstage nicht unbegrenzt abgerechnet werden, denn ihre Zahl ist pro Patient in der Regel pauschal begrenzt. Überschreitungen müssen durch die Klinik gesondert beantragt und durch den jeweiligen Rehabilitationsträger zusätzlich genehmigt werden. Fälschlicherweise wird hier öfters auch von Fallpauschalen gesprochen.

Der Behandlungstag als Abrechnungseinheit hat wenig Bezug zu der erbrachten Leistung und damit auch zu den entstandenen Kosten. Vor allem der Schweregrad einer erforderlichen Behandlung wird so gut wie gar nicht berücksichtigt. Eine gewisse Berücksichtigung des Behandlungsaufwandes findet sich in der Differenzierung nach Indikation. Eine tiefer gehende Differenzierung wird in der Neurologischen Rehabilitation vorgenommen. Dort werden vier Phasen der Rehabilitation unterschieden, je nach zeitlichem Abstand zur Akutbehandlung und damit auch indirekt nach dem Schweregrad. Dies ist jedoch die Ausnahme in Deutschland. In der Schweiz ist das System der Leistungsdifferenzierung in der Neurologischen Rehabilitation viel stärker nach Schweregrad verfeinert (Ranneberg 2006).

Der differenzierte Behandlungsfall wird in der Rehabilitation bislang kaum verwendet, auch wenn die Diskussion um eine Angleichung der Vergütung an das DRG-Entgeltsystem der Krankenhäuser immer wieder geführt wird. Bereits vor etwa 20 Jahren gab es mehrere Modellversuche zur fallbezogenen Vergütung in der Rehabilitation (Neubauer und Nowy 2000). Die Ergebnisse waren durchaus positiv, gleichwohl waren weder Krankenkassen noch Rehabilitationskliniken bereit, die Mo-

15.3 · Das Vergütungssystem in der medizinischen Rehabilitation

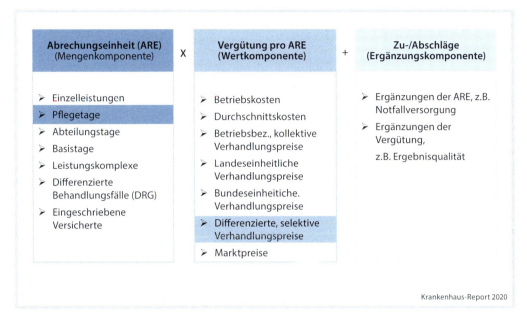

◻ **Abb. 15.2** Basismodule eines leistungsbezogenen Vergütungssystems (Quelle: Neubauer 2019; eigene Darstellung)

dellversuche in die Regelversorgung umzusetzen. Mit den Gründen beschäftigen wir uns in ▶ Abschn. 15.4.3 ausführlich.

15.3.4 Das Bewertungsverfahren – Findung der Entgelthöhe

In der deutschen Rehabilitation dominiert das Prinzip der Verhandlungspreise. Wie wir schon oben im ▶ Abschn. 15.2 bei der Beschreibung des Marktes für Rehabilitationsleistungen betont haben, verhandeln die großen Rehabilitationsträger mit den einzelnen Kliniken oder auch mit den großen Klinikunternehmen die indikationsspezifischen Preise. Verhandelt werden so genannte Vollkostenpreise, d. h. die Investitionskosten werden über die Preise finanziert, ohne extra berücksichtigt zu werden.

Im Bereich der GKV haben die großen Krankenkassen einen beträchtlichen Marktanteil, den sie noch dadurch erhöhen, dass sie ihre Patienten auf wenige Vertragskliniken konzentrieren. Dadurch geraten diese Kliniken unter einen erheblichen Preisdruck. Nach Berechnungen des BDPK (2019a) liegen die Entgelte der Krankenkassen deutlich unter dem kostendeckenden Preis. Doch da andererseits der Auslastungsgrad der Kapazitäten, gemessen an der Belegung der aufgestellten Betten, über die ökonomische Ertragslage entscheidet, sind die Kliniken bereit, Preisnachlässe zu verhandeln, sofern dafür ihr Belegungsgrad entsprechend ansteigt (BAR 2019a).

Seit dem Jahr 2011 können die Verhandlungspartner bei Nicht-Einigung eine Schiedsstelle anrufen. Diese Möglichkeit wird vonseiten der Kliniken zurückhaltend bis gar nicht genutzt, da mit einer Vergütungsvereinbarung keine Belegungsgarantie verbunden ist. Die Kliniken befürchten, dass sie bei einer durch Schiedsspruch festgesetzten Vergütung bei der Belegung entsprechend benachteiligt werden (Gommermann 2011).

Trotz der vielfältigen, unterschiedlichen Verhandlungspreise gibt es eine gewisse Preistransparenz innerhalb der GKV, da sich die Krankenkassen in begrenztem Umfang austauschen.

In der DRV ist die Vielfalt der indikationsspezifischen Preise deutlich geringer. Zwar haben die regionalen Rentenversicherungsträger Verhandlungsautonomie mit den Rehabilitationskliniken, doch erfolgt eine Abstimmung pro Klinik. Insbesondere bei den Preisverhandlungen mit den eigenen Kliniken stimmen sich die verschiedenen regionalen Rentenversicherungen ab, sodass alle den gleichen Preis mit einer DRV-Rehabilitationsklinik vereinbaren. Generell vergüten die Rentenversicherungsträger nach Auskunft verschiedener Klinikmanager die Leistungen höher als die Krankenkassen. Die Begründung dafür ist, dass die DRV höhere Anforderungen an die Dokumentation und Qualität der Rehabilitationskliniken stellt, was diese in erster Linie als zusätzlichen bürokratischen Aufwand einschätzen.

15.3.5 Zuschläge und Abschläge als komplementäre Vergütungskomponenten

Entsprechend dem Verhandlungsprinzip werden für Sonderleistungen Zuschläge gezahlt, wenn diese zwischen den Vertragspartnern vereinbart wurden. Zwar haben GKV und DRV jeweils für ihren Bereich eigene Vorgaben für die Struktur- und teilweise auch die Prozessqualität, deren Erfüllung Voraussetzung für die Zulassung als Vertragspartner ist (Spiegel 2019).

Zuschläge erhalten Rehabilitationskliniken, wenn sie eine besondere Gruppe von Patientinnen und Patienten therapieren, etwa Übergewichtige oder Dialysepatienten. Ebenso kann für eine telematische Nachbetreuung von Patienten ein Entgeltzuschlag vereinbart werden.

Für Ergebnisqualität – gemessen an der Rückkehrquote der Patienten an den Arbeitsplatz – werden in der DRV Vergütungsaufschläge verhandelt. Die DRV hat darüber hinaus eine eigene Rehabilitationsform mit der Bezeichnung „Berufsorientierte Rehabilitation (BOR)" entwickelt.

Generell ist das System der Zuschläge bzw. Abschläge sowie der Definition, welche Leistungen zusätzlich abgerechnet werden können, wenig transparent. Hervorzuheben ist, dass kaum Abschläge, aber sehr wohl Zuschläge im Vergütungssystem zur Anwendung kommen.

15.4 Aktuelle Reformdiskussion

Die aktuelle Reformdiskussion konzentriert sich vor allem auf zwei Themen: Zum einen wird die Einbeziehung der Pflegekassen in die Finanzierung gefordert, um den Grundsatz Reha vor Pflege systemgerecht umsetzen zu können (Zerth et al. 2019). Ein zweiter Diskussionsbereich kreist um die Abrechnungseinheit Behandlungsfall analog zu den DRGs (Bublitz 2019). Schließlich gibt es eine anhaltende Diskussion um den Beitrag der Rehabilitation zur Kosteneinsparung in der Gesundheitsversorgung bzw. zur Steigerung der Produktivität der Beschäftigten (Bublitz 2019). Letztere Diskussion wollen wir hier nur am Rande anführen, da sie nicht direkt unserem Thema zuzuordnen ist.

15.4.1 Erweiterung der Finanzierungsquellen

Infolge der Diskussion zur Versorgung von Pflegebedürftigen wird derzeit auch eine verstärkte Rehabilitation für Pflegebedürftige gefordert. So soll der medizinische Dienst der Krankenkassen bei der Feststellung der Pflegebedürftigkeit auch gleichzeitig den Bedarf für eine medizinische Rehabilitation feststellen (Breuninger 2017).

Die Rehabilitationsmaßnahmen werden aber von den Krankenkassen finanziert und nicht von den begünstigten Pflegekassen. Da die Krankenkassen mit ihren Beiträgen im Wettbewerb stehen, befürchten die Rehabilitationskliniken, dass Rehabilitationsmaßnahmen für Pflegebedürftige weiterhin eher restriktiv bewilligt und durchgeführt werden. Die Forderung, nun auch vonseiten des Verbandes der privaten Kliniken (BDPK) vorgetragen, lautet, dass die Pflegekassen die Finanzierung der Rehabilitation für Pflegebedürftige übernehmen, weil sie dadurch Ausgaben einsparen können (Zerth et al. 2019). Die Krankenkassen wiederum halten dagegen, dass die Pflegekassen nicht über die notwendige Expertise verfügen, um effizient Vergütungsverhandlungen mit Rehabilitationskliniken durchführen zu können.

Ein Kompromissvorschlag dazu läuft darauf hinaus, dass zwar weiterhin die Krankenkassen die Verhandlungen mit den Rehabilitationskliniken führen, ähnlich wie bisher aber die Pflegekassen die Kosten direkt übernehmen (BDPK 2019b). Und da die Pflegekassen nicht über den Beitragssatz im Wettbewerb stehen, unterstellt man, dass die Rehabilitation nachdrücklicher unterstützt wird. Schließlich profitieren die Pflegekassen direkt davon, dass die Pflegebedürftigkeit ihrer Versicherten vermieden bzw. reduziert wird, während die Krankenkassen nur die Auswirkungen der finanziellen Belastung auf ihren Beitragssatz spüren, mit dem sie im Wettbewerb stehen. Mit Blick auf die steigende Zahl Pflegebedürftiger sollte dieser Ansatz weiterverfolgt werden.

In jedem Fall bedarf eine entsprechende Änderung der Finanzierung der politischen Unterstützung in der Form, dass entsprechende Regelungen in das SGB V übernommen werden. Hierzu gibt es bislang (2019) keine parlamentarische Initiative. Ein weiteres Manko der Finanzierung ist, dass im Morbi-RSA keine eigene Pauschale für Rehabilitationspatienten vorgesehen ist. Dies führt bei den Krankenkassen, da sie im Beitragswettbewerb stehen, zu einem unverhältnismäßigen Spardruck in Bezug auf die Rehabilitation.

Für die DRV wird ein jährliches Ausgabenvolumen vorgegeben, das sich nur wenig am tatsächlichen Bedarf orientiert. Zwar wurde die strikte Budgetierung aufgelockert, indem ein Demografiefaktor in das Budget bis 2022 eingebaut wurde, doch kann von einer bedarfsgerechten Versorgung nicht gesprochen werden.

15.4.2 Differenzierte fallbezogene Vergütung in der Diskussion

Mit der Einführung des DRG-Entgeltsystems für die Krankenhäuser wurden entsprechende Überlegungen auch im Hinblick auf die medizinische Rehabilitation weltweit (Fischer et al. 2006), aber auch in Deutschland diskutiert (Neubauer und Nowy 2002).

In einer Reihe von Pilotprojekten wurden Gemeinsamkeiten und Besonderheiten der medizinischen Rehabilitation zur DRG-Krankenhausvergütung diskutiert und erprobt. An den Pilotprojekten nahmen verschiedene Krankenkassen und auch verschiedene Klinikbetreiber teil (Neubauer und Ranneberg 2005). Die Rentenversicherungsträger verhielten und verhalten sich zurückhaltend bis skeptisch (Beyerle 2019).

Hindernisse für eine freiwillige Einführung einer fallbezogenen Vergütung für die medizinische Rehabilitation in Deutschland, häufig in Anlehnung an die DRGs auch als Rehabilitations-Behandlungsgruppen (RBG) bezeichnet (Neubauer und Pfister 2009), waren vor allem die folgenden:

(1) Begrenzte Eignung des ICD-Schlüssels für die Gruppierung der Patienten aus Sicht der Rehabilitationsmediziner:
Der ICD-Schlüssel wurde von Rehabilitationsmedizinern durch den ICF (International Classification of Functioning, Disability and Health)-Schlüssel ersetzt (Ranneberg 2006). Dieser bildet über vier verschiedene Kategorien den Gesundheitszustand von Rehabilitationspatienten differenziert ab. Doch mangelte es diesem Schlüssel an praktischer Handhabbarkeit. Dieser Schlüssel ist als Basis für eine fallbezogene Vergütung auf absehbare Zeit nicht anwendbar und wird in den deutschen Rehabilitationskliniken auch nicht verwendet. Für eine praktisch anwendbare Fallgruppierung wurden bei der Bildung von Rehabilitationsbehandlungsgruppen (RBGen) lediglich vier Kriterien eingesetzt, die alle bereits heute in Rehakliniken

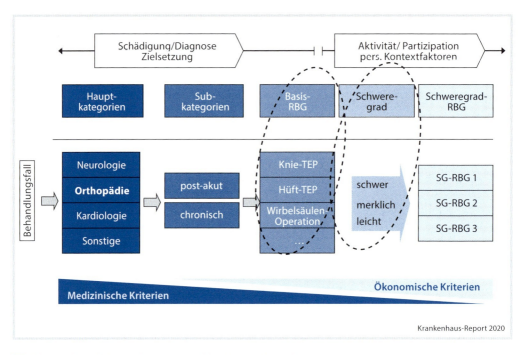

☐ Abb. 15.3 Das RBG-Klassifikationsmodell (Quelle: Neubauer 2007)

verwendet werden (Neubauer und Pfister 2009). ☐ Abb. 15.3 verdeutlicht diesen Zusammenhang.

(2) Keine Berücksichtigung des spezifischen Behandlungsaufwandes in der Rehabilitation aus Sicht der Kliniken:
Um kostengleiche Fallgruppen zu bilden, genügt als Merkmal die jeweilige Indikation in Kombination mit dem ICD-Schlüssel bzw. den wichtigsten Behandlungsgebieten wie z. B. Schulter, Knie oder Wirbelsäule, um in Kliniken entsprechende Fallkalkulationen durchzuführen.

(3) Fehlende Berücksichtigung des Schweregrades der Behandlung aus Sicht der Rehabilitationsmediziner:
Ähnlich wie im DRG-System lassen sich auch in der Rehabilitation für die einzelnen Patientengruppen differenzierende Schweregrade ermitteln, die als Kostengewichte dann in die Vergütung eingehen können. Im System der RBGen wurden als Schweregradmerkmale die Einstufung der Patienten nach dem Barthel-Index bzw. FIM-Index herangezogen (Neubauer 2011). Beide Indices messen die Funktionsfähigkeit der Patienten, wobei der FIM-Index psychosoziale Einschränkungen mit einbezieht, während der Barthel-Index auf die körperlichen Fähigkeiten abstellt.

(4) Hoher zusätzlicher Dokumentationsaufwand aus Sicht der Kliniken:
Als Begründung für die Ablehnung von Fallpauschalen führen die Rehabilitationsunternehmen, aber auch die Krankenkassen insbesondere die Erfahrungen der Krankenhäuser mit der Einführung der DRG-Abrechnung an. Als abschreckende Beispiele werden die hohen Anforderungen an das interne Rechnungswesen und die komplexe Abrechnung im DRG-Entgeltsystem genannt. Die aktuelle Diskussion zum Umbau des DRG-Entgeltsystems unterstützt diese Einschätzung.

(5) Bei kostenneutraler Umstellung vermissen die Krankenkassen finanzielle Vorteile:
Eine Umstellung des Vergütungssystems darf keine der beteiligten Seiten – weder die

Kostenträger noch die Rehabilitationskliniken – von vornherein benachteiligen bzw. begünstigen, sonst wird die Umstellung von der jeweiligen Seite blockiert. Doch müssen auch die einzelnen Rehabilitationskliniken wie auch die einzelnen Kostenträger möglichst ausgabenneutral gehalten werden, um zu erwartende Widerstände auszuräumen. Dies erfordert zwar einige Rechenarbeit, die das InEK sicherlich übernehmen könnte. In einer Anpassungsphase sollten Übergangsregelungen gelten, wie es auch bei der Einführung der DRGs gehandhabt wurde.

Weil aber eine aufwandsneutrale Umstellung für keine Seite rasche Vorteile verspricht, will auch keine der Seiten eine entsprechende Entwicklung vorantreiben. Dem Argument, dass eine schweregradbasierte Fallgruppierung bei zunehmend älteren Patienten automatisch den Rehabilitationskliniken höhere Erlöse bringt, ohne dass die Krankenkassen über Verhandlungen zustimmen müssen, wird nicht getraut.

Im Ergebnis lässt sich für Deutschland und auch global feststellen, dass bislang von den betroffenen Parteien noch keine fallbezogene Vergütung freiwillig vereinbart worden ist (Kimberly und Pouvourville 1993; Fischer et al. 2006). In allen Ländern, in denen DRG-basierte Vergütungssysteme eingeführt worden sind, ist der Staat aktiv geworden. Auch für Deutschland gilt diese Prämisse, tatsächlich läuft aber derzeit (2019) in Deutschland die politische Meinungsbildung in die entgegengesetzte Richtung.

15.4.3 Komplexpauschalen ein Ziel?

In der Diskussion werden häufig auch Komplexpauschalen in der Form diskutiert, dass die Vergütung von Krankenhaus und postakuter Rehabilitation über eine Pauschale vergütet wird (Neubauer 2005).

Als Vorteil einer solchen Komplexpauschale wird die flexible, frühzeitige Verlegung von Patientinnen und Patienten in die Rehabilitationsklinik gesehen. Insbesondere werden dadurch schonendere Operationsmethoden und eine nachfolgende rasche Mobilisierung der Patienten durch die Rehabilitation unterstützt. Auf der anderen Seite können Rehabilitationskliniken ihren Behandlungsablauf auf den entsprechenden Bedarf der Patienten abstimmen. Eine verkürzte Verweildauer im Krankenhaus kann durch eine frühzeitige, bedarfsadäquate Aufnahme von Patienten in die Rehabilitationsklinik kompensiert werden (Neubauer und Minartz 2007). Freilich bedingt das, dass die Rehabilitationsklinik Patienten aufnimmt, die noch nicht voll rehabilitationsfähig sind in dem Sinne, dass sie sich schon selbstständig bewegen können.

Und hier setzt auch der Widerstand gegen eine Komplexpauschale an: Rehabilitationskliniken sind nur bereit, Akutpatienten, die noch nicht rehabilitationsfähig sind, aufzunehmen, wenn sie für den erhöhten Aufwand von den Krankenhäusern entschädigt werden. Dies lehnen die Krankenhäuser jedoch in der Regel ab, insbesondere wenn sie einen anderen Träger haben. Gehören hingegen Krankenhaus und Rehabilitationsklinik einem Eigentümer, findet der finanzielle Interessenausgleich im Unternehmen statt. Das Unternehmen kalkuliert dann den Nettoeffekt.

Einen besonderen Widerstand gegen Komplexpauschalen artikuliert die DRV: Sie lehnt es generell ab, dass Rehabilitationskliniken nicht rehabilitationsfähige Patienten aufnehmen. Der Grund hierfür ist, dass die Krankenkassen hiervon Vorteile hätten, da sie für die Krankenhausvergütung zuständig sind, während die Rentenversicherer die Nachteile in Form eines höheren Rehabilitationsaufwandes übernehmen müssten. Von daher wurden Komplexpauschalen bislang nur im Geltungsbereich der Krankenkassen erprobt und auch teilweise vereinbart (Köhler und Wiederer 2017).

Als Fazit gilt: Generell werden Komplexpauschalen nur unter finanziellen Aspekten bewertet. Die Vorteile einer koordinierten, durchgängigen Behandlung von Patienten sowie einer bedarfsgerechten Verlegung vom Krankenhaus in die Rehabilitationsklinik werden nicht gesehen bzw. unterschätzt. Insbesondere die zunehmende Zahl an geriatrischen Patienten kann durch eine frühzeitige Mobilisierung in der Rehaklinik gesundheitlich profitieren. Ob das gesetzlich vorgeschrieben Entlassmanagement hier eine Lösung bringt, bleibt abzuwarten.

15.4.4 Digitalisierung der Rehabilitationsnachsorge

Die Digitalisierung hat die Rehabilitation bisher nur begrenzt erreicht. Ein Grund hierfür ist die schwache Investitionskraft der Rehabilitationskliniken. Vielversprechend sind erste Ansätze zur digital organisierten Nachbetreuung von Rehabilitationspatienten. So setzt die Klinikgruppe REHASAN das digitale Nachsorgeprogramm „Rehasonanz" mit Unterstützung von Krankenkassen durchaus erfolgreich ein (Gesser et al. 2014). Generell haftet der Rehabilitation das Problem an, dass Patienten danach sehr schnell wieder in alte Verhaltensweisen zurückfallen und der Rehabilitationseffekt verhallt. Hier setzen Nachbetreuungsprogramme an, die mithilfe digitaler Medien die Patienten auch zu Hause weiter betreuen.

Von der Möglichkeit, Apps zu verordnen, wie es im Digitalen Versorgungsgesetz (BMG 2019) vorgesehen ist, könnte auch die Rehabilitationsnachsorge profitieren. Auf diesem Weg kann den Patienten eine omnipräsente Anleitung angeboten werden, mit deren Hilfe sie die positiven Effekte der Rehabilitation im Alltag möglichst lange erhalten können.

15.5 Ausblick

In die Zukunft gerichtet kann man davon ausgehen, dass die älter werdende Bevölkerung, ebenso wie die älter werdenden Erwerbstätigen zu einer medizinischen wie wirtschaftlichen Höherbewertung der Rehabilitation führen werden (BDPK 2019c). Eine Berücksichtigung dieser wertschöpfenden Beiträge ist in der Vergütung bislang jedoch nicht vorgesehen.

Auch der Fachkräftemangel zeigt Auswirkungen auf die Rehabilitationskliniken. Insbesondere das Pflegestärkungsgesetz benachteiligt die Rehakliniken im Vergleich zu den Krankenhäusern. Zu befürchten ist, dass Pflegekräfte aus der Rehabilitation in die Krankenhäuser abwandern, da dort die Vergütung höher ist.

Die Digitalisierung hat die Rehabilitationskliniken bisher nur teilweise – im Bereich der Organisation – erreicht. Wenig bis gar nicht wird die Digitalisierung im Bereich der Therapie genutzt, obwohl gerade hier eine Reihe von digitalen Assistenzsystemen bis hin zu Robotern von der medizintechnischen Industrie angeboten werden.

Derzeit besteht eine Investitionsschwäche der Rehabilitationskliniken, die zumindest teilweise durch die Form der Vergütung mit verursacht wird. Wenn die Rehabilitation ihre wichtige Funktion in der Gesundheitsversorgung wahrnehmen soll, ist eine Neuorientierung in den nächsten Jahren im Sinne einer stärkeren Ergebnisorientierung der Vergütung und einer bedarfsorientierten Finanzierung erforderlich.

Literatur

BAR (2019a) Spitzenverbände der Reha-Leistungserbringer. Gemeinsame Positionen zur zukünftigen Sicherung und Weiterentwicklung der Rehabilitation und Teilhabe für die laufende 19. Legislaturperiode. https://www.bar-frankfurt.de/fileadmin/dateiliste/1-News-Seiten/1-Reha_und_Teilhabe/downloads/2019_Positionspapier_Spitzenverb%C3%A4nde_der_Reha-Leistungserbringer.pdf. Zugegriffen: 22. Juli 2019
BAR (2019b) Reha-Info 1/2019
BDPK (2019a) fact sheet. BDPK, Berlin
BDPK (2019b) Änderungsbedarf SGB V – medizinische Reha
BDPK (2019c) Forderungen des BDPK zur medizinischen Rehabilitation der Gesetzlichen Krankenversicherung

Beyerle B (2019) Fallbezogene Vergütung für die Rehabilitation. Vortrag auf dem 3. Nationalen Reha-Forum, Berlin, 22. März 2019

Bundesministerium für Gesundheit (BMG) (2019) Ärzte sollen Apps verschreiben können. Gesetz für eine bessere Versorgung durch Digitalisierung und Innovation (Digitale-Versorgung-Gesetz – DVG). Berlin. https://www.bundesgesundheitsministerium.de/digitale-versorgung-gesetz.html. Zugegriffen: 11. November 2019

Breuninger K (2017) Rehabilitation vor und bei Pflege. KU Gesundheitsmanagement 9:50–52

Bublitz T (2019) Reha im Focus. KU Gesundheitsmanagement 3:46–48

Fischer W, Blanco J, Mäder M, Zangger P, Conti FM, Bapst L, Huwiler B (2006) Das TAR-System und andere Patientenklassifikationssysteme für die Rehabilitation. TAR-Forschungsbericht und Kurzbeschrieb von Systemen aus Deutschland, Frankreich, Australien und den USA. Zentrum für Informatik und wirtschaftliche Medizin (ZIM), Wolfertswil

Gesser U, Schwartz F, Roschewsky F (2014) „rehasonanz.de" – Wirkung eines ärztlich betreuten Online-Portals. Welt Krankenversicherung 10:232–235

Gommermann R (2011) Schiedsstellen in der Rehabilitation und was das Infektionsschutzgesetz für die Rehabilitation sonst noch bedeutet. Verband der Ersatzkassen e. V. (vdek). Landesvertretung Thüringen, Vortrag, Bad Berka

van den Heuvel D (2017) Ist die Zukunft der Rehabilitation geriatrisch? KU Gesundheitsmanagement 9:60–62

Kimberly JR, de Pouvourville G (1993) The migration of managerial innovation: diagnosis-related groups and health care administration in western Europe. Jossey-Bass, San Francisco

Köhler M, Wiederer R (2017) Gesundheit im Jahr 2030. KU Gesundheitsmanagement 9:57–59

Lewis P (2009) Gegenwärtige und zukünftige Herausforderungen an die medizinische Rehabilitation: eine Analyse unter Berücksichtigung von demographischem Wandel, medizinisch-technischem Fortschritt sowie Lebensstilveränderungen. Peter Lang, Frankfurt

Neubauer G (2005) Versorgungssteuerung über Vergütungsanreize. In: Klauber J, Robra BP, Schellschmidt H (Hrsg) Krankenhaus-Report 2005. Schattauer, Stuttgart, S 37–54

Neubauer G (2007) Wann kommen die Reha-DRG? Vortrag auf dem 6. Nationalen DRG-Forum, Berlin, 20. Apr. 2007

Neubauer G (2011) Steigenden Behandlungsbedarf in der Rehabilitation über Schweregradgruppen abbilden und vergüten. In: Neubauer G (Hrsg) Ein Jahrzehnt Gesundheitsökonomie und Gesundheitspolitik 2000–2010. Institut für Gesundheitsökonomik (IfG), München, S 145–152

Neubauer G (2019) Ökonomisierung der medizinischen Rehabilitationsversorgung. Vortrag an der Akademie für Gesundheit und Lebensmittelsicherheit. München

Neubauer G, Minartz C (2007) Komplexpauschalen für die Akut- und Rehabilitationsbehandlung in der Herzchirurgie. Abschlussbericht für das Jahr 2007. Institut für Gesundheitsökonomik (IfG), München

Neubauer G, Nowy R (2000) Gesundheitsökonomische Evaluationen. In: Gerdes N, Jäckel WH, Weidemann H (Hrsg) Protos-II: Evaluation der Einführung von Fallpauschalen in den kardiologischen und orthopädischen Rehabilitationskliniken der Wittgensteiner Kliniken Allianz. Steinkopff, Darmstadt, S 36–42

Neubauer G, Nowy R (2002) Das DRG-System erfordert Fallpauschalen in der Rehabilitation. f&w 2:179–181

Neubauer G, Pfister F (2009) Die stationäre medizinische Rehabilitation: Struktur, Finanzierung und Trends. Betriebliche Prävention 9:418–422

Neubauer G, Ranneberg J (2005) Entwicklung von Rehabilitationsbehandlungsgruppen (RBG) für die Kardiologie und Orthopädie – Ergebnisse eines Forschungsprojektes. Rehabilitation 44:34–43

Oberscheven M (2013) Neuausrichtung der stationären Heilverfahren. Dguv Forum 1–2:60–63

Ranneberg J (2006) Ansätze zur Patientenklassifikation in der medizinischen Rehabilitation aus gesundheitsökonomischer Perspektive. Peter Lang, Frankfurt

RISG (Referentenentwurf der Bundesregierung) (2019) Entwurf eines Gesetzes zur Stärkung von Rehabilitation und intensivpflegerischer Versorgung in der gesetzlichen Krankenversicherung (Reha- und Intensivpflege-Stärkungsgesetz – RISG). https://www.bundesgesundheitsministerium.de/fileadmin/Dateien/3_Downloads/Gesetze_und_Verordnungen/GuV/R/Referentenentwurf_RISG.pdf. Zugegriffen: 19. Aug. 2019

Spiegel M (2019) Die Bedeutung von Qualitätsmanagement in Rehabilitations-Einrichtungen aus Sicht von Qualitätsmanagement-Beauftragten. Gesundheitsökonomie Qual 24:141–146

Zerth J, Wasem J, Matusiewicz D (2019) „Reha vor Pflege" – zur Problematik einer undeutlichen gesundheitspolitischen Regelstrategie – ein Positionspapier. Gesundheitsökonomie Qual 24:121–125

Open Access Dieses Kapitel wird unter der Creative Commons Namensnennung 4.0 International Lizenz (http://creativecommons.org/licenses/by/4.0/deed.de) veröffentlicht, welche die Nutzung, Vervielfältigung, Bearbeitung, Verbreitung und Wiedergabe in jeglichem Medium und Format erlaubt, sofern Sie den/die ursprünglichen Autor(en) und die Quelle ordnungsgemäß nennen, einen Link zur Creative Commons Lizenz beifügen und angeben, ob Änderungen vorgenommen wurden.

Die in diesem Kapitel enthaltenen Bilder und sonstiges Drittmaterial unterliegen ebenfalls der genannten Creative Commons Lizenz, sofern sich aus der Abbildungslegende nichts anderes ergibt. Sofern das betreffende Material nicht unter der genannten Creative Commons Lizenz steht und die betreffende Handlung nicht nach gesetzlichen Vorschriften erlaubt ist, ist für die oben aufgeführten Weiterverwendungen des Materials die Einwilligung des jeweiligen Rechteinhabers einzuholen.

Zur Diskussion

Inhaltsverzeichnis

Kapitel 16 **Krankenhausfinanzierung und -vergütung als politisches Handlungsfeld – 299**
Nils C. Bandelow, Johanna Hornung und Lina Y. Iskandar

Kapitel 17 **Fördermittel aus dem Krankenhausstrukturfonds – Anstoß zur dauerhaften Strukturveränderung? – 315**
Boris Augurzky, Dörte Heger, Anne Mensen und Adam Pilny

Kapitel 18 **Paradigmenwechsel in der Krankenhausplanung – hin zu Leistungs-, Bedarfs- und Qualitätsorientierung für einen höheren Patientennutzen – 327**
Justus Vogel, Philipp Letzgus und Alexander Geissler

Krankenhausfinanzierung und -vergütung als politisches Handlungsfeld

Nils C. Bandelow, Johanna Hornung und Lina Y. Iskandar

16.1 Ausgangslage – 300

16.2 Krankenhausfinanzierung im kooperativen Föderalismus – 302

16.3 Interessengruppen und Selbstverwaltung – 304

16.4 Krankenhauspolitik in der Parteien-Arena – 306

16.5 Ausblick – 309

Literatur – 311

Zusammenfassung

Krankenhauspolitik ist von Zielkonflikten zwischen verschiedenen staatlichen Ebenen, Parteien, Akteuren der Selbstverwaltung, Krankenhausträgern, Krankenhausbeschäftigten und Patienteninteressen geprägt. Diese sind auf unterschiedlichen Ebenen in die aktuellen Diskussionen um Fallpauschalen im Besonderen und Krankenhausfinanzierung und -vergütung im Allgemeinen eingebunden. Der Beitrag beleuchtet das für die Krankenhauspolitik relevante institutionelle Gefüge des kooperativen Föderalismus und die darin eingebetteten Akteurskonstellationen im Hinblick auf ihre Interessen und die Möglichkeiten, diese Interessen durchzusetzen. Wie sind die politischen Entwicklungen der letzten zehn Jahre und die aktuelle Situation aus politikwissenschaftlicher Perspektive zu bewerten? Inwiefern kooperieren oder blockieren sich die beteiligten Akteure und politischen Ebenen? Welche Reformalternativen versprechen effiziente Steuerung und Konfliktminimierung unter Berücksichtigung aller Interessen? Diese Bestandsaufnahme resultiert in einem politikwissenschaftlichen Ausblick mit Empfehlungen und Forschungsanreizen zur zukünftigen Finanzierungs- und Vergütungsgestaltung in der Krankenhauspolitik.

Hospital policy in Germany is characterised by different conflicting objectives between various levels of governance, political parties, self-governance, hospital operators, hospital employees and patients' interests. These are involved at various levels in the current discussions on DRGs in particular and hospital financing and remuneration in general. This article examines the institutional structure of cooperative federalism relevant to hospital policy and the constellations of stakeholders embedded in it with regard to their interests and the possibilities of enforcing these interests. How can the political developments of the last ten years and the current situation be assessed from a political science perspective? To what extent do the actors and political levels involved cooperate or block each other? Which reform alternatives promise efficient control and conflict minimisation, considering all interests? This review results in an outlook with recommendations and research incentives for financing and remuneration in hospital policy in the future.

16.1 Ausgangslage

Das Fallpauschalensystem war aus politischer Sicht das Ergebnis von langjähriger Vorbereitung unter unterschiedlichen Regierungskoalitionen, der formalen Verabschiedung im Jahr 2000 mit dem GKV-Gesundheitsreformgesetz bis zum sich einstellenden Regelbetrieb im Jahr 2010 (Simon 2016). Eingebettet in ein größeres Programm kann es auch als politisches Instrument einer programmatischen Gruppe gesehen werden, die im Gesundheitswesen die Vision von Wettbewerb in einer solidarischen Rahmenordnung verfolgte (Hornung und Bandelow 2018). Obwohl das Fallpauschalensystem kontinuierlich angepasst wird – in jüngster Zeit etwa durch die Exklusion der Pflegekosten – ist ein radikaler Wandel des Vergütungssystems nur schwer möglich, wie die lange Vorbereitungszeit zur Einführung der Fallpauschalen beweist. Dies liegt unter anderem an der Komplexität von Akteurskonstellationen: In der deutschen Gesundheitspolitik konkurrieren Krankenhausträger, Beschäftigte, Kostenträger, Patienten und Akteure aus Kommunal-, Landes- und Bundespolitik mit teils stark divergierenden Interessen um Einfluss und Entscheidungsmacht. Dabei ist die Krankenhausfinanzierung und -vergütung ein zentraler Streitpunkt in unterschiedlichen Konfliktlinien, innerhalb derer sich die von den Akteuren verfolgten Ziele an zum Teil gegensätzlichen Dimensionen orientieren (Bandelow et al. 2009).

Aufgrund des für Deutschland charakteristischen kooperativen Föderalismus ist die Kompetenzverteilung zwischen Bund, Ländern und Kommunen erstens Gegenstand einer *föderalen Konfliktlinie*. Je nach Ebene gibt es gesonderte Kompetenzen in der Krankenhausfinanzierung und -vergütung. Auf der Bundesebene werden vor allem die allgemeinen Rahmenbedingungen festgesetzt, etwa der dualen Finanzierung von Betriebskosten (durch Kostenträger) und Investitionskosten (durch Bundesländer). Während die Bundesebene bspw. über den Kommunalinvestitionsförderungsfonds oder bundesweit geltende Krankenhaus-Fallpauschalenverordnungen Einfluss auf Finanz- und Vergütungsstrukturen ausübt, sind die Bundesländer – hier vor allem die Krankenhausplanungsausschüsse der Landesparlamente – durch den Sicherstellungsauftrag mit Krankenhausplanung und Investitionsprogrammen betraut. Bund, Länder, Kommunen und weitere Gebietseinheiten bilden gleichzeitig auch die öffentlichen Trägerschaften ab, deren Interessen sich untereinander und auch im Vergleich zu den anderen Trägern (freigemeinnützig und privat) unterscheiden. Die Kommunen sind darüber hinaus entsprechend den landesspezifischen Krankenhausgesetzen an der Investitionsfinanzierung von Krankenhäusern beteiligt. Der Förderanteil ist in Niedersachsen und Nordrhein-Westfalen etwa auf 40 % festgelegt – diesen Anteil tragen die Kommunen an der Finanzierung der Investitionskosten in Krankenhäusern. Aufgrund der teils stark wachsenden Haushaltsdefizite beklagen die Kommunen jedoch regelmäßig die Mitwirkung an dieser Finanzierung.

In diese institutionellen Strukturen eingebettet sind aber auch andere Interessengruppen und Selbstverwaltungsakteure; im Krankenhausbereich sind es insbesondere die Deutsche Krankenhausgesellschaft, Spitzenverbände von gesetzlichen und privaten Krankenkassen sowie Berufsverbände, vor allem Ärzte- und in Zukunft auch Pflegekammern (Blum 2018), die diese Entscheidungsarenen unterschiedlich erfolgreich bespielen.

Zweitens lässt sich eine *ökonomische Konfliktlinie* beobachten, die hauptsächlich entlang der Interessen von Kostenträgern und Leistungsempfängern verläuft. Kostenträger sind in der Krankenhauspolitik vor allem die gesetzlichen Krankenkassen, die private Krankenversicherung und staatliche Akteure (vor allem die Bundesländer), die eine effiziente Ausgabensteuerung und -senkung befürworten. Die Beschäftigten im Krankenhaussektor streben nach einem angemessenen Verdienst zur Bestreitung ihres Lebensunterhalts, während Patienten eine hohe Qualität und gute Erreichbarkeit der Versorgung priorisieren. Durch das Sachleistungsprinzip sind letztere zudem am wenigsten mit Finanzierungs- und Vergütungsstrukturen vertraut. Effizienzgewinne sind im Krankenhaus durch das Uno-Actu-Prinzip kaum möglich (Matusiewicz 2019): Die Tatsache, dass gleichzeitig personenbezogene Dienstleistungen erbracht und empfangen werden, beschränkt die Möglichkeit, Personal durch technischen Fortschritt einzusparen. Will man Krankenhauspersonal am Effizienzgewinn anderer Sektoren beteiligen, ergibt sich daraus ein kontinuierlicher Kostendruck, d. h. der Anteil der Krankenhausausgaben am Bruttoinlandsprodukt und an den gesamten Gesundheitsleistungen würde ohne politische Maßnahmen steigen. Daraus ergibt sich die besondere Herausforderung, Anreize für die bestmögliche Versorgung zu setzen und gleichzeitig eine angemessene Vergütung für die Beschäftigten zu sichern, ohne übermäßige Kostensteigerungen zuzulassen.

Drittens besteht vor allem in parteipolitischen Auseinandersetzungen ein Diskurs, der sich auf eine *normative Konfliktlinie* zurückführen lässt. Historisch beschreibt diese einen Konflikt zwischen Anhängern der Solidarität, die sich häufig den linken, sozialdemokratischen und teilweise grünen Parteien zuordnen, und Befürwortern von Eigenverantwortung, etwa Christdemokraten und Liberale, als Priorität für die Organisation des deutschen Gesundheitswesens. Dieser normative Konflikt prägte vor allem in den 1970er und 1980er Jahren gesundheitspolitische Bündnisse und schlug sich auch noch in der Diskussion um Gesundheitsprämie und Bürgerversicherung nieder, die schließlich durch die Einführung des Gesundheitsfonds 2007 aufgelöst wurde. Folglich tun sich seither aufkommende, erst in den letzten Jahren zunehmend erfolgreiche oder fusionierte Parteien mit einer klaren Zuordnung schwer, da sich dieser Gegensatz primär zwischen den Linien der SPD und Linken (sowie teilweise Bündnis 90/Die Grünen) auf der einen Seite und den Positionen der CDU/CSU und FDP auf der anderen Seite vollzog. Die AfD ist noch auf der Suche nach einem kohärenten gesundheitspolitischen Profil (Paquet 2019). Aktuell bezieht sich der Konflikt in einer abgeschwächten Form auf die Frage, wer einen berechtigten Zugang zu gesundheitsbezogenen Leistungen hat, welchen Umfang diese haben und wie deren Finanzierung gestaltet wird, etwa durch private Zuzahlungen, Beitragsgelder (Stichwort GKV-Leistungskatalog) oder auf Bundesebene entschiedene Steuerzuschüsse.

Quer zu diesen Konfliktlinien wird vor allem in der letzten Dekade zunehmend ein Qualitätsdiskurs geführt, der alle Bereiche schneidet und die Krankenhauspolitik häufig überlagert (Bandelow et al. 2009). Pflegepersonaluntergrenzen und qualitativ hochwertige Behandlung infolge richtiger Diagnosen sind nur ausgewählte Beispiele für Qualitätsthemen, die unmittelbar mit Finanzierung und Vergütung in Zusammenhang stehen. Das Qualitätskonzept steht jedoch – anders als bspw. die Ziele Finanzierbarkeit, Solidarität und (wirtschaftliches) Wachstum – vor der Herausforderung einer einheitlichen Definition, Operationalisierbarkeit und Erreichbarkeit. Aus normativer Perspektive ist es zudem öffentlich nicht vertretbar, abzulehnen, dass dieses Qualitätskonzept prioritär ist. Lediglich über die Umsetzung lässt sich streiten.

Veränderungen innerhalb des Fallpauschalensystems sind nur inkrementell und langfristig möglich sowie ggf. als Teilinstrument in einem planbaren politischen Programm umsetzbar, das in der aktuellen Legislaturperiode jedoch nicht erkennbar ist (Heyder und Malzahn 2018). Vor diesem Hintergrund analysiert dieser Beitrag die politischen Entwicklungen in der Krankenhausfinanzierung und -vergütung und bewertet die aktuelle Situation aus politikwissenschaftlicher Perspektive. Inwiefern die genannten politischen Ebenen und beteiligten Akteure in diesem Kontext als Kooperations- oder Konfliktpartner agieren, wird in den folgenden Kapiteln systematisch anhand der beschriebenen Konfliktlinien nachgezeichnet. Die Analysen münden in einem Ausblick für die Bedeutung und Ausgestaltung zukünftiger Krankenhauspolitik in politischen Prozessen. Dieser beinhaltet eine Bewertung von Reformalternativen, die eine effiziente Steuerung und Konfliktminimierung versprechen.

16.2 Krankenhausfinanzierung im kooperativen Föderalismus

Der kooperative Föderalismus in Deutschland gibt den Bundesländern eine besondere Rolle in der Krankenhauspolitik. Aufgrund der konkurrierenden Gesetzgebung liegt die wirtschaftliche Sicherung der Krankenhäuser und die Regelung der Krankenhauspflegesätze im Kompetenzbereich der Bundesländer, sofern es keine bundesgesetzlichen Bestimmungen gibt und sofern der Bund nicht durch Gesetzgebungstätigkeit in diesem Bereich für die Herstellung gleichwertiger Lebensverhältnisse oder Wahrung einer Rechts- oder Wirtschaftseinheit im gesamtstaatlichen Interesse sorgen muss (Art. 72 Abs. 1–2 GG; Art 74 Abs. 19a GG). Für die Krankenhauspolitik bedeutet diese Einschränkung konkret, dass bspw. finanzielle Schwierigkeiten von Krankenhäusern in einem Bundesland dazu führen können, dass der Bund eingreift, um die Gesundheitsversorgung in allen Bundesländern auf dem gleichen Niveau zu halten. Die Bundesländer haben direkte exekutive (Art. 30 GG) und eigene legislative Kompetenzen (Art. 70 Abs. 1 GG). Außerdem wirken die Länderregierungen über den Bundesrat an Gesetzen und Verordnungen des Bundes mit. Neben verfassungsändernden Gesetze bedürfen solche Gesetze, die Auswirkungen auf die Finanzen bzw. Organisations- und Verwaltungshoheit der Bundesländer haben, der ausdrücklichen Zustimmung des Bundesrats (Art. 84 Abs. 1 und Art. 104a. Abs. 4 GG). In der Gesundheitspolitik kann dies vor allem die Krankenhauspolitik und bestimmte Reformen des Versicherungssystems betreffen – bspw. die aktuell diskutierte bundesweite Öffnung der AOKs. Den Bundesländern obliegt darüber hinaus der Sicherstellungsauftrag für die Krankenhausversorgung. In der deutschen Konsensdemokratie werden Entscheidungen unter Berücksichtigung mehrerer administrativer Akteure durch Verhandlung getroffen. In Bezug auf die vertikal (zwischen Bund und Bundesländern) und horizontal (zwischen Bundesländern) geteilte Entscheidungsmacht in Verhandlungen sprechen Scharpf et al. (1976) von Politikverflechtung. Diese führt dazu, dass Verteilungsfragen (also auch Finanzierungs- und Vergütungsstrukturen), die alle beteiligten Ebenen betreffen, lediglich Niveauverbesserungen und keine Strukturverbesserungen ermöglichen. Politikverflechtung bedeutet auch, dass administrative Strukturen (konkret also die Beteiligung von Bund, Ländern und Kommunen an der Gesundheitspolitik) dazu führen, dass Reformvorschläge nicht nur unter Berücksichtigung sachlicher Informationen entschieden werden, sondern auch unter dem Aspekt von Verteilungsfragen und ebenenspezifischen Interessen. Die Kritik an negativen Verteilungswirkungen hat gemeinsam mit konkreten Kompetenzinteressen der Bundesländer dazu geführt, dass die Politikverflechtung in der Krankenhausfinanzierung und -vergütung nach der Hochphase der 1970er Jahre – mit vereinzelten Ausnahmen – schrittweise reduziert wurde (Augurzky et al. 2018; Simon 2016). Nach Abschaffung einer Bundes**mit**verantwortung für Investitionen in Krankenhäuser 1984 folgte mit der Föderalismusreform I 2006 eine regulative Entflechtung. Ziel war es, die Anzahl an zustimmungspflichtigen Gesetzen zu senken. Dies hat es erleichtert, auch Krankenhausreformen nicht zustimmungspflichtig zu konstruieren (Bandelow und Hartmann 2014; Bandelow et al. 2019). Die Krankenhauspolitik ist aber weiterhin durch Planungs- und Finanzierungsfragen Teil des Mehrebenenkomplexes.

In Bezug auf die Krankenhausfinanzierung und -vergütung lassen sich darauf aufbauend zwei wesentliche Konfliktfragen in diesem Mehrebenenspiel ausmachen, die auch die (Problematik der) Politikverflechtung illustrieren: Investitionsfinanzierung und Entgeltsystem. Die **Investitionsfinanzierung** sollte formal über Landesmittel bereitgestellt werden, wenngleich die Finanzierungssummen zurückgehen und die Länder wegen „Investitionsstau" in Krankenhäusern und Verantwortungsdiffusion in der Bedarfsplanung und Sicherstellung häufig in der Kritik stehen (Leber und Scheller-Kreinsen 2018; Reiners 2018). Der Bund stellt aber punktuell auch Finanzmittel zur Verfügung, z. B. (aber nicht ausschließlich) über den Krankenhausstrukturfonds. Auch die Länder haben teilweise Sonderförderprogramme, um die Investitionen zu decken (Augurzky et al. 2018). Trotz der klaren formalen Trennung von Zuständigkeiten kommt es deshalb hier immer wieder zu gemeinschaftlicher Finanzierung von Krankenhäusern. Die Verflechtung führt an dieser Stelle dazu, dass Bundesländer auf externe Unterstützung hoffen. Diese kann darauf beruhen, dass der Bund die Finanzierung durch die Krankenkassen zulässt bzw. ermöglicht, dass Krankenhausträger aus den Betriebskosten Beiträge zu den Investitionen leisten können. Ähnliche Politikverflechtung gibt es bei **Entgeltsystemen**. Während die Bewertungsrelationen, also die geschätzten Behandlungskosten einer Falldiagnose, vom Bund festgelegt werden, sind die Landesbasisfallwerte das Ergebnis von Vereinbarungen auf Länderebene. Zusätzlich gibt es aber auch auf Bundesebene errechnete Bundesbasisfallwerte, die Korridore festlegen, innerhalb derer sich die Landesbasisfallwerte bewegen müssen. Beide (bzw. alle drei) Komponenten bestimmen die tatsächliche Vergütung, die ein Krankenhaus für einen Fall erhält. Auch hier kommt es in der Folge zu Verteilungsasymmetrien zwischen Ländern unter Einfluss des Bundes, da in Ländern mit niedrigeren Basisfallwerten Krankenhäuser auch weniger Geld für Leistungen bekommen. Der Bund übt durch die vorgegebenen Korridore Einfluss auf das generelle Niveau dieser Leistungsvergütung aus, ohne direkt auf die Verteilung zwischen den Ländern einzuwirken.

Mit Blick auf die Kommunen kommt eine weitere föderale Konfliktlinie ins Spiel, die vor dem Hintergrund der Debatte um mehr Qualität der Krankenhausversorgung an Bedeutung gewinnt. Die Krankenhausinvestitionsfinanzierung wird von den Kommunen mitgetragen, die teilweise auch in ihrer Rolle als Krankenhausträger an der Krankenhauspolitik beteiligt sind. Allerdings existieren wiederkehrende Vorschläge, durch Schließungen kleinerer Krankenhäuser, Spezialisierung und Zentralisierung die ländliche Versorgung sicherzustellen. Die Kommunen stehen dieser Entwicklung – ebenso wie kommunale Parteivertretungen – zumeist entgegen; hauptsächlich, weil die Bürger in ländlichen Versorgungsräumen Ängste um eine wohnortnahe Versorgung hegen. Dass mit einer Umstrukturierung der Krankenhauslandschaft aber auch ein Zuwachs an Qualität verbunden sein kann, ist diesen aufgrund der Emotionalität der Debatte nur schwer zu vermitteln. Folglich kommt es hier zu einer Mischung aus föderaler und parteipolitischer bzw. kommunalpolitischer Konfliktlinie und einer starken Salienz von regionaler Identität, die die Interessen der Bürger in einzelnen Regionen vertritt. Die Verflechtung der Zuständigkeiten von Kommunen, Bundesländern und Bund in der Krankenhausfinanzierung kann dabei zu einer Falle werden, die eine effiziente, qualitätsorientierte Krankenhauspolitik im gemeinsamen Sinne blockiert.

Die föderalen Strukturen führen also bei eigeninteressierten Akteuren regelmäßig zu suboptimalen Ergebnissen. Eine Lösung könnte in der vertrauensvollen Zusammenarbeit zwischen den beteiligten Akteuren liegen, um die jeweiligen Interessen angemessen in gemeinsamen Programmen zu berücksichtigen. Der deutsche Neokorporatismus ermöglicht eine solche Kooperation, indem die Akteure in Gremien und gruppenbildenden Organisationen regelmäßig zusammengebracht werden. Formalisierte wiederholte Gelegenheiten zur Zusammenarbeit sind die Tagungen des in vielen Bundesländern bestehenden Krankenhausplanungsausschusses. Diesem gehören Vertreter von Kostenträgern, Ärztekammer, Landeskrankenhausgesellschaft und Krankenhausträgern an, die die Krankenhaus- und Investitionspläne gemeinsam ausarbeiten (Dreyer 2008). Wenngleich dieser Ausschuss formal Teil der Legislative ist, erfolgt die Abstimmung in enger Zusammenarbeit mit dem jeweiligen Ministerium, das die Letztentscheidung trägt. Als Gremium ist er deshalb zentral, indem er Zusammenarbeit und gegenseitiges Vertrauen ermöglicht, was im besten Fall auch dazu führt, dass sich eine gemeinsame Sicht auf Probleme und Lösungsstrategien entwickelt, die in einem langfristigen Gestaltungsprogramm – einer Vision – für die landesweite Krankenhausversorgung mündet.

16.3 Interessengruppen und Selbstverwaltung

Während die föderale Konfliktlinie in stärkerem Maß Krankenhausfinanzierung und in geringerem Maß Krankenhausvergütung fokussiert, sind Vergütungsströme und Fallpauschalen das hauptsächliche Konfliktthema der Akteure der Selbstverwaltung und jeweiligen Interessengruppen, darunter vor allem die Krankenhausgesellschaften, Krankenkassenverbände und Berufsverbände und -kammern. Hier gibt es einen großen Konsens in der Kritik am aktuellen DRG-System, wenngleich sich die Kritik aus unterschiedlichen Interessen speist. Ähnlich wie die DKG ist auch der GKV-Spitzenverband einerseits Akteur und andererseits Arena für gesundheitspolitische Entscheidungen, der mehrere, teilweise gegensätzliche Einzelinteressen in sich vereint und mit einer Stimme nach außen vertritt. Beide sind aber grundsätzlich Befürworter des DRG-Systems (anders als die Vertreter der Beschäftigten). Der GKV-Spitzenverband kritisiert am aktuellen DRG-System, dass Gelder oftmals nicht effizient und zweckgebunden verausgabt werden und sieht die Rückkehr zum Selbstkostendeckungsprinzip, wie sie bspw. in der Ausgliederung der Pflegekosten aus den Fallpauschalen vollzogen wird, als falschen

Weg. Das DRG-System begrüßt der GKV-SV grundsätzlich als standardisiertes Finanzierungsinstrument, da es ihm ermöglicht, die zu finanzierenden Kosten zuverlässig abzuschätzen (GKV-Spitzenverband 2015).

Die Deutsche Krankenhausgesellschaft (DKG) hingegen bemängelt an der Berechnung der Fallpauschalen die unzureichende Berücksichtigung von Weiterbildungskosten, regionalen und strukturellen Unterschieden sowie tatsächlichen Krankenhausleistungen in der Behandlung von Patienten. Die mehrere Trägerschaften unter sich vereinende DKG vertritt damit das allen Krankenhausträgern gemeine Interesse, höhere Vergütungssummen für Krankenhausleistungen zu erhalten. Freigemeinnützige Träger wie bspw. die AWO formulieren Kritik vor allem im Hinblick auf die unzureichende Übernahme von Kosten für Personal durch die Kostenträger. Diese Kritik teilen auch die privaten Träger, die darüber hinaus im Gegensatz zu freigemeinnützigen und öffentlichen Trägern den wirtschaftlichen Erfolg des Krankenhauses in den Mittelpunkt stellen. Öffentliche Träger sind noch stärker um ihre Haushaltsdefizite besorgt, die sie im Zweifelsfall für Mehrausgaben in Krankenhäusern belasten müssen (AWO Bundesverband e. V. 2014; Bundesverband Deutscher Privatkliniken e. V. (BDPK) 2019; Deutsche Krankenhausgesellschaft (DKG) 2017; Eibelshäuser 2013).

Während Krankenhausträger (vor allem vertreten durch die DKG) und Kostenträger (vor allem vertreten durch den GKV-Spitzenverband) auf einer makropolitischen Ebene die Finanzierungs- und Vergütungsstrukturen diskutieren, geht es bei den Repräsentanten von Berufsgruppen, ihren Vereinigungen und Kammern um individuelle Auswirkungen von Vergütungsregelungen. Zusammenschlüsse von Berufsgruppen dienen der gemeinsamen Durchsetzung von Interessen. Zu den Erfolgselementen zählen Organisations- und Konfliktfähigkeit, also die Kapazität einerseits, eine bestimmte Interessensgruppe zu organisieren, was einfacher ist, je homogener und kleiner die Gruppe ist, da dann der Einzelnutzen größer ist als bei größeren, diffusen Gruppen. Die Konfliktfähigkeit ist wiederum gleichzusetzen mit dem Drohpotenzial, das eine Gruppe nutzen kann, indem sie ihre Arbeit oder Aufgaben niederlegt (Klenk 2018). Die Zersplitterung der Gewerkschaften und Tarifgemeinschaft von ver.di und der „Spartengewerkschaft" des Marburger Bunds 2005 kann als ein Wendepunkt in der deutschen Interessensvertretung gesehen werden. Seitdem verhandelt der Marburger Bund teilweise begleitet von Ärztestreiks Tarifverträge im Krankenhausbereich – während nichtärztliches Personal im Krankenhaus keine Lobby hat. Der Marburger Bund setzt sich aber ähnlich wie die Bundesärztekammer und ver.di im Krankenhaus für eine bessere Berücksichtigung von Personalkosten im DRG-System ein. Sie kritisieren, dass höhere Aufwendungen für Leistungen am Patienten innerhalb einer DRG zulasten des Personals finanziert werden. Das DRG-System habe somit nicht zur Kostensenkung beigetragen, sondern vielmehr eine Umverteilung von Ausgaben im Krankenhaus bewirkt, die zulasten von Personal und Patienten geht (Bundesärztekammer 2001; Marburger Bund 2018). Die Interessen der analysierten Akteure sind in ◘ Abb. 16.1 anhand der identifizierten Konfliktlinien abgebildet. Neben den inhaltlichen Positionen verdeutlicht die Grafik, dass die Konfliktlinien keinesfalls trennscharf verlaufen, sondern dass sich die Akteure – wenn auch nicht mit primärer Aufmerksamkeit, aber doch häufig mit klarer Zuordnung – auf allen Ebenen bewegen.

Im Geflecht der bereits in ▶ Abschn. 16.2 beschriebenen föderalen Strukturen haben die Interessengruppen jeweils unterschiedliche Möglichkeiten der Einflussnahme. Während der Marburger Bund und ver.di über die Tarifverhandlungen Einfluss auf Vergütungspolitik nehmen können, sind die Träger über die jeweilige Landeskrankenhausgesellschaft ebenso wie die gesetzliche und private Krankenversicherung über ihre jeweiligen Verbände und die kommunalen Spitzenverbände im Krankenhausplanungsausschuss (oder Äquivalent) eines jeweiligen Landes vertreten, der sich im

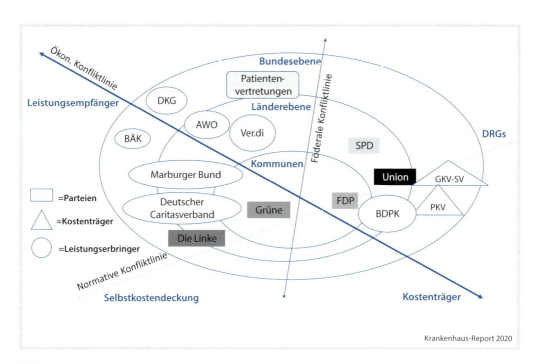

◘ Abb. 16.1 Positionen von Akteuren in der Krankenhausfinanzierungs- und -vergütungspolitik (Quelle: Vereinfachte Darstellung auf Basis eigener Auswertungen von Stellungnahmen, Wahlprogrammen, Positionspapieren)

Zuge der Erstellung des Krankenhausplans auch mit Krankenhausinvestitionen beschäftigt. In beiden Fällen zeigt sich der starke Korporatisierungsgrad, durch den Interessen institutionell in Entscheidungsprozesse eingebunden sind. Parteipolitische Akteure, die bereits in ◘ Abb. 16.1 dargestellt sind und sich ursprünglich stärker an der normativen Konfliktlinie orientierten, spielen hier – zumindest in der aktuellen Debatte – nur eine begrenzte Rolle.

16.4 Krankenhauspolitik in der Parteien-Arena

Der Zeitraum zwischen ersten Diskussionen um die Einführung von Fallpauschalen und dem finalen Regelbetrieb mit diesem Vergütungssystem umfasste insgesamt etwa zwei Jahrzehnte und geschah unter Regierungskoalitionen von CDU/CSU und FDP (Kanzler Helmut Kohl bis 1998), SPD und Bündnis 90/Die Grünen (Kanzler Gerhard Schröder bis 2005) sowie der großen Koalition (CDU/CSU und SPD) unter Kanzlerin Angela Merkel 2005 bis 2009. Auch die Regierungskoalitionen in einzelnen Bundesländern und damit verbunden die parteipolitischen Mehrheiten im Bundesrat unterlagen Veränderungen. Dies hatte zur Folge, dass ausgerechnet die aktuelle Koalition von Union und SPD bisher in keiner Phase über eine eigene Mehrheit im Bundesrat verfügte. Seit den 1960er Jahren hatten bisher alle Bundesregierungen zumindest zeitweise die Möglichkeit, zustimmungspflichtige Gesetze auch ohne Oppositionsparteien zu verabschieden. Die parteipolitischen Konflikte verlagern sich im Sinne der Politikverflechtung somit teilweise auf die föderale Bund-Länder-Ebene (vgl. ▶ Abschn. 16.2). Gleichzeitig zeigt sich aber im beobachteten Zeitraum trotz wechselnder Mehrheiten eine Kontinuität in der Krankenhauspolitik in Bezug auf die Einführung von Fallpauschalen und die größere

Vision für den Krankenhaussektor, was die Rolle von parteipolitischen Akteuren infrage stellt.

Analysiert man die Wahlprogramme einzelner Parteien, spiegelt sich die föderale Konfliktlinie darin, dass Krankenhauspolitik vor allem in Landtagswahlkämpfen und weniger in Bundestagswahlkämpfen ein Thema ist. Auffällig ist auch die über die Jahre hinweg zunehmende Aufmerksamkeit, die krankenhauspolitische Instrumente in den Wahlprogrammen zur Bundestagswahl erfahren und die vor allem seit der Einführung der Fallpauschalen zunimmt. Inhaltlich überraschend ist die hohe Homogenität der Forderungen. Tiefe Konflikte zwischen den Parteien sind in Finanzierungs- und Vergütungsfragen kaum feststellbar; die über lange Zeit im Gesundheitswesen vorherrschende normative Konfliktlinie von Solidarität und Eigenverantwortung wurde mit dem Programm der programmatischen Gruppe überwunden. Einerseits lässt sich diese Beobachtung auf die Komplexität der Krankenhausfinanzierung zurückführen, die für Allgemeinpolitiker, die keine Experten für den Krankenhaussektor sind, schwer greifbar ist und dementsprechend keine starken Meinungen hervorruft. Andererseits erklärt sich dadurch auch die langfristige Zusammenarbeit innerhalb der programmatischen Gruppe über Parteigrenzen hinweg, die die Einführung der Fallpauschalen seit den 1990er Jahren vorantrieb. ◘ Tab. 16.1 listet im Detail die Positionen der aktuell im Bundestag vertretenen Parteien in den letzten Jahren auf. Dabei ist zu beachten, dass eine nicht explizite Zustimmung zu einzelnen Instrumenten in der Krankenhausfinanzierung und -vergütung nicht mit einer Ablehnung dieser Instrumente einhergeht. Lediglich die expliziten Forderungen wurden aufgenommen. Dazu kommt, dass nur die Positionen zu monetären Aspekten der Krankenhauspolitik berücksichtigt wurden; Strukturreformen und die Ablehnung von Krankenhausprivatisierung bspw. wurden ob des Oberthemas dieses Beitrags vernachlässigt.

Koalitionsregierungen sind in der deutschen Konsensdemokratie in Bund und Ländern der Regelfall. Nicht umsonst werden Koalitionsverträge (KoaV) mittlerweile als wichtige und verlässliche Grundlage für die Gesetzgebung einer Legislaturperiode angesehen (Klüver und Bäck 2019). Bundespolitisch enthalten die KoaV seit 1998 u. a. aufgrund der starken Kompetenzbündelung auf Landes- und Kommunalebene nur wenige Verweise auf Krankenhauspolitik. Genannt werden das Ziel einer verbesserten Zusammenarbeit zwischen ambulantem und stationärem Sektor – konkret also zwischen Hausärzten, Fachärzten und Krankenhäusern (KoaV 2009, 2002, 1998), Vereinheitlichung der Vergütung für ambulante Leistungen in Krankenhäusern und bei niedergelassenen Ärzten (KoaV 2005), Evaluation der DRGs im Hinblick auf adäquate Berücksichtigung von Pflegeaufwand und Weiterbildung (KoaV 2009, 2005), die Ablehnung bundeseinheitlicher Preise und explizite Befürwortung von wettbewerblichen Strukturen (KoaV 2009), gesonderte Vergütung für Hochkostenfälle (KoaV 2013) und adäquate Nutzung der DRGs auch für Personalkosten bzw. Bereinigung der DRGs um Pflegepersonalkosten (KoaV 2018, 2013). Diese über lange Jahre unabhängig von Regierungen stabilen Ziele zeigen, dass die parteipolitische, normative Konfliktlinie bei der Krankenhausfinanzierung und -vergütung weit weniger wichtig ist als die föderale und ökonomische – und das, obwohl die Parteien in ihren Wahlprogrammen durchaus unterschiedliche Instrumente in der Krankenhausfinanzierung und -vergütung vertreten. Eine steigende Bedeutung dieser Dimension würde erst unter Regierungsbeteiligung weiterer Parteien mit stark divergierenden Interessen vorstellbar.

Darüber hinaus gibt es einige Parteien, die inhaltlich bestimmten Interessengruppen näherstehen als anderen (vgl. auch ▶ Abschn. 16.3). Parteien dienen somit teilweise als Instrumentarium von privaten und staatsnahen Akteuren (etwa der Selbstverwaltung). Bspw. hat Die Linke eine große Nähe zu Gewerkschaften und setzt sich für einen bindenden Tarifvertrag für alle im Krankenhaus Beschäftigten ein. Während Die Linke sich für die Rückkehr zum Selbstkostendeckungs-

Tabelle 16.1 Parteipolitische Interessen in der Krankenhausfinanzierung und -vergütung (Quelle: Eigene Darstellung auf Basis ausgewählter Bundes- und Landtagswahlprogramme seit 2000, Auflistung der sechs aktuellen Bundestagsparteien in alphabetischer Reihenfolge)

	AfD	Bündnis 90/ Die Grünen	CDU	CSU	Die Linke	FDP	SPD
Investitionskosten							
Gemeinsam von Bund und Ländern	ja	ja	ja		ja	**nein**	ja
Erhöhung von Investitionen		ja	ja	ja	ja	ja	ja
Pflichterfüllung durch Länder	ja					ja	
Wettbewerb um staatliche Investitionsmittel						ja	
Investitionspauschale			beides erhalten		ja		
Leistungsorientierte Einzelförderung		ja					ja
Beteiligung der Krankenkassen (Teilmonistische Finanzierung)			ja		ja		
Monistische Finanzierung						ja	
Jährliche Sonderabgabe abschaffen						ja	
Entgeltsystem/DRG							
Gegen DRG		ja			ja	ja	
Umstellung auf Rahmenplanung						ja	
Berücksichtigung Preisentwicklung und Ausgleich Tarifsteigerung	ja		ja	ja			
Anwendung Tarifvertrag auf alle Beschäftigten					ja		
Gegen Budgetierung		ja					
Angleichung ambulant/stationär		ja				ja	ja
Bedarfsgerechte Finanzierung					ja		ja

Krankenhaus-Report 2020

prinzip einsetzt, will die FDP Fehlanreize verhindern, durch die Krankenhäuser Leistungen anbieten, die an anderen Stellen besser aufgehoben wären. Durch die eingeschränkte Rolle der Parteien im Rahmen von Koalitionsregierungen oder als Teil der Opposition vollzieht sich dieser Einfluss allerdings eher über die föderalen Wege von Bundesrat, Länderregierungen und Kommunen. Konkret spiegeln die Parteien auch die föderale Konfliktlinie wider, bspw. durch die Forderung nach gemeinsamer Finanzierungspolitik von Bund und Ländern. Erstaunlicher Konsens unter den Parteien besteht in weiten Teilen hinsichtlich der Finanzierungs- und Vergütungspolitik im Krankenhausbereich – von der Befürwortung erhöhter Investitionen über Ablehnung von DRGs und Budgetierung bzw. hinsichtlich der Forderung nach bedarfsgerechter Finanzierung verbunden mit der Berücksichtigung der Preisentwicklung und dem Ausgleich von Tarifsteigerungen.

16.5 Ausblick

Dieser Beitrag stellt die Komplexität der Konfliktlinien um Finanzierungs- und Vergütungsstrukturen im Krankenhaus sowie Einflussmöglichkeiten der einzelnen Akteure gegenüber. Die ökonomischen Interessen von Kostenträgern, Krankenhausträgern und Berufsverbänden sowie die politisch-normativen Ziele von parteipolitischen Akteuren werden in unterschiedlichem Maße auf Bundes-, Landes- bzw. Kommunalebene verhandelt. Daraus ergibt sich abhängig von Blockade- oder Kooperationssituationen eine verminderte oder erhöhte Reformaktivität. Während die Einführung des Fallpauschalensystems eine strukturelle Veränderung darstellt, die über Jahrzehnte hinweg vorbereitet und schrittweise im Rahmen einer Vision von mehr Wettbewerb von einer programmatischen Gruppe implementiert wurde, bewegen sich aktuell diskutierte und verabschiedete Reformvorschläge auf einem inkrementellen Niveau. Konkret sind das etwa die Abkopplung der Pflegepersonalkosten von den Fallpauschalen und der Streit um die Prüfung von Krankenhausabrechnungen. Teilweise moniert wird auch die noch fehlende Anpassung der Investitionskostenfinanzierung an die wettbewerblichen Strukturen (Bohm und Schräder 2012). Allerdings gibt es im Moment keine klar dominierende, ressourcenstarke Gruppe mit zusammenhängendem Programm. Weitere Reformen in diese Richtung sind deshalb aktuell kaum durchsetzbar. Gleichzeitig sind die Strukturen aber noch existent und haben sich selbst verstetigt, trotz der Probleme, die diese Reformen mit sich brachten. So ist das von GKV, PKV und DKG gegründete Institut für das Entgeltsystem im Krankenhaus (InEK) als offizielles DRG-Institut mit der Definition und Pflege der Fallgruppen betraut. Eine Umstellung vom DRG-System auf ein alternatives Vergütungssystem würde dieses Institut obsolet machen oder müsste ihm eine neue Funktion zuweisen. Das Institut selbst steht hinter den Reformen, durch die es einst erschaffen wurde, und befürwortet das Fallpauschalensystem.

Die Verzahnung von ambulanter und stationärer Versorgung inklusive der Angleichung der Vergütung im ambulanten und stationären Sektor war ebenfalls Teil der Vision einflussreicher Akteure der letzten Jahrzehnte (Amelung und Janus 2005; Knieps 2005). Eine Angleichung der Vergütungsstrukturen gibt aber keine Antwort auf die strukturellen Probleme, die auch in der laufenden Debatte angesprochen werden. Darunter fällt die effiziente Aufteilung ambulanter und stationärer Behandlung, deren Problematik sich in einer Überbeanspruchung der Notaufnahme bei gleichzeitigen komplexen Behandlungen in separaten Facharztpraxen spiegelt. Die historisch gewachsenen Pfade sind nicht einfach zu durchbrechen und neue Pfade, die alte Probleme lösen, bedeuten auch immer neue Probleme, die verursacht werden. Eine komplette Umgestaltung des Finanzierungs- und Vergütungssystems – sofern dies überhaupt wünschenswert ist – kann nur dann gelingen, wenn die starken Eigeninteressen aller beteiligten Akteure aktiviert, in einem politischen Programm vereint und über eine soziale Gruppe verbunden werden, mit der sich diese Akteure identifizieren können. Die daraus entstehenden neuen Strukturen werden wiederum starke Selbsterhaltungseffekte erzeugen, ähnlich wie jene, die durch die Umstellung auf das Fallpauschalensystem entstanden sind.

Der kooperative Föderalismus bietet gleichermaßen Herausforderungen und Chancen für eine effektive Zusammenarbeit der in der Krankenhauspolitik relevanten Akteure. Eine Herausforderung ist die Gefahr von suboptimalen Ergebnissen durch Politikverflechtung, die darin besteht, dass bestimmte Vergütungs- und Finanzierungsinstrumente gemeinsam von Bund, Ländern und/ oder Kommunen gesteuert werden. Andererseits bieten gemeinsame Gremien, etwa der Krankenhausplanungsausschuss, die Möglichkeit konstruktiver Zusammenarbeit und der Bildung von Gruppen, die durch eine gemeinsame Sichtweise auf Probleme und Lösungen ein neues politisches Programm entwickeln können. Förderlich für eine innovative Gestaltung in der Krankenhausfinanzierung und -vergütung sind zudem wissenschaftliche Erkenntnisse, bspw. aus der Gesundheitsökonomie oder Politikwissenschaft. Innerhalb dieser föderalen Strukturen versuchen die relevanten Akteure Einfluss auf Entscheidungen zu nehmen. Während Kostenträger, Krankenhausträger und Beschäftigte und ihre jeweiligen Vereinigungen und Organisationen hauptsächlich ökonomische Interessen vertreten (mehr Einnahmen für sich vs. weniger Einnahmen für die anderen Akteure), streben politische Akteure, darunter vor allem Parteien, nach elektoralem Erfolg und Karriereaufstieg. Parteien folgen dabei zumindest in der politischen Kommunikation normativen Vorstellungen von Gesundheits- und Krankenhauspolitik und beschränken sich dabei auf einfache, unkonkrete Aussagen, die öffentlichkeitswirksam und für Nichtexperten verständlich sind. Hier hat sich die die Konfliktlinien überlagernde Debatte um Qualität als dominant erwiesen. Reformvorschläge auch in Bezug auf Krankenhausfinanzierung und -vergütung werden folglich unter der Prämisse diskutiert, dass diese die Qualität im Krankenhaus steigern und verbessern sollten. Dieser Qualitätsdiskurs spricht darüber hinaus Patienten und ihre Vertretungen in entsprechenden politischen Entscheidungsgremien an, da ihr Interesse vor allem in dem Zugang zu qualitativ hochwertigen Gesundheitsleistungen liegt.

Damit verbunden bleibt die Herausforderung bestehen, Krankenhausfinanzierung und -vergütung in einer Weise zu organisieren, die die richtigen Anreize für eine qualitativ hochwertige Versorgung setzt, ohne die ökonomischen Interessen der einzelnen Akteure zu unterlaufen. Damit soll vor allem der Kritik begegnet werden, wonach Fallpauschalen unternehmerisches Verhalten vor leistungsorientiertem Bedarfsangebot begünstigen – und zwar unabhängig von politischen Systemen (Neby et al. 2015). An dieser Stelle schlägt dieser Beitrag **drei mögliche Reformschritte** vor. Der erste knüpft an die in den letzten Jahren aufkommende Debatte um evidenzbasierte Politik an, die Reformen auf Basis von wissenschaftlichen, unabhängigen und objektiv erhaltenen Erkenntnissen propagiert. Im bestehenden DRG-System erfolgt dies bereits teilweise über die Erhebung der Leistungen und Kostendaten aller Krankenhäuser, die als eine Komponente in die Berechnung der DRGs einfließt. In Bezug auf qualitativ hochwertige Versorgung im Krankenhaus würde eine **systematische Erforschung der Krankenhausorganisation unter Berücksichtigung qualitätsmessender Indikatoren** aber eine Berechnung von Fallpauschalen ermöglichen, die von höherer Passgenauigkeit profitiert. Zu den Instrumenten der Messung von Qualität zählen auch patientenorientierte Studien sowie Zweitmeinungen von Ärzten, die bereits gesetzlich verankert sind. Um Alternativen zu Fallpauschalen zu erforschen, eignen sich außerdem Reallabore und Pilotkrankenhäuser, die unterschiedliche Finanzierungs- und Vergütungssysteme erproben und durch anschließende systematische Evaluation Evidenz für deren Effizienz und Qualität liefern können. In der Versorgungsplanung werden derartige Projekte bspw. vom RWI durchgeführt (Augurzky et al. 2019).

Ausgehend davon, dass in der Gesundheitspolitik häufiger von Verzahnung als von Trennung gesprochen wird, will dieser Beitrag für einen zweiten Reformvorschlag den Blick auf letzteres werfen: Im Fallpauschalensystem ergibt sich aus einem aktuellen Problem der diagnosebezogenen Vergütung, dass Entgelte unweigerlich an Diagnosen gekoppelt sind und die Krankenhäuser sowohl Diagnosen stellen als auch direkter Empfänger der Entgelte sind. Diese Doppelrolle begünstigt Diagnoseentscheidungen, die wirtschaftlich vorteilhaft für das Krankenhaus sind. **Eine Trennung von Diagnose und Vergütung** könnte diesen Anreiz umkehren.

Als Schritt in Richtung einer integrierten Versorgung von stationärem und ambulantem Sektor sind medizinische Versorgungszentren und ambulante, an Krankenhäuser angegliederte Praxen aktuell diskutierte Antworten. Dagegen wird über eine **klarere Trennung von ambulanter und stationärer Versorgung zur effizienten Steuerung von**

Bedarfsströmen, die wir hier als dritten Reformvorschlag aufbringen wollen, nur vereinzelt gesprochen. Der Vorschlag, die ambulante Versorgung komplett auf den Hausarzt zu zentrieren und auf standardisierte Leistungen wie Impfungen und Erkältungsbekämpfung zu begrenzen sowie spezifische, nicht standardisierbare Leistungen auf Fachärzte im stationären Bereich (wenngleich dort auch ambulant behandelt wird) zu verlagern, steht dem dominanten Diskurs in Deutschland komplett entgegen, wenngleich es vereinzelte Forderungen danach gibt, die auch auf internationalen Vorbildern beruhen (Schmacke 2018; Schoen et al. 2004). Diese strukturelle Änderung müsste in das Fallpauschalensystem eingegliedert werden (Bandelow und Hornung 2019).

Literatur

Amelung VE, Janus K (2005) Modelle der integrierten Versorgung im Spannungsfeld zwischen Management und Politik. In: Klauber J, Robra BP, Schellschmidt H (Hrsg) Krankenhaus-Report 2005, Schwerpunkt: Wege zur Integration. Schattauer, Stuttgart, S 13–26

Augurzky B, Beivers A, Emde A, Halbe B, Pilny A, Straub N (2018) Stand und Weiterentwicklung der Investitionsförderung im Krankenhausbereich, Gutachten im Auftrag des Bundesministeriums für Gesundheit. RWI Leibniz-Institut für Wirtschaftsforschung, Essen. https://www.bundesgesundheitsministerium.de/fileadmin/Dateien/5_Publikationen/Ministerium/Berichte/Gutachten_Investitionsfoerderung_Krankenhausbereich.pdf. Zugegriffen: 22. Juli 2019

Augurzky B, Beivers A, Breidenbach P, Haering A, Straub N (2019) Versorgungsplanung durch datenbasierte Marktraumanalysen am Beispiel von Notfallzentren. In: Klauber J, Geraedts M, Friedrich J, Wasem J (Hrsg) Krankenhaus-Report 2019, Schwerpunkt: Das digitale Krankenhaus. Springer, Berlin, Heidelberg, S 161–174

AWO Bundesverband e. V. (2014) Stellungnahme des AWO Bundesverbandes e. V. zum Koalitionsvertrag zwischen CDU, CSU und SPD für die 18. Legislaturperiode des Deutschen Bundestages. https://www.awo.org/sites/default/files/2017-01/AWO_Stellungnahme_zum_Koalitionsvertrag.pdf. Zugegriffen: 15. Juli 2019

Bandelow NC, Eckert F, Rüsenberg R (2009) Qualitätsorientierung als „Megathema" der Zukunft? In: Bandelow NC, Eckert F, Rüsenberg R (Hrsg) Gesundheit 2030: Qualitätsorientierung im Fokus von Politik, Wirtschaft, Selbstverwaltung und Wissenschaft. VS, Wiesbaden, S 13–26

Bandelow NC, Hartmann A (2014) Health policy prior to the German federal election of 2013: the party political marginalisation of a previously central topic in election campaigns. Ger Polit 23:371–385. https://doi.org/10.1080/09644008.2014.953067

Bandelow NC, Hartmann A, Hornung J (2019) Winter is coming – but not yet. German health policy under the third Merkel chancellorship. Ger Polit 28:444–461. https://doi.org/10.1080/09644008.2018.1512592

Bandelow NC, Hornung J (2019) Mehr Staat, weniger Selbstverwaltung, weniger Wettbewerb? Mut zur Evidenz – auch bei Governance-Fragen! Observer Gesundheit. https://observer-gesundheit.de/mehr-staat-weniger-selbstverwaltung-weniger-wettbewerb-mut-zur-evidenz-auch-bei-governance-fragen/. Zugegriffen: 15. Juli 2019

Blum K (2018) Stationäre Versorgung. In: Thielscher C (Hrsg) Handbuch Medizinökonomie I. System der medizinischen Versorgung. Springer, Wiesbaden, S 1–19

Bohm S, Schräder WF (2012) Reformbedarf der regionalen Krankenhausplanung. G&S Gesundheits- Sozialpolitik 66:16–24. https://doi.org/10.5771/1611-5821-2012-4-16

Bundesärztekammer (2001) Beschlussprotokoll des 104. Deutschen Ärztetages vom 22.–25. Mai 2001. https://www.bundesaerztekammer.de/aerztetag/beschlussprotokolle-ab-1996/104-daet-2001/zupunkt-v-der-tagesordnung-taetigkeitsbericht-der-bundesaerztekammer/drg-fallpauschalensystem/. Zugegriffen: 15. Juli 2019

Bundesverband Deutscher Privatkliniken e. V. (BDPK) (2019) Geschäftsbericht 2018/19. https://www.bdpk.de/media/file/3971.BDPK_Geschaeftsbericht_2018_2019.pdf. Zugegriffen: 15. Juli 2019

Deutsche Krankenhausgesellschaft (DKG) (2017) Patientenwohl und Daseinsvorsorge. Positionen der Deutschen Krankenhausgesellschaft (DKG) für die 19. Legislaturperiode des Deutschen Bundestags. https://www.dkgev.de/fileadmin/default/Mediapool/1_DKG/1.6_Positionen/2017-03 DKG-Positionspapier_19._Legislaturperiode.pdf. Zugegriffen: 15. Juli 2019

Dreyer M (2008) Die Länder müssen in der Verantwortung für die stationäre Versorgung bleiben. In: Klusen N, Meusch A (Hrsg) Zukunft der Krankenhausversorgung: Qualität, Wettbewerb und neue Steuerungsansätze im DRG-System, 1. Aufl. Nomos, Baden-Baden, S 71–80

Eibelshäuser M (2013) Vierundzwanzigster Zusammenfassender Bericht „Gesundheitswesen – Kliniken". http://starweb.hessen.de/cache/haushalt/24-bericht-upkk.pdf. Zugegriffen: 15. Juli 2019

GKV-Spitzenverband (2015) Stellungnahme des GKV-Spitzenverbandes vom 20.08.2015 zum Entwurf eines Gesetzes zur Reform der Strukturen der Krankenhausversorgung (Krankenhausstrukturgesetz – KHSG). https://www.bundestag.de/resource/blob/386080/0348ddcfe31811b660017a01f8f7c66c/gkv-spitzenverband-data.pdf. Zugegriffen: 15. Juli 2019

Heyder R, Malzahn J (2018) Krankenhauspolitik im neuen Koalitionsvertrag: Wohin geht die ordnungspolitische Reise? G&S Gesundheits- Sozialpolitik 72:15–20. https://doi.org/10.5771/1611-5821-2018-2-15

Hornung J, Bandelow NC (2018) The programmatic elite in German health policy: collective action and sectoral history. Public Policy Adm Early View. https://doi.org/10.1177/0952076718798887

Klenk T (2018) Interessenlagen und Interessenpolitik im Gesundheitssektor. In: Spier T, Strünck C (Hrsg) Ärzteverbände und ihre Mitglieder: Zwischen Einfluss- und Mitgliederlogik. Springer, Wiesbaden, S 19–46

Klüver H, Bäck H (2019) Coalition agreements, issue attention, and cabinet governance. Comp Polit Stud. https://doi.org/10.1177/0010414019830726

Knieps F (2005) Perspektiven der Integrierten Versorgung in Deutschland – Der Ordnungsrahmen der GKV und die Aufgabe der Integration aus Sicht der Politik. In: Klauber J, Robra BP, Schellschmidt H (Hrsg) Krankenhaus-Report 2005, Schwerpunkt: Wege zur Integration. Schattauer, Stuttgart, S 27–36

Koalitionsvereinbarung (1998) Aufbruch und Erneuerung – Deutschlands Weg ins 21. Jahrhundert. Koalitionsvereinbarung zwischen der Sozialdemokratischen Partei Deutschlands und Bündnis90/Die Grünen. https://www.spd.de/fileadmin/Dokumente/Beschluesse/Bundesparteitag/koalitionsvertrag_bundesparteitag_bonn_1998.pdf. Zugegriffen: 15. Juli 2019

Koalitionsvertrag (2002) Erneuerung – Gerechtigkeit – Nachhaltigkeit. Für ein wirtschaftlich starkes, soziales und ökologisches Deutschland. Für eine lebendige Demokratie. Koalitionsvertrag zwischen SPD und Bündnis 90/Die Grünen 2002–2006. https://www.nachhaltigkeit.info/media/1248173898php7wc9Pc.pdf. Zugegriffen: 15. Juli 2019

Koalitionsvertrag (2005) Gemeinsam für Deutschland – mit Mut und Menschlichkeit. Koalitionsvertrag zwischen CDU, CSU und SPD. https://www.kmk.org/fileadmin/pdf/foederalismus/2005_11_11-Koalitionsvertrag-Dok04.pdf. Zugegriffen: 15. Juli 2019

Koalitionsvertrag (2009) Wachstum. Bildung. Zusammenhalt: Der Koalitionsvertrag zwischen CDU, CSU und FDP. https://www.bmi.bund.de/SharedDocs/Downloads/DE/Ministerium/koalitionsvertrag.pdf?__blob=publicationFile. Zugegriffen: 15. Juli 2019

Koalitionsvertrag (2013) Koalitionsvertrag zwischen CDU, CSU und SPD. https://www.bundesregierung.de/Content/DE/_Anlagen/2013/2013-12-17-koalitionsvertrag.pdf?__blob=publicationFile. Zugegriffen: 15. Juli 2019

Koalitionsvertrag (2018) Ein neuer Aufbruch für Europa. Eine neue Dynamik für Deutschland. Ein neuer Zusammenhalt für unser Land. Koalitionsvertrag zwischen CDU, CSU und SPD. http://www.handelsblatt.com/downloads/20936422/4/koalitionsvertrag_final.pdf. Zugegriffen: 15. Juli 2019

Leber WD, Scheller-Kreinsen D (2018) Von der Landesplanung zur algorithmischen Marktregulierung. In: Klauber J, Geraedts M, Friedrich J, Wasem J (Hrsg) Krankenhaus-Report 2018, Schwerpunkt: Bedarf und Bedarfsgerechtigkeit. Schattauer, Stuttgart, S 101–130

Marburger Bund (2018) Marburger Bund fordert grundlegende Reform des DRG-Systems. https://www.marburger-bund.de/bundesverband/pressemitteilung/marburger-bund-fordert-grundlegende-reform-des-drg-systems. Zugegriffen: 15. Juli 2019

Matusiewicz D (2019) Marketing im Gesundheitswesen – eine Einführung. In: Matusiewicz D, Stratmann F, Wimmer J (Hrsg) Marketing im Gesundheitswesen: Einführung – Bestandsaufnahme – Zukunftsperspektiven. Springer, Wiesbaden, S 3–24

Neby S, Lægreid P, Mattei P, Feiler T (2015) Bending the rules to play the game: accountability, DRG and waiting list scandals in Norway and Germany. EPA 1:127–148. https://doi.org/10.18278/epa.1.1.9

Paquet R (2019) Gesundheitspolitik der AfD – zusammengesuchtes Allerlei. Observer Gesundheit, Politische Analysen vom 15.03.2019. https://observer-gesundheit.de/gesundheitspolitik-der-afd-zusammengesuchtes-allerlei. Zugegriffen: 23. Juli 2019

Reiners H (2018) Bedarfsplanung und Sicherstellung – Dauerbaustelle der Gesundheitspolitik. G&S Gesundheits- Sozialpolitik 72:21–25. https://doi.org/10.5771/1611-5821-2018-2-21

Scharpf FW, Reissert B, Schnabel F (1976) Politikverflechtung. Theorie und Empirie des kooperativen Föderalismus in der Bundesrepublik. Scriptor Verlag, Kronberg Berlin

Schmacke N (2018) Anforderungen an ein modernes Vergütungssystem aus medizinischer Sicht. G&S Gesundheits- Sozialpolitik 72:29–31. https://doi.org/10.5771/1611-5821-2018-4-5-29

Schoen C, Osborn R, Huynh PT, Doty M, Davis K, Zapert K, Peugh J (2004) Primary care and health system performance: adults' experiences in five countries. Health Aff 23:W4-487–W4-503. https://doi.org/10.1377/hlthaff.W4.487

Simon M (2016) Die ökonomischen und strukturellen Veränderungen des Krankenhausbereichs seit den 1970er Jahren. In: Bode I, Vogd W (Hrsg) Mutationen des Krankenhauses: Soziologische Diagnosen in organisations- und gesellschaftstheoretischer Perspektive. Springer, Wiesbaden, S 29–45

Open Access Dieses Kapitel wird unter der Creative Commons Namensnennung 4.0 International Lizenz (http://creativecommons.org/licenses/by/4.0/deed.de) veröffentlicht, welche die Nutzung, Vervielfältigung, Bearbeitung, Verbreitung und Wiedergabe in jeglichem Medium und Format erlaubt, sofern Sie den/die ursprünglichen Autor(en) und die Quelle ordnungsgemäß nennen, einen Link zur Creative Commons Lizenz beifügen und angeben, ob Änderungen vorgenommen wurden.

Die in diesem Kapitel enthaltenen Bilder und sonstiges Drittmaterial unterliegen ebenfalls der genannten Creative Commons Lizenz, sofern sich aus der Abbildungslegende nichts anderes ergibt. Sofern das betreffende Material nicht unter der genannten Creative Commons Lizenz steht und die betreffende Handlung nicht nach gesetzlichen Vorschriften erlaubt ist, ist für die oben aufgeführten Weiterverwendungen des Materials die Einwilligung des jeweiligen Rechteinhabers einzuholen.

Fördermittel aus dem Krankenhausstrukturfonds – Anstoß zur dauerhaften Strukturveränderung?

Boris Augurzky, Dörte Heger, Anne Mensen und Adam Pilny

17.1 Einleitung – 316

17.2 Bestandsaufnahme – 317
17.2.1 Mangelnde Investitionsförderung und ungünstige Krankenhausstrukturen – 317
17.2.2 Investitionsförderung durch den Krankenhausstrukturfonds – 318

17.3 Strukturfondsmittel als KHG-Substitut? – 321

17.4 Fazit und Ausblick – 324

Literatur – 325

© Der/die Autor(en) 2020
J. Klauber et al. (Hrsg.), *Krankenhaus-Report 2020*, https://doi.org/10.1007/978-3-662-60487-8_17

Zusammenfassung

Um auf die anstehenden Herausforderungen in der Gesundheitsversorgung vorbereitet zu sein, setzt der Gesetzgeber mit Hilfe des Strukturfonds gezielt Anreize zu dauerhaften Verbesserungen der Krankenhausstruktur in Deutschland, insbesondere durch den Abbau von Überkapazitäten sowie die Konzentration von Kapazitäten. Dieser Beitrag liefert länderspezifische Angaben zur Aufteilung der bisher bewilligten Fördermittel zum 31. Dezember 2018 und deren Verteilung auf die einzelnen Förderarten. Ferner wird kritisch beleuchtet, ob und inwieweit die Länder ihre Investitionsfinanzierung infolge des Strukturfonds anpassen. Auf Basis von Soll- und Ist-Zahlen der Landeshaushalte wird die Höhe der Krankenhausinvestitionsausgaben ab 2016 mit den durchschnittlichen Fördervolumina von 2012 bis 2014 sowie dem Volumen von 2015 verglichen.

To be prepared for forthcoming challenges in health care provision, the German legislature has set specific incentives with the structure fund ("Strukturfonds") to promote long-lasting improvements in the German hospital market. The aim of the fund is to reduce overcapacities via reduction or concentration and to optimize the hospital market structure. This article provides information for the German federal states about funds granted up to December 31st 2018 and their allocation among the different kinds of funding. Furthermore, this article shows to what extend the federal states adapt their public investment expenditures as a result of the structure fund. Based on target and actual figures of the state budget plans, the amount of hospital investment expenditure for the years 2016 onwards is compared with the average funding volumes from 2012 to 2014 and the 2015 volume.

17.1 Einleitung

Eine über Jahre unzureichende Investitionsfinanzierung der Bundesländer im Krankenhaussektor und die daraus resultierende Investitionslücke sind bereits seit geraumer Zeit Gegenstand gesundheitsökonomischer und politischer Debatten. Ebenfalls diskutiert wird die zum Teil ungünstige Krankenhausstruktur, die nachteilig für die Betriebskosten und die medizinische Qualität sein kann. Eine Optimierung der Strukturen erfordert aber zusätzlich umfangreiche Investitionsmittel. Hier setzt das Krankenhausstrukturgesetz (KHSG) an. Ziel des zum 1. Januar 2016 in Kraft getretenen KHSG ist es, die Qualität der Krankenhausversorgung zu steigern, Versorgungsstrukturen zu optimieren, Leistungszuwachs zu begrenzen und die Pflege am Bett zu stärken. Der Krankenhausstrukturfonds ist eine der im Gesetz vorgesehenen Maßnahmen und zielt durch den Abbau von Überkapazitäten, die Konzentration von Kapazitäten und die Umwandlung von Krankenhäusern in nicht-akutstationäre Versorgungseinrichtungen oder bedarfsnotwendige andere Fachrichtungen darauf, die Versorgungsstruktur zu optimieren. Dazu wurden gemäß § 12 Abs. 1 KHG zunächst einmalig Mittel in Höhe von 500 Mio. € aus der Liquiditätsreserve des Gesundheitsfonds (99 %) und des anteiligen Betrags der landwirtschaftlichen Krankenkasse (1 %) zur Verfügung gestellt. Diese Mittel werden nach dem Königsteiner Schlüssel auf die einzelnen Bundesländer verteilt (BMJV 2016).

Eine Voraussetzung für die Zuteilung der Fördermittel des Strukturfonds ist, dass das antragstellende Land, allein oder gemeinsam mit dem Träger des zu fördernden Krankenhauses, mindestens 50 % der förderfähigen Kosten des Vorhabens trägt (§ 12 Abs. 2 Satz 1 Nr. 2 KHG). Insgesamt steht für die Fördervorhaben somit ein Volumen von mindestens einer Milliarde Euro bereit.[1] Zusätzlich müssen sich die Länder verpflichten, für die Jahre 2016 bis 2018 mindestens jährlich Haushaltsmittel für die Investitionsförderung der Krankenhäuser in Höhe des

---

[1] Aus den 500 Mio. € des Strukturfonds sind auch Verwaltungs- und Auswertungsausgaben zu leisten, wodurch sich der Gesamtbetrag um 4,7 Mio. € reduziert. Gleichzeitig zeigen erste Zahlen jedoch, dass die Förderung der Länder einschließlich der Krankenhausträger in manchen Fällen 50 % der förderfähigen Kosten eines Vorhabens übersteigt.

Durchschnitts der Jahre 2012 bis 2014 abzüglich der durchschnittlichen Zuweisungen nach Artikel 14 des Gesundheitsstrukturgesetzes in diesem Zeitraum oder in Höhe des Jahres 2015 bereitzustellen (§ 12 Abs. 2 Satz 1 Nr. 3 KHG). Damit soll verhindert werden, dass die Förderung des Strukturfonds die Krankenhausfinanzierung aus Landesmitteln ersetzt und so keine zusätzlichen Mittel bereitgestellt werden. Eine Fortsetzung des Strukturfonds um weitere vier Jahre mit einem Volumen von 500 Mio. € pro Jahr hat der Gesetzgeber bereits beschlossen, wobei nun explizit auch andere Bereiche wie Informationstechnik, integrierte Notfallzentren oder die Ausweitung von Ausbildungskapazitäten gefördert werden können.

Dieses Kapitel gibt zunächst eine Übersicht über den benötigten Investitionsbedarf der Krankenhäuser und die erfolgte Förderung durch den Strukturfonds. Anschließend wird die Investitionsförderung der Länder im Zeitverlauf für die Jahre 2012 bis 2017 detailliert untersucht, um potenzielle Verdrängungseffekte durch Strukturfondsmittel zu beurteilen. Abschließend werden die Ergebnisse in einem Fazit zusammengefasst und mögliche Konsequenzen aufgezeigt.

17.2 Bestandsaufnahme

17.2.1 Mangelnde Investitionsförderung und ungünstige Krankenhausstrukturen

Es erfordert regelmäßige Investitionen, um die Unternehmenssubstanz der Krankenhäuser zu erhalten. Um diesen Investitionsbedarf zu decken und die wirtschaftliche Lage der Krankenhäuser zu verbessern, trat 1972 das Krankenhausfinanzierungsgesetz (KHG) in Kraft. Seitdem obliegt die Krankenhaus- und Investitionsplanung den Ländern – von 1972 bis 1984 wurde die Investitionsförderung noch zwischen Bund und Ländern kofinanziert (RWI 2017). Betrachtet man das Gesamtvolumen der Investitionsfördermittel der Länder auf Basis der Statistik der Arbeitsgemeinschaft der Obersten Landesgesundheitsbehörden (AOLG), zeigt sich zwischen den Jahren 1991 und 2017 ein abnehmender Trend bis etwa zum Jahr 2013, gefolgt von einem relativ flachen Verlauf für die folgenden Jahre (◘ Abb. 17.1). Im Jahr 2017 betrugen die KHG-Fördermittel weniger als 3 Mrd. €.

Der jährliche Investitionsbedarf, der für den Erhalt der gegenwärtigen Substanz der Plankrankenhäuser benötigt wird, liegt deutlich höher. Auf Basis umfangreicher Analysen beziffern Augurzky et al. (2019) im Krankenhaus Rating Report 2019 den jährlichen Investitionsbedarf zum Erhalt der gegenwärtigen Substanz auf 5,4 Mrd. €. Bei einer Finanzierung durch die Länder in Höhe von rund 2,8 Mrd. € bleibt somit eine Förderlücke von 2,6 Mrd. € pro Jahr. Dieser jährliche Investitionsbedarf ließe sich durch umfangreiche Strukturverbesserungen, die einen Abbau von Überkapazitäten und die Reduktion von Vorhaltekapazitäten zur Folge haben, leicht reduzieren. Insbesondere könnten dadurch auch die Betriebskosten gesenkt werden.

Jedoch sind dazu zunächst zusätzliche Investitionen erforderlich. Nach Analysen des Gutachtens „Stand und Weiterentwicklung der Investitionsförderung im Krankenhausbereich" im Auftrag des Bundesministeriums für Gesundheit (RWI 2017) ergibt sich ein Investitionsbedarf von rund 11 Mrd. €, um bundesweit die Krankenhausstruktur von Sachsen zu erreichen, die im bundesweiten Vergleich als relativ günstig angesehen wird. Die Krankenhausdichte ist in Sachsen geringer als in den anderen Bundesländern und es gibt weniger kleine Häuser, die häufiger wirtschaftliche Probleme haben. Mithin ging es den Krankenhäusern in Sachsen in den vergangenen Jahren wirtschaftlich deutlich besser als Kliniken in anderen Teilen Deutschlands, vor allem in West- und Süddeutschland. Im Allgemeinen schneiden größere und/oder spezialisierte Kliniken wirtschaftlich meist besser ab (Augurzky et al. 2019). Mit einem Gesamtvolumen von 1 Mrd. € macht der Kran-

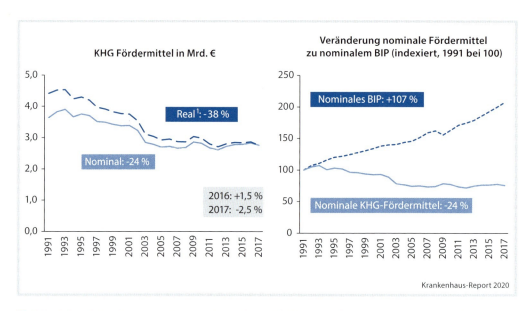

Abb. 17.1 KHG-Fördermittel im Zeitverlauf 1991 bis 2017; in Mrd. Euro (Quelle: Augurzky et al. 2019) (Anmerkung: Deflationiert mit Investitionsgüterpreisindex)

kenhausstrukturfonds einen Anfang. Rechnet man die Fortführung des Strukturfonds mit ein, kommt man insgesamt auf 5 Mrd. € an Fördermitteln, was somit knapp der Hälfte des errechneten Bedarfs entspricht. Jedoch ist die Fortführung des Strukturfonds nicht allein auf die bauliche Optimierung der Krankenhausstrukturen ausgelegt. Es bleibt abzuwarten, wie hoch der Anteil an Fördermitteln ausfällt, der tatsächlich zur Schließung der Investitionslücke beiträgt, und welcher Anteil für ebenfalls notwendige, nicht-bauliche Strukturverbesserungen eingesetzt wird.

17.2.2 Investitionsförderung durch den Krankenhausstrukturfonds

Die nachfolgende Bestandsaufnahme des Strukturfonds beruht auf einer Sonderanalyse des Krankenhaus Rating Reports 2019 (Augurzky et al. 2019) sowie der Mitteilung des Bundesversicherungsamtes zur Verwaltung des Strukturfonds zum Stichtag 31. Dezember 2018 (BVA 2018). Das Interesse der Krankenhäuser an Mitteln des Strukturfonds war groß. Dem Verband der Ersatzkrankenkassen (vdek) lagen zum 4. August 2017 Informationen über beantragte Projekte von Krankenhausträgern bei ihren jeweiligen Bundesländern mit beantragten Mitteln in Höhe von bundesweit insgesamt 2,4 Mrd. € vor (◘ Abb. 17.2). Gemessen an Interessensbekundungen der Krankenhäuser war der erste Strukturfonds somit mehr als zweifach „überzeichnet". Zwischen den Bundesländern gab es dabei beachtliche Unterschiede. So beantragten Krankenhausträger in Baden-Württemberg rund fünfmal mehr Mittel als dem Land zur Verfügung standen. In Niedersachsen waren es viermal mehr. Im Verhältnis dazu war die Nachfrage in den ostdeutschen Bundesländern und in Bayern gering. In Mecklenburg-Vorpommern lagen sie zu diesem Zeitpunkt nur bei 29 % der zur Verfügung stehenden Mittel.

Die endgültige Antragsstellung für Mittel aus dem Krankenhausstrukturfonds beim Bundesversicherungsamt obliegt jedoch den Ländern. Bis zum 31. Dezember 2018 wurden 438 Mio. € aus dem Strukturfonds bewilligt.

17.2 · Bestandsaufnahme

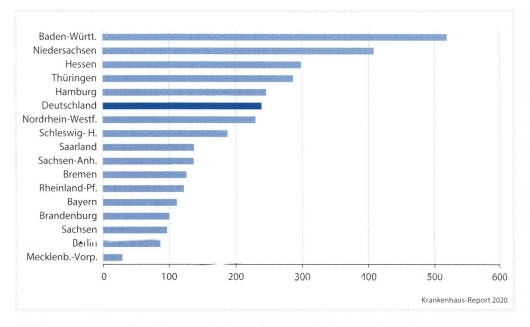

Abb. 17.2 Beantragte Mittel des Strukturfonds in Relation zu verfügbaren Mitteln. Stichtag 04.08.2017; Anteil in Prozent (Quelle: Eigene Darstellung; vdek 2017)

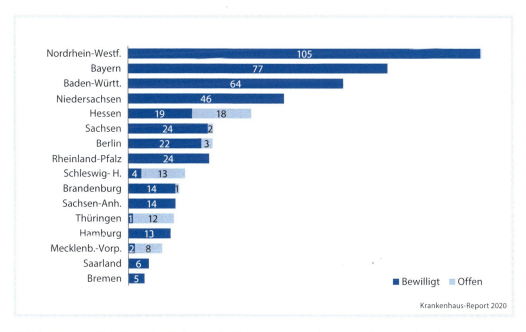

Abb. 17.3 Bewilligte Mittel des Strukturfonds. Stichtag 31.12.2018, bezogen auf die Mittel aus dem Gesundheitsfonds; in Mio. Euro (Quelle: Eigene Darstellung; BVA 2018) (Anmerkung: Die angegebenen Werte beziehen sich auf bereits beschiedene Anträge bis zum 31. Dezember 2018; „offene Anträge" bedeutet entweder noch nicht bewilligt oder noch verfügbar, weil keine Anträge zum Stichtag vorhanden sind)

Tabelle 17.1 Verteilung der bewilligten Projekte auf Förderarten und nach Bundesländern. Stichtag 31.12.2018 (Quelle: Eigene Darstellung; BVA 2018)

Land	Anzahl geförderter Projekte				Verteilung der geförderten Projekte		
	Gesamt	Schließung	Konzentration	Umbau	Schließung	Konzentration	Umbau
Baden-Württemberg	5	0	4	1	0 %	80 %	20 %
Bayern	6	0	4	2	0 %	67 %	33 %
Berlin	1	0	1	0	0 %	100 %	0 %
Brandenburg	3	0	1	2	0 %	33 %	67 %
Bremen	1	0	1	0	0 %	100 %	0 %
Hamburg	2	0	2	0	0 %	100 %	0 %
Hessen	4	2	2	0	50 %	50 %	0 %
Mecklenburg-Vorp.	1	0	1	0	0 %	100 %	0 %
Niedersachsen	5	1	3	1	20 %	60 %	20 %
Nordrhein-Westfalen	17	4	9	4	24 %	53 %	24 %
Rheinland-Pfalz	3	0	3	0	0 %	100 %	0 %
Saarland	2	0	2	0	0 %	100 %	0 %
Sachsen	3	0	3	0	0 %	100 %	0 %
Sachsen-Anhalt	3	2	1	0	67 %	33 %	0 %
Schleswig-Holstein	1	0	1	0	0 %	100 %	0 %
Thüringen	1	0	1	0	0 %	100 %	0 %
Deutschland	**58**	**9**	**39**	**10**	**16 %**	**67 %**	**17 %**

Krankenhaus-Report 2020

◘ Abb. 17.3 zeigt die Höhe der bewilligten und noch offenen Mittel je Bundesland. In vielen Ländern waren damit bereits die gesamten zur Verfügung stehenden Mittel verteilt. Einige Länder hatten noch offene Mittel in relevanter Höhe: Hessen, Schleswig-Holstein, Thüringen und Mecklenburg-Vorpommern. Diese enthalten sowohl beantragte, aber noch nicht beschiedene Mittel als auch nicht beantragte Mittel. Insgesamt war der Strukturfonds nahezu vollständig ausgeschöpft. Nach Abzug von Verwaltungskosten standen für das Nachverteilungsverfahren lediglich 11,5 Mio. € zur Verfügung (BVA 2017). Durch Ablehnungen oder Rückzahlungen können sich diese noch zur Verfügung stehenden Mittel allerdings noch erhöhen.

Es gibt drei Arten von Förderungen: Schließung, Konzentration und Umwandlung. Bis zum Stichtag fielen 16 % der bewilligten Projekte in die Rubrik „Schließung", weitere 17 % in „Umwandlung" und die restlichen 67 % waren Projekte zur Konzentration der Krankenhauskapazitäten. Letztere können allerdings auch Standort- oder Abteilungsschließungen beinhalten. In Bezug auf das geförderte Volumen entfielen nur 12 % auf reine „Schließungen", 19 % auf „Umwandlungen" und 69 % auf „Konzentrationsmaßnahmen". Zu beachten ist, dass neben den neun Schließungen im Rahmen der Förderrubrik „Schließungen" auch weitere Standorte im Rahmen von Konzentrationsmaßnahmen geschlossen werden, sodass es insgesamt zu 29 Standortschließungen kommt (Augurzky et al. 2019). ◘ Tab. 17.1 stellt die Verteilung der Projekte nach Bundesländern dar.

Hinsichtlich der Verbesserung der Krankenhausstruktur ist keine der Förderarten klar zu bevorzugen, wenngleich eine Schließung (auch innerhalb einer Konzentration) der stärksten Form des Abbaus von Überkapazitäten entspricht. Vielmehr kommt es darauf an, die eingesetzten Mittel möglichst effizient zu nutzen, d. h. eine möglichst vorteilhafte Strukturverbesserung pro eingesetztem Euro zu erreichen. Darüber hinaus sind die Gegebenheiten der Region zu berücksichtigen, wie zum Beispiel die Erreichbarkeit zu einem Krankenhaus der Grundversorgung für die umliegende Bevölkerung. Eine Beurteilung der Einzelvorhaben ist daher stets fallspezifisch und nicht Gegenstand dieses Beitrags.

17.3 Strukturfondsmittel als KHG-Substitut?

Der Strukturfonds soll explizit zur Verbesserung der Strukturen in der Krankenhausversorgung beitragen und kein Substitut der gegenwärtigen Investitionsfinanzierung der Länder darstellen. Um solch potenzielle Mitnahmeeffekte der Länder zu verhindern, wurden die Länder mit der Einführung des ersten Strukturfonds verpflichtet, ihre eigene Krankenhausfinanzierung auf einem konstanten Niveau zu halten. Im Detail betrachtet sind die Länder gesetzlich verpflichtet, für die Jahre 2016 bis 2018 jährlich Haushaltsmittel für die Investitionsförderung der Krankenhäuser mindestens in der Höhe bereitzustellen, die (i) dem Durchschnitt der in den Haushaltsplänen der Jahre 2012 bis 2014 hierfür ausgewiesenen Haushaltsmittel abzüglich der auf diesen Zeitraum entfallenden durchschnittlichen Zuweisungen nach Art. 14 des Gesetz zur Sicherung und Strukturverbesserung der gesetzlichen Krankenversicherung (Gesundheitsstrukturgesetz, kurz: GSG) oder (ii) den im Haushaltsplan des Jahres 2015 für die Investitionsförderung der Krankenhäuser ausgewiesenen Haushaltsmitteln entspricht (§ 12 Abs. 2 Nr. 3a KHG). In ihren Haushaltsplänen stellen die Länder prospektiv ihre Soll-Einnahmen und Soll-Ausgaben für die kommenden Jahre dar. Daneben enthalten die Pläne auch Ist-Angaben zu den jeweiligen Haushaltspositionen, die die tatsächlichen Einnahmen und Ausgaben retrospektiv wiedergeben. Neben dem Haushaltsplan stellen die Länder auch Haushaltsrechnungen bereit, die den Haushaltsvollzug (Ist-Werte) mit dem Haushaltsansatz (Soll-Werte) vergleichen. Da der Gesetzgeber in dem oben beschriebenen Paragrafen von „in den Haushaltsplänen [...] ausgewiesenen Haushaltsmittel[n]" spricht, ist unklar, ob

Tabelle 17.2 KHG-Förderung der Länder im Zeitverlauf. Durchschnitt 2012 bis 2014 sowie 2015 bis 2017, in Mio. Euro (Quelle: Eigene Darstellung; Augurzky und Pliny 2019; DKG 2017)

Land	Durchschnitt 2012–2014		2015		2016		2017	
	Soll	Ist	Soll	Ist	Soll	Ist	Soll	Ist
Baden-Württemberg	388,2	373,3	436,9	447,5	455,1	380,0	461,6	354,9
Bayern	476,7	450,2	500,0	489,2	500,0	488,9	503,4	534,6
Berlin	85,1	k.A.	96,4	k.A.	108,9	108,7	111,3	k.A.
Brandenburg	83,8	81,9	82,5	81,1	82,5	83,2	80,0	79,9
Bremen	29,8	29,6	36,2	35,9	36,2	36,0	44,2	k.A.
Hamburg	119,8	119,8	87,0	87,0	110,5	110,5	89,9	89,9
Hessen	235,8	235,4	242,2	203,1	267,5	265,1	253,5	249,8
Mecklenburg-Vorp.	43,4	41,4	52,8	53,0	48,3	74,8	47,3	k.A.
Niedersachsen	252,8	256,1	272,5	277,5	274,2	273,9	256,0	254,8
Nordrhein-Westfalen	493,9	485,4	515,0	509,4	516,7	515,2	533,5	780,2
Rheinland-Pfalz	118,8	118,8	119,8	119,8	119,8	119,8	122,8	122,8
Saarland	31,9	31,8	28,5	28,0	28,5	28,9	28,5	29,0
Sachsen	58,3	40,3	125,0	120,6	120,0	118,3	99,3	120,9
Sachsen-Anhalt	22,6	19,5	39,2	39,1	35,1	38,8	40,9	38,7
Schleswig-Holstein	86,4	84,0	94,2	93,1	100,5	89,9	103,5	99,8
Thüringen	23,4	25,8	50,0	54,4	50,0	50,7	50,0	52,1

Anmerkung: Werte ohne separat ausgewiesene Verwaltungskosten und sächliche Ausgaben sowie abzüglich GSG-Mittel. Für Berlin, Bremen und Mecklenburg-Vorpommern lagen keine Ist-Werte für die KHG-Investitionsfördermittel 2017 vor.

Krankenhaus-Report 2020

sich die Vorgabe auf die Soll- oder die Ist-Werte bezieht.

Um zu beurteilen, ob die Ausgaben der Länder für 2016 und 2017 diesem Kriterium genügen, wird im Folgenden sowohl auf die Soll- als auch die Ist-Werte der KHG-Fördermittel aus den Landeshaushalten 2012 bis 2017 zurückgegriffen, wie sie in Augurzky und Pilny (2019) zugrunde liegen.[2] Diese umfassen alle KHG-Fördermittel aus den Landeshaushalten. Lediglich Verwaltungskosten und sächliche Ausgaben, z. B. für Gutachter und Sachverständige, sind nicht berücksichtigt, sofern diese separat ausgewiesen sind (vgl. Augurzky und Pilny 2019). Solange diese Mittel jedoch keinen signifikanten Schwankungen über die Jahre unterliegen, bleibt die nachfolgende Analyse davon weitestgehend unbeeinflusst. Zur Quantifizierung der Fördermittel nach Art. 14 GSG in den neuen Bundesländern werden die Daten der Deutschen Krankenhausgesellschaft (DKG 2017) verwendet, die auf Eigenangaben der Länder beruhen. Für die neuen Bundesländer werden von den Soll- und Ist-Werten der KHG-Förderung die Summen der GSG-Förderung subtrahiert. Die Auswertung beschränkt sich auf die Jahre 2016 und 2017, da Ist-Werte für das Jahr 2018 derzeit noch nicht vorliegen.

■ Tab. 17.2 zeigt die so berechneten Ist- und Soll-Werte der Länder aus den Haushaltsplänen bzw. -rechnungen. Die GSG-Mittel sind für die ostdeutschen Länder bereits abgezogen. Es ist zu beachten, dass durch das Fehlen von Ist-Werten der GSG-Förderung sowie den Nichteinbezug separat ausgewiesener Verwaltungskosten und sächlicher Ausgaben die tatsächliche Förderhöhe ggf. geringfügig von den hier dargestellten Werten abweichen kann. Dennoch lässt sich der Verlauf der Investitionsausgaben der Länder detailliert nachvollziehen. Insgesamt erkennt man bei vielen Bundesländern einen relativ konstanten bis leicht steigenden Verlauf über die Zeit. Bezogen auf die Ist-Werte liegt 2015 das Förderniveau in Brandenburg, Hamburg, Hessen und dem Saarland unter dem durchschnittlichen Niveau der Jahre 2012 bis 2014. In Baden-Württemberg, Brandenburg, Niedersachsen, Sachsen-Anhalt und Thüringen bleiben die Ist-Werte 2017 unter den Ist-Werten von 2015. Eine starke Zunahme über die Zeit verzeichnet indessen Nordrhein-Westfalen: 2017 liegt der Ist-Wert mit rund 780 Mio. € deutlich über dem Wert von 2015 mit nur 485 Mio. €.

■ Tab. 17.3 gibt einen Überblick darüber, in welchen Ländern die KHG-Ausgaben auf Basis der in ■ Tab. 17.2 dargestellten Ist- und Soll-Werten mindestens einem der beiden der oben genannten Kriterien genügen. Für Berlin, Bremen und Mecklenburg-Vorpommern können aufgrund nicht vorliegender Ist-Werte teilweise keine Aussagen gemacht werden. 2016 lagen die KHG-Ausgaben in allen 15 Ländern mit verfügbaren Ist-Werten über dem gesetzlich geforderten Niveau. Auch die Soll-Werte lagen 2016 in allen Ländern höher als 2015 bzw. als im Durchschnitt der Jahre 2012 bis 2014. Die Ist-Werte im Jahr 2017 lagen jedoch in drei Ländern niedriger: in Baden-Württemberg, Brandenburg und Niedersachsen. In Brandenburg lagen 2017 auch die Soll-Werte unterhalb des Soll-Wertes von 2015 bzw. des Durchschnitts der Soll-Werte 2012 bis 2014.

In den meisten Ländern wird somit die gesetzliche Vorgabe eingehalten. Bei den Ländern, für die keine Daten vorliegen oder in denen die KHG-Ausgaben niedriger sind, gilt es zu prüfen, ob ggf. weitere Fördermittel als KHG-Mittel berücksichtigt wurden, die im Haushalt nicht explizit als solche ausgewiesen sind, oder ob tatsächlich ein zu geringes Förderniveau vorliegt. Aggregiert über alle Länder ist das Fördermittelvolumen zwischen 2015 und 2017 geringfügig gestiegen. Im Ergebnis lässt sich nicht sagen, dass die Mittel aus dem Strukturfonds generell als Substitut in der Investitionsförderung nach KHG eingesetzt werden. Zwar liegen in mindestens drei Ländern

---

[2] Augurzky und Pilny (2019) enthalten Angaben zu KHG-Mitteln aus den Landeshaushalten 2010 bis 2016. Die Daten für 2017 sind aus Augurzky et al. (2019) entnommen. Für einzelne Länder gibt es für 2017 keine Ist-Werte in den öffentlich verfügbaren Haushaltsrechnungen und -plänen.

◻ **Tabelle 17.3** KHG-Förderung mindestens im Durchschnitt 2012 bis 2014 oder in Höhe des Jahres 2015, 2016 und 2017 (Quelle: Eigene Darstellung; Augurzky und Pilny 2019; DKG 2017)

Land	Ist		Soll	
	2016	2017	2016	2017
Baden-Württemberg	ja	nein	ja	ja
Bayern	ja	ja	ja	ja
Berlin	k.A.	k.A.	ja	ja
Brandenburg	ja	nein	ja	nein
Bremen	ja	k.A.	ja	ja
Hamburg	ja	ja	ja	ja
Hessen	ja	ja	ja	ja
Mecklenburg-Vorp.	ja	k.A.	ja	ja
Niedersachsen	ja	nein	ja	ja
Nordrhein-Westfalen	ja	ja	ja	ja
Rheinland-Pfalz	ja	ja	ja	ja
Saarland	ja	ja	ja	ja
Sachsen	ja	ja	ja	ja
Sachsen-Anhalt	ja	ja	ja	ja
Schleswig-Holstein	ja	ja	ja	ja
Thüringen	ja	ja	ja	ja

Anmerkung: Werte ohne separat ausgewiesene Verwaltungskosten und sächliche Ausgaben sowie abzüglich GSG-Mittel. Für Berlin, Bremen und Mecklenburg-Vorpommern lagen keine Ist-Werte für die KHG-Investitionsfördermittel 2017 vor.
Krankenhaus-Report 2020

– nach den uns vorliegenden Daten – die Investitionsausgaben unter der gesetzlich vorgegebenen Mindesthöhe. Der Anstieg der KHG-Förderung nach 2015 für Gesamtdeutschland zeichnet jedoch ein positives Bild. Gleichzeitig ist aber auch kein starker Anstieg der Finanzierungsausgaben der Länder zu beobachten. Die Förderung aus dem Strukturfonds scheint somit nicht in dem Sinne als Anstoßfinanzierung zu dienen, dass von den Ländern zusätzliche strukturverbessernde Investitionen in Angriff genommen werden und die sich über Jahre angestaute Investitionslücke nun zügig abgebaut wird. Lediglich Nordrhein-Westfalen hat einmalig die KHG-Ausgaben im Jahr 2017 um rund 250 Mio. € im Nachtragshaushalt deutlich erhöht.

17.4 Fazit und Ausblick

Durch den Strukturfonds werden finanzielle Mittel bereitgestellt, die neben der regulären Investitionsförderung durch die Länder zur Optimierung der Krankenhausstruktur beitragen sollen. Die bisher bewilligten Bescheide durch das Bundesversicherungsamt stoßen wichtige Projekte zur Optimierung der Krankenhausstruktur an. Dabei sind insgesamt 29 Standortschließungen vorgesehen. Auch die reine Konzentration ohne Standortschließung ist ein wichtiger Beitrag zur Strukturoptimierung, wenn dabei Versorgungskapazitäten gebündelt werden und Vorhalteaufwand reduziert werden kann. Allerdings reicht das Volumen von insgesamt rund einer Milliarde Euro nicht aus, um in Deutschland eine optimale Zielstruktur zu erreichen. Wenn man die relativ günstige Krankenhausstruktur Sachsens erreichen möchte, wären allein dafür etwa elf Milliarden Euro nötig, d. h. noch weitere zehn Milliarden Euro (RWI 2017). Bundesweit würden dann rund 280 Standorte geschlossen werden müssen. Tatsächlich erreicht der gegenwärtige Strukturfonds davon bereits etwa ein Zehntel, was näherungsweise der Relation der derzeit eingesetzten Mittel zu den insgesamt nötigen Mittel entspricht. Insofern kann man dem Fonds durchaus einen Erfolg bescheinigen, sodass die beschlossene Fortführung des Strukturfonds sinnvoll erscheint.

Die Fortführung des Strukturfonds umfasst jedoch nicht die benötigten elf Milliarden Euro, sondern stellt lediglich vier Milliarden Euro zusätzlich zur Verfügung. Deshalb ist es wichtig, dass die Länder ihre bisherigen Investitionen weiter tätigen und sich nicht allein auf die bereitgestellten Mittel des Strukturfonds stützen. Im Gesetz ist festgehalten, dass die Länder für die Jahre 2016 bis 2018 verpflichtet sind, jährlich Haushaltsmittel für die Investitionsförderung der Krankenhäuser mindestens in der Höhe bereitzustellen, die (i) dem Durchschnitt der in den Haushaltsplänen der Jahre 2012 bis 2014 hierfür ausgewiesenen Haushaltsmittel abzüglich der auf diesen Zeitraum entfallenden durchschnittlichen Zuweisungen nach Art. 14 GSG oder (ii) den im Haushaltsplan des Jahres 2015 für die Investitionsförderung der Krankenhäuser ausgewiesenen Haushaltsmitteln entspricht. Diese Regelung wird analog auch für die Fortführung des Strukturfonds angewandt (§ 12a Abs. 3 Satz 1 Nr. 3 KHG). Unsere Analysen zeigen, dass auf Basis bisher vorliegender Informationen zwar in den meisten, jedoch nicht in allen Ländern die KHG-Ausgaben diesen Kriterien genügen. Wünschenswert wäre es darüber hinaus, wenn die Länder die bereitgestellten Mittel nicht nur als Ergänzung zu ihrer eigenen Investitionsförderung sehen würden, sondern auch als Anstoß, selbst verstärkt in ihre Krankenhausstrukturen zu investieren. Während dieser Beitrag allein die potenzielle Substitution von KHG-Mitteln durch Strukturfondsmittel betrachtet, bedarf es für eine umfassende Evaluation des Strukturfonds zusätzlich einer Bewertung der Maßnahmen hinsichtlich Versorgungsqualität und Leistungsgeschehen. Valide Daten dazu werden jedoch frühestens in einigen Jahren vorliegen.

Literatur

Augurzky B, Krolop S, Mensen A, Pilny A, Schmidt CM, Wuckel C (2019) Krankenhaus Rating Report 2019: Das Ende des Wachstums? medhochzwei, Heidelberg

Augurzky B, Pilny A (2019) Wer und wie wird gefördert? Eine kritische Analyse der KHG-Investitionsdaten. In: Klauber J, Geraedts M, Friedrich J, Wasem J (Hrsg) Krankenhaus-Report 2019 – Schwerpunkt: Das digitale Krankenhaus. Springer, Berlin, S 185–197

BMJV – Bundesministerium der Justiz und Verbraucherschutz (Hrsg) (2016) Bekanntmachung des Königsteiner Schlüssels für das Jahr 2016. https://www.bundesanzeiger.de/ebanzwww/wexsservlet?page.navid=to_bookmark_official&bookmark_id=4w8EP2yfqqrbu4KbmTb. Zugegriffen: 15. Apr. 2019

BVA – Bundesversicherungsamt (Hrsg) (2017) Mitteilung gem. § 5 Abs. 1 Satz 4 Krankenhausstrukturfonds-Verordnung (KHSFV) über die Höhe des Nachverteilungsbetrages. https://www.bundesversicherungsamt.de/fileadmin/redaktion/Strukturfonds/Mitteilung_Bundeslaender_Nachverteilungsbetrag.pdf. Zugegriffen: 11. Juli 2019

BVA – Bundesversicherungsamt (2018) Mitteilung gemäß § 3 Abs. 3 KHSFV an das Bundesministerium für Gesundheit sowie an die Landesverbände der Krankenkassen und an die Ersatzkassen über die Verwaltung des Strukturfonds (Stichtag 31. Dezember 2018). Internet. https://www.bundesversicherungsamt.de/fileadmin/redaktion/Strukturfonds/20190402Mitteilung____3_Abs._3_KHSFV_-_VerwStand_Ende_2018.pdf. Zugegriffen: 11. Juli 2019

DKG (2017) Bestandsaufnahme zur Krankenhausplanung und Investitionsfinanzierung in den Bundesländern

(Stand: März 2017). Deutsche Krankenhausgesellschaft, Berlin

RWI – Leibniz-Institut für Wirtschaftsforschung (2017) Stand und Weiterentwicklung der Investitionsförderung im Krankenhausbereich, Gutachten im Auftrag des Bundesministeriums für Gesundheit. RWI Projektberichte. RWI, Essen

vdek – Verband der Ersatzkassen e. V. (2017) Stand der Anträge zum Strukturfonds zum 10.04.2017

Open Access Dieses Kapitel wird unter der Creative Commons Namensnennung 4.0 International Lizenz (http://creativecommons.org/licenses/by/4.0/deed.de) veröffentlicht, welche die Nutzung, Vervielfältigung, Bearbeitung, Verbreitung und Wiedergabe in jeglichem Medium und Format erlaubt, sofern Sie den/die ursprünglichen Autor(en) und die Quelle ordnungsgemäß nennen, einen Link zur Creative Commons Lizenz beifügen und angeben, ob Änderungen vorgenommen wurden.

Die in diesem Kapitel enthaltenen Bilder und sonstiges Drittmaterial unterliegen ebenfalls der genannten Creative Commons Lizenz, sofern sich aus der Abbildungslegende nichts anderes ergibt. Sofern das betreffende Material nicht unter der genannten Creative Commons Lizenz steht und die betreffende Handlung nicht nach gesetzlichen Vorschriften erlaubt ist, ist für die oben aufgeführten Weiterverwendungen des Materials die Einwilligung des jeweiligen Rechteinhabers einzuholen.

Paradigmenwechsel in der Krankenhausplanung – hin zu Leistungs-, Bedarfs- und Qualitätsorientierung für einen höheren Patientennutzen

Justus Vogel, Philipp Letzgus und Alexander Geissler

18.1 Hintergrund – 329

18.2 Leistungsorientierung – 331

18.3 Bedarfsorientierung – 335
18.3.1 Bewertung der Versorgungssituation – 335
18.3.2 Bedarfsprognose – 337

18.4 Qualitätsorientierung – 342
18.4.1 Bewertung und Auswahl geeigneter Qualitätsdimensionen – 342
18.4.2 Entwicklung von Qualitätsvorgaben – 343

18.5 Planungsansatz in der Praxis – 345
18.5.1 Ordentlicher Planungsprozess – 345
18.5.2 Unvorhersehbare Versorgungsrisiken – 348

© Der/die Autor(en) 2020
J. Klauber et al. (Hrsg.), *Krankenhaus-Report 2020*, https://doi.org/10.1007/978-3-662-60487-8_18

18.6 Fazit – 349

18.7 Anhang – 351

Literatur – 357

Zusammenfassung

Die Ziele der Krankenhausplanung sind in Deutschland klar definiert. So soll die Krankenhausplanung eine qualitativ hochwertige, patienten- und bedarfsgerechte Versorgung durch wirtschaftlich leistungsfähige Krankenhäuser sicherzustellen. Der derzeit in allen Bundesländern in Deutschland angewendete traditionelle Planungsansatz wird diesen Zielen nicht mehr gerecht. Dieser Planungsansatz stützt sich auf Fachgebiete zur Leistungsabgrenzung, auf eine undifferenzierte Anwendung der Hill-Burton-Formel zur Bedarfsabschätzung und nur selektiv auf Qualitätsvorgaben zur Zuteilung von Versorgungsaufträgen. In diesem Beitrag wird ein neuer Planungsansatz vorgestellt, dem eine detaillierte, medizinisch-hierarchisch aufgebaute Leistungsgruppensystematik zugrunde liegt (Leistungsorientierung). Diese wird verwendet, um eine transparente Bewertung der aktuellen Versorgungssituation vorzunehmen und eine differenzierte Bedarfsprognose unter quantitativer Berücksichtigung relevanter Einflussfaktoren durchzuführen (Bedarfsorientierung). Schließlich wird eine Methodik zur Entwicklung von Qualitätsvorgaben je Leistungsgruppe vorgestellt (Qualitätsorientierung). Der Beitrag schließt mit dem Entwurf eines Planungsprozesses, der die leistungs-, bedarfs- und qualitätsorientierte Krankenhausplanung in die Praxis überträgt.

In Germany, hospital capacity planning goals are well defined. Hospital capacity planning must be demand driven and is to secure high quality care for patients treated in economically efficient hospitals. The traditional planning method that is currently used in all states in Germany can no longer meet these requirements. This planning method employs medical areas of expertise for the distinction of treatments, it uses an undifferentiated application of the Hill-Burton Formula to forecast future demand and only selectively applies quality requirements for the allocation of licenses for inpatient care. In this article, we develop a new planning method that is based on a detailed system of treatment areas structured in a medically meaningful hierarchy (treatment orientation). This system is used to assess the current care situation and to conduct a sophisticated forecast of future demand with quantitative consideration of relevant influence factors (demand orientation). Finally, a method to develop quality requirements per treatment area is presented (quality orientation). The article concludes with the drafting of a planning process for this new treatment, demand and quality oriented hospital capacity planning method.

18.1 Hintergrund

Die Ziele der Krankenhausplanung sind gesetzlich klar definiert. Seit Einführung des Krankenhausfinanzierungsgesetzes (KHG) im Jahre 1972 obliegt die Krankenhausplanung den Ländern, um die wirtschaftliche Sicherung der Krankenhäuser (KH) und damit eine qualitativ hochwertige, patienten- und bedarfsgerechte Versorgung der Bevölkerung mit leistungsfähigen, qualitativ hochwertig und eigenverantwortlich wirtschaftenden Krankenhäusern zu gewährleisten (vgl. § 1 in Verbindung mit § 6 KHG). Nähere und ergänzende Regelungen bestimmen die Länder individuell in Landesgesetzen zur Gestaltung der Krankenhausplanung und -landschaft (vgl. § 6 Abs. 4 KHG und z. B. in § 1 Abs. 1 KHGG NRW oder § 1 Abs. 3 KHG LSA).

Gleichzeitig steht die Krankenhausplanung vor immensen Herausforderungen. Derzeitige Planungsansätze, die auf einer relativ breiten Definition medizinischer Bereiche in Anlehnung an die Fachgebiete der ärztlichen (Muster-)Weiterbildungsordnung und der selektiven Anwendung der Hill-Burton-Formel zur Bedarfsabschätzung basieren (DKG 2018), haben in Zusammenspiel mit dem leistungsorientierten DRG-basierten Fallpauschalensystem Anreize zur angebotsinduzierten Mengenausweitung gesetzt (Schreyögg et al. 2014; SVR 2014). Die daraus folgende fragmentierte Leistungserbringung und das relativ hohe Fallaufkommen in Deutschland fordern effektive planerische Bemühungen zur Sicherung einer zukunftsfesten Krankenhauslandschaft, insbesondere vor dem Hintergrund anhaltender Qualitätsvariation und verstärkten Fachkräftemangels.

Damit gesetzliche Zielvorgaben erreicht und derzeitigen Herausforderungen erfolgreich begegnet werden kann, muss eine effektive Krankenhausplanung über Instrumente verfügen, mit der die Versorgung gesteuert und die Krankenhauslandschaft nachhaltig geformt werden kann:

- Qualitativ hochwertige Versorgung: Die Krankenhausplanung muss einerseits Qualitätsstandards für jeden medizinischen Bereich sicherstellen und andererseits Anreize zur ständigen Qualitätsverbesserung setzen.
- Patientengerechte Versorgung: Eine Versorgung ist immer dann patientengerecht, wenn sie die Bedürfnisse der Patienten befriedigen kann und den Patientennutzen maximiert. Die Krankenhausplanung muss deshalb unter Berücksichtigung der Qualität die Zugänglichkeit, d. h. ausreichende Kapazitäten mit akzeptablen Erreichbarkeiten[1] für den Großteil der Bevölkerung sicherstellen. Da die Steuerung der Versorgung zugunsten von Qualität[2] in einem Spannungsverhältnis zur Zugänglichkeit von Krankenhausleistungen stehen kann, muss die Krankenhausplanung über Instrumente verfügen, einen Ausgleich zwischen diesen Zielen zu finden.
- Bedarfsgerechte Versorgung: Bedarfsgerecht versorgt ist ein geografisches Gebiet und ein medizinischer Bereich immer dann, wenn weder Über-, Unter- noch Fehlversorgung vorliegen (SVR 2014, 2018). Die Krankenhausplanung sollte folglich Über-, Unter- und Fehlversorgung entgegenwirken, indem abgeleitet von der derzeitigen Versorgungssituation und vom mittel- bis langfristig zu erwartenden Bedarf eine ausreichende Anzahl an Krankenhäusern je medizinischen Bereich und Geoebene (räumliche Aggregationsebene, z. B. Landkreis, Regierungsbezirk oder Bundesland)[3] im Krankenhausplan berücksichtigt wird. Es bedarf demnach Instrumente, mittels derer die derzeitige Versorgungssituation bewertet und der zu erwartende Bedarf valide für verschiedene medizinische Bereiche und Geoebenen prognostiziert werden kann.
- Wirtschaftlichkeit als Grundlage: Die Zielvorgaben einer effektiven Krankenhausplanung können selbstredend und im Sinne des § 1 Abs. 1 KHG nur dann erreicht werden, wenn die Wirtschaftlichkeit der Krankenhäuser unterstützt wird. Einerseits bildet die Aufnahme in den Krankenhausplan und die damit einhergehende Berechtigung zur Förderung mit Investitionsmitteln einen Baustein zur Sicherstellung der Wirtschaftlichkeit. Andererseits sollten die Rahmenvorgaben und Auswirkungen der Krankenhausplanung die Wirtschaftlichkeit von relevanten, qualitativ hochwertigen Krankenhäusern stärken. Dies kann beispielsweise durch die Schaffung eines vergleichsweise konstanten Wettbewerbsumfelds und/oder die Ermöglichung von Skalenerträgen gelingen.

Zur Bewertung eines bestehenden bzw. zur Entwicklung eines neuen Planungsansatzes zur effektiven Krankenhausplanung müssen also folgende Fragen evaluiert werden:

- Wie werden medizinische Bereiche voneinander abgetrennt und definiert? Wird die medizinische Planungsgrundlage den Zielvorgaben einer Krankenhausplanung gerecht? Ist die Geoebene, die zur Analyse und Planung herangezogen wird, hinsicht-

---

1 Eine ausreichende Erreichbarkeit von Krankenhäusern wird hierbei oft mit dem Begriff „wohnortnah" umschrieben und wird mit Erreichbarkeitszielen von z. B. 45 min Fahrtzeit ausgedrückt (MAGS 2019).
2 Die Steuerung der Versorgung zugunsten von Qualität kann beispielsweise durch die Zentralisierung von komplexen Leistungen erfolgen, die u. a. durch den positiven Zusammenhang zwischen Leistungsmenge und Ergebnisqualität begründet ist (Luft et al. 1979; Nimptsch und Mansky 2017).

3 Je nach Komplexität und Behandlungsdringlichkeit (elektiv vs. Notfall) des zu analysierenden medizinischen Bereichs zu bestimmen.

lich der Komplexität und der Anforderungen des jeweiligen medizinischen Bereichs adäquat gewählt?
- Wie wird die Versorgungssituation im Status quo bewertet? Wie wird der zukünftige Bedarf prognostiziert?
- Wie wird die Einhaltung von Qualitätsstandards durch die Krankenhausplanung sichergestellt? Wie wird eine Qualitätsverbesserung angeregt? Werden Qualitätsvorgaben erarbeitet und wenn ja, wie werden diese (weiter)entwickelt?
- Wie wird die wirtschaftliche Sicherung der KH, die über eine Aufnahme in den Krankenhausplan und Berechtigung für die Förderung von Investitionsmitteln hinausgeht, durch die Rahmenvorgaben der Krankenhausplanung berücksichtigt?

Da der weit verbreitete, auf medizinischen Fachgebieten bzw. Fachabteilungen und der Hill-Burton-Formel basierenden lediglich fortschreibende Planungsansatz nicht die nötigen Instrumente umfasst, um den oben genannten Zielen der Krankenhausplanung gerecht zu werden (SVR 2018), wurde im Rahmen der Erstellung des Gutachtens „Krankenhauslandschaft NRW" ein neuer Planungsansatz entwickelt (MAGS 2019), der in diesem Beitrag vorgestellt werden soll. Dieser Planungsansatz umfasst analog zu den Fragen einer effektiven Krankenhausplanung drei aufeinander aufbauende Teile:
1. Leistungsorientierung: Das medizinische Leistungsgeschehen wird in medizinisch sinnvoll konsolidierte und aufeinander aufbauende Leistungsgruppen (LG) unterteilt. Diese LG bilden dann die medizinische Planungsgrundlage.
2. Bedarfsorientierung: Die Versorgungssituation wird mittels drei standardisierter Analysen je LG und Geoebene für das Basisjahr erfasst. Darüber hinaus wird der Bedarf für einen Zeitraum von 15 Jahren in Fünf-Jahres-Abständen und unter Berücksichtigung relevanter Einflussgrößen wie demografische Entwicklung und Ambulantisierungspotenzial prognostiziert. Hierauf basierend wird der planerische Handlungsbedarf je LG und Geoebene abgeleitet.
3. Qualitätsorientierung: Voraussetzung für die Zuteilung eines Versorgungsauftrags für eine bestimmte LG ist die Einhaltung von Vorgaben zur Struktur- und Prozessqualität sowie Mindestmengen. Die berücksichtigten Qualitätsdimensionen sowie die Ausprägungen einzelner Vorgaben sind für jede LG individuell zu definieren.

In den folgenden drei Abschnitten werden die oben genannten Teile des Planungsansatzes detailliert ausgeführt. Darüber hinaus wird im Laufe jedes Abschnitts ein Vergleich zu tradierten Planungsansätzen gezogen. In ▶ Abschn. 18.5 wird ein Planungsprozess entwickelt, der die drei Teile des Planungsansatzes zusammenführt. ▶ Abschn. 18.6 schließt den Beitrag mit einem Fazit ab.

18.2 Leistungsorientierung

Damit die Ziele der Krankenhausplanung erreicht werden können, sollte die medizinische Planungsgrundlage, das heißt die Abgrenzung und Definition der geplanten medizinischen Bereiche, ausreichend detailliert und skalierbar sein, um
- die Versorgungssituation patientenrelevant bewerten zu können,
- den zukünftigen Bedarf valide prognostizieren zu können,
- medizinisch fundierte und zweckmäßige Qualitätsvorgaben je Bereich definieren zu können.

Andererseits muss beachtet werden, dass die Anzahl der definierten medizinischen Bereiche nicht zu groß wird, um den Analyse- und Planungsaufwand überschaubar zu halten. Außerdem sollte ein medizinischer Bereich nur dann weiter unterteilt werden, wenn der gewonnene Detailierungsgrad zu einer weiteren versorgungsrelevanten Leistungsdifferenzierung führt. Schließlich sollte der definierte medizinische Bereich einen relevanten Anteil am Fallvolumen widerspiegeln, wobei die genaue Höhe des Anteils von der Komplexität der Leistungen abhängt.[4]

Generell bestehen zwei Möglichkeiten zur Abgrenzung und Definition von medizinischen Bereichen – auf Grundlage von Fachgebieten und Teilgebieten in Anlehnung an die ärztliche Weiterbildungsordnung oder nach Leistungsbereichen (LB) und Leistungsgruppen (LG), die auf Basis medizinisch zusammenhängender Leistungen gebildet werden. Die traditionell geprägte Krankenhausplanung nutzt oftmals allgemein gehaltene Fachgebiete wie beispielsweise Chirurgie oder Innere Medizin. Teilweise werden jedoch auch etwas klarer abgegrenzte Fachgebiete herangezogen, etwa Urologie, Frauenheilkunde und Geburtshilfe, Nuklearmedizin oder Kinder- und Jugendmedizin sowie Fachgebiete zur Spezialversorgung wie Stroke Units oder Transplantationszentren, wobei die konkreten Bezeichnungen und Abgrenzungen der Fachgebiete je Bundesland unterschiedlich sein können (DKG 2018).

Grundlage der Leistungsgruppensystematik (LG-Systematik) kann prinzipiell jedes medizinische Klassifikationssystem sowie Kombinationen davon sein, wobei eine Verknüpfung unterschiedlicher Klassifikationssysteme für die klare Abgrenzung einzelner Leistungen zielführend sein kann. Im Kontext der in Deutschland verwendeten Klassifikationssysteme sind beispielsweise folgende Grundlagen für eine LG-Systematik denkbar:

- Prozeduren als Grundlage von LG: Eingriffe und Leistungen des Operationen- und Prozedurenschlüssels (OPS) können zur Definition von LG herangezogen werden, entweder ausschließlich oder in Kombination mit Diagnosen der International Classification of Diseases (ICD). Eine Erweiterung um ICD-Codes ist immer dann sinnvoll, wenn die alleinige Verwendung eines OPS-Codes für die eindeutige Zuweisung eines Falles in eine LG nicht möglich ist (z. B. bei Prozeduren, die zur Behandlung mehrerer Diagnosen eingesetzt werden).
- Diagnosis Related Groups (DRG) als Grundlage für LG: In DRGs zusammengefasste Leistungen könnten ebenfalls zur Definition von LG verwendet werden, entweder ausschließlich oder in Kombination mit OPS-Codes. Eine Hinzunahme von OPS-Codes ist vor allem dann angezeigt, wenn die der DRG zugrunde liegende Leistung alleine über den DRG-Code nicht klar identifizierbar ist.

International gesehen bestehen bereits einige Ansätze zur leistungsorientierten Steuerung der Versorgung (Geissler und Busse 2015). In der Schweiz, vor allem im Kanton Zürich, ist die leistungsorientierte Steuerung am weitesten vorangeschritten. In Zürich wird demnach eine detaillierte LG-Systematik für die Spitalplanung verwendet.

Diese LG-Systematik basiert auf Prozeduren der Schweizerischen Operationsklassifikation (CHOP) sowie ICD-Codes und umfasst für den Bereich Somatik circa 140 LG, die in 25 LB gruppiert sind (Gesundheitsdirektion Kanton Zürich 2019). Die LB orientieren sich an der bekannten medizinischen Fachabteilungsstruktur bzw. an einzelnen Organsystemen wie Herz, Lunge, Verdauungssystem, Bewegungsapparat etc., haben jedoch keinerlei planerische Bedeutung, sondern dienen lediglich der Strukturierung der LG. Beispielsweise umfasst der LB Bewegungsapparat chirurgisch insgesamt elf LG (z. B. Handchirurgie, Arthroskopie der Schulter und des Ellenbogens, Wirbelsäulenchirurgie etc.), wobei einige LG in mehrere LG unterteilt sind (die LG Rekonstruktion untere Extremitäten ist beispielsweise in die LG Erstprothese Hüfte und die LG Erstprothese Knie unterteilt).

Die für das Gutachten „Krankenhauslandschaft NRW" entwickelte LG-Systematik basiert demgegenüber ausschließlich auf DRGs und umfasst für den Bereich Somatik lediglich 70 LG, die ebenfalls in 25 LB gruppiert sind (MAGS 2019). ◘ Tab. 18.1 im Anhang gibt einen Überblick über die definierten LG. Zwei

---

[4] Je komplexer die Leistung ist, desto niedriger kann der Anteil am Fallvolumen sein und vice versa.

18.2 · Leistungsorientierung

wichtige Hinweise zum Aufbau der LG-Systematik sind:
- Medizinisch-hierarchischer Aufbau: Die LG sind beginnend von niedrigen hin zu komplexeren medizinischen Leistungen und parallel von konservativer Therapie über interventionelle bzw. minimal-invasive Eingriffe hin zu (komplexeren) operativen Eingriffen aufgebaut. Hintergrund dieses medizinisch-hierarchischen Aufbaus ist unter anderem, dass so medizinisch bzw. operationstechnisch komplexe LG sinnvoll mit Qualitätsvorgaben für diese LG verbunden werden können (siehe ▶ Abschn. 18.4).
- Grundversorgung: Der LB Grundversorgung umfasst alle Leistungen, die von einem Krankenhaus ohne erweiterte Fachabteilungsstruktur erbracht werden können. Ein Krankenhaus nimmt nur dann an der vollumfänglichen Grundversorgung inklusive Notfallversorgung teil, wenn in allen Untergruppen[5] der beiden LG (internistische und chirurgische Grundversorgung) des LB Grundversorgung eine Mindestanzahl an Fällen behandelt wurde. Anderenfalls umfasst die Teilnahme an der Grundversorgung und Notfallversorgung[6] die eines Spezialversorgers (siehe ▶ Abschn. 18.4).

Ausschlaggebende Gründe für eine Adaptierung der Züricher LG-Systematik hinsichtlich der Anzahl der LG war, dass die Definition weiterer LG voraussichtlich nicht zu einer höheren Leistungsdifferenzierung geführt hätte, alle aus Versorgungssicht wesentlichen Leistungen abgedeckt waren und der Analyseaufwand für 70 LG noch vertretbar war. Darüber hinaus wurde darauf geachtet, den Leistungsgruppenkatalog eher schlank zu halten, um dessen Anwendbarkeit für die Krankenhausplanung zu gewährleisten.

Hinsichtlich des der LG-Systematik zugrundeliegenden Leistungskatalogs hat eine Definition und Abgrenzung mittels DRG-Codes gegenüber einer Verwendung von OPS- und ICD-Codes zwei wesentliche Vorteile:
- Benchmarking: OPS- und ICD-Daten sind verknüpft auf Patientenebene nicht mit Standortbezug bundesweit veröffentlicht. Daher kann bisher nicht analysiert werden, in welchem Umfang und mit welchen Prozeduren ausgewählte Diagnosen behandelt werden. Folglich kann ein fallbasiertes Benchmarking mit geografischem Bezug, das vor allem für die Bewertung der Versorgungssituation unabdinglich ist, nur bei der Verwendung des DRG-Klassifikationssystems durchgeführt werden.
- Homogenität und Aufwand für Grouping: Indem DRG-Codes verwendet werden, ist gewährleistet, dass die DRGs einer LG homogen sind und keine Ausreißer auftreten. Bei der Verwendung von OPS- und ICD-Codes ist dies aufgrund der Dynamik des G-DRG-Systems nicht auszuschließen.

Um dem entgegenzuwirken, hat die Gesundheitsdirektion Zürich eine Hierarchieordnung von Diagnosen und Prozeduren entwickelt. Diese regelt, welcher Code ausschlaggebend für den Krankenhausaufenthalt war und in welche LG der Fall folglich einzuordnen ist. Die Entwicklung einer solchen Hierarchieordnung und die Umsetzung der Grouper-Logik erfordert jedoch einiges an Zeitaufwand sowie interdisziplinäre Zusammenarbeit, um zu einer eindeutigen Zuordnung und einem konsentierten Ergebnis zu gelangen.

Im Übrigen ist das G-DRG-System aufgrund des hohen Detailgrads des OPS-Katalogs, der der Kodierung der DRGs zugrunde liegt, medizinisch und klinisch etwas schärfer als das Swiss-DRG-System.[7] Folglich ist eine genauere Definition und Abgrenzung der LG

---

[5] Untergruppen der LG Chirurgische Grundversorgung: Allgemein-/Viszeralchirurgie und Unfallchirurgie/Orthopädie; Untergruppen der LG Internistische Grundversorgung: Kardiologie, Gastroenterologie, Pneumologie, Nephrologie und Sonstige.

[6] Inwiefern der jeweilige Spezialversorger an der Notfallversorgung teilnehmen möchte bzw. muss, ist im Einzelfall zu klären.

[7] Das Swiss-DRG-System verfügt in der Version 9.0 über 1.056 DRGs und 136 Zusatzentgelte (SwissDRG AG 2019).

im G-DRG-System möglich, als dies im Swiss-DRG-System der Fall wäre.

Trotzdem ist die Verwendung von DRG-Codes zu Recht der Kritik ausgesetzt, dass DRGs vor allem kostenhomogene und nicht zwangsweise medizinisch-homogene Gruppen abbilden sollen. Dementsprechend existieren unter anderem DRGs, denen sowohl unterschiedliche Diagnosen als auch Therapien bzw. Prozeduren an verschiedenen Organen bzw. Extremitäten zugrunde liegen können.[8] Auch wenn solchen DRGs oft zu großen Teilen derselbe Eingriff zugrunde liegt, bleibt für diese DRGs eine gewisse Unschärfe bestehen.

Zur Steigerung der medizinischen Genauigkeit für einige LG ist also die Hinzunahme einzelner OPS- und ggf. ICD-Codes zusätzlich zu DRGs nötig. Ungeachtet dessen bietet eine LG-Systematik ausschließlich auf Grundlage von DRGs bereits eine detaillierte und medizinisch-hierarchisch aufbauende LG-Systematik. Bei einer Definition von LG auf Basis von OPS- und ICD-Codes ist außerdem zu beachten, dass der Zeitaufwand für die Entwicklung einer eigenen Hierarchieordnung und Grouper-Logik für die derzeit circa 32.000 OPS- und circa 14.000 ICD-Codes beachtlich wäre. Gegen eine (ausschließlich) DRG-basierte Definition spricht wiederum, dass die Weiterentwicklung und -verwendung des DRG-Systems und der DRG-Codes ungewiss ist,[9] OPS- und ICD-Codes demgegenüber jedoch mit hoher Wahrscheinlichkeit langfristig die Grundlage zur Abbildung des medizinischen Leistungsgeschehens bilden werden.

Da die LG-Systematik die Basis einer effektiven Krankenhausplanung ist, ist eine Abwägung der oben diskutierten Vor- und Nachteile äußerst gründlich vorzunehmen und die Entscheidung für eine Grundlage der LG-Systematik konsentiert zu treffen. Im Übrigen ist, unabhängig von der Wahl des zugrundeliegenden Klassifikationssystems, zu entscheiden, ob eine eindeutige Zuordnung eines Falles zu einer LG präferiert wird oder, ob die Möglichkeit bestehen sollte, einen Fall unter Umständen auch in mehr als eine LG einzuordnen. Letzteres würde die Möglichkeit bieten, multimorbide Patienten, die mehrere Behandlungen innerhalb eines Krankenhausaufenthalts erhalten haben, für mehrere LG als Fall zu zählen. Dies ist beispielsweise dann sinnvoll, wenn LG Mindestmengenvorgaben unterliegen. Außerdem ist diese Zählweise hilfreich, um zu überprüfen, ob das behandelnde Krankenhaus gemäß seinem Versorgungsauftrag tätig war oder einen Fall einer LG, für die es eigentlich keinen Versorgungsauftrag erhalten hat, versorgt hat.

Bezüglich der Bewertung der Fachgebietsplanung zur Erreichung der Ziele der Krankenhausplanung muss festgestellt werden, dass die medizinische Planungsebene „Fachgebiet" nicht die notwendige Detailtiefe besitzt, um die Versorgungssituation auf einer für den Patienten notwendigen, medizinisch sinnvollen Ebene zu analysieren oder den Bedarf ausreichend genau zu prognostizieren (siehe hierzu auch SVR 2018). Eine Analyse zeigt beispielsweise, dass eine bestimmte geographische Region im relativ breit definierten Fachgebiet Chirurgie überversorgt ist. Dieses Analyseergebnis ist jedoch nur bedingt hilfreich, da unklar bleibt, welche Leistungen konkret überversorgt sind, da das Fachgebiet Chirurgie Leistungen von Appendektomie über Pankreaskopfresektion und Lobektomie bis hin zu Spondylodesen abdeckt. Gleichzeitig bleibt ungeklärt, ob einzelne (komplexere) Leistungen eventuell bedarfsgerecht oder unterversorgt sind. Gleiches gilt für Ergebnisse einer Bedarfsprognose.

Diese Problematik ist besonders ausgeprägt für breit definierte, heterogene Fachgebiete, betrifft jedoch in geringerem Maße auch homogene Fachgebiete. Denn wenn beispielsweise das Fachgebiet Frauenheilkunde in einem bestimmten geographischen Gebiet überver-

---

[8] Beispielsweise sind in der Basis-DRG I43 zwei verschiedene Eingriffe (Implantation oder Wechsel von (bestimmten) (Endo-)Prothesen) an einem von vier unterschiedlichen Gelenken (Knie, Ellenbogen, Schulter, Sprunggelenk) zusammengefasst: *Implantation oder Wechsel bestimmter Endoprothesen am Knie- oder am Ellenbogengelenk oder Prothesenwechsel am Schulter- oder am Sprunggelenk*

[9] Beispielsweise soll das Pflegebudget aus den DRG-Kostengewichten ausgegliedert werden.

sorgt sein sollte, bleibt immer noch unklar, welche Leistung hiervon besonders betroffen ist. Die fehlende Konkretisierung der zu einem Fachgebiet oder Teilgebiet zählenden Leistungen bedingt außerdem, dass Qualitätsvorgaben nicht ohne Weiteres mit einzelnen Leistungen bzw. LG verbunden werden können und deshalb vermeintlich weniger effektiv sind. Eine detaillierte Ausführung siehe hierzu in ▶ Abschn. 18.4.

Die oben vorgestellte medizinisch-hierarchische LG-Systematik stellt demgegenüber jedoch eine effektive Grundlage für eine in der Praxis anwendbare leistungs-, bedarfs- und qualitätsorientierte Krankenhausplanung dar, was in den folgenden Kapiteln weiter ausgeführt wird.

18.3 Bedarfsorientierung

Zur bedarfsorientierten Krankenhausplanung muss in einem ersten Schritt die bestehende Versorgungssituation analysiert und anschließend transparent gemacht werden. Hierauf basierend sollte in einem zweiten Schritt der zukünftig zu erwartende Bedarf in Form von Fallzahlen und Belegtagen unter quantitativer Berücksichtigung relevanter Einflussfaktoren wie der demografischen Entwicklung und dem Ambulantisierungspotenzial prognostiziert werden. Aus den Ergebnissen beider Analysen ist schließlich der planerische Handlungsbedarf je medizinischen Bereich und geografischen Gebiet abzuleiten (siehe ▶ Abschn. 18.5.1).

Im Übrigen sei darauf hingewiesen, dass für Analysen zur Bewertung der Versorgungssituation und einer Bedarfsprognose oft nur stationäre Krankenhausabrechnungsdaten herangezogen werden können (vgl. MAGS 2019). Dies stellt jedoch eine Limitation dar, da diese Daten die durchgeführten Ist-Behandlungen abbilden und folglich keine Rückschlüsse auf die Indikationsqualität und tatsächliche Behandlungsnotwendigkeit zulassen. Eine validere Abschätzung der Morbiditätslast der Bevölkerung muss im Zusammenhang mit ambulanten Diagnosedaten und weiteren Informationen (Reha, Medikation, etc.) erfolgen (SVR 2018), die beispielsweise im Rahmen der Datentransparenzverordnung (DaTraV-Daten) zur Verfügung stünden, auf die aber bisher nicht vollumfänglich und für aktuelle Datenjahre zugegriffen werden kann.

18.3.1 Bewertung der Versorgungssituation

Bei der Bewertung der Versorgungssituation wird für einen medizinischen Bereich und ein geografisches Gebiet analysiert, ob Über-, Unter- oder Fehlversorgung bzw. eine bedarfsgerechte Versorgung vorliegt. Dabei sind Über-, Unter- und Fehlversorgung wie folgt definiert (MAGS 2019): Überversorgung liegt vor, wenn in einem geografischen Gebiet gemessen an der Bevölkerung und den Fallzahlen eine Vielzahl an Krankenhäusern für Behandlungen in einem bestimmten medizinischen Bereich erreichbar ist. Anzeichen für Überversorgung im Sinne einer Fehlversorgung sind eine relativ hohe (angebotsinduzierte) Krankenhaushäufigkeit und eine hohe Anzahl an fallzahlschwachen Krankenhäusern. Unterversorgung kann vorliegen, wenn Erreichbarkeitsziele für größere Anteile der Bevölkerung nicht eingehalten werden können und gleichzeitig die Krankenhaushäufigkeit relativ niedrig und die Abwanderung in andere Gebiete relativ hoch ist. Die Bewertung der Versorgungssituation erfolgt oft über einen (inter-)nationalen Vergleich von Krankenhaushäufigkeiten, Krankenhausbetten je Einwohner oder Krankenhausdichte (Geissler et al. 2010; Wissenschaftlicher Beirat beim BMF 2018). Ungeachtet der methodischen Schwierigkeiten solcher Vergleiche beispielsweise aufgrund verschiedener Abrechnungssysteme (Busse et al. 2013) kann ein Vergleich der Krankenhaushäufigkeiten nur ein Baustein einer Bewertung der Versorgungssituation bilden.

Um sich den kontrovers diskutierten und quantitativ schwer näherbaren Begriffen der Über-, Unter- und Fehlversorgung zu nähern,

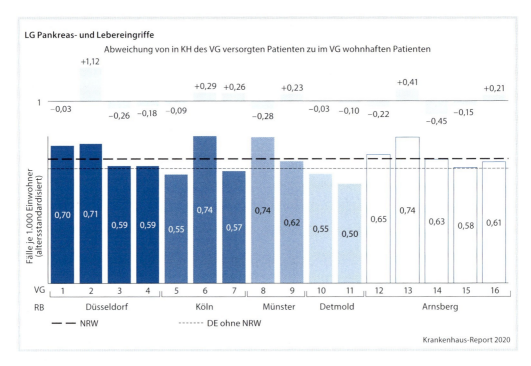

Abb. 18.1 Versorgung des Einzugsgebiets und Leistungsverteilung am NRW-Beispiel LG Pankreas- und Lebereingriffe (Quelle: MAGS 2019) (Anmerkung: Darstellung dient lediglich der Veranschaulichung. KH = Krankenhaus, VG = Versorgungsgebiet, RB = Regierungsbezirk)

eignen sich folgende drei Einzelanalysen je LG und Geoebene (vgl. Kapitel 7 und 8 in MAGS 2019):

1. Versorgung des Einzugsgebiets und Leistungsverteilung: Zur Abschätzung der Versorgungsintensität des Einzugsgebiets, d. h. des zu analysierenden geografischen Gebiets, und der Verteilung der Leistungen zwischen den jeweiligen Gebieten dienen zwei Kennzahlen: (a) die altersstandardisierte Krankenhaushäufigkeiten inkl. einem Vergleich zum Durchschnittswert einer repräsentativen Region sowie (b) eine „Wanderungskennzahl", die die durch Krankenhäuser in einem Gebiet versorgten Patienten mit den im selben Gebiet wohnhaften Patienten ins Verhältnis setzt. Durch die erste Kennzahl wird deutlich, ob in diesem Gebiet wohnhafte Patienten in dieser LG relativ häufig bzw. relativ selten versorgt werden. Durch die zweite Kennzahl wird deutlich, ob ein Gebiet Patienten auch aus anderen Gebieten anzieht bzw. ob Patienten aus einem Gebiet abwandern, was vor allem bei weniger komplexen LG bei signifikanten Abwanderungen auf Unterversorgung hindeuten kann. Signifikante Zuwanderung kann entweder auf die Strahlkraft eines Zentrums oder in Kombination mit relativ hohen Krankenhaushäufigkeiten auf Überversorgung aufgrund angebotsinduzierter Mengenausweitung hindeuten. Für eine beispielhafte Darstellung für die LG Pankreas- und Lebereingriffe siehe Abb. 18.1.

2. Versorgungsdichte: Die zweite Analyse je LG sollte eine kartografische Analyse der Erreichbarkeiten relevanter Versorger[10] für

---

[10] Im Kontext der Bewertung der Versorgungssituation sind relevante Versorger solche Krankenhäuser, die die Kernbehandlung durchführen, also aktiv an der Versorgung der LG teilnehmen. Krankenhäuser, die ausschließlich vereinzelt einige wenige Fälle der LG versorgt haben, z. B. aufgrund postoperativer Ver-

18.3 · Bedarfsorientierung

das gesamte Bundesland und ausgehend von Postleitzahlgebieten sein. In dieser Karte sollten sowohl eine Nicht-Einhaltung von Erreichbarkeitszielen (Anzeichen für Unterversorgung) als auch eine hohe Dichte an (fallzahlschwachen) Versorgern (Anzeichen für Überversorgung) eingefärbt sein. Bei der Interpretation der Einfärbungen ist die betroffene Bevölkerungszahl und im Falle von Grenzregionen die an das Bundesland angrenzenden Versorger zu berücksichtigen. Für eine beispielhafte Darstellung für die LG Endoprothetik Knie und die LG Pankreas- und Lebereingriffe siehe ◘ Abb. 18.2[11].

3. Marktkonzentration: Die dritte Analyse sollte eine vergleichende Darstellung der Fallzahlen je Versorger als Streudiagramm je geografisches Gebiet sein. Zusätzlich dazu sollten Versorger, für die innerhalb eines überschaubaren Umkreises, z. B. innerhalb von 20 min Fahrtzeit, ein fallzahlstärkerer Versorger dieselbe LG anbietet, farblich hervorgehoben werden.[12] Durch diese Analyse wird deutlich, wie konzentriert (wenige fallzahlstarke Versorger) bzw. wie fragmentiert (viele fallzahlschwache Versorger) die Leistungserbringung ist. Eine fragmentierte Leistungserbringung wäre als Anzeichen für Überversorgung zu interpretieren, vor allem, wenn viele farblich hervorgehobene Versorger vorliegen. Eine konzentrierte Leistungserbringung kann entweder als eine bereits stattgefundene Zentralisierung bewertet werden oder, falls es nur einen oder sogar gar keinen Versorger in einem geografischen Gebiet und ggf. daran angrenzenden Gebieten gibt, auf Unterversorgung hindeuten. Für eine beispielhafte Darstellung der LG Endoprothetik Knie und der LG Pankreas- und Lebereingriffe siehe ◘ Abb. 18.3.

Die Abbildungen sind dem Gutachten „Krankenhauslandschaft NRW" entnommen. Die Abbildungen dienen nur der Veranschaulichung der oben beschriebenen Methodik. Für eine detaillierte Analyse und Interpretation der Ergebnisse sei an dieser Stelle auf das Gutachten „Krankenhausplanung NRW" verwiesen.

Die endgültige Bewertung der Versorgungssituation erfolgt dann unter gesamtheitlicher Betrachtung der Ergebnisse aller Einzelanalysen, wobei die Größe der zu analysierenden Geoebene von der Komplexität und der Behandlungsdringlichkeit (elektiv vs. Notfall) der jeweiligen LG abhängen sollte.[13] Für eine LG sind dann im Ergebnis für jedes geografische Gebiet (starke) Anzeichen für Überversorgung, bedarfsgerechte Versorgung oder (starke) Anzeichen für Unterversorgung zu beobachten. Ggf. sind weitere Analysen zur Bewertung der Versorgungssituation hinzuzuziehen, wobei eine korrekte Berücksichtigung der Bevölkerungsanzahl, -struktur und -dichte essentiell ist.

Eine derartige Bewertung der Versorgungssituation konnte bei bisherigen Planungsansätzen nicht gefunden werden (DKG 2018). Diese Analyse ist jedoch unbedingt nötig, da sie zusammen mit einer Bedarfsprognose je LG und Geoebene zur Ableitung des planerischen Handlungsbedarfs dient.

18.3.2 Bedarfsprognose

Nach der Bewertung der Versorgungssituation sollte folglich eine Bedarfsprognose durchgeführt werden. Diese sollte sich jedoch nicht auf die Errechnung einer Planbettenzahl je Fach-

---

legung, sollten in der Analyse nicht berücksichtigt werden.

[11] Aufgrund der farblichen Darstellungsform werden die Karten in Abbildung 2 in 2-farbiger Darstellung gezeigt. Da in den betreffenden Karten das Erreichbarkeitsziel von 45 Minuten von allen PLZ-Gebieten erreicht wird, wurde keine entsprechende Einfärbungsskala in der Legende inkludiert. Für eine vollständige Darstellung der Karten wird auf das Gutachten Krankenhausplanung NRW verwiesen (MAGS 2019).

[12] Im Beispiel sind diese Versorger blau eingefärbt (◘ Abb. 18.3).

[13] Je komplexer und elektiver geprägt eine LG ist, desto größer sollte die zu analysierende Geoebene sein.

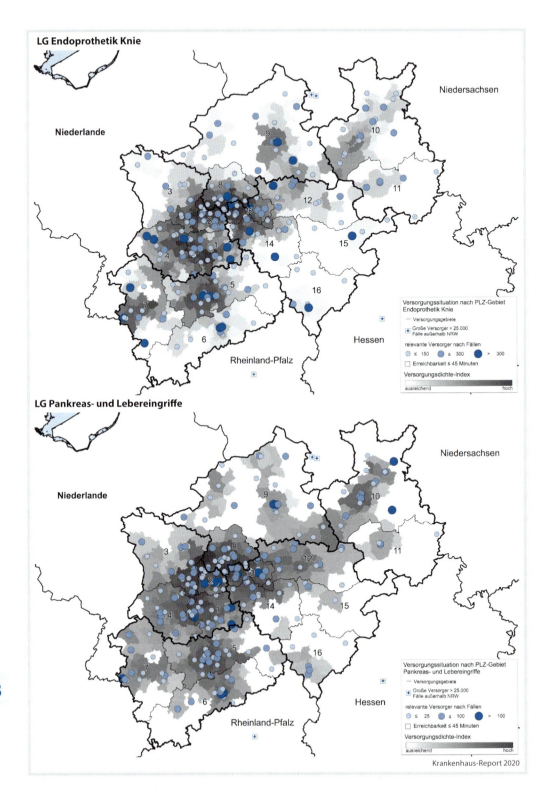

18.3 · Bedarfsorientierung

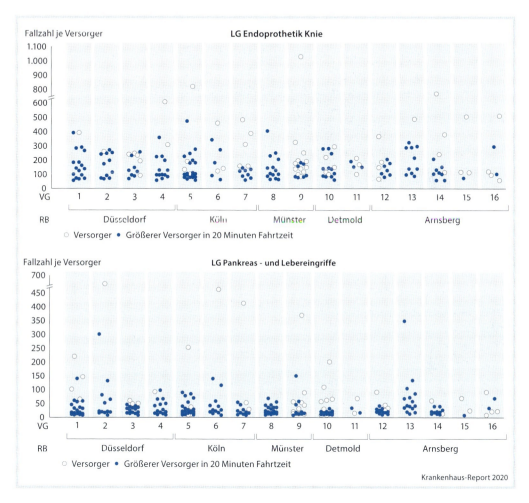

Abb. 18.2 Versorgungsdichte am NRW-Beispiel LG Endoprothetik Hüfte und LG Pankreas- und Lebereingriffe (Quelle: Darstellung adaptiert von MAGS 2019) (Anmerkung: Darstellung dient lediglich der Veranschaulichung. Je stärker der Versorgungsdichte-Index ausgeprägt ist, desto mehr (fallzahlschwache) Versorger befinden sich auf engem Raum (dunkelgrau = stärkste Ausprägung)) ◄

Abb. 18.3 Marktkonzentration am NRW-Beispiel LG Endoprothetik Hüfte und LG Pankreas- und Lebereingriffe (Quelle: MAGS 2019) (Anmerkung: Darstellung dient lediglich der Veranschaulichung. VG = Versorgungsgebiet, RB = Regierungsbezirk)

gebiet mittels einer undifferenzierten Anwendung der Hill-Burton-Formel beschränken, wie dies bislang noch in allen Bundesländern üblich ist (DKG 2018). Vielmehr sollten die wesentlichen Faktoren, die Einfluss auf die Fallzahl und die Belegtage haben, auf Fallbasis berücksichtigt werden.

Quantitativ sinnvoll berücksichtigt werden können hierbei die demografische Entwicklung, das Ambulantisierungspotenzial und die Verweildauerentwicklung. Bei der Interpretation der Ergebnisse sollten Einflussfaktoren wie der medizinisch-technische Fortschritt und neue Behandlungsmethoden oder Änderungen im regulativen Rahmen qualitativ mit eingebracht werden, wobei diese Einflussfaktoren gleichzeitig auf das Ambulantisierungspotenzial und die Verweildauerentwicklung einwir-

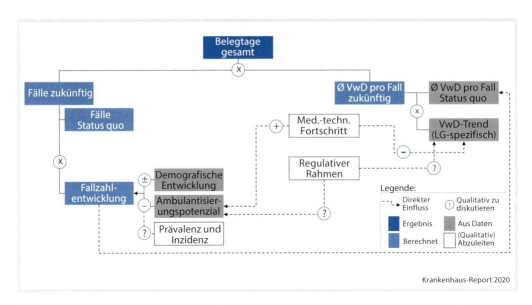

Abb. 18.4 Wirkungsmechanismus der Einflussfaktoren der Bedarfsprognose (schematisch) (Quelle: Eigene Darstellung) (Anmerkung: Die Verweildauer (VwD) pro Fall ist zur Berücksichtigung eines Optimierungspotenzials ggf. auf den Bundesdurchschnitt anzupassen.)

ken. Hierbei gilt zu beachten, dass jeder Faktor die Bezugsgrößen Fallzahlvolumen und Belegtage unterschiedlich beeinflussen kann. Faktoren wie Prävalenz und Inzidenz sind äußerst schwierig zu quantifizieren und sollten deswegen nur qualitativ diskutiert werden.[14] Abschließend ist anzumerken, dass jedoch jede Prognose trotz der quantitativen und qualitativen Berücksichtigung relevanter Faktoren mit Unsicherheiten belegt bleibt.

Abb. 18.4 liefert einen schematischen Überblick über die Wirkungsmechanismen der verschiedenen Faktoren.

Auf die Gesamtfallzahl im Basisjahr wirkt die auf Jahresbasis zu berechnende Fallzahlentwicklung ein. Die Fallzahlentwicklung wird positiv und/oder negativ durch sowohl die demografische Entwicklung als auch das Ambulantisierungspotenzial beeinflusst.[15] Die Berücksichtigung der demografischen Entwicklung geht jedoch über einen reinen Bevölkerungsrückgang bzw. ein Bevölkerungswachstum hinaus. Für die korrekte Berücksichtigung des Einflusses auf jede LG sollte vielmehr die Entwicklung der Bevölkerungszahl je geografisches Gebiet, Geschlecht und Alterskategorie isoliert und einzeln verrechnet werden.

Ein Beispiel zur Veranschaulichung: Insgesamt schrumpft zwar die Bevölkerung Deutschlands, die Bevölkerungszahl in den höheren Alterskategorien steigt jedoch. Da die Wahrscheinlichkeit eines stationären Krankenhausaufenthaltes mit zunehmendem Alter steigt, hat diese demografische Entwicklung wesentlichen Einfluss auf die Gesamtfallzahl. Der Einfluss auf die Gesamtfallzahl ist wiederum unterschiedlich stark, wenn geschlechterspezifisch betrachtet, da die Wahrscheinlichkeit eines stationären Krankenhausaufenthaltes für Frauen anders ist als

---

[14] Änderungen des Bedarfs aufgrund von Prävalenz und Inzidenz, die z. B. durch disruptive medizintechnische Innovation hervorgerufen werden, müssen durch einen außerordentlichen Planungszyklus bedacht werden (siehe hierzu ▶ Abschn. 18.5.2).

[15] Unvorhersehbare Einflüsse auf die Bevölkerungszahl wie übermäßige Migration können jedoch nicht in der Bedarfsprognose berücksichtigt werden. Solche und ähnliche kurzfristige, starke Einflüsse auf den Bedarf müssen durch einen außerordentlichen Planungszyklus bedacht werden (siehe hierzu ▶ Abschn. 18.5.2).

18.3 · Bedarfsorientierung

für Männer. Außerdem ist der demografische Einfluss für unterschiedliche LB und LG unterschiedlich stark: So wäre beispielsweise die LB Geburt und die LB Neugeborene vom oben beschriebenen Einfluss nicht direkt betroffen, aber zum Beispiel die LB Herz und insbesondere die LG interventionelle Kardiologie und die LG Kardiale Devices dafür umso stärker. Eine Einzelbetrachtung von urbanen gegenüber ländlichen Gebieten hat darüber hinaus auch Auswirkung auf die Einflussstärke.

Welche stationären Fälle zu welchem Zeitpunkt in der Zukunft eher ambulant erbracht werden, hängt einerseits vom medizinisch-technischen Fortschritt und neuen Behandlungsmethoden und andererseits vom regulativen Rahmen ab.[16] Wenn angenommen wird, dass der regulative Rahmen mit dem medizinisch-technischen Fortschritt Schritt halten kann, sollte sich einer quantitativen Abschätzung des Ambulantisierungspotenzials auf Fallbasis genähert werden.

So sollte in einem ersten Schritt überprüft werden, ob ein Fall hauptsächlich auf einen OPS-Code, der Teil der Liste potenziell ambulanter OPS-Codes (GKV-Spitzenverband 2019), zurückzuführen ist oder äquivalent zu einem CHOPS-Code der ambulant durchzuführenden Leistungen in der Schweiz (Gesundheitsdirektion Kanton Zürich 2018) ist. Soweit patientenspezifische Parameter wie Schweregrad oder Alter nicht gegen eine Ambulantisierung sprechen,[17] kann angenommen werden, dass Fälle mit obigen OPS-Codes mit einer hohen Wahrscheinlichkeit (z. B. zu 90 %[18]) zu einem Zeitpunkt in der Zukunft (z. B. in 15 Jahren) ambulant behandelt werden.

Des Weiteren sollten Fälle mit kurzer Verweildauer von einem, zwei und drei Tagen zu absteigenden Wahrscheinlichkeiten (z. B. zu 75, 25 und 10 %[19]) ambulant berücksichtigt werden, sofern patientenspezifische Parameter wie Schweregrad und Alter nicht gegen eine Ambulantisierung sprechen.[20] Als letzter Schritt muss das Ambulantisierungspotenzial noch um Fälle mit DRG-Codes, die in keinem Fall ambulant erbracht werden können (z. B. der LG Herzchirurgie o. ä.), aber aufgrund von Verlegungen oder anderen ungewollten Gründen vom Algorithmus erfasst wurden, korrigiert werden. Der quantitative Effekt des Ambulantisierungspotenzials wird schließlich durch eine lineare Ambulantisierung der betroffenen Fälle bis zu einem Zielzeitpunkt[21] in der Zukunft gebildet. Die betroffenen Fälle werden also jedes Jahr zu einem geringeren Anteil stationär berücksichtigt.

Bezüglich der Berechnung der Verweildauerentwicklung sollten neben Prozessverbesserungen und noch nicht gehobenem Optimierungspotenzial, die über historische Daten abgeschätzt werden können, vor allem die durch die Fallzahlentwicklung bedingten Einflüsse berücksichtigt werden. So hat einerseits die durch die demografische Entwicklung und das Ambulantisierungspotenzial bedingte Verschiebung der Leistungsnachfrage wesentlichen Einfluss auf die durchschnittliche Verweildauer einer LG. Anderseits ist die individuelle Verweildauer innerhalb einer LG auch abhängig vom Alter des Patienten, was durch die Verschiebung innerhalb und über Alterskategorien hinweg ebenfalls bewertet werden kann.

---

[16] Zum Beispiel davon, ob Krankenhäuser in Zukunft ohne Einschränkungen ambulante Leistungen erbringen dürfen und ein entsprechendes Abrechnungssystem geschaffen wurde (vgl. MAGS 2019; SVR 2018).
[17] Zusätzliche Kriterien umfassen: Fall wurde regulär entlassen, ist älter als drei Jahre, weist einen Patient Clinical Complexity Level (PCCL) von 0 oder 1 auf, hat keine Beatmung erhalten, wurde höchstens drei Tage stationär behandelt.
[18] Der verbleibende Anteil an Fällen wird weiterhin als stationär versorgt angenommen, da außergewöhnliche Gründe zur stationären Versorgung (z. B. sozia-

le Randbedingungen) nie ausgeschlossen werden können.
[19] Gründe für eine Verwendung von Wahrscheinlichkeiten kleiner 100 % vgl. Fußnote 18 und Schätzung umso konservativer, je höher die beobachtete Verweildauer.
[20] Kriterien s. Fußnote 17.
[21] Beispielsweise dem letzten Prognosejahr.

Eine detailliertere Ausführung des algorithmischen Vorgehens zur Bedarfsprognose kann an dieser Stelle nicht ausgeführt werden, das Vorgehen ist aber in den Kapiteln 10 und 11 des Gutachtens „Krankenhauslandschaft NRW" ausführlich beschrieben (MAGS 2019). Insgesamt sollte jedoch deutlich geworden sein, dass eine Fortschreibung des Bedarfs mittels der undifferenzierten Anwendung der Hill-Burton-Formel zu grob ist und folglich einer bedarfsorientierten Krankenhausplanung und dem Ziel der Bedarfsgerechtigkeit nicht gerecht werden kann (siehe hierzu auch SVR 2018).

18.4 Qualitätsorientierung

Für die Entwicklung einer qualitätsorientierten Krankenhausplanung muss in einem ersten Schritt anhand relevanter Kriterien bewertet werden, welche Qualitätsdimensionen generell zur Krankenhausplanung geeignet sind. In einem zweiten Schritt sind dann konkrete Indikatoren und Vorgaben für die geeigneten Qualitätsdimensionen zu entwickeln.

18.4.1 Bewertung und Auswahl geeigneter Qualitätsdimensionen

Qualitätsdimensionen wie Struktur-, Prozess- und Ergebnisqualität, aber auch Mindestmengen und Servicequalität eignen sich nur dann für Vorgaben zur Krankenhausplanung, wenn die definierten Indikatoren dieser Dimensionen eine Reihe an Kriterien einhalten können. Neben der Möglichkeit zur standardisierten Erhebung der Indikatoren und der Überprüfung der Vorgaben, der methodisch sicheren Messbarkeit der Indikatoren, der Möglichkeit zur direkten Einflussnahme durch das Krankenhaus und die Vermeidung von Fehlanreizen durch die Setzung von Vorgaben müssen Qualitätsvorgaben vor allem sinnvoll mit den medizinischen Bereichen verknüpfbar sein, für die

sie Qualitätsstandards sichern sollen. Für eine detaillierte Beschreibung der Kriterien und eine ausführliche Begründung der Bewertung wird auf Kapitel 12.1 des Gutachtens „Krankenhauslandschaft NRW" (MAGS 2019) verwiesen. ◘ Abb. 18.5 liefert eine Übersicht über die Bewertungsergebnisse, auf die im Folgenden nur selektiv eingegangen werden kann.

Vorgaben zur Strukturqualität sind vollumfänglich für die Krankenhausplanung geeignet. Vorgaben zu Prozessqualität und Mindestmengen sind wiederum nur dann sinnvoll, wenn der medizinische Bereich, für den eine Vorgabe gemacht wird, in sich homogen ist. Das bedeutet, der medizinische Bereich sollte möglichst dieselbe Eingriffsart (z. B. Implantation einer Endoprothese) an demselben Organ oder derselben Extremität bzw. Gelenk (z. B. Hüfte) umfassen. Denn nur dann kann beispielsweise eine Time-to-Treatment-Vorgabe oder die standardisierte Durchführung von Tumorboards (Prozessqualität) sinnvoll mit der medizinischen Leistung verknüpft werden. Dies gilt noch stärker für Mindestmengenvorgaben. So wäre eine Mindestmengenvorgabe für die relativ heterogene LG Erweiterte Kardiologie oder auch die LG Pneumologie wenig sinnvoll, da diese LG eine Reihe an unterschiedlichen Leistungen umfassen, die verschiedene Kompetenzen benötigen. Zudem wäre unklar, welche Leistung denn von der Vorgabe betroffen ist bzw. wenn eine Mindestmenge einer bestimmten Leistung der LG vorgegeben wird, kann nur dieser Teil der LG mit einer sinnvollen Vorgabe belegt werden.

Vorgaben zur Ergebnisqualität sind aufgrund – derzeit noch – bestehender Limitationen in der Messbarkeit nicht zur Krankenhausplanung geeignet (MAGS 2019). Limitationen umfassen die Adjustierung von Patientenrisiken wie Alter und Komorbiditäten (Gutacker et al. 2015; Hagn 2014; WIdO 2018), die statistisch belastbare Berechnung der Ergebnisqualität fallzahlschwacher Krankenhäuser, die Auswahl des geeigneten Beobachtungszeitraums (stationärer Aufenthalt vs. 30 bis 365 Tage nach Entlassung), die Auswahl einer ausreichenden Anzahl aussagekräftiger Qualitätsindikatoren,

18.4 · Qualitätsorientierung

Kriterium → Dimension ↓	Verknüpfung mit med. Bereich	Standardisierte Erhebung	Kontrollmöglichkeit	Methodisch sichere Messbarkeit	Einflussnahme durch Krankenhaus	Vermeidung Fehlanreize	Geeignet für KH-Planung
Strukturqualität	✓	✓	✓	✓	✓	✓	Ja
Prozessqualität	!	✓	✓	!	✓	!	Ja (selektiv)
Ergebnisqualität	!	✓	✓	✗	!	!	Nein
Mindestmengen	!	✓	✓	✓	✓	!	Ja (selektiv)
Servicequalität	✗	✓	✓	!	✓	✓	Nein

✗ Kriterium wird nicht eingehalten   ✓ Kriterium wird eingehalten   ! Einhaltung bedingt gewährleistet

Krankenhaus-Report 2020

◘ **Abb. 18.5** Übersicht der Bewertungsergebnisse je Qualitätsdimension (Quelle: MAGS 2019; adaptierte Darstellung)

die Nutzung unvollständiger Datensätze (z. B. nur Patienten, die bei einer bestimmten Krankenkasse versichert sind) und die Qualität des Datenerhebungsprozesses, v. a. bei Selbstangaben (Schreyögg et al. 2014). Sobald diese Limitationen jedoch zufriedenstellend behoben sind, was angesichts der Entwicklungen der Methodik zur Datenanalyse wie Big Data und Künstlicher Intelligenz nicht unwahrscheinlich ist, ist die Eignung der Dimension Ergebnisqualität neu zu bewerten.

Vorgaben zu Struktur- und Prozessqualität sind für einige Fach- bzw. Teilgebiete oder Subdisziplinen bereits weit verbreitet (DKG 2018), v. a. für die Schlaganfallversorgung, die Herzinfarktversorgung, für onkologische Zentren allgemein und Brustzentren insbesondere, Intensivstationen, Neurologische Frührehabilitation, Traumazentren, Geriatrie, Perinatalmedizin und Palliativmedizin. Hierbei unterscheiden sich die Vorgaben in Anzahl, Art, Umfang und Ausprägung jedoch stark zwischen den Bundesländern. Festzustellen ist außerdem, dass Vorgaben nur für solche Fach- bzw. Teilgebiete gemacht werden, die eher komplexe Leistungen und spezialisierte Versorgung umfassen und daher ein relativ homogenes Leistungsspektrum abbilden. Das Gros der Versorgung bleibt demgegenüber ohne Sicherung von Qualitätsstandards. Außerdem fehlen weiterhin für komplexe Leistungen wie Eingriffe am Ösophagus, am Pankreas, am Thorax, an der Wirbelsäule etc. Qualitätsvorgaben für den Großteil der Bundesländer.[22]

18.4.2 Entwicklung von Qualitätsvorgaben

Eine qualitätsorientierte Krankenhausplanung muss also auf Basis von nachvollziehbaren und stringent für alle LG ausgewählten Vorgaben zur Strukturqualität, für ausgewählte LG auch zur Prozessqualität und – wo angezeigt – darüber hinaus zu Mindestmengen machen. ◘ Tab. 18.4 im Anhang zeigt beispielhaft auf, wie und welche Qualitätsvorgaben

---

[22] Qualitätsstandards für einen Teil dieser und weitere Leistungen sind bekanntlich auf Bundesebene geregelt, beispielsweise durch die Mindestmengenregelung des Gemeinsamen Bundesausschusses (G-BA 2018) oder zukünftig durch Qualitätsverträge (IQTiG 2017). Das effektivste Instrument zur qualitätsorientierten Leistungssteuerung, nämlich die Zuteilung von Versorgungsaufträgen bzw. der Ausschluss unzureichender Qualität von der Versorgung durch die Krankenhausplanung, wird jedoch nur unzureichend genutzt.

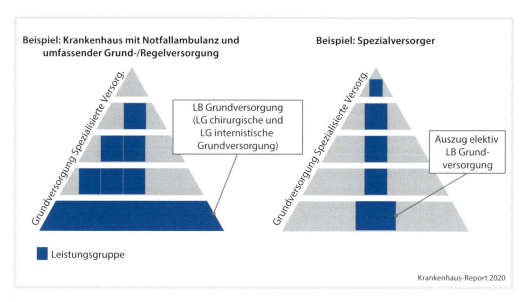

■ Abb. 18.6 Schematische Übersicht der medizinisch-hierarchischen Leistungsgruppensystematik (Quelle: Gesundheitsdirektion Kanton Zürich 2019; MAGS 2019; adaptierte Darstellung)

für LG gemacht werden könnten. So zielen die ersten beiden Vorgaben zur Strukturqualität auf die interdisziplinäre Leistungserbringung und die medizinisch-hierarchische LG-Systematik ab. Um nämlich beispielsweise die LG Pankreas- und Lebereingriffe erbringen zu dürfen, muss sowohl der gesamte LB Grundversorgung als auch die LG Allgemein- und Viszeralchirurgie und somit die LG Gastroenterologie erbracht werden. In Ausnahmefällen können Spezialversorger auch lediglich Auszüge aus der Grundversorgung, beispielsweise für die Untergruppe Orthopädie/Unfallchirurgie, vorhalten (siehe ■ Abb. 18.6 für eine schematische Übersicht).

Darüber hinaus werden Vorgaben zur Facharztqualifikation und zur Verfügbarkeit gemacht. Außerdem bestehen Vorgaben zum standardisierten Prozessablauf und zur apparativen, infrastrukturellen und personellen Ausstattung der Intensiv- und Notfallstation. Sowohl die Facharztverfügbarkeit als auch die Vorgaben zur Intensiv- und Notfallstation werden mit höherer Komplexität bzw. Dringlichkeit der Behandlung fordernder, was in Stufen ausgedrückt werden kann. Die Stufe 1 beinhaltet also die Vorgaben für Leistungen der Grundversorgung, die Stufe 2 die Leistungen einer erweiterten Versorgung und die Stufe 3 und weitere die Anforderungen an eine (hoch-)spezialisierte Versorgung. Vorgaben zur Prozessqualität können einerseits in den Vorgaben zur Intensiv- und Notfallstation oder in den „Weitergehenden Anforderungen" enthalten sein. Andererseits sind generelle Vorgaben zur Prozessqualität wie die standardisierte Durchführung und Dokumentation von Tumorboards für onkologische LG sowie von Morbiditäts- und Mortalitätskonferenzen für chirurgisch-interventionell geprägte LG sinnvoll. Für eine ausführliche Beschreibung der Qualitätsvorgaben wird auf Kapitel 12.2 des Gutachtens „Krankenhauslandschaft NRW" verwiesen (MAGS 2019).

Die Kontrolle zur Einhaltung der Qualitätsvorgaben muss regelhaft und konsequent erfolgen. Möglichkeiten zur Qualitätskontrolle umfassen beispielsweise die Auswertung von Sekundär- und Abrechnungsdaten sowie die Durchführung von Audits durch die Planungsbehörde, ggf. in Kooperation mit den Kostenträgern und/oder einem unabhängigen Institut.

Die Erarbeitung der genauen Ausprägungen der jeweiligen Vorgaben, vor allem im Bereich Mindestmengen, muss immer im Konsens und zusammen mit Fachexperten aus der praktischen Medizin und aus der medizinischen Forschung, aus der Gesundheitsökonomie und aus der Politik erfolgen. Nur so kann eine zügige Umsetzung gewährleistet sowie sichergestellt werden, dass die Vorgaben und das System in der Praxis auch „gelebt" werden.

18.5 Planungsansatz in der Praxis

Im Folgenden soll zuerst ein ordentlicher Planungsprozess skizziert werden, der die drei Teile einer effektiven Krankenhausplanung, also Leistungs-, Bedarfs- und Qualitätsorientierung, zusammenführt. In diesem Rahmen wird außerdem auf die Adressierung von Versorgungsrisiken innerhalb des Planungsprozesses und die Festlegung von Planungszyklen eingegangen. In einem zweiten Schritt wird ausgeführt, wie unvorhersehbare Versorgungsrisiken adressiert werden können.

18.5.1 Ordentlicher Planungsprozess

Zur Umsetzung des oben beschriebenen Planungsansatzes gilt als Voraussetzung, dass
1. die LG-Systematik und die Qualitätsvorgaben entwickelt und konsentiert wurden,
2. die Ergebnisse der Bewertung der Versorgungssituation und der Bedarfsanalyse transparent gemacht wurden und
3. den Krankenhäusern und ihren Trägern ausreichend Zeit eingeräumt wurde, um unter Berücksichtigung der neuen Rahmenvorgaben eine passende Medizinstrategie zu entwickeln.

Für (1) sind geeignete Experten aus der Praxis (z. B. in Krankenhäusern tätige Ärzte) und aus der Wissenschaft (z. B. Gesundheitsökonomen) sowie aus den jeweiligen medizinischen Bereichen (z. B. Autoren der medizinischen Leitlinien) einzubinden. Des Weiteren sollten Experten der Kodier-/Abrechnungssysteme (z. B. aus Krankenkassen) und Patientenvertreter an der Erarbeitung beteiligt werden. Schließlich ist der Entwicklungsprozess durch die Planungsbehörde zu moderieren.

Die Zusammenführung der Ergebnisse aus (2) liefert schließlich den planerischen Handlungsbedarf je LG und geografisches Gebiet (z. B. auf Ebene von Regierungsbezirken, Landkreisverbünden oder Landkreisen). Wenn eine LG in einem Gebiet beispielsweise Anzeichen für Überversorgung aufweist und für die Zukunft zu erwarten ist, dass der Bedarf moderat sinkt, so wird klar, dass eine Neuzuteilung der Versorgungsaufträge zur Linderung der weiter bestehenden bzw. sich noch verschärfenden Überversorgung mit Nachdruck umgesetzt werden sollte (siehe ◘ Tab. 18.5 im Anhang). Bei der Verwendung der Ergebnisse der Bedarfsprognose ist darauf zu achten, welche Kennzahl als Bezugsgröße der Bedarfsermittlung verwendet wird (z. B. Fallzahl, Casemix-Punkte oder Belegtage), welcher Prognosezeitraum gewählt wird (vgl. Fußnote 28) und wie die Kategorien von „stark steigender Bedarf" bis „stark sinkender Bedarf" voneinander abgegrenzt werden (vgl. Kapitel 13.1 in MAGS 2019).

Sobald den Krankenhäusern alle Informationen zu (1) und (2) vorliegen, sollten die Träger diese Informationen nutzen, um einen Strategieprozess für ihre Standorte einzuleiten. Ziel dieser Strategiefindung ist zu klären, welche LG in Zukunft von einem Krankenhaus vor dem Hintergrund der Wettbewerbssituation noch angeboten werden sollten und welche LG gemessen an den Qualitätsvorgaben noch angeboten werden können. Jedes Krankenhaus sollte nach Abschluss seiner Strategiefindung gegenüber der Planungsbehörde und den Kostenträgern erklären, für welche LG Versorgungsabsichten bestehen. Darüber hinaus, muss jedes Krankenhaus Angaben zur Einhaltung der Qualitätsvorgaben für alle LG liefern, die es in Zukunft zu versorgen beabsichtigt.

In einem nächsten Schritt sollte eine Konsensfindung zur Versorgung zwischen den

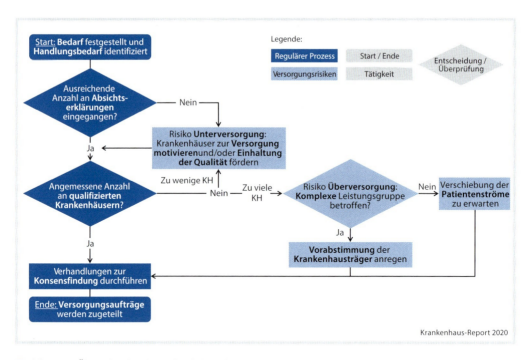

● **Abb. 18.7** Übersicht über den ordentlichen Planungsprozess (Quelle: MAGS 2019; adaptierte Darstellung)

Krankenhausträgern und den Kostenträgern für jeden LB und jedes geografische Gebiet erarbeitet werden. Diese Konsensfindung sollte von den Krankenhausträgern kooperativ vorbereitet werden. Außerdem sollte eine klare Frist zur Konsensfindung gesetzt werden, die den Verhandlungspartnern jedoch ausreichend Zeit zur Verhandlung einräumt. Auf Grundlage des erzielten Konsenses bzw. natürlich auch bei fehlendem Konsens wird die finale Entscheidung über die Zuteilung der Versorgungsaufträge von der zuständigen Planungsbehörde unter Berücksichtigung der Bedarfsdeckung und der Sicherung von Qualitätsstandards getroffen. Die Zuteilung der Versorgungsaufträge ist schließlich durch die Versendung von Feststellungsbescheiden zu fixieren und in einer Krankenhausliste (vgl. ● Tab. 18.1 im Anhang) zu veröffentlichen. ● Abb. 18.7 liefert eine Übersicht über den oben beschriebenen Planungsprozess und zeigt auf, wie Risiken in Form von Unter- und Überversorgung zu begegnen ist.

So ist nach Erhalt der Absichtserklärungen zur Versorgung einer LG für jedes geografische Gebiet zu klären, ob der im Vorfeld festgestellte Bedarf gedeckt werden kann. Sollte dies der Fall sein, wird als nächstes überprüft, ob darüber hinaus die Anzahl an Krankenhäusern, die die Qualitätsvorgaben einhält, ebenfalls ausreicht, um den Bedarf zu decken. Sollte dies ebenfalls der Fall sein, sollte eine Konsensfindung mit den Kostenträgern zeitnah erreicht werden können und die Zuteilung der Versorgungsaufträge durch die Planungsbehörde kann erfolgen.

Sollte jedoch bereits nach Erhalt der Absichtserklärungen ersichtlich werden, dass diese nicht zur Deckung des Bedarfs ausreichen, entsteht ein Risiko zur Unterversorgung. Um Krankenhäuser, die generell zur Versorgung der LG infrage kämen, jedoch keine Absicht erklärt haben, zur Versorgung zu motivieren, können folgende Maßnahmen ergriffen werden: (1) Es sollte in Erfahrung gebracht werden, wieso das betreffende Krankenhaus keine

18.5 · Planungsansatz in der Praxis

Versorgungsabsicht erklärt hat und das Krankenhaus sollte in diesem Zuge zur Versorgung aufgefordert werden. Gleichzeitig (2) kann Unterstützung bei der Einhaltung von Qualitätsvorgaben angeboten werden, z. B. in Form von finanzieller Förderung oder bei der Schaffung von sektorenübergreifender Kooperation (z. B. zur Einhaltung von Facharztvorgaben). Gleiches gilt es zu unternehmen, wenn zu wenige Krankenhäuser in einem geografischen Gebiet die definierten Qualitätsvorgaben nicht einhalten können.

Sollten in einem geografischen Gebiet mehr Krankenhäuser die Qualitätsvorgaben einhalten als zur Deckung des Bedarfs nötig sind, entsteht ein Risiko der Überversorgung. In diesen Fällen ist zu prüfen, ob eine eher komplexe LG[23] betroffen ist. Sollte dies der Fall sein, ist eine Abstimmung der Krankenhäuser, die eine Versorgungsabsicht erklärt haben, und deren Träger vor den Verhandlungen zur Konsensfindung anzuregen. In diesen Abstimmungen sollte transparent gemacht werden, dass (1) eine Leistungsfragmentierung in Zukunft ggf. fortbestehen würde und dass (2) die Investitionsmittel je LG[24] begrenzt sind. Vor allem für geografische Gebiete, in denen Anzeichen für Überversorgung weiterbestehen, können vor diesem Hintergrund nur einzelne Krankenhäuser gefördert werden. Eine Ablehnung von Förderanträgen ist folglich wahrscheinlicher. Dies läuft den Zielen der Krankenhäuser und ihrer Träger entgegen. Entsprechend kann damit gerechnet werden, dass die Vorabstimmungen dazu beitragen können, eine angemessene Leistungsverteilung zu erreichen. Unterstützend für diesen Entscheidungsprozess und den Qualitätswettbewerb können – soweit für die betreffende LG verfügbar – weitere Informationen (z. B. aus dem Programm zur Qualitätssicherung mit Routinedaten) herangezogen werden.

Sollte demgegenüber eine LG von einem Risiko der Überversorgung betroffen sein, die eher der (erweiterten) Grund- und Regelversorgung zuzurechnen ist,[25] kann erwartet werden, dass die beobachtete Überversorgung durch die stringente Anwendung der Qualitätsvorgaben und eine hieraus folgende Verschiebung der Patientenströme mittelfristig abgemildert bzw. komplett abgebaut werden kann. Eine solche Verschiebung lässt sich anhand dem Beispiel der LG Allgemein- und Viszeralchirurgie verdeutlichen: Für diese LG werden sich sowohl Krankenhäuser mit einem kleineren als auch mit ausgeprägtem Leistungsspektrum qualifizieren wollen und können. Folglich könnten in einzelnen geografischen Gebieten Anzeichen für Überversorgung bestehen bleiben. Gleichzeitig werden sich in denselben Gebieten Krankenhäuser mit ausgeprägtem Leistungsspektrum für die Versorgung komplexerer LG wie der LG Ösophaguschirurgie, der LG Pankreas- und Lebereingriffe oder der LG Große Rektumeingriffe qualifizieren. Da sich Krankenhäuser mit kleinerem Leistungsspektrum für die Versorgung dieser LG voraussichtlich nicht mehr qualifizieren können, werden die dort versorgten Fälle in Krankenhäuser mit ausgeprägtem Leistungsspektrum abwandern. Aufgrund kurz- bis mittelfristig limitierter personeller und infrastruktureller Kapazitäten und vor dem Hintergrund gewollter Spezialisierung werden Krankenhäuser mit ausgeprägtem Leistungsspektrum weniger Patienten der weniger komplexen LG Allgemein- und Viszeralchirurgie behandeln können und wollen. Diese Patienten werden nun von den Krankenhäusern mit kleinerem Leistungsspektrum versorgt. Aus dieser intentionierten Verschiebung der Patientenströme folgt:

1. Methodisch gesehen besteht zwar weiterhin ein gewisser Grad an Überversorgung für

---

[23] Beispiele: LG Herzchirurgie, LG Interventioneller Herzklappenersatz (TAVI), LG Ösophaguschirurgie, LG Große Rektumeingriffe, LG Zerebrovaskuläre Störungen inkl. Stroke, LG Thoraxchirurgie etc.

[24] Dies setzt voraus, dass bisherige Töpfe von Investitionsmitteln (v. a. Einzelförderung) je nach Finanzierungsbedarf auf die definierten LG aufgeteilt werden (s. hierzu Kapitel 14.2 in MAGS 2019).

[25] Beispiele: LG Gastroenterologie, LG Allgemeine Urologie, LG Allgemein- und Viszeralchirurgie etc.

weniger komplexe LG, dafür wird jedoch Überversorgung komplexerer LG abgebaut.
2. Krankenhäuser, die an der Versorgung komplexerer LG eventuell nur aus wirtschaftlichen Gründen (z. B. zur Querfinanzierung anderer LG) teilgenommen haben und von dieser aus Qualitätsgründen ausgeschlossen werden, könnten mittelfristig aufgrund der fehlenden Einnahmen aus einzelnen Bereichen der stationären Versorgung ausscheiden.[26]

Nach Abschluss der oben skizzierten Analyse und etwaiger daraus resultierender Vorbereitungen können die Verhandlungen zur Konsensfindung zwischen den Krankenhäusern, ihren Trägern und den Kostenträgern starten. Wie oben beschrieben erfolgt basierend auf den Ergebnissen der Konsensfindung die Entscheidung über die Zuteilung der Versorgungsaufträge durch die Planungsbehörde und schließlich die Fixierung derselben durch den Versand von Feststellungsbescheiden.

Die oben angerissene Bindung der Investitionsmittel an LG und die beschriebene Verschiebung der Patientenströme soll im Übrigen zu einer wirtschaftlichen Sicherung der Krankenhäuser beitragen, die über eine reine Aufnahme in den Krankenhausplanung und das damit einhergehende Recht zur Beantragung von Fördermitteln hinausgeht. So ist die Verteilung der Investitionsmittel auf Basis von LG, unter Berücksichtigung der Versorgungssituation und zur Förderung von Qualitätsstandards aus Patientensicht effektiv einerseits in der Sicherung der Versorgung und andererseits in der Garantie von Qualitätsstandards. Außerdem werden durch eine Verschiebung der Patientenströme bei allen Krankenhäusern Skaleneffekte gehoben, insbesondere bei der Behandlung komplexerer LG. Nicht zuletzt profitieren die Krankenhäuser von einem konstanten und transparenten Wettbewerbsumfeld, da aufgrund der klaren Abgrenzung der Versorgungsaufträge (Leistungsorientierung), die gemessen am Bedarf (Bedarfsorientierung) und mittels Qualitätsvorgaben (Qualitätsorientierung) zugeteilt werden, kein Wettbewerber mehr plötzlich – beispielsweise durch das Abwerben ärztlichen Personals – neue Leistungen anbieten kann.

Um Versorgungsrisiken regelmäßig zu adressieren, sollte der oben beschriebene Planungsprozess je LG alle fünf bis zehn Jahre durchgeführt werden. Der genaue Zeitraum des Planungszyklus hängt vor allem von der Komplexität und der zu erwartenden Notwendigkeit zur Überprüfung von Versorgungsrisiken der jeweiligen LG ab (Patientensicht). Darüber hinaus muss auf die Sicherstellung einer ausreichenden Planungs- und Investitionssicherheit geachtet werden (Krankenhaussicht), das heißt, die Planungszyklen dürfen nicht zu kurz sein. Außerdem sollten unvorhersehbare Versorgungsrisiken durch kurzfristige Einflüsse auf der Bedarfs- und/oder der Angebotsseite durch eine flexible, lokal begrenzte Initiierung des Planungsprozesses adressiert werden. Eine detaillierte Ausführung folgt im nächsten ▶ Abschn. 18.5.2.

18.5.2 Unvorhersehbare Versorgungsrisiken

Unvorhersehbare Versorgungsrisiken können entweder durch eine außerordentliche Bedarfsänderung oder durch das Ausscheiden von Krankenhäusern aus der Versorgung entstehen (◘ Abb. 18.8).

Außerordentliche Bedarfsänderungen treten beispielsweise bei Migration oder disruptiver medizin-technischer Innovation auf. In solchen Fällen sollte zuerst der neue Bedarf wie in ▶ Abschn. 18.3 ermittelt und ggf. neue Handlungsbedarfe identifiziert werden. Sollte die Anzahl der Versorgungsaufträge für die betroffene LG im betroffenen geografischen Gebiet zur Deckung des Bedarfs ausreichen, sind keine weiteren Maßnahmen nötig. Gleiches gilt, wenn ein Krankenhaus beispielsweise

---

[26] Es sollte geprüft werden, ob hierdurch freiwerdende Kapazitäten für die Versorgung im ambulanten, rehabilitativen oder pflegerischem Bereich verwendet werden können.

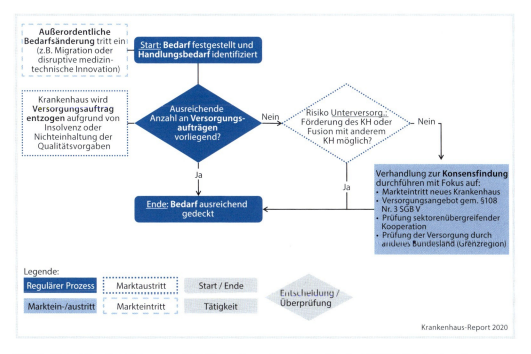

Abb. 18.8 Adressierung von unvorhersehbaren Versorgungsrisiken (Quelle: MAGS 2019; adaptierte Darstellung)

aufgrund einer Insolvenz oder aufgrund mehrmaliger Nichteinhaltung der Qualitätsvorgaben aus der Versorgung einer oder mehrerer LG ausscheidet.

Sollte der bestehende Bedarf nicht durch die verbleibenden an der Versorgung beteiligten Krankenhäuser gedeckt werden können, ist zu prüfen, ob eine Förderung der Qualität (vgl. ▶ Abschn. 18.5.1), eine finanzielle Unterstützung und/oder eine Fusion dem ausscheidenden Krankenhaus die Weiterversorgung ermöglichen würde.

Sollte dies nicht der Fall sein bzw. sollte ein Risiko der Unterversorgung durch eine außerordentliche Bedarfsänderung bedingt sein, so ist in Kooperation mit den Kostenträgern und den anderen im betroffenen geografischen Gebiet an der Versorgung der betreffenden LG beteiligten Krankenhäuser eine Konsensfindung zur Versorgung einzuleiten. Fokus hierbei sollte sein, ob sich im betroffenen geografischen Gebiet ein anderes Krankenhaus für die Versorgung qualifizieren und an dieser beteiligen könnte (ggf. auch ein nicht im Krankenhausplan aufgenommenes Krankenhaus im Sinne des § 108 Nr. 3 SGB V). Darüber hinaus sollte außerdem geprüft werden, ob die Versorgung durch sektorenübergreifende Kooperation mit niedergelassenen Fachärzten und/oder rehabilitativen Einrichtungen sichergestellt werden kann. Nicht zuletzt ist zu diskutieren, ob die Versorgung (zumindest teilweise) durch Krankenhäuser eines angrenzenden Bundeslands qualitätsgerecht durchgeführt werden kann bzw. bereits durchgeführt wird.

18.6 Fazit

Der bis heute zumeist angewandte Planungsansatz, der auf Fachgebieten zur Leistungsabgrenzung und auf einer undifferenzierten Anwendung der Hill-Burton-Formel zur Bedarfsabschätzung basiert, kann den Zielen der Krankenhausplanung nur bedingt gerecht werden. Gründe hierfür sind unter anderem, dass (1) die Leistungsabgrenzung vor allem für die

Fachgebiete Chirurgie und Innere Medizin zu weit gefasst ist und folglich zu vielen Krankenhäusern ermöglicht, komplexe Leistungen zu erbringen, dass (2) die undifferenzierte Anwendung der Hill-Burton-Formel die bestehende Versorgungssituation und den zu erwartenden Bedarf nicht adäquat abbilden kann und dass (3) nur wenige Teilgebiete bzw. Subdisziplinen mit Qualitätsvorgaben verbunden werden können.

Der neue, in diesem Beitrag vorgestellte Planungsansatz wird demgegenüber den Zielen der Krankenhausplanung gerecht. Mit Nordrhein-Westfalen könnte das bevölkerungsreichste Bundesland Deutschlands, das sowohl über stark bevölkerte urbane Räume wie beispielsweise zwischen Bonn, Köln und Düsseldorf und dem Ruhrgebiet als auch über ländliche Gebiete wie den Hochsauerlandkreis und die Eifel verfügt, in Richtung effektive Krankenhausplanung vorangehen. Eine leistungs-, bedarfs- und qualitätsorientierte Krankenhausplanung, die sich der hier und im Gutachten „Krankenhauslandschaft NRW" vorgestellten Methodik bedient, sollte darüber hinaus in allen Bundesländern Anwendung finden. Im besten Fall kann dies dazu führen, dass äußerst komplexe und seltene Leistungen wie beispielsweise Transplantationen, aber auch LG wie Herz-, Thorax- und Ösophaguschirurgie zur Bildung richtungsweisender, forschungsstarker Fachzentren bundesweit geplant werden. Nur so und durch eine bundesweit einheitliche Methodik kann das Instrument der Krankenhausplanung seine vollumfängliche Wirkung zur Steigerung des Patientennutzens entfalten und zur Sicherstellung gleichwertiger Lebensverhältnisse in der Stadt und auf dem Land beitragen.

Danksagung Die Autoren danken den Mitgliedern des Gutachterteams „Krankenhausplanung NRW" der Partnerschaft Deutschland GmbH und der Lohfert & Lohfert AG für die produktive Zusammenarbeit bei der Erstellung des diesem Beitrag zugrundeliegenden Gutachtens. Darüber hinaus bedanken sich die Autoren beim Ministerium für Arbeit, Gesundheit und Soziales des Bundeslandes Nordrhein-Westfalen für die konstruktiven Hinweise und Diskussionen bei der Gutachtenerstellung. Die Autoren danken darüber hinaus Gerrit Kröger für die Unterstützung bei der Erstellung der kartografischen Abbildungen und Theresa Meschkat bei der konstruktiven Editierung des Beitrags sowie den Kollegen der Gesundheitsdirektion Zürich für die ausführliche Darstellung der Zürcher Spitalplanung.

18.7 Anhang

Tabelle 18.1 Übersicht aller Leistungsbereiche und -gruppen und beispielhafte Krankenhausliste (Quelle: MAGS 2019; adaptierte Darstellung)

Leistungsbereich	Leistungsgruppe	Krankenhaus 1	2	...	n
Grundversorgung	Internistische Grundversorgung	X	X		X
	Chirurgische Grundversorgung	X	X		X
Herz	Erweiterte Kardiologie	X	X		X
	Kardiale Devices	X	X		○
	Interventionelle Kardiologie	X	X		○
	Elektrophysiologische Untersuchung (EPU)/Ablation	X			
	Herzchirurgie	X			
	Interventionelle Eingriffe an Herzklappen (TAVI)	X			
Gefäße	Carotis operativ/interventionell	X			
	Periphere/zentrale Gefäße	X			
Pneumologie	Pneumologie		X		X
	Schlaflabor				
Thoraxchirurgie	Thoraxchirurgie		X		
Gastroenterologie	Gastroenterologie		X		
Viszeralchirurgie	Allgemein- und Viszeralchirurgie		X		
	Ösophaguschirurgie		X		
	Pankreas- und Lebereingriffe		X		
	Große Rektumeingriffe		X		
	Bariatrische Chirurgie		X		
Nephrologie	Nephrologie		X		
Urologie	Allgemeine Urologie		X		X
	Komplexe Urologie		○		X

◘ Tabelle 18.2 (Fortsetzung)

Leistungsbereich	Leistungsgruppe	Krankenhaus			
		1	2	...	n
Bewegungsapparat	Konservative Orthopädie		X		
	Unfallchirurgie Notfall/Trauma		X		
	Endoprothetik Knie		X		
	Endoprothetik Hüfte		X		
	Sonstige elektive Eingriffe		X		
	Wirbelsäuleneingriffe		○		
Rheumatologie	Rheumatologie		X		
Polytrauma & Verbrennungen	Polytrauma		X		
	Verbrennungen		X		
Neurologie	Allgemeine Neurologie	X			
	Zerebrovaskuläre Störungen m. Stroke	X			
	Psychiatrische Erkrankungen				
	Neuro-Frühreha (NNF, Phase B)	X			
Neurochirurgie	Komplexe Neurochirurgie		X		
	Hoch komplexe Neurochirurgie		X		
Gynäkologie	Gynäkologie				X
	Senologie (Brust)				X
Geburtshilfe	Peripartale Indikationen				X
	Geburt				X
	Sectio				X
Neugeborene	Neugeborene < 1.250 g o. < 1.500 g mit Komplikationen				X
	Neugeborene 1.250–2.000 g				X
	Neugeborene > 2.000 g				X
Onkologie/Hämatologie	Chemotherapie bei Neubildungen		X		
	Leukämie und Lymphome				
	Knochenmarktransplantation				
Strahlentherapie/ Nuklearmedizin	Strahlentherapie		X		
	Nuklearmedizin		X		
Dermatologie	Dermatologie	X			

18.7 · Anhang

Tabelle 18.3 (Fortsetzung)

Leistungsbereich	Leistungsgruppe	Krankenhaus 1	2	...	n
HNO/MKG	HNO/MKG – Grundversorgung	X			
	HNO/MKG – hochkomplexe Eingriffe	X			
	CI (Cochlea Implantate)	○			
Ophthalmologie	Ophthalmologie				
Transplantation	Herz-Transplantation				
	Lungen-Transplantation				
	Leber- oder Pankreastransplantation				
	Nieren-Transplantation				
Querschnittsbereich[a,b]	Intensivmedizin	X	X		
	Akutgeriatrie – vollstationär				X
	Akutgeriatrie – teilstationär				X
	Kinder- und Jugendmedizin				
	Palliativmedizin				
Sonstige	Schmerztherapie		X		X
	Weitere Rehabilitationen				
	Evaluation, Vorbereitung, Nachsorge Transplantation				
	Übrige DRGs				
	Fälle aus besonderen Einrichtungen (BE-Fälle)				
	Integrierte Versorgung (IV-Fälle)				

Legende: X = Versorgungsauftrag besteht
○ = zeitlich limitierter Versorgungsauftrag besteht
Keine Füllung = Es besteht kein Versorgungsauftrag
[a] Im LB Querschnittsbereiche sind Leistungen zusammengefasst, die fachübergreifend erbracht bzw. angeboten werden.
[b] Die kursiv dargestellten LG Palliativmedizin sowie Kinder- und Jugendmedizin können nicht anhand von DRGs definiert werden und benötigen das Hinzuziehen weiterer Kriterien wie zum Beispiel das Patientenalter. Fälle dieser LG sind also nicht eindeutig nur dem Querschnittsbereich zugeordnet, sondern bereits in einer anderen somatischen LG enthalten. Folglich sind Fälle dieser LG gesondert zu analysieren.
Krankenhaus-Report 2020

Tabelle 18.4 Beispielhafte Übersicht über Qualitätsvorgaben auf LG-Ebene (Quelle: MAGS 2019; adaptierte Darstellung)

LB	LG (Kürzel)	Strukturqualität[a]								Prozessqualität			MMV	
		Grundversorgung	Erbringung verwandte LG		Fachärztliche Vorgaben		Intensivstation	Notfallstation	...	Tumorboard	M & MK	...	Schwellenwerte	Weitergehende Anforderungen
			Intern	Kooperation	Qualifikation[b]	Verfügbarkeit								
...														
Viszeralchirurgie (VCH)	Allg. u. Viszeralchirurgie (VCH 1)	Gesamter LB	Gastroenterologie		Allgemein- u. Viszeralchir.	Stufe 1	Stufe 2	Stufe 1			Ja			
...														
	Pankreas- u. Lebereingriffe (VCH 1.3)	Gesamter LB	Allg. u. Viszeralchirurgie	Chemoth. bei Neubildungen, Strahlenther.	Allgemein- u. Viszeralchir.	Stufe 3	Stufe 3	Stufe 2		Ja	Ja		Zu evaluieren	
...														
Bewegungsapparat (BWA)	Endoprothetik Knie (BWA 4)	LG Chir. bzw. Auszug Unfall/Orthopädie	Konserv. Orthopädie		(Orthopädie/Unfallchirurgie)	Stufe 2	Stufe 1	Stufe 1			Ja		Zu evaluieren	Zweitmeinungsverfahren; gecrdn. Ent.assmgt. (z. B. in Reha)

M&MK = Morbiditäts- und Mortalitätskonferenz
MMV = Mindestmengenvorgabe
[a] Vorgaben zur Strukturqualität können Anforderungen zur Prozessqualität beinhalten. (z. B. im Rahmen der Intensiv- oder Notfallversorgung)
[b] Eine Facharztqualifikation in Klammern bedeutet, dass die jeweilige Qualifikation in Ausnahmefällen durch einen Beleg-/Honorararzt abgedeckt werden kann.

Krankenhaus-Report 2020

18.7 · Anhang

Tabelle 18.5 Ableitung des planerischen Handlungsbedarfs (Quelle: MAGS 2019; adaptierte Darstellung)

Ebene	Bewertung der Versorgungssituation	Ergebnis der Bedarfsprognose[a]	Zusammenführung der Ergebnisse	Planerischer Handlungsbedarf
Je LG und geografischem Gebiet (z. B. Regierungsbezirk)	(Starke) Anzeichen für Überversorgung	Stark steigender Bedarf	Überversorgung wird ggf. durch höheren zukünftigen Bedarf ausgeglichen	(1a) Grad der Neuverteilung der Versorgungsaufträge zur Leistungskonzentration ist moderat zu gestalten
		Moderat steigender Bedarf	Überversorgung könnte teilweise durch höheren zukünftigen Bedarf ausgeglichen werden	(1b) Neuverteilung der Versorgungsaufträge zur Leistungskonzentration ist umzusetzen
		Gleichbleibender Bedarf	Akute Überversorgung bleibt bestehen	(1c) Neuverteilung der Versorgungsaufträge zur Leistungskonzentration ist mit Nachdruck umzusetzen
		Moderat sinkender Bedarf	Akute Überversorgung wird zukünftig noch verstärkt	
		Stark sinkender Bedarf	Zukünftig noch gravierendere Überversorgung zu erwarten	(1d) Neuverteilung der Versorgungsaufträge zur Leistungskonzentration ist mit Nachdruck umzusetzen; außerordentliche Versorgungsangebote sollten nicht gemacht werden
	Anzeichen für bedarfsgerechte Versorgung	Stark steigender Bedarf	(Starke) Anzeichen für Unterversorgung sind in Zukunft zu erwarten	(2a) Stärkung der Krankenhäuser mit Versorgungsauftrag ist zu prüfen; ggf. ist Ausweitung der Versorgungsaufträge auf neue qualifizierte Krankenhäuser umzusetzen
		Moderat steigender Bedarf		
		Gleichbleibender Bedarf	Versorgungssituation ist auch in Zukunft angemessen	(2b) Bestehende Versorgungsaufträge sind sicherzustellen
		Moderat sinkender Bedarf	(Starke) Anzeichen für Überversorgung sind in Zukunft zu erwarten	(2c) Neuverteilung der Versorgungsaufträge zur Leistungskonzentration ist umzusetzen
		Stark sinkender Bedarf		

Tabelle 18.5 (Fortsetzung)

Ebene	Bewertung der Versorgungssituation	Ergebnis der Bedarfsprognose[a]	Zusammenführung der Ergebnisse	Planerischer Handlungsbedarf
Je LG und geografischem Gebiet (z. B. Regierungsbezirk)	(Starke) Anzeichen für Unterversorgung	Stark steigender Bedarf	Zukünftig ist noch gravierendere Unterversorgung zu erwarten	(3a) Ausweitung der Versorgungsaufträge muss durch Unterstützung und Qualifizierung geeigneter Krankenhäuser zusätzlich vorangetrieben werden
		Moderat steigender Bedarf	Akute Unterversorgung wird zukünftig noch verstärkt	
		Gleichbleibender Bedarf	Akute Unterversorgung bleibt bestehen	(3b) Ausweitung der Versorgungsaufträge qualifizierter Krankenhäuser ist umzusetzen
		Moderat sinkender Bedarf	Unterversorgung könnte teilweise durch niedrigeren zukünftigen Bedarf ausgeglichen werden	(3c) Grad der Ausweitung der Versorgungsaufträge qualifizierter Krankenhäuser ist moderat zu gestalten
		Stark sinkender Bedarf	Unterversorgung wird ggf. durch niedrigeren zukünftigen Bedarf ausgeglichen	(3d) Gegebenenfalls ist keine akute Ausweitung der Versorgungsaufträge notwendig

[a] Es wird ein kurzer Zeitraum für die Bedarfsprognose empfohlen, da die Genauigkeit der Vorhersage dann höher ist (Bouckaert et al. 2018). Gleichzeitig darf der Zeitraum nicht zu kurz sein, um die Planungssicherheit für die Krankenhäuser nicht zu gefährden. Je nach Komplexität der LG sollte also ein Zeitraum zwischen fünf und zehn Jahren gewählt werden.

Krankenhaus-Report 2020

Literatur

Bouckaert N, Van den Heede K, Van de Voorde C (2018) Improving the forecasting of hospital services: a comparison between projections and actual utilization of hospital services. Health Policy 122(7):728–736

Busse R, Geissler A, Aaviksoo A, Cots F, Häkkinen U, Kobel C, Quentin W (2013) Diagnosis related groups in Europe: moving towards transparency, efficiency, and quality in hospitals? Bmj 346:f3197

Deutsche Krankenhausgesellschaft (DKG) (2018) Bestandsaufnahme zur Krankenhausplanung und Investitionsfinanzierung in den Bundesländern. https://www.dkgev.de/fileadmin/default/Mediapool/2_Themen/2.2_Finanzierung_und_Leistungskataloge/2.2.2._Investitionsfinanzierung/2.2.2.1._Investitionsfoerderung_der_Krankenhaeuser/DKG_Bestandsaufnahme_KH-Planung_Investitionsfinanzierung_2018 final.pdf. Zugegriffen: 4. Juni 2019

Geissler A, Busse R (2015) Stationäre Kapazitätssteuerung im internationalen Vergleich. In: Klauber J, Geraedts M, Friedrich J, Wasem J (Hrsg) Krankenhaus-Report 2015 – Strukturwandel, F.K. Schattauer, Stuttgart, S 13–22

Geissler A, Wörz M, Busse R (2010) Deutsche Krankenhauskapazitäten im internationalen Vergleich. In: Klauber J, Geraedts M, Friedrich J (Hrsg) Krankenhaus-Report 2010 – Krankenhausversorgung in der Krise? Schattauer, Stuttgart, S 25–40

Gemeinsamer Bundesausschuss (G-BA) (2018) Regelungen des Gemeinsamen Bundesausschusses gemäß § 136b Abs 1 Satz 1 Nr 2 SGB V für nach § 108 SGB V zugelassene Krankenhäuser (Mindestmengenregelungen, Mm-R). https://www.g-ba.de/downloads/62-492-1740/Mm-R_2018-12-05_iK-2019-01-01.pdf. Zugegriffen: 15. Mai 2019

Gesundheitsdirektion Kanton Zürich (2018) Liste ambulant durchzuführender Untersuchungen und Behandlungen. https://www.zh.ch/internet/de/aktuell/news/medienmitteilungen/2017/ambulant-statt-stationaer-die-kantonalen-listen-sind-koordiniert/_jcr_content/contentPar/downloadlist/downloaditems/liste_der_eingriffe_.spooler.download.1508935058931.pdf/Liste+der+Eingriffe+ab+1.1.18.pdf. Zugegriffen: 12. Mai 2019

Gesundheitsdirektion Kanton Zürich (2019) Spitalplanungs-Leistungsgruppen (SPLG) Akutsomatik. https://gd.zh.ch/internet/gesundheitsdirektion/de/themen/behoerden/spitalplanung_leistungsgruppen/leistungsgruppen.html. Zugegriffen: 12. Mai 2019

GKV-Spitzenverband (2019) Katalog ambulant durchführbarer Operationen und sonstiger stationsersetzender Eingriffe gemäß § 115b SGB V (AOP-Katalog) 2019. https://www.gkv-spitzenverband.de/media/dokumente/krankenversicherung_1/krankenhaeuser/ambulante_krankenhausleistungen/ambulantes_operieren/aop_katalog_2019/AOP-Katalog_2019_Abschnitte_1_bis_3.xlsx. Zugegriffen: 26. Juni 2019

Gutacker N, Bloor K, Cookson R (2015) Comparing the performance of the Charlson/Deyo and Elixhauser comorbidity measures across five European countries and three conditions. Eur J Public Health 25(1):15–20. https://doi.org/10.1093/eurpub/cku221

Hagn S (2014) Vergleich verschiedener Komorbiditäts-Scores in Routinedaten der stationären Versorgung. https://edoc.ub.uni-muenchen.de/17118/1/Hagn_Stefan.pdf. Zugegriffen: 20. Mai 2019

Institut für Qualitätssicherung und Transparenz im Gesundheitswesen (IQTiG) (2017) Qualitätsverträge nach § 110a SGB V. Evaluationskonzept zur Untersuchung der Entwicklung der Versorgungsqualität gemäß § 136b Abs 8 SGB V. https://iqtig.org/downloads/berichte/2018/IQTIG_Evaluationskonzept-Qualitaetsvertraege_Abschlussbericht-mit-Addendum_2018-08-17.pdf. Zugegriffen: 10. Mai 2019

Luft HS, Bunker JP, Enthoven AC (1979) Should operations be regionalized? The empirical relation between surgical volume and mortality. N Engl J Med 301:1364–1369

Ministerium für Gesundheit, Arbeit und Soziales (MAGS) des Landes Nordrhein-Westfalen (2019) Gutachten Krankenhauslandschaft Nordrhein-Westfalen. https://broschueren.nordrheinwestfalendirekt.de/broschuerenservice/mags/gutachten-krankenhauslandschaft-nordrhein-westfalen/3041. Zugegriffen: 13. Sept. 2019

Nimptsch U, Mansky T (2017) Hospital volume and mortality for 25 types of inpatient treatment in German hospitals: observational study using complete national data from 2009 to 2014. Bmj Open 7:e16184. https://doi.org/10.1136/bmjopen-2017-016184

Sachverständigenrat (SVR) zur Begutachtung der Entwicklung im Gesundheitswesen (2014) Bedarfsgerechte Versorgung – Perspektiven für ländliche Regionen und ausgewählte Leistungsbereiche. https://www.svr-gesundheit.de/fileadmin/user_upload/Gutachten/2014/SVR-Gutachten_2014_Langfassung.pdf. Zugegriffen: 23. Mai 2019

Sachverständigenrat (SVR) zur Begutachtung der Entwicklung im Gesundheitswesen (2018) Bedarfsgerechte Steuerung der Gesundheitsversorgung. https://www.svr-gesundheit.de/fileadmin/user_upload/Gutachten/2018/SVR-Gutachten_2018_WEBSEITE.pdf. Zugegriffen: 23. Mai 2019

Schreyögg J, Busse R, Bäuml M, Geissler A, Krämer J, Dette T (2014) Forschungsauftrag zur Mengenentwicklung nach § 17b Abs 9 KHG. https://www.gkv-spitzenverband.de/media/dokumente/krankenversicherung_1/krankenhaeuser/budgetverhandlungen/mengensteuerung/Gutachten_zur_Mengenentwicklung.pdf. Zugegriffen: 15. Mai 2019

Swiss DRGAG (2019) Änderungen in SwissDRG Version 9.0 gegenüber Version 8.0. https://www.swissdrg.org/application/files/9615/6499/0987/Bericht_zur_Entwicklung_der_Tarifstruktur_9.0.pdf. Zugegriffen: 15. Juni 2019

Wissenschaftlicher Beirat beim Bundesfinanzministerium (BMF) (2018) Über- und Fehlversorgung in deutschen Krankenhäusern: Gründe und Reformoptionen. https://www.bundesfinanzministerium.de/Content/DE/Standardartikel/Ministerium/Geschaeftsbereich/Wissenschaftlicher_Beirat/Gutachten_und_Stellungnahmen/Ausgewaehlte_Texte/2018-06-19-Ueber-und-Fehlversorgung-Krankenh.pdf. Zugegriffen: 30. Mai 2019

Wissenschaftliches Institut der AOK (WIdO) (2018) QSR-Verfahren Regressionsgewichte Verfahrensjahr 2018. http://www.qualitaetssicherung-mit-routinedaten.de/imperia/md/qsr/methoden/regressionsgewichte_2018_final.pdf. Zugegriffen: 25. Mai 2019

Open Access Dieses Kapitel wird unter der Creative Commons Namensnennung 4.0 International Lizenz (http://creativecommons.org/licenses/by/4.0/deed.de) veröffentlicht, welche die Nutzung, Vervielfältigung, Bearbeitung, Verbreitung und Wiedergabe in jeglichem Medium und Format erlaubt, sofern Sie den/die ursprünglichen Autor(en) und die Quelle ordnungsgemäß nennen, einen Link zur Creative Commons Lizenz beifügen und angeben, ob Änderungen vorgenommen wurden.

Die in diesem Kapitel enthaltenen Bilder und sonstiges Drittmaterial unterliegen ebenfalls der genannten Creative Commons Lizenz, sofern sich aus der Abbildungslegende nichts anderes ergibt. Sofern das betreffende Material nicht unter der genannten Creative Commons Lizenz steht und die betreffende Handlung nicht nach gesetzlichen Vorschriften erlaubt ist, ist für die oben aufgeführten Weiterverwendungen des Materials die Einwilligung des jeweiligen Rechteinhabers einzuholen.

Krankenhauspolitische Chronik

Inhaltsverzeichnis

Kapitel 19 Krankenhauspolitische Chronik – 361
Martina Purwins und Dirk Bürger

Krankenhauspolitische Chronik

Martina Purwins und Dirk Bürger

Elektronisches Zusatzmaterial Die Online-Version dieses Kapitels (https://doi.org/10.1007/978-3-662-60487-8_19) enthält Zusatzmaterial, das den Nutzern zur Verfügung steht.

© Der/die Autor(en) 2020
J. Klauber et al. (Hrsg.), *Krankenhaus-Report 2020*, https://doi.org/10.1007/978-3-662-60487-8_19

Zusammenfassung

Der Bundestag, dessen Abgeordnete im Ausschuss für Gesundheit, das Bundesgesundheitsministerium, die Landesgesundheitsminister und der Bundesrat setzen jährlich neben den gesundheits- auch die krankenhauspolitischen Rahmenbedingungen. Die Gesundheitsexperten der Parteien, diverse Verbände, die (Sozial-)Gerichtsbarkeit und Bundesbehörden sowie politiknahe und wissenschaftliche Institute prägen dabei die öffentliche Diskussion um diese Regelungen. Die Selbstverwaltungspartner auf Bundesebene nutzen die ihnen übertragenen vertraglichen Freiräume, um die medizinische und pflegerische Versorgung in den Krankenhäusern weiterzuentwickeln. Mit der „Krankenhauspolitischen Chronik" liegt eine Übersicht über alle wesentlichen Entscheidungen der Akteure der deutschen Gesundheits- und Krankenhauspolitik vor und informiert über die Aktivitäten in den vergangenen 12 Monaten.

The Bundestag, its members of the Health Committee, the Federal Ministry of Health, the state health ministers and the Bundesrat set the health and hospital policy framework conditions on an annual basis. The parties' health experts, various associations, the (social) judiciary and federal authorities, as well as political and scientific institutes shape the public discussion about these regulations. The self-governing partners at the federal level use the contractual freedom conferred on them to further develop medical and nursing care in hospitals. The "Hospital Policy Chronicle" provides an overview of all major decisions taken by players in German health and hospital policy and provides information on activities over the past 12 months.

Trotz Querelen und erheblicher Zukunftsunsicherheit in der schwarz-roten Regierungskoalition haben Bundesgesundheitsminister Jens Spahn (CDU) und Prof. Karl Lauterbach – der im September 2019 vom Amt des für Gesundheit zuständigen stellvertretenden Fraktionsvorsitzenden der SPD im Deutschen Bundestag zurückgetreten ist – vieles gemeinsam bewegt. Auf der Habenseite der schwarz-roten Gesundheitspolitik stehen im Herbst 2019 u. a. die Gesetze „für schnellere Termine und bessere Versorgung" (GKV-TSVG), „zur Stärkung des Pflegepersonals" (PpSG), „für bessere Zusammenarbeit und bessere Strukturen bei der Organspende" (GZSO) oder die „Pflegepersonaluntergrenzen-Verordnung" (PpUGV). Auf den Weg gebracht wurden u. a. die Gesetze „zur Errichtung eines Deutschen Implantateregisters (EDIR)", „zur Reform der Hebammenausbildung" (HebRefG), „über die Ausbildung zur Anästhesietechnischen Assistentin und zum Anästhesietechnischen Assistenten" (ATA) und „über die Ausbildung zur Operationstechnischen Assistentin und zum Operationstechnischen Assistenten" (OTA), das Gesetz „für bessere und unabhängigere Prüfungen (MDK-Reformgesetz)" sowie das Gesetz „für eine bessere Versorgung durch Digitalisierung und Innovation" (Digitale-Versorgung-Gesetz (DVG)). Allen diesen Gesetzen gemeinsam ist, dass sie zwar das Interesse der gesundheitspolitisch Interessierten weck(t)en und in diesen Kreisen auch mit großer Aufmerksamkeit beachtet wurden, aber nicht so viel Medien-Aufmerksamkeit erzielten wie zwei andere gesetzliche Initiativen.

Zwei Gesetzesinitiativen binden (Medien)-Aufmerksamkeit

Dies gilt zum einen für die beiden parlamentarischen Initiativen zur Erhöhung der Zahl der Organspenden: Auf der einen Seite steht die Gruppe um Spahn/Lauterbach mit der „doppelten Widerspruchslösung", auf der anderen Seite die Gruppe um die beiden Parteivorsitzenden Baerbock (Grüne) und Kipping (Linke) mit der Initiative „zur Stärkung der Entscheidungsbereitschaft". Zum anderen aber wurde vor allem das „Gesetz für einen fairen Kassenwettbewerb in der gesetzlichen Krankenversicherung" (GKV-FKG) viel diskutiert. Das GKV-FKG soll nicht nur den Finanzausgleich (Morbi-RSA) zwischen den gesetzlichen Krankenkassen neu regeln. Es greift darüber hinaus auch erheblich in die Strukturen der GKV ein, so z. B. mit der Neuorganisation des Verwaltungsrates des GKV-Spitzenverbandes. Wie viele Gesetze enthält natürlich auch das GKV-FKG ein Extra für die Krankenhäuser. Dieses Extra soll laut Pressemitteilung des Bundesgesundheitsministeriums „(…) etwaige nicht refinanzierte Tarifsteigerungen in der Pflege" aus den Jahren 2018 und 2019 ausgleichen. Deshalb sollen die Krankenhäuser 2020 einmalig 250 Mio. € erhalten.[1]

▪ ▪ Wirtschaftlichkeit, Mindestmengen, Qualität und Fachkräftemangel

Die Analyse des Krankenhaus Rating Reports 2019 macht es wieder einmal deutlich: Die wirtschaftliche Lage der Krankenhäuser in Deutschland hat sich höchst unterschiedlich entwickelt. Insgesamt erreichen 81 % der Kliniken mit einem Plus von 1,7 % (EAT, Gewinn nach Steuern) nach wie vor eine stabile Ertragslage. Allerdings ist dies sowohl nach regionaler Lage als auch nach Trägerschaft höchst unterschiedlich: Kliniken in Ostdeutschland geht es mit einem Plus von 2,6 bis zu 3,8 % deutlich besser als denen in Westdeutschland. Und während jedes zweite kommunale Krankenhaus 2017 rote Zahlen schrieb, arbeiteten bei den privaten Klinikträgern fast 93 % profitabel.

Die Erkenntnisse der Analyse des Science Media Centers[2] machen deutlich, dass offensichtlich die Mindestmengenvorgaben flächendeckend von den Krankenhäusern ignoriert werden. So haben 459 von 1.157 Kliniken (39,7 %) im Jahr 2017 komplexe Eingriffe – wie z. B. OP an der Bauchspeicheldrüse, die Implantation von Knieprothesen oder Organtransplantationen – vorgenommen, obwohl sie die vorgegebenen Fallzahlen unterschritten haben. Ein weiteres ernüchterndes Ergebnis dieser Analyse: Ein Viertel der Krankenhäuser blieb 2017 die verpflichtende Auskunft zu einer oder mehreren Mindestmengen in ihrem Qualitätsbericht schuldig. Daher hat Bundesgesundheitsminister Spahn wohl auch bei seinem Vortrag während der „15. Nationalen Branchenkonferenz Gesundheitswirtschaft" in Rostock für das zweite Halbjahr 2019 eine Diskussion über die Qualität im Gesundheitswesen angekündigt und erklärt: „(…) wenn die Qualitätsmängel dauerhaft nicht abgestellt werden, müssen diese Angebote dauerhaft vom Netz."[3] Mit dieser Forderung steht der Bundesgesundheitsminister nicht allein, denn auch Lauterbach ist der Auffassung, „‚(…) dass die Patienten bisher unterschätzen, wie groß die Qualitätsunterschiede zwischen den Krankenhäusern sind.' (…) Oftmals bereiteten sich die Menschen jahrelang darauf vor, wo sie eine Wohnung kauften, aber sie recherchierten nicht, wo ein lebenswichtiger medizinischer Eingriff erfolgen soll. ‚Das wird sich ändern.'"[4]

Die wohl alles entscheidende Zukunftsfrage wird aber sein, wie es dem deutschen Gesundheitswesen gelingt, den Fachkräftebedarf zu sichern. Denn trotz aller wirtschaftlichen Herausforderungen stehen nicht Kosten- oder Ergebniszwänge ganz oben auf der Prioritätenliste verantwortlicher Krankenhausmanager, sondern der sich stetig verschärfende Fachkräftemangel. Daher wollen laut „Krankenhausstudie 2019" von Roland Berger allein die Krankenhausmanager deutschlandweit bis Ende 2019 in der Pflege rund 30.000 Stellen aufbauen.[5] Obwohl die Bundesregierung die Refinanzierung der Pflege im Krankenhaus auf das „Selbstkostendeckungsprinzip" zurückgeführt hat und mit dem GKV-FKG noch 250 Mio. € zusätzlich gewährt, sind sich die Klinikmanager noch unsicher, wie sie sich die finanziellen Freiräume verschaffen können, um die Ausgaben für Personal und Infrastruktur tragen zu können. Und hier schließt sich der Kreis, denn angesichts der

---

[1] Siehe hierzu auch die Pressemitteilung des BMG Nr. 37 vom 9. Oktober 2019
[2] https://www.sciencemediacenter.de/alle-angebote/investigative/details/news/mindestmengen-im-krankenhaus-bilanz-und-neustart/
[3] https://www.aerzteblatt.de/nachrichten/103826/Spahn-kuendigt-Krankenhaeusern-Konsequenzen-bei-Qualitaetsproblemen-an
[4] https://www.aerztezeitung.de/politik_gesellschaft/berufspolitik/article/989905/lauterbach-viele-kleine-krankenhaeuser.html?sh=3&h=-371149393
[5] https://www.rolandberger.com/de/Media/DE/?country=DE#/pressreleases/kliniken-wollen-30-punkt-000-neue-pflegestellen-schaffen-trotz-sich-verschlechternder-wirtschaftslage-2894930

ungewissen Zukunft der schwarz-roten Koalition fordert Lauterbach mehr Tempo bei den gesundheitspolitischen Projekten der Bundesregierung. Ob er aber als einfacher Abgeordneter im Deutschen Bundestag noch über so viel Einfluss verfügt und ob seine Nachfolgerin Bärbel Baas als Fraktionsvize hier Kurs hält, wird das Jahr 2020 zeigen müssen.

Termin	Leitbegriff	Vorgang	Legende
30. September 2019	Wissenschaft	Orientierungswert für Krankenhauskosten 2019 beträgt 2,99 %	Der vom Statistischen Bundesamt (Destatis) gemäß den Vorgaben des Krankenhausentgeltgesetzes ermittelte Orientierungswert gibt die Veränderung der Krankenhauskosten wieder, die ausschließlich auf Preis- oder Verdienständerungen zurückzuführen sind. Wie in den Jahren seit seiner Einführung im Jahr 2013 unterschreitet dieser Wert die Höhe der Grundlohnsummenrate, 3,66 %. Daher gilt laut Gesetz die Grundlohnrate automatisch als maximaler Veränderungswert (Meistbegünstigungsklausel).
26. September 2019	Selbstverwaltung	Positionspapier der DKG zu Qualität und Patientensicherheit	Die DKG bekennt sich in ihrem Positionspapier zur Notwendigkeit und zum Nutzen der Qualitätssicherung. Sie macht damit auch die Patientensicherheit und Qualitätssicherung zur Leitlinie und obersten Maxime ihres zukünftigen Handelns. Allerdings müssten die hohen bürokratischen Lasten der Qualitätssicherung auf das Unvermeidbare und Notwendige begrenzt werden.
25. September 2019	Politik	Gegenäußerung der Bundesregierung zu den Forderungen des Bundesrates	In ihrer Gegenäußerung zu den Beschlüssen des Bundesrates zum MDK-Reformgesetz lehnt die Bundesregierung viele Forderungen ab, wie z. B. die geforderte Erhöhung der Landesbasisfallwerte und Strafzahlung. Zugleich sagt sie aber diverse Prüfungen zu, wie z. B. zum Prüfquotensystem für pflegeentlastende Maßnahmen und zur Sachkostenkorrektur. Die 1. Lesung des Gesetzentwurfes erfolgt am 26. September im Deutschen Bundestag.
20. September 2019	Politik	Bundesrat geht Deckelung der Prüfquote von Krankenhausabrechnungen zu weit	Der Bundesrat stimmt im Rahmen der zweiten Beratungen zum MDK-Reformgesetz auch einem Antrag Bayerns zu, der eine höhere Prüfquote bei den Krankenhausabrechnungen fordert. Zur Begründung wird darauf hingewiesen, dass die finanziellen Folgen einer zu niedrigen Quote zu gravierenden finanziellen Folgen für die Versichertengemeinschaft führen würden.
19. September 2019	Selbstverwaltung	G-BA beschließt Richtlinie zur Personalausstattung in der Psychiatrie	Fristgerecht hat der G-BA die Erstfassung einer Richtlinie zur Personalausstattung in Psychiatrie und Psychosomatik beschlossen. Demnach gelten künftig für die psychiatrische, kinder- und jugendpsychiatrische und psychosomatische Versorgung verbindliche personelle Mindestvorgaben.
09. September 2019	Politik	Referentenentwurf einer Verordnung zur Festlegung von Pflegepersonaluntergrenzen in pflegesensitiven Bereichen in Krankenhäusern	Mit dem Referentenentwurf hat das BMG eine Verordnung zur Festlegung von Pflegepersonaluntergrenzen in pflegesensitiven Bereichen in Krankenhäusern (Pflegepersonaluntergrenzen-Verordnung – PpUGV) vorgelegt. Die DKG hatte im Vorfeld das Scheitern der Verhandlungen erklärt. Das BMG erlässt damit für die ausstehenden Regelungen eine Ersatzvornahme. Die weiterentwickelten Pflegepersonaluntergrenzen sollen mit Wirkung zum 1. Januar 2020 in Kraft treten.

Krankenhauspolitische Chronik

Termin	Leitbegriff	Vorgang	Legende
30. August 2019	Selbstverwaltung	DKG erklärt das Scheitern der Vereinbarung für Pflegepersonaluntergrenzen (PpUG)	Die DKG erklärt das Scheitern der Vereinbarung nach § 137i Abs. 1 SGB V über verbindliche Pflegepersonaluntergrenzen für pflegesensitive Bereiche im Krankenhaus (PpUG-Vereinbarung). Die Vereinbarung soll den Nachweis zur Einhaltung von Pflegepersonaluntergrenzen ab 2020 regeln und die Pflegepersonaluntergrenzen-Verordnung (PpUGV) ersetzen. Eine Festlegung wird somit mittels der Ersatzvornahme durch das BMG erfolgen.
30. August 2019	Politik	GKV, PKV und DKG legen der Bundesregierung ihren Bericht über das PEPP-Entgeltsystem vor	Der Bundesregierung liegt ein Bericht von GKV, PKV und DKG als Unterrichtung (19/12850) zur schrittweisen Einführung des pauschalierenden Entgeltsystems für psychiatrische und psychosomatische Erkrankungen (PEPP) vor. Darin wurden die bisherigen Erfahrungen bei der Umstellung des Vergütungssystems für die stationäre psychiatrische und psychosomatische Versorgung analysiert. Im kritischen Fazit wird vom GKV-Spitzenverband ein erheblicher Entwicklungsbedarf gesehen. Von Seiten der DKG wurde erklärt, dass zwar das Gesetz zur Weiterentwicklung der Versorgung und Vergütung für psychiatrische und psychosomatische Leistungen (PsychVVG) von 2016 wesentlich zur Akzeptanz des PEPP-Systems beigetragen habe. Allerdings sei aus Sicht vieler Krankenhäuser das PEPP-System „trotz der vielfältigen Bemühungen in den letzten sieben Jahren nicht geeignet, um die Vielfalt und Individualität der psychiatrischen Versorgung sachgerecht abzubilden".
28. August 2019	Politik	Jens Spahn will Finanzierung für Krankenhäuser ändern	Bundesgesundheitsminister Jens Spahn (CDU) kündigt bei einem Besuch des Städtischen Klinikums Dresden zusammen mit der sächsischen Gesundheitsministerin Barbara Klepsch (CDU) an, die Finanzierungsgrundlage für Krankenhäuser im kommenden Jahr zu überarbeiten.
25. August 2019	Politik	Referentenentwurf eines Gesetzes zur Anpassung des Medizinprodukterechts	Mit dem Referentenentwurf eines Gesetzes zur Anpassung des Medizinprodukterechts an die Verordnung (EU) 2017/745 und die Verordnung (EU) 2017/746 (Medizinprodukte-Anpassungsgesetz-EU – MPAnpG-EU) wird das Deutsche Institut für medizinische Dokumentation und Information (DIMDI) zur Errichtung und Betreibung des Deutschen Medizinprodukteinformations- und Datenbanksystems (DMIDS) beauftragt. Mit diesem soll der Austausch von Informationen und Daten mit der Europäischen Datenbank für Medizinprodukte (Eudamed) nach Artikel 33 der Verordnung (EU) 2017/745 und nach Artikel 30 der Verordnung (EU) 2017/746 gewährleistet werden. Ebenfalls soll das zentrale Portal für Anträge und zu erstattende Anzeigen und Meldungen, u. a. von Medizinprodukte-Herstellern, etabliert werden. Der Entwurf enthält keine Vorgaben für die Meldung in den § 301 – Abrechnungsdaten für Krankenhäuser.

Termin	Leitbegriff	Vorgang	Legende
13. August 2019	Politik	Referentenentwurf eines Gesetzes zur Stärkung von Rehabilitation und intensiv-pflegerischer Versorgung	Der Referentenentwurf eines Gesetzes zur Stärkung von Rehabilitation und intensiv-pflegerischer Versorgung in der gesetzlichen Krankenversicherung (Reha- und Intensivpflege-Stärkungsgesetz – RISG) sieht in den Verträgen über die Krankenhausbehandlung nach § 112 SGB V vor, dass künftig vor der Entlassung oder Verlegung von Beatmungspatienten deren Beatmungsstatus durch einen qualifizierten Facharzt festgestellt werden muss. Das Weaningpotenzial soll damit besser ermittelt und eine Beatmungsentwöhnung in einem Weaningzentrum veranlasst werden. Darüber hinaus werden Vergütungsregelungen in Form von Zuschlägen für längerfristige Entwöhnungsprozesse sowie Abschläge für Krankenhäuser eingeführt, wenn die Entwöhnungspotenziale von Beatmungspatienten nicht ausgeschöpft werden.
30. Juli 2019	Rechtsprechung	High-Flow-Nasenkanüle (HFNC) bei Frühgeborenen darf nicht als maschinelle Beatmung kodiert werden	Das Bundessozialgericht hat im Urteil (B 1 KR 11/19) entschieden, dass die Behandlung bei Frühgeborenen mittels High-Flow-Nasenkanüle (HFNC) keine maschinelle Beatmung im Sinne der maßgeblichen Kodierregel (DKR 1001, Version 2017 i. V. m. OPS 8-711) darstellt und nicht in den Deutschen Kodierrichtlinien (DKR) einer solchen maschinellen Beatmung gleichgestellt ist.
23. Juli 2019	Politik	Bundesregierung antwortet mit aktuellen Daten und Entwicklungen in der Alten- und Krankenpflege II – Arbeitsmarkt	Die Bundesregierung antwortet (Drucksache 19/11844) auf die Kleine Anfrage der AfD-Fraktion (Drucksache 19/11408) zur Anzahl sowie dem Anteil der sozialversicherungspflichtig Vollzeit- sowie Teilzeitbeschäftigten in den Berufsgruppen Gesundheits- und Krankenpflege, Rettungsdienst und Geburtshilfe und Altenpflege (Klassifikation der Berufe – KldB –, 2010, 3-Steller). Nach Angaben der Beschäftigungsstatistik der Bundesagentur für Arbeit waren in der Berufsgruppe 813 „Gesundheits- und Krankenpflege, Rettungsdienst und Geburtshilfe" der „Klassifikation der Berufe 2010" rund 1,06 Mio. sozialversicherungspflichtig beschäftigt, davon 601.000 bzw. 56,5 % in Vollzeit und 463.000 bzw. 43,5 % in Teilzeit tätig. In der Berufsgruppe 821 „Altenpflege" waren rund 583.000 sozialversicherungspflichtige Beschäftigte, von denen 256.000 bzw. 43,9 % in Vollzeit und 327.000 bzw. 56,1 % in Teilzeit tätig waren.
22. Juli 2019	Politik	BMG legt Diskussionsentwurf mit Maßnahmen zur Verbesserung der Notfallversorgungsstrukturen vor	Das BMG hat einen Diskussionsentwurf zur Reform der Notfallversorgung als Grundlage für die weiteren Beratungen in den Ländern am 18.08. vorgelegt. Darin wird weiterhin an der Grundidee festgehalten, die Notfallversorgung zukünftig in Integrierte Notfallzentren (INZ) zu überführen sowie gemeinsame Notfallleitstellen (GNL) zu etablieren.
18. Juli 2019		Nachrichten (dpa) Cyberattacken auf Krankenhäuser	Nach der Cyberattacke auf Krankenhäuser und andere Einrichtungen des Deutschen Roten Kreuzes (DRK) in Rheinland-Pfalz und im Saarland wurden Server aus Sicherheitsgründen vom Netz genommen. Die Landeszentralstelle Cybercrime bei der Generalstaatsanwaltschaft Koblenz nimmt dazu ihre Ermittlungen auf. Gesundheitsministerin Sabine Bätzing-Lichtenthäler (SPD) will klären, wie in Krankenhäusern weiterhin die IT-Sicherheit gewährleistet werden kann.

Krankenhauspolitische Chronik

Termin	Leitbegriff	Vorgang	Legende
17. Juli 2019	Politik	Bundeskabinett beschließt Kabinettsfassung eines „Gesetzes für bessere und unabhängigere Prüfungen – MDK-Reformgesetz"	Der Entwurf eines „Gesetzes für bessere und unabhängigere Prüfungen – MDK-Reformgesetz" sieht die Einführung eines Prüfquotenmodells in der Krankenhausabrechnung nach § 275c SGB V vor. Danach darf eine Krankenkasse im Jahr 2020 bis zu 10 % der bei ihr je Quartal eingegangenen Schlussrechnungen für vollstationäre Krankenhausbehandlung durch den Medizinischen Dienst prüfen lassen (quartalsbezogene Prüfquote). Bislang betrug die durchschnittliche Prüfquote 17,1 % und es wurden rund 2,8 Mrd. € in das GKV-System zurückgeführt. Geschätzte Mehrausgaben liegen damit allein 2020 bei 1,2 Mrd. €. Die gesetzliche Krankenversicherung spricht von einer Schwächung der sozialen Selbstverwaltung. Darüber hinaus darf nicht mehr im Einzelfall geprüft werden, ob ein Krankenhaus die erforderlichen strukturellen Voraussetzungen der Leistungserbringung erfüllt hat (§ 275d SGB V i. V. m. § 275c Abs. 6 Satz 1 Nr. 2 SGB V). Die Strukturprüfungen sollen hierbei vor der Leistungserbringung durch den Medizinischen Dienst erfolgen. Weitere grundlegende Neuregelungen bestehen bei der Abrechnung von tagesbezogenen Pflegeentgelten (§ 7 Abs. 1 Satz 1 Nr. 6a KHEntgG) sowie bei der Fehlbelegungsprüfung. Tagesbezogene Pflegeentgelte dürfen demnach weder einzelfallbezogen geprüft noch gekürzt werden – auch dann nicht, wenn eine Prüfung zu einem anderweitigen Prüfanlass erfolgt ist. Im Falle einer erfolgreichen Fehlbelegungsprüfung sind die vom Krankenhaus erbrachten Leistungen nach den für vorstationäre Behandlungen nach § 115a SGB V getroffenen Vereinbarungen zu vergüten, soweit keine andere Möglichkeit zur Abrechnung besteht.
16. Juli 2019	Selbstverwaltung	Vertragsparteien auf Bundesebene vereinbaren Pflegepersonalquotient-Sanktions-Vereinbarung	GKV, PKV und DKG haben sich gemäß der Vereinbarung nach § 137j Abs. 2 Satz 2 SGB V über Sanktionen bei Unterschreitung der nach § 137j Abs. 2 Satz 1 SGB V festgelegten Untergrenze für den Pflegepersonalquotienten an einem Krankenhausstandort verständigt. Danach werden Sanktionen in Form von Vergütungsabschlägen oder einer Verringerung der zu vereinbarenden Fallzahl vorgesehen. Die Vereinbarung tritt zum 31.07.2019 in Kraft.
10. Juli 2019	Politik	Bundeskabinett beschließt Gesetz zur Digitalen Versorgung	Mit dem Kabinettsentwurf eines Gesetzes für eine bessere Versorgung durch Digitalisierung und Innovation (Digitale-Versorgung-Gesetz – DVG) sollen Datenangebot und Datenzugang zu Abrechnungsdaten der deutschen Gesundheitsversorgung verbessert werden können. Unter anderem sollen Krankenhäuser (Somatik und Psychiatrie) an die Telematikinfrastruktur angebunden werden.
03. Juli 2019		KGNW öffnet sich in einem Grundsatzpapier dem Strukturwandel zur Weiterentwicklung der stationären Versorgung	Die Krankenhausgesellschaft Nordrhein-Westfalen e. V. (KGNW) legt ein Grundsatzpapier zur Landeskrankenhausplanung 2019 bis 2030 vor. In diesem öffnet sie sich dem Strukturwandel zur Weiterentwicklung der stationären Versorgung und unterstützt Strukturveränderungen, die in den Regionen und vor Ort für eine nachhaltige Krankenhausplanung ausgerichtet werden.

Termin	Leitbegriff	Vorgang	Legende
26. Juni 2019	Wissenschaft	Pflege geht auf Psyche und Kreuz	Im Vergleich zu anderen Berufsgruppen, so die Erkenntnis des Gesundheitsreports 2019 der Techniker Krankenkasse, sind Menschen in Pflegeberufen überdurchschnittlich oft und auch länger krankgeschrieben. Kranken- und Altenpflegekräfte fallen im Schnitt jährlich für rund 23 Tage krankheitsbedingt aus. Das sind acht Tage – und über 50 % – mehr als in der Vergleichsgruppe aller Beschäftigten (15 Tage). Auch bei der Verschreibung von Arzneimitteln liegen die Pflegekräfte vorn. So erhalten Krankenpflegekräfte im Schnitt 278 Tagesdosen, das sind 14 % mehr als der Durchschnitt der Berufstätigen (244 Tagesdosen).
26. Juni 2019	Politik	Einheitliche Regeln für die Ausbildung in Assistenzberufen im Operations- und Anästhesiebereich	Das Bundeskabinett beschließt den Gesetzentwurf über die Ausbildung zu Anästhesietechnischen Assistenten/Assistentinnen (ATA) und Operationstechnischen Assistenten/Assistentinnen (OTA).
26. Juni 2019	Politik	Erstmals bundesweiter Orientierungsrahmen für Ausbildungsqualität in der Pflege	Die Fachkommission nach dem Pflegeberufegesetz übergibt die von ihr erarbeiteten Rahmenlehr- und Rahmenausbildungspläne für die neuen Pflegeausbildungen an BMFSFJ und BMG. Pflegeschulen und die Träger der praktischen Ausbildungen erhalten hierdurch konkrete Vorschläge für die Ausgestaltung der neuen Ausbildungen. Nach Prüfung durch die beiden Ministerien werden diese Vorgaben den relevanten Akteuren zur Verfügung gestellt.
21. Juni 2019	Politik	KBV und Marburger Bund legen gemeinsames Konzept für die Notfallversorgung vor	Das Konzept von Marburger Bund (MB) und Kassenärztlicher Bundesvereinigung (KBV) sieht die Einrichtung zentraler Anlaufstellen für Akut- und Notfallpatienten an Krankenhäusern vor (sogenannte „gemeinsame Tresen"). Es definiert Anforderungen an deren Struktur und Arbeitsweise und benennt Gütekriterien für Instrumente zur standardisierten medizinischen Ersteinschätzung, die dort zum Einsatz kommen sollen. Allerdings besteht die DKG darauf, dass die komplette Notfallversorgung in die Hand der Krankenhäuser gehört.
20. Juni 2019	Qualität	G-BA berät Verlängerung der Übergangsregelungen für Perinatalzentren	Als Reaktion darauf, dass viele Perinatalzentren auch dieses Jahr die Mindestanforderungen hinsichtlich Zahl und Qualifikation der Pflegefachkräfte nicht einhalten, bereitet der G-BA eine Verlängerung der zum Jahresende auslaufenden Übergangsregelungen vor.

Krankenhauspolitische Chronik

Termin	Leitbegriff	Vorgang	Legende
17. Juni 2019	Politik	300 € Strafpauschale für Krankenhäuser, wenn Abrechnung fehlerhaft	Der Bundesrechnungshof (BRH) fordert in seinem Bericht an den Rechnungsprüfungsausschuss des Haushaltsausschusses des Deutschen Bundestages – nach § 88 Abs. 2 BHO – den Anreiz für ein korrektes Abrechnungsverhalten der Krankenhäuser zu stärken. Eine wesentliche Ursache fehlerhafter Krankenhausabrechnungen war nach Feststellungen des MDK vor allem ein „erlösorientiertes Up- oder Falschcoding". Während überhöhte Krankenhausrechnungen ohne Sanktion bleiben, schulden Krankenkassen dem Krankenhaus bei ergebnislosen Prüfverfahren eine Aufwandspauschale von 300 €. Aus Gründen der Gleichbehandlung empfiehlt der BRH daher, auch zulasten der Krankenhäuser eine adäquate Aufwandsabgeltung zu normieren, falls das Prüfverfahren zur Minderung einer Krankenhausabrechnung führt.
5. bis 6. Juni 2019	Politik	GMK beschließt Positionen für eine bedarfsgerechte und qualitätsorientierte Krankenhausversorgung	Die Gesundheitsminister der Länder wollen eine „konstruktiv-kritische Bestandsaufnahme" zur Umsetzung der Qualitätsoffensive aus dem KHSG. Sie beauftragen daher die AOLG, bis Mitte des Jahres 2021 einen aussagekräftigen Bericht zu erstellen, u. a. zur bisherigen Umsetzung der KHSG-Vorgaben oder zu den planungsrelevanten Qualitätsindikatoren. Des Weiteren richtet die GMK eine Arbeitsgruppe ein, um Eckpunkte für eine Weiterentwicklung der Krankenhausfinanzierungsstrukturen zu erarbeiten.
4. Juni 2019	Rechtsprechung	Honorarärzte sind abhängig Beschäftigte	Das BSG stellt mit seiner Entscheidung (Az.: B 12 R 11/18 R u. a.) klar, dass Honorarärzte zumindest teilweise abhängig beschäftigt und daher im Grundsatz sozialversicherungspflichtig sind. Daher habe die Deutsche Rentenversicherung Bund zu Recht hier die Sozialversicherungspflicht festgestellt.
3. Juni 2019	Wissenschaft	Mindestmengenvorgaben werden in Brandenburg von 56,7 % und in Bremen von 62,5 % der Kliniken nicht eingehalten	Nach einer Analyse des Science Media Centers (SMC) und des Projekts Weisse Liste hat die geltende Mindestmengen-Regelung auch 15 Jahre nach ihrer Einführung kaum Wirkung in der Versorgung: 458 von 1.152 Kliniken (39,7 %) führten 2017 komplexe Eingriffe durch, obwohl sie die vorgegebenen Fallzahlen unterschreiten. Das entspricht bundesweit rund 4.300 Operationen. Beim Blick auf die einzelnen Bundesländer sind erhebliche Unterschiede sichtbar: Während in Mecklenburg-Vorpommern 29,2 % und in Baden-Württemberg 30,7 % der Kliniken eine oder mehrere der Mindestfallzahlen nicht erreichen, sind es in Brandenburg 56,7 % und in Bremen sogar 62,5 %.
31. Mai 2019	Selbstverwaltung	Nach 70 Jahren wird ein Hausarzt Präsident der BÄK.	Im dritten Wahlgang wird während des 122. Deutschen Ärztetags in Münster der Allgemeinmediziner Dr. Klaus Reinhardt zum neuen Präsidenten der Bundesärztekammer gewählt.

Termin	Leitbegriff	Vorgang	Legende
22. Mai 2019	Wissenschaft	Fallzahl sinkend – Verschuldung steigend	Laut Krankenhaus Rating Report 2019 sind zum einen die Fallzahlen der Krankenhäuser 2017 gesunken und auch für 2018 sei ein negativer Trend zu erwarten. Zum anderen habe sich die wirtschaftliche Lage der Kliniken verschlechtert. So hätten sich 12 % der Kliniken 2017 im „roten Bereich" mit erhöhter Insolvenzgefahr befunden, allerdings geht es der deutlichen Mehrheit gut, denn 81 % sind im „grünen Bereich".
20. Mai 2019	Selbstverwaltung	Bundesschiedsstellenentscheid zur Sachkostenkorrektur und Absenkung der Bewertungsrelationen	Gegen die Stimmen der DKG wurde entschieden, dass das vom InEK entwickelte Konzept aus dem Jahr 2016 nur noch für das DRG-System 2020 anzuwenden ist. Somit werden die Bewertungsrelationen anteilig in Höhe von 60 % und weiterhin die Vergütung der Sachkostenanteile bei voll- und teilstationären Leistungen anteilig korrigiert. Für den Katalog 2021 müssen die Vertragsparteien erneut verhandeln.
16. Mai 2019	Qualität	Bei jedem vierten Verdacht ein Behandlungsfehler bestätigt	Die Anzahl der MDK-Gutachten ist von 13.519 im Jahr 2017 auf 14.133 im Jahr 2018 leicht angestiegen. In knapp jedem vierten Fall (3.497) wurde der Verdacht der Versicherten auf Behandlungsfehler bestätigt. Im Krankenhausbereich hat es insgesamt 9.433 Fälle gegeben, bei denen der MDK um Prüfung gebeten wurde.
14. Mai 2019	Rechtsprechung	Auch Krankenhäuser müssen Arbeitszeit voll erfassen	Als unmittelbare Folge des Urteils (Az.: C-55/18) des Europäischen Gerichtshofs (EuGH) müssen Krankenhäuser – wie alle anderen Arbeitgeber auch – die Arbeitszeiten ihrer Mitarbeiter umfassend erfassen. Denn laut EuGH sei nur so zuverlässig feststellbar, ob die vorgeschriebenen Ruhe- und Höchstarbeitszeiten eingehalten werden, um den vom EU-Recht bezweckten Schutz für die Sicherheit und Gesundheit der Arbeitnehmer zu gewährleisten.
8. Mai 2019	Politik	Bund-Länder-AG diskutiert über Öffnung von Kliniken für die ambulante Versorgung	Im Rahmen der Arbeitsberatungen diskutiert die Bund-Länder-AG Sektorenübergreifende Versorgung, den Krankenhäusern in strukturschwachen Regionen zusätzliche Versorgungsaufträge für ambulante Behandlungen zu übertragen. Allerdings ist der gesamte Inhalt dieses „Arbeitsentwurfs für ein Eckpunktepapier" nicht mit dem Bundesminister abgestimmt.
2. Mai 2019	Gesetzgebung	MDK-Reformgesetz – neue MDK-Struktur, Sanktionen für falsch abrechnende Krankenhäuser und mehr „ambulant vor stationär"	Das BMG legt den Referentenentwurf eines Gesetzes für bessere und unabhängigere Prüfungen – MDK-Reformgesetz vor. Neben der Neuorganisation der Strukturen des Medizinischen Dienstes, eigenständigen Körperschaften öffentlichen Rechts, wird vor allem auch die Prüfung der Krankenhausabrechnungen neu geregelt. Die Anzahl der Prüfungen wird quotiert und richtet sich danach, wie korrekt ein Krankenhaus bisher abgerechnet hat. Im Falle einer Rechnungskorrektur muss das Krankenhaus neben der Differenz auch einen Zusatzbetrag an die Krankenkasse zahlen; die Aufrechnung von Ansprüchen ist nicht mehr zulässig. Des Weiteren soll ein möglichst konkret gefasster Katalog von „Operationen, stationsersetzenden Eingriffen und Behandlungen" entwickelt werden, die dann für Vertragsärzte und Krankenhäuser einheitlich zu vergüten sind.

Krankenhauspolitische Chronik

Termin	Leitbegriff	Vorgang	Legende
29. April 2019	Wissenschaft	Krankenhaus-Atlas der Statistischen Ämter des Bundes und der Länder geht online	Wie schnell erreichen Menschen in städtischen oder ländlichen Regionen das nächste Krankenhaus mit einer Basisversorgung? Auf diese Frage gibt der neue „Destatis Krankenhaus-Atlas" eine qualifizierte Antwort. So erreichen knapp 90 % der in städtischen und gut 64 % der in ländlichen Regionen lebenden Bevölkerung innerhalb von 15 min das nächste Krankenhaus.
18. April 2019	Qualität	Durchsetzungsmaßnahmen zur Qualitätssicherung beschlossen	In seiner Sitzung hat der G-BA die Qualitätsförderungs- und Durchsetzungs-Richtlinie (QFD-RL) nach § 137 Abs. 1 SGB V beschlossen. Zu den Durchsetzungsmaßnahmen zählen einrichtungsbezogene Veröffentlichung, Information Dritter, Vergütungsabschläge und Vergütungsausschluss.
18. April 2019	Gesetzgebung	BMG legt Referentenentwurf Anästhesie- und Operationstechnischen Assistenten vor	Um die Tätigkeit als Anästhesie- und Operationstechnischen Assistenten (ATA und OTA) in Kliniken und ambulanten Praxen zukunftsfähiger zu gestalten, legt das BMG eine Regelung vor, um eine bundesweit einheitlich geregelte dreijährige Ausbildung mit einer abschließenden staatlichen Prüfung zu gewährleisten. Bislang erfolgt die Ausbildung auf Empfehlungen der DKG sowie Länderregelungen in Thüringen, Sachsen-Anhalt und Schleswig-Holstein.
17. April 2019	Wissenschaft	Drei Prozent höhere Ausgaben bei Universitätsmedizin	Laut Destatis haben 2017 die öffentlichen, kirchlichen und privaten Hochschulen in Deutschland 54,1 Mrd. € für Lehre, Forschung und Krankenbehandlung aufgewendet. Allein für Lehre, Forschung und Krankenbehandlung wurden 25,0 Mrd. € eingesetzt (+3 %).
11. April 2019	Selbstverwaltung	MDK fordert Anreize für korrekte Krankenhausabrechnungen	Im Rahmen seiner Jahresbilanz stellt der MDK fest, dass jede zweite der insgesamt 2,6 Mio. im Jahr 2018 geprüften Krankenhausabrechnungen fehlerhaft war und zu Rückerstattungen an die Krankenkasse führte. Weil im Falle einer fehlerhaften Rechnung das Krankenhaus nur eine Kürzung auf den sachlich korrekten Betrag riskiert, fordert der MDK den Gesetzgeber auf, Anreize für korrekte Abrechnungen zu schaffen.
10. April 2019	Rechtsprechung	Krankenhäuser müssen Umsatzsteuer auf Zytostatika erstatten	Bereits 2014 entschied der Bundesfinanzhof (BFH), dass ambulante Chemotherapien aus der Klinikapotheke umsatzsteuerfrei sind. Jetzt stellte das BSG klar (Az. B 1 KR 5/19 R), dass die Krankenhäuser die Umsatzsteuererstattungen an die Krankenkassen abzuführen haben.
10. April 2019	Politik	BRH fordert Verbot pauschaler Abschlagsvereinbarungen zwischen Krankenhäusern und Kassen	Im Rahmen des Jahresbericht 2018 des Bundesrechnungshofs (BRH) kritisiert dieser, dass etliche Kassen „über Jahre ihrer Pflicht zur Prüfung der Krankenhausabrechnung" nicht nachgekommen wären und stattdessen mit den Kliniken pauschale Rechnungskürzungen „in Millionenhöhe" vereinbart hätten. Dies müsse gesetzgeberisch unterbunden werden.

Termin	Leitbegriff	Vorgang	Legende
09. April 2019	Rechtsprechung	Auch Ärzte müssen wie jeder andere Patient behandelt werden	Das OLG Celle hat entschieden (Az.: 1 U 66/18), dass auch bei ärztlichen Patienten die Krankengeschichte umfassend erhoben werden muss. Von der behandlungsbedürftigen Ärztin, die extrem schmerzgeplagt war, konnte somit nicht erwartet werden, dass sie ohne Nachfragen eine vollständige Anamnese liefert. Es sei und bleibe Aufgabe des behandelnden Arztes, entsprechend präzise Fragen zu stellen.
3. April 2019	Gesetzgebung	Bundeskabinett beschließt das Implantateregister	Mit dem Beschluss eines Implantateregister-Errichtungsgesetzes (EIRD) soll die Sicherheit und Qualität von Implantationen für gesetzlich und privat Versicherte gewährleistet werden. Hierzu sollen als erste Implantate Hüftgelenk- und Knie-Endoprothesen sowie Brustimplantate voraussichtlich ab Mitte 2021 erfasst werden. Darüber hinaus soll das EIRD auch die GB-A-Bewertung von Untersuchungs- und Behandlungsmethoden in der vertragsärztlichen Versorgung beschleunigen.
1. April 2019	Gesetzgebung	Erster Gruppenantrag zur Neuregelung der Organspende wird vorgelegt	Parallel zum Inkrafttreten des Gesetzes zur „Verbesserung der Zusammenarbeit und der Strukturen bei der Organspende (GZSO)" stellen Bundesgesundheitsminister Jens Spahn (CDU) und die stellvertretenden Fraktionsvorsitzenden Georg Nüßlein (CSU), Prof. Karl Lauterbach (SPD) und Petra Sitte (Linke) den ersten Gruppenantrag zur Neuregelung der Organspende vor. Zukünftig soll der- oder diejenige, der/die keinen Widerspruch zur Organspende in einem zentralen Register eingetragen hat, automatisch als Spender gelten, es sei denn, seine/ihre nächsten Angehörigen verfügen über eine schriftliche Ablehnung der Organspende oder eine Willenserklärung (doppelte Widerspruchslösung).
26. März 2019	Selbstverwaltung	InEK veröffentlicht Extremkostenbericht zu Kostenausreißern für das G-DRG-System 2019	Das InEK hat für das G-DRG-System 2019 (Basis Datenjahr 2017) eine systematische, vertiefte Prüfung von Kostenausreißern gem. § 17b Abs. 10 KHG durchgeführt und analysiert, in welchem Umfang Krankenhäuser mit Kostenausreißern belastet sind. Demnach ist das wahre Ausmaß der Belastung durch Kostenausreißer unbekannt. Umfangreiche Einzelfallplausibilisierungen konnten aufgrund der Vielzahl der zu analysierenden Fälle nicht vollständig durchgeführt werden und zu einem nennenswerten Teil der Fälle wurden keine Rückmeldungen gegeben. Die Kostenunterdeckung resultiert im Wesentlichen aus der Kostenunterdeckung der Langlieger. Bei der Kostenunterdeckung der Kostenausreißer wurden die Erlöse aus den neuen Zusatzentgelten für den erhöhten Pflegeaufwand bei pflegebedürftigen Patienten (§§ 14, 15 SGB XI) nicht berücksichtigt, sodass die Kostenunterdeckung atypischer Fälle de facto entsprechend geringer ausfällt. Kurzlieger zeigen regelhaft eine Kostenüberdeckung. Die Belastung der Kostenausreißer für Kinder konnte auf 0,3 Mio. € reduziert werden (Reduktion um 90 % gegenüber dem Vorjahr).

Termin	Leitbegriff	Vorgang	Legende
26. März 2019	Rechtsprechung	Urteil des Oberlandesgerichts Frankfurt a. M. zur Bezeichnung „vereinzelt" bei Operationsrisiken von bis zu 20 %	Liegt die Wahrscheinlichkeit für eine postoperative Komplikation bei einem Wert bis zu 20 %, stellt die Formulierung „vereinzelt" keine Verharmlosung dar, die zur Unwirksamkeit der Aufklärung führt. Behandlungsrisiken müssen nicht mit genauen Prozentzahlen oder aber den für Beipackzettel geltenden Formulierungen umschrieben werden. Dies entschied das Oberlandesgericht Frankfurt am Main (Urteil 8 U 219/16 vom 26.03.2019).
25. März 2019	Selbstverwaltung	Vereinbarung über Sanktionen bei Nichteinhaltung der Pflegepersonaluntergrenzen	GKV-SV, PKV und DKG haben eine Vereinbarung gemäß § 137i Abs. 1 Satz 10 SGB V über Sanktionen nach § 137i Abs. 5 SGB V bei Nichteinhaltung der Pflegepersonaluntergrenzen (PpUG-Sanktions-Vereinbarung) geschlossen. Danach sind Sanktionen in Form von Vergütungsabschlägen oder Verringerung der Fallzahl für die Nichteinhaltung der Pflegepersonaluntergrenzen nach § 6 PpUGV auf einer Station eines pflegesensitiven Bereichs im Durchschnitt eines Monats zu vereinbaren, wenn kein Ausnahmetatbestand nach § 8 Abs. 2 PpUGV oder § 6 der PpUG-Sanktions-Vereinbarung vorliegt.
21. März 2019	Selbstverwaltung	Analyse bestandserhaltender Investitionsbedarf der Krankenhäuser veröffentlicht	Der bestandserhaltende Investitionsbedarf der Krankenhäuser liegt bundesweit deutlich über sechs Milliarden Euro pro Jahr, laut der aktuellen Investitions-Analyse für das laufende Jahr 2019. Darauf haben sich die Vertragsparteien auf Bundesebene verständigt. Derzeit decken die Bundesländer mit ihren Zahlungen tatsächlich etwa die Hälfte der benötigten Gelder für Investitionen ab.
21. März 2019	Selbstverwaltung	InEK veröffentlicht Investitionsbewertungsrelationen 2019	Das InEK stellt den Katalog 2019 für die Investitionsbewertungsrelationen 2019 (IBR 2019 für den DRG-Entgeltbereich sowie erstmals auch für den PSY-Entgeltbereich) zur Verfügung.
20. März 2019	Politik	Abteilungsleitung 2 „Gesundheitsversorgung und Krankenversicherung" im BMG neu besetzt	Im BMG wird Joachim Becker (58) als Abteilungsleiter 2 „Gesundheitsversorgung und Krankenversicherung" benannt, der bisher Unterabteilungsleiter für Krankenversicherung war. Er löst den amtierenden Abteilungsleiter Dr. Ulrich Orlowski ab, der in den Ruhestand geht.
20. Februar 2019	Wissenschaft	Forsa-Umfrage zu Meinungen und Einstellungen der Gesundheitsversorgung im ländlichen und urbanen Raum	Zum Thema Gesundheitsversorgung wurden die Meinungen und Einstellungen der Bürger im ländlichen und urbanen Raum in einer Forsa-Umfrage mit ca. 2.000 Befragten, die durch den AOK-Bundesverband beauftragt wurde, erfragt. Danach wird überwiegend eine Verschlechterung vor Ort bei Fachärzten, Hausärzten, Krankenhäusern und Kinderärzten wahrgenommen. Hinsichtlich der Versorgung mit Pflegeangeboten (ambulant wie stationär) meinten hingegen mehr Bürger, die Situation vor Ort habe sich in den letzten Jahren verbessert.

Termin	Leitbegriff	Vorgang	Legende
14. Februar 2019	Politik	Neuer Sachverständigenrat zur Begutachtung der Entwicklung im Gesundheitswesen berufen	Bundesgesundheitsminister Jens Spahn hat zum 1. Februar 2019 den Sachverständigenrat zur Begutachtung der Entwicklung im Gesundheitswesen neu berufen. Die Aufgabe des neu berufenen Sachverständigenrats ist die Analyse der Entwicklung der gesundheitlichen Versorgung mit ihren medizinischen und wirtschaftlichen Auswirkungen. Der Rat soll im Hinblick auf die bedarfsgerechte Versorgung Prioritäten für den Abbau von Versorgungsdefiziten und bestehender Überversorgung entwickeln. Dabei sollen auch Themen wie Digitalisierung, Big Data und Künstliche Intelligenz stärker einbezogen werden.
14. Februar 2019	Gesetzgebung	Deutscher Bundestag beschließt „Zweites Gesetz zur Änderung des Transplantationsgesetzes – Verbesserung der Zusammenarbeit und der Strukturen bei der Organspende (GZSO)"	Mit dem „Zweiten Gesetz zur Änderung des Transplantationsgesetzes – Verbesserung der Zusammenarbeit und der Strukturen bei der Organspende (GZSO)" werden unter anderem verbindliche Vorgaben für die Freistellung der Transplantationsbeauftragten in Kliniken geregelt. Die Entnahmekrankenhäuser erhalten eine höhere Vergütung für den gesamten Prozessverlauf einer Organspende sowie zusätzlich einen Zuschlag dafür, dass ihre Infrastruktur im Rahmen der Organspende in besonderem Maße in Anspruch genommen wird. Darüber hinaus soll bundesweit bzw. flächendeckend ein neurologischer/neurochirurgischer konsiliärztlicher Rufbereitschaftsdienst eingerichtet werden, damit jederzeit qualifizierte Ärzte bei der Feststellung des irreversiblen Hirnfunktionsausfalls zur Verfügung stehen.
Februar 2019	Selbstverwaltung	Genehmigte Landesbasisfallwerte 2019	Für das Jahr 2019 wurden alle Landesbasisfallwerte vereinbart und genehmigt. Der Bundesbasisfallwert 2019 ohne Ausgleiche (CM-gewichtet nach § 10 Abs. 9 Satz 2 KHEntgG (ohne Veränderungsrate)) beträgt 3.541,56 € und weist eine Veränderung von 2,55 % zum Jahr 2018 auf.
23. Januar 2019	Politik	Antwort der Bundesregierung auf die Kleine Anfrage der Fraktion DIE LINKE	Eine strukturelle Unterversorgung mit Kinderkliniken oder Fachabteilungen für Kinderheilkunde ist nicht gegeben – so die Antwort der Bundesregierung zur Frage des Notstandes bei Kinderkliniken (Drucksache 19/6894 und 19/7270). Daten des Statistischen Bundesamtes zeigen einen geringen Auslastungsgrad stationärer Kapazitäten bei gleichzeitig niedriger und sinkender Verweildauer. Dies wird als Indikator für eine hohe strukturelle Versorgungsdichte und Überkapazitäten betrachtet, sodass in Deutschland von der Vorhaltung einer mehr als ausreichenden Bettenzahl in der Kinderheilkunde ausgegangen wird.
18. Januar 2019	Politik	Neuer hessischer Staatsminister für Soziales und Integration	Kai Klose, Mitglied von Bündnis 90/Die Grünen, wird neuer hessischer Staatsminister für Soziales und Integration. Er folgt Stefan Grüttner von der CDU.

Krankenhauspolitische Chronik

Termin	Leitbegriff	Vorgang	Legende
02. Januar 2019	Politik	Antwort der Bundesregierung auf die Kleine Anfrage der Fraktion FDP	Die Bundesregierung will die Chancen der Digitalisierung auch für die Pflege nutzen. Dabei liegen die Potenziale in einer besseren Vernetzung der Kommunikation, einer leichteren Informationssammlung und -verarbeitung, einer besseren Arbeitsorganisation sowie in einer Verringerung körperlicher Belastungen, heißt es in der Antwort (Drucksache 19/6796) der Bundesregierung auf eine Kleine Anfrage (Drucksache 19/6473) der FDP-Fraktion. In der Pflege kann dadurch der Informationsaustausch zwischen Arztpraxen, Krankenhäusern und Pflegeeinrichtungen verbessert sowie die Dokumentation und Abrechnung vereinfacht werden.
01. Januar 2019	Gesetzgebung	Pflegepersonal-Stärkungsgesetz (PpSG) und Neuregelung im Abrechnungsstreit	Mit Inkrafttreten des PpSG wird die Verjährungsfrist für die Ansprüche der Krankenhäuser auf Vergütung erbrachter Leistungen und die Ansprüche der Krankenkassen auf Rückzahlung von geleisteten Vergütungen von vier auf zwei Jahre (nach Ablauf des Kalenderjahrs, in dem sie entstanden sind) geändert (§ 109 SGB V Abs. 5). Dies gilt auch für Ansprüche der Krankenkassen auf Rückzahlung geleisteter Vergütungen, die vor dem 1. Januar 2019 entstanden sind. Anlass dieser Neuregelung war das BSG-Urteil vom 19.06.2018 (B 1 KR 38/17 R und B 1 KR 39/17 R) zur halbstündigen Transportzeit für die Verlegung von Schlaganfallpatienten in ein kooperierendes Krankenhaus auf eine spezialisierte Behandlungseinheit. Nach diesem sind für die Kodierung und Abrechnung der OPS-Kodes 8-98b und 8-981 die Zeitvorgaben – beginnend mit der Anforderung des Transportmittels und endend mit der Übergabe des Patienten an das kooperierende Krankenhaus – streng einzuhalten. Durch die höchstrichterliche Entscheidung hätten zahlreiche Krankenhäuser mit Rückforderungen durch die Krankenkassen rechnen müssen, da die bereits in Rechnung gestellten Zeitangaben nicht erfüllt wurden.
01. Januar 2019	Gesetzgebung	Pflegepersonal-Stärkungsgesetz (PpSG) tritt in Kraft	Das PpSG tritt ab dem Jahr 2019 in Kraft. Damit sind Maßnahmen zur Verbesserung der Personalausstattung in der Pflege im Krankenhaus, wie die Refinanzierung von zusätzlichen Pflegestellen am Krankenhausbett sowie von Tarifsteigerungen, vollständig von den Kostenträgern zu refinanzieren. Für die Finanzierung der Pflegepersonalkosten ab 2020 wird auf eine von den Fallpauschalen unabhängige, krankenhausindividuelle Vergütung umgestellt. Bei der stationären Notfallversorgung werden Zu- und Abschläge zukünftig ohne eine Verbindung zum Landesbasisfallwert erhoben. Die Ausbildungsvergütungen von Auszubildenden in der Kinderkrankenpflege, Krankenpflege und Krankenpflegehilfe werden im ersten Ausbildungsjahr ab 2019 bereits vollständig von den Kostenträgern refinanziert. Der Krankenhausstrukturfonds wird für vier Jahre mit einem Volumen von 1 Mrd. € jährlich fortgesetzt.
20. Dezember 2018	Selbstverwaltung	Planungsrelevante Qualitätsindikatoren sollen überarbeitet werden	Das Verfahren für die planungsrelevanten Qualitätsindikatoren soll überprüft und überarbeitet werden. Das gleiche gilt für die Darstellung der Ergebnisse. Einen entsprechenden Antrag hat der G-BA auf Antrag der DKG beschlossen.

Termin	Leitbegriff	Vorgang	Legende
20. Dezember 2018	Selbstverwaltung	G-BA: Systemzuschlag 2019 beträgt 1,82 € pro Fall	Durch Beschluss des G-BA wird 2019 der Systemzuschlag nach §§ 91 Abs. 3, 137a, 139a SGB V im stationären Sektor auf 1,82 € pro Fall festgelegt.
20. Dezember 2018	Rechtsprechung	10.000 € Schmerzensgeld wegen vergessener OP-Nadel im Bauchraum	Das OLG Stuttgart (Az.: 1 U 145/17) entscheidet, dass einer Patientin wegen einer im Bauchraum vergessenen OP-Nadel ein Anspruch auf Schmerzensgeld in Höhe von 10.000 € und Schadensersatz u. a. wegen noch nicht vorhersehbarer Schäden zusteht.
18. Dezember 2018	Rechtsprechung	G-BA kann Erprobungsstudien initiieren	Das BSG hat entschieden (B1 KR 11/18 R), dass der G-BA für neue Untersuchungs- und Behandlungsmethoden ohne hinreichende Nutzennachweise Erprobungsstudien initiieren kann, um den Nutzen abschließend klären zu können. Voraussetzung ist, dass die neuen Verfahren das Potenzial einer erforderlichen Behandlungsalternative haben und die Nutzenbewertung damit beschleunigt werden kann.
13. Dezember 2018	Rechtsprechung	Krankenhaus muss in 71 Fällen Krankenkasse die „300 € Aufwandspauschale" erstatten	Das LSG Nordrhein-Westfalen hat entschieden (AZ. L 5 KR 738/16), dass bei einer sachlich-rechnerischen Richtigkeitsprüfung (§ 275 Abs. 1c S. 3 SGB V) keine Aufwandspauschale nach § 275 Abs. 1c SGB V durch die Krankenkasse zu zahlen ist, selbst wenn es in keinem Fall zu einer Minderung des Abrechnungsbetrages kam. Grundlage für diese Entscheidung sind die Urteile des BSG vom 1. Juli 2014 – B 1 KR 29/13 R – und vom 14. Oktober 2014 – B 1 KR 26/13 R.
13. Dezember 2018	Selbstverwaltung	Notfallstufenvergütungsvereinbarung: 295 Mio. € werden neu verteilt.	GKV-SV, PKV und DKG haben sich erstmals über die Zu- und Abschläge zur Vergütung der Notfallversorgung an den Krankenhäusern für 2019 verständigt. 60 € je vollstationären Fall bei „Nichtteilnahme" und Zuschläge für die Basisstufe: 153.000 € Erweiterte Stufe: 459.000 € Umfassende Stufe: 688.500 €. Der Zuschlag wird als Pauschalbetrag je Krankenhausstandort gezahlt. Das Zuschlagsvolumen inklusive der Abschläge beträgt im Jahr 2019 rd. 295 Mio. €.
12. Dezember 2018	Rechtsprechung	BSG entscheidet gegen KV-Notdienstpflicht von Krankenhausärzten	Das BSG hat entschieden, dass Krankenhausärzte, selbst wenn sie eine sogenannte Ermächtigung zur ambulanten Behandlung besitzen, nicht zum ärztlichen Bereitschaftsdienst durch eine Kassenärztliche Vereinigung (KV) herangezogen werden dürfen (B 6 KA 50/17 R). Eine Ermächtigung „drückt grundsätzlich einen anderen Grad der Einbindung in die vertragsärztliche Versorgung aus", so das BSG. So könne der „ermächtigte Arzt" eine begrenzte Anzahl von Fällen pro Quartal und nur nach Überweisung durch niedergelassene Ärzte behandeln. Er habe dadurch ein Zehntel des Umsatzes eines Vertragsarztes, solle aber ein Viertel der für Vertragsärzte üblichen Notdienste machen.

Termin	Leitbegriff	Vorgang	Legende
10. Dezember 2018	Rechtsprechung	Kein Anspruch auf Wertersatz für verloren gegangene Zahnprothese	Laut Urteil des Landgerichts Osnabrück – Az. 7 O 1610/18 – hat eine Erbengemeinschaft keinen Anspruch auf Wertersatz für eine im Krankenhaus verloren gegangene Zahnprothese des verstorbenen Vater, da ein Anspruch auf Ersatz nur für den Fall einer tatsächlichen Neuanfertigung einer Prothese besteht.
6. Dezember 2018	Qualität	Zu viele Frühchen werden in Deutschland schlecht versorgt	Bei der Vorstellung des „Qualitäts-Monitors 2019" berichtete Professor Rainer Rossi, Chefarzt der Klinik für Kinder- und Jugendmedizin am Vivantes-Klinikum im Neukölln, dass Frühchen mit einem Geburtsgewicht unter 1.500 g eine schlechtere Überlebenschance haben, wenn sie in Kliniken zur Welt kommen, die weniger als 34 Frühchen im Jahr versorgen. Die Sterblichkeit liegt in diesen Häusern sogar um 50 % höher als in Kliniken, die im Jahr 91 Frühgeburten und mehr versorgten.
6. Dezember 2018	Qualität	Essen in Kliniken und Heimen birgt unnötige Risiken	Nach 1.880 bundesweiten Krankenhaus- und Heimkontrollen im Jahr 2017 kommt das Bundesamt für Verbraucherschutz und Lebensmittelsicherheit (BVL) zu der Erkenntnis, dass viele Kliniken sowie Alten- und Pflegeheime Patienten und Bewohner mit ihrer Essensverpflegung offenbar unnötigen Gesundheitsrisiken aussetzen.
6. Dezember 2018	Qualität	Prüfung der Transplantationszentren in Deutschland	Systematische Unregelmäßigkeiten stellten die Prüfer der Überwachungs- und der Prüfungskommission für Transplantationen nur beim Herztransplantationsprogramm am Universitätsklinikum Köln-Lindenthal und bei den Lebertransplantationen am Universitätsklinikum Frankfurt am Main fest. Hierüber seien die zuständigen Behörden und Staatsanwaltschaften informiert worden. Der Vorsitzende der Überwachungs-Kommission, Hans Lippert, stellte zudem fest, dass es wie auch in den Vorjahren keine Anhaltspunkte für die bevorzugte Behandlung von Privatpatienten gebe.
5. Dezember 2018	Selbstverwaltung	Dr. Regina Klakow-Franck zur stellv. Leiterin des IQTIG berufen	Die von 2012 bis 2018 als unparteiisches Mitglied und Vorsitzende des Unterausschusses Qualitätssicherung des Gemeinsamen Bundesausschusses aktive Ärztin Dr. Regina Klakow-Franck wird vom Vorstand des Instituts für Qualitätssicherung und Transparenz im Gesundheitswesen (IQTIG) zur stellv. Leiterin des Instituts ab Januar 2019 berufen.
4. bis 6 Dezember 2018	Politik	Krankenkassen und Kliniken einigen sich beim vom BMG moderierten Schlichtungsgespräch	Nach dreitägigen Schlichtungsbemühungen erreicht das BMG eine Einigung zwischen den Streitparteien auf eine gemeinsame Empfehlung für alle Klagefälle und Aufrechnungen. Danach sollen die Konfliktparteien vor Ort prüfen, die Klagen und Aufrechnungen fallen zu lassen, sofern die neu definierten Kriterien zur Behandlung von Schlaganfall- und Geriatrie-Patienten erfüllt sind. Damit könnte sich die Mehrheit der mehr als 60.000 Klagen vor den Sozialgerichten erledigt haben.

Termin	Leitbegriff	Vorgang	Legende
3. Dezember 2018	Gesetzgebung	DIMDI veröffentlicht die Klarstellungen zur OPS-Kodierung „Geriatrie und Schlaganfall"	Per Rundschreiben informiert das DIMDI über seine rückwirkenden Anpassungen an den OPS-Kodes „8-550 Geriatrische frührehabilitative Komplexbehandlung" zum 1. Januar 2013 sowie „8-981 Neurologische Komplexbehandlung des akuten Schlaganfalls" sowie „8-98b Andere neurologische Komplexbehandlung des akuten Schlaganfalls" zum 1. Januar 2014 und erfüllt damit den Auftrag aus dem kurz zuvor beschlossenen PpSG.
28. November 2018	Politik	Jährlich bis zu 600.000 Krankenhausinfektionen und bis zu 15.000 hierdurch bedingte Todesfälle	Laut Antwort der Bundesregierung auf eine Kleine Anfrage der FDP-Bundestagsfraktion (Bundestags-Drs. 19/6181) kommt es nach Hochrechnungen des Nationalen Referenzzentrums (NRZ) jedes Jahr zu 400.000 bis 600.000 Krankenhausinfektionen. Die Zahl der durch nosokomiale Infektionen verursachten Todesfälle lag bei 6.000 bis 15.000 pro Jahr.
28. November 2018	Selbstverwaltung	Nachweisvereinbarung zur Einhaltung von Pflegepersonaluntergrenzen unterzeichnet	GKV-SV, PKV und DKG haben die Nachweisvereinbarung nach § 137i Abs. 4 SGB V über den Nachweis zur Einhaltung von Pflegepersonaluntergrenzen (PpUG) konsentiert. Danach sind quartalsweise die durchschnittliche Pflegepersonalausstattung, die durchschnittliche Patientenbelegung und die Anzahl der Schichten, in denen die PUG nicht eingehalten wurden, an das InEK und die örtlichen Vertragsparteien nach § 11 KHEntgG zu melden.
26. November 2018	Gesetzgebung	Urteil des Bundesverfassungsgerichts zum BSG-Urteil über die sachlich-rechnerische Richtigkeit	Das BVerfG bestätigt mit Beschluss (1 BvR 318/17, 1 BvR 2207/17, 1 BvR 1474/17) vom 26. November 2018 die angeführte Rechtsprechung des BSG vom 25.10.2016. Dieses hatte in mehreren Urteilen den Krankenkassen ein eigenständiges Überprüfungsrecht auf sachlich-rechnerische Richtigkeit der Abrechnung zuerkannt. Anhaltspunkte für die sachlich-rechnerische Unrichtigkeit der Abrechnung bestehen etwa in Fällen, in denen die vom Krankenhaus vorgenommene Auslegung und Anwendung von Abrechnungsvorschriften zweifelhaft ist oder bestehender Kodierpraxis widerspricht oder in denen die erforderlichen Angaben unvollständig sind. Diese Prüfung besteht unabhängig von den geregelten Anforderungen einer Auffälligkeitsprüfung i. S. d. §§ 275 Abs. 1 in Verbindung mit. Abs. 1c SGB V, sodass § 275 Abs. 1c Satz 3 SGB V eng auszulegen und nur auf Prüfungen hinsichtlich der Wirtschaftlichkeit der Behandlung anzuwenden ist.
23. November 2018	Gesetzgebung	Bundesrat beschließt PpSG und fordert Lösungen im Abrechnungsstreit	Auf Initiative des Landes Niedersachsen fordert der Bundesrat die Bundesregierung auf, schnellstmöglich die bestehenden Abrechnungsschwierigkeiten bei der Verlegung von Schlaganfallpatienten zu lösen. Gefordert wird diesbezüglich „auf das DIMDI einzuwirken, unverzüglich, jedenfalls noch im Jahr 2018, die rückwirkende Klarstellung der Formulierung im OPS 8-98b vorzunehmen". Das PpSG soll zum 1. Januar 2019 in Kraft treten.

Krankenhauspolitische Chronik

Termin	Leitbegriff	Vorgang	Legende
21. November 2018	Politik	Brandbrief des GMK-Vorsitzenden wegen Abrechnungsstreits um Komplexpauschalen	Der nordrhein-westfälische Gesundheitsminister Karl Josef Laumann (CDU) schreibt als Vorsitzender der Konferenz aller Landesgesundheitsminister (GMK) einen Brandbrief an Bundesgesundheitsminister Jens Spahn. In diesem Brief bringt Laumann zum Ausdruck, dass die GMK Insolvenzen von Krankenhäuser und dadurch eine Gefährdung der flächendeckenden Versorgung befürchte. Aus Sicht der GMK sei es daher „dringend geboten", ein Schlichtungsverfahren einzuleiten, um nach sachgerechten Lösungen zu suchen.
12. November 2018	Wissenschaft	Krankenhausaufenthalte in Deutschland werden im Schnitt immer teurer	Laut Destatis stiegen deutschlandweit die durchschnittlichen Fallkosten im Vergleich zu 2016 um 4,4 % auf 4.695 € im Jahr 2017 an. Die Durchschnittskosten waren in Brandenburg mit 4.235 € am niedrigsten und in Hamburg mit 5.408 € am höchsten.
9. November 2018	Selbstverwaltung	Krankenkassen reichen tausende von Klagen bei Sozialgerichten zur Absicherung ihrer Rückforderungen ein	Vor dem Hintergrund der mit dem PpSG vorgenommen Änderungen zur Umsetzung der Urteile des Bundessozialgerichts zur Abrechnung der Komplexpauschalen „Neurologie und Geriatrie", haben die Krankenkassen fristgerecht Klagen zur Sicherung ihrer finanziellen Ansprüche bei den Sozialgerichten eingereicht.
8. November 2018	Politik	Dritter Bericht der Bundesregierung über die Versorgung der Bevölkerung mit Gewebe und Gewebezubereitungen	Alle vier Jahre hat die Bundesregierung den Deutschen Bundestag und den Bundesrat über die Situation der Versorgung der Bevölkerung mit Gewebe und Gewebezubereitungen zu informieren. Laut Bericht ist die Versorgung grundsätzlich gewährleistet und kurzfristig auftretende Versorgungsprobleme werden durch internationale Kooperationen mit Gewebeeinrichtungen schnellstmöglich behoben.
7. November 2018	Wissenschaft	Zu viele kleine und wenig spezialisierte Krankenhäuser mit mangelhafter Ausstattung	Die fünf Mitglieder des Sachverständigenrats zur Begutachtung der gesamtwirtschaftlichen Entwicklung plädieren in ihrem Gutachten „Vor wichtigen wirtschaftspolitischen Weichenstellungen" dafür, bei Krankenhäusern Überkapazitäten abzubauen und die monistische Finanzierung von Betriebs- und Investitionskosten einzuführen. Des Weiteren empfehlen sie eine Lockerung des Kontrahierungszwangs.
7. November 2018	Gesetzgebung	Gesundheitsausschuss billigt Pflegepersonalgesetz	Nach mehrstündigen Abschlussberatungen gibt die Regierungskoalition im AfG grünes Licht und stimmt dem Pflegepersonal-Stärkungsgesetz (19/4453) mit Änderungen zu. Dabei ist der Änderungsantrag 12A, mit dem in § 325 SGB V die Verjährungsfrist für die Ansprüche von Krankenhäusern und Krankenkassen geändert wird, zwischen DKG und GKV äußerst umstritten Die 2./3. Lesung im Plenum erfolgt am 9. November 2018.

Termin	Leitbegriff	Vorgang	Legende
31. Oktober 2018	Selbstverwaltung	G-BA veröffentlicht ersten Bericht über Qualitätsindikatoren	Das IQTIG hat im Auftrag des G-BA die Daten zu elf Qualitätsindikatoren aus den Bereichen Geburtshilfe, gynäkologische Operationen und Mammachirurgie von 1.084 Krankenhäusern aus dem Jahr 2017 ausgewertet. Dabei wird deutlich, dass nur eine Minderheit der geprüften Krankenhausabteilungen die Vorgaben nicht erfüllt. Der G-BA kündigte an zu evaluieren, wie die Qualitätsindikatoren in den für die Krankenhausplanung zuständigen Landesbehörden und von den Landesverbänden der Krankenkassen und den Ersatzkassen angenommen und genutzt werden.
31. Oktober 2018	Gesetzgebung	Bundeskabinett beschließt den Gesetzentwurf zur Verbesserung der Zusammenarbeit und der Strukturen bei der Organspende	Der Gesetzentwurf zum GSZO enthält im Vergleich zum Referentenentwurf keine inhaltlichen, sondern nur redaktionelle Änderungen. Vorgesehen sind somit weiterhin u. a. folgende Regelungsbereiche: – Freistellung der Transplantationsbeauftragten nach einem bundeseinheitlichen Schlüssel – Stärkung der Rechte der Transplantationsbeauftragten in den Kliniken – Anhebung der Vergütung der Entnahmekrankenhäuser
30. Oktober 2018	Gesetzgebung	Förderung von Zentren aus dem Strukturfonds – Fachfremde Änderungsanträge zum PpSG	Um die Strukturen in der Krankenhausversorgung zu verbessern, können aus dem Strukturfonds Vorhaben zur Bildung von Zentren zur Behandlung von seltenen, komplexen oder schwerwiegenden Erkrankungen an Hochschulkliniken bzw. zur Bildung von Krankenhausverbünden, integrierten Notfallstrukturen und telemedizinischen Netzwerkstrukturen gefördert werden.
30. Oktober 2018	Gesetzgebung	G-BA soll besondere Aufgaben der Krankenhäuser beschließen – fachfremde Änderungsanträge zum PpSG	Zur klaren Abgrenzung von besonderen Aufgaben von den Regelaufgaben der Krankenhäuser sind vom Gemeinsamen Bundesausschuss Vorgaben zur Konkretisierung der besonderen Aufgaben (§ 2 Abs. 2 Satz 2 Nummer 4 KHEntgG) bis zum 31.12.2019 zu beschließen (§ 136c Abs. 5 SGB V). Diese können sich insbesondere ergeben – aus einer überörtlichen und krankenhausübergreifenden Aufgabenwahrnehmung, – durch erforderliche besondere Vorhaltungen, insbesondere in Zentren für seltene Erkrankungen, – aus der Notwendigkeit, die Versorgung an einzelnen Standorten wegen außergewöhnlicher technischer und personeller Voraussetzungen zu konzentrieren, und sollen regelhaft mit entsprechenden Zuschlägen vergütet werden.
30. Oktober 2018	Selbstverwaltung	Bundesbasisfallwert 2019 vereinbart	Die Höhe des einheitlichen Basisfallwerts gemäß § 10 Abs. 9 KHEntgG beträgt 2019 3.544,97 €. – Obere Korridorgrenze (+ 2,5 %) 3.633,60 € – Untere Korridorgrenze (−1,02 %) 3.508,81 €
24. Oktober 2018	Selbstverwaltung	DIMDI veröffentlicht Operationen- und Prozedurenschlüssel – Version 2019	Mit den Änderungen am Operationen- und Prozedurenschlüssel (OPS) 2019 sind auch Klarstellungen u. a. bei den Mindestmerkmalen für die Kodes „Geriatrische frührehabilitative Komplexbehandlung" und „Neurologische Komplexbehandlung des akuten Schlags" verbunden. Darüber hinaus wird auch ein Kode für die Beatmungsentwöhnung [Weaning] neu aufgenommen.

Termin	Leitbegriff	Vorgang	Legende
17. Oktober 2018	Selbstverwaltung	DRG- und PEPP-Katalog 2019 vereinbart und veröffentlicht	DKG, GKV-SV und PKV veröffentlichen die Fallpauschalenkataloge für das Jahr 2019 für Krankenhäuser, psychiatrische sowie psychosomatische Einrichtungen. Beim DRG-Katalog werden wohl zum letzten Mal alle Kostenbereiche im Krankenhaus abgebildet. Denn ab dem Jahr 2020 sollen die Pflegekosten nicht mehr über den DRG-Katalog abgebildet sein.
10. Oktober 2018	Wissenschaft	Intersektorale Gesundheitszentren anstelle defizitärer kleiner Krankenhäuser	Neben einer ambulanten Grundversorgung sollen nach einer Studie der Gesundheitsökonomen der Universität Bayreuth und der Oberender AG kleine Krankenhäuser in sogenannte Intersektorale Gesundheitszentren (IGZ) umgewandelt werden. Diese Zentren können auch eine kleine Bettenabteilung für Patienten anbieten, die einer kurzzeitigen Überwachung bedürfen. Im Unterschied zu traditionellen Krankenhäusern enthalten die IGZ im Basismodell aber keine Operationssäle und auch keine Intensivmedizin. Laut Studie kommen bis zu 190 Krankenhäuser in Betracht, die unter wirtschaftlichen, geografischen und medizinischen Kriterien für eine IGZ-Errichtung geeignet wären.
10. Oktober 2018	Politik	Öffentliche Anhörung im Gesundheitsausschuss zum Pflegepersonal-Stärkungsgesetz	Das Pflegepersonal-Stärkungsgesetz (Bundestags-Drucksache 19/4453) stößt während der öffentlichen Anhörung des AfG bei vielen Experten auf Bedenken. Diese begrüßen zwar grundsätzlich die Absicht, das Pflegepersonal in der stationären Kranken- und Altenpflege aufzustocken, allerdings hinterfragen sie die dazu vorgesehenen Methoden kritisch: Sie haben die Sorge, dass hierdurch vor allem Nachteile für die Altenpflege und die ambulante Pflege gegenüber der Krankenhauspflege entstehen werden.
10. Oktober 2018	Gesetzgebung	Veröffentlichung der Pflegepersonaluntergrenzen-Verordnung im Bundesgesetzblatt	Im Vergleich zur Erstfassung hat es zahlreiche Änderungen und Ergänzungen gegeben, so wurde der Begriff Pflegehilfskräfte definiert als Pflegekräfte mit einjähriger Ausbildung, und die Untergrenzen wurden dahingehend abgemildert, dass z. B. bei der Intensivpflege bis 01.01.2021 ein Personalschlüssel von 2,5 Patienten pro Pflegekraft tagsüber und 3,5 Patienten pro Pflegekraft in der Nachtschicht gilt.
8. Oktober 2018	Wissenschaft	Mehr als jeder dritte Patient im Krankenhaus ist 2017 operiert worden	Bei 7,1 Mio. (38 %) der 18,9 Mio. stationär in allgemeinen Krankenhäusern behandelten Patientinnen und Patienten, so Destatis, wurde im Jahr 2017 eine Operation durchgeführt. Gegenüber dem Vorjahr hat sich der Anteil nicht verändert.
2. Oktober 2018	Gesetzgebung	Die Bundesregierung lehnt zwar die Mehrheit der Änderungswünsche des Bundesrates beim PpSG ab, aber der Pflegezuschlag könnte gerettet werden	Mit ihrer „Gegenäußerung zu der Stellungnahme des Bundesrates vom 21. September 2018 zum Entwurf eines Pflegepersonal-Stärkungsgesetzes – (PpSG)" – BR-Drs. 376/18 – Beschluss – lehnt die Bundesregierung die Mehrheit der Änderungen ab. Wenige Vorschläge, beispielsweise wie das Pflegepersonal in Reha-Einrichtungen berücksichtigt werden kann oder ob auf den gänzlichen Wegfall des Pflegezuschlags verzichtet werden kann, sollen im weiteren Verfahren geprüft werden.

Termin	Leitbegriff	Vorgang	Legende
28. September 2018		InEK veröffentlicht Deutsche Kodierrichtlinien 2019	Die Deutschen Kodierrichtlinien Version 2019 wurden veröffentlicht. Mit diesen sollen Diagnose- und Prozedurenklassifikationen in einheitlicher Weise für das Jahr 2019 angewendet und verschlüsselt werden.
28. September 2018	Selbstverwaltung	Orientierungswert für Krankenhauskosten 2018 beträgt 1,96 %	Das Statistische Bundesamt (Destatis) hat den Orientierungswert für Krankenhauskosten 2018 veröffentlicht; dieser beträgt 1,96 %. Er gibt die durchschnittliche jährliche prozentuale Veränderung der Krankenhauskosten wieder, die ausschließlich auf Preis- oder Verdienständerungen zurückzuführen ist. Der Teilorientierungswert für Personalkosten liegt bei 2,39 % und der für Sachkosten bei 1,26 %.
27. September 2018		DIMDI veröffentlicht ICD-10-GM 2019	Das DIMDI hat die endgültige Fassung der ICD-10-GM Version 2019 (Internationale statistische Klassifikation der Krankheiten und verwandter Gesundheitsprobleme, 10. Revision) veröffentlicht. Neuerungen gibt es u. a. zu Zika-Viruskrankheit, Aufmerksamkeitsstörung, Schmerzsyndrom und Reizdarmsyndrom.
21. September 2018	Gesetzgebung	Bundesrat beschließt Ausbildungs- und Prüfungsverordnung (PflAPrV) und die Finanzierungsverordnung (PflAFinV) zur Umsetzung der Pflegeberufereform	Zur Umsetzung und Anpassung an die neuen Anforderungen der Pflegeberufereform hat der Bundesrat die Ausbildungs- und Prüfungsverordnung (PflAPrV) und die Finanzierungsverordnung (PflAFinV) beschlossen (Drucksache 360/18).
19. September 2018	Politik	Neue Ministerin für Arbeit, Soziales, Gesundheit, Frauen und Familie in Brandenburg	Susanna Karawanskij, Mitglied der Partei „Die Linke", wird neue Ministerin für Arbeit, Soziales, Gesundheit, Frauen und Familie in Brandenburg und löst damit Diana Golze (Die Linke) ab.
6. September 2018	Selbstverwaltung	Vereinbarung zur Finanzierung der Telematikinfrastruktur in Krankenhäusern geschlossen	GKV-SV, PKV und DKG haben die Vereinbarung zur Finanzierung der bei den Krankenhäusern entstehenden Ausstattungs- und Betriebskosten im Rahmen der Einführung und des Betriebs der Telematikinfrastruktur (gemäß § 291a Abs. 7a SGB V) mit Wirkung zum 01. Januar 2019 geschlossen. Mit dieser werden die Vertragsparteien auf der Ortsebene zukünftig verpflichtet, die Finanzierungstatbestände für jedes Krankenhaus zu vereinbaren.
25. August 2018		Änderung der Qualitätssicherungsrichtlinie Früh- und Reifgeborene/QFR-RL mit Beschluss des G-BA in Kraft getreten	Der Gemeinsame Bundesausschuss (G-BA) hat die Qualitätssicherungsrichtlinie Früh- und Reifgeborene (QFR-RL) zur Strukturabfrage in § 10 und den Anlagen 2–4 geändert. Der Beschluss tritt zum 25.08.2018 in Kraft. Die Änderungen betreffen v. a. Klarstellungen zur Strukturabfrage sowie Pflichten des Krankenhauses im Rahmen des Entlassmanagements und der Überleitung in die ambulante Weiterbehandlung.

Krankenhauspolitische Chronik

Termin	Leitbegriff	Vorgang	Legende
23. August 2018	Gesetzgebung	BMG legt Referentenentwurf einer Verordnung zur Festlegung von Pflegepersonaluntergrenzen in pflegesensitiven Krankenhausbereichen für das Jahr 2019 vor	Für die Qualität der Patientenversorgung im Krankenhaus soll eine angemessene Personalausstattung in der Pflege mittels verbindlicher Personaluntergrenzen für das Jahr 2019 festgelegt werden. In der Einführungsphase gelten diese für die pflegesensitiven Bereiche Intensivmedizin, Geriatrie, Unfallchirurgie und Kardiologie. Für jeden dieser Bereiche wird das Verhältnis von Patienten zu Pflegekräften vorgeschrieben, differenziert nach Schichten (Tag- und Nachtschicht sowie Wochenend- bzw. Feiertagsschichten) sowie das Verhältnis zwischen examinierten Pflegekräften und Pflegehilfskräften bestimmt. Damit soll eine zielgenaue Wirkung der Untergrenzen erreicht werden.
31. Juli 2018	Selbstverwaltung	Bericht zum Hygienesonderprogramm 2013 bis 2017 an das BMG übermittelt	Der GKV-Spitzenverband hat den jährlichen Bericht zum Hygienesonderprogramm in den Jahren 2013 bis 2017 an das BMG übermittelt. Insgesamt wurden den Krankenhäusern im bisherigen Förderzeitraum zusätzlich ca. 328,5 Mio. € für die Verbesserung der Ausstattung mit Hygienepersonal durch die gesetzliche Krankenversicherung (GKV) zur Verfügung gestellt. Seit dem Programmstart haben 1.319 Krankenhäuser von diesen Mitteln profitiert. Der Schwerpunkt der Förderung liegt mit ca. 230,6 Mio. € auf Neueinstellungen bzw. internen Besetzungen neu geschaffener Stellen für Hygienepersonal.
23. Juli 2018	Gesetzgebung	BMG legt Kabinettsentwurf für schnellere Termine und bessere Versorgung (Terminservice- und Versorgungsgesetz – TSVG) vor	Mit dem Ziel, dass Patienten schneller Arzttermine und eine bessere Versorgung erhalten, soll das „Terminservice- und Versorgungsgesetz" (TSVG) am 11. Mai 2019 in Kraft treten. So sollen die Terminservicestellen der Kassenärztlichen Vereinigungen zu Servicestellen für ambulante Versorgung und Notfälle mit einer 24-Stunden-Erreichbarkeit weiterentwickelt werden. Diese sollen Termine in hausärztlichen Praxen vermitteln. In Akutfällen soll zudem eine unmittelbare ärztliche Versorgung in geöffneten Arztpraxen, Portal- oder Bereitschaftsdienstpraxen oder in Notfallambulanzen erfolgen. Für die erfolgreiche Vermittlung eines dringenden Facharzttermins durch einen Hausarzt oder für die Vermittlungen von Leistungen durch die Terminservicestelle sollen Zuschläge, extrabudgetäre Vergütungen oder Entbudgetierungen gefördert werden.
11. Juli 2018	Gesetzgebung	Fachanhörung im BMG zum Referentenentwurf eines „Gesetzes zur Stärkung des Pflegepersonals (Pflegepersonal-Stärkungs-Gesetz – PpSG)"	Zur Verbesserung der Arbeitssituation in der Kranken- und Altenpflege sollen zusätzliche Pflegekräfte eingestellt werden, die in vollem Umfang von der Krankenversicherung finanziert werden. Pflegeheime und Pflegedienste sollen Zuschüsse für digitale Anschaffungen zur Entlastung des Pflegepersonals erhalten. Im ländlichen Raum soll die ambulante Alten- und Krankenpflege durch eine bessere Honorierung der Wegezeiten gestärkt werden. Auch die Zusammenarbeit von niedergelassenen Ärzten und stationären Pflegeeinrichtungen soll verbessert werden. Auf die Kranken- und Pflegekassen kommen laut Referentenentwurf bis 2021 Mehrausgaben von über fünf Milliarden Euro zu. Die von Gesundheitsminister Jens Spahn angekündigte Beitragssatzerhöhung für die Pflegeversicherung ist im Gesetzentwurf nicht enthalten.

Termin	Leitbegriff	Vorgang	Legende
05. Juli 2018	Notfallversorgung	Bericht „Folgenabschätzung einer gestuften Notfallversorgung" vom G-BA abgenommen	Der Gemeinsame Bundesausschuss (G-BA) hat den Endbericht der IGES Institut GmbH „Folgenabschätzung einer gestuften Notfallversorgung" zur Regelung eines gestuften Systems von Notfallstrukturen in Krankenhäusern gemäß § 136c Abs. 4 SGB V abgenommen. Darin wurden die Krankenhausstandorte über die Teilnahme an der Notfallversorgung, zum Fachklinik- und Fachabteilungsstatus, zur Rufbereitschaft von fachärztlichem Personal sowie zur apparativen und personellen Ausstattung zu jeder Zeit befragt.

Die Krankenhauspolitische Chronik ab dem Jahr 2000 bis Juni 2018 finden Sie unter https://doi.org/10.1007/978-3-662-60487-8_19.
Krankenhaus-Report 2020

Open Access Dieses Kapitel wird unter der Creative Commons Namensnennung 4.0 International Lizenz (http://creativecommons.org/licenses/by/4.0/deed.de) veröffentlicht, welche die Nutzung, Vervielfältigung, Bearbeitung, Verbreitung und Wiedergabe in jeglichem Medium und Format erlaubt, sofern Sie den/die ursprünglichen Autor(en) und die Quelle ordnungsgemäß nennen, einen Link zur Creative Commons Lizenz beifügen und angeben, ob Änderungen vorgenommen wurden.

Die in diesem Kapitel enthaltenen Bilder und sonstiges Drittmaterial unterliegen ebenfalls der genannten Creative Commons Lizenz, sofern sich aus der Abbildungslegende nichts anderes ergibt. Sofern das betreffende Material nicht unter der genannten Creative Commons Lizenz steht und die betreffende Handlung nicht nach gesetzlichen Vorschriften erlaubt ist, ist für die oben aufgeführten Weiterverwendungen des Materials die Einwilligung des jeweiligen Rechteinhabers einzuholen.

Daten und Analysen

Inhaltsverzeichnis

Kapitel 20 Die Krankenhausbudgets 2017 und 2018 im Vergleich – 387
Corinna Hentschker, Gregor Leclerque und Carina Mostert

Kapitel 21 Fallpauschalenbezogene Krankenhausstatistik: Diagnosen und Prozeduren der Krankenhauspatienten auf Basis der Daten nach § 21 Krankenhausentgeltgesetz – 413
Jutta Spindler

Die Krankenhausbudgets 2017 und 2018 im Vergleich

Corinna Hentschker, Gregor Leclerque und Carina Mostert

20.1 Einführung – 388

20.2 Allgemeine Budgetentwicklung – 388

20.3 Vereinbarte Preisentwicklung – 390

20.4 Vereinbarte Leistungsentwicklung – 394
20.4.1 Leistungsveränderung im DRG-Bereich – 394
20.4.2 Leistungsentwicklung im Zusatzentgelte-Bereich – 401

20.5 Umsetzung der Verhandlungsergebnisse – 404

20.6 Zusammenfassung und Diskussion – 405

Anhang – 407

Literatur – 410

© Der/die Autor(en) 2020
J. Klauber et al. (Hrsg.), *Krankenhaus-Report 2020*, https://doi.org/10.1007/978-3-662-60487-8_20

Zusammenfassung

Der Beitrag untersucht die Veränderungen in den jährlich zu vereinbarenden Budgets der Jahre 2017 und 2018 auf Basis von 1.240 somatischen Krankenhäuser. Deren Budgets (ohne Berücksichtigung von Ausgleichen) sind um 3,1 % gestiegen, was einem Mittelzuwachs von etwa 1,9 Mrd. Euro entspricht. Der Budgetanstieg bewegt sich damit im gleichen Rahmen wie im Vorjahr. Budgeterhöhend hat sich dabei erneut vor allem die Preisentwicklung ausgewirkt. Die Mengenentwicklung hingegen trägt nur geringfügig zum Budgetanstieg bei. Tatsächlich weisen die Fallzahlen erstmals sogar einen leichten Rückgang auf; dass die Mengenentwicklung dennoch – wenngleich in geringem Maße – budgeterhöhend wirkt, liegt an entsprechenden strukturellen Änderungen. Fortgesetzt hat sich die Tendenz zu deutlich späteren Verhandlungen und Genehmigungen der AEBs. Gemessen am Gesamtbudgetvolumen wurde 2018 nur knapp 40 % unterjährig umgesetzt.

This article analyses the changes in the annually agreed budgets for 2017 and 2018 on the basis of 1,240 somatic hospitals. The budgets of these hospitals increased by 3.1 % after adjustment, which corresponds to an increase in funds of around 1.9 billion euros. The budget increase is thus within the same range as in the previous year. The increase was again primarily due to price developments, while volume growth contributed only marginally. In fact, the number of cases even slightly decreased for the first time. However, the fact that the volume trend – albeit to a small extent – has a budget-increasing effect is due to corresponding structural changes. The trend towards much later negotiations and AEB approvals has continued. Only just under 40 % of the total budget volume was implemented during the course of the year 2018.

20.1 Einführung

Der Beitrag analysiert die Veränderungen in den jährlich zu vereinbarenden Budgets somatischer Krankenhäuser zwischen den Jahren 2017 und 2018. Die Darstellung basiert auf den vorliegenden Unterlagen nach der amtlichen Aufstellungen der Entgelte und Budgetberechnung (AEB) aus 1.240 Kliniken. Es werden nur Einrichtungen betrachtet, zu denen in beiden Jahren Budgetvereinbarungen vorliegen und die über den beobachteten Zeitraum hinweg als eigenständige Leistungserbringer am Markt präsent waren. Einrichtungen, die 2018 durch Schließungen aus dem Markt ausgeschieden oder durch Fusionen in anderen Häusern aufgegangen sind, bleiben unberücksichtigt. Die Grundgesamtheit repräsentiert 83,2 % der bundesweiten Leistungsmenge (DRG-Casemixsumme), wie sie im Rahmen der Vereinbarungen der Landesbasisfallwerte (LBFW) 2018 festgelegt worden ist (AOK-Bundesverband 2019).

Der Beitrag beginnt in ▶ Abschn. 20.2 mit der Darstellung der allgemeinen Budgetentwicklung und der Preis- und Mengenfaktoren. In ▶ Abschn. 20.3 werden die Preis- und in ▶ Abschn. 20.4 die Leistungsentwicklungen im DRG-Bereich und für Zusatzentgelte vertiefend analysiert. In einem Exkurs wird im Hinblick auf die anstehende Ausgliederung der Pflegepersonalkosten aus dem DRG-System auf die unterschiedlichen Pflegekostenanteile in den Krankenhäusern eingegangen. Abschließend thematisiert ▶ Abschn. 20.5 die Wirkung der Budgetergebnisse im Zusammenhang mit den Umsetzungszeitpunkten.

20.2 Allgemeine Budgetentwicklung

Das vereinbarte Gesamtbudget (ohne Ausgleiche), das die Beträge für DRGs, sonstige Entgelte nach § 6 Krankenhausentgeltgesetz (KHEntgG) sowie Zu- und Abschläge umfasst, steigt für die hier betrachteten Einrichtungen zwischen 2017 und 2018 um 3,1 % auf 64,9 Mrd. Euro an. ◘ Tab. 20.1 stellt die Komponenten des vereinbarten Gesamtbudgets 2017 und 2018 dar. Das DRG-Budget ist aufgrund

20.2 · Allgemeine Budgetentwicklung

◨ **Tabelle 20.1** Vereinbarte Budgets 2017 und 2018 (in Mio. Euro)

	2017	2018	Veränderung	
			(in Mio. €)	(in %)
DRG-Budget	60.917	62.668	1.752	2,9 %
Zusatzentgelte	2.311	2.511	199	8,6 %
Sonstige Entgelte	1.815	1.873	58	3,2 %
Zu- und Abschläge (ohne Ausbildung)	235	358	123	52,2 %
Gesamtbudget	**62.967**	**64.898**	**1.932**	**3,1 %**
Ausgleiche	−9	190	200	−2189,3 %
Gesamtbudget mit Ausgleichen	**62.957**	**65.089**	**2.131**	**3,4 %**

n = 1.240 Krankenhäuser
Krankenhaus-Report 2020

des großen Anteils am Gesamtbudget (96,6 %) mit einem Anstieg um 1,8 Mrd. Euro beziehungsweise 2,9 % von 2017 nach 2018 nach wie vor Haupttreiber der Entwicklung. Die Gesamtbeträge für Zusatzentgelte (+8,6 %) weisen deutlich stärkere, die der sonstigen Entgelte (+3,2 %) ähnliche Veränderungsraten auf. Aufgrund des geringen Anteils am Gesamtbudget fällt die Entwicklung der Zu- und Abschläge (+52,2 %) kaum ins Gewicht. Details zu den Veränderungen bei Zusatzentgelten und Zu- und Abschlägen finden sich in den ▶ Abschn. 20.3 und 20.4.

Wird das vereinbarte Budget überschritten, werden Rückzahlungen der Krankenhäuser fällig. Kommt es hingegen zu Budgetunterschreitungen, resultieren Nachzahlungen der Krankenkassen. Diese Ausgleiche[1] werden mit den Budgets der Folgejahre verrechnet. Während die Nach- und Rückzahlungen im Jahr 2017 nahezu ausgeglichen waren, mussten die Krankenkassen im Jahr 2018 einen Betrag von 190,5 Mio. Euro ausgleichen. Daher steigt das Gesamtbudget unter Berücksichtigung der Ausgleichsbeträge um 3,4 % an.

◨ **Tabelle 20.2** Jährliche Budgetveränderung und der Einfluss von Menge und Preis ohne Ausgleiche

Jahr	Gesamtbudget	Menge	Preis
2009	7,0 %	3,6 %	3,2 %
2010	5,8 %	3,3 %	2,5 %
2011	2,9 %	2,9 %	0,0 %
2012	4,0 %	2,7 %	1,3 %
2013	4,5 %	1,6 %	2,9 %
2014	4,4 %	1,5 %	2,8 %
2015	3,6 %	1,9 %	1,8 %
2016	5,0 %	2,7 %	2,3 %
2017	3,0 %	0,9 %	2,2 %
2018	3,1 %	0,3 %	2,8 %

Krankenhaus-Report 2020

Die Veränderungsrate des Gesamtbudgets kann in einen Preis- und einen Mengeneffekt unterteilt werden. Insgesamt liegt die Veränderungsrate auf einem ähnlichen Niveau wie 2017, jedoch nimmt die Bedeutung des Mengenwachstums mit 0,3 % weiter ab. Hingegen ist die Preiskomponente in Höhe von 2,8 % im Vergleich zu 2017 erneut angestiegen, (◨ Tab. 20.2). Damit macht die Preisentwick-

---
[1] Nicht berücksichtigt werden sogenannte Zahlbetragsausgleiche. Diese kommen zustande, wenn im Falle von retrospektiven Vereinbarungen Entgelte des abgelaufenen Jahres weiter erhoben wurden.

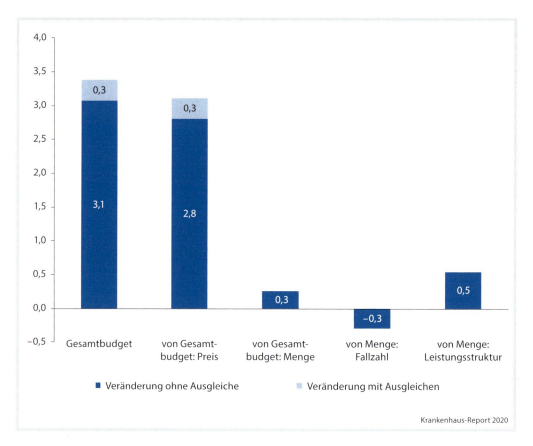

◘ **Abb. 20.1** Einflussfaktoren der vereinbarten Budgetentwicklung 2018 (in %) (n = 1.240 Krankenhäuser)

lung von 2017 nach 2018 über 90 % der Gesamtbudgetveränderung aus.

◘ Abb. 20.1 stellt die Einflussfaktoren der vereinbarten Budgetentwicklung von 2017 nach 2018 dar. Die Ausgleiche werden dem Preiseffekt zugeordnet. Die Veränderungsrate der Menge lässt sich noch einmal in zwei Faktoren untergliedern: in die Veränderung der Fallzahl und die der Leistungsstruktur. Durch einen Rückgang der vereinbarten Fallzahl sank das vereinbarte Budget von 2017 nach 2018 sogar um 0,3 %. Die Veränderung der Leistungsstruktur hat hingegen einen Budgetanstieg um 0,5 % verursacht.

20.3 Vereinbarte Preisentwicklung

Das Vergütungsniveau stationärer Leistungen im somatischen Bereich wird wie oben beschrieben hauptsächlich von der Preisentwicklung für DRG-Leistungen bestimmt. Die sogenannten sonstigen Entgelte nach § 6 KHEntgG, deren Preise hausindividuell zu vereinbaren sind, spielen für die Gesamtentwicklung auf Bundesebene eine nachgeordnete Rolle und werden daher im Weiteren nicht näher untersucht.

Die DRG-Preiskomponente setzt sich maßgeblich aus den Komponenten Basisfallwert, Zu- und Abschläge sowie periodenfremde Ausgleiche für Budgetabweichungen in den Vorjahren zusammen. Der in den Budgetverhandlungen auf Krankenhausebene verwendete Ba-

20.3 · Vereinbarte Preisentwicklung

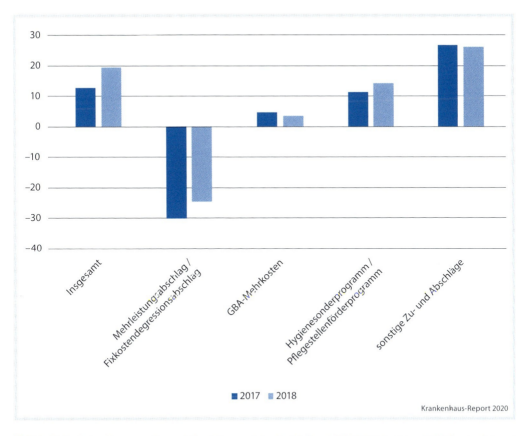

◘ **Abb. 20.2** Preiswirkung von Zu- und Abschlägen auf den Basisfallwert 2017/2018 (in €) (n = 1.240 Krankenhäuser)

sisfallwert für die hier untersuchten Einrichtungen beträgt im Jahr 2017 im Mittel 3.358 Euro und steigt im Folgejahr um 2,9 % auf 3.455 Euro an. Unter Berücksichtigung der Zu- und Abschläge resultiert eine Veränderung um 2,9 %. Unter Berücksichtigung der Ausgleichszahlungen für Vorperioden liegt die Preissteigerung bei 3,1 %. Im Folgenden werden die bedeutenden Einflussgrößen im Detail dargestellt sowie deren Einfluss auf die Gesamtentwicklung analysiert. ◘ Abb. 20.2 zeigt ergänzend die Preiswirkung von Zu- und Abschlägen auf den Basisfallwert 2017/2018.

■ ■ **Obergrenze für die Preisentwicklung der Landesbasisfallwerte (Grundlohnrate/ Orientierungswert/Veränderungswert)**
Mit Einführung der LBFW im Jahr 2005 galt die Veränderungsrate nach § 71 SGB V Abs. 3 (Grundlohnrate) als Obergrenze für vereinbarte Preisveränderungen. Die Grundlohnrate spiegelt die Einnahmenentwicklung der gesetzlichen Krankenkassen wider. Seit 2013 soll sich die Obergrenze stärker an den Kosten der Krankenhäuser orientieren. Dazu berechnet das Statistische Bundesamt mit dem sog. Orientierungswert die Kostenentwicklung der Inputfaktoren für Krankenhausleistungen. Diese entspricht einer krankenhausspezifischen Inflationsrate. Die aktuell gültige Regelung für die Obergrenze der Preisentwicklung wurde mit dem Beitragsschuldengesetz 2014 eingeführt. Ob sich die Preise kosten- oder einnahmeorientiert entwickeln sollen, hängt seitdem davon ab, ob der Orientierungswert oder die Grundlohnrate höher ist. Der höhere Wert gilt als Obergrenze.

Der vom Statistischen Bundesamt veröffentlichte Orientierungswert für das Jahr 2018 liegt mit 2,11 %[2] deutlich unterhalb der veröffentlichten Veränderungsrate nach § 71 SGB V Abs. 3 in Höhe von 2,97 % Daher galt 2018 wiederholt die Grundlohnsumme als Obergrenze für die Veränderung der LBFW. Im gewichteten Mittel stiegen die LBFW mit Ausgleichen von 3.359 Euro im Jahr 2017 um 2,9 % auf 3.456 Euro im Jahr 2018. Somit blieb die durchschnittlich vereinbarte Preisveränderung nur minimal unter der geltenden Obergrenze. Die nachträgliche Berücksichtigung der Tariferhöhungsrate 2017 in den LBFW 2018 ist hierbei ein entscheidender Faktor.

▪ ▪ Tariferhöhungsrate 2017

Im Gesetz zur Beseitigung sozialer Überforderung bei Beitragsschulden in der Krankenversicherung wurde einmalig eine anteilige Refinanzierung der Tarifsteigerungen für das Jahr 2013 vorgesehen.[3] Mit dem Krankenhausstrukturgesetz wurde in Form der Tariferhöhungsrate eine dauerhafte Tarifrefinanzierung eingeführt. Ab 2016 vereinbaren die DKG, die PKV und der GKV-Spitzenverband jährlich die Differenz zwischen der Obergrenze und den Tariflohnsteigerungen und weisen diese als Erhöhungsrate aus. Im Jahr 2016 war dieser Wert nicht zu vereinbaren, da die Tariferhöhungen unterhalb des Veränderungswertes von 2,95 % lagen. Für 2017 vereinbarten die Vertragsparteien eine Tariferhöhungsrate von 0,48 %, was eine anteilige Erhöhungsrate im DRG-Bereich von 0,16 % nach sich zog. In ihrer gemeinsamen Empfehlung zur Umsetzung dieser Erhöhungsrate vom Ende September 2017 einigten sich Vertragsparteien darauf, diese Erhöhung erst im LBFW des Jahres 2018 zu berücksichtigen.[4] Somit hatte die Tariferhöhungsrate 2017 erst im Jahr 2018 eine Wirkung.

▪ ▪ Mehrleistungsabschlag

Hinsichtlich der Vergütung von vereinbarten Leistungsveränderungen bestehen seit Beginn der Konvergenzphase im Jahr 2005 unterschiedliche gesetzliche Auflagen, die in den Budgetverhandlungen zu berücksichtigen sind. Hintergrund ist, dass steigende Mengen in den meisten Leistungsbereichen c. p. zu sinkenden Durchschnittskosten führen, da sich lediglich die variablen Kosten verändern und die Fixkosten konstant bleiben.

Mit dem im Jahr 2012 verabschiedeten Psych-Entgeltgesetz (PsychEntgG) wurde der Mehrleistungsabschlag ab 2013 mit einer Geltung für zwei Jahren auf 25 % festgelegt. Mit dem ersten Pflegestärkungsgesetz (PSG I) aus 2014 wurde eine Verlängerung der Geltungsdauer auf drei Jahre geregelt.[5] Mit Inkrafttreten des Krankenhausstrukturgesetzes (KHSG) am 01. Januar 2016 wurden die Regelungen zur Steuerung und Budgetberücksichtigung von Leistungsveränderungen für das Folgejahr deutlich geändert: Ab dem Jahr 2017 entfällt der Mehrleistungsabschlag für neu vereinbarte Mehrmengen und mit dem Fixkostendegressionsabschlag (FDA) wird ein neues Instrumentarium eingeführt (s. u.).

Das vereinbarte Gesamtvolumen für den Mehrleistungsabschlag beläuft sich aufgrund der weiter geltenden Beträge aus den Vorjahren 2017 auf −396,9 Mio. Euro und 2018 auf −213,2 Mio. Euro. Dies entspricht einem vereinbarten Preiseffekt von −21,90 bzw. −11,76 Euro.

▪ ▪ Fixkostendegressionsabschlag

Trotz seiner auf den ersten Blick großen Ähnlichkeiten zum im gleichen Jahr entfallenden Mehrleistungsabschlag ersetzt der mit dem KHSG ab 2017 eingeführte Fixkostendegressionsabschlag (FDA) zusätzlich die bisher auf Landesebene im LBFW wirksame Mengendegression. Für den FDA ist eine Laufzeit von

---

[2] Die vom Statistischen Bundesamt ermittelten Teilorientierungswerte für Personal- und Sachkosten liegen bei 2,73 % bzw. 1,11 %.
[3] Mostert et al. 2015.
[4] „Vereinbarung gemäß § 9 Abs. 1 Nr. 7 KHEntgG – Erhöhungsrate für das Jahr 2017 – vom 29.09.2017".
[5] Von den Regelungen ausgenommen sind Mehrleistungen aus DRGs mit einem Sachkostenanteil von mehr als 66,7 % oder solche, die aus krankenhausplanerischen Maßnahmen resultieren.

drei Jahren vorgesehen. Somit tritt ein befristeter krankenhausindividueller Abschlag an die Stelle einer dauerhaften Wirkung im LBFW, um die Skaleneffekte aus der Erbringung von Mehrleistungen abzubilden. Für die Jahre 2017 und 2018 wurde der FDA Regelsatz auf 35 % gesetzlich festgelegt. Das bedeutet, dass für erbrachte Mehrleistungen eine Kürzung der Vergütung um 35 % erfolgt. Der FDA-Regelsatz gilt für alle Regelleistungen, die nicht unter einen Ausnahmetatbestand[6] oder eine Sonderregelung[7] fallen, die den Abschlag auf die Hälfte reduziert. Ein erhöhter Abschlag von bis zu 50 % kann für zusätzliche Leistungen mit höherer Fixkostendegression vereinbart werden oder wenn in hohem Maße wirtschaftlich begründete Mengensteigerungen vorliegen. Ab 2019 entfällt entsprechend der Vorgaben im PpSG die Möglichkeit, einen höheren FDA zu vereinbaren.

Die Summe der neu vereinbarten Fixkostendegressionsabschläge beträgt im Jahr 2017 149,4 Mio. Euro aus 328 Budgetvereinbarungen. Bis auf wenige Ausnahmefälle gelten diese Beträge im Jahr 2018 weiter. Hinzu kommen Vereinbarungen für neue Mehrleistungen in den selben oder anderen Krankenhäusern. Daran, dass das vereinbarte Gesamtvolumen im Jahr 2018 bei 233,9 Mio. Euro liegt, ist zu erkennen, dass die Summe der neuvereinbarten Beträge im Vergleich zum Vorjahr gesunken ist. Der Effekt auf den Preis von DRG-Leistungen beträgt entsprechend 2017 −8,24 Euro und 2018 −12,90 Euro.

▪ ▪ G-BA-Mehrkostenzuschlag

Darüber hinaus wurden mit dem KHSG befristete Zuschläge für die Finanzierung von Mehrkosten aufgrund von Qualitätssicherungsrichtlinien des Gemeinsamen Bundesausschusses etabliert. Im April 2017 trat die entsprechende Vereinbarung zwischen den Vertragspartnern auf Bundesebene in Kraft.[8] In deren Anlage 1 wird auch die konkrete Zuschlagsfinanzierung der bislang einzigen Richtlinie geregelt, die Vorgaben für die Versorgung von Früh- und Reifgeborenen (QFR-RL) macht. Sie legt die Geltungsdauer der befristeten Zuschläge vom 05.11.2015 bis zum 31.12.2021 fest, wobei die Zuschlagsfinanzierung für die Jahre 2015 und 2016 in den Budgets ab 2017 erfolgt.

Die für das Budgetjahr 2017 vereinbarte Budgetsumme in Höhe 85,0 Mio. Euro reduzierte sich im Jahr 2018 auf 63,3 Mio. Euro. Gleichzeitig ist die Zahl der Krankenhäuser mit einem solchen Zuschlag in der Stichprobe um 18,3 % auf 155 angestiegen. Der Effekt auf den Preis von DRG-Leistungen im Jahr 2018 beträgt 3,49 Euro.

▪ ▪ Hygienesonderprogramm

Ebenfalls mit dem Beitragsschuldengesetz wurde die Förderung der Krankenhaushygiene im KHEntgG eingeführt. Ursprünglich sollten Krankenhäuser zusätzliche Mittel für die Neueinstellung und Weiterbildung von ärztlichem und pflegerischem Hygienepersonal für die Jahre 2013 bis 2016 erhalten. Mit dem Krankenhausstrukturgesetz (KHSG) aus 2016 wurde das Programm um weitere drei Jahre bis 2019 verlängert.

Für das Jahr 2017 beträgt das vereinbarte Budgetvolumen in den hier untersuchten Krankenhäusern für das Hygienesonderprogramm 82,0 Mio. Euro. Es steigt 2018 um 9,3 % auf 89,6 Mio. Euro, was mit einer Preiswirkung auf die DRG-Leistungen von 4,49 Euro einhergeht.

---

[6] Komplett vom FDA ausgenommen sind Mehrleistungen aus den Bereiche Transplantationen, Polytraumata, Versorgung Schwerbrandverletzter, Versorgung Frühgeborener, Leistungen für zusätzliche Versorgungsaufträge sowie Leistungen von Zentren. Ferner sind Leistungen mit einem Sachkostenanteil von mehr als 2/3 und DRGs, deren Bewertungsrelationen im Katalog abgesenkt wurden, weil Anhaltspunkte für wirtschaftlich begründete Fallzahlsteigerungen in der Vergangenheit vorliegen.

[7] Der hälftige FDA kommt für DRGs aus dem Katalog der „nicht mengenanfälliger Leistungen" zur Anwendung. Gleiches gilt im Falle von Leistungsverlagerungen im Einzugsgebiet eines Krankenhauses.

[8] „Vereinbarung gemäß § 9 Abs. 1a Nr. 1 KHEntgG zur Finanzierung von Mehrkosten aufgrund der Richtlinien des Gemeinsamen Bundesausschusses zur Qualitätssicherung (G-BA-Mehrkostenzuschlagsvereinbarung)".

Pflegestellenförderprogramm

Mit dem Krankenhausstrukturgesetz (KHSG) wurde das zweite Pflegestellenförderprogramm für die Budgetjahre 2016 bis 2018 beschlossen. In diesem Zeitraum können die Verhandlungspartner jährlich bis zu 0,15 % des Krankenhausbudgets zusätzlich für Neueinstellung oder Aufstockung vorhandener Teilzeitstellen im Pflegedienst vereinbaren. Dabei haben die Krankenhäuser einen Eigenanteil von 10 % aufzubringen, was sich mit den Vorgaben vom ersten Förderprogramm deckt. Mit dem Pflegepersonal-Stärkungsgesetz (PpSG) wurde das Pflegestellenförderprogramm nachträglich um ein weiteres Jahr verlängert. Im Jahr 2019 entfällt der Eigenanteil der Krankenhäuser und die Obergrenze für die Summe der Fördermittel.

Im Vergleich zu den 122,1 Mio. Euro aus 2017 hat sich bei den hier betrachteten Krankenhäusern das vereinbarte Volumen 2018 mit 171,4 Mio. Euro um 40,3 % erhöht. Die Auswirkungen des Pflegestellenförderprogramms auf den Preis von DRG-Leistungen summieren sich 2018 auf 9,45 Euro.

Pflegezuschlag

Das erste Pflegestärkungsgesetz (PSG I) regelte ab 2017 den Übergang des Versorgungszuschlags in den Pflegezuschlag, obwohl mit der gleichzeitigen Abschaffung der Mengenberücksichtigung in den LBFW die sogenannte „doppelte Degression" nicht mehr vorlag. Die Fördersumme jedes einzelnen Hauses leitet sich aus dessen Anteil an den Personalkosten für das Pflegepersonal aller allgemeinen Krankenhäuser im Bund ab.[9] Somit erfolgt die Ausschüttung nicht mehr pauschal über die Gesamterlöse im DRG-Bereich (Versorgungszuschlag), sondern über den konkreteren Aufwand für Pflegepersonal (Pflegezuschlag).

Das vereinbarte Volumen des Pflegezuschlags im Jahr 2017 summiert sich auf rund 425,8 Mio. Euro und auf 428,8 Mio. Euro im Jahr 2018. Der Preiseffekt liegt 2018 folglich mit 23,65 Euro auf einem vergleichbaren Niveau wie 2017.

20.4 Vereinbarte Leistungsentwicklung

Die folgenden beiden Abschnitte widmen sich der vereinbarten Leistungsentwicklung in den Bereichen DRG und Zusatzentgelte. Die wesentlichen Determinanten werden mit der Methode der Komponentenzerlegung identifiziert und quantifiziert.

20.4.1 Leistungsveränderung im DRG-Bereich

Die Leistungsmenge im DRG-Bereich wird über den Casemix (CM) ausgedrückt. Er ergibt sich aus Multiplikation der Komponenten Fallzahl und durchschnittlicher Fallschwere (CMI). Für einen zutreffenden Vergleich der vereinbarten Leistungsvolumina zweier Jahre ist es erforderlich, die Veränderungen zwischen den jeweils gültigen DRG-Katalogen zu berücksichtigen. Die Effekte aus dem G-DRG-Katalogwechsel 2017/2018 werden im Folgenden dargelegt.

Auswirkungen aus der G-DRG-Katalogrevision 2017/2018 (Katalogeffekt)

Die seit 2006 für den G-DRG-Katalog verwendete Normierungsmethode soll sicherstellen, dass die Anwendung eines neuen Kataloges gegenüber der Vorgängerversion auf nationaler Ebene zum gleichen CM-Volumen führt. Die jährliche Kalkulation des G-DRG-Katalogs durch das Institut für das Entgeltsys-

---

[9] Für das Jahr 2018 handelt es sich dabei konkret um 15.614.091.906 Euro, wie sie als Personalkosten im Pflegedienst für allgemeine Krankenhäuser für das Jahr 2015 in der Fachserie 12 Reihe 6.3 des Statistischen Bundesamts ausgewiesen sind. Der Anteil eines einzelnen Krankenhauses an diesem Betrag definiert den Anteil am Gesamtfördervolumen von 500 Mio. Euro. Für die Ermittlung werden die vom Krankenhaus gemeldeten Pflegekräfte mit den durchschnittlichen Pflegepersonalkosten des jeweiligen Bundeslandes multipliziert.

tem im Krankenhaus (InEK) führt aber neben der Neubewertung der jeweiligen Krankenhausleistungen auch zu strukturellen Änderungen des Entgeltsystems. Die Auswirkungen dieser Revisionen werden im Weiteren Katalogeffekt genannt.

Auf tiefergegliederten Ebenen, wie den Major Diagnostic Categories (MDCs)[10] und deren Partitionen, aber auch auf Krankenhaus- oder Landesebene sind zum Teil deutliche Katalogeffekte nicht unüblich. Aus ihnen resultiert eine entsprechende Änderung der Vergütungs- und damit Budgethöhe ohne reale Leistungsveränderung. Um diese Störgröße zu neutralisieren, werden für alle vergleichenden Darstellungen in den folgenden Kapiteln die vereinbarten DRG-Leistungen des Jahres 2017 in den Katalog des Jahres 2018 überführt.[11]

Mit Überleitung der Vereinbarungen des Jahres 2017 auf den G-DRG-Katalog 2018 sinkt der CM für die hier betrachteten Einrichtungen um rund 31.291 Bewertungsrelationen (BR), was einem Katalogeffekt von −0,17 % entspricht. Der leicht negative Wert ist primär auf die Ausgliederung der neuen Zusatzentgelte ZE162 und ZE163 zurückzuführen.[12] Die individuellen Katalogeffekte der Krankenhäuser liegen zwischen −14,7 % und 6,1 %.

□ **Tabelle 20.3** Verteilung der Katalogeffekte 2017 nach 2018 auf Einzelhausebene

	Katalogeffekt
1. Quintil	negativer als −0,55 %
2. Quintil	zwischen −0,55 % und −0,14 %
3. Quintil	zwischen −0,14 % und 0,12 %
4. Quintil	zwischen 0,12 % und 0,38 %
5. Quintil	positiver als 0,38 %

n = 1.240 Krankenhäuser
Krankenhaus-Report 2020

Die 20 % der Häuser mit den negativsten katalogbedingten Veränderungen verzeichnen einen CM-Rückgang von mehr als 0,55 %. Für 20 % der Krankenhäuser erfolgt eine Aufwertung des vereinbarten CM-Volumens um mindestens 0,38 % (□ Tab. 20.3). Somit fällt die Spreizung der Katalogeffekte auf Hausebene etwas schwächer aus als im Vorjahr.[13]

Auf Ebene der 26 MDCs ist die Abwertung der in den vorangegangenen Jahren mengendynamischen MDC 5 (Krankheiten und Störungen des Kreislaufsystems) am deutlichsten (□ Abb. 20.3). Sie verliert aufgrund der Katalogrevision 40.575 BR, was einem Effekt von −1,28 % entspricht. Die prozentual deutlichsten Aufwertungen gab es mit 1,7 % und 1,6 % in den MDCs 13 (Krankheiten und Störungen der weiblichen Geschlechtsorgane) und MDC 3 (Krankheiten und Störungen im HNO-Bereich).

■ ■ **Komponentenzerlegung der vereinbarten CM-Veränderung im DRG-Bereich**

Nach Bereinigung des Katalogeffektes ergibt sich eine vereinbarte Leistungsentwicklung von 2017 nach 2018 von ca. 31.250 CM-Punkten (+0,2 %) (□ Abb. 20.4). Zur detaillierten Analyse der Leistungsentwicklung im DRG-Bereich wird im Folgenden das Konzept der Kom-

---

[10] Die deutsche Bezeichnung für MDC lautet Hauptdiagnosegruppe. Eine Aufstellung aller MDCs findet sich in □ Tab. 20.4.
[11] Die Abbildung der Vereinbarungen des Jahres 2017 nach G-DRG-Katalog 2018 erfolgt mit dem Verfahren der „Vereinbarungsgewichteten Überleitung". Dieses Verfahren gewichtet die vereinbarten Mengen des Jahres 2017 je DRG mit einer hausspezifischen Überleitungstabelle auf Basis von § 301-Daten von AOK-Versicherten (Friedrich und Paschen 2005).
[12] Der nationale Katalogeffekt aus der Normierung des G-DRG Systems für das Datenjahr 2017 beträgt nach Auskunft des InEKs in der finalen Version −0,204 %. Davon gehen −0,180 % auf die Ausgliederung der neuen Zusatzentgelte ZE162 und ZE163 zurück, weitere −0,024 % auf neue – nicht näher bezeichnete – NUBs. Die Umsetzung der endgültigen Bereinigung i. H. v. 130 Mio Euro für die neuen Zusatzentgelte für Pflegegrade erfolgte auf Basis der definitorischen Festlegung, dass der ursprüngliche Korrektur-CM einem Betrag von 80 Mio. Euro entsprach. Beide Werte wurden im Rahmen des Spitzengesprächs so festgelegt.
[13] Mostert et al. 2019.

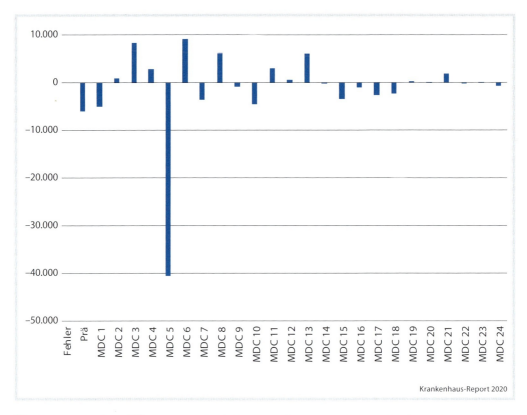

Abb. 20.3 Absolute CM-Änderung je MDC infolge der Katalogrevision 2018 zum Vorjahr (in BR) (n = 1.240 Krankenhäuser)

ponentenzerlegung[14] angewendet. Sie quantifiziert den Einfluss von Fallzahl und Fallschwere (CMI) und zerlegt die CMI-Entwicklung in weitere Teilkomponenten. Isoliert betrachtet führt der Fallzahlrückgang zu einem Rückgang von 51.000 CM-Punkten (−0,3 %). Hingegen führt die durchschnittliche Fallschwere (CMI) zu einem Anstieg von 82.200 CM-Punkten (+0,5 %).

Die Komponente CMI lässt sich unterteilen in die Bewertungsrelation- und in die Strukturkomponente. Dass sich der Trend hin zu kürzeren Verweildauern fortsetzt, zeigt der absenkende Einfluss (−0,3 %) der BR-Komponente. Eine Tendenz zur Vereinbarung höher bewerteter Leistungen, der sich an der positiven Strukturkomponente ablesen lässt, ist ebenfalls schon seit vielen Jahren zu beobachten. Sie liegt mit +0,8 % etwas höher als im Vorjahr (+0,5 %).[15]

Verschiebungen innerhalb von Basis-DRGs (**Intra-ADRG-Komponente**) gehen mit einem

---

[14] Für die Anwendung der Komponentenzerlegung müssen zwei Bedingungen erfüllt sein: eine Produkthomogenität und eine ausgeprägte Produkthierarchie. Erstere wird dadurch gewährleistet, dass die Vereinbarungen beider Jahre über den DRG-Katalog 2018 abgebildet werden. Die zweite Bedingung ist durch die natürlichen Eigenschaften des DRG-Systems erfüllt, da es die Ebenen DRG, Basis-DRG, Partition und MDC vorsieht. Für Analysen im DRG-System hat das Konzept bereits mehrmals Anwendung gefunden, wie bspw. bei Friedrich und Günster 2006; Fürstenberg et al. 2013. Für eine ausführliche Beschreibung weiterer theoretischer Grundlagen der Komponentenzerlegung siehe Reichelt 1988.

[15] Mostert et al. 2019.

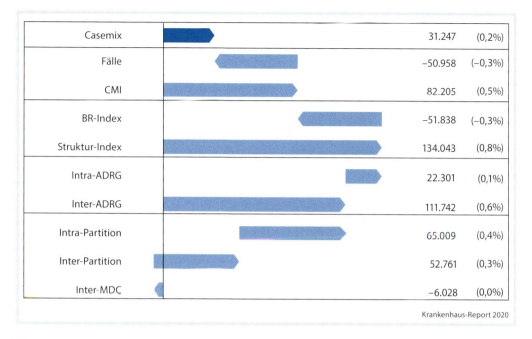

Abb. 20.4 Komponenten der vereinbarten CM-Entwicklung 2017/2018 (n = 1.240 Krankenhäuser)

Effekt von 0,1 % ein. Der größte Teil des Struktureffekts ist auf die Verschiebungen zwischen den Basis-DRGs (**Inter-ADRG-Komponente**) zurückzuführen (+0,6 %). Im hierarchischen Aufbau des DRG-Systems können diese Verschiebungen

- innerhalb der gleichen MDC und Partition (**Intra-Partition**) (+0,4 %),
- innerhalb der gleichen MDC aber unterschiedlichen Partitionen (**Inter-Partition**) (+0,3 %) und
- zwischen unterschiedlichen MDCs (**Inter-MDC**) (0,0 %)

stattfinden.

Tab. 20.4 zeigt die Komponenten der vereinbarten CM-Entwicklung je MDC und Abb. 20.5 die Bedeutung der einzelnen MDCs für die Gesamt-CM-Veränderung von 2017 nach 2018. Die negativste und positivste relative CM-Veränderungsrate liegen bei MDCs mit kleineren CM-Volumen vor: MDC 20 (Alkohol und Drogengebrauch) −3,2 % und MDC 19 (Psychiatrische Krankheiten und Störungen) +8,4 %. Insgesamt machen die sechs CM-stärksten MDCs 2018 einen Anteil von 67,8 % des gesamten CM-Volumens aus. Aufgrund des hohen Volumens führen hier bereits kleine relative Änderungsraten zu größeren absoluten CM-Veränderungen. So verzeichnet die MDC 4 (Atmungsorgane) den stärksten absoluten Anstieg um rund 20.400 CM-Punkte (+1,8 %) und die MDC 5 (Kreislaufsystem) den stärksten absoluten Rückgang um rund 18.500 CM-Punkten (−0,6 %).

Abb. 20.6 stellt die jährlichen relativen CM-Veränderungsraten im Zeitverlauf ab 2014 für die sechs CM-stärksten MDCs im Jahr 2018 dar. Es zeigt sich, dass bis auf MDC 6 (Verdauungsorgane) und MDC 4 (Atmungsorgane) alle hier gezeigten MDCs bis zum Jahr 2016 ein starkes Wachstum aufweisen. Ab dem Jahr 2017 sind nur noch schwächere Zuwächse zu verzeichnen oder sogar Rückgänge im CM-Volumen. Die MDC 4 (Atmungsorgane) weist in den Jahren 2017 und 2018 die stärksten Zuwachsraten in der Gruppe der CM-stärksten MDCs auf.

◻ Tabelle 20.4 Komponenten der vereinbarten CM-Entwicklung 2017/2018 und Anteil Pflege-Casemix je MDC

		Casemix 2018	Fälle 2018 (in Tsd.)	Veränderungswerte (Komponentenzerlegung)									Anteil Pflege-Casemix 2018
				Case-mix	davon								
					Fälle	CMI	davon						
							BR-Index	Struktur-index	davon				
									Intra-ADRG	Inter-ADRG	davon		
											Intra-Partition	Inter-Partition	
	Gesamt	17.666.459	16.469	0,2 %	−0,3 %	0,5 %	−0,3 %	0,8 %	0,1 %	0,6 %	0,4 %	0,3 %	20,4 %
Prä-MDC		1.341.826	121	0,2 %	0,2 %	0,0 %	−0,1 %	0,1 %	−0,4 %	0,5 %	0,4 %	0,1 %	31,6 %
MDC 1	Nervensystem	1.391.567	1.305	−0,6 %	−1,1 %	0,5 %	−0,3 %	0,8 %	0,0 %	0,8 %	0,3 %	0,4 %	23,1 %
MDC 2	Auge	199.963	319	1,8 %	1,0 %	0,7 %	−0,4 %	1,2 %	0,1 %	1,0 %	1,0 %	0,0 %	16,5 %
MDC 3	HNO-Bereich	531.654	708	−0,6 %	−0,6 %	0,0 %	−0,1 %	0,1 %	0,0 %	0,1 %	0,7 %	−0,7 %	17,6 %
MDC 4	Atmungsorgane	1.155.994	1.265	1,8 %	1,1 %	0,6 %	−0,3 %	1,0 %	0,1 %	0,9 %	0,4 %	0,4 %	25,0 %
MDC 5	Kreislaufsystem	3.111.536	2.531	−0,6 %	−1,5 %	0,9 %	−0,4 %	1,4 %	0,3 %	1,0 %	0,4 %	0,7 %	17,4 %
MDC 6	Verdauungsorgane	1.660.466	1.870	−0,3 %	−0,4 %	0,1 %	−0,4 %	0,6 %	0,0 %	0,5 %	0,2 %	0,4 %	18,8 %
MDC 7	Hepatobiliäres System und Pankreas	584.978	505	−0,3 %	−0,2 %	0,0 %	−0,3 %	0,3 %	0,4 %	−0,1 %	0,0 %	0,0 %	17,8 %
MDC 8	Muskel-Skelett-System und Bindegewebe	3.316.182	2.393	0,2 %	−0,9 %	1,1 %	−0,4 %	1,5 %	0,4 %	1,1 %	0,7 %	0,4 %	16,0 %
MDC 9	Haut, Unterhaut und Mamma	591.768	745	0,5 %	0,8 %	−0,3 %	−0,5 %	0,2 %	0,2 %	0,0 %	0,2 %	−0,2 %	19,2 %

20.4 · Vereinbarte Leistungsentwicklung

Tabelle 20.4 (Fortsetzung)

MDC 10	Endokrine, Ernährungs- und Stoffwechselkrankheiten	388.985	1,7 %	1,6 %	0,0 %	−0,1 %	0,1 %	0,3 %	−0,3 %	0,4 %	−0,6 %	20,9 %
MDC 11	Harnorgane	731.045	0,7 %	0,2 %	0,5 %	−0,3 %	0,7 %	0,0 %	0,8 %	0,4 %	0,4 %	20,8 %
MDC 12	Männliche Geschlechtsorgane	228.758	3,6 %	3,6 %	0,0 %	−0,3 %	0,3 %	−0,2 %	0,4 %	0,5 %	−0,1 %	16,1 %
MDC 13	Weibliche Geschlechtsorgane	351.080	−1,5 %	−1,4 %	−0,2 %	−0,1 %	0,0 %	0,0 %	0,0 %	0,1 %	−0,1 %	14,9 %
MDC 14	Schwangerschaft, Geburt und Wochenbett	554.562	−0,1 %	−0,4 %	0,3 %	0,0 %	0,3 %	0,0 %	0,3 %	0,3 %	0,1 %	16,9 %
MDC 15	Neugeborene	460.353	0,1 %	0,7 %	−0,5 %	0,0 %	−0,6 %	−0,1 %	−0,4 %	−0,5 %	0,1 %	38,1 %
MDC 16	Blut, blutbildende Organe und Immunsystem	104.642	−1,1 %	−0,8 %	−0,3 %	−0,4 %	0,1 %	0,1 %	−0,1 %	−0,1 %	0,0 %	20,9 %
MDC 17	Hämatologische und solide Neubildungen	251.646	1,7 %	1,9 %	−0,3 %	0,0 %	−0,3 %	−0,2 %	−0,1 %	0,5 %	−0,5 %	20,5 %
MDC 18	Infektiöse und parasitäre Krankheiten	288.696	2,8 %	2,7 %	0,1 %	0,1 %	0,0 %	−0,2 %	0,1 %	0,1 %	0,0 %	26,7 %
MDC 19	Psychiatrische Krankheiten und Störungen	61.669	8,6 %	1,8 %	6,7 %	0,3 %	6,3 %	0,1 %	6,2 %	−0,3 %	6,5 %	22,0 %
MDC 20	Alkohol- und Drogengebrauch	49.417	−3,2 %	−4,0 %	0,8 %	0,0 %	0,9 %	−0,2 %	1,0 %	0,0 %	1,0 %	24,6 %
MDC 21	Verletzungen, Vergiftungen u.a.	160.558	−0,5 %	−0,3 %	−0,3 %	−0,4 %	0,1 %	−0,4 %	0,6 %	−0,1 %	0,6 %	21,6 %
MDC 22	Verbrennungen	16.939	4,3 %	1,5 %	2,7 %	−0,1 %	2,9 %	−0,4 %	3,3 %	0,8 %	2,4 %	26,8 %
MDC 23	Faktoren, die den Gesundheitszustand beeinflussen	43.805	−2,2 %	−1,7 %	−0,5 %	−0,6 %	0,1 %	−0,3 %	0,5 %	0,1 %	0,4 %	21,6 %
MDC 24	Sonstige DRG	88.369	4,3 %	4,9 %	−0,6 %	−0,3 %	−0,3 %	−0,1 %	−0,3 %	−0,2 %	0,0 %	20,7 %

n = 1.240 Krankenhäuser
Anmerkung: Die Inter-MDC-Komponente entfällt in dieser Tabelle, da diese auf MDC-Ebene nicht abgebildet werden kann.
Krankenhaus-Report 2020

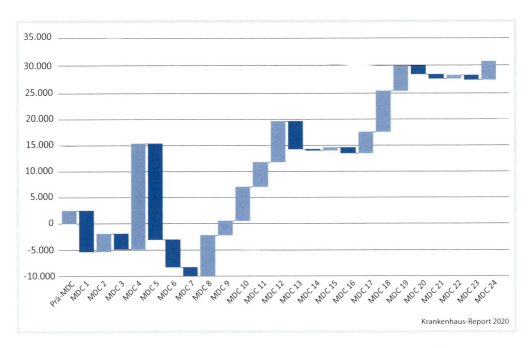

Abb. 20.5 Absolute Veränderung des vereinbarten CM je MDC 2018 gegenüber dem Vorjahr (n = 1.240 Krankenhäuser)

❚❚ Exkurs: Pflegekostenanteile

Aufgrund der Ausgliederung der Pflegepersonalkosten aus dem DRG-System kommt es ab dem Jahr 2020 zu größeren Änderungen. Die Pflege wird künftig über ein krankenhausindividuelles Pflegebudget nach dem Selbstkostendeckungsprinzip vergütet. Ausgegliedert werden die Pflegepersonalkosten der unmittelbaren Patientenversorgung auf bettenführenden Abteilungen. Auf Basis der InEK-Kostenmatrix handelt es sich hierbei um die Personalkosten des Pflegedienstes auf der Normal- und Intensivstation sowie in der Dialyseabteilung. Für die Patientenaufnahme wurde im Folgenden angenommen, dass 50 % des Casemix der „Pflege am Bett" zuzuordnen sind (GKV-SV et al. 2019).[16]

Im bisherigen DRG-System sind in der Stichprobe circa 20 % des CM der Pflege zugeordnet. Jedoch zeigen sich deutliche Unterschiede nach MDC. So beinhalten die MDC 13 (Krankheiten und Störungen der weiblichen Geschlechtsorgane) und die MDC 8 (Krankheiten und Störungen am Muskel-Skelett-System und Bindegewebe) nur einen Pflegeanteil von 14,9 % bzw. 16,0 %. Hingegen weisen die MDC 15 (Neugeborene) und die MDC 22 (Verbrennungen) einen Pflegeanteil von 38,1 % bzw. 26,8 % auf (❚ Tab. 20.4, letzte Spalte). Da Krankenhäuser ein unterschiedliches Leistungsspektrum aufweisen, hat die Ausgliederung der Personalkosten unterschiedliche Auswirkungen. Bei 6 % der Krankenhäuser in der Stichprobe werden nur bis zu 15 % Prozent des ursprünglichen Casemix ausgegliedert. Hingegen liegt der Anteil des Pflege-Casemix bei 10 % der Krankenhäuser bei 25 % und höher. Somit verbleiben bei 6 % der Krankenhäuser mehr als 85 % des ursprünglichen CM-Volumens in der DRG und bei 10 % der Krankenhäuser nur 75 % oder we-

---

[16] Bei der Erstellung des Beitrags war noch unklar, wie hoch der Anteil der „Pflege am Bett" in der Patientenaufnahme ist. Der Anteil der Patientenaufnahme insgesamt an den Personalkosten im Pflegedienst liegt jedoch auch nur bei 0,9 % und spielt daher eine untergeordnete Rolle.

20.4 · Vereinbarte Leistungsentwicklung

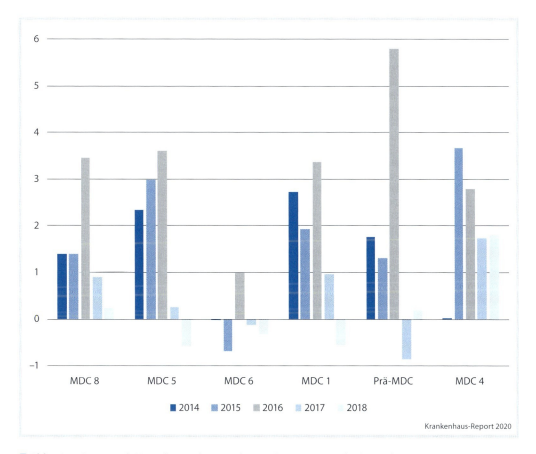

■ **Abb. 20.6** Prozentuale Veränderung des vereinbarten CM 2014–2018 der CM-stärksten MDCs 2018 (n = 1.240 Krankenhäuser)

niger. Durch das Selbstkostendeckungsprinzip wird sich die Höhe der vergüteten Pflegekosten zukünftig unabhängig von den Preismechanismen im DRG-System entwickeln. Inwiefern sich das auf die gesamte Budgetentwicklung auswirkt, bleibt abzuwarten.

20.4.2 Leistungsentwicklung im Zusatzentgelte-Bereich

Zwischen 2017 und 2018 ist das Volumen der vereinbarten Zusatzentgelte für die hier betrachteten Häuser um 8,6 % auf 2.510,8 Mio. Euro gestiegen. Ihr Anteil am Gesamtbudget beträgt 2018 in Summe 3,9 %.

Für einen kleineren Teil der Zusatzentgelte werden die Preise individuell mit einzelnen Krankenhäusern vereinbart, weil noch keine ausreichende beziehungsweise ausreichend homogene Datengrundlage zur Kalkulation bundeseinheitlicher Preise durch das InEK existiert. Für den überwiegenden Teil der Zusatzentgelte ist jedoch ein bundesweit einheitlicher Preis festgelegt. Die bundesweit einheitlich bepreisten Zusatzentgelte werden in der AEB im E2-Formular erfasst, die hausindividuell vergüteten im E3.2-Formular.

Die E3.2-Zusatzentgelte machen mit einem Anteil von 39,5 % den kleineren Teil der Zusatzentgelte aus.[17] Rechnerisch wächst ihr Bud-

---

[17] Zu dieser Gruppe zählen auch Zusatzentgelte für Neue Untersuchungs- und Behandlungsmethoden

get mit 31,8 % auf 991,8 Mio. Euro sehr stark an. Dies ist jedoch durch den Umstand bedingt, dass fünf Arzneimittel, darunter auch recht umsatzstarke, aus dem E2- in den E3.2-Bereich gewechselt sind.[18]

Auf die bundesweit einheitlich vergüteten Zusatzentgelte entfällt ein Budgetvolumen von 1.519,0 Mio. Euro im Jahr 2018. Das E2-Budgetvolumen sinkt damit um 2,6 %.

Wie bereits in den Vorjahren ist das ZE130 „Hochaufwendige Pflege von Erwachsenen" 2018 mit 362,2 Mio. Euro das umsatzstärkste E2-Zusatzentgelt (◘ Tab. 20.5). Es weist darüber hinaus einen überdurchschnittlichen Anstieg von 13,3 % auf. Dieses Zusatzentgelt macht allein praktisch ein Viertel des gesamten Budgets für E2-Zusatzentgelte aus. Das in der Vergangenheit ebenfalls als sehr umsatzstark zu Buche schlagende ZE148 „Gabe von Rituximab, intravenös" ist aus dem E2-Bereich in den E3.2-Bereich gewechselt, das heißt zu den unbewerteten Zusatzentgelten, und taucht daher in der vorliegenden Betrachtung nicht mehr auf. Neu hinzugekommen ist hingegen das ZE163 „Erhöhter Pflegeaufwand bei pflegebedürftigen Patienten (DRG-Tabelle 2)" mit einem Budget von 75,1 Mio. Euro.

◘ Tab. 20.5 zerlegt die Budgetveränderung für die 15 umsatzstärksten Zusatzentgelte in Mengen-, Preis- und Struktureffekte, wie zum Beispiel Verschiebungen zwischen Dosierungsklassen bei Medikamenten. So geht der starke Budgetanstieg beim ZE130 klar auf die Mengenkomponente zurück, sein Preis steigt hingegen nur verhältnismäßig gering an. Eine Besonderheit stellt das ZE101 („Medikamentefreisetzende Koronarstents") dar. Bei diesem ist bereits seit Jahren ein deutlicher Budgetrückgang bei leicht steigenden Mengen festzustellen, bedingt durch einen sehr ausgeprägten Preisrückgang.[19] Bezogen auf alle E2-Entgelte lässt sich jedoch erkennen, dass eindeutig die Mengenkomponente budgetsteigernd wirkt, während die Preis- und insbesondere die Strukturkomponente eine dämpfende Wirkung ausüben.

Eine andere Betrachtungsweise bietet die Unterteilung der E2-Zusatzentgelte nach Segmenten, die so nicht im Katalog zu finden sind. Es handelt sich hierbei um die Zusatzentgelte für Dialyseverfahren, um Medikamentengaben sowie um die sonstigen Zusatzentgelte. ◘ Tab. 20.6 stellt die Mengen-, Preis- und Struktureffekte für diese drei Segmente dar. Das Segment „sonstige Zusatzentgelte" ist heterogen und umfasst auch besondere Behandlungsverfahren, wie zum Beispiel ZE130 und ZE131 für die hochaufwendige Pflege. Gerade dieses Segment ist 2018 gegenüber dem Vorjahr sehr stark angewachsen, was nicht zuletzt darauf zurückzuführen ist, dass die umsatzstarken neuen Zusatzentgelte ZE162 und ZE163 („erhöhter Pflegeaufwand bei pflegebedürftigen Patienten") in diesen Bereich gehören. Das Budget dieses Segments wuchs um 18,8 %, was auf einen enormen Mengenanstieg von 76,3 % zurückzuführen ist.

Im Gegensatz hierzu ist das Segment der Medikamentengabe um mehr als ein Viertel gesunken, was insbesondere einem Mengenrückgang geschuldet ist; aber auch die Strukturkomponente hat sich budgetsenkend ausgewirkt. Auch die Ausgliederung einer ganzen Reihe von Medikamenten aus dem E2 in das E3.2 spielt hierbei eine Rolle (ZE49 „Bortezomib"; ZE66 „Adalimumab", ZE68 „Infliximab", ZE79 „Busulfan", ZE148 „Rituximab").

Insgesamt haben sich damit innerhalb des E2 zwischen den Segmenten deutliche Verschiebungen ergeben. Mehr als die Hälfte des E2-Budgets entfällt mittlerweile auf die sonstigen Zusatzentgelte, was insbesondere zulasten der Medikamente geht, deren Anteil von über 40 % im Jahr 2017 auf 31,8 % zurückgeht. Hintergrund ist, dass vermehrt Pflegeleistungen über Zusatzentgelte erfasst werden, während Medikamente in das unbepreiste E3.2 überwechseln. In der Summe ist das E2-Budget allerdings um 2,5 % gesunken, was einen etwas stärkeren Rückgang darstellt als im Vorjahr (−2,0 %).

(NUB) und hochspezialisierte Leistungen nach § 6 Abs. 2a KHEntgG.
[18] InEK 2017 S. 149.
[19] Mostert et al. 2019.

20.4 · Vereinbarte Leistungsentwicklung

Tabelle 20.5 Komponenten der vereinbarten Budgetveränderung für die 15 umsatzstärksten Zusatzentgelte 2018

Zusatzentgelt		Segment[a]	Anzahl (in Tsd.)	Budget (in Mio. Euro)	Budgetanteil	Budgetveränderung zum Vorjahr	davon Mengenkomponente	Preiskomponente	Strukturkomponente
Hochaufwendige Pflege von Erwachsenen	ZE130	S	292	362,2	24,9 %	13,3 %	11,7 %	1,5 %	−0,1 %
Gabe von Human-Immunglobulin, polyvalent, parenteral	ZE93	M	33	97,0	6,7 %	7,6 %	4,4 %	1,0 %	2,0 %
Hämodialyse, intermittierend	ZE01	D	372	85,9	5,9 %	−0,4 %	−2,7 %	2,4 %	0,0 %
erhöhter Pflegeaufwand bei pflegebedürftigen Patienten (DRG-Tabelle 2)	ZE163	S	342	75,1	5,2 %	0,0 %	0,0 %	0,0 %	0,0 %
Gabe von Apherese-Thrombozyten-konzentraten	ZE147	M	26	51,7	3,6 %	−8,5 %	−6,6 %	−1,9 %	−0,2 %
Hämodialyse, kontinuierlich, venovenös, pumpengetrieben (CVVHD)	ZE120	D	30	49,5	3,4 %	15,1 %	6,1 %	6,7 %	1,6 %
Gabe von Bevacizumab, parenteral	ZE74	M	18	48,4	3,3 %	−1,6 %	−0,6 %	−0,2 %	−0,8 %
Spezialisierte stationäre palliativmedizinische Komplexbehandlung	ZE145	S	25	45,7	3,1 %	−0,5 %	3,3 %	−4,3 %	0,7 %
Palliativmedizinische Komplexbehandlung	ZE60	S	29	42,5	2,9 %	−2,9 %	−4,3 %	1,4 %	0,2 %
Medikamente-freisetzende Korona-stents	ZE101	S	291	36,3	2,5 %	−29,2 %	1,9 %	−31,5 %	1,4 %
Plasmapherese	ZE36	S	5	30,4	2,1 %	−1,6 %	−1,2 %	1,1 %	−1,5 %
Gabe von Erythrozytenkonzentraten	ZE107	M	14	29,7	2,0 %	−2,3 %	−2,3 %	−0,5 %	0,5 %
Extrakorporale Photopherese	ZE37	S	20	25,2	1,7 %	2,7 %	1,2 %	1,5 %	0,0 %
Hämodiafiltration, kontinuierlich	ZE121	D	15	23,9	1,6 %	7,7 %	−1,5 %	6,4 %	2,8 %
Gabe von Thrombozytenkonzentraten	ZE146	M	12	23,1	1,6 %	8,1 %	1,6 %	0,3 %	6,0 %
alle E2-Zusatzentgelte			2.000	1.454,4	100,0 %	−2,5 %	31,6 %	−1,3 %	−25,0 %

[a] „M" = Medikamentengabe; „D" = Dialyse; „S" = Sonstige
n = 1.240 Krankenhäuser
Krankenhaus-Report 2020

Tabelle 20.6 Komponenten der vereinbarten Budgetveränderung nach Segmenten 2018

Segment	Anzahl (in Tsd.)	Budget (in Mio. Euro)	Budget-anteil	Budget-veränderung zum Vorjahr	davon			davon in der Warenkorbkomponente		
					Mengen-komponente	Preis-komponente	Struktur-komponente	kontinuierlich	Abgänge	Zugänge
Sonstige	1.278	797,3	54,8 %	18,8 %	76,3 %	−2,5 %	−30,9 %	1,4 %	0,0 %	−31,8 %
Dialyse	502	195,4	13,4 %	3,8 %	−2,4 %	4,3 %	1,9 %	1,9 %	0,0 %	0,0 %
Medikamentengabe	220	461,8	31,8 %	−27,0 %	−21,5 %	−1,6 %	−5,6 %	1,0 %	−6,5 %	0,0 %
alle E2-Zusatzengelte	2.000	1.454,4	100,0 %	−2,5 %	31,6 %	−1,3 %	−25,0 %	1,5 %	−7,6 %	−20,0 %

n = 1.240 Krankenhäuser
Krankenhaus-Report 2020

◘ Abb. 20.7 stellt die maßgeblichen Einflussfaktoren für die vereinbarten Budgetveränderungen bundeseinheitlicher Zusatzentgelte insgesamt nach der Methode der Komponentenzerlegung dar.[20] Anders als bei der bisherigen Betrachtung werden hierbei nur diejenigen Entgelte betrachtet, die sowohl 2017 als auch 2018 dem E2 zugeordnet sind; Zu- und Abgänge werden nicht berücksichtigt. Beispielsweise fällt der starke Einfluss der fünf aus dem E2 ausgegliederten Medikamentengaben somit weg. Ebenso wird beispielsweise der umsatzstarke Neuzugang ZE163 nicht berücksichtigt. Auch bei dieser Betrachtungsweise bestätigt sich der starke Einfluss der Mengenentwicklung auf das Budget. Während die Preisentwicklung budgetsenkend wirkt, ist der Struktureffekt hier – anders als bei der oben gewählten Betrachtungsweise, die die Zu- und Abgänge einschloss – klar positiv. Mit anderen Worten: Bei den in beiden Jahren im Katalog befindlichen Zusatzentgelten zeichnet sich eine klare Entwicklung zu höherer Komplexität ab, beispielsweise in Form einer Tendenz zur Vereinbarung höherer Dosierungsklassen bei Medikamenten.

20.5 Umsetzung der Verhandlungsergebnisse

Der § 4 Abs. 2 Satz 1 KHEntgG gibt eine leistungsorientierte Erlösbudgetermittlung vor, die sich nach den vorraussichtlich zu erbringenden Leistungen richten soll, also eigentlich eine prospektive Budgetvereinbarung ist. Bereits in den vergangenen Jahren war ein Trend hin zu späteren Umsetzungszeitpunkten zu beobachten, der für zunehmend unterjährige oder retrospektive Verhandlungen beziehungsweise Einigungen steht.[21] Diese Entwicklung zeigt sich auch im Vergleich der Jah-

---

[20] Zu den methodischen Voraussetzungen der Anwendung der Komponentenzerlegung auf den Bereich der E2-Zusatzentgelte vergleiche Mostert et al. 2013.
[21] Im Jahr 2011 lag die unterjährige Umsetzungsquote bei 72,5 %. Der Wert verringerte sich bis 2016 durchschnittlich um 3,7 Prozentpunkte p. a.

20.6 · Zusammenfassung und Diskussion

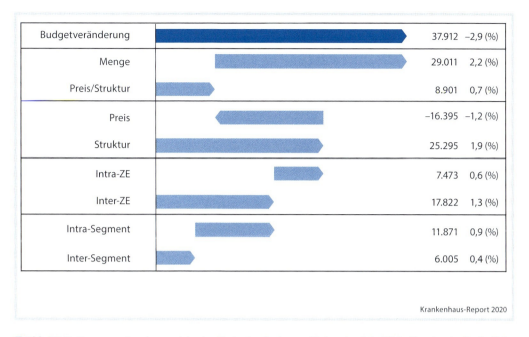

Abb. 20.7 Komponenten der vereinbarten Budgetveränderung für bundeseinheitliche Zusatzentgelte (in Tsd. Euro), 2018 im Vergleich zum Vorjahr (n = 1.240 Krankenhäuser)

re 2017 und 2018[22]: Für das Budgetjahr 2017 wurde gemessen an dem in Summe über alle LBFW vereinbarten CM-Volumen ca. 46 % in den Einzelhausverhandlungen unterjährig umgesetzt (Abb. 20.8). 2018 wurden vor allem in den letzten vier Monaten weniger Verhandlungsergebnisse genehmigt, sodass am Jahresende nur für ca. 39 % des CM-Volumens im LBFW Planungssicherheit bestand. Als Hauptursache für die verzögerte Umsetzung können die zunehmend komplexer werdenden Verhandlungstatbestände gelten. Dazu gehört zum Beispiel der im Jahr 2017 neu eingeführte FDA, der u. a. durch seine mehrjährige Geltung auch bei retrospektiven Vereinbarungen Diskussionspotenzial bietet. Ferner sind Verschiebeeffekte schlecht wieder aufzuholen,

da in der Regel nicht für ein Krankenhaus zwei Vereinbarungen in einem Jahr geeint werden.

20.6 Zusammenfassung und Diskussion

Verschiedene Entwicklungen, die sich bereits im vergangenen Jahr im Krankenhausbereich abgezeichnet haben, setzten sich auch 2018 mitunter verstärkt fort. Das Gesamtbudget stieg um 3,1 %, was einem absoluten Wachstum von mehr als 1,9 Mrd. Euro entspricht. Allerdings tritt dabei der budgeterhöhende Einfluss der Mengenentwicklung immer mehr in den Hintergrund. So wurde das erste Mal eine negative Fallzahlentwicklung (−0,3 %) vereinbart. Dass die Mengenentwicklung dennoch mit 0,3 % zur Budgeterhöhung beigetragen hat, ist auf die höhere vereinbarte Fallschwere zurückzuführen, die den Fallzahlrückgang überkompensiert.

---

[22] Für die Analyse der Umsetzungszeitpunkte wurde von der Stichprobe der 1.240 Krankenhäuser, zu denen in 2017 und 2018 eine Budgetvereinbarung vorliegt, abgewichen. Es wurden stattdessen alle im jeweiligen Budgetjahr vorliegenden Verhandlungsergebnisse einbezogen.

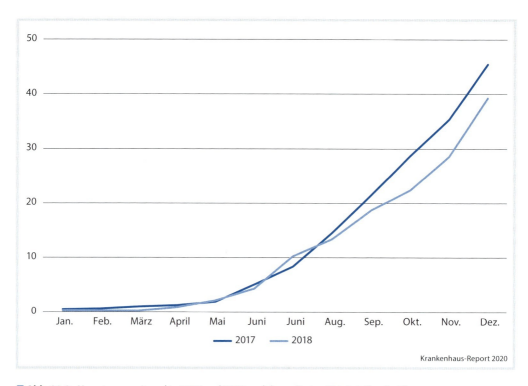

Abb. 20.8 Umsetzungszeitpunkte 2017 und 2018 nach kumulierten CM-Anteilen (in %)

Die zurückhaltende vereinbarte Mengenentwicklung zeigt sich auch bei der Summe der vereinbarten Fixkostendegressionsabschläge. Zwar haben auch im Jahr 2018 wieder Krankenhäuser FDA für neue Mehrleistungen vereinbart, allerdings in einem geringeren Umfang, als es im Jahr 2017 der Fall war. Dieser Abschlag und weitere geänderte Rahmenbedingungen aus dem Krankenhausstrukturgesetz beeinflussen nach wie vor den Preiseffekt, der insgesamt bei 2,8 % liegt. Ein Sondereffekt in der Preisentwicklung im Jahr 2018 ist die anteilige Tarifrefinanzierung von 0,16 % für das Vorjahr. Zudem ist das Budgetvolumen im Pflegestellenförderprogramm deutlich angestiegen. Hier bereits einen Zusammenhang mit der anstehenden Ausgliederung der Pflegepersonalkosten herzustellen wäre verfrüht.

Allerdings wird die Entwicklung von Pflegepersonalkosten und Vollkräften im Hinblick auf die Budgetentwicklung an Bedeutung gewinnen. Die unterschiedlichen Pflegekostenanteile in den DRGs verdeutlichen, dass das auf Einzelhausebene je nach Leistungsspektrum unterschiedlich sein wird.

Dass unabhängig davon bereits seit einigen Jahren – auch durch die Regelungen im KHSG – die Budgetverhandlungen vermehrt komplexer und streitbefangener wurden, zeigen die zunehmend späteren Verhandlungen und Umsetzungszeitpunkte. 2018 wurden mit knapp unter 40 % noch einmal weniger Budgetvereinbarungen unterjährig umgesetzt als im Vorjahr, was sich entsprechend negativ auf die Planungssicherheit der Kostenträger und Krankenhäuser auswirkt.

Anhang

Zusatzentgelte 2017 und 2018				
ZE-Nr.	Segment	Bezeichnung	2017	2018
ZE 01	D	Hämodialyse, intermittierend	X	X
ZE 02	D	Hämodiafiltration, intermittierend	X	X
ZE 09	S	Vollimplantierbare Medikamentenpumpe mit programmierbarem Tagesprofil	X	X
ZE 10	S	Künstlicher Blasenschließmuskel, Eingriffe bei artifiziellem Harnblasensphinkter	X	X
ZE 11	S	Wirbelkörperersatz, Wirbelkörperersatz und komplexe Rekonstruktion der Wirbelsäule	X	X
ZE 17	M	Gabe von Gemcitabin, parenteral	X	X
ZE 19	M	Gabe von Irinotecan, parenteral	X	X
ZE 30	M	Gabe von Prothrombinkomplex, parenteral	X	X
ZE 36	S	Plasmapherese	X	X
ZE 37	S	Extrakorporale Photopherese	X	X
ZE 40	M	Gabe von Filgrastim, parenteral	X	X
ZE 42	M	Gabe von Lenograstim, parenteral	X	X
ZE 44	M	Gabe von Topotecan, parenteral	X	X
ZE 47	M	Gabe von Antithrombin III, parenteral	X	X
ZE 48	M	Gabe von Aldesleukin, parenteral	X	X
ZE 49	M	Gabe von Bortezomib, parenteral	X	
ZE 50	M	Gabe von Cetuximab, parenteral	X	X
ZE 51	M	Gabe von Human-Immunglobulin, spezifisch gegen Hepatitis-B-surface-Antigen, parenteral	X	X
ZE 52	M	Gabe von Liposomalem Doxorubicin, parenteral	X	X
ZE 56	S	Vollimplantierbare Medikamentenpumpe mit konstanter Flussrate	X	X
ZE 58	S	Hydraulische Penisprothesen, andere Operationen am Penis	X	X
ZE 60	S	Palliativmedizinische Komplexbehandlung	X	X
ZE 61	S	LDL-Apherese	X	X
ZE 62	D	Hämofiltration, intermittierend	X	X
ZE 63	M	Gabe von Paclitaxel, parenteral	X	X
ZE 64	M	Gabe von Human-Immunglobulin, spezifisch gegen Zytomegalie-Virus, parenteral	X	X

Zusatzentgelte 2017 und 2018

ZE-Nr.	Segment	Bezeichnung	2017	2018
ZE 66	M	Gabe von Adalimumab, parenteral	X	
ZE 67	M	Gabe von Human-Immunglobulin, spezifisch gegen Varicella-Zoster-Virus, parenteral	X	X
ZE 68	M	Gabe von Infliximab, parenteral	X	
ZE 70	M	Gabe von C1-Esteraseinhibitor, parenteral	X	X
ZE 71	M	Gabe von Pegfilgrastim, parenteral	X	X
ZE 72	M	Gabe von Pegyliertem liposomalen Doxorubicin, parenteral	X	X
ZE 74	M	Gabe von Bevacizumab, parenteral	X	X
ZE 75	M	Gabe von Liposomalem Cytarabin, intrathekal	X	X
ZE 78	M	Gabe von Temozolomid, oral	X	X
ZE 79	M	Gabe von Busulfan, parenteral	X	
ZE 80	M	Gabe von Docetaxel, parenteral	X	X
ZE 93	M	Gabe von Human-Immunglobulin, polyvalent, parenteral	X	X
ZE 95	M	Gabe von Palifermin, parenteral	X	X
ZE 96	M	Gabe von Carmustin-Implantaten, intrathekal	X	X
ZE 97	M	Gabe von Natalizumab, parenteral	X	X
ZE 98	M	Gabe von Palivizumab, parenteral	X	X
ZE100	S	Implantation eines endobronchialen Klappensystems, andere Operationen an Lunge und Bronchien	X	X
ZE101	S	Medikamente-freisetzende Koronarstents	X	X
ZE105	S	Selektive Embolisation mit Metallspiralen (Coils) an Kopf, Hals (intra- und extrakraniell) und spinalen Gefäßen oder mit großlumigem Gefäßverschlusskörper	X	X
ZE106	S	Selektive Embolisation mit Metallspiralen (Coils), andere Lokalisation	X	X
ZE107	M	Gabe von Erythrozytenkonzentraten	X	X
ZE108	M	Gabe von patientenbezogenen Thrombozytenkonzentraten	X	X
ZE110	M	Gabe von Liposomalem Amphotericin B, parenteral	X	X
ZE113	M	Gabe von Itraconazol, parenteral	X	X
ZE115	M	Gabe von Anidulafungin, parenteral	X	X
ZE116	M	Gabe von Panitumumab, parenteral	X	X
ZE117	M	Gabe von Trabectedin, parenteral	X	X
ZE119	D	Hämofiltration, kontinuierlich	X	X
ZE120	D	Hämodialyse, kontinuierlich, venovenös, pumpengetrieben (CVVHD)	X	X
ZE121	D	Hämodiafiltration, kontinuierlich	X	X

20.6 · Zusammenfassung und Diskussion

Zusatzentgelte 2017 und 2018				
ZE-Nr.	Segment	Bezeichnung	2017	2018
ZE122	D	Peritonealdialyse, intermittierend, maschinell unterstützt (IPD)	X	X
ZE123	D	Peritonealdialyse, kontinuierlich, nicht maschinell unterstützt (CAPD)	X	X
ZE124	M	Gabe von Azacytidin, parenteral	X	X
ZE125	S	Implantation oder Wechsel eines interspinösen Spreizers, andere Operationen an der Wirbelsäule	X	X
ZE126	S	Autogene/autologe matrixinduzierte Chondrozytentransplantation	X	X
ZE128	M	Gabe von Micafungin, parenteral	X	X
ZE130	S	Hochaufwendige Pflege von Erwachsenen	X	X
ZE131	S	Hochaufwendige Pflege von Kleinkindern oder von Kindern und Jugendlichen	X	X
ZE132	S	Implantation eines Wachstumsstents	X	X
ZE133	S	Perkutan transluminale Fremdkörperentfernung und Thrombektiomie an intrakraniellen Gefäßen unter Verwendung eines Mikrodrahtretriever-Systems	X	X
ZE134	S	Verschiedene Harnkontinenztherapien	X	X
ZE135	M	Gabe von Vinflunin, parenteral	X	X
ZE136	S	Medikamente-freisetzende Ballons an Koronargefäßen	X	X
ZE137	S	Medikamente-freisetzende Ballons an anderen Gefäßen	X	X
ZE138	S	Neurostimulatoren zur Rückenmarkstimulation oder zur Stimulation des peripheren Nervensystems, Einkanalsystem, mit Sondenimplantation	X	X
ZE139	S	Neurostimulatoren zur Rückenmarkstimulation oder zur Stimulation des peripheren Nervensystems, Einkanalsystem, ohne Sondenimplantation	X	X
ZE140	S	Neurostimulatoren zur Rückenmarkstimulation oder zur Stimulation des peripheren Nervensystems, Mehrkanalsystem, nicht wiederaufladbar, mit Sondenimplantation	X	X
ZE141	S	Neurostimulatoren zur Rückenmarkstimulation oder zur Stimulation des peripheren Nervensystems, Mehrkanalsystem, nicht wiederaufladbar, ohne Sondenimplantation	X	X
ZE142	M	Gabe von Clofarabin, parenteral	X	X
ZE143	M	Gabe von Plerixafor, parenteral	X	X
ZE144	M	Gabe von Romiplostim, parenteral	X	X
ZE145	S	Spezialisierte stationäre palliativmedizinische Komplexbehandlung	X	X
ZE146	M	Gabe von Thrombozytenkonzentraten	X	X
ZE147	M	Gabe von Apherese-Thrombozytenkonzentrat	X	X
ZE148	M	Gabe von Rituximab, intravenös	X	

Zusatzentgelte 2017 und 2018				
ZE-Nr.	Segment	Bezeichnung	2017	2018
ZE149	M	Gabe von Trastuzumab, intravenös	X	X
ZE150	M	Gabe von Posaconazol, oral	X	X
ZE151	M	Gabe von Abatacept, intravenös	X	X
ZE152	S	Perkutan-transluminale Fremdkörperentfernung und Thrombektomie an intrakraniellen Gefäßen unter Verwendung eines Stentretriever-Systems	X	X
ZE153	S	Zügeloperation mit alloplastischem Material, adjustierbar	X	X
ZE154	M	Gabe von Eculizumab, parenteral	X	X
ZE155	M	Gabe von Ofatumumab, parenteral	X	X
ZE156	M	Gabe von Decitabine, parenteral	X	X
ZE157	M	Gabe von Tocilizumab, intravenös	X	X
ZE158	S	Vagusnervstimulationssysteme, mit Sondenimplantation	X	X
ZE159	S	Vagusnervstimulationssysteme, ohne Sondenimplantation	X	X
ZE160	M	Gabe von Lipegfilgrastim, parenteral	X	X
ZE161	S	Radiofrequenzablation Ösophagus	X	X
ZE162	S	erhöhter Pflegeaufwand bei pflegebedürftigen Patienten (DRG-Tabelle 1)		X
ZE163	S	erhöhter Pflegeaufwand bei pflegebedürftigen Patienten (DRG-Tabelle 2)		X
ZE164	M	Gabe von pathogeninaktivierten Thrombozytenkonzentraten		X
ZE165	M	Gabe von pathogeninaktivierten Apherese-Thrombozytenkonzentraten		X

Literatur

AOK-Bundesverband (2019) Übersicht über die für 2019 gültigen Landesbasisfallwerte in den einzelnen Bundesländern. https://www.aok-gesundheitspartner.de/imperia/md/gpp/bund/krankenhaus/budgetverhandlung/landesbasisfallwert/kh_lbfw_2019.pdf. Zugegriffen: 21. Nov. 2019

Friedrich J, Günster C (2006) Determinanten der CM Entwicklung in Deutschland während der Einführung von DRGs (2002 bis 2004). In: Klauber J, Robra B-P, Schellschmidt H (Hrsg) Krankenhaus-Report 2005. Schattauer, Stuttgart, S 153–202

Friedrich J, Paschen K (2005) Schätzfehler bei der Überleitung von Leistungsdaten verringern – das WIdO-Verfahren der „vereinbarungsgewichteten Überleitung". f&w 5(22):464–468

Fürstenberg T, Laschat M, Zick K, Klein S, Gierling P, Noting HP, Schmidt T (2013) G-DRG-Begleitforschung gemäß § 17b Abs. 8 KHG, Endbericht des dritten Forschungszyklus (2008-2010). Institut für das Entgeltsystem im Krankenhaus (InEK), Siegburg. https://www.g-drg.de/Datenbrowser_und_Begleitforschung/Begleitforschung_DRG/Endbericht_zum_dritten_Zyklus_der_G-DRG-Begleitforschung. Zugegriffen: 22. Nov. 2019

GKV-Spitzenverband, Verband der Privaten Krankenversicherung, Deutsche Krankenhausgesellschaft (2019) Vereinbarung nach § 17b Abs 4 Satz 2 des Krankenhausfinanzierungsgesetzes (KHG) zur Definition der auszugliedernden Pflegepersonalkosten und zur Zuordnung von Kosten von Pflegepersonal (Pflegepersonalkostenabgrenzungsvereinbarung). https://

Literatur

www.gkv-spitzenverband.de/media/dokumente/krankenversicherung_1/krankenhaeuser/drg/drg_2020/2019_02_18_KH_DRG_Pflegepersonalkostenabgrenzungsvereinbarung.pdf. Zugegriffen: 22. Nov. 2019

InEK (2017) Abschlussbericht Weiterentwicklung des G-DRG-Systems für das Jahr 2018. Institut für das Entgeltsystem im Krankenhaus (InEK), Siegburg

Mostert C, Leclerque G, Friedrich J (2013) Eckdaten der Leistungsentwicklung im Krankenhausmarkt 2011. In: Klauber J, Geraedts M, Friedrich J, Wasem J (Hrsg) Krankenhaus-Report 2013. Schattauer, Stuttgart, S 21–46

Mostert C, Leclerque G, Friedrich J (2015) Die Krankenhausbudgets 2012 und 2013 im Vergleich. In: Klauber J, Geraedts M, Friedrich J, Wasem J (Hrsg) Krankenhaus-Report 2015. Schattauer, Stuttgart, S 303–324

Mostert C, Leclerque G, Friedrich J (2019) Die Krankenhausbudgets 2016 und 2017 im Vergleich. In: Klauber J, Geraedts M, Friedrich J, Wasem J (Hrsg) Krankenhaus-Report 2019. Springer, Berlin, Heidelberg, S 225–246

Reichelt H (1988) Eine Methode der statistischen Komponentenzerlegung. WIdO-Materialien 31. Wissenschaftliches Institut der AOK (WIdO), Bonn

Open Access Dieses Kapitel wird unter der Creative Commons Namensnennung 4.0 International Lizenz (http://creativecommons.org/licenses/by/4.0/deed.de) veröffentlicht, welche die Nutzung, Vervielfältigung, Bearbeitung, Verbreitung und Wiedergabe in jeglichem Medium und Format erlaubt, sofern Sie den/die ursprünglichen Autor(en) und die Quelle ordnungsgemäß nennen, einen Link zur Creative Commons Lizenz beifügen und angeben, ob Änderungen vorgenommen wurden.

Die in diesem Kapitel enthaltenen Bilder und sonstiges Drittmaterial unterliegen ebenfalls der genannten Creative Commons Lizenz, sofern sich aus der Abbildungslegende nichts anderes ergibt. Sofern das betreffende Material nicht unter der genannten Creative Commons Lizenz steht und die betreffende Handlung nicht nach gesetzlichen Vorschriften erlaubt ist, ist für die oben aufgeführten Weiterverwendungen des Materials die Einwilligung des jeweiligen Rechteinhabers einzuholen.

Fallpauschalenbezogene Krankenhausstatistik: Diagnosen und Prozeduren der Krankenhauspatienten auf Basis der Daten nach § 21 Krankenhausentgeltgesetz

Jutta Spindler

21.1 Vorbemerkung – 414

21.2 Erläuterungen zur Datenbasis – 415

21.3 Eckdaten der vollstationär behandelten Krankenhauspatientinnen und -patienten – 416

21.4 Ausgewählte Hauptdiagnosen mit den wichtigsten Nebendiagnosen der Behandelten – 419

21.5 Operationen und medizinische Prozeduren – 424

21.6 Behandlungsspektrum bei den Patientinnen und Patienten in den Fachabteilungen – 433

21.7 Leistungsmengen und Leistungsstrukturen der Krankenhäuser – 440

Elektronisches Zusatzmaterial Die Online-Version dieses Kapitels (https://doi.org/10.1007/978-3-662-60487-8_21) enthält Zusatzmaterial, das den Nutzern zur Verfügung steht.

© Der/die Autor(en) 2020
J. Klauber et al. (Hrsg.), *Krankenhaus-Report 2020*, https://doi.org/10.1007/978-3-662-60487-8_21

Kapitel 21 · Fallpauschalenbezogene Krankenhausstatistik

▪▪ Zusammenfassung

Mit den DRG-Daten nach § 21 Krankenhausentgeltgesetz (KHEntgG) steht den Nutzerinnen und Nutzern im Rahmen des Angebots des Statistischen Bundesamtes seit dem Jahr 2005 neben den Grund- und Kostendaten und den Diagnosedaten der Krankenhäuser eine weitere wichtige Datenquelle zur Verfügung. Gegenstand dieses Beitrags sind zentrale Ergebnisse zur stationären Versorgung des Jahres 2018, die das Informationsspektrum der herkömmlichen amtlichen Krankenhausstatistik ergänzen und erweitern. Im Vordergrund stehen die Art und Häufigkeit durchgeführter Operationen und medizinischer Prozeduren sowie die Darstellung wichtiger Hauptdiagnosen, ergänzt um ihre jeweiligen Nebendiagnosen auch unter fachabteilungsspezifischen Gesichtspunkten der vollstationär behandelten Krankenhauspatientinnen und -patienten. Ausgewählte Ergebnisse zum erbrachten Leistungsspektrum der Krankenhäuser, insbesondere zur Art und zum Umfang der abgerechneten Fallpauschalen (DRGs), den Hauptdiagnosegruppen (MDCs) sowie zum Casemix (CM) und Casemix-Index (CMI) werden in diesem Beitrag ebenfalls dargestellt.

In addition to basic and cost data and hospital diagnosis data, the DRG data in accordance with § 21 of the Hospital Remuneration Act (KHEntgG) have been an important data source for users of the German Federal Statistical Office's services since 2005. The article provides key findings on inpatient care in Germany in 2018, thus supplementing and extending the information spectrum of conventional official hospital statistics. The focus is on the type and frequency of surgical and medical procedures performed as well as important main diagnoses of inpatients supplemented by their respective secondary diagnoses, which are also considered under department-specific aspects. Additionally, the author presents selected data on the range of services provided by hospitals, in particular on the type and scope of DRGs, Major Diagnostic Categories (MDCs), Case Mix (CM) and Case Mix Index (CMI).

21.1 Vorbemerkung

Im Rahmen der Novellierung der Krankenhausfinanzierung im Jahr 2000 führte der Gesetzgeber zur Vergütung der Leistungen von Krankenhäusern das auf Fallpauschalen basierende DRG-Entgeltsystem (DRG für Diagnosis Related Groups) ein. Seit dem 1. Januar 2004 ist die Anwendung dieses Abrechnungssystems für allgemeine Krankenhäuser, die dem Anwendungsbereich des § 1 Krankenhausentgeltgesetz (KHEntgG) unterliegen, verpflichtend. Ausnahmen galten bislang weitestgehend nur für psychiatrische und psychosomatische Krankenhäuser oder einzelne Spezialkliniken mit seltenen bzw. wenig standardisierbaren Indikationsbereichen und Verfahren.[1]

In diesem Kontext wurde auch die Übermittlungsverpflichtung der Krankenhäuser für DRG-Daten einschließlich aller Leistungen, die nach Fallpauschalen abgerechnet werden, festgeschrieben. Zur Optimierung und Weiterentwicklung der bisherigen amtlichen Krankenhausstatistik wird über das Institut für das Entgeltsystem im Krankenhaus (InEK) ein ausgewähltes und gesetzlich genau definiertes Merkmalsspektrum dieser umfangreichen Struktur- und Leistungsdaten an das Statistische Bundesamt übermittelt. Auf dieser Basis stehen Informationen über die *Fallpauschalenbezogene Krankenhausstatistik (DRG-Statistik)* zur Verfügung.[2]

---

[1] Nach § 17d des Krankenhausfinanzierungsgesetzes (KHG) in der Fassung der Bekanntmachung vom 10. April 1991 (BGBl. I S. 886), das zuletzt durch Artikel 29 des Gesetzes vom 20. November 2019 (BGBl. I S. 1626) geändert worden ist, ist die Einführung eines pauschalierenden Entgeltsystems auf der Grundlage von tagesbezogenen Entgelten für psychiatrische und psychosomatische Einrichtungen festgelegt. Seit dem 1. Januar 2018 kommt das Vergütungssystem verbindlich für alle Einrichtungen zur Anwendung.

[2] Ergebnisse der *Fallpauschalenbezogenen Krankenhausstatistik* finden sich auf den Internetseiten des Statistischen Bundesamtes unter www.destatis.de im Themenbereich Gesellschaft & Umwelt > Gesundheit > Krankenhäuser. Ausgewählte Daten können auch über die Datenbank der Gesund-

Einen deutlichen Informationszugewinn stellt insbesondere die Prozeduren-, Diagnose- und Leistungsstatistik dar. Danach können differenzierte Angaben zum Beispiel zu Operationen und medizinischen Prozeduren oder eine Erweiterung der Hauptdiagnosen um ihre jeweiligen Nebendiagnosen auch unter fachabteilungsspezifischen Gesichtspunkten für alle vollstationären Behandlungsfälle eines Kalenderjahres zur Verfügung gestellt werden. Je nach Berichtsjahr kann darüber hinaus ebenfalls auf Ergebnisse beispielsweise zur Art und zum Umfang der abgerechneten Fallpauschalen (DRGs), zu Hauptdiagnosegruppen (MDCs) sowie zum Casemix (CM) und Casemix-Index (CMI) zurückgegriffen werden.

Im Folgenden werden zentrale Ergebnisse zur stationären Versorgung des Berichtsjahres 2018 dargestellt, die das Informationsspektrum der herkömmlichen amtlichen Krankenhausstatistik ergänzen und erweitern.

21.2 Erläuterungen zur Datenbasis

Grundlage für die folgenden Auswertungen bilden die Daten nach § 21 KHEntgG. Zur Datenlieferung sind alle Krankenhäuser verpflichtet, die nach dem DRG-Vergütungssystem abrechnen und dem Anwendungsbereich des § 1 KHEntgG unterliegen. Einbezogen sind darin auch Krankenhäuser der Bundeswehr, sofern sie Zivilpatienten behandeln, und Kliniken der Berufsgenossenschaften, soweit die Behandlungskosten nicht von der Unfall-, sondern der Krankenversicherung vergütet werden. Von der Lieferverpflichtung ausgenommen sind Krankenhäuser im Straf- oder Maßregelvollzug und Polizeikrankenhäuser. Darüber hinaus bleiben Leistungen von psychiatrischen und psychosomatischen Einrichtungen nach § 17d Abs. 1 KHG unberücksichtigt.

Die folgenden Auswertungen für das Jahr 2018 beruhen auf den Struktur- und Leistungsdaten von 1.459 Krankenhäusern und umfassen rund 18,8 Mio. vollstationär behandelte Fälle. Detaillierte Informationen, ob und inwieweit Datenlieferungen einzelner Krankenhäuser möglicherweise nicht fristgerecht oder nur unvollständig an die DRG-Datenstelle übermittelt wurden und damit eine Untererfassung sowohl der Krankenhäuser als auch der Patientinnen und Patienten vorliegt, stehen für das Jahr 2018 nicht zur Verfügung. Aufgrund der Art der Daten als Abrechnungsdaten der Krankenhäuser ist aber davon auszugehen, dass die nach dem DRG-Vergütungssystem abrechnenden Krankenhäuser nahezu vollständig erfasst und nur geringe Ausfälle zu verzeichnen sind.

Im Vergleich zu den Grund- und Diagnosedaten der Krankenhäuser sind bei verschiedenen Merkmalen zum Teil deutliche Abweichungen zur *Fallpauschalenbezogenen Krankenhausstatistik* (z. B. bei der Fallzahl und durchschnittlichen Verweildauer der vollstationär behandelten Patientinnen und Patienten) festzustellen. Diese Abweichungen sind vor allem darauf zurückzuführen, dass bei der *Fallpauschalenbezogenen Krankenhausstatistik* keine Daten von Einrichtungen und Patienten einbezogen sind, die nach der Bundespflegesatzverordnung (BPflV) abgerechnet werden und außerhalb des Geltungsbereichs des DRG-Entgeltsystems liegen. Dies sind vor allem Einrichtungen der Psychiatrie, Psychosomatik und Psychotherapeutischen Medizin.[3] Daher sind diese Statistiken nur bedingt miteinander vergleichbar und vielmehr als gegenseitige Ergänzung zu betrachten.

---

heitsberichterstattung des Bundes unter www.gbe-bund.de oder https://www-genesis.destatis.de/genesis/online abgerufen werden. Die Erstellung von Sonderauswertungen ist auf Anfrage an gesundheit@destatis.de (je nach Umfang und Aufwand u. U. kostenpflichtig) ebenfalls möglich.

[3] Die Einführung eines pauschalierenden Entgeltsystems für Einrichtungen dieser Art wurde ab 2013 schrittweise festgelegt (siehe hierzu Fußnote 1 in diesem Beitrag).

21.3 Eckdaten der vollstationär behandelten Krankenhauspatientinnen und -patienten

Nach der *Fallpauschalenbezogenen Krankenhausstatistik* wurden im Jahr 2018 18,8 Mio. Patientinnen und Patienten[4] aus einer vollstationären Krankenhausbehandlung entlassen. Das waren 146.651 Fälle oder 0,8 % weniger als im Jahr zuvor. Altersstandardisiert[5] ging die Fallzahl im Vergleich zum Vorjahr um 1,1 % zurück. Zum zweiten Mal in Folge waren damit die Behandlungszahlen rückläufig. Zuvor waren die Behandlungszahlen kontinuierlich von 16,1 Mio. im Jahr 2005 auf knapp 19 Mio. gestiegen. Die durchschnittliche Verweildauer in den Einrichtungen lag wie im Vorjahr bei 6,1 Tagen. 52 % der Behandlungsfälle waren weiblich und 48 % männlich. Durchschnittlich waren die behandelten Frauen und Männer 56 Jahre alt. Je 100.000 Einwohner wurden 22.506 Patientinnen und Patienten stationär in den Krankenhäusern behandelt. Im Vergleich zu anderen Altersgruppen waren die Behandlungszahlen je 100.000 Einwohner erwartungsgemäß bei den unter 1-Jährigen (125.084) und dem Personenkreis im höheren und sehr hohen Alter wie auch in den Vorjahren besonders hoch. Bei den über 75-Jährigen wurden beispielsweise 59.468 Patientinnen und Patienten je 100.000 Einwohner behandelt (Tab. 21.1)

Wohnortbezogen[6] gab es die meisten Behandlungsfälle je 100.000 Einwohner in Sachsen-Anhalt (26.698 Fälle), in Thüringen (26.437 Fälle) und im Saarland (26.301 Fälle). Im Gegensatz dazu war die geringste Anzahl an Behandlungsfällen je 100.000 Einwohner in Baden-Württemberg (18.641 Fälle), Hamburg (18.914 Fälle) und Bremen (19.646 Fälle) zu verzeichnen (Tab. 21.1)[7].

Auf Grundlage der siedlungsstrukturellen Regionstypen des Bundesamtes für Bauwesen und Raumordnung (BBR) ist hierzu ergänzend eine Unterscheidung nach städtischen Regionen, Regionen mit Verstädterungsansätzen und ländlichen Regionen sowohl zwischen als auch innerhalb der Bundesländer möglich.[8] Unter anderem bedingt durch die Altersstruktur der Bevölkerung liegt insgesamt die Zahl der stationär versorgten Patientinnen und Patienten je 100.000 Einwohner in ländlichen Regionen (24.365 Fälle) deutlich höher als in städtischen Regionen (22.065 Fälle) und in Regionen mit Verstädterungsansätzen (22.611 Fälle). Regional betrachtet wurden in ländlichen Regionen vor allem in den

---

[4] Im Berichtsjahr aus der vollstationären Krankenhausbehandlung entlassene Patientinnen und Patienten einschließlich Sterbe- und Stundenfälle. Diese werden im Folgenden Fälle bzw. Patientinnen und Patienten genannt.

[5] Standardisiert ohne Patientinnen und Patienten mit Wohnsitz im Ausland, unbekanntem Geschlecht und unbekanntem Alter. Berechnet mit der durchschnittlichen Bevölkerung 2018 auf Grundlage des Zensus 2011.

[6] Abgebildet ist hier die absolute Zahl der Behandlungsfälle nach ihrem Wohnort im Verhältnis zur tatsächlichen Bevölkerung je 100.000 Einwohner des jeweiligen Bundeslandes.

[7] Dargestellt sind Ergebnisse für das Berichtsjahr 2017, da die Bevölkerungszahlen nach siedlungsstrukturellen Regionstypen für 2018 noch nicht vorliegen.

[8] Für die siedlungsstrukturellen Regionstypen gelten folgende Abgrenzungskriterien: *Städtische Regionen* umfassen Regionen, in denen mindestens 50 % der Bevölkerung in Groß- und Mittelstädten lebt und in der sich eine Großstadt mit rund 500.000 Einwohnern und mehr befindet sowie Regionen mit einer Einwohnerdichte ohne Berücksichtigung der Großstädte von mindestens 300 Einwohner/km²; *Regionen mit Verstädterungsansätzen* sind Regionen, in denen mindestens 33 % der Bevölkerung in Groß- und Mittelstädten lebt mit einer Einwohnerdichte zwischen 150 und 300 Einwohner/km² sowie Regionen, in denen sich mindestens eine Großstadt befindet und die eine Einwohnerdichte ohne Berücksichtigung der Großstädte von mindestens 100 Einwohner/km² aufweisen; *Ländliche Regionen* schließen Regionen ein, in denen weniger als 33 % der Bevölkerung in Groß- und Mittelstädten lebt mit einer Einwohnerdichte unter 150 Einwohner/km² sowie Regionen, in denen sich zwar eine Großstadt befindet, aber die eine Einwohnerdichte ohne Berücksichtigung der Großstädte unter 100 Einwohner/km² beträgt. (Siehe www.bbsr.bund.de > Themen > Raumbeobachtung > Raumabgrenzungen > Siedlungsstrukturelle Regionstypen)

21.3 · Eckdaten der vollstationär behandelten Krankenhauspatienten

Tabelle 21.1 Patientinnen und Patienten nach Behandlungs- und Wohnort sowie Behandlungsfälle je 100.000 Einwohner 2018 (Quelle: Statistisches Bundesamt 2019)

	Behandlungsort der Patienten	Wohnort der Patienten	Fälle* je 100.000 Einwohner
	Anzahl	Anzahl	
Baden-Württemberg	2.110.102	2.059.124	18.641
Bayern	2.917.001	2.859.553	21.934
Berlin	842.632	737.893	20.332
Brandenburg	539.157	637.858	25.433
Bremen	198.609	133.990	19.646
Hamburg	480.733	347.243	18.914
Hessen	1.328.228	1.362.981	21.792
Mecklenburg-Vorpommern	396.095	395.625	24.567
Niedersachsen	1.647.691	1.756.451	22.031
Nordrhein-Westfalen	4.456.814	4.421.627	24.671
Rheinland-Pfalz	914.403	965.872	23.678
Saarland	276.482	260.998	26.301
Sachsen	961.270	940.377	23.051
Sachsen-Anhalt	561.361	591.540	26.698
Schleswig-Holstein	562.338	622.501	21.516
Thüringen	561.655	567.647	26.437

* auf Basis des Wohnorts. Berechnet mit der durchschnittlichen Bevölkerung 2018 auf Grundlage des Zensus 2011
Krankenhaus-Report 2020

Bundesländern Thüringen (28.940 Fälle), Sachsen-Anhalt (27.603 Fälle) und Rheinland-Pfalz (25.553 Fälle) die meisten Patientinnen und Patienten je 100.000 Einwohner stationär behandelt. In Regionen mit Verstädterungsansätzen lagen Hessen (26.605 Fälle), wiederum Sachsen-Anhalt (26.228 Fälle) sowie Sachsen (26.063 Fälle) an der Spitze. Die vordersten Plätze in städtischen Regionen nahmen das Saarland (26.252 Fälle), Nordrhein-Westfalen (24.904 Fälle) und Rheinland-Pfalz (22.543 Fälle) ein (◘ Abb. 21.1).

Unter Einbezug der Dauer des Krankenhausaufenthalts der Behandelten gab es 506.738 sogenannte Stundenfälle. Dies sind vollstationär aufgenommene Patientinnen und Patienten, bei denen sich innerhalb des ersten Tages herausstellt, dass ein stationärer Aufenthalt nicht erforderlich ist oder Patientinnen und Patienten, die innerhalb des ersten Tages versterben. Im Jahr 2018 betrug ihr Anteil an allen Behandlungsfällen 2,7 %. Die Zahl der sogenannten Kurzlieger, d. h. Patientinnen und Patienten, die mindestens eine Nacht und höchstens drei Nächte im Krankenhaus verbringen, lag bei 8,6 Mio. Diese Patientengruppe entsprach einem Anteil von 45,9 % der Behandlungsfälle. Gegenüber dem Vorjahr war bei Kurzliegern ein Anstieg um 1,4 % und bei Stundenfällen ein Rückgang um 4,8 % zu verzeichnen.

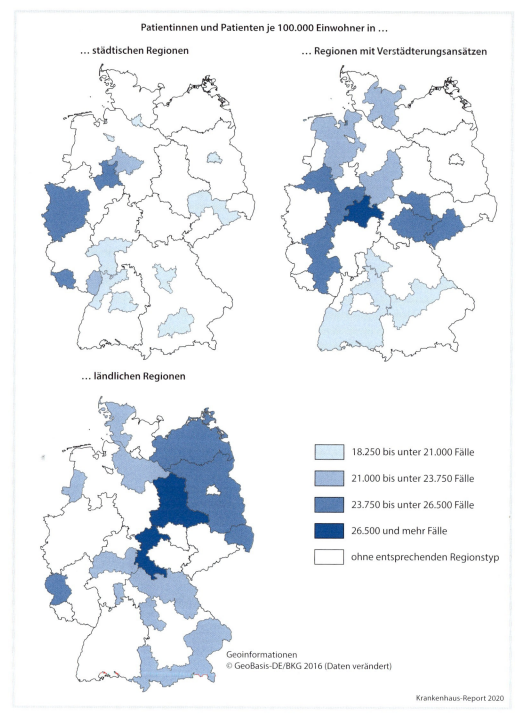

Abb. 21.1 Patientinnen und Patienten je 100.000 Einwohner 2017 nach Bundesland und Siedlungsstruktur (Regionstyp) (Quelle: Statistisches Bundesamt 2019)

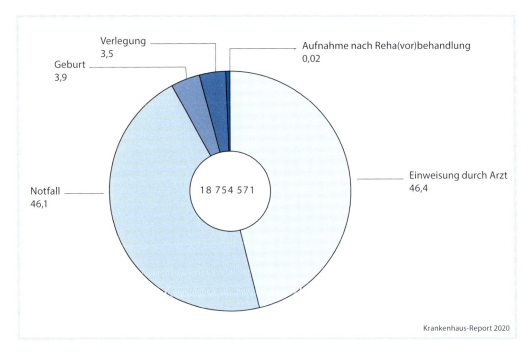

◘ Abb. 21.2 Krankenhausfälle nach Aufnahmeanlass 2018, in % (Quelle: Statistisches Bundesamt 2019)

Im Hinblick auf den Aufnahmeanlass erfolgte im Jahr 2018 bei 46,4 % der Fälle die Aufnahme in die vollstationäre Krankenhausbehandlung aufgrund einer ärztlichen Einweisung. Bei 46,1 % war die Krankenhausaufnahme als Notfall bezeichnet (◘ Abb. 21.2).

Der häufigste Entlassungsgrund bei den Patientinnen und Patienten war die reguläre Beendigung der Behandlung. In 80,9 % aller Fälle wurde die vollstationäre Krankenhausbehandlung durch eine reguläre Entlassung abgeschlossen. Eine reguläre Beendigung des Krankenhausaufenthalts lag auch vor, wenn eine nachstationäre Behandlung vorgesehen war (6,5 %). Entgegen ärztlichem Rat wurde die Behandlung in 2,4 % der Fälle abgebrochen. Die Unterbringung in einer Pflegeeinrichtung erfolgte in 2,1 % und die Entlassung in eine Rehabilitationseinrichtung mit einer entsprechenden Weiterbehandlung in 1,8 % der Fälle (◘ Abb. 21.3).

21.4 Ausgewählte Hauptdiagnosen mit den wichtigsten Nebendiagnosen der Behandelten

Mit der *Fallpauschalenbezogenen Krankenhausstatistik* stehen umfangreiche Informationen sowohl zu den Haupt- als auch den Nebendiagnosen zur Verfügung. Als Hauptdiagnose wird gemäß den Deutschen Kodierrichtlinien[9] die Diagnose angegeben, die nach Analyse als diejenige festgestellt wurde, die hauptsächlich für die Veranlassung des stationären Krankenhausaufenthalts der Patientin/des Patienten verantwortlich ist. Der Begriff „nach

---

[9] Die Deutschen Kodierrichtlinien (DKR) werden jährlich von den Selbstverwaltungspartnern (Deutsche Krankenhausgesellschaft, Spitzenverband Bund der Krankenkassen und Verband der privaten Krankenversicherung) und dem InEK unter Beteiligung von Bundesärztekammer und Deutschem Pflegerat angepasst. Sie können auf der Homepage des InEK unter www.g-drg.de heruntergeladen werden.

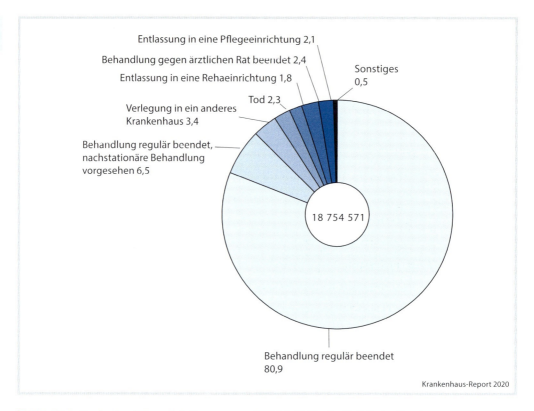

Abb. 21.3 Krankenhausfälle nach Entlassungsgrund 2018, in % (Quelle: Statistisches Bundesamt 2019)

Analyse" bezeichnet die Evaluation der Befunde am Ende des stationären Aufenthalts. Die dabei festgestellte Hauptdiagnose muss daher nicht mit der Aufnahme- oder Einweisungsdiagnose übereinstimmen. Die Hauptdiagnose ist entsprechend der 10. Revision der Internationalen Statistischen Klassifikation der Krankheiten und verwandter Gesundheitsprobleme ICD-10 GM[10] zu kodieren.

Als relevante Nebendiagnose (Komorbidität und Komplikation) gelten Krankheiten oder Beschwerden, die entweder gleichzeitig mit der Hauptdiagnose bestehen oder sich während des Krankenhausaufenthalts entwickeln. Voraussetzung hierfür ist eine diagnostische Maßnahme (Verfahren und/oder Prozedur), eine therapeutische Maßnahme oder ein erhöhter Pflege- und/oder Überwachungsaufwand. Nebendiagnosen sind ebenfalls gemäß der ICD-10 GM zu kodieren.

In Bezug auf die Hauptdiagnosekapitel wurden die Patientinnen und Patienten im Jahr 2018 mit Abstand am häufigsten aufgrund von Krankheiten des Kreislaufsystems (2,8 Mio. Fälle) stationär behandelt. Weitere Behandlungsanlässe waren vor allem Verletzungen und Vergiftungen (2,0 Mio. Fälle) sowie Krankheiten des Verdauungssystems (1,9 Mio. Fälle). Bei Frauen spielten über Krankheiten des Kreislaufsystems sowie Verletzungen und Vergiftungen hinaus schwangerschaftsbedingte Behandlungen und damit verbundene Krank-

---

[10] Die Abkürzung ICD steht für „International Statistical Classification of Diseases and Related Health Problems". Die Ziffer 10 bezeichnet deren 10. Revision. Diese Klassifikation wird von der Weltgesundheitsorganisation (WHO) herausgegeben und weltweit eingesetzt. Die deutschsprachige Ausgabe (GM = German Modification) wird vom Deutschen Institut für Medizinische Dokumentation und Information (DIMDI) erstellt. Maßgeblich ist die jeweils im Berichtsjahr gültige Version der ICD.

Tabelle 21.2 Hauptdiagnose Herzinsuffizienz (I50) mit ihren häufigsten Nebendiagnosen und Operationen (Quelle: Statistisches Bundesamt 2019)

	Pos.-Nr. ICD-10/Hauptdiagnose Herzinsuffizienz		Anzahl	
	I50		455.849	
Rang	Pos.-Nr. ICD-10/Nebendiagnose		Anzahl	in %
Insgesamt			5.788.962	100,0
1	I25	Chronische ischämische Herzkrankheit	274.503	4,7
2	I48	Vorhofflimmern und Vorhofflattern	269.009	4,6
3	Z92	Medizinische Behandlung in der Eigenanamnese	245.323	4,2
4	I50	Herzinsuffizienz[b]	243.633	4,2
5	I10	Essentielle (primäre) Hypertonie	218.749	3,8
Rang	Operationen nach Kapitel 5[a]		Anzahl	in %
Insgesamt[c]		Insgesamt (einschl. der Pos. 5-93…5-99)	51.377	100,0
1	5-377	Implantation eines Herzschrittmachers, Defibrillators und Ereignis-Rekorders	10.268	20,0
2	5-378	Entfernung, Wechsel und Korrektur eines Herzschrittmachers und Defibrillators	3.208	6,2
3	5-469	Andere Operationen am Darm	2.744	5,3
4	5-452	Lokale Exzision und Destruktion von erkranktem Gewebe des Dickdarmes	2.691	5,2
5	5-399	Andere Operationen an Blutgefäßen	2.503	4,9

[a] Ohne Duplikate
[b] 4. oder 5. Stelle der Nebendiagnose weicht von der 4. oder 5. Stelle der Hauptdiagnose ab
[c] Operationen insgesamt beinhaltet auch die Pos. 5-93…5-99 (Zusatzinformationen zu Operationen), die aber hier nicht separat ausgewiesen wurden
Krankenhaus-Report 2020

heiten eine große Rolle. Bei Männern dominierten neben den Krankheiten des Kreislauf- und Verdauungssystems weiterhin Neubildungen.

Lässt man die Versorgung gesunder Neugeborener (Z38) unberücksichtigt, war mit 455.849 Fällen die Herzinsuffizienz (I50) die am häufigsten gestellte Hauptdiagnose. Die wichtigsten zu diesem Krankheitsbild gestellten Nebendiagnosen waren in erster Linie die chronische ischämische Herzkrankheit (I25) sowie Vorhofflimmern und Vorhofflattern (I48). Durchgeführte Operationen bezogen sich bei den Behandelten mit dieser Hauptdiagnose vor allem auf die Implantation eines Herzschrittmachers und Defibrillators (5-377), die Entfernung, den Wechsel und die Korrektur eines Herzschrittmachers und Defibrillators (5-378) sowie sonstige Operationen am Darm (5-469) (Tab. 21.2).

Eine Übersicht der weiteren wichtigen Hauptdiagnosen in Verbindung mit den entsprechenden Nebendiagnosen ist als elektronisches Zusatzmaterial unter https://doi.org/10.1007/978-3-662-60487-8_21 (Tab. 21.a) zu finden.

Im Jahr 2018 wurden durchschnittlich 6,3 Nebendiagnosen je Patientin/Patient ge-

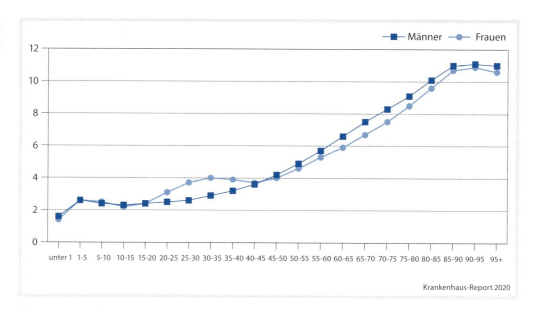

◘ **Abb. 21.4** Durchschnittliche Anzahl der Nebendiagnosen pro Krankenhausfall nach Alter und Geschlecht 2018 (Quelle: Statistisches Bundesamt 2019)

stellt. Die durchschnittliche Zahl der Nebendiagnosen, die bei einem Krankenhausfall zusätzlich zur Hauptdiagnose gestellt werden, steigt mit dem Alter der Patientinnen und Patienten deutlich an. Dies spiegelt die mit dem Alter zunehmende Wahrscheinlichkeit sowohl von Mehrfacherkrankungen, der sogenannten Multimorbidität, als auch von Komplikationen bei der Behandlung wider. Alte Menschen leiden danach sehr viel häufiger als junge an mehreren komplexen Erkrankungen gleichzeitig (◘ Abb. 21.4).

Im Durchschnitt werden bei Frauen nur in den Altersgruppen der 20- bis unter 45-Jährigen – vorwiegend verursacht durch die schwangerschaftsbedingten Behandlungen – mehr Nebendiagnosen als bei den Männern gestellt. Unterschiede zeigen sich auch, wenn nach dem Wohnort der Behandelten unterschieden wird. Danach weisen Patientinnen und Patienten aus Mecklenburg-Vorpommern (7,4 Nebendiagnosen), Brandenburg (7,1 Nebendiagnosen) sowie Sachsen-Anhalt, Thüringen und Sachsen (jeweils 7,0 Nebendiagnosen) im Schnitt etwas höhere Werte als Patientinnen und Patienten aus Hessen (5,5 Nebendiagnosen) sowie Bayern, Nordrhein-Westfalen und Hamburg (jeweils 6,1 Nebendiagnosen) auf.

Werden die gestellten Nebendiagnosen nach ihrer Rangfolge unabhängig von der Hauptdiagnose für sich betrachtet, stand bei den Patientinnen und Patienten mit großem Abstand an erster Stelle die essentielle primäre Hypertonie (I10), gefolgt von der medizinischen Behandlung in der Eigenanamnese (Z92) und der chronischen ischämischen Herzkrankheit (I25). Bei den Frauen waren über die essentielle primäre Hypertonie und medizinische Behandlung in der Eigenanamnese hinaus Probleme mit Bezug auf Pflegebedürftigkeit (Z74) eine weitere wichtige Begleiterkrankung. Die chronische ischämische Herzkrankheit spielte bei ihnen aber eine wesentlich geringere Rolle als bei Männern (Rang 12 zu Rang 3 der häufigsten Begleiterkrankungen). Insgesamt bilden bereits die in ◘ Tab. 21.3 aufgeführten fünfundzwanzig häufigsten Nebendiagnosen 42 % des Spektrums aller Begleiterkrankungen ab.

Eine ausführliche Darstellung der häufigsten Nebendiagnosen sowohl insgesamt als auch differenziert nach männlichen und weiblichen Behandelten ist als elektronisches Zusatzmate-

21.4 · Ausgewählte Hauptdiagnosen mit den wichtigsten Nebendiagnosen

Tabelle 21.3 Die häufigsten Nebendiagnosen 2018 (Quelle: Statistisches Bundesamt 2019)

Rang	Pos.-Nr. ICD-10	Nebendiagnose	Anzahl	In %
		Insgesamt	118.003.312	100,0
1	I10	Essentielle (primäre) Hypertonie	6.836.628	5,8
2	Z92	Medizinische Behandlung in der Eigenanamnese	4.273.518	3,6
3	I25	Chronische ischämische Herzkrankheit	2.956.194	2,5
4	E11	Diabetes mellitus, Typ 2	2.710.771	2,3
5	Z74	Probleme mit Bezug auf Pflegebedürftigkeit	2.599.271	2,2
6	E78	Störungen des Lipoproteinstoffwechsels und sonstige Lipidämien	2.563.377	2,2
7	E87	Sonstige Störungen des Wasser- und Elektrolythaushaltes sowie des Säure-Basen-Gleichgewichts	2.478.055	2,1
8	Z95	Vorhandensein von kardialen oder vaskulären Implantaten oder Transplantaten	2.337.450	2,0
9	I48	Vorhofflimmern und Vorhofflattern	2.218.664	1,9
10	U50	Motorische Funktionseinschränkung	2.215.176	1,9
11	N18	Chronische Nierenkrankheit	2.019.788	1,7
12	I50	Herzinsuffizienz	2.001.982	1,7
13	E03	Sonstige Hypothyreose	1.665.588	1,4
14	J96	Respiratorische Insuffizienz, anderenorts nicht klassifiziert	1.262.226	1,1
15	B96	Sonstige näher bezeichnete Bakterien als Ursache von Krankheiten, die in and. Kapiteln klassifiziert sind	1.249.798	1,1
16	E66	Adipositas	1.212.514	1,0
17	N39	Sonstige Krankheiten des Harnsystems	1.182.355	1,0
18	Z03	Ärztliche Beobachtung und Beurteilung von Verdachtsfällen, Verdacht ausgeschlossen	1.164.456	1,0
19	B95	Streptokokken und Staphylokokken als Ursache von Krankheiten, die in and. Kapiteln klassifiziert sind	1.036.079	0,9
20	O09	Schwangerschaftsdauer	1.033.048	0,9
21	E86	Volumenmangel	989.954	0,8
22	Z96	Vorhandensein von anderen funktionellen Implantaten	923.725	0,8
23	J44	Sonstige chronische obstruktive Lungenkrankheit	893.832	0,8
24	Z86	Bestimmte andere Krankheiten in der Eigenanamnese	883.859	0,7
25	R26	Störungen des Ganges und der Mobilität	868.278	0,7

Krankenhaus-Report 2020

rial unter https://doi.org./10.1007/978-3-662-60487-8_21 (Tab. 21.b bis 21.d) zu finden.

21.5 Operationen und medizinische Prozeduren

Einen deutlichen Informationszugewinn, den die *Fallpauschalenbezogene Krankenhausstatistik* im Vergleich zur herkömmlichen Krankenhausdiagnosestatistik bietet, stellen Informationen über die Art und Häufigkeit von Operationen und medizinischen Prozeduren dar, die bei den Patientinnen und Patienten während ihres vollstationären Krankenhausaufenthalts durchgeführt wurden.

Operationen und medizinische Prozeduren im stationären Bereich sowie ambulante Operationen, die im Rahmen der vertragsärztlichen Versorgung durchgeführt werden, werden anhand des amtlichen Operationen- und Prozedurenschlüssels (OPS) kodiert.[11] Nach den Deutschen Kodierrichtlinien sind alle signifikanten operativen Eingriffe und medizinischen Prozeduren, die vom Zeitpunkt der Aufnahme bis zum Zeitpunkt der Entlassung bei den Behandelten vorgenommen werden und im amtlichen OPS abbildbar sind, von den Krankenhäusern zu kodieren.[12] Dies schließt neben operativen Eingriffen auch diagnostische, therapeutische und pflegerische Prozeduren sowie die Verabreichung von speziellen Medikamenten ein.

Im Berichtsjahr 2018 wurden bei den vollstationär versorgten Patientinnen und Patienten rund 61,4 Mio. operative Maßnahmen und medizinische Prozeduren durchgeführt. Im Vergleich zum Vorjahr entspricht dies einem Zuwachs um 2,2 %. Auf einen Krankenhausfall entfielen damit im Durchschnitt 3,3 Maßnahmen dieser Art. Nach Bundesländern aufgeschlüsselt lag die durchschnittliche Zahl der Operationen und Prozeduren bei Patientinnen und Patienten, die in Krankenhäusern von Hamburg und Berlin (jeweils 3,6 Maßnahmen) behandelt wurden etwas höher als in Rheinland-Pfalz, Hessen, Niedersachsen und Sachsen-Anhalt (jeweils 3,1 Maßnahmen).

Ohne Berücksichtigung der unter 1-Jährigen steigt die durchschnittliche Anzahl der während eines Krankenhausaufenthalts durchgeführten operativen Eingriffe und Prozeduren pro Fall bei den bis unter 75-jährigen Frauen und Männern fast kontinuierlich an. Sie lag im Jahr 2018 bei den Behandelten dieser Altersgruppen mit durchschnittlich 3,8 Maßnahmen dieser Art pro Patientin bzw. 4,2 Maßnahmen pro Patient gut doppelt so hoch wie bei Jugendlichen und jungen Erwachsenen.

Im hohen und sehr hohen Alter geht die durchschnittliche Anzahl der operativen Eingriffe und Prozeduren pro Krankenhauspatient bei Frauen und Männern zurück. Die durchschnittliche Zahl der Operationen und Prozeduren lag 2018 bei den über 95-Jährigen auf einem annähernd vergleichbaren Niveau wie bei Behandelten im mittleren Erwachsenenalter. Auch lag außer bei den unter 1-Jährigen die durchschnittliche Anzahl der Operationen und Prozeduren pro Krankenhausfall in allen Altersgruppen bei Männern über der entsprechenden Anzahl bei Frauen (◘ Abb. 21.5).

---

[11] Die Klassifikation wird seit 1993 vom Deutschen Institut für medizinische Dokumentation und Information (DIMDI) nach den §§ 295 und 301 SGB V im Auftrag des Bundesministeriums für Gesundheit herausgegeben und bereitgestellt. Der OPS ist überwiegend numerisch-hierarchisch strukturiert und weist eine topographisch-anatomische Gliederung auf. Die Hierarchieklassen umfassen Kapitel, Bereichsüberschriften, 3-Steller, 4-Steller, 5-Steller und 6-Steller.

[12] Die Definition einer signifikanten Prozedur ist, dass sie entweder chirurgischer Natur ist, ein Eingriffs- oder Anästhesierisiko birgt, Spezialeinrichtungen, Geräte oder eine spezielle Ausbildung erfordert. Für die differenzierte Abbildung komplexer chirurgischer Eingriffe und Teilmaßnahmen ist in verschiedenen Bereichen eine Kodierung von Operationen mit mehreren Kodes vorgesehen. Darüber hinaus wird die Versorgung von intraoperativen Komplikationen gesondert verschlüsselt. Dementsprechend sind ggf. Mehrfachkodierungen je behandeltem Krankenhausfall nachgewiesen.

21.5 · Operationen und medizinische Prozeduren

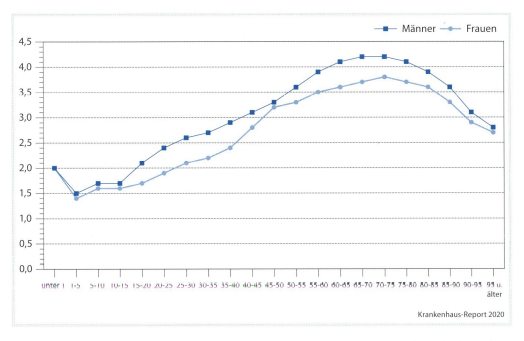

Abb. 21.5 Durchschnittliche Anzahl der Operationen und Prozeduren pro Krankenhausfall nach Alter und Geschlecht (Quelle: Statistisches Bundesamt 2019)

Auf Kapitelebene gliedert sich der OPS in sechs Bereiche: *Diagnostische Maßnahmen* (z. B. Biopsie, Endoskopie), *Bildgebende Diagnostik* (z. B. Computertomographie, Magnetresonanztomographie), *Operationen* (z. B. an den Bewegungsorganen), *Medikamente* (z. B. Verabreichung zur Krebsimmuntherapie, bei schweren Pilzinfektionen), *Nichtoperative therapeutische Maßnahmen* (z. B. Maßnahmen für den Blutkreislauf, Patientenmonitoring) und *Ergänzende Maßnahmen* (z. B. geburtsbegleitende Maßnahmen, psychotherapeutische Therapie).

Nach dieser Gliederung entfielen von allen Prozeduren 24,9 % auf nichtoperative therapeutische Maßnahmen (15,3 Mio.), 21,5 % auf die bildgebende Diagnostik (13,2 Mio.), 17,3 % auf diagnostische Maßnahmen (10,6 Mio.), 8,0 % auf ergänzende Maßnahmen (4,9 Mio.) und 0,6 % auf die Verabreichung spezieller Medikamente (339.155). Am häufigsten wurden aber Operationen (17,0 Mio.) mit einem Anteil von 27,7 % bei den Patientinnen und Patienten veranlasst. Den größten Anstieg gegenüber dem Vorjahr gab es bei den ergänzenden Maßnahmen mit einem Zuwachs von 2,3 % (Abb. 21.6).

Inwieweit sich Unterschiede bei den durchgeführten Operationen und medizinischen Prozeduren von Frauen und Männern in verschiedenen Altersgruppen zeigen, verdeutlicht Tab. 21.4.

Trotz der steigenden Zahl an Behandlungsfällen ist in den vergangenen Jahren der Anteil operierter Patientinnen und Patienten unter den stationär Behandelten mit Raten zwischen 40,2 % im Jahr 2005 und 40,6 % im Jahr 2007 relativ stabil geblieben. Mit leicht rückläufiger Tendenz wird seit 2008 die 40 %-Marke regelmäßig unterschritten und liegt aktuell im Jahr 2018 bei 37,8 %.

Werden die Operationen differenziert für sich betrachtet, dann waren die Spitzenreiter unter allen durchgeführten chirurgischen Maßnahmen auf Ebene der sogenannten Bereichsüberschriften jeweils mit großem Abstand die Operationen an den Bewegungsorganen (4,7 Mio.), gefolgt von Operationen am

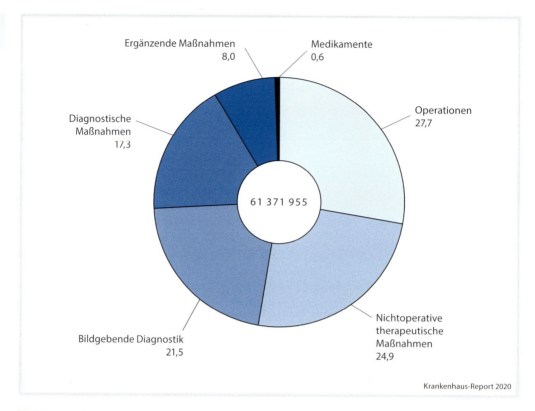

Abb. 21.6 Operationen und Prozeduren nach OPS-Kapiteln 2018, in % (Quelle: Statistisches Bundesamt 2019)

Verdauungstrakt (2,6 Mio.) sowie an Haut und Unterhaut (1,4 Mio.) (Tab. 21.5).

Rund die Hälfte der operativen Eingriffe wurde in den drei Fachabteilungen[13] Allgemeine Chirurgie (28,7 %), Frauenheilkunde und Geburtshilfe (10,6 %) sowie der Orthopädie (9,5 %) erbracht (Abb. 21.7).

Nach Vierstellern des OPS aufgeschlüsselt erfolgten bei Frauen am häufigsten die Rekonstruktion weiblicher Geschlechtsorgane nach Ruptur/Dammriss (358.840 Eingriffe), sonstige Kaiserschnittentbindungen (257.155 Eingriffe) und sonstige Operationen am Darm (221.914 Eingriffe). Bei Männern lagen an erster Stelle sonstige Darmoperationen (200.045 Eingriffe), gefolgt von dem operativen Freilegen eines Zugangs zur Lendenwirbelsäule, zum Kreuzbein oder Steißbein (157.316 Eingriffe) und dem Verschluss eines Leistenbruchs (155.862 Eingriffe). Tab. 21.6 weist die 30 häufigsten chirurgischen Maßnahmen nach Vierstellern aus, die etwas mehr als ein Drittel aller durchgeführten Operationen umfassen.

Tab. 21.7 gibt einen Überblick über die 30 häufigsten Operationen auf Ebene der Dreisteller, die im Jahr 2018 erbracht wurden. Diese decken knapp 70 % aller operativen Maßnahmen ab. Nach dieser Gliederung waren die Spitzenreiter bei den chirurgischen Eingriffen der Frauen Operationen an sonstigen Knochen (490.057 Eingriffe), Operationen an der Wirbelsäule (437.063 Eingriffe) und sonstige geburtshilfliche Operationen (398.275 Eingriffe). Bei Männern wurden der Rangfolge nach betrachtet am häufigsten arthroskopische Gelenkoperationen (428.354 Eingriffe), Operationen an der Wirbelsäule (393.621 Eingriffe) sowie Operationen an Haut und Unterhaut

---

[13] Maßgeblich für eine eindeutige Zuordnung der Operationen zu den Fachabteilungen ist hier die Fachabteilung mit der längsten Verweildauer.

Tabelle 21.4 Operationen und Prozeduren nach OPS-Kapiteln, Alter und Geschlecht 2018 (Quelle: Statistisches Bundesamt 2019)

Operation/Prozedur[a] nach OPS-Kapitel	Insgesamt[b]	Davon im Alter von ... bis unter Jahren				
		0–20	20–40	40–60	60–85	85 und älter
Frauen	**Anzahl**					
Insgesamt	30.006.601	1.869.296	3.881.456	5.938.341	14.948.618	3.368.868
Diagnostische Maßnahmen	4.980.816	480.794	448.221	1.035.439	2.595.014	421.348
Bildgebende Diagnostik	6.319.025	140.671	479.649	1.263.515	3.578.600	856.582
Operationen	8.793.074	338.214	1.811.128	2.271.814	3.855.987	515.930
Medikamente	144.536	13.913	10.832	35.676	79.544	4.571
Nichtoperative Therapeutische Maßnahmen	6.772.435	469.101	529.971	1.160.297	3.757.675	855.382
Ergänzende Maßnahmen	2.994.114	426.104	600.485	171.381	1.081.214	714.926
Unbekannte Operation/Maßnahmen	2.601	499	1.170	219	584	129
Männer						
Insgesamt	31.356.589	2.156.123	2.372.635	7.192.584	17.600.168	2.034.824
Diagnostische Maßnahmen	5.660.898	497.090	391.227	1.280.756	3.190.010	301.809
Bildgebende Diagnostik	6.895.268	159.502	529.317	1.623.734	4.092.555	490.091
Operationen	8.178.606	472.673	992.008	2.247.370	4.119.625	346.920
Medikamente	194.558	16.515	12.331	49.536	111.443	4.732
Nichtoperative Therapeutische Maßnahmen	8.498.400	570.528	416.135	1.828.581	5.115.529	567.460
Ergänzende Maßnahmen	1.927.236	439.255	31.515	162.398	970.353	323.713
Unbekannte Operation/Maßnahmen	1.623	560	102	209	653	99

[a] Ohne Duplikate
[b] Einschl. der Fälle mit unbekanntem Alter
Krankenhaus-Report 2020

(392.571 Eingriffe) durchgeführt. Eine differenzierte Übersicht zu den häufigsten Operationen der männlichen und weiblichen Behandelten kann als elektronisches Zusatzmaterial unter https://doi.org./10.1007/978-3-662-60487-8_21 (Tab. 21.e bis 21.g) abgerufen werden.

Auf Ebene der Viersteller gab es unter den chirurgischen Maßnahmen den deutlichsten Anstieg im Vergleich zum Vorjahr bei der plastischen Rekonstruktion von Bauchwand und Bauchfell (24,0 %). Danach folgten die arthroskopischen Operationen am Labrum acetabulare der Hüftpfanne (19,1 %) sowie die Gastroenterostomie ohne Magenresektion im Bypass-

Tabelle 21.5 Operationen nach Bereichsüberschriften 2018 (Quelle: Statistisches Bundesamt 2019)

OPS-Schlüssel	Operation[a]	Insgesamt	Männer	Frauen	Insgesamt	Männer	Frauen
		Anzahl			Veränderung zum Vorjahr in Prozent		
5	**Operationen**	**16.974.415**	**8.178.606**	**8.793.074**	**0,6**	**1,2**	**0,1**
5-01–5-05	Operationen am Nervensystem	806.465	409.865	396.481	0,7	0,9	0,6
5-06–5-07	Operationen an endokrinen Drüsen	148.036	42.817	105.209	−7,4	−6,8	−7,7
5-08–5-16	Operationen an den Augen	634.331	324.420	309.736	2,5	3,5	1,4
5-18–5-20	Operationen an den Ohren	165.781	95.865	69.886	0,6	0,8	0,3
5-21–5-22	Operationen an Nase und Nasennebenhöhlen	450.477	271.764	178.618	−1,1	−1,1	−1,0
5-23–5-28	Operationen an Mundhöhle und Gesicht	296.533	165.780	130.714	−2,3	−1,8	−2,9
5-29–5-31	Operationen an Pharynx, Larynx und Trachea	110.481	71.612	38.855	−2,6	−3,2	−1,4
5-32–5-34	Operationen an Lunge und Bronchus	183.924	115.657	68.240	0,8	0,4	1,5
5-35–5-37	Operationen am Herzen	410.840	269.890	140.921	−2,9	−2,7	−3,3
5-38–5-39	Operationen an den Blutgefäßen	769.661	445.110	324.403	−0,3	1,0	−2,2
5-40–5-41	Operationen am hämatopoetischen und Lymphgefäßsystem	194.029	64.458	129.547	0,8	0,6	0,9
5-42–5-54	Operationen am Verdauungstrakt	2.594.218	1.387.660	1.206.110	2,2	2,9	1,5
5-55–5-59	Operationen an den Harnorganen	600.556	398.089	202.388	2,1	2,4	1,4
5-60–5-64	Operationen an den männlichen Geschlechtsorganen	225.365	223.774	1.565	1,4	1,4	2,0
5-65–5-71	Operationen an den weiblichen Geschlechtsorganen	639.498	1.488	637.965	0,5	19,3	0,4
5-72–5-75	Geburtshilfliche Operationen	930.233	–	930.200	−0,3	–	−0,3
5-76–5-77	Operationen an Kiefer- und Gesichtsschädelknochen	82.654	48.757	33.884	0,6	1,3	−0,4
5-78–5-86	Operationen an den Bewegungsorganen	4.693.880	2.204.921	2.488.100	−0,2	0,0	−0,3

21.5 · Operationen und medizinische Prozeduren

☐ Tabelle 21.5 (Fortsetzung)

OPS-Schlüssel	Operation[a]	Anzahl			Veränderung zum Vorjahr in Prozent		
		Insgesamt	Männer	Frauen	Insgesamt	Männer	Frauen
5-87–5-88	Operationen an der Mamma	162.924	5.670	157.228	0,2	7,0	0,0
5-89–5-92	Operationen an Haut und Unterhaut	1.379.232	786.528	592.474	0,8	1,7	−0,3
5-93–5-99	Zusatzinformationen zu Operationen	1.495.297	844.481	650.550	3,3	4,1	2,4

[a] Ohne Duplikate

Krankenhaus-Report 2020

verfahren (14,7 %). Der stärkste Rückgang war bei der Beseitigung von Verwachsungen an den Eierstöcken oder dem Eileiter mit mikrochirurgischer Versorgung (23,1 %) zu verzeichnen. Ebenfalls rückläufig waren die operative Mandelentfernung mit Entfernung von Wucherungen der Rachenmandeln (14,2 %) sowie sonstige partielle Schilddrüsenresektionen (14,0 %). Nach Dreistellern aufgeschlüsselt zeigte sich im Vergleich zum Vorjahr der stärkste Zuwachs bei Operationen an der Bauchspeicheldrüse (7,2 %) sowie der Replantation, Exartikulation und Amputation von Extremitäten und anderen Operationen an den Bewegungsorganen (7,0 %). Danach folgten Operationen an der Bindehaut (6,3 %). Zu den chirurgischen Maßnahmen mit dem höchsten Rückgang gehörten die Operationen an Schilddrüse und Nebenschilddrüse (7,4 %) sowie die Operationen an anderen endokrinen Drüsen (7,0 %). Rückläufig waren ebenfalls sonstige Operationen zur Geburtseinleitung und unter der Geburt (5,9 %). Die entsprechenden Tabellen sind als elektronisches Zusatzmaterial unter https://doi.org./10.1007/978-3-662-60487-8_21 (Tab. 21.h bis 21.l) zu finden.

Zur Vermeidung nicht notwendiger vollstationärer Krankenhausbehandlungen und zur Sicherstellung einer wirtschaftlichen und patientengerechten Versorgung sind weiterhin ambulante Operationen und sonstige stationsersetzende Eingriffe in Krankenhäusern nach § 115b Fünftes Buch Sozialgesetzbuch (SGB V) möglich. Leistungen dieser Art werden jedoch nicht auf der Grundlage des DRG-Entgeltsystems, sondern über das Vergütungssystem der vertragsärztlichen Versorgung nach Maßgabe des Einheitlichen Bewertungsmaßstabs (EBM) bzw. der Euro-Gebührenordnung abgerechnet. Eine Erfassung und der entsprechende Nachweis dieser Leistungen erfolgt deshalb über die Grunddaten der Krankenhäuser und nicht in der Fallpauschalenbezogenen Krankenhausstatistik.

◘ Tabelle 21.6 Die häufigsten Operationen[a] 2018 nach Vierstellern (Quelle: Statistisches Bundesamt 2019)

Rang	OPS-Schlüssel/Operation		Anzahl	Prozent
	5	**Operationen insgesamt**[b]	**16.974.415**	100,0
1	5-469	Andere Operationen am Darm	422.040	2,5
2	5-758	Rekonstruktion weiblicher Geschlechtsorgane nach Ruptur, post partum [Dammriss]	358.848	2,1
3	5-032	Zugang zur Lendenwirbelsäule, zum Os sacrum und zum Os coccygis	316.079	1,9
4	5-513	Endoskopische Operationen an den Gallengängen	277.597	1,6
5	5-749	Andere Sectio caesarea	257.164	1,5
6	5-820	Implantation einer Endoprothese am Hüftgelenk	239.204	1,4
7	5-896	Chirurgische Wundtoilette [Wunddebridement] mit Entfernung von erkranktem Gewebe an Haut und Unterhaut	230.313	1,4
8	5-794	Offene Reposition einer Mehrfragment-Fraktur im Gelenkbereich eines langen Röhrenknochens	225.974	1,3
9	5-812	Arthroskopische Operation am Gelenkknorpel und an den Menisken	209.318	1,2
10	5-839	Andere Operationen an der Wirbelsäule	201.296	1,2
11	5-511	Cholezystektomie	198.942	1,2
12	5-916	Temporäre Weichteildeckung	198.785	1,2
13	5-452	Lokale Exzision und Destruktion von erkranktem Gewebe des Dickdarmes	196.197	1,2
14	5-822	Implantation einer Endoprothese am Kniegelenk	190.427	1,1
15	5-811	Arthroskopische Operation an der Synovialis	179.350	1,1
16	5-900	Einfache Wiederherstellung der Oberflächenkontinuität an Haut und Unterhaut	177.743	1,0
17	5-787	Entfernung von Osteosynthesematerial	176.768	1,0
18	5-800	Offen chirurgische Operation eines Gelenkes	176.577	1,0
19	5-530	Verschluss einer Hernia inguinalis	176.105	1,0
20	5-814	Arthroskopische Refixation und Plastik am Kapselbandapparat des Schultergelenkes	167.340	1,0
21	5-215	Operationen an der unteren Nasenmuschel [Concha nasalis]	166.328	1,0
22	5-790	Geschlossene Reposition einer Fraktur oder Epiphysenlösung mit Osteosynthese	165.883	1,0
23	5-895	Radikale und ausgedehnte Exzision von erkranktem Gewebe an Haut und Unterhaut	163.790	1,0
24	5-788	Operationen an Metatarsale und Phalangen des Fußes	150.857	0,9
25	5-831	Exzision von erkranktem Bandscheibengewebe	150.637	0,9

21.5 · Operationen und medizinische Prozeduren

Tabelle 21.6 (Fortsetzung)

Rang	OPS-Schlüssel/Operation		Anzahl	Prozent
26	5-83b	Osteosynthese (dynamische Stabilisierung) an der Wirbelsäule	147.646	0,9
27	5-399	Andere Operationen an Blutgefäßen	145.941	0,9
28	5-892	Andere Inzision an Haut und Unterhaut	145.675	0,9
29	5-786	Osteosyntheseverfahren	141.075	0,8
30	5-810	Arthroskopische Gelenkoperation	131.117	0,8

[a] Ohne Duplikate
[b] Operationen insgesamt beinhaltet auch die Pos. 5-93…5-99 (Zusatzinformationen zu Operationen), die aber hier nicht separat ausgewiesen wurden
Krankenhaus-Report 2020

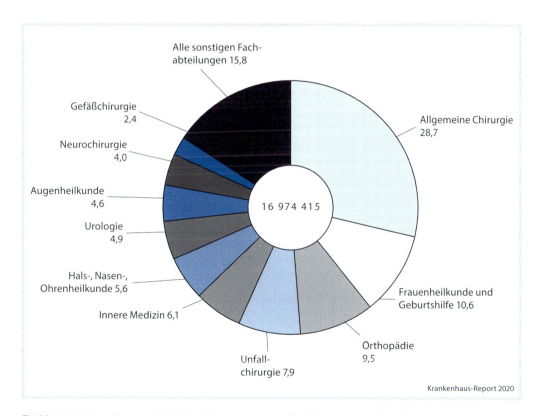

Abb. 21.7 Operationen nach Fachabteilungen 2018, in % (Quelle: Statistisches Bundesamt 2019)

Tabelle 21.7 Die häufigsten Operationen[a] 2018 nach Dreistellern (Quelle: Statistisches Bundesamt 2019)

Rang	OPS-Schlüssel/Operation		Anzahl	Prozent
	5	**Operationen insgesamt**[b]	16.974.415	100,0
1	5-83	Operationen an der Wirbelsäule	830.823	4,9
2	5-78	Operationen an anderen Knochen	830.628	4,9
3	5-81	Arthroskopische Gelenkoperationen	762.218	4,5
4	5-89	Operationen an Haut und Unterhaut	687.240	4,0
5	5-79	Reposition von Fraktur und Luxation	659.233	3,9
6	5-82	Endoprothetischer Gelenk- und Knochenersatz	607.628	3,6
7	5-46	Andere Operationen an Dünn- und Dickdarm	512.885	3,0
8	5-51	Operationen an Gallenblase und Gallenwegen	500.144	2,9
9	5-03	Operationen an Rückenmark, Rückenmarkhäuten und Spinalkanal	483.009	2,8
10	5-38	Inzision, Exzision und Verschluss von Blutgefäßen	464.152	2,7
11	5-75	Andere geburtshilfliche Operationen	398.283	2,3
12	5-90	Operative Wiederherstellung und Rekonstruktion von Haut und Unterhaut	379.797	2,2
13	5-80	Offen chirurgische Gelenkoperationen	359.684	2,1
14	5-45	Inzision, Exzision, Resektion und Anastomose an Dünn- und Dickdarm	353.498	2,1
15	5-21	Operationen an der Nase	333.845	2,0
16	5-85	Operationen an Muskeln, Sehnen, Faszien und Schleimbeuteln	333.071	2,0
17	5-74	Sectio caesarea und Entwicklung des Kindes	323.322	1,9
18	5-53	Verschluss abdominaler Hernien	319.734	1,9
19	5-39	Andere Operationen an Blutgefäßen	305.509	1,8
20	5-57	Operationen an der Harnblase	261.504	1,5
21	5-91	Andere Operationen an Haut und Unterhaut	261.409	1,5
22	5-15	Operationen an Retina, Choroidea und Corpus vitreum	242.694	1,4
23	5-37	Rhythmuschirurgie und andere Operationen an Herz und Perikard	231.811	1,4
24	5-54	Andere Operationen in der Bauchregion	206.953	1,2
25	5-40	Operationen am Lymphgewebe	178.550	1,1
26	5-86	Replantation, Exartikulation und Amputation von Extremitäten und andere Operationen an den Bewegungsorganen	175.895	1,0
27	5-49	Operationen am Anus	168.028	1,0

◻ **Tabelle 21.7** (Fortsetzung)

Rang	OPS-Schlüssel/Operation		Anzahl	Prozent
28	5-56	Operationen am Ureter	161.852	1,0
29	5-68	Inzision, Exzision und Exstirpation des Uterus	161.178	0,9
30	5-65	Operationen am Ovar	160.808	0,9

[a] Ohne Duplikate
[b] Operationen insgesamt beinhaltet auch die Pos. 5-93…5-99 (Zusatzinformationen zu Operationen), die aber hier nicht separat ausgewiesen wurden
Krankenhaus-Report 2020

21.6 Behandlungsspektrum bei den Patientinnen und Patienten in den Fachabteilungen

Im Rahmen der *Fallpauschalenbezogenen Krankenhausstatistik* können differenzierte Analysen zum Aufenthalt der Patientinnen und Patienten in den Fachabteilungen nicht nur nach der längsten Verweildauer, sondern auch nach den einzelnen durchlaufenen Fachabteilungen auf Basis ihrer individuellen Verlegungsketten vorgenommen werden.[14]

Danach wurden 89,6 % der Behandelten ausschließlich in einer Fachabteilung versorgt. Behandlungen in zwei verschiedenen Fachabteilungen erfolgten noch in 8,8 % der Fälle. Die häufigsten Verlegungen erfolgten dabei zwischen den Fachabteilungen Innere Medizin und Allgemeine Chirurgie, der Inneren Medizin und Intensivmedizin sowie der Allgemeinen Chirurgie und Intensivmedizin. Behandlungen in mehr als zwei verschiedenen Fachabteilungen waren mit 1,6 % nur noch sehr selten (◻ Tab. 21.8).

Der größte Teil der Patientinnen und Patienten wurde in den Fachabteilungen Innere Medizin (5,7 Mio. Fälle), Allgemeine Chirurgie (3,0 Mio. Fälle) sowie Frauenheilkunde und Geburtshilfe (2,0 Mio. Fälle) behandelt. Die durchschnittliche Verweildauer der Behandelten lag in der Inneren Medizin bei 5,8 Tagen, in der Allgemeinen Chirurgie bei 5,9 Tagen und in der Frauenheilkunde/Geburtshilfe bei 3,6 Tagen (◻ Abb. 21.8)[15].

Werden die Patientinnen und Patienten der Fachabteilung zugeordnet, in der sie während ihrer vollstationären Behandlung am längsten versorgt wurden, bleiben nach wie vor die Innere Medizin mit 5,1 Mio. Fällen (27,4 %), die Allgemeine Chirurgie mit 2,8 Mio. Fällen (14,9 %) sowie die Frauenheilkunde und Geburtshilfe mit 2,0 Mio. Fällen (10,6 %) die patientenstärksten Fachabteilungen. Auf dieser Basis betrug die durchschnittliche Verweildauer in der Inneren Medizin und in der Allgemeinen Chirurgie 6,1 Tage sowie in der Frauenheilkunde/Geburtshilfe 3,5 Tage.

Am häufigsten wurden die Patientinnen und Patienten der Inneren Medizin aufgrund von Krankheiten des Kreislaufsystems behandelt. Nach der Hauptdiagnose war in 322.701 Fällen eine Herzinsuffizienz (I50) Ursache der Behandlung, sie betraf 6,3 % aller Patientinnen und Patienten dieser Abteilung. Die entsprechende durchschnittliche Verweildauer lag bei 9,3 Tagen. Jüngere waren davon kaum betroffen, 90,4 % der Behandelten mit diesem Krankheitsbild waren 65 Jahre und älter (◻ Tab. 21.9).

---

[14] Maßgeblich für die statistische Fachabteilungsabgrenzung ist die Fachabteilungsgliederung nach Anlage 2, Schlüssel 6 der Datenübermittlungsvereinbarung der Selbstverwaltungspartner im Gesundheitswesen gem. § 301 Abs. 3 SGB V.

[15] Patientinnen und Patienten, die in verschiedenen Fachabteilungen behandelt wurden, werden auch entsprechend mehrfach nachgewiesen.

Tabelle 21.8 Durchlaufene Fachabteilungen nach Geschlecht 2018 (Quelle: Statistisches Bundesamt 2019)

Durchlaufene Fachabteilungen[a]	Patientinnen und Patienten					
	Insgesamt		Männer		Frauen	
	Anzahl	In %	Anzahl	In %	Anzahl	In %
Eine Fachabteilung	16.809.061	89,6	7.911.988	88,6	8.894.554	90,5
Zwei Fachabteilungen	1.652.711	8,8	859.042	9,6	793.434	8,1
Drei und mehr	292.799	1,6	156.015	1,7	136.748	1,4

[a] Ohne Rückverlegungen

Krankenhaus-Report 2020

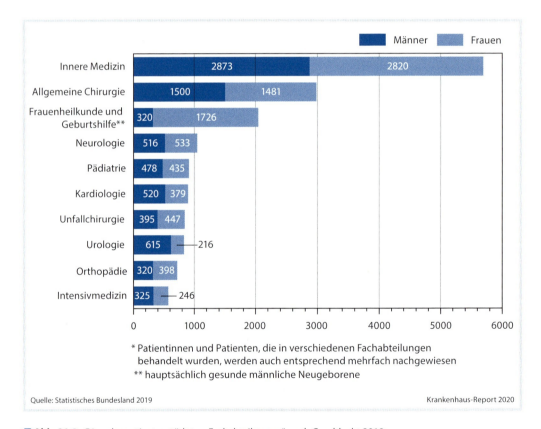

* Patientinnen und Patienten, die in verschiedenen Fachabteilungen behandelt wurden, werden auch entsprechend mehrfach nachgewiesen
** hauptsächlich gesunde männliche Neugeborene

Quelle: Statistisches Bundesland 2019

Krankenhaus-Report 2020

Abb. 21.8 Die zehn patientenstärksten Fachabteilungen* nach Geschlecht 2018

Der zweithäufigste Behandlungsanlass für eine stationäre Versorgung in der Inneren Medizin war das Vorhofflimmern und Vorhofflatter (I48) mit 192.221 Behandlungsfällen. Sie war Ursache in 3,7 % aller Fälle dieser Abteilung und betraf mit 73,0 % in erster Linie ebenfalls die über 65-Jährigen. Die durchschnittliche Verweildauer lag hier bei 4,0 Tagen.

Die sonstige chronische obstruktive Lungenkrankheit (J44) war für weitere 3,4 % der

21.6 · Behandlungsspektrum bei Patientinnen und Patienten in den Fachabteilungen

Tabelle 21.9 Patientinnen und Patienten mit den häufigsten Hauptdiagnosen in den Fachabteilungen[a] Innere Medizin und Allgemeine Chirurgie 2018 (Quelle: Statistisches Bundesamt 2019)

Rang	ICD-Pos.	Diagnose/Behandlungsanlass	Patienten					
			Durchschnittl. Verweildauer	Insgesamt[b]	Davon im Alter von … bis unter … Jahren			
					0–15	15–45	45–65	65 und älter
			In Tagen	Anzahl	Anzahl			
Innere Medizin								
Fachabteilung Innere Medizin insgesamt		Insgesamt	6,1	5.137.423	4.942	571.938	1.291.831	3.268.697
1	I50	Herzinsuffizienz	9,3	322.701	–	2.103	29.011	291.587
2	I48	Vorhofflimmern und Vorhofflattern	4,0	192.221	1	4.907	46.949	140.364
3	J44	Sonstige chronische obstruktive Lungenkrankheit	7,9	176.821	3	1.848	48.138	126.832
4	J18	Pneumonie, Erreger nicht näher bezeichnet	8,7	160.295	52	9.191	26.271	124.780
5	I10	Essentielle (primäre) Hypertonie	3,9	157.750	1	9.838	42.047	105.863
6	I20	Angina pectoris	3,3	130.190	–	4.522	44.503	81.165
7	I21	Akuter Myokardinfarkt	6,5	119.640	–	3.760	37.365	78.515
8	E86	Volumenmangel	5,8	110.589	24	2.096	6.820	101.648
9	K29	Gastritis und Duodenitis	3,7	109.468	25	26.749	31.468	51.226
10	R55	Synkope und Kollaps	4,0	97.429	80	13.613	21.211	62.525
11	R07	Hals- und Brustschmerzen	2,1	93.065	12	22.724	36.776	33.553
12	E11	Diabetes mellitus, Typ 2	8,8	91.885	6	4.831	26.090	60.958
13	I25	Chronische ischämische Herzkrankheit	3,1	90.121	–	1.155	27.726	61.240

Tabelle 21.9 (Fortsetzung)

Rang	ICD-Pos.	Diagnose/Behandlungsanlass	Patienten					
			Durchschnittl. Verweildauer	Insgesamt[b]	Davon im Alter von ... bis unter ... Jahren			
					0–15	15–45	45–65	65 und älter
			In Tagen	Anzahl	Anzahl			
14	F10	Psychische und Verhaltensstörungen durch Alkohol	3,4	89.176	175	39.744	40.491	8.761
15	A09	Sonstige und nicht näher bezeichnete Gastroenteritis und Kolitis infektiösen und nicht näher bezeichneten Ursprungs	4,2	84.079	282	23.133	17.740	42.924
Allgemeine Chirurgie								
Fachabteilung Allgemeine Chirurgie insgesamt		**Insgesamt**	**6,1**	**2.789.322**	**46.711**	**596.896**	**924.706**	**1.221.000**
1	K40	Hernia inguinalis	1,9	158.395	1.221	24.961	60.586	71.627
2	K80	Cholelithiasis	4,7	148.387	83	38.873	58.899	50.532
3	K35	Akute Appendizitis	4,4	85.700	6.130	49.933	20.376	9.261
4	S06	Intrakranielle Verletzung	2,3	82.966	5.563	23.530	13.377	40.490
5	I70	Atherosklerose	9,8	81.717	–	482	22.093	59.142
6	K57	Divertikulose des Darmes	8,7	70.704	11	8.090	34.928	27.675
7	M17	Gonarthrose [Arthrose des Kniegelenkes]	9,1	66.506	1	865	23.283	42.357
8	S72	Fraktur des Femurs	12,0	63.245	323	1.495	7.245	54.182
9	K56	Paralytischer Ileus und intestinale Obstruktion ohne Hernie	8,1	60.523	296	7.380	16.144	36.703
10	M16	Koxarthrose [Arthrose des Hüftgelenkes]	9,4	58.171	1	958	17.904	39.308
11	S52	Fraktur des Unterarmes	3,4	55.286	4.672	7.640	16.134	26.840

21.6 · Behandlungsspektrum bei Patientinnen und Patienten in den Fachabteilungen

Tabelle 21.9 (Fortsetzung)

Rang	ICD-Pos.	Diagnose/Behandlungsanlass	Patienten Durchschnittl. Verweildauer In Tagen	Insgesamt[b] Anzahl	Davon im Alter von ... bis unter ... Jahren			
					0–15 Anzahl	15–45	45–65	65 und älter
12	S82	Fraktur des Unterschenkels, einschließlich des oberen Sprunggelenkes	7,1	50.997	1.288	12.917	18.721	18.071
13	K43	Hernia ventralis	5,7	50.554	63	7.304	21.033	22.154
14	M54	Rückenschmerzen	4,9	48.657	35	8.423	17.522	22.677
15	S42	Fraktur im Bereich der Schulter und des Oberarmes	6,2	45.167	1.751	6.861	11.761	24.794

[a] Fachabteilung mit der längsten Verweildauer
[b] Einschließlich Fälle mit unbekanntem Alter

Krankenhaus-Report 2020

Tabelle 21.10 Häufigste Operationen in den Fachabteilungen[a] Innere Medizin und Allgemeine Chirurgie 2018 (Quelle: Statistisches Bundesamt 2019)

Rang	Maßnahme[b]		Insgesamt[d]		Davon im Alter von … bis unter … Jahren			
			In %	Anzahl	0–15	15–45	45–65	65 und älter
					Anzahl			

Innere Medizin

Insgesamt Operationen und Prozeduren

	Operationen Kapitel 5[c]		100	14.595.877	4.478	1.028.606	3.761.429	9.801.343
1	5-513	Endoskopische Operationen an den Gallengängen	17,6	1.028.113	500	55.434	255.050	717.129
2	5-452	Lokale Exzision und Destruktion von erkranktem Gewebe des Dickdarmes	13,1	180.441	–	13.426	41.051	125.964
3	5-469	Andere Operationen am Darm	12,2	134.485	3	3.993	36.432	94.057
4	5-377	Implantation eines Herzschrittmachers, Defibrillators und Ereignis-Rekorders	6,6	125.533	2	4.940	34.196	86.395
5	5-399	Andere Operationen an Blutgefäßen	3,9	67.404	1	1.726	11.226	54.451
6	5-429	Andere Operationen am Ösophagus	3,5	40.295	13	2.074	12.621	25.587
7	5-449	Andere Operationen am Magen	3,2	35.796	1	2.491	12.285	21.019
8	5-378	Entfernung, Wechsel und Korrektur eines Herzschrittmachers und Defibrillators	2,8	32.452	2	1.610	7.334	23.506
9	5-433	Lokale Exzision und Destruktion von erkranktem Gewebe des Magens	1,6	28.695	1	621	4.258	23.815
10	5-431	Gastrostomie	1,5	16.009	–	497	3.200	12.312
				15.510	6	611	3.869	11.024

21.6 · Behandlungsspektrum bei Patientinnen und Patienten in den Fachabteilungen

Tabelle 21.10 (Fortsetzung)

Rang	Maßnahme[b]		Insgesamt[d]		Davon im Alter von … bis unter … Jahren			
			In %	Anzahl	0–15	15–45	45–65	65 und älter
					Anzahl			
Allgemeine Chirurgie								
	Insgesamt Operationen und Prozeduren		100	9.472.262	60.466	1.323.117	3.151.399	4.937.242
		Operationen Kapitel 5[c]		4.865.164	45.014	863.139	1.813.696	2.143.310
1	5-469	Andere Operationen am Darm	3,7	179.616	413	19.895	61.657	97.651
2	5-511	Cholezystektomie	3,7	177.757	88	40.771	68.863	68.035
3	5-530	Verschluss einer Hernia inguinalis	3,3	159.754	1.485	24.959	60.965	72.345
4	5-470	Appendektomie	1,9	93.292	6.694	55.440	21.512	9.646
5	5-896	Chirurgische Wundtoilette [Wunddebridement] mit Entfernung von erkranktem Gewebe an Haut und Unterhaut	1,9	90.462	586	12.177	27.737	49.960
6	5-794	Offene Reposition einer Mehrfragment-Fraktur im Gelenkbereich eines langen Röhrenknochens	1,8	89.568	506	11.549	28.662	48.851
7	5-032	Zugang zur Lendenwirbelsäule, zum Os sacrum und zum Os coccygis	1,8	86.992	62	12.701	33.809	40.420
8	5-820	Implantation einer Endoprothese am Hüftgelenk	1,7	81.538	1	1.078	19.918	60.541
9	5-916	Temporäre Weichteildeckung	1,7	80.931	125	7.643	25.248	47.914
10	5-455	Partielle Resektion des Dickdarmes	1,6	78.790	59	6.633	26.370	45.728

[a] Fachabteilung mit der längsten Verweildauer
[b] Ohne Duplikate
[c] Operationen insgesamt beinhalte: auch die Pos. 5-93…5-99 (Zusatzinformationen zu Operationen), die aber hier nicht separat ausgewiesen wurden
[d] Einschließlich Fälle mit unbekanntem Alter

Krankenhaus-Report 2020

Behandlungsfälle der Inneren Medizin verantwortlich. Patientinnen und Patienten mit dieser Diagnose verbrachten im Schnitt 7,9 Tage im Krankenhaus. 72 % der Behandelten waren auch hier 65 Jahre und älter.

Insgesamt wurden in der Inneren Medizin rund 14,6 Mio. Operationen und medizinische Prozeduren, darunter 1.028.113 operative Eingriffe nach Kapitel 5 des OPS durchgeführt. An erster Stelle stand dabei die endoskopische Operation an den Gallengängen (5-513), gefolgt von der lokalen Entfernung und Zerstörung von erkranktem Gewebe des Dickdarms (5-452) sowie von sonstigen Operationen am Darm (5-469). Jeweils rund 70 % der Patientinnen und Patienten mit diesen Operationen in der Inneren Medizin waren 65 Jahre und älter (◘ Tab. 21.10).

In der zweiten an dieser Stelle ausgewiesenen Fachabteilung, der Allgemeinen Chirurgie, wurden knapp 2,8 Mio. Fälle für die durchschnittliche Dauer von 6,1 Tagen stationär im Krankenhaus versorgt. Der häufigste Behandlungsanlass nach Diagnosekapiteln in dieser Abteilung waren Krankheiten des Verdauungssystems.

Mit einem Anteil von 5,7 % wurden die Patientinnen und Patienten der Allgemeinen Chirurgie am häufigsten aufgrund eines Leistenbruchs (K40) stationär behandelt (158.395 Fälle). Sie verbrachten durchschnittlich 1,9 Tage im Krankenhaus. 45,0 % der Behandelten mit dieser Diagnose war 65 Jahre und älter und noch 38,2 % zwischen 45 bis unter 65 Jahre alt.

Die zweithäufigste in der Chirurgie behandelte Erkrankung war mit einem Anteil von 5,3 % und 148.387 Fällen das Gallensteinleiden (K80). Der größte Teil der Patientinnen und Patienten mit dieser Erkrankung war zwischen 45 bis unter 65 Jahre alt (37,7 %) sowie 65 Jahre und älter (34,1 %).

Der dritthäufigste Grund für eine vollstationäre Versorgung in der Chirurgie war die akute Blinddarmentzündung (K35), die bei 85.700 Patientinnen und Patienten behandelt wurde und einen Anteil von 3,1 % ausmachte. Der Krankenhausaufenthalt mit dieser Diagnose dauerte im Schnitt 4,4 Tage und betraf vor allem Personen, die zwischen 15 und 45 Jahre alt waren. Ihr Anteil lag bei 58,3 %.

Zusammengenommen wurden in der Allgemeinen Chirurgie 9,5 Mio. Operationen und Prozeduren, darunter 4,9 Mio. operative Eingriffe nach Kapitel 5 des OPS durchgeführt. An oberster Stelle standen sonstige Operationen am Darm (5-469), gefolgt von der Gallenblasenentfernung (5-511) und dem Verschluss eines Leistenbruchs (5-530). Mit Anteilen zwischen 38,3 und 54,4 % war bei allen drei Operationen der jeweils größte Teil der Operierten 65 Jahre und älter (◘ Tab. 21.10).

21.7 Leistungsmengen und Leistungsstrukturen der Krankenhäuser

Fallpauschalen bilden die Grundlage für das Vergütungssystem der akutstationären Krankenhausleistungen in deutschen Krankenhäusern, in dem Behandlungsfälle entsprechend ihrem Behandlungsaufwand nach pauschalierten Preisen vergütet werden.[16] Differenzierte Informationen zum stationären Leistungsgeschehen der Krankenhäuser stehen im Rahmen der Fallpauschalenbezogenen Krankenhausstatistik insbesondere zu Hauptdiagnosegruppen (MDCs), abgerechneten Fallpauschalen (DRGs) sowie zum Casemix (CM) und Casemix-Index (CMI) zur Verfügung.

In Bezug auf die Verteilung der vollstationär behandelten Krankenhausfälle nach den MDCs standen im Jahr 2018 an erster Stelle Krankheiten und Störungen des Kreis-

---

[16] Die jährliche Pflege und Weiterentwicklung des DRG-Entgeltsystems obliegt dem Institut für das Entgeltsystem im Krankenhaus (InEK) und basiert auf den Kosten- und Leistungsdaten einer Stichprobe sowohl freiwillig teilnehmender als auch ausgewählter verpflichteter Krankenhäuser. Der jährlich veröffentlichte Fallpauschalenkatalog enthält u. a. die spezifische Leistungsbeschreibung und die Bewertungsrelation als relatives Kostengewicht für die Vergütungshöhe jeder einzelnen DRG. Er kann auf der Homepage des InEK unter www.g-drg.de heruntergeladen werden.

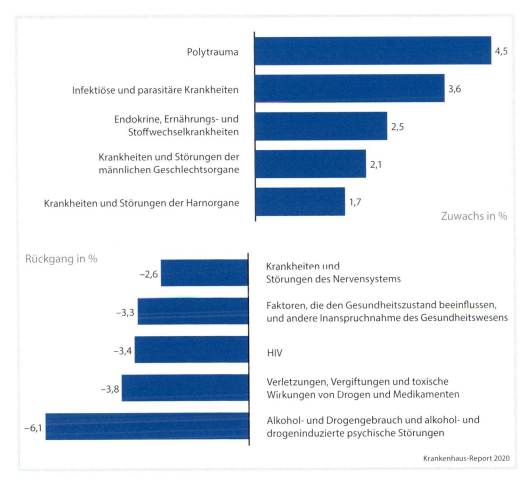

Abb. 21.9 Die größten Fallzahlveränderungen zum Vorjahr nach MDC (Quelle: Statistisches Bundesamt 2019)

laufsystems (15,2 %). An zweiter und dritter Stelle folgten Krankheiten und Störungen des Muskel-Skelett-Systems und Bindegewebes (14,7 %) sowie der Verdauungsorgane (11,5 %). Hinsichtlich des Leistungsumfangs hatten diese drei Gruppen jeweils auch die höchsten Anteile (zwischen 18,5 und 9,3 %) am gesamten Casemix-Volumen des Jahres 2018. Die Tabellen können als elektronisches Zusatzmaterial unter https://doi.org./10.1007/978-3-662-60487-8_21 (Tab. 21.m und 21.n) abgerufen werden.

Die größten Fallzahlenzuwächse gegenüber dem Vorjahr waren bei der MDC „Polytrauma" (4,5 %) zu verzeichnen. Die MDCs „Infektiöse und parasitäre Krankheiten" (3,6 %) sowie „Endokrine, Ernährungs- und Stoffwechselkrankheiten" (2,5 %) lagen an zweiter und dritter Stelle. Den stärksten Rückgang wies die MDCs „Alkohol- und Drogengebrauch und alkohol- und drogeninduzierte psychische Störungen" (6,1 %) auf. Darüber hinaus waren die MDCs „Verletzungen, Vergiftungen und toxische Wirkungen von Drogen und Medikamenten" (3,8 %) sowie „HIV" (3,4 %) ebenfalls rückläufig (◘ Abb. 21.9).

Die Versorgung gesunder Neugeborener (641.214 Fälle), die Speiseröhrenentzündung, Magen-Darm-Entzündung und verschiedene Erkrankungen der Verdauungsorgane ohne komplexe Prozedur oder Diagnose (486.012 Fälle) sowie die Entbindung ohne komplizierende Diagnose (393.196 Fälle) waren im Jahr

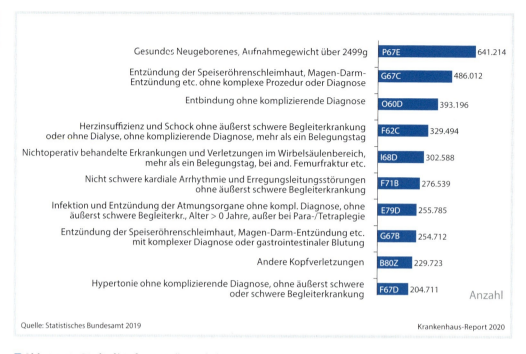

Abb. 21.10 Die fünf häufigsten Fallpauschalen (DRGs) der Patientinnen und Patienten 2018

2018 die insgesamt am häufigsten abgerechneten Fallpauschalen (DRGs) (Abb. 21.10). Von den rund 1.280 mit dem Fallpauschalenkatalog bewerteten und abrechenbaren DRGs machten dabei die zwanzig häufigsten bereits 26,5 % und die fünfzig häufigsten DRGs 42,6 % des gesamten DRG-Leistungsspektrums aus. Nach der sogenannten Partition aufgeschlüsselt waren 58,0 % medizinische Behandlungen ohne chirurgische Eingriffe (Partition M), 36,1 % operative Behandlungen (Partition O) und 5,9 % nichtoperative, jedoch invasive medizinische Maßnahmen (Partition A). Die höchsten Anteile des Casemix entfielen dabei mit 60,5 % auf operative Eingriffe und 32,6 % auf medizinische Behandlungen. 6,9 % umfassten noch die nichtoperativen, invasiven medizinischen Maßnahmen.

Nicht immer sind die am häufigsten abgerechneten Fallpauschalen auch am teuersten und machen den Löwenanteil des Erlösvolumens der Krankenhäuser aus. Wird danach unterschieden, welche Fallpauschalen auf Basis der erbrachten Menge und des Preises in ihrer Gesamtsumme den größten Anteil der Behandlungserlöse ausmachten, dann standen die Korrektur oder der Ersatz des Hüftgelenks ohne komplizierende Diagnose (1,5 %) und Endoprotheseneingriffe am Kniegelenk ohne Wechsel oder Entfernung von Endoprothesen oder Prothesenkomponenten sowie die Herzinsuffizienz und Schock ohne schwere Begleiterkrankungen (jeweils 1,4 %) an oberster Stelle. Zusammengenommen entfielen auf diese drei DRGs für die Behandlung von 615.672 Patientinnen und Patienten 4,3 % der Behandlungserlöse mit einem Volumen von rund 3,1 Mrd. € (Tab. 21.11).

Nach der DRG-Bewertungsrelation waren die teuersten und komplexesten Behandlungen die Versorgung von langzeitbeatmeten Schwerstverletzten mit Polytrauma beziehungsweise von Komapatienten, die einer hochaufwändigen intensivmedizinischen Behandlung bedurften (A06A und A06B). Hierzu gehörte ebenfalls die Transplantation lebenswichtiger Organe, unter anderem von Leber, Lunge und Herz, mit einer Langzeitbe-

21.7 · Leistungsmengen und Leistungsstrukturen der Krankenhäuser

Tabelle 21.11 DRGs nach Anteil am Erlösvolumen 2018 (Quelle: Statistisches Bundesamt 2019)

DRG	Bezeichnung	Fälle[a]	Anteil an allen Fällen	Erlösvolumen[b]	Anteil am Erlösvolumen
			In %	In 1.000 €	In %
I47C	Revision oder Ersatz des Hüftgelenkes ohne bestimmte komplizierende Faktoren, ohne komplexe Diagnose an Becken/Oberschenkel, ohne bestimmten endoprothetischen Eingriff, ohne gelenkplastischen Eingriff am Hüftgelenk	153.366	0,8	1.044.244	1,5
I44C	Bestimmte Endopropheseneingriffe am Kniegelenk ohne äußerst schwere Begleiterkrankungen, ohne bestimmten Wechsel oder Entfernung von Endoprothesen oder Prothesenkomponenten	133.283	0,7	1.029.022	1,4
F62C	Herzinsuffizienz und Schock ohne äußerst schwere Begleiterkrankungen oder ohne Dialyse, ohne komplizierende Diagnose, ohne komplizierende Konstellation, ohne bestimmte hochaufwändige Behandlung etc.	329.023	1,8	981.394	1,4
O60D	Vaginale Entbindung ohne komplizierende Diagnose, Schwangerschaftsdauer mehr als 33 vollendete Wochen	392.534	2,1	707.491	1,0
G67C	Ösophagitis, Gastroenteritis, gastrointestinale Blutung, Ulkuserkrankung und verschiedene Erkrankungen der Verdauungsorgane ohne bestimmte oder andere komplizierende Faktoren, ohne äußerst schwere Begleiterkrankungen	485.740	2,6	677.738	0,9

[a] Ohne Fälle der integrierten Versorgung
[b] Das bewertete Erlösvolumen wird ermittelt aus dem Produkt der effektiven Bewertungsrelation und dem jeweiligen Landesbasisfallwert (mit Angleichungsbetrag) der behandelten Krankenhausfälle. Berücksichtigt sind dabei tagesbezogene Abschläge bei Unterschreitung der unteren Grenzverweildauer und Zuschläge bei Überschreitung der oberen Grenzverweildauer sowie Verlegungen nach den Regelungen der jährlichen Fallpauschalenvereinbarung. Zusatzentgelte und nicht mit dem Fallpauschalenkatalog bewertete und vergütete vollstationäre Leistungen sind in der Berechnung nicht eingeschlossen
Krankenhaus-Report 2020

atmung der Patienten (A18Z). Für diese drei DRGs wurden näherungsweise rund 234 Mio. € im Rahmen der notfall- und intensivmedizinischen Behandlung von 940 Patientinnen und Patienten abgerechnet, was einen Anteil von 0,3 % am Erlösvolumen ausmachte. Die auf Basis ihrer Bewertungsrelation teuerste DRG mit der Durchführung einer hochkomplexen Operation oder einer intensivmedizinischen Komplexbehandlung und Beatmung von über 1.799 Stunden (A06A) kostete je Patientin/Patient durchschnittlich rund 288.370 € (Tab. 21.12).

Im Hinblick auf den Schweregrad der behandelten Patientinnen und Patienten erfolgten nach dem Casemix-Index (CMI) die aufwändigsten bzw. schwerwiegendsten Behandlungen in den Fachabteilungen der Herzchirurgie (5,45), Intensivmedizin (4,80) und Kinderkardiologie (3,67). Das leichteste Erkrankungsspektrum wurde in der Geburtshilfe (0,50), der Frauenheilkunde und Ge-

Tabelle 21.12 Komplexe Leistungen: Am höchsten bewertete DRGs (Quelle: Statistisches Bundesamt 2019)

DRG	Bezeichnung	Bewertungsrelation	Fälle[a]	Anteil an allen Fällen	Erlösvolumen[b]	Anteil am Erlösvolumen
				In %	In 1.000 €	In %
A06A	Beatmung > 1.799 h mit intensivmedizinischer Komplexbehandlung > 2.940/5.520/5.520 Aufwandspunkte oder mit hochkomplexem Eingriff	71,528	376	0,002	108.426	0,15
A18Z	Beatmung > 999 h und Transplantation von Leber, Lunge, Herz und Knochenmark oder Stammzelltransfusion	62,725	129	0,001	42.465	0,06
A06B	Beatmung > 1.799 h mit komplexer OR-Prozedur oder Polytrauma, ohne hochkomplexen Eingriff, ohne intensivmedizinische Komplexbehandlung > 2.940/5.520/5.520 Aufwandspunkte	50,436	436	0,002	83.048	0,12
P61A	Neugeborenes, Aufnahmegewicht < 600 g mit signifikanter OR-Prozedur	49,879	189	0,001	33.962	0,05
A07A	Beatmung > 999 h oder > 499 h mit intensivmedizinischer Komplexbehandlung > 4.900/4.600/4.600 Aufwandspunkte, mit komplexer OR-Prozedur oder Polytrauma und intensivmedizinische Komplexbehandlung etc.	44,47	777	0,004	139.530	0,20

[a] Ohne Fälle der integrierten Versorgung
[b] Das bewertete Erlösvolumen wird ermittelt aus dem Produkt der effektiven Bewertungsrelation und dem jeweiligen Landesbasisfallwert (mit Angleichungsbetrag) der behandelten Krankenhausfälle. Berücksichtigt sind dabei tagesbezogene Abschläge bei Unterschreitung der unteren Grenzverweildauer und Zuschläge bei Überschreitung der oberen Grenzverweildauer sowie Verlegungen nach den Regelungen der jährlichen Fallpauschalenvereinbarung. Zusatzentgelte und nicht mit dem Fallpauschalenkatalog bewertete und vergütete vollstationäre Leistungen sind in der Berechnung nicht eingeschlossen
Krankenhaus-Report 2020

burtshilfe (0,62) sowie in der Augenheilkunde (0,63) behandelt. Eine differenzierte Übersicht zum Casemix-Index nach Fachabteilungen und Altersgruppen der Patientinnen und Patienten ist als elektronisches Zusatzmaterial unter https://doi.org/10.1007/978-3-662-60487-8_21 (Tab. 21.o bis 21.q) eingestellt.

Die im Durchschnitt höchsten Erlöse je Fall wurden in Krankenhäusern von Hamburg (4.451 €), Berlin (4.271 €) und Sachsen (3.974 €) erzielt. Am niedrigsten lagen sie in Niedersachsen (3.693 €), in Sachsen-Anhalt (3.712 €) und Bayern (3.716 €). Aufgrund der unterschiedlich hohen Landesbasisfallwerte korrespondieren die durchschnittlichen Fallerlöse nicht durchgängig mit dem Schweregrad der behandelten Patientinnen und Patienten. So weisen zum Beispiel Krankenhäuser in Rheinland-Pfalz mit dem im Schnitt niedrigsten CMI (1,04) deutlich höhere durchschnittliche Fallerlöse auf (3.747 €) als zum Beispiel Krankenhäuser in Niedersachsen (3.693 €) (Tab. 21.13).

21.7 · Leistungsmengen und Leistungsstrukturen der Krankenhäuser

Tabelle 21.13 Casemix, Casemix-Index und Erlöse je Fall 2018 nach Bundesländern (Quelle: Statistisches Bundesamt 2019)

Sitz des Krankenhauses	Insgesamt[d]	Casemix[a] DRG-Partition			Casemix-Index[b]	Erlös je Fall[c] in Euro
		O	M	A		
Deutschland	20.685.685	12.510.915	6.747.878	1.426.892	1,11	3.835
Baden-Württemberg	2.367.433	1.488.184	761.139	118.111	1,13	3.896
Bayern	3.132.234	1.931.258	1.026.975	174.000	1,08	3.716
Berlin	1.037.094	657.541	285.849	93.704	1,24	4.271
Brandenburg	584.726	318.257	203.561	62.908	1,11	3.809
Bremen	225.932	139.530	70.449	15.953	1,14	3.951
Hamburg	613.967	413.878	154.929	45.159	1,29	4.451
Hessen	1.461.136	886.340	466.480	108.316	1,11	3.816
Mecklenburg-Vorp.	436.884	263.442	151.063	22.380	1,11	3.824
Niedersachsen	1.760.712	1.055.195	592.864	112.653	1,07	3.693
Nordrhein-Westfalen	4.870.868	2.876.599	1.613.020	381.249	1,10	3.788
Rheinland-Pfalz	944.533	542.263	340.163	62.107	1,04	3.747
Saarland	300.367	177.151	103.643	19.574	1,09	3.799
Sachsen	1.102.288	677.398	364.829	60.061	1,15	3.974
Sachsen-Anhalt	603.069	346.412	210.353	46.304	1,08	3.712
Schleswig-Holstein	617.543	373.392	187.390	56.761	1,13	3.894
Thüringen	626.898	364.074	215.171	47.653	1,12	3.861

[a] Der Casemix ergibt sich aus Summe der effektiven Bewertungsrelationen der behandelten Krankenhausfälle im jeweiligen Berichtsjahr. Berücksichtigt sind tagesbezogene Abschläge bei Unterschreitung der unteren Grenzverweildauer und Zuschläge bei Überschreitung der oberen Grenzverweildauer sowie Verlegungen nach den Regelungen der jährlichen Fallpauschalenvereinbarung. Nicht mit dem Fallpauschalenkatalog bewertete und vergütete vollstationäre Leistungen sind in der Berechnung nicht eingeschlossen
[b] Der Casemix-Index ist Summe der von den Krankenhäusern abgerechneten effektiven Bewertungsrelationen (CM) dividiert durch die Zahl der behandelten Fälle
[c] Das bewertete Erlösvolumen wird ermittelt aus dem Produkt der effektiven Bewertungsrelationen und dem jeweiligen Landesbasisfallwert (mit Angleichungsbetrag) der behandelten Krankenhausfälle. Berücksichtigt sind tagesbezogene Abschläge bei Unterschreitung der unteren Grenzverweildauer und Zuschläge bei Überschreitung der oberen Grenzverweildauer sowie Verlegungen nach den Regelungen der jährlichen Fallpauschalenvereinbarung. Zusatzentgelte und nicht mit dem Fallpauschalenkatalog bewertete und vergütete vollstationäre Leistungen sind in der Berechnung nicht eingeschlossen
[d] Einschl. der Fälle mit unbekannter Partition
Krankenhaus-Report 2020

Open Access Dieses Kapitel wird unter der Creative Commons Namensnennung 4.0 International Lizenz (http://creativecommons.org/licenses/by/4.0/deed.de) veröffentlicht, welche die Nutzung, Vervielfältigung, Bearbeitung, Verbreitung und Wiedergabe in jeglichem Medium und Format erlaubt, sofern Sie den/die ursprünglichen Autor(en) und die Quelle ordnungsgemäß nennen, einen Link zur Creative Commons Lizenz beifügen und angeben, ob Änderungen vorgenommen wurden.

Die in diesem Kapitel enthaltenen Bilder und sonstiges Drittmaterial unterliegen ebenfalls der genannten Creative Commons Lizenz, sofern sich aus der Abbildungslegende nichts anderes ergibt. Sofern das betreffende Material nicht unter der genannten Creative Commons Lizenz steht und die betreffende Handlung nicht nach gesetzlichen Vorschriften erlaubt ist, ist für die oben aufgeführten Weiterverwendungen des Materials die Einwilligung des jeweiligen Rechteinhabers einzuholen.

Krankenhaus-Directory

Inhaltsverzeichnis

Kapitel 22   Krankenhaus-Directory 2018 – DRG-Krankenhäuser im Vergleich – 449
Carina Mostert und Andreas Pritzkau

Krankenhaus-Directory 2018 – DRG-Krankenhäuser im Vergleich

Carina Mostert und Andreas Pritzkau

Elektronisches Zusatzmaterial Die Online-Version dieses Kapitels (https://doi.org/10.1007/978-3-662-60487-8_22) enthält Zusatzmaterial, das den Nutzern zur Verfügung steht.

© Der/die Autor(en) 2020
J. Klauber et al. (Hrsg.), *Krankenhaus-Report 2020*, https://doi.org/10.1007/978-3-662-60487-8_22

Zusammenfassung

Das Directory deutscher Krankenhäuser bietet eine jährlich aktualisierte Übersicht stationärer Leistungserbringer. Die Darstellung umfasst unter anderem Informationen zur Struktur des vereinbarten Leistungsangebots, zum Grad der Spezialisierung, zur regionalen Marktpositionierung und Wettbewerbssituation sowie Informationen zur Ergebnisqualität nach dem Verfahren Qualitätssicherung mit Routinedaten (QSR). Insgesamt finden mehr als 1.300 Krankenhäuser Eingang, zu denen eine Budgetvereinbarung für das Jahr 2018 oder QSR-Behandlungsergebnisse vorliegen.

The Directory of German Hospitals provides an annually updated overview of inpatient service providers. It includes information on the structure of the agreed range of services, the degree of specialisation, regional market positioning and competitive situation as well as information on the outcome quality according to QSR, a quality reporting procedure based on routine data of the health care funds. In total, the directory includes more than 1,300 hospitals for which a budget agreement for the year 2018 or QSR treatment outcomes are available.

Das jährliche Directory deutscher Krankenhäuser stellt Eckdaten aus den Aufstellungen der Entgelte und Budgetermittlung (AEB) gemäß Krankenhausentgeltgesetz (KHEntgG) dar. Den Darstellungen liegen Vereinbarungsdaten und nicht die tatsächlich erbrachten Leistungen der jeweiligen Einrichtung zugrunde. Insgesamt finden mehr als 1.300 Krankenhäuser Eingang, zu denen eine Vereinbarung oder QSR-Behandlungsergebnisse vorliegen. Das Krankenhaus-Directory finden Sie unter https://doi.org/10.1007/978-3-662-60487-8_22.

Die einzelnen Spalten des Directories haben folgende Bedeutung:

Krankenhausname

Mit einem * gekennzeichnete Einrichtungen haben nach Abschluss der Vereinbarung 2018 mit einem anderen Krankenhaus fusioniert oder wurden geschlossen.

Betten

Jedes Krankenhaus wird nach seiner Bettenzahl klassifiziert und einer von sechs Kategorien zugeordnet. Die verwendeten Symbole bedeuten Folgendes:

< 50 = unter 50 Betten
< 100 = 50 bis unter 100 Betten
< 200 = 100 bis unter 200 Betten
< 500 = 200 bis unter 500 Betten
< 1.000 = 500 bis unter 1.000 Betten
> 1.000 = über 1.000 Betten

Die Angaben stammen überwiegend aus dem Jahr 2018, andernfalls aus den Vorjahren.

Träger

In dieser Spalte wird die Trägerschaft des Krankenhauses mit folgenden Abkürzungen geschlüsselt:

ö   für öffentlich

fg   für freigemeinnützig

p   für privat

Z-Bax (Zahlbasisfallwert)

Der Basisfallwert ist der Eurobetrag, der multipliziert mit der Bewertungsrelation den Preis einer DRG-Fallpauschale festlegt. Für die Vergütung der Krankenhausfälle einer laufenden Periode ist der Zahlbasisfallwert maßgeblich, der auch Transferzahlungen aus vergangenen Perioden, sogenannte Erlösausgleiche, berücksichtigt. Außerdem dient der Zahlbasisfallwert auch der sachgerechten Umsetzung unterjährig vereinbarter Gesamtjahreswerte. Der gemittelte Zahlbasisfallwert (Z-Bax) ist ein Indikator für das tatsächlich herrschende Preisniveau des Jahres für Krankenhausleistungen, die nach DRGs vergütet werden.[1] Der Z-Bax umfasst

---

[1] Der bundesweite Z-Bax steht wochenaktuell unter www.wido.de als Download zur Verfügung.

alle relevanten Zu- und Abschlagstatbestände. Deren Vergütung wird ebenfalls je Bewertungsrelation, also analog dem Basisfallwert ausgedrückt (Friedrich et al. 2010).[2]

In der Spalte für den Basisfallwert ist ein „BE" zu finden, wenn das gesamte Krankenhaus 2018 keine DRG-Entgelte vereinbart hat, z. B. auf Basis der Vereinbarung zur Bestimmung von Besonderen Einrichtungen 2018, und es somit als Ganzes von der Anwendung der DRG-Fallpauschalen ausgenommen ist.

▪▪ Casemix

Der Casemix ist die Summe aller Bewertungsrelationen einer Einrichtung. Jedes Krankenhaus wird anhand des vereinbarten Casemix klassifiziert und einer von sechs Kategorien zugeordnet. Die verwendeten Symbole bedeuten Folgendes:

< 1.000 = unter 1.000 Bewertungsrelationen

< 5.000 = 1.000 bis unter 5.000 Bewertungsrelationen

< 10.000 = 5.000 bis unter 10.000 Bewertungsrelationen

< 20.000 = 10.000 bis unter 20.000 Bewertungsrelationen

< 50.000 = 20.000 bis unter 50.000 Bewertungsrelationen

> 50.000 = über 50.000 Bewertungsrelationen

▪▪ CMI (Casemix-Index)

Der Casemix-Index (CMI) beschreibt die mittlere Fallschwere eines Krankenhauses. Er berechnet sich aus dem Quotienten des Casemix (Summe aller Bewertungsrelationen eines Krankenhauses) und der Gesamtzahl der über DRGs abgerechneten Fälle eines Krankenhauses. Der hier ausgewiesene CMI enthält keine teilstationären DRGs.

▪▪ Abw. CMI Land

Für jede Einrichtung wird der individuelle CMI mit dem entsprechenden Landeswert verglichen. Die Abweichungen sind mit folgenden Symbolen gekennzeichnet:

$+++$ = Abweichung vom Landeswert von über 20 %

$++$ = Abweichung vom Landeswert von 10 % bis unter 20 %

$+$ = Abweichung vom Landeswert von 0 % bis unter 10 %

$-$ = Abweichung vom Landeswert von 0 % bis über -10 %

$--$ = Abweichung vom Landeswert von -10 % bis über -20 %

$---$ = Abweichung vom Landeswert von unter -20 %

▪▪ Vereinbarter Spezialisierungsgrad im DRG-Bereich (Gini-Koeffizient)

Die Werte beschreiben den Grad der Spezialisierung für DRG-Leistungen des jeweiligen Krankenhauses anhand des Gini Koeffizienten. Die Ermittlung erfolgt auf der Ebene Basis-DRG (ADRG). Der Gini-Koeffizient ist eine Maßzahl für die (Un)gleichverteilung innerhalb einer Grundgesamtheit. Sind die Leistungen eines Krankenhauses über alle Basis-DRGs gleich verteilt, liegt keine Spezialisierung vor. Verteilen sich die Fälle auf nur wenige Basis-DRGs und ist die Verteilung somit sehr ungleich, kann das Krankenhaus als spezialisiert

---

[2] Alle fallbezogenen Zuschläge werden bei Anrechnung im Z-Bax durch den vereinbarten CMI des Hauses dividiert. Die berücksichtigten Zu- und Abschläge lauten z. Zt.: Zuschlag Ausbildung, Investitionszuschlag, Zu- und Abschlag Qualität, Sicherstellungszuschlag, Zuschlag für Vorhaltekosten Besonderer Einrichtungen, Abschlag Tariferhöhung, Abschlag für Mehrleistungen, Abschlag für Nichtteilnahme am DTA, Zu- und Abschlag für die (Nicht-) Teilnahme an der Notfallversorgung, Ausgleiche, Konvergenz Besondere Einrichtungen, Pflegesonderprogramm, Hygieneförderprogramm, Mehrkosten G-BA, Fixkostendegressionsabschlag, Versorgungszuschlag, Pflegezuschlag sowie Zuschläge für Klinische Sektionen, einrichtungsübergreifende Fehlermeldesysteme und bessere Vereinbarkeit von Familie und Beruf. Unberücksichtigt bleiben Zuschläge für Begleitpersonen, Zentren und Schwerpunkte und Telematik.

Tabelle 22.1 Verteilung der vereinbarten Fallzahlen 2018 auf Fallzahl-Quintile für die 25 häufigsten vollstationären Basis-DRGs der operativen Partition

ADRG	Beschreibung	MDC	Partition	Fallzahl	Anzahl KH	Anteil KH in %	Ø Fallzahl	1. Quintil Ø Fallzahl	1. Quintil Fallzahlanteil in %	2. Quintil Ø Fallzahl	2. Quintil Fallzahlanteil in %	3. Quintil Ø Fallzahl	3. Quintil Fallzahlanteil in %	4. Quintil Ø Fallzahl	4. Quintil Fallzahlanteil in %	5. Quintil Ø Fallzahl	5. Quintil Fallzahlanteil in %
O01	Sectio caesarea	14	O	200.837	569	47	353	784	44	418	24	265	15	189	11	107	6
I47	Revision oder Ersatz des Hüftgelenkes ohne komplizierende Diagnose, ohne Arthrodese, ohne äußerst schwere CC, Alter > 15 Jahre	8	O	181.866	876	73	208	518	50	228	22	149	14	99	10	41	4
G24	Eingriffe bei Bauchwandhernien, Nabelhernien u. and. Hernien, Alt. > 0 J. od. beidseit. Eingr. bei Leisten- und Schenkelhernien, Alt. > 0 J. u. < 56 J. oder Eingr. bei Leisten- u. Schenkelhernien, Alt. > 55 J.	6	O	161.664	877	73	184	372	41	216	23	161	17	115	12	56	6
L20	Transurethrale Eingriffe außer Prostataresektion und komplexe Ureterorenoskopien	11	O	147.659	501	42	295	687	47	414	28	271	18	93	6	6	0
I44	Endoprothese oder andere Endoprothesenimplantation/-revision am Kniegelenk	8	O	146.246	810	67	181	450	50	206	23	130	14	82	9	34	4
I10	Andere Eingriffe an der Wirbelsäule	8	O	142.381	777	65	183	524	57	233	26	115	13	38	4	4	0

Krankenhaus-Directory 2018 – DRG-Krankenhäuser im Vergleich

◻ Tabelle 22.1 (Fortsetzung)

ADRG	Beschreibung	MDC	Partition	Fallzahl	Anzahl KH	Anteil KH in %	Ø Fallzahl	1. Quintil		2. Quintil		3. Quintil		4. Quintil		5. Quintil	
								Ø Fallzahl	Fallzahlanteil in %	Ø Fallzahl	Fallzahlanteil in %	Ø Fallzahl	Fallzahlanteil in %	Ø Fallzahl	Fallzahlanteil in %	Ø Fallzahl	Fallzahlanteil in %
F59	Gefäßeingriffe ohne komplizierende Konstellation	5	O	141.481	709	59	200	548	55	272	27	135	14	38	4	2	0
I13	Bestimmte Eingriffe an Humerus, Tibia, Fibula und Sprunggelenk	8	O	140.927	912	76	155	349	45	184	24	123	16	81	10	35	5
H08	Laparoskopische Cholezystektomie	7	O	136.447	840	70	162	314	39	197	24	147	18	106	13	48	6
D30	Tonsillektomie außer bei bösartiger Neubildung oder verschiedene Eingriffe an Ohr, Nase, Mund und Hals ohne äußerst schwere CC	3	O	111.904	567	47	197	697	71	199	20	64	6	20	2	3	0
F58	Perkutane Koronarangioplastie	5	O	111.479	575	48	194	489	50	230	24	147	15	86	9	18	2
J11	Andere Eingriffe an Haut, Unterhaut und Mamma	9	O	98.725	968	80	102	313	62	97	19	58	11	32	6	8	2
I08	Andere Eingriffe an Hüftgelenk und Femur	8	O	95.700	904	75	106	247	47	125	24	84	16	53	10	20	4
I20	Eingriffe am Fuß	8	O	91.452	928	77	99	270	55	106	21	63	13	38	8	16	3
G26	Andere Eingriffe am Anus	6	O	91.291	872	72	105	255	49	119	23	80	15	49	9	19	4

Tabelle 22.1 (Fortsetzung)

ADRG	Beschreibung	MDC	Partition	Fallzahl	Anzahl KH	Anteil KH in %	Ø Fallzahl	1. Quintil Ø Fallzahl	1. Quintil Fallzahlanteil in %	2. Quintil Ø Fallzahl	2. Quintil Fallzahlanteil in %	3. Quintil Ø Fallzahl	3. Quintil Fallzahlanteil in %	4. Quintil Ø Fallzahl	4. Quintil Fallzahlanteil in %	5. Quintil Ø Fallzahl	5. Quintil Fallzahlanteil in %
I21	Lokale Exzision und Entfernung von Osteosynthesematerial an Hüftgelenk, Femur und Wirbelsäule oder komplexe Eingriffe an Ellenbogengelenk und Unterarm oder bestimmte Eingriffe an der Klavikula	8	O	86.318	908	75	95	210	44	115	24	79	17	51	11	19	4
F52	Perkutane Koronarangioplastie mit komplexer Diagnose	5	O	84.501	580	48	146	327	45	185	25	129	18	75	10	13	2
G23	Appendektomie oder laparoskopische Adhäsiolyse außer bei Peritonitis, ohne äußerst schwere oder schwere CC	6	O	83.674	855	71	98	201	41	117	24	87	18	60	12	24	5
D06	Eingriffe an Nasennebenhöhlen, Mastoid, komplexe Eingriffe am Mittelohr und andere Eingriffe an den Speicheldrüsen	3	O	81.356	514	43	158	499	63	189	24	72	9	26	3	4	1
I09	Bestimmte Eingriffe an der Wirbelsäule	8	O	80.415	779	65	103	287	56	124	24	65	13	31	6	9	2

Krankenhaus-Directory 2018 – DRG-Krankenhäuser im Vergleich

Tabelle 22.1 (Fortsetzung)

ADRG	Beschreibung	MDC	Partition	Fallzahl	Anzahl KH	Anteil KH in %	Ø Fallzahl	1. Quintil Ø Fallzahl	1. Quintil Fallzahlanteil in %	2. Quintil Ø Fallzahl	2. Quintil Fallzahlanteil in %	3. Quintil Ø Fallzahl	3. Quintil Fallzahlanteil in %	4. Quintil Ø Fallzahl	4. Quintil Fallzahlanteil in %	5. Quintil Ø Fallzahl	5. Quintil Fallzahlanteil in %
I29	Komplexe Eingriffe am Schultergelenk oder bestimmte Osteosynthesen an der Klavikula	8	O	74.417	890	74	84	238	57	87	21	51	12	30	7	12	3
F50	Ablative Maßnahmen bei Tachyarrhythmie	5	O	73.725	335	28	220	632	57	253	23	139	13	61	6	16	1
I32	Eingriffe an Handgelenk und Hand	8	O	72.893	898	75	81	279	69	77	19	32	8	14	3	4	1
C08	Extrakapsuläre Extraktion der Linse (ECCE)	2	O	70.830	217	18	326	928	58	407	25	211	13	61	4	9	1
F12	Implantation eines Herzschrittmachers	5	O	69.637	764	63	91	218	48	114	25	73	16	38	8	12	3

Ø = Durchschnitt; n = 1.203 Vereinbarungen des Jahres 2018
Krankenhaus-Report 2020

Tabelle 22.2 Verteilung der vereinbarten Fallzahlen 2018 auf Fallzahl-Quintile für die 25 häufigsten vollstationären Basis-DRGs der medizinischen Partition

ADRG	Beschreibung	MDC	Partition	Fallzahl	Anzahl KH	Anteil KH in %	Ø Fallzahl	1. Quintil Ø Fallzahl	1. Quintil Fallzahlanteil in %	2. Quintil Ø Fallzahl	2. Quintil Fallzahlanteil in %	3. Quintil Ø Fallzahl	3. Quintil Fallzahlanteil in %	4. Quintil Ø Fallzahl	4. Quintil Fallzahlanteil in %	5. Quintil Ø Fallzahl	5. Quintil Fallzahlanteil in %
G67	Ösophagitis, Gastroenteritis, gastrointestinale Blutung, Ulkuserkrankung und verschiedene Erkrankungen der Verdauungsorgane	6	M	700.320	1.009	84	694	1.513	44	906	26	629	18	373	11	46	1
P67	Neugeborener Einling, Aufnahmegewicht > 2.499 g	15	M	629.693	600	50	1.049	2.279	43	1.277	24	831	16	582	11	279	5
O60	Vaginale Entbindung	14	M	429.568	572	48	751	1.581	42	895	24	609	16	429	11	233	6
I68	Nicht operativ behandelte Erkrankungen und Verletzungen im Wirbelsäulenbereich	8	M	359.856	1.077	89	334	859	52	401	24	245	15	134	8	29	2
F62	Herzinsuffizienz und Schock	5	M	308.313	969	80	318	672	42	399	25	279	18	184	12	56	3
E79	Infektionen und Entzündungen der Atmungsorgane	4	M	271.502	986	82	275	621	45	342	25	229	17	145	11	37	3
L90	Niereninsuffizienz, teilstationär, Alter > 14 Jahre ohne Peritonealdialyse	11	M	270.257	133	11	2.032	6.699	67	2.758	28	347	3	163	2	51	0
F71	Nicht schwere kardiale Arrhythmie und Erregungsleitungsstörungen	5	M	251.070	964	80	260	620	48	336	26	209	16	114	9	22	2
B70	Apoplexie	1	M	201.184	983	82	205	680	67	247	24	63	6	25	2	7	1

Krankenhaus-Directory 2018 – DRG-Krankenhäuser im Vergleich

Tabelle 22.2 (Fortsetzung)

ADRG	Beschreibung	MDC	Partition	Fallzahl	Anzahl KH	Anteil KH in %	Ø Fallzahl	1. Quintil Ø Fallzahl	1. Quintil Fallzahlanteil in %	2. Quintil Ø Fallzahl	2. Quintil Fallzahlanteil in %	3. Quintil Ø Fallzahl	3. Quintil Fallzahlanteil in %	4. Quintil Ø Fallzahl	4. Quintil Fallzahlanteil in %	5. Quintil Ø Fallzahl	5. Quintil Fallzahlanteil in %
B80	Andere Kopfverletzungen	1	M	198.175	907	75	219	588	54	261	24	147	13	79	7	15	1
O65	Andere vorgeburtliche stationäre Aufnahme	14	M	191.451	690	57	277	673	48	359	26	225	16	120	9	11	1
F67	Hypertonie	5	M	190.682	959	80	199	431	43	246	25	175	18	116	12	26	3
E65	Chronisch-obstruktive Atemwegserkrankung	4	M	189.592	959	80	198	476	48	231	23	157	16	97	10	27	3
E69	Bronchitis und Asthma bronchiale	4	M	178.675	967	80	185	432	47	240	26	144	16	84	9	23	2
L64	Harnsteine und Harnwegsobstruktion	11	M	167.319	919	76	182	548	60	232	26	82	9	37	4	10	1
K62	Verschiedene Stoffwechselerkrankungen	10	M	160.825	996	83	161	343	43	206	25	146	18	92	11	19	2
F73	Synkope und Kollaps	5	M	154.895	993	82	156	346	44	200	26	133	17	80	10	20	3
L63	Infektionen der Harnorgane	11	M	154.548	966	80	160	369	46	209	26	130	16	73	9	17	2
E71	Neubildungen der Atmungsorgane	4	M	143.539	939	78	153	556	73	126	16	52	7	24	3	6	1
J65	Verletzung der Haut, Unterhaut und Mamma	9	M	141.975	945	78	150	388	52	181	24	110	15	61	8	12	2
K60	Diabetes mellitus	10	M	123.754	979	81	126	346	55	138	22	85	13	50	8	12	2

◘ Tabelle 22.2 (Fortsetzung)

ADRG	Beschreibung	MDC	Partition	Fallzahl	Anzahl KH	Anteil KH in %	Ø Fallzahl	1. Quintil Ø Fallzahl	1. Quintil Fallzahlanteil in %	2. Quintil Ø Fallzahl	2. Quintil Fallzahlanteil in %	3. Quintil Ø Fallzahl	3. Quintil Fallzahlanteil in %	4. Quintil Ø Fallzahl	4. Quintil Fallzahlanteil in %	5. Quintil Ø Fallzahl	5. Quintil Fallzahlanteil in %
D61	Gleichgewichtsstörung, Hörverlust und Tinnitus	3	M	123.049	958	80	128	349	54	154	24	81	13	45	7	13	2
B76	Anfälle	1	M	122.680	949	79	129	416	64	164	25	49	8	13	2	3	1
J64	Infektion/Entzündung der Haut und Unterhaut oder Hautulkus	9	M	122.066	1.030	86	119	289	49	146	25	93	16	55	9	9	1
G72	Andere leichte bis moderate Erkrankungen der Verdauungsorgane	6	M	116.756	939	78	124	288	46	161	26	101	16	58	9	14	2

Ø = Durchschnitt; n = 1.203 Vereinbarungen des Jahres 2018

Krankenhaus-Report 2020

gelten. Ein Gini-Koeffizient von 1 resultierte aus einer maximalen Spezialisierung auf nur eine Leistung, ein Wert von 0 entspräche einer identischen Fallzahl in allen Basis-DRGs.

Aus dem Grad der Spezialisierung der Krankenhäuser lassen sich nur wenige Rückschlüsse auf die Zentralisierung der Leistungserbringung ziehen. Die ◘ Tab. 22.1 und 22.2 illustrieren die Verteilung der Fallzahlen je vollstationäre Basis-DRG (s. u.) der operativen bzw. der medizinischen Partition auf die vorliegenden Vereinbarungen. Langversionen der Tabellen mit allen vollstationären Basis-DRGs sind als elektronisches Zusatzmaterial unter https://doi.org./10.1007/978-3-662-60487-8_22 (Tab 22.a und 22.b) zu finden. Die Darstellung erfolgt nach Fallzahlquintilen. Die Spalten zum ersten Quintil geben z. B. darüber Auskunft, welchen Anteil die 20 % der Krankenhäuser mit den größten Fallzahlen am Gesamtaufkommen haben. Die Spalten zum fünften Quintil geben u. a. Hinweise, in welchen Basis-DRGs die 20 % der Krankenhäuser mit den geringsten Fallzahlen die entsprechende Leistung nur sehr selten erbringen. Die Darstellung beschränkt sich auf die jeweils 25 fallzahlstärksten Basis-DRGs.

▪▪ Leistungsdichte Basis-DRGs

Es wird jeweils angegeben, wie viele Basis-DRGs (ADRGs) jeweils 25 %, 50 % und 75 % aller Leistungen eines Hauses ausmachen. Basis-DRGs stellen eine Obergruppe für eine oder mehrere DRGs dar, die durch die gleichen Diagnosen- und/oder Prozedurencodes definiert sind. DRGs innerhalb einer Basis-DRG unterscheiden sich in ihrem Ressourcenverbrauch bzw. ihrem Schweregrad. In der G-DRG Version 2018 gibt es 563 Basis-DRGs, davon drei nicht bewertete Fehler-DRGs und eine teilstationäre DRG.

▪▪ TOP 3 MDC

In einer weiteren Annäherung an das DRG-Leistungsspektrum eines Hauses werden die fünf jeweils stärksten Hauptdiagnosegruppen (MDCs; Major Diagnostic Categories) mit ihrer Nummer sowie dem jeweiligen Prozentanteil an sämtlichen DRG-Leistungen dokumentiert. Die Nummern der MDCs bedeuten Folgendes:

- −1 Pre-MDC
- 1 Krankheiten und Störungen des Nervensystems
- 2 Krankheiten und Störungen des Auges
- 3 Krankheiten und Störungen im HNO-Bereich
- 4 Krankheiten und Störungen der Atmungsorgane
- 5 Krankheiten und Störungen des Kreislaufsystems
- 6 Krankheiten und Störungen der Verdauungsorgane
- 7 Krankheiten und Störungen am hepatobiliären System und Pankreas
- 8 Krankheiten und Störungen am Muskel-Skelett-System und Bindegewebe
- 9 Krankheiten und Störungen an Haut, Unterhaut und Mamma
- 10 Endokrine, Ernährungs- und Stoffwechselkrankheiten
- 11 Krankheiten und Störungen der Harnorgane
- 12 Krankheiten und Störungen der männlichen Geschlechtsorgane
- 13 Krankheiten und Störungen der weiblichen Geschlechtsorgane
- 14 Schwangerschaft, Geburt und Wochenbett
- 15 Neugeborene
- 16 Krankheiten des Blutes, der blutbildenden Organe und des Immunsystems
- 17 Hämatologische und solide Neubildungen
- 18 Infektiöse und parasitäre Krankheiten

19 Psychiatrische Krankheiten und Störungen

20 Alkohol- und Drogengebrauch und alkohol- und drogeninduzierte psychische Störungen

21 Verletzungen, Vergiftungen und toxische Nebenwirkungen von Drogen und Medikamenten

22 Verbrennungen

23 Faktoren, die den Gesundheitszustand beeinflussen und andere Inanspruchnahmen des Gesundheitswesens

24 Sonstige DRGs

▪▪ Partitionen in % (Verteilung über die Partitionen)

Eine MDC kann in drei Partitionen aufgeteilt sein:
- DRGs liegen in der chirurgischen Partition, wenn sie eine Prozedur beinhalten, für die ein OP-Saal erforderlich ist.
- DRGs der anderen Partition beinhalten Prozeduren, die in der Regel diagnostische Maßnahmen abbilden und für die kein OP-Saal erforderlich ist.
- DRGs der medizinischen Partition beinhalten keine relevanten Prozeduren.

Die Abkürzungen der Partitionen bedeuten Folgendes:

o = operativ
a = andere
m = medizinisch

▪▪ Budget-Anteile ZE/SE

Für Leistungen, die mit DRGs noch nicht sachgerecht vergütet werden, können die Vertragspartner individuelle Leistungskomplexe und Entgelte vereinbaren. Dazu gehören im Jahr 2018 u. a. 45 DRGs (davon drei teilstationäre), zu denen keine sachgerechte Bewertungsrelation durch das InEK ermittelt werden konnte, aber auch Leistungen in besonderen Einrichtungen und teilstationäre Behandlung.[3] Die Spalte Budgetanteil SE beschreibt den Anteil solcher tages- oder fallbezogenen Leistungen am Gesamtbudget aus DRGs, Zusatzentgelten und sonstigen Entgelten. Dieser Budgetanteil ist von der Vergütung nach DRGs sowie der Budgetkonvergenz ausgenommen.

Zusatzentgelte können neben DRG-Fallpauschalen sowie tages- und fallbezogenen sonstigen Entgelten zusätzlich abgerechnet werden. Über die 94 vom InEK kalkulierten und bundeseinheitlich vergüteten hinaus können weitere hausindividuelle Zusatzentgelte vereinbart werden.

▪▪ Bes. Leist. (B/N/H/P)

In mit einem „B" gekennzeichneten Häusern sind Leistungsbereiche vereinbart, die nach der Vereinbarung zur Bestimmung von Besonderen Einrichtungen – VBE 2018 – von der Abrechnung nach DRG-Fallpauschalen und der Budgetkonvergenz ausgenommen sind. „N" markiert Einrichtungen, in denen 2018 Entgelte für neue Untersuchungs- und Behandlungsmethoden nach § 6 Abs. 2 des Krankenhausentgeltgesetzes (NUB) vereinbart wurden. „H" kennzeichnet Krankenhäuser, in denen Zusatzentgelte für hochspezialisierte Leistungen nach § 6 Abs. 2a des Krankenhausentgeltgesetzes vereinbart wurden. „P" markiert Krankenhäuser mit einer psychiatrischen Fachabteilung.

▪▪ Notfall

In dieser Spalte findet sich ein „N", sofern für das Krankenhaus im Jahr 2018 ein Abschlag für die Nichtteilnahme an der Notfallversorgung vereinbart wurde.

▪▪ AOK-Patientenwege (PKW-km) (Med/oQ)

Für jede Einrichtung wird auf Basis der AOK-Krankenhausfälle mit Abrechnung nach Krankenhausentgeltgesetz (KHEntgG) die maximale PKW-Strecke in km für die 50 % (in der

---

[3] Die Regelungen finden sich im Detail in § 6 Abs. 1 des Krankenhausentgeltgesetzes.

Spalte Med für Median) bzw. 75 % (in der Spalte oQ für oberes Quartil) der AOK-Versicherten mit der kürzesten Fahrtstrecke dargestellt. Als Startpunkt des Patientenwegs gilt der geografische Mittelpunkt des 5-stelligen PLZ-Gebiets des Patientenwohnorts, als Endpunkt die vollständige Adresse des Krankenhauses.

▪▪ Vereinbarte regionale DRG-Marktanteile und -konzentration im Umkreis von 10, 20 und 30 km (Marktanteil/HHI)

Die Spalten beschreiben die regionale Markt- und Wettbewerbssituation des jeweiligen Krankenhauses für DRG-Leistungen im Luftlinienumkreis von 10, 20 und 30 km anhand der Kennzahlen Marktanteil und dem Herfindahl-Hirschman-Index (HHI).

Der ausgewiesene regionale Marktanteil eines Krankenhauses basiert auf den dort konkret vereinbarten Leistungen. Eine Einrichtung in einer Region mit hoher Krankenhausdichte kann also auch einen relativ hohen Marktanteil aufweisen, sofern es Leistungen erbringt, die in der Region ansonsten selten bzw. in geringem Umfang vereinbart sind.

Der Herfindahl-Hirschman-Index ist eine Kennzahl zur Konzentrationsmessung in einem Markt bzw. in einer Marktregion und spiegelt so die Wettbewerbsintensität wider. Er ist als Summe der quadrierten Markanteile aller Teilnehmer in einer Region definiert und kann die Werte zwischen 0 und 1 annehmen, wobei der Wert 1 als Synonym für eine Monopolstellung keinem Wettbewerb entspricht. Verteilen sich in einer Wettbewerbsregion die Leistungen gleichmäßig auf zwei Anbieter, so haben beide einen Marktanteil von 50 %, der quadrierte Marktanteil beträgt jeweils 0,25 und der HHI als Summe der quadrierten Marktanteile ist 0,50. Verteilen sich die Leistungen aber nicht gleichmäßig auf die zwei Anbieter, sondern im Verhältnis 99 % zu 1 %, so nimmt der HHI einen Wert in der Nähe von 1 ein und spiegelt so die monopolistische Angebotsstruktur wider.

Um unerwünschte Effekte aus noch nicht geschlossenen Vereinbarungen zu minimieren, basieren die Marktdaten abweichend von den übrigen Werten in der Tabelle aus der Vorjahres-Budgetrunde.

▪▪ Infozeile Bundesland

Die Darstellung ist sortiert nach Bundesländern und dem Namen des Standortes. Für jedes Bundesland werden in einer Zeile die gewichteten Mittelwerte CMI, Anteile der Partitionen an Gesamtfällen, Leistungsdichte Basis-DRG, Top MDC, Budgetanteile von Zusatzentgelten und sonstigen Entgelten sowie die Anzahl der Krankenhäuser mit vereinbarten besonderen Leistungen dargestellt.

▪▪ QSR-Behandlungsergebnisse

Das QSR-Verfahren der AOK ist ein Verfahren zur Qualitätsmessung von Krankenhausbehandlungen. Die Abkürzung QSR steht für „Qualitätssicherung mit Routinedaten". Im QSR-Verfahren kann durch die konsequente Analyse der Behandlung und des Überlebensstatus bis zu einem Jahr nach der Erstoperation auch die langfristige Behandlungsqualität gemessen werden. Zur Berechnung der Qualitätsindikatoren werden Abrechnungs- bzw. Routinedaten verwendet. Diese werden den Krankenkassen automatisch vom Krankenhaus übermittelt, um die Behandlung eines Patienten in Rechnung zu stellen, oder liegen der Krankenkasse bereits in den Versichertenstammdaten vor.

Im Krankenhaus-Directory stehen die krankenhausbezogenen Ergebnisse für folgende Leistungsbereiche zur Verfügung: Einsetzen einer Endoprothese oder osteosynthetische Versorgung nach einem hüftgelenknahen Oberschenkelbruch, Einsetzen einer Hüftendoprothese bei Coxarthrose (Hüft-EP), Einsetzen eines künstlichen Kniegelenks bei Gonarthrose (Knie-EP), Gallenblasenentfernung bei Gallensteinen, Blinddarmentfernung, Operation bei gutartiger Prostatavergrößerung, Prostataentfernung bei Prostatakrebs, therapeutische Herzkatheter (PCI) bei Patienten ohne Herzinfarkt, Verschluss einer Leistenhernie und Hüftprothesenwechsel (nicht bei Knochenbruch oder Infektion). Das aktuelle Verfahrensjahr 2019 umfasst den Berichtszeitraum 2015 bis 2017 mit 2018 zur Nachbeobachtung der Patienten.

Die klinikbezogenen QSR-Ergebnisse werden auch im AOK-Krankenhausnavigator auf Basis der Weissen Liste frei zugänglich veröffentlicht.[4]

Literatur

Friedrich J, Leber WD, Wolff J (2010) Basisfallwerte – zur Preis- und Produktivitätsentwicklung stationärer Leistungen. In: Klauber J, Geraedts M, Friedrich J (Hrsg) Krankenhaus-Report 2010. Schattauer, Stuttgart, S 122–147

---

[4] https://weisse-liste.krankenhaus.aok.de/

Open Access Dieses Kapitel wird unter der Creative Commons Namensnennung 4.0 International Lizenz (http://creativecommons.org/licenses/by/4.0/deed.de) veröffentlicht, welche die Nutzung, Vervielfältigung, Bearbeitung, Verbreitung und Wiedergabe in jeglichem Medium und Format erlaubt, sofern Sie den/die ursprünglichen Autor(en) und die Quelle ordnungsgemäß nennen, einen Link zur Creative Commons Lizenz beifügen und angeben, ob Änderungen vorgenommen wurden.

Die in diesem Kapitel enthaltenen Bilder und sonstiges Drittmaterial unterliegen ebenfalls der genannten Creative Commons Lizenz, sofern sich aus der Abbildungslegende nichts anderes ergibt. Sofern das betreffende Material nicht unter der genannten Creative Commons Lizenz steht und die betreffende Handlung nicht nach gesetzlichen Vorschriften erlaubt ist, ist für die oben aufgeführten Weiterverwendungen des Materials die Einwilligung des jeweiligen Rechteinhabers einzuholen.

Serviceteil

Die Autorinnen und Autoren – 466

Stichwortverzeichnis – 486

© Der/die Autor(en) 2020
J. Klauber et al. (Hrsg.), *Krankenhaus-Report 2020*, https://doi.org/10.1007/978-3-662-60487-8

Die Autorinnen und Autoren

Tamir Al-Abadi

arcs Gesellschaft mbH
Königs Wusterhausen

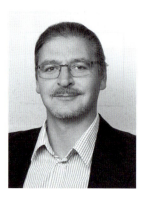

Aufbauend auf einem Studium Generale an der Charité, der Universität Rostock und der Freien Universität Berlin mit Schwerpunkten im Bereich Humanmedizin hat Herr Al-Abadi, nach einer kurzen Periode in der frühen IT und Internet-Technologiebranche der 90er Jahre, 25 Jahre Erfahrung in der Gesundheitswirtschaft angesammelt. Schwerpunkte waren dabei die langjährige Leitung des Controllings in einem der fünf größten Krankenhausunternehmen Berlins sowie die Stabsmitarbeit im größten kommunalen Krankenhauskonzern Deutschlands. Nach einem Direktorat in einem privatwirtschaftlichen Krankenhauskonzern gründete Herr Al-Abadi nach drei Jahren als freiberuflicher betriebswirtschaftlicher Berater die arcs Gesellschaft mbH, welche Dienstleistungen und Beratungen in und für die deutsche Krankenhauslandschaft anbietet. Tamir Al-Abadi ist zudem seit 2016 freier wissenschaftlicher Mitarbeiter im IGES Institut.

Dr. Martin Albrecht

IGES Institut GmbH
Berlin

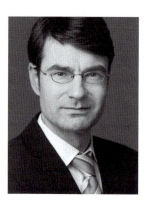

Martin Albrecht ist seit 2004 im IGES Institut tätig und seit 2007 dort Geschäftsführer und Leiter des Bereichs Gesundheitspolitik. Er befasst sich mit Fragen der Finanzierung, Organisation und des Wettbewerbs im Gesundheitswesen und ist Autor zahlreicher Studien und Gutachten zu gesundheitspolitischen Themen. Nach Abschluss des Studiums der Volkswirtschaftslehre an der Universität Trier und der Clark University (USA) war er wissenschaftlicher Mitarbeiter im Zentrum für Arbeit und Soziales (Trier). Es folgten Tätigkeiten im wissenschaftlichen Stab des Sachverständigenrates zur Begutachtung der gesamtwirtschaftlichen Entwicklung, in der Geschäftsstelle der Kommission für die Nachhaltigkeit in der Finanzierung der Sozialen Sicherungssysteme („Rürup-Kommission") und in der Volkswirtschaftlichen Abteilung der Deutschen Bundesbank.

Die Autorinnen und Autoren

Prof. Dr. Boris Augurzky

RWI – Leibniz-Institut für Wirtschaftsforschung e. V.
Essen

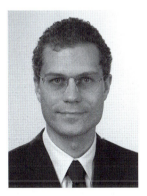

Prof. Dr. Boris Augurzky ist Leiter des Kompetenzbereichs „Gesundheit" am RWI in Essen, seit 2007 Geschäftsführer der Institute for Health Care Business GmbH und seit 2014 wissenschaftlicher Geschäftsführer der Stiftung Münch. Er ist Mitglied des Fachausschusses „Versorgungsmaßnahmen und -forschung" der Deutschen Krebshilfe. 2016 wurde er zum außerplanmäßigen Professor an der Universität Duisburg-Essen berufen.

Prof. Dr. Nils C. Bandelow

TU Braunschweig
Lehrstuhl für vergleichende Regierungslehre und Politikfeldanalyse
Braunschweig

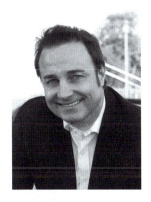

Prof. Dr. Nils C. Bandelow ist Inhaber des Lehrstuhls für Vergleichende Regierungslehre und Politikfeldanalyse an der TU Braunschweig. Aus politikwissenschaftlicher Perspektive untersucht er gesundheitspolitische Prozesse und deren Auswirkungen im Vergleich entwickelter Industrieländer. Er ist Mitherausgeber der Zeitschrift *European Policy Analysis* (Wiley) und der Reihe *Policy Analyse* (Nomos).

Dr. Matthias Bäuml, MPA/ID

Hamburg Center for Health Economics
Universität Hamburg
Hamburg

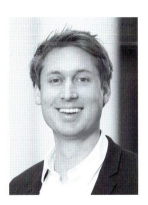

Seit 2012 wissenschaftlicher Mitarbeiter am Fachgebiet Management im Gesundheitswesen an der Universität Hamburg. Kernmitglied des Hamburg Center for Health Economics (HCHE). Erhielt zahlreiche Preise und Forschungsstipendien. Forschungsaufenthalte in den USA. Koordinator des Forschungsauftrags zur Mengenentwicklung gem. § 17b Abs. 9 KHG und einer der Koordinatoren der Begleitforschung zu den Auswirkungen der Einführung des pauschalierenden Entgeltsystems für psychiatrische und psychosomatische Einrichtungen gem. § 17d Abs. 8 KHG. Forschungsarbeiten über das Aufnahme-, Behandlungs- und Kodier-Verhalten von Krankenhäusern auf Basis ökonometrischer Methoden bzw. Methoden des maschinellen Lernens (künstliche Intelligenz).

Prof. Dr. Andreas Beivers

Hochschule Fresenius
München

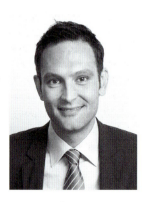

Studium der VWL an der Ludwig-Maximilians-Universität München. 2004–2009 zunächst wissenschaftlicher Mitarbeiter, dann Bereichsleiter für stationäre Versorgung am Institut für Gesundheitsökonomik in München. Promotion an der Universität der Bundeswehr München. Seit 2010 Studiendekan für Gesundheitsökonomik an der Hochschule Fresenius in München. Im März 2011 Berufung zum Professor an der Hochschule Fresenius durch das Hessische Kultusministerium.

Prof. Dr. Franz Benstetter

Fakultät für Angewandte Gesundheits- und Sozialwissenschaften
Technische Hochschule Rosenheim
Rosenheim

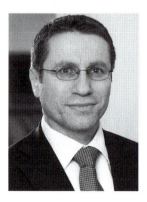

Prof. Dr. Franz Benstetter ist Professor für Sozialversicherungen und Gesundheitsökonomie an der Technischen Hochschule Rosenheim. Davor war er von 2001 bis 2015 als Head of Managed Care und Head of Operational Services bei der Munich Re in der Erst- und Rückversicherung in internationalen Gesundheitsmärkten tätig. Zu seinen Forschungsthemen gehören u. a. die Konzeptionierung und Evaluation neuer Versorgungsformen, die Entwicklung von Bezahlungs- und Finanzierungssystemen sowie die digitale Transformation in Gesundheitsmärkten. Er ist in verschiedenen Funktionen im deutschen und internationalen Gesundheitswesen aktiv.

Dr. med. Holger Bunzemeier

Roeder & Partner, Ärzte, PartG
Senden

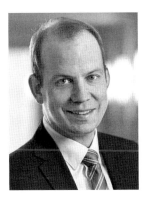

Studium der Medizin in Münster. Seit 2017 geschäftsführender Partner bei Roeder & Partner – Ärzte, Berater im Gesundheitswesen. Seit 2015 Lehrbeauftragter an der Hochschule Osnabrück. Von 2006 bis 2016 Leiter des Geschäftsbereichs Medizinisches Management des Universitätsklinikums Münster. Zuvor Mitarbeiter im Medizincontrolling des Universitätsklinikums Münster und seitdem aktives Mitglied der DRG-Research-Group. Tätigkeitsschwerpunkte: Beratung von Institutionen im Gesundheitswesen, DRG-Evaluation und Analyse von Methoden der Krankenhausfinanzierung, Kennzahlen und Berichtswesen, Krankenhausbudgetverhandlungen.

Dirk Bürger

AOK-Bundesverband
Berlin

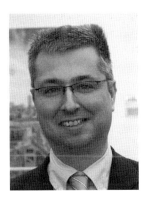

Seit 03/2010 Referent für Gesundheitspolitik beim AOK-Bundesverband, Stabsbereich Politik und Unternehmensentwicklung. 11/2009–02/2010 wissenschaftlicher Mitarbeiter und Büroleiter des Bundestagsabgeordneten Rudolf Henke, CDU/CSU-Bundestagsfraktion, Mitglied des Gesundheitsausschusses. 01/2001–10/2009 wissenschaftlicher Mitarbeiter und Büroleiter des Bundestagsabgeordneten und stellvertretenden Vorsitzenden des Gesundheitsausschusses des Deutschen Bundestages Dr. med. Hans Georg Faust. 10/1986–12/2000 Fachkrankenpfleger in der Abteilung für Anästhesie und Intensivmedizin des Marienhospitals in Bottrop/NRW.

Prof. Dr. med. Reinhard Busse, MPH, FFPH

Technische Universität Berlin
Lehrstuhl Management im Gesundheitswesen
WHO Collaborating Centre for Health Systems, Research and Management
Berlin

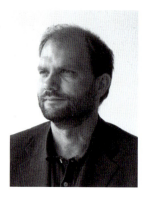

Lehrstuhlinhaber für Management im Gesundheitswesen an der Technischen Universität Berlin und Co-Direktor des Europäischen Observatoriums für Gesundheitssysteme und Gesundheitspolitik. Seit 2011 Editor-in-Chief des internationalen Journals „Health Policy", seit 2012 Leiter des Gesundheitsökonomischen Zentrums Berlin (BerlinHECOR), 2015–2018 Sprecher des Direktoriums der Berlin School of Public Health (BSPH), 2016/17 Vorsitzender der Deutschen Gesellschaft für Gesundheitsökonomie (dggö). Zahlreiche Mitgliedschaften in Beiräten und Kommissionen, u. a. beim WIdO, dem Zi und dem Wissenschaftsrat. Forschungsschwerpunkte: Gesundheitssystemforschung (insbesondere internationale Vergleiche, Spannungsfeld zwischen Markt und Regulation sowie Health Systems Performance Assessment), Versorgungsforschung (Vergütungsmechanismen, Integrierte Versorgung, Rolle von Pflegepersonal), Gesundheitsökonomie sowie Health Technology Assessment (HTA).

Thomas Czihal

Zentralinstitut für die kassenärztliche Versorgung in der Bundesrepublik Deutschland (Zi)
Berlin

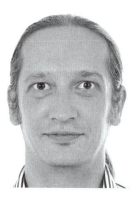

Thomas Czihal ist seit 2019 stellvertretender Vorstandsvorsitzender des Zentralinstituts für die kassenärztliche Versorgung (Zi). Seit 2008 ist er Mitarbeiter des Instituts, von 2017 bis 2019 war er stellvertretender Geschäftsführer. Das Zi ist die Forschungseinrichtung der Kassenärztlichen Vereinigungen und der Kassenärztlichen Bundesvereinigung (KBV) in der Rechtsform einer Stiftung. Das Zi konzentriert sich auf Versorgungsforschung mit ärztlichen Abrechnungsdaten und Arzneimittelabrechnungsdaten seiner Träger. Thomas Czihal studierte Betriebswirtschaft mit Schwerpunkt Gesundheitsökonomie und Gesundheitsmanagement an der TU Berlin und der Universität Leipzig.

Helene Eckhardt, M. Sc.

Technische Universität Berlin
Fachgebiet Management im Gesundheitswesen
Berlin

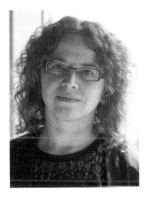

Geboren 1984. Studium der Wirtschaftswissenschaften an der Technischen Universität Berlin. Masterabschluss in Mai 2017 (Thema der Masterarbeit: „Effectiveness and cost-effectiveness of pay for quality initiatives in high-income countries. A systematic review of reviews"). 2011–2017 wissenschaftliche Hilfskraft und seit 2018 wissenschaftliche Mitarbeiterin am Fachgebiet Management im Gesundheitswesen an der Technischen Universität Berlin.

Annika Emde

hcb – Institute for Health Care Business GmbH
Essen

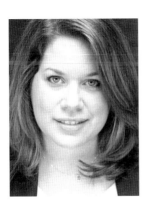

Annika Emde absolvierte ihr Bachelor- und Masterstudium im Bereich Health Care Management an der Hochschule Niederrhein. Vor und während ihres Studiums sammelte sie Erfahrungen in Bereichen der medizinischen Versorgung sowie in den Leistungsgebieten der Unternehmensentwicklung und des Medizincontrollings bei Leistungsanbietern unterschiedlicher Trägerschaften. Seit 2011 arbeitet Frau Emde als Beraterin und Projektleiterin im Gesundheitswesen und verfügt über entsprechende Projekterfahrung zu unterschiedlichen Fragestellungen. Ihr Beratungsschwerpunkt liegt im Bereich der Strategie- und Organisationsberatung von Krankenhäusern.

Dr. med. Wolfgang Fiori

Roeder & Partner, Ärzte, PartG
Senden

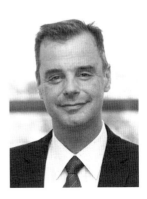

Studium der Medizin in Aachen. Nach kurzer klinischer Tätigkeit 15 Jahre Mitarbeiter im Medizincontrolling/Medizinischen Management am Universitätsklinikum Münster und seitdem aktives Mitglied der DRG-Research-Group. Seit 2017 geschäftsführender Partner bei Roeder & Partner – Ärzte, Berater im Gesundheitswesen. Tätigkeitsschwerpunkte: DRG-Evaluation und Analyse von Methoden der Krankenhausfinanzierung, Kennzahlen und Berichtswesen, Gutachter.

Jörg Friedrich

AOK-Bundesverband
Berlin

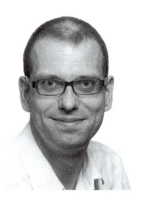

Studium der Sozialwissenschaften in Hannover. 1996–1999 Stabsstelle der Pflegedienstleitung des Agnes-Karll-Krankenhauses Laatzen. 1999–2002 Abteilung Stationäre Leistungen, Rehabilitation des AOK-Bundesverbandes. Seit 2002 wissenschaftlicher Mitarbeiter im Wissenschaftlichen Institut der AOK (WIdO). 2006 bis 2018 Leiter des Forschungsbereichs Krankenhaus. Ab 2019 Abteilungsleiter Gesundheitsfonds und Morbi-RSA im AOK-Bundesverband.

Prof. Dr. Alexander Geissler

Universität St. Gallen
School of Medicine
St. Gallen

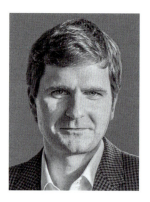

Jahrgang 1979. Alexander Geissler ist promovierter Gesundheitsökonom und habilitierte sich für die Fächer Gesundheitssystemforschung und Gesundheitsökonomie an der TU Berlin. Seine Forschungsinteressen liegen in der Gesundheitsökonomie sowie der Versorgungs- und Gesundheitssystemforschung. Er ist Inhaber des Lehrstuhls für Management im Gesundheitswesen an der School of Medicine der Universität St. Gallen.

Prof. Dr. med. Max Geraedts, M. san.

Institut für Versorgungsforschung und Klinische Epidemiologie
Fachbereich Medizin
Philipps-Universität
Marburg

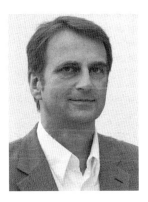

Studium der Medizin in Marburg und der Gesundheitswissenschaften und Sozialmedizin in Düsseldorf. Ärztliche Tätigkeit am Universitätsklinikum Marburg. Wissenschaftlicher Mitarbeiter am Institut für Medizinische Informationsverarbeitung der Universität Tübingen. DFG-Forschungsstipendium und Postdoctoral Fellowship „Health Services Research" am Institute for Health Policy Studies der University of California, San Francisco. Habilitation für das Fach Gesundheitssystemforschung an der Eberhard-Karls-Universität Tübingen. 2000–2008 Professur für Public Health an der Heinrich-Heine-Universität Düsseldorf. 2009–2016 Lehrstuhlinhaber für Gesundheitssystemforschung an der Universität Witten/Herdecke. Seit Juni 2016 Leitung des Instituts für Versorgungsforschung und Klinische Epidemiologie an der Philipps-Universität Marburg.

Dr. Dennis Häckl

WIG2 – Wissenschaftliches Institut für Gesundheitsökonomie und Gesundheitssystemforschung
Leipzig

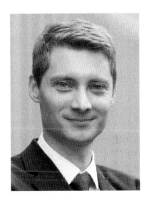

Dr. Dennis Häckl ist Gründungsgeschäftsführer des WIG2 Instituts. Er studierte Volkswirtschaftslehre in Nürnberg sowie Detroit und promovierte anschließend als persönlicher Referent des Rektors und Projektleiter am Center for Healthcare Management an der HHL Leipzig Graduate School of Management. Anschließend forschte und lehrte er an der Technischen Universität Dresden, wo er auch gegenwärtig noch Lehraufträge hält. Herr Dr. Häckl ist Autor zahlreicher Fachartikel und Buchbeiträge zu gesundheitsökonomischen Themen und führte zahlreiche Studien sowie Expertengutachten durch.

Dr. Dörte Heger

RWI – Leibniz-Institut für Wirtschaftsforschung Essen

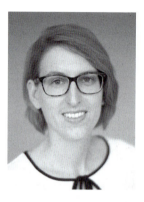

Dörte Heger studierte Volkswirtschaftslehre an der Universität Mannheim und promovierte im Anschluss an der Queen's University in Kingston, Kanada. In ihrer Doktorarbeit befasste sie sich unter anderem mit dem Einfluss verschiedener Gesundheitssysteme auf den Zusammenhang zwischen sozioökonomischem Status und Gesundheit und auf die Auswirkungen von familiärer Pflegeleistung auf die Arbeitssituation, die Gesundheit und die kognitiven Fähigkeiten der Pfleger. Seit Juli 2014 ist Dörte Heger am RWI als Wissenschaftlerin im Kompetenzbereich „Gesundheit" tätig.

Dr. Corinna Hentschker

Wissenschaftliches Institut der AOK (WIdO) Berlin

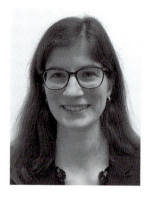

Seit 2019 ist Corinna Hentschker wissenschaftliche Mitarbeiterin im Forschungsbereich Krankenhaus am WIdO. Zuvor war sie von 2011 bis 2019 Wissenschaftlerin am RWI – Leibniz-Institut für Wirtschaftsforschung im Kompetenzbereich „Gesundheit". Sie studierte Gesundheitsökonomie an der Universität Bayreuth und promovierte im Jahr 2016 an der Ruhr-Universität Bochum.

Dr. Christopher Hermann

Berlin

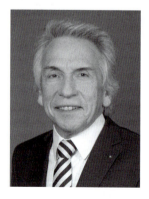

Geboren 1955. Studium der Geschichts-, Politik- und Rechtswissenschaften in Marburg und Berlin. 1984–1987 sozialrechtliche Tätigkeit für verschiedene Sozialversicherungsträger. 1987–1990 beim Wissenschaftlichen

Dienst des Deutschen Bundestages, Sekretariat der Enquéte-Kommission „Strukturreform der GKV". 1990–1991 Referent Aufbauhilfe Soziale Infrastruktur neue Länder und 1991–1997 Referatsleiter Krankenversicherung im Sozialministerium Nordrhein-Westfalen. 1997–2000 Gruppenleiter Krankenversicherung, Heilberufe, Öffentlicher Gesundheitsdienst, Arzneimittelsicherheit, Umweltmedizin im Gesundheitsministerium Nordrhein-Westfalen. 2000–2003 Mitglied des Vorstandes der AOK Baden-Württemberg, 2003–2011 Stellvertretender Vorsitzender des Vorstandes. 2011–2019 Vorsitzender des Vorstandes.

Johanna Hornung

TU Braunschweig
Lehrstuhl für vergleichende Regierungslehre und Politikfeldanalyse
Braunschweig

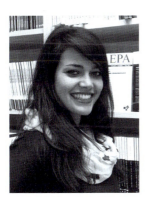

Johanna Hornung ist wissenschaftliche Mitarbeiterin am Lehrstuhl für Vergleichende Regierungslehre und Politikfeldanalyse an der TU Braunschweig. Im DFG-ANR-Kooperationsprojekt „ProAcTA" (Programmatic Action in Times of Austerity) untersucht sie als Doktorandin in vergleichender Perspektive die deutsche und französische Gesundheitspolitik seit 1990. Zuvor absolvierte sie ihr politikwissenschaftliches, forschungsorientiertes Masterstudium an der Universitat Pompeu Fabra Barcelona.

Lina Y. Iskandar

TU Braunschweig
Lehrstuhl für vergleichende Regierungslehre und Politikfeldanalyse
Braunschweig

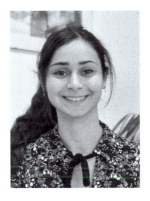

Lina Y. Iskandar unterstützt am Lehrstuhl für Vergleichende Regierungslehre und Politikfeldanalyse das DFG-ANR-Projekt „ProAcTA" (Programmatic Action in Times of Austerity). Sie hat an der TU Braunschweig und der Université de Toulouse Integrierte Sozialwissenschaften studiert.

Jürgen Klauber

Wissenschaftliches Institut der AOK (WIdO)
Berlin

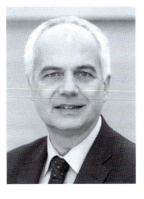

Studium der Mathematik, Sozialwissenschaften und Psychologie in Aachen und Bonn. Seit 1990

im Wissenschaftlichen Institut der AOK (WIdO) tätig. 1992–1996 Leitung des Projekts GKV-Arzneimittelindex im WIdO, 1997–1998 Leitung des Referats Marktanalysen im AOK-Bundesverband. Ab 1998 stellvertretender Institutsleiter und ab 2000 Leiter des WIdO. Inhaltliche Tätigkeitsschwerpunkte: Themen des Arzneimittelmarktes und stationäre Versorgung.

Roman Kliemt, M. A.

WIG2 – Wissenschaftliches Institut für Gesundheitsökonomie und Gesundheitssystemforschung
Leipzig

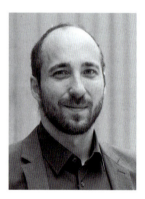

Roman Kliemt ist seit 2015 als wissenschaftlicher Mitarbeiter am WIG2 Institut beschäftigt. Zuvor war er für Datenmanagement und Qualitätssicherung bei HIMSS Analytics Europe sowie Data Information Intelligence zuständig. Herr Kliemt besitzt einen Abschluss der Universität Leipzig als Magister in den Fächern Soziologie und Linguistik mit der Spezialisierung auf Methoden der empirischen Sozialforschung sowie Statistik.

Dr. Michael Lauerer

Institut für Medizinmanagement und Gesundheitswissenschaften
Universität Bayreuth
Bayreuth

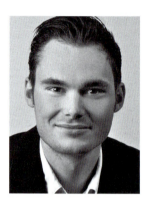

Dr. Michael Lauerer ist promovierter Gesundheitsökonom und Diplom-Sozialwirt. Seit 2011 gehört er dem Institut für Medizinmanagement und Gesundheitswissenschaften der Universität Bayreuth an. Dort ist er Akademischer Rat. Seit 2017 ist er zudem Wissenschaftlicher Geschäftsführer der GWS – Gesundheit Wissenschaft Strategie GmbH. Zu seinen Forschungs- und Arbeitsschwerpunkten zählen die Ressourcenallokation und Priorisierung in der Medizin, qualitative und quantitative Sozialforschung im Kontext der Gesundheitsversorgung, Präferenzstudien sowie komparative Gesundheitssystemanalysen.

Dr. Wulf-Dietrich Leber

GKV-Spitzenverband
Abteilung Krankenhäuser
Berlin

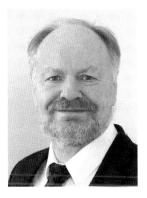

Geboren 1957. Studium der Physik und der Volkswirtschaftslehre in Aachen und Kiel. 1986–1990 wissenschaftlicher Mitarbeiter beim Sachverständigenrat für die Konzertierte Aktion im Gesundheitswesen sowie Promotion über Risikostrukturausgleich. Seit 1990 Tätigkeiten in Berlin (Leiter der Dependance des AOK-Bundesverbandes) und in Magdeburg (Leiter der Grundsatzabteilung beim AOK-Landesverband Sachsen-Anhalt). Projektleiter des AOK-Hausarztmodells und 1998 bis 2004 Leiter der Abteilung „Stationäre Leistungen, Rehabilitation" im AOK-Bundesverband, seit 2005 Leiter des Geschäftsbereichs Gesundheit. Seit 2008 Abteilungsleiter Krankenhäuser beim GKV-Spitzenverband.

Dr. Gregor Leclerque

Wissenschaftliches Institut der AOK (WIdO)
Berlin

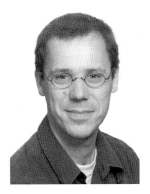

Studium der Volkswirtschaftslehre. 1997–2002 wissenschaftlicher Mitarbeiter an der Professur für Verteilungs- und Sozialpolitik, Johann-Wolfgang-Goethe-Universität, Frankfurt am Main. Promotion zum Thema „Arbeitnehmervertretungen in Japan". 2003–2006 wissenschaftlicher Mitarbeiter am Institut für Wirtschaft, Arbeit und Kultur (IWAK), Frankfurt am Main. Seit Jahresbeginn 2007 wissenschaftlicher Mitarbeiter im Forschungsbereich Krankenhaus des WIdO.

Philipp Letzgus, BSC

Lohfert & Lohfert AG
Hamburg

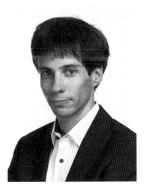

Jahrgang 1988. Diplom-Wirtschaftsmathematiker, Bachelor in Management and Economics, jeweils Otto-von-Guericke Universität-Magdeburg. Seit 2013 Mitarbeiter der Lohfert & Lohfert AG, verantwortet die Konzeption und Durchführung von Markt-, Wettbewerbs- und Umfeldanalysen sowie die daraus abgeleiteten strategischen und medizinkonzeptionellen Fragestellungen. Forschungsschwerpunkte in den Bereichen Versorgungsforschung und zukünftige stationäre Leistungsstrukturen. Co-Autor und Projektleiter der Lohfert & Lohfert AG des Gutachtens „Krankenhauslandschaft NRW" zur Krankenhausplanung in Nordrhein-Westfalen.

Dr. Sandra Mangiapane

Zentralinstitut für die kassenärztliche Versorgung in der Bundesrepublik Deutschland (Zi)
Berlin

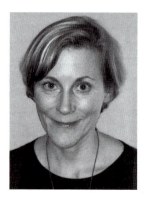

Dr. Sandra Mangiapane ist Apothekerin und Gesundheitswissenschaftlerin. Sie arbeitet seit 2005 an der Schnittstelle zwischen Versorgungsforschung und Gesundheitspolitik und war in dieser Zeit für das IGES, die TU Berlin und das Zi als Wissenschaftlerin tätig. Ihre Expertise im Bereich der ambulanten Vergütung und des Einheitlichen Bewertungsmaßstabes (EBM) erlangte sie als Referentin bei der Kassenärztliche Bundesvereinigung (KBV) und dem GKV-Spitzenverband. Aktuell ist sie im Zi u. a. mit Fragen der sektorenübergreifenden Vergütung befasst.

Anne Mensen

RWI – Leibniz-Institut für Wirtschaftsforschung
Essen

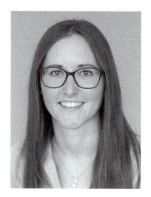

Anne Mensen studierte Volkswirtschaftslehre an der Heinrich-Heine-Universität Düsseldorf, der University of Gothenburg in Schweden sowie der Universität zu Köln. Seit Januar 2017 ist sie am RWI als Wissenschaftlerin und Doktorandin im Kompetenzbereich „Gesundheit" tätig. Ihre Forschungsschwerpunkte liegen in der Gesundheitsökonomie sowie der angewandten Ökonometrie.

Ricarda Milstein

Hamburg Center for Health Economics
Universität Hamburg
Hamburg

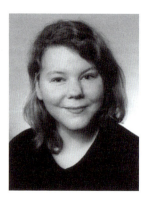

Ricarda Milstein, Jahrgang 1988, ist wissenschaftliche Mitarbeiterin am Lehrstuhl für Management im Gesundheitswesen an der Universität Hamburg. Nach dem Bachelorstudium der Politikwissenschaften an der Freien Universität Berlin, einem Masterstudium der Chinastudien in Hangzhou und einem Masterstudium Public Policy an der Hertie School of Governance in Berlin begann sie im September 2014 mit ihrem Promotionsstudium. Ihre Schwerpunkte sind die Qualität im Gesundheitswesen und internationale Gesundheitssystemanalysen.

Carina Mostert

Wissenschaftliches Institut der AOK
Berlin

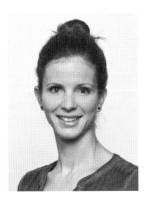

Studium an den Universitäten Bielefeld und Duisburg-Essen. Masterabschluss im Jahr 2012 im Studiengang Medizinmanagement. 2009–2011 wissenschaftliche Hilfskraft beim Rheinisch-Westfälischen-Institut für Wirtschaftsforschung (RWI). Seit 2012 wissenschaftliche Mitarbeiterin im Forschungsbereich Krankenhaus des Wissenschaftlichen Instituts der AOK (WIdO), seit 2019 Leiterin des Forschungsbereichs.

Nadia Mussa

AOK Baden-Württemberg
Fachbereich Krankenhausversorgung
Stuttgart

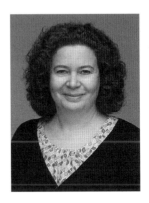

Diplom-Ökonomin. Studium der Wirtschaftswissenschaft in Bochum. 2000 bis 2001 Controllerin im Krankenhaus München Schwabing, 2001 bis 2002 Fachberaterin Gesundheitswesen bei der BPT GmbH in Berlin, 2003 bis 2007 Krankenhausverhandlerin bei der AOK Berlin. Ab 2008 in leitenden Positionen bei der AOK Baden-Württemberg tätig, seit 2014 Leiterin des Fachbereichs Krankenhausversorgung.

Daniel Negele, M. Sc.

Lehrstuhl für Volkswirtschaftslehre III
Universität Bayreuth
Bayreuth

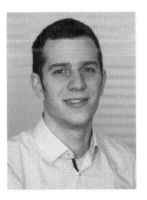

Daniel Negele, M. Sc., ist Gesundheitsökonom und Sozialwirt. Seit 2018 promoviert er als externer Doktorand am Lehrstuhl für Volkswirtschaftslehre III der Rechts- und Wirtschaftswissenschaftlichen Fakultät der Universität Bayreuth. Daneben verfügt er über mehrjährige berufliche Erfahrungen zu strategischen Fragestellungen der ambulanten Versorgung sowie in der gesetzlichen Krankenversicherung. Seine Arbeits- und Forschungsschwerpunkte sind der Qualitätswettbewerb im Gesundheitssystem, qualitätsorientierte Bezahlungsschemata und deren Anreizwirkungen sowie komparative Gesundheitssystemanalysen.

Prof. Dr. Günter Neubauer

IfG Institut für Gesundheitsökonomik München

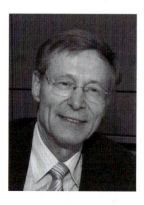

Prof. Dr. Günter Neubauer lehrte von 1976 bis 2006 an der Universität der Bundeswehr München mit dem Schwerpunkt Gesundheitsökonomik. Seit 1991 ist er Direktor des wissenschaftlichen Beratungsinstituts für Gesundheitsökonomik (IfG). Von 1986 bis 1990 war er Mitglied der Enquete Kommission „Reform der GKV" des Deutschen Bundestages, von 1990 bis 1998 Mitglied des Sachverständigenrates für die Konzertierte Aktion im Gesundheitswesen. Er ist Vorsitzender des Erweiterten Bewertungsausschusses für Zahnärzte, Vorstand von Health Care Bayern e. V., Mitglied in mehreren Beratungs- und Aufsichtsgremien und des gesundheitsökonomischen Beirats der Bundesärztekammer.

Prof. Dr. Julia Oswald

Hochschule Osnabrück
Fakultät Wirtschafts- und Sozialwissenschaften Osnabrück

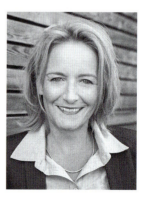

Professorin für Betriebswirtschaftslehre, insbesondere Krankenhausmanagement und -finanzierung an der Fakultät Wirtschafts- und Sozialwissenschaften der Hochschule Osnabrück, Beauftragte des Studiengangs Betriebswirtschaft im Gesundheitswesen (BIG). Davor jahrelange Tätigkeit in Führungspositionen im Krankenhaus; Promotion zur Doktorin der medizinischen Wissenschaften (Dr. rer. medic.), Fachbereich Humanwissenschaften, Universität Osnabrück, Studium der Betriebswirtschaft in Einrichtungen des Gesundheitswesens – Krankenhausmanagement (Dipl.-Kffr. (FH)), Hochschule Osnabrück.

Dr. Adam Pilny

Rheinisch-Westfälisches Institut für Wirtschaftsforschung e. V. (RWI)
Essen

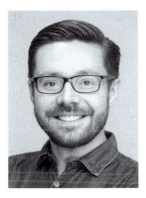

Dr. Adam Pilny hat von September 2013 bis Dezember 2014 als Wissenschaftler im FZD Ruhr am RWI gearbeitet. Seit Januar 2015 ist er als Wissenschaftler im Kompetenzbereich „Gesundheit" tätig. Er studierte Wirtschaftswissenschaft an der Ruhr-Universität Bochum und war von 2010 bis 2013 Promotionsstudent an der Ruhr Graduate School in Economics (RGS). Er wurde im Februar 2015 an der Ruhr-Universität Bochum promoviert. Sein Forschungsinteresse gilt der Gesundheitsökonomie und der angewandten Ökonometrie, insbesondere befasst er sich mit Konsolidierungen und Investitionssubventionen im Krankenhausmarkt sowie Discrete-Choice-Modellen zur Untersuchung von Patientenentscheidungen.

Andreas Pritzkau

Wissenschaftliches Institut der AOK
Berlin

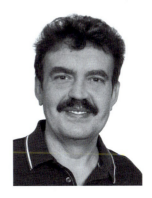

Geboren 1969. Studium der Informatik in Bonn. Seit 1995 Mitarbeiter in Forschungsbereich Krankenhaus des WIdO.

Martina Purwins

AOK-Bundesverband
Berlin

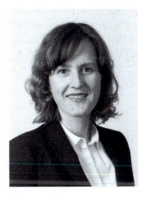

Examinierte Krankenschwester, Studium Pflege/Pflegemanagement (Diplom) an der Evangelischen Fachhochschule Berlin mit den Schwerpunkten Gesundheitsökonomie und Management, Pflegewissenschaften, Rechtliche Grundlagen und Methoden. Seit 2008 Referentin in der Abteilung Stationäre Versorgung, Rehabilitation im AOK-Bundesverband.

Dr. med. Wilm Quentin, MSc HPPF

Technische Universität Berlin, Fachgebiet Management im Gesundheitswesen
Berlin

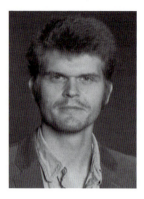

Seit 2009 wissenschaftlicher Mitarbeiter am Fachgebiet Management im Gesundheitswesen an der TU Berlin. Managing Editor der Zeitschrift „Health Policy", Mitherausgeber der Health Care Systems in Transition Series des European Observatory on Health Systems and Policies und einer der Koordinatoren des EuroDRG Projekts. Publikation international vergleichender Arbeiten über Gesundheitssysteme, Krankenhausfinanzierung und Kosten (von Krankheiten und Interventionen).

Prof. Dr. med. Norbert Roeder

Roeder & Partner, Ärzte, PartG
Senden

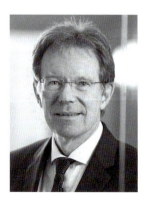

Nach kaufmännischer Ausbildung Studium der Humanmedizin, Assistenzarzt in der Chirurgie, Wiss. Mitarbeiter/Oberarzt für Qualitäts- und Informationsmanagement in der Herzchirurgie, Universitätsklinikum Münster (UKM). Habilitation im Qualitätsmanagement, apl. Professur an der Med. Fakultät der Universität Münster. Über 20 Jahre Tätigkeit im Krankenhausmanagement, 2006 bis 2017 Ärztlicher Direktor und Vorstandsvorsitzender des UKM, seit April 2017 Med. Geschäftsführer im Klinikum Mittelbaden und Geschäftsführender Partner bei Roeder & Partner – Ärzte, Berater im Gesundheitswesen. Gründungs- und Vorstandsmitglied des Netzwerks Gesundheitswirtschaft Münsterland e. V., Berater verschiedener Institutionen im Gesundheitswesen. Forschungsschwerpunkte in der vom ihm gegründeten DRG-Research-Group: Evaluation von DRG-Systemen, Finanzierung von Gesundheitsleistungen, Gesundheitssystemforschung/Versorgungsforschung mit dem Schwerpunkt der Untersuchung der Auswirkungen der Umstrukturierung des Deutschen Gesundheitssystems.

PD Dr. Andreas Schmid

Oberender AG
Bayreuth

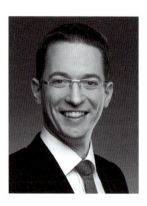

Dr. Andreas Schmid ist Projektleiter bei der Oberender AG. Er ist ferner als Privatdozent mit der Venia legendi in Gesundheitsökonomie und Gesundheitsmanagement an der Universität

Bayreuth tätig, an welcher er von 2013 bis 2019 Inhaber der Juniorprofessur Gesundheitsmanagement war. Seine Forschungsschwerpunkte liegen auf der Analyse und Gestaltung von Versorgungsstrukturen sowie zugehörigen Vergütungssystemen. International gilt sein besonderes Interesse dem Gesundheitssystem der USA.

Prof. Dr. Jonas Schreyögg

Hamburg Center for Health Economics
Universität Hamburg
Hamburg

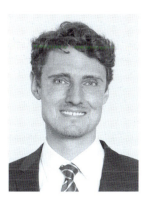

Prof. Dr. Schreyögg ist Inhaber des Lehrstuhls für Betriebswirtschaftslehre, insb. Management im Gesundheitswesen an der Universität Hamburg und wissenschaftlicher Direktor des Hamburg Center for Health Economics (HCHE). Er ist gleichzeitig assoziierter Forscher an der Stanford University. Er ist Mitglied des Sachverständigenrates zur Begutachtung der Entwicklung im Gesundheitswesen, der Expertenkommission „Pflegepersonal im Krankenhaus" beim Bundesministerium für Gesundheit und zahlreicher wissenschaftlicher Beiräte von Institutionen des Gesundheitswesens. Er erhielt zahlreiche Preise und Forschungsstipendien und verbrachte Lehr- und Forschungsaufenthalte in Norwegen, Singapur, Taiwan und den USA.

Susanne Sollmann

Wissenschaftliches Institut der AOK (WIdO)
Berlin

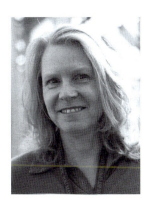

Susanne Sollmann studierte Anglistik und Kunsterziehung an der Rheinischen Friedrich-Wilhelms-Universität Bonn und am Goldsmiths College, University of London. Von 1986 bis 1988 war sie wissenschaftliche Hilfskraft am Institut für Informatik der Universität Bonn. Seit 1989 ist sie im Wissenschaftlichen Institut der AOK (WIdO) tätig, u. a. im Projekt Krankenhausbetriebsvergleich und im Forschungsbereich Krankenhaus. Verantwortlich für Koordination und Lektorat des Krankenhaus-Reports.

Jutta Spindler

Statistisches Bundesamt
Gruppe H1 Gesundheit
Bonn

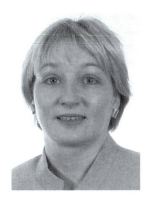

Studium der Sozialwissenschaften mit den Schwerpunkten Empirische Sozialforschung und Sozialstrukturanalyse in Duisburg. Wissenschaftliche Mitarbeiterin u. a. an den Universitäten Köln und Duisburg in berufs- und medizinsoziologischen Forschungsprojekten und Leitung der Geschäftsstelle eines Modellprojekts zur Verbesserung regionaler Ausbildungschancen von Jugendlichen. Seit 2002 im Statistischen Bundesamt zunächst in der Gruppe Mikrozensus, seit 2006 in der Gruppe H1 Gesundheit zuständig für die Organisation und Koordination im Bereich der Gesundheitsstatistiken sowie für die konzeptionelle und methodische Weiterentwicklung der Statistiken.

Victor Stephani

Technische Universität Berlin
Fachgebiet Management im Gesundheitswesen
Berlin

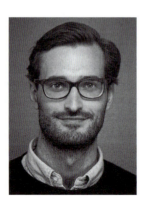

Victor Stephani ist seit 2014 wissenschaftlicher Mitarbeiter und Doktorand am Fachgebiet Management im Gesundheitswesen. Zuvor studierte er Wirtschaftsingenieurwesen mit Vertiefungen in Elektrotechnik/Informatik und Gesundheitstechnik an der TU Berlin, in Oslo und Ghana. Er ist für den Bereich „Digitalisierung im Gesundheitswesen" zuständig und maßgeblich für den Aufbau des Moduls „eHealth-Grundlagen" verantwortlich. Daneben analysiert er den Nutzen der Digitalisierung in sogenannten Entwicklungsländern. Unter anderem baut er den Kurs „Innovations in Chronic Disease Care and eHealth" auf, den er ab 2019 an der Universität in Kumasi, Ghana, lehren wird. Er promoviert zum Thema „Mobile Health" und dessen Nutzen für Menschen mit Diabetes aus Subsahara-Afrika. Zudem ist er an der Kosteneffektivität-Studie eines nationalen HPV-Impfprogramms in Tansania beteiligt und erforscht, wie DRG-Systeme mit hoch-variablen Fällen umgehen. Zuvor hat er sich im EU-Projekt Mapping NCD (FP7) mit der medizinischen Forschungslandschaft in Deutschland und der EU befasst.

Justus Vogel, MSC

Technische Universität Berlin
Berlin

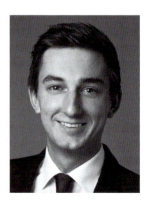

Jahrgang 1991. Bachelor- und Masterstudium von 2010 bis 2015 an der WHU – Otto Beisheim School of Management. Im Anschluss mehrjährige Beschäftigung bei der Boston Consulting Group und Beratung von Unternehmen des Gesundheitssektors, insbesondere Krankenhäuser. Seit Februar 2018 Wissenschaftlicher Mitarbeiter im Projekt Qualitätstransparenz und deren Auswirkung auf die Qualität stationärer Versorgung des Fachgebiets Management im Gesundheitswesen der Technischen Universität Berlin. Co-Autor des Gutachtens „Krankenhauslandschaft NRW" zur Krankenhausplanung in Nordrhein-Westfalen.

Dr. Charlotte Vogt

GKV-Spitzenverband
Abteilung Krankenhäuser
Berlin

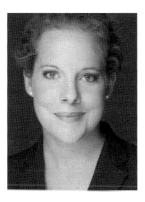

Geboren 1984. Studium der Betriebswirtschaftslehre an der Freien Universität Berlin. 2011–2018 wissenschaftliche Mitarbeiterin am Department Wirtschaftsinformatik des Fachbereichs Wirtschaftswissenschaft der Freien Universität Berlin mit dem Forschungsschwerpunkt Digitale und organisationale Transformation im Gesundheitswesen. In dieser Zeit: 2013–2016 Koordination eines Teilprojekts in einem BMBF-geförderten Verbundprojekt („Beatmungspflege@Zuhause"), 2016–2018 Koordination eines Förderantrags für einen Sonderforschungsbereich. 2017 Promotion zum Thema Spezifische Investitionen in Innovationsvorhaben im Gesundheitswesen. Seit 2018 Fachreferentin in der Abteilung Krankenhäuser des GKV-Spitzenverbandes mit den Themenschwerpunkten Grenzbereich ambulant-stationäre Versorgung und Pflege.

Prof. Dr. Jürgen Wasem

Lehrstuhl für Medizinmanagement
Universität Duisburg-Essen
Essen

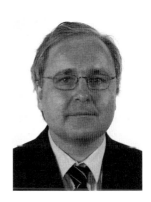

Diplom-Volkswirt. 1985–1989 Referententätigkeit im Bundesministerium für Arbeit und Sozialordnung. 1991–1994 Max-Planck-Institut für Gesellschaftsforschung. 1989–1991 und 1994–1997 Fachhochschule Köln. 1997–1999 Universität München. 1999–2003 Universität Greifswald. Seit 2003 Inhaber des Alfried Krupp von Bohlen und Halbach-Stiftungslehrstuhls für Medizinmanagement der Universität Duisburg-Essen. Vorsitzender der Deutschen Gesellschaft für Disease Management und Mitglied im Vorstand der Deutschen Gesellschaft für Sozialmedizin und Prävention sowie des Geschäftsführenden Vorstands der Gesellschaft für Sozialen Fortschritt.

Stichwortverzeichnis

A

Abrechnungsregeln 106
Abschreibungen 194
Accountable Care Organisation (ACO) 80, 82
aG-DRG-System 156
ambulante Operation 18, 245
ambulante spezialfachärztliche Versorgung (ASV) 255
Ambulantisierung 245
Ambulantisierungsgrad 276
Ambulantisierungspotenzial 245, 335, 339, 341
ambulant-sensitive Diagnosen 255
ambulant-sensitive Krankenhausfälle (ASK) 245
Anschlussrehabilitation 285–287
Aufnahmeanlass 419
Aufstellung der Entgelte und Budgetberechnung (AEB) 388, 450
Auslastungsgrad 289
Ausreißer 57

B

Basis-DRG 451, 459
Basisfallwert 391, 450
Bedarfsorientierung 335
Behandlungsanlass 434
Behandlungsfehler 370
Behandlungsqualität 34, 35, 237
Behandlungssetting 245, 247, 256, 258, 259
belegärztliche Leistungen 255
Belegarztsysteme 47
besondere Einrichtungen 60
Best-Practice-DRGs 219
Betriebskosten 187, 301, 316
Bettenauslastung 13
Bewertungsausschuss Ärzte 254
Bewertungsrelationen 13, 16, 96, 146, 171, 303
Bonuszahlung 212, 219
Budget, globales 209
Budget, prospektives 44
Budget, retrospektives 45
Bundesbasisfallwert 28, 303
Bundespflegesatzverordnung (BPflV) 5

C

Capitation 71, 72, 74–76
Capitation-Modelle 18, 203
Casemix (CM) 8, 93, 394, 395, 415, 440, 451
Casemix-Index (CMI) 394, 396, 415, 440, 443, 451
Controlling 163
Cyberattacke 366

D

Diagnoseschlüssel 5
Digitalisierung 17, 294, 367, 374, 375
Digitalisierungsgrad 127
Digitalisierungsoffensive 241
Dokumentationsaufwand 292
DRG-basierte Vergütung 54, 56, 65
DRG-Begleitforschung 30
DRG-Einführung 7
DRGs, unbewertete 60
DRG-System 305, 310
Dualistik 192

E

Effizienzsteigerung 27, 272
Effizienzverbesserungen 195, 196
Eigenkapital 187, 190, 194
Einhaus-Kalkulationsansatz 96
Einheitlicher Bewertungsmaßstab (EBM) 249
Einzelförderung 239
Einzelleistungsvergütung (ELV) 47, 57, 72, 210
Entlassmanagement 286
Entlassungsgrund 419
Episodenvergütung 209
Ergebnisindikatoren 177
Ergebnisqualität 43, 220, 290, 342
Erlösausgleich 98
Erlössteigerung 210
Erlösvolumen 442
Erwerbsfähigkeit 286

Extremkostenfälle 101

F

Fachgebietsplanung 334
Fachkräftebedarf 363
Fachkräftemangel 294
Fälle, hochspezialisierte 57
Fälle, komplexe 54, 55, 64–66
Fallkostenhomogenität 99
Fallkostenkalkulation 100
Fallpauschale 6, 48, 147, 209, 300, 304, 306, 310, 414
Fallpauschalenkatalog 28, 381
Fallzahlentwicklung 31, 340
Fallzahlsteigerung 29
Fehlanreize 17, 20, 180
Fehlbelegung 224
Fehlbelegungsprüfung 367
Finanzierung, duale 233
Finanzierung, monistische 234
Fixkostendegressionsabschlag (FDA) 16, 98, 147, 171, 392, 405
Förderanteil 301
Förderlücke 18
Fördermittel 193, 199, 233, 323, 348
Fremdkapital 187, 190, 194

G

Ganzhaus-Ansatz 153
G-DRG-Fallpauschalen 100
G-DRG-System 26
Gesetz zur Weiterentwicklung der Versorgung und Vergütung für psychiatrische und psychosomatische Leistungen (PsychVVG) 266
Gesundheitsberufe, neue 160
Gesundheitsbudgets 71, 72, 74, 80, 85, 87
Gesundheitsnetzwerk 76, 80
Gesundheitspolitik 362
Gewinnzielung 186, 202
Grenzerlöse 271, 276
Grenzkosten 271, 276
Grenzverweildauer 104, 105

Stichwortverzeichnis

H

Hauptdiagnose 103, 419
Hauptdiagnosegruppen (MDCs) 415, 440
Heilverfahren 285, 287
Hill-Burton-Formel 329
Höchstarbeitszeiten 370
Honorarärzte 369
Hybrid-DRGs 18
Hygienesonderprogramm 383, 393

I

ICD-Codes 333, 334
Implantateregister 372
Indikationsqualität 196
Informationsasymmetrie 170, 181
Informationstechnologie 241
Infrastrukturkosten 147
Innovationswettbewerb 14
Investitionsbedarf 232, 233, 317, 373
Investitionsbewertungsrelationen (IBR) 234
Investitionsfinanzierung 238, 303, 316
Investitionsförderung 316, 321, 324, 325
Investitionskosten 17, 57, 301

K

Kapitalkosten 187
Kellertreppeneffekt 149
Klassifikationssysteme 102
Kodierpraxis 378
Kodierrichtlinien 102, 419
Komplexpauschalen 293
Konvergenzphase 28
Konzessionsmodell 75, 76
Kopfpauschalen 209
Kostenausreißer 372
Kostenbudget 73
Kosteneffektivität 221
Kostenerstattung 73
Kostenträger 285, 301
Kostenunterdeckung 372
Krankenhausdichte 14, 317
Krankenhausfinanzierung 92, 300, 302, 303, 307, 414
Krankenhausfinanzierungsgesetz (KHG) 317
Krankenhausplanung 329, 330, 334

Krankenhausschließungen 236
Krankenhausstatistik, amtliche 414
Krankenhausstatistik, fallpauschalenbezogene 415, 419, 424
Krankenhausstrukturen, ineffiziente 232
Krankenhausstrukturfonds 234, 240, 316, 318
Krankenhausstrukturgesetz (KHSG) 316
Krankenhausvergütung 42
Kurzlieger 417
Kurzliegerabschläge 27

L

Landesbasisfallwert (LBFW) 28, 32, 96, 146, 303, 388, 392, 393
Langliegerzuschläge 27, 105
Leiharbeit 133
Leistungen, hochspezialisierte 54, 60, 65
Leistungsgerechtigkeit 45, 46, 246, 254
Leistungsindikatoren 78
Leitlinien 152

M

Major Diagnostic Categories (MDCs) 395, 397, 459
Malus 213, 219
MDK-Prüfungen 224
Medicaid 79
Medicare 79
Medizinprodukte 365
Mehrerlösausgleich 274
Mehrleistungsabschlag 392
Mengenausweitung 30, 329
Mengensteuerung 170, 171, 178, 181
Mindererlösausgleich 274
Mindestmenge 224, 342, 363, 369
Mindestmengenregelung 224
Mischvergütung 257
Modellvorhaben 272, 276
Morbiditätsveränderungen 31
Morbi-RSA 362
Multimorbidität 422

N

Nachfragesteuerung 286
Nebendiagnose 420, 422

never events 213
Notfallversorgung 19, 142, 225, 366, 368, 375, 376, 384
Nursing Related Groups (NRGs) 138

O

Operationen- und Prozedurenschlüssel (OPS) 424
OPS-Codes 332, 334
Organspende 362, 372, 374, 380
Orientierungswert 391

P

P4Q-Programm 214–216, 222
Patientenakte, elektronische 139, 176
Patientenerfahrungen 221
Patientenklassifikationssystem 92–94
Patientenselektion 48
Patientensicherheit 120, 129, 216, 221, 237, 364
Patientensteuerung 20, 286
Pauschalförderung, leistungsorientierte 240
Pay-for-Performance (P4P) 48, 207, 222
Pay-for-Quality (P4Q) 207, 212
PEPP 264, 266, 270, 365
Performanzkriterien 208
Perinatalzentren 368
Personalanhaltszahlen 129
Personalbedarf 150, 152
Personalbedarfsermittlung 154, 162
Personalkosten 146
Personalmanagement 163
Personalressourcen 198
Personalsteuerung 148, 151, 153, 155, 159
Pflegeaufwand 115, 123, 128
Pflegebedarf 128
Pflegeberufereform 382
Pflegebudget 114, 131, 140, 155, 156
Pflegekassen 290, 291
Pflegekomplexmaßnahmen-Score (PKMS) 115
Pflegekosten-Ausgliederung 300, 304
Pflegemanagement 163

Stichwortverzeichnis

Pflegepersonalbedarfs-
  ermittlung 153, 163
Pflegepersonalkosten 95, 147, 150, 159, 375
Pflegepersonalkostenabgrenzungs-
  vereinbarung 133
Pflegepersonalregelung
  (PPR) 147
Pflegepersonal-Stärkungs-Gesetz
  (PpSG) 95, 155, 157
Pflegepersonaluntergrenze 101, 114, 121, 123–125, 127, 155, 163, 302, 364, 378
Pflegesätze 46
Pflegestellenförderprogramm 394
Pflegezuschlag 394
Pflexit 16, 114, 139
PPR 153
Preisverhandlungen 285
Prozessqualität 220, 285, 344
Psychiatrie-Personalverordnung
  (Psych-PV) 265, 270
Psychiatrische Institutsambulanzen
  (PIA) 264, 267, 274
PsychVVG 272, 276

Q

Qualitätsanreize 71
Qualitätsindikatoren 11, 380
Qualitätsmessung 215, 310
Qualitätssicherung 103, 116, 121, 364
Qualitätssicherung mit
  Routinedaten (QSR) 461
Qualitätsstandards 331, 342, 348
Qualitätssteigerung 212
Qualitätstransparenz 196
Qualitätsvorgaben 343, 344, 347
Qualitätswettbewerb 86
Qualitätsziele 212, 214
Quality Score 82, 84

R

Rechnungsprüfung 173
Regelversorgung 277
Regionalbudgets 19
Rehabilitation 283, 285, 287
Rehabilitationsklinik 284, 286, 290

Rehabilitationsträger 286, 287, 289
Relativgewichte 32, 179, 181
Rendite 190
Rentenversicherungsträger 283, 285, 290, 291
Risikoadjustierung 74, 82, 86
Risikoselektion 43, 209, 271

S

Sachkosten 147
Sachkostenkorrektur 99, 180
Sachleistungsprinzip 301
Schiedsstelle 289
Schnittstellenprobleme 244
Schweregrad 288, 292
Schweregradeinteilung 57
Sektorengrenze 247, 259
Selbstkostendeckungsprinzip 17, 95, 159, 164, 304, 363, 401
Selektivverträge 246
Shared Savings 214
Sicherstellungsauftrag 301, 303
Sicherstellungszuschläge 66
Sonderentgelte 6
Spezialisierung 9
Standortschließungen 321, 324
stationsäquivalente
  Leistungen 272
Strukturfonds 16, 316, 318, 321, 325
Strukturqualität 285, 342
Strukturwandel 15, 232, 240
Stundenfälle 417

T

Tagespauschalen 210
Telematikinfrastruktur 382
Transplantationszentren 377

U

Über-, Unter- und
  Fehlversorgung 21, 232, 330, 335
Überkapazitäten 151, 317
Überversorgung 211, 336, 345, 347
Unfallversicherung 285, 287
Unterfinanzierung 55, 232

Unterversorgung 48, 209, 336, 346
Up- oder Falschcoding 369
Upcoding 32, 33, 48, 137, 209

V

Vergütung,
  diagnosebezogene 310
Vergütung, fallbezogene 291, 293
Vergütung,
  sektorenübergreifende 18
Vergütungsabschlag 213, 219, 222
Vergütungsmechanismen 54, 55, 64, 65
Vergütungssystem,
  pauschalierendes 71
Versorgungsauftrag 346
Versorgungsqualität 157, 200
Versorgungssetting 255
Verweildauer 28, 341
Verweildauerausdehnung 270, 271, 276
Verweildauerentwicklung 339, 341
Verweildauerverkürzung 150, 270, 276
Vorhalteleistungen 246

W

Wanderungskennzahl 336
Weaningzentrum 366
Wettbewerb 13, 186, 300, 307, 309
Wiederaufnahmen 226
Wiedereinweisungsraten 34, 35
Wirtschaftlichkeit 330

Z

Zentralisierung 97
Zentrumszuschläge 66
Zu- und Abschläge 147, 391
Zusatzentgelt 61, 64, 105, 116, 135, 147, 401, 402, 460
Zuschlagskalkulation 253
Zuschlagszahlungen 54, 60, 61, 64, 65
Zweitmeinung 170, 173, 175, 181
Zweitmeinung, maschinelle 176, 177